Exame
Clínico

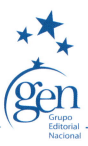

O GEN | Grupo Editorial Nacional – maior plataforma editorial brasileira no segmento científico, técnico e profissional – publica conteúdos nas áreas de ciências da saúde, exatas, humanas, jurídicas e sociais aplicadas, além de prover serviços direcionados à educação continuada e à preparação para concursos.

As editoras que integram o GEN, das mais respeitadas no mercado editorial, construíram catálogos inigualáveis, com obras decisivas para a formação acadêmica e o aperfeiçoamento de várias gerações de profissionais e estudantes, tendo se tornado sinônimo de qualidade e seriedade.

A missão do GEN e dos núcleos de conteúdo que o compõem é prover a melhor informação científica e distribuí-la de maneira flexível e conveniente, a preços justos, gerando benefícios e servindo a autores, docentes, livreiros, funcionários, colaboradores e acionistas.

Nosso comportamento ético incondicional e nossa responsabilidade social e ambiental são reforçados pela natureza educacional de nossa atividade e dão sustentabilidade ao crescimento contínuo e à rentabilidade do grupo.

Exame Clínico

Editor

Celmo Celeno Porto

Professor Emérito da Faculdade de Medicina da UFG.
Doutor em Clínica Médica pela Faculdade de Medicina da UFMG.
Especialista em Clínica Médica e Cardiologia.
Professor do Programa de Pós-Graduação em Ciências da Saúde da UFG.
Membro Titular da Academia Goiana de Medicina.
Membro Honorário da Academia Nacional de Medicina.

Coeditor

Arnaldo Lemos Porto

Especialista em Clínica Médica e Cardiologia.
Coordenador do Centro de Cardiologia do Hospital Santa Helena de Goiânia.
Membro Titular da Academia Goiana de Medicina.

Oitava edição

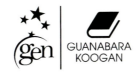

- O autor deste livro e a EDITORA GUANABARA KOOGAN LTDA. empenharam seus melhores esforços para assegurar que as informações e os procedimentos apresentados no texto estejam em acordo com os padrões aceitos à época da publicação, *e todos os dados foram atualizados pelo autor até a data da entrega dos originais à editora*. Entretanto, tendo em conta a evolução das ciências da saúde, as mudanças regulamentares governamentais e o constante fluxo de novas informações sobre terapêutica medicamentosa e reações adversas a fármacos, recomendamos enfaticamente que os leitores consultem sempre outras fontes fidedignas, de modo a se certificarem de que as informações contidas neste livro estão corretas e de que não houve alterações nas dosagens recomendadas ou na legislação regulamentadora.

- O autor e a editora se empenharam para citar adequadamente e dar o devido crédito a todos os detentores de direitos autorais de qualquer material utilizado neste livro, dispondo-se a possíveis acertos posteriores caso, inadvertida e involuntariamente, a identificação de algum deles tenha sido omitida.

- **Atendimento ao cliente: (11) 5080-0751 | faleconosco@grupogen.com.br**

- Direitos exclusivos para a língua portuguesa
  Copyright © 2017, 2021 (4ª impressão) by
  EDITORA GUANABARA KOOGAN LTDA.
  Uma editora integrante do GEN | Grupo Editorial Nacional
  Travessa do Ouvidor, 11
  Rio de Janeiro – RJ – CEP 20040-040
  www.grupogen.com.br

  Reservados todos os direitos. É proibida a duplicação ou reprodução deste volume, no todo ou em parte, em quaisquer formas ou por quaisquer meios (eletrônico, mecânico, gravação, fotocópia, distribuição pela Internet ou outros), sem permissão, por escrito, da EDITORA GUANABARA KOOGAN LTDA.

- Capa: Editorial Saúde

  Editoração eletrônica: 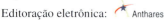 Anthares

- Ficha catalográfica

P881e
8. ed.

Porto, Celmo Celeno
   Exame clínico / Celmo Celeno Porto, Arnaldo Lemos Porto. - 8. ed. - [Reimpr.]. - Rio de Janeiro : Guanabara Koogan, 2024.
   il.

   ISBN 978-85-277-3055-6

   1. Clínica médica. I. Porto, Arnaldo Lemos. II. Título.

16-37057   CDD: 616.075
                                                    CDU: 616-07

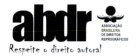
Respeite o direito autoral

Colaboradores

Abrahão Afiune Neto
Especialista em Cardiologia. Doutor em Cardiologia pela USP. Professor do Departamento de Clínica Médica da Faculdade de Medicina da UFG e do Curso de Medicina da UniEvangélica. Membro Titular da Academia Goiana de Medicina.

Aguinaldo Figueiredo de Freitas Jr.
Especialista em Cardiologia. Doutor em Cardiologia pela USP. Professor do Departamento de Clínica Médica da Faculdade de Medicina da UFG.

Aiçar Chaul
Especialista em Dermatologia. Ex-Professor do Departamento de Medicina Tropical e Saúde Pública da UFG. Chefe do Serviço de Dermatologia do Hospital das Clínicas da UFG.

Alexandre Roberti
Especialista em Cirurgia de Cabeça e Pescoço. Doutor em Ciências da Saúde pela UFG. Professor do Departamento de Clínica Médica da Faculdade de Medicina da UFG. Coordenador da Disciplina de Práticas Integradoras II da Faculdade de Medicina da UFG.

Alexandre Vieira Santos Moraes
Especialista em Ginecologia e Obstetrícia. Doutor em Ciências da Saúde pela Escola de Medicina da UNIFESP. Professor do Departamento de Ginecologia e Obstetrícia da Faculdade de Medicina da UFG e de Ginecologia e Obstetrícia do Curso de Medicina da UniEvangélica.

Américo de Oliveira Silverio
Especialista em Gastroenterologia. Mestre em Hepatologia pela Fundação Federal de Ciências Médicas de Porto Alegre. Professor do Departamento de Clínica Médica da Faculdade de Medicina da UFG e do Curso de Medicina da PUC-Goiás.

Antonio Carlos Ximenes
Especialista em Reumatologia. Doutor em Reumatologia pela USP. Chefe do Departamento de Medicina Interna do Hospital Geral de Goiânia. Coordenador do Centro Internacional de Pesquisa.

Arnaldo Lemos Porto
Especialista em Clínica Médica e Cardiologia. Coordenador do Centro de Cardiologia do Hospital Santa Helena de Goiânia. Membro Titular da Academia Goiana de Medicina.

Cacilda Pedrosa de Oliveira
Especialista em Clínica Médica e Gastroenterologia. Doutora em Gastroenterologia pela USP. Professora do Departamento de Clínica Médica da Faculdade de Medicina da UFG.

Célia Maria Ferreira da Silva Teixeira
Psicóloga Especialista em Psicodrama Terapêutico e Terapia Familiar Sistêmica. Mestre em Educação pela UFG. Doutora em Psicologia pela UnB. Coordenadora do Programa de Estudos e Prevenção do Suicídio da Faculdade de Medicina da UFG.

Claudio Henrique Teixeira
Especialista em Clínica Médica e Geriatria.

Cláudio Jacinto Pereira Martins
Especialista em Clínica Médica. Professor da Faculdade de Medicina da UNIUBE e da Disciplina de Semiologia Clínica da Faculdade de Medicina da UFTM.

Danilo Rocha Dias
Mestre em Reabiliação Oral. Doutor em Ciências da Saúde pela UFG. Pós-Doutorando do Programa de Pós-Graduação em Odontologia da UFG.

Delson José da Silva
Especialista em Neurologia. Mestre e Doutor pelo Instituto de Patologia Tropical e Saúde Pública da UFG. Chefe da Unidade de Neurologia e Neurocirurgia do Hospital das Clínicas da UFG. Membro Titular da Academia Brasileira de Neurologia.

Denise Sisteroli Diniz Carneiro
Especialista em Neurologia. Mestre em Medicina Tropical pela UFG. Doutora em Ciências da Sáude pela UFG. Professora do Departamento de Clínica Médica da Faculdade de Medicina e do Programa de Pós-Graduação em Ciências da Saúde da UFG.

Denise Viuniski da Nova Cruz
Especialista em Clínica Médica. Doutora em Educação pela UNIVALI. Professora de Semiologia e Clínica Médica do Curso de Medicina da UNIVALI.

Diego Antônio Arantes
Mestre em Odontologia. Professor Substituto da Área de Diagnóstico Bucal da Faculdade de Odontologia da UFG.

Eduardo Camelo de Castro
Especialista em Ginecologia e Obstetrícia. Professor de Ginecologia e Obstetrícia do Curso de Medicina e do Curso de Pós-Graduação em Reprodução Humana da PUC-Goiás.

Edvaldo de Paula e Silva
Especialista em Angiologia e Cirurgia Vascular. Professor do Departamento de Cirurgia da Faculdade de Medicina da UFG.

Elisa Franco de Assis Costa
Especialista em Clínica Médica e Geriatria e Gerontologia. Mestre em Doenças Infecciosas e Parasitárias pela UFG. Professora do Departamento de Clínica Médica da Faculdade de Medicina da UFG.

Érika Aparecida da Silveira
Mestre em Epidemiologia pela UFPEL. Doutora em Saúde Pública pela UFMG. Professora da Faculdade de Medicina e do Programa de Pós-Graduação em Ciências da Saúde da UFG. Líder do Grupo de Estudos em Obesidade Grave da UFG.

Fábia Maria Oliveira Pinho
Especialista em Nefrologia. Doutora em Nefrologia pela USP. Professora do Curso de Medicina da PUC-Goiás.

Fernanda Rodrigues da Rocha Chaul
Especialista em Dermatologia. Médica do Serviço de Dermatologia do Hospital das Clínicas da UFG.

Fernanda Tenório Lopes Barbosa
Mestranda do Programa de Pós-Graduação em Odontologia da UFG.

Frederico Barra de Moraes
Especialista em Ortopedia e Traumatologia. Mestre em Ciências da Saúde pela UnB. Doutor em Ciências da Saúde pela UFG. Professor do Departamento de Ortopedia e Traumatologia da Faculdade de Medicina da UFG.

Gabriela Cunha Fialho Cantarelli
Especialista em Clínica Médica e Geriatria. Especialista em Docência do Ensino Superior. Professora do Curso de Medicina da PUC-Goiás. Líder de Grupo Balint.

Gil Eduardo Perini
Especialista em Clínica Médica e Cardiologia. Ex-Professor do Departamento de Clínica Médica da Faculdade de Medicina da UFG. Membro do Corpo Clínico do Hospital do Coração de Goiânia.

Heitor Rosa
Especialista em Gastroenterologia. Doutor pela Faculdade de Medicina da UFG. Professor Emérito da Faculdade de Medicina da UFG. Membro Emérito da Academia Goiana de Medicina.

Helena Elisa Piazza
Especialista em Clínica Médica. Mestre em Ciências Médicas pela UFSC. Professora de Semiologia do Curso de Medicina da UNISUL.

Hélio Moreira
Especialista em Proctologia. Doutor pela Faculdade de Medicina da UFG. Professor Emérito da Faculdade de Medicina da UFG. Membro Titular da Academia Goiana de Medicina.

João Damasceno Porto
Especialista em Gastroenterologia. Mestre em Gastroenterologia pela UFG. Professor Emérito da Faculdade de Medicina da UFG. Membro Titular da Academia Goiana de Medicina.

Joffre Marcondes de Rezende
Especialista em Gastroenterologia. Professor Emérito da Faculdade de Medicina da UFG. Membro Titular da Academia Goiana de Medicina.

José Abel Alcanfor Ximenes
Especialista em Gastroenterologia e Endoscopia Digestiva. Mestre em Medicina Tropical pela UFG. Professor do Departamento de Clínica Médica da Faculdade de Medicina da UFG. Membro Titular da Academia Goiana de Medicina.

José Reinaldo do Amaral
Especialista em Psiquiatria. Mestre em Psiquiatria pela UFRJ. Professor do Departamento de Saúde Mental e Medicina Legal da Faculdade de Medicina da UFG. Membro Titular da Academia Goiana de Medicina.

Marco Antonio Alves Brasil
Especialista em Psiquiatria. Doutor em Psiquiatria pela UFRJ. Professor Titular da Faculdade de Medicina da UFRJ. Psiquiatra do Centro Psiquiátrico Pedro II.

Marco Henrique Chaul
Especialista em Dermatologia. Médico do Serviço de Dermatologia do Hospital das Clínicas da UFG.

Maria Auxiliadora Carmo Moreira
Especialista em Pneumologia. Mestre em Pneumologia pela Escola Paulista de Medicina. Doutora em Ciências da Saúde pela UFG. Professora do Departamento de Clínica Médica da Faculdade de Medicina da UFG e do Programa de Pós-Graduação em Ciências da Saúde da UFG.

Maria do Rosário Ferraz Roberti
Especialista em Hematologia e Hemoterapia. Doutora em Clínica Médica pela USP. Professora do Departamento de Clínica Médica da Faculdade de Medicina da UFG. Coordenadora da Disciplina de Práticas Integradoras I da Faculdade de Medicina da UFG. Hematologista do Hemocentro de Goiânia.

Marianne de Oliveira Falco
Especialista em Nutrição Parenteral e Enteral. Mestre e Doutora em Ciências da Saúde pela UFG.

Mauricio Sérgio Brasil Leite

Especialista em Anatomia Patológica e Citologia. Ex-Professor do Departamento de Patologia da Faculdade de Medicina da UFG. Membro Titular da Academia Goiana de Medicina.

Nádia do Lago Costa

Mestre e Doutora em Ciências da Saúde pela UFG. Professora da Faculdade de Odontologia da UFG.

Nilzio Antonio da Silva

Especialista em Reumatologia. Doutor em Reumatologia pela USP. Professor do Departamento de Clínica Médica da Faculdade de Medicina da UFG e do Programa de Pós-Graduação em Ciências da Saúde da UFG. Membro Honorário da Sociedade de Reumatologia. Membro Titular da Academia Goiana de Medicina.

Osvaldo Vilela Filho

Especialista em Neurocirurgia. Neurocirurgião do Serviço de Neurocirurgia do Hospital das Clínicas da Faculdade de Medicina da UFG. Professor do Curso de Medicina da PUC-Goiás.

Paulo César Brandão Veiga Jardim

Especialista em Cardiologia. Doutor em Ciências pela USP. Professor do Departamento de Clínica Médica da Faculdade de Medicina da UFG e do Programa de Pós-Graduação em Ciências da Saúde da UFG. Membro Titular da Academia Goiana de Medicina.

Paulo Humberto Siqueira

Especialista em Otorrinolaringologia. Professor do Departamento de Cirurgia da Faculdade de Medicina da UFG.

Paulo Sérgio Sucasas da Costa

Especialista em Pediatria. Mestre e Doutor em Pediatria pela USP. Pós-Doutorado pela UBC (Canadá). Professor do Departamento de Pediatria da Faculdade de Medicina da UFG e do Programa de Pós-Graduação em Ciências da Saúde da UFG.

Pedro Jorge Leite Gayoso de Souza

Especialista em Clínica Médica e Terapia Intensiva. Preceptor da Residência Médica do Hospital de Urgência de Goiânia. Membro do Corpo Clínico do Hospital Neurológico de Goiânia.

Rafael Oliveira Ximenes

Especialista em Clínica Médica e Gastroenterologia. Pesquisador do Serviço de Gastroenterologia Clínica do Hospital das Clínicas da UFG.

Rejane Faria Ribeiro-Rotta

Mestre e Doutora em Diagnóstico Bucal. Professora da Faculdade de Odontologia da UFG e do Programa de Pós-Graduação em Ciências da Saúde da UFG.

Renato Sampaio Tavares

Especialista em Clínica Médica e Hematologia. Mestre em Doenças Infecciosas e Parasitárias pela UFG. Professor do Departamento de Clínica Médica da Faculdade de Medicina da UFG. Pesquisador do Serviço de Hematologia Clínica do Hospital das Clínicas da UFG.

Rita Francis Gonzalez y Rodrigues Branco

Especialista em Cardiologia e Cardiopediatria. Mestre e Doutora em Educação pela UFG. Professora do Curso de Medicina da PUC-Goiás. Líder de Grupo Balint.

Roberto Luciano Coimbra

Especialista em Urologia. Membro do Corpo Clínico do Hospital Santa Helena de Goiânia.

Rodrigo Oliveira Ximenes

Especialista em Clínica Médica e Gastroenterologia. Mestre em Ciências da Saúde pela UFG. Médico do Serviço de Endoscopia Digestiva do Hospital das Clínicas da UFG.

Salvador Rassi

Especialista em Cardiologia. Doutor em Cardiologia pela Faculdade de Medicina da USP. Professor do Departamento de Clínica Médica da Faculdade de Medicina da UFG. Membro Titular da Academia Brasileira de Neurologia e da Academia Goiana de Medicina.

Sebastião Eurico de Melo-Souza

Especialista em Neurologia. Neurologista do Instituto de Neurologia de Goiânia. Ex-Professor do Departamento de Clínica Médica da Faculdade de Medicina da UFG. Membro Titular da Academia Brasileira de Neurologia e da Academia Goiana de Medicina.

Siulmara Cristina Galera

Especialista em Clínica Médica e Geriatria. Mestre em Medicina pela UFPR. Doutora em Cirurgia pela UFC. Professora do Curso de Medicina da UNIFOR.

Thiago de Souza Veiga Jardim

Especialista em Cardiologia. Mestre e Doutor em Ciências da Saúde pela UFG. Professor do Departamento de Clínica Médica da Faculdade de Medicina e do Programa de Pós-Graduação em Ciências da Saúde da UFG.

Vardeli Alves de Moraes

Especialista em Ginecologia e Obstetrícia. Doutor em Obstetrícia pela UNIFESP. Professor do Departamento de Ginecologia e Obstetrícia da Faculdade de Medicina da UFG. Membro Titular da Academia Goiana de Medicina.

Yosio Nagato

Especialista em Angiologia e Cirurgia Vascular. Médico do Hospital Geral do Instituto Nacional de Assistência Médica e Previdência Social de Goiânia. Ex-Professor do Departamento de Técnica Operatória da Faculdade de Medicina da UFG. Membro Titular da Academia Goiana de Medicina.

Dedicatória

Ao reler, mais uma vez, o que escrevi nesta página há mais de trinta anos, quando veio à luz a primeira edição do *Exame Clínico*, vejo que minha vida tem uma geografia e uma história entrelaçadas de maneira estreita nos lugares onde vivi e vivo, e onde encontrei as pessoas com quem convivi e convivo. Estes lugares e estas pessoas me possibilitaram ser o que sou e fazer o que faço.

Quero reverenciar a memória das pessoas que já não estão mais entre nós, mas que sempre terão lugar de destaque em minhas recordações: meus pais, *Calil e Lourdes*, que me trouxeram a este mundo e tudo fizeram para que eu estivesse bem preparado para bem viver as oportunidades que surgissem; minha primeira esposa, *Virginia*, companheira dedicada em todos os momentos dos longos anos em que vivemos juntos.

Uma palavra especial quero dirigir à *Indiara*, que trouxe luz e calor primaveris para o outono de minha vida, não só pela sua inesgotável vitalidade, como pela sua refinada inteligência.

Mais uma vez, dedico este livro aos meus filhos, genro e nora – *Arnaldo, Liliana, Godiva, Roberto* e *Moema* – responsáveis por colocar em minha vida os meus netos e minhas bisnetas – *Bruna, Camila, Kalil, Artur, Frederico, Eduardo, Maria Fernanda* e *Ana Laura* – que não fazem ideia da dimensão do meu orgulho por eles e de quantas alegrias me proporcionam.

Por fim, dedico este livro aos estudantes e professores que o transformaram em um companheiro para o aprendizado do exame clínico, que é, sem dúvida, a base insubstituível para a medicina de excelência.

Celmo Celeno Porto

Material Suplementar

Este livro conta com o seguinte material suplementar:

- Vídeos de habilidades clínicas
- Roteiros pedagógicos com listas de verificação para exames clínicos
- Ilustrações da obra em formato de apresentação (restrito a docentes)
- Código de ética do estudante de Medicina
- Fundamentos etimológicos da linguagem médica
- Glossário de termos e expressões populares de interesse médico.

O acesso ao material suplementar é gratuito. Basta que o leitor se cadastre, faça seu *login* em nosso *site* (www.grupogen.com.br) e, após, clique em Ambiente de aprendizagem. Em seguida, insira no canto superior esquerdo o código PIN de acesso localizado na primeira capa interna deste livro.

O acesso ao material suplementar on-line fica disponível até seis meses após a edição do livro ser retirada do mercado.

Caso haja alguma mudança no sistema ou dificuldade de acesso, entre em contato conosco (gendigital@grupogen.com.br).

Prefácios

Oitava edição

Medicina de excelência

Só é possível exercer medicina de excelência se o exame clínico for excelente! A razão desta premissa é simples: somente quem examina bem um paciente aventa hipóteses diagnósticas consistentes, escolhe os exames complementares necessários e os interpreta corretamente. Além disso, estabelece as bases de uma boa relação médico-paciente, coloca em prática os princípios bioéticos e transforma em ações concretas as qualidades humanas, indispensáveis para o exercício da medicina e das demais profissões da área da saúde.

O grande desafio continua sendo conciliar os avanços tecnológicos com o método clínico. É preciso saber que um não substitui o outro; em vez disso, ambos se completam para atingir a máxima eficiência na difícil tarefa de cuidar de pacientes.

A aprendizagem do método clínico pode ser adquirida de diversas maneiras e utilizando-se diferentes técnicas didáticas; desde que haja condições adequadas para o ensino, pode-se chegar aos mesmos resultados. O essencial continua sendo o contato direto com os pacientes, a única maneira de se alcançar o verdadeiro aprendizado das profissões da saúde. Para isso, um manual que sistematize o exame clínico dos pacientes pode ser muito útil para professores e estudantes.

Ao preparar a 8ª edição do *Exame Clínico*, procuramos atualizar os conhecimentos indispensáveis sobre o método clínico, acrescentando alguns aspectos sugeridos por estudantes e professores que utilizaram o livro em seus cursos.

Ampliamos e reorganizamos os Roteiros, agora denominados *Roteiros pedagógicos*, para que o objetivo de auxiliar o estudante a sistematizar as várias etapas do exame clínico fique mais claro. Vale ressaltar que todos os Roteiros estão disponíveis *on-line* e podem ser baixados gratuitamente. O conjunto dos Roteiros pode ser usado como um caderno de exercícios, o que o transforma em uma excelente estratégia didática para a aprendizagem do método clínico.

Mais uma vez, desejo expressar minha gratidão aos professores que participaram do *Exame Clínico*, tanto aos que colaboram desde a 1ª edição quanto aos que iniciaram em edições posteriores, contribuindo para o sucesso da obra entre os professores e estudantes dos cursos da área da saúde.

Um agradecimento especial à equipe liderada por Juliana Affonso, que não poupa esforços para oferecer o mais alto padrão aos livros da área da saúde do Grupo GEN, tornando a leitura fácil e agradável.

Celmo Celeno Porto
Goiânia, janeiro de 2017

Sétima edição

Tornar-se médico

A participação do exame clínico no processo de "tornar-se médico" é decisiva. O encontro com cada paciente durante o aprendizado do método clínico é o único caminho seguro para se ver, compreender e aprender a essência da Medicina, na qual se reúnem, além dos conhecimentos sobre os sinais e sintomas das doenças, os princípios éticos e os da relação médico-paciente.

Mas, afinal, o que significa *tornar-se médico*? Ninguém se torna médico no momento em que se recebe o diploma na festa de formatura nem quando faz o seu registro no Conselho Regional de Medicina. A colação de grau é apenas uma solenidade que simboliza a conclusão do curso. Portanto, não é nessa cerimônia que, em um passe de mágica, se faz a transformação de um estudante em médico. A festa de formatura é uma comemoração em que os familiares e amigos compartilham a alegria do formando que conclui uma importante etapa da vida. No

Conselho Regional de Medicina, adquire-se o direito legal de se exercer a profissão; contudo, não é em nenhum desses momentos que alguém se torna médico de verdade.

Tornar-se médico é um processo longo e complexo, que talvez tenha início quando se decide estudar Medicina ou, algumas vezes, até antes, mas que tem um marco mais evidente quando da aprovação no vestibular.

Os primeiros encontros com pacientes são cruciais apara a formação profissional, e isso tem ocorrido cada vez mais precocemente. *Aliás, seria bom que a primeira aula fosse realizada com um paciente, e não com um cadáver.* Sem dúvida, os primeiros contatos com pacientes são decisivos. É a hora da verdade! Nestes encontros, o estudante percebe se tem ou não vocação para esta profissão. Em outras palavras, as reações diante de uma pessoa doente, fragilizada, em sofrimento, esperançosa ou desiludida, são a prova de fogo para o desejo de ser médico.

Isso não significa que tudo se esclareça nos primeiros encontros com pacientes. Aliás, nesse ponto, pode até mesmo surgir a incômoda pergunta: *é isso mesmo que eu quero?* Não há respostas prontas para esse tipo de questionamento. O processo de "tornar-se médico" é lento e, por vezes, penoso. Além disso, é uma somatória de pensamentos, reflexões, decisões, ações, dúvidas e perguntas – algumas com respostas, outras não.

Uma coisa é certa: o processo de tornar-se médico exige profundas modificações no âmbito interior e exterior, e nem sempre é fácil aceitá-las. Quem poderá ajudar nessa transição? A família? Sim, o apoio dos familiares é importante para renovar energias que podem chegar à exaustão. Os colegas? Bons colegas estimulam o estudo e ajudam no crescimento emocional. Os professores? Muitos farão isso, outros não. Alguns professores, inclusive, podem exercer influência negativa em razão de eles próprios não terem alcançado sucesso no processo de tornar-se médico. Conheci e convivi com médicos e professores que nunca conquistaram a postura de verdadeiros médicos; adquiriram o direito legal de exercer a profissão médica e a docência, mas em um patamar em que jamais puderam ajudar seus alunos a se tornarem bons médicos. Não era competência técnica que lhes faltava; ao contrário, alguns deles eram exímios especialistas em determinadas áreas. O que estes não conseguiram foi impor *alma* à carreira médica, incorporando os *valores e as atitudes que caracterizam um verdadeiro médico*. Sabiam prescrever medicamentos e fazer intervenções, porém, não tinham, por exemplo, o indispensável respeito pelos pacientes. Não sabiam reconhecer a fragilidade deles ou até tiravam proveito disso, como se não estivessem tratando de seres humanos com alma, emoções, família, medos e necessidades. Pessoas que, na ânsia de curar-se, elegeram esses médicos para lhes dar conforto. Como "professores" com esta mentalidade poderiam ajudar os estudantes sob sua responsabilidade a se tornarem

médicos na acepção mais nobre da palavra? Simplesmente, impossível. Se um dia reconhecer, entre seus professores, esse tipo de médico, fuja dele!

Por fim, não se deve esquecer, nem um minuto sequer, de que adquirir informações, aprender manobras e dominar técnicas não são ações suficientes para "tornar-se médico". É necessário algo mais, aquilo que de fato faz a diferença entre uma profissão da área de saúde e todas as outras: a *relação profissional–paciente honesta, dedicada respeitosa.*

O que há de novo na sétima edição

Para continuar a merecer a preferência dos estudantes de Medicina e de outros cursos da área de saúde que utilizam esta obra como apoio para aprender a examinar pacientes, a sétima edição de *Exame Clínico* foi completa e minuciosamente renovada e aprimorada. O projeto gráfico conferiu à obra uma aparência moderna e promoveu modificações que visaram a torná-la agradável de ser manuseada. Todos os desenhos, sem exceção, foram refeitos. Quanto ao conteúdo, além de terem sido adicionados novos capítulos, uma rigorosa atualização de todos os outros foi realizada, sempre em busca do que é essencial para uma medicina de excelência.

Mais uma vez, agradeço aos professores que colaboram desde a primeira edição e aos que entraram para o grupo mais recentemente, com a mesma dedicação e competência. Agradeço também aos meus editores, Aluisio Affonso e Juliana Affonso, e a toda a equipe da Guanabara Koogan, responsável por esta edição tão diferente das anteriores.

Celmo Celeno Porto
celeno@cardiol.br
Goiânia, 2012

Sexta edição

O *Exame Clínico*, manual que se destina a dar aos estudantes as *Bases para a Prática Médica*, sem as quais não é possível uma medicina de excelência, por mais máquinas de que se disponha, precisa estar sempre atualizado, não só no que diz respeito à semiotécnica, mas também em tudo que permita acompanhar a renovação que está ocorrendo nas maneiras de ensiná-lo, principalmente tendo em conta as mais recentes metodologias, ativas e interativas, seja o PBL e a problematização de condições clínicas, seja a utilização de técnicas didáticas que estão renovando o ensino tradicional, tais como Laboratório de Habilidades e outros recursos. Para o sucesso de qualquer uma dessas propostas pedagógicas é indispensável um "manual" que contenha o essencial para o ensino/aprendizagem do método clínico, organizado de maneira simples e objetiva e que deixa espaço para a introdução das peculiaridades de cada uma delas.

Para isso, a 6ª edição do *Exame Clínico* passou por uma rigorosa análise crítica, sem alterar a linha de pensamento seguida desde a 1ª edição, publicada há quase 30 anos, quando afirmamos que "nada pode entrar no lugar do exame clínico, quando se quer exercer uma medicina de excelência, por ser ele insubstituível em três condições: 1) para formular hipóteses diagnósticas; 2) para estabelecer uma boa relação médico–paciente; e 3) para a tomada de decisões. Apoiado nestas premissas é possível tirar o máximo proveito dos avanços científicos em todas as áreas do conhecimento humano para aplicá-los na tarefa de cuidar de pacientes".

Além disso, é no exame clínico, momento em que médico e paciente estão juntos e comprometidos um com o outro, que se pode encontrar o elo de ligação entre a ciência (médica) e a arte (médica), o que poderia ser sintetizado na expressão

"Arte Clínica", que é a capacidade de levar para cada paciente a ciência médica, metaforicamente representada pela seguinte equação: *AC = E [MBE + (MBV)²]*. O componente principal é a *Ética (E)*, pois é ela que dá o verdadeiro sentido a qualquer ato médico e a tudo que se possa fazer com o paciente, seja qual for a ação executada. A *Medicina Baseada em Evidências* (MBE) ocupa um lugar na equação porque, quando se lança mão de técnicas estatísticas adequadas, pode-se encontrar o que há de mais útil na crescente avalanche de informações e "novidades" diagnósticas e terapêuticas. Contudo, o componente mais destacado da equação, por isso elevado ao quadrado, aparece na equação com a denominação *Medicina Baseada em Vivências* (MBV), entendida como fenômeno existencial, absolutamente pessoal, intransferível, não mensurável, associado tanto à racionalidade como às emoções, que inclui aspectos éticos, legais e socioculturais, cujo aprendizado só é possível vivenciando com pacientes o processo saúde–doença, ou seja, um com o outro

(eu–tu). Tudo isso está no âmago de um exame clínico bem-feito, única oportunidade para colocar em prática qualidades como integridade, respeito e compaixão pelo paciente. Mais do que isso: naquele momento passa para o primeiro plano a condição humana do paciente, em suas singularidade e individualidade.

Desejamos expressar nossa gratidão a todos os que participaram da revisão desta 6ª edição, permanecendo fiéis ao "espírito do livro", nascido do contato direto com os alunos, que muito influíram na sua forma final. Agradecemos sensibilizados as manifestações de aprovação de professores e estudantes de medicina e de outras profissões da área de saúde, que representam o maior estímulo para cuidarmos deste livro com o maior carinho e atenção.

Celmo Celeno Porto
Goiânia, janeiro de 2008

Quinta edição

Arte clínica é levar para cada paciente a ciência médica

A medicina nasceu associada a rituais mágicos e místicos que os povos mais primitivos usavam para cuidar de seus doentes.

A observação empírica do que estava acontecendo com a pessoa doente é a raiz mais profunda do exame clínico. Todavia, o momento mais significativo na evolução do método clínico foi representado por Hipócrates e seus discípulos da Escola de Kós, quando passaram a considerar as doenças como fenômenos naturais e sistematizaram o exame dos pacientes.

Pode-se dizer que aí nasceu a Arte Clínica, que, ao longo dos séculos, foi recebendo as mais diversas contribuições, representadas por conhecimentos mais exatos sobre o corpo humano e as lesões dos órgãos, por novas manobras semióticas, pela invenção de aparelhos e máquinas cada vez mais sofisticados. Ao mesmo tempo que os exames complementares foram sendo incluídos na prática médica, ficou claramente comprovado que nada pode substituir o exame clínico por ser ele o único método que nos permite ver o paciente em sua totalidade.

Para sintetizar o momento em que se encontra a Arte Clínica, inspirado na tendência atual de transformar todas as atividades humanas em números e fórmulas, propusemos a seguinte equação para a Arte Clínica (AC).

$$AC = E [MBE + (MBV)^2]$$

O componente principal da equação é a Ética (E), pois é ela que dá o verdadeiro sentido ao ato médico, partindo da premissa de que a medicina é uma profissão que deve estar a serviço do bem-estar humano e da coletividade.

A Medicina Baseada em Evidências (MBE), surgida na década de 90 como fruto da epidemiologia clínica, ocupa um lugar na equação porque fornece informações úteis para estudar a evolução da maior parte das doenças, a utilidade de exames

complementares e de alguns tratamentos, mas não é seu componente mais importante.

Como elemento mais destacado, que decide inclusive o resultado final da equação, aparece o que denominamos Medicina Baseada em Vivências (MBV), resultante do convívio direto com pacientes e que inclui diversos componentes, entre os quais destacam-se qualidades humanas, bom senso, capacidade de comunicação e de fazer julgamentos do que é útil para cada paciente (tirocínio profissional) e sensibilidade para ver a pessoa em sua individualidade e em sua totalidade. Tendo em conta que este componente (MBV) é o marcador de qualidade da Arte Clínica, vale dizer, da prática médica, consideramos que deve ser elevado ao quadrado.

Isto posto, como definir o papel do Exame Clínico? A nosso ver ele faz parte de todos os componentes da equação. Senão vejamos: a Ética é um conjunto de princípios e normas que para serem aplicados precisam ser transformados em Códigos, Leis e Resoluções, que vão estar presentes desde o momento inicial do Exame Clínico, ou seja, quando estamos fazendo a identificação de uma pessoa que temos diante de nós na condição de paciente, e permanece em todos os atos executados pelo médico, seja para fins diagnósticos ou terapêuticos. Isto porque todo ato médico tem um componente técnico e implicação ética.

A Medicina Baseada em Evidências (MBE), apoiando-se em técnicas estatísticas, formula propostas e sugere condutas (Consensos e Diretrizes) a partir de dados obtidos durante o Exame Clínico. (Mesmo quando as informações originam-se em exames complementares, o Exame Clínico continua sendo peça fundamental do trabalho do médico.)

O Exame Clínico está na essência da Medicina Baseada em Vivências (MBV) porque seu núcleo de luz é representado pela relação do médico com o seu paciente. Só adquire vivência clínica quem trabalha com os doentes e seus familiares, reconhecendo que acima de tudo e em primeiro lugar está a condição humana do paciente. Mais do que isto, significa ter capacidade de transformar dados estatísticos, fluxogramas, árvores de decisão, informações e conhecimentos de diferentes áreas – não apenas da área biológica, mas também das ciências sociais e humanas – em ações concretas e específicas para cada paciente.

Por fim, o Exame Clínico permite reconhecer que as doenças podem ser semelhantes, mas os doentes nunca são exatamente iguais.

Desejamos dizer que, ao prepararmos a 5ª edição do Exame Clínico, continuamos fiéis aos objetivos propostos desde o nascimento do livro, ou seja, fornecer aos estudantes de medicina, de maneira simples e objetiva, os elementos que constituem as bases para a prática médica.

Celmo Celeno Porto
Goiânia, janeiro de 2004

Quarta edição

Carta aos estudantes de medicina
Prezado estudante,

Em primeiro lugar, quero lhe dizer que você está iniciando uma nova fase de sua vida e não apenas uma nova etapa do Curso Médico. A grande diferença é que, de agora em diante, talvez hoje à tarde ou amanhã de manhã, você estará sentado ao lado do leito de um paciente, fazendo a primeira ou uma das primeiras histórias clínicas de sua vida. Antes de mais nada, volte-se para o fundo de sua mente e de seu coração e veja se é capaz de responder às seguintes perguntas: *Você está no lugar certo? É esta a profissão que realmente deseja exercer?* Se você não puder respondê-las de imediato, reflita um pouco; talvez você só poderá fazê-lo com segurança à medida que for se relacionando com os seus pacientes.

Agora, vá à luta, ou seja, vá entrevistar um paciente! Um momento: não se esqueça de verificar se você está vestido adequadamente, se seus sapatos estão limpos, se seus cabelos estão bem penteados; veja, enfim, se você está dignamente preparado para sentar-se ao lado de um paciente. Preste muita atenção na linguagem que vai usar – ela deve ser correta, simples, clara, e nenhuma palavra que sair de sua boca deve ser capaz de trazer ansiedade ou criar dúvidas na cabeça de seu paciente. Não sei se, neste momento, você deve ter um leve sorriso ou se seu semblante deve permanecer sério. Isso vai depender das condições de seu paciente. De qualquer maneira, procure transmitir serenidade e segurança em suas palavras, gestos e atitudes. Sei que você está inseguro, nervoso, indeciso com relação à semiotécnica. Isso é normal. O importante é saber, desde o início, colocar acima de tudo a condição humana do paciente. Isso não é uma questão técnica. Depende de sua maneira de ver as pessoas.

Nada substitui o que se assimila no contato direto com o paciente. Leituras, palestras, computador, recursos audiovisuais servem apenas para facilitar e compreender o que se passa junto ao paciente. Por isso, a prática médica é trabalhosa e exige o cultivo de qualidades humanas que não se confundem com habilidades psicomotoras ou técnicas.

As qualidades humanas fundamentais na relação médico/paciente são: *integridade,* que é a disposição para agir de forma correta, seja o paciente quem for; *respeito*, que significa a capacidade de aceitar a condição humana do paciente, sabendo que ele se torna mais frágil e mais sensível pela própria doença;

e *compaixão,* representada por interesse verdadeiro pelo sofrimento do paciente.

Permita-me, então, sugerir-lhe algumas posturas que podem ser de utilidade para o resto de sua vida como médico.

A primeira é: assuma *individualmente* o exame clínico do paciente. É você e ele. Faça dele seu paciente. Não divida estes momentos com nenhum colega. De minha parte, não tenho dúvida de que o aprendizado do exame clínico exige que o trabalho seja feito individualmente, tal como faço em meu consultório. Sei que foi interessante e proveitoso trabalhar em dupla ou em grupo em outras etapas do curso – nas salas de anatomia, nos laboratórios de bioquímica, nas salas de patologia –, mas, agora, tem que ser apenas você e seu paciente. Somente assim haverá condições para você compreender e aprender as experiências e as vivências que constituem o que denominamos *relação médico-paciente*. É bom que você tenha consciência de que duas coisas estão ocorrendo ao mesmo tempo: o aprendizado semiotécnico e o da relação médico/paciente. O primeiro é fácil de sistematizar, mas não é suficiente para a prática médica. Tomar uma decisão clínica não é o mesmo que dar um laudo de um exame complementar. A *pessoa* do paciente como um todo vai pesar muito neste momento.

Ao fazer o exame clínico, preste atenção em você, no paciente e em algum membro da família que estiver participando. É necessário, também, que você perceba de imediato que a anamnese não se limita a uma série de perguntas que você vai fazendo e que o paciente vai tentando responder. Quem pensa que anamnese é isso nunca vai conseguir ser um clínico! Muitos fenômenos estão acontecendo em sua mente e na do paciente. A obrigação é sua de reconhecê-los, sabendo que incluem, inevitavelmente, seu mundo afetivo e o do paciente. Não pense que você vai conseguir ficar absolutamente neutro, distante, imperturbável. Aliás, se isso acontecer, é conveniente você se perguntar de novo: *Escolhi a profissão certa para mim?* Mesmo que deseje ser assim, mais cedo ou mais tarde descobrirá que você não é um técnico consertando um robô. (De acordo com as leis da robótica, no futuro os robôs serão consertados por robôs. Em contrapartida, os pacientes continuarão sendo cuidados pelos médicos.)

A segunda sugestão que lhe faço é estabelecer *cumplicidade* com seu paciente. Isso quer dizer muita coisa, mas vou resumir tudo em poucas palavras. Como você ainda não sabe diagnosticar e não pode receitar qualquer medicamento ou realizar qualquer procedimento, não pense que sua presença e seu trabalho nada significam para ele. Torne-se cúmplice do paciente para que ele possa receber os melhores cuidados possíveis. Não perca esta oportunidade para aprender desde logo que mais importante que diagnosticar, receitar ou operar é *cuidar* do paciente. E isso você pode fazer até melhor do que o Residente ou o Professor que é especialista na doença do seu paciente. Saiba desde agora o segredo dos médicos de sucesso: eles cuidam dos seus pacientes!

Outra sugestão é que haja *continuidade* em sua relação com o paciente. Isso significa que cada paciente que você entrevistar deve receber seus cuidados – que seja uma rápida visita diariamente – até que receba alta ou – infelizmente, isso vai acontecer – até seus momentos finais, se ele morrer. Aliás, não posso deixar de lhe dizer algumas palavras sobre a morte. Talvez, poucos queiram tocar neste assunto durante seu curso de medicina. A verdade é que muitos de nossos pacientes apresentam doenças incuráveis, algumas fatais em curto prazo, e você tem que se preparar para essa eventualidade. A afirmativa de que cuidar dos pacientes é o que há de mais importante na profissão médica poderá ser comprovada com muita nitidez (e com algum sofrimento) ao lado de um paciente em fase terminal. O que você deve fazer em tais circunstâncias? Isso não posso resumir em poucas palavras. Descubra você mesmo. Mas, de uma coisa eu sei: esta é a hora em que o lado humano da Medicina ocupa todo o tempo e o espaço que se vai dedicar ao paciente. Aqui o valor da semiotécnica é zero. Então, o que vai valer? Seria uma palavra de conforto? Um gesto de apoio? Ou apenas uma presença silenciosa?

Falei de *individualidade, cumplicidade* e *continuidade*. Mas, não poderia esquecer de tocar em outra questão: *privacidade*. Ou seja, você e o paciente em uma sala tal como o médico em seu consultório. Sei que isso é quase impossível nas condições atuais, pois os hospitais universitários continuam apegados ao ultrapassado sistema de alojamentos coletivos. Mas, se você descobrir uma sala vazia perto da enfermaria de seu paciente, leve-o para lá, para criar privacidade, e aí você vai descobrir que a relação médico/paciente atinge níveis mais profundos, tal como você sempre pensou que deveria ser. Não sendo possível fazer isso, procure criar um clima de privacidade mesmo que haja na enfermaria vários pacientes, outros estudantes, enfermeiras e médicos. Mas, às vezes, o melhor a fazer é voltar em outra hora!

Não quero me alongar muito, pois sei de sua ansiedade para começar a fazer seu aprendizado clínico. Permita-me terminar, fazendo-lhe uma proposta: veja com seriedade o lado técnico do exame clínico e o execute com o máximo de rigor e eficiência, mas descubra nele – tanto na anamnese quanto no exame físico – as oportunidades para desenvolver sua capacidade de se relacionar com os pacientes. Vale dizer, saiba identificar desde o primeiro paciente os fenômenos da relação médico/paciente. Assim fazendo, você poderá perceber os primeiros elos de ligação entre a ciência (médica) e a arte (médica). Aí, então, você verá descortinar-se diante de si o lado mais belo da Medicina.

Uma palavra sobre esta 4ª edição do *Exame Clínico*. Como você verá, continuamos no esforço de encontrar as bases da prática médica atual, ou seja, o núcleo de conhecimentos e técnicas que permitem examinar bem um paciente e compreendê-lo em sua totalidade, sempre em linguagem clara, simples e objetiva. O livro foi inteiramente revisto, muitas ilustrações foram substituídas, mas a maior novidade é a ênfase no paciente idoso com quem você conviverá todo dia ao fazer sua iniciação clínica.

Um abraço e votos de uma bela carreira médica.

Celmo Celeno Porto
Goiânia, janeiro de 2000

Terceira edição

O lugar do exame clínico na medicina moderna

Nos últimos anos, o grande progresso da tecnologia tem provocado várias perguntas. A mais inquietante delas é: *será que a memória de um computador carregada com todas as informações contidas nos tratados de medicina e ciências afins não seria capaz de substituir, até com vantagens, o trabalho que os médicos fazem com apoio no exame clínico?*

Colocada nestes termos, a indagação já estabelece uma disputa entre o método clínico e a tecnologia médica, como se houvesse antagonismo entre ambos. Por isso, antes de mais nada, é preciso recusar este confronto. Ele é falso. Não há conflito entre a medicina clínica e a tecnológica. São coisas diferentes. Uma pode completar a outra, mas nenhuma pode substituir a outra. Cada uma tem seu lugar, mas, a meu ver, o exame clínico tem um papel especial em três pontos cruciais da prática médica: *para formular hipóteses diagnósticas, para estabelecer uma boa relação médico/paciente e para a tomada de decisões.*

O médico que levanta hipóteses diagnósticas consistentes é o que escolhe com mais acerto os exames complementares. Ele sabe o que rende mais para cada caso, otimizando a relação custo/benefício, além de interpretar melhor os valores laboratoriais, as imagens e os gráficos construídos pelos aparelhos. Quem faz bons exames clínicos aguça cada vez mais seu espírito crítico e não se esquece de que os laudos de exames complementares são *apenas* resultados de exame e nunca representam uma avaliação global do paciente. Na verdade, correlacionar com precisão os dados clínicos com os exames complementares pode ser considerada a versão moderna do "olho clínico", segredo do sucesso dos bons médicos, cuja essência é a capacidade de valorizar detalhes sem perder a visão de conjunto.

Bastaria isso para garantir um lugar de destaque para o exame clínico na medicina moderna – ou de qualquer tempo –, mas, no presente momento, precisamos nos empenhar na revalorização da relação médico/paciente, porque, ao menosprezar seu lado humano, a medicina perdeu o que ela tem de melhor. Neste ponto, o exame clínico é insuperável.

A relação médico/paciente nasce e se desenvolve durante o exame clínico, e sua qualidade depende do tempo e da atenção que dedicamos à anamnese, trabalho que nenhum aparelho consegue realizar com a mesma eficiência que nos dá a entrevista. Aliás, os pacientes têm notado que, quando se interpõe entre eles e o médico uma máquina, o médico se deslumbra com ela e se esquece deles. Transfere para a máquina os cuidados e o carinho que antes eram dedicados ao doente. Sem dúvida, a qualidade do trabalho do médico depende de muitos fatores, mas a relação médico/paciente continua sendo um ponto fundamental.

Decisão diagnóstica não é o resultado de um ou de alguns exames complementares, por mais sofisticados que sejam, tampouco o simples somatório dos gráficos, imagens ou valores de substâncias existentes no organismo. É um processo muito mais complexo porque utiliza todos esses elementos mas não se resume a eles. Numa decisão diagnóstica, bem como no planejamento terapêutico, precisamos levar em conta outros fatores, nem sempre aparentes ou quantificáveis, relacionados ao paciente como um todo, principalmente se soubermos colocar acima de tudo sua condição de pessoa humana. Aí, também, o exame clínico continua insuperável. Somente ele tem flexibilidade e abrangência suficientes para encontrar as chaves que individualizam – personalizam, melhor dizendo – cada diagnóstico que fizermos. *A doença pode ser a mesma, mas os doentes nunca são exatamente iguais.* Sempre existem particularidades advindas das características antropológicas, étnicas, psicológicas, culturais, sócio-econômicas e até ambientais.

O avanço da tecnologia parece que obrigou o médico a transferir para os aparelhos ou para os técnicos que os manuseiam o poder decisório. A experiência está mostrando que isso não foi bom para a prática médica. É necessário, portanto, recuperar o poder de decisão, e a única maneira de conseguir isso é recolocando o exame clínico como base de nosso trabalho.

Por fim, merece registro o movimento de revalorização do *médico de família,* que vem crescendo no mundo inteiro, por ser considerada a melhor estratégia para estender à população inteira uma boa assistência médica com menor custo e sem perda de qualidade.

Estas considerações permitem-nos dizer que o grande desafio da medicina moderna é conciliar o método clínico com os avanços tecnológicos. Quem compreender este desafio saberá o significado da expressão que vem atravessando os séculos sem perder sua força e sua atualidade: *a medicina é uma ciência e uma arte!* Mais ainda, quem souber incorporar com espírito crítico as maravilhas da tecnologia vai valorizar cada vez mais a parte mais simples e mais nobre de nossa profissão – o exame clínico – e terá encontrado o elo de ligação entre a ciência (médica) e a arte (médica).

Chegar à 3ª edição com várias reimpressões em espaço de tempo relativamente curto é a melhor demonstração de que esta obra atende aos anseios dos professores e estudantes que desejam recolocar o exame clínico em lugar de destaque na medicina moderna.

Celmo Celeno Porto
Goiânia, janeiro de 1996

Segunda edição

Quanto maior o avanço da tecnologia médica, mais necessário se torna o método clínico. Paradoxo? Não. A experiência dos médicos com espírito crítico demonstra que quem tira melhor proveito dos métodos complementares são aqueles que mais dominam o método clínico. Escolher os exames adequados, interpretá-los corretamente, saber valorizar ou desprezar achados dúbios ou inesperados são decisões que dependem inteiramente de um amplo conhecimento do paciente, em seus aspectos físicos, psicológicos e até culturais, só possível pelo exame clínico.

Por outro lado, o mesmo progresso tecnológico nos obriga a modernizar continuamente o método clínico, revendo conceitos e eliminando detalhes que vão perdendo o lugar na investigação diagnóstica.

Estas idéias serviram de base para o preparo deste manual em sua primeira edição. Continuam inteiramente válidas para justificar as modificações introduzidas e a inclusão de dois capítulos inéditos, um sobre *Sinais e Sintomas,* e outro sobre o *Exame Psíquico,* escritos com o mesmo espírito que permeia todo o livro – simplicidade e objetividade –, em busca do núcleo de conhecimentos que sirva de apoio aos estudantes de medicina e de áreas afins em sua iniciação clínica.

Celmo Celeno Porto
Goiânia, abril de 1992

Primeira edição

Um tema e o seu momento

Um dos aspectos mais acabrunhadores da vitoriosa Medicina do século XX é o fato de ela ter-se tornado tão espetacular quanto cara e tão cara que corra o risco de perder o seu mercado de consumo. A recente campanha desenvolvida nos Estados Unidos pelo Senador Edward Kennedy deixou muito claro que o povo mais rico do mundo não pode pagar o custo da Medicina que lhe é oferecida. Se os norte-americanos não podem, quem pode?

É bem sabido que os médicos ganham hoje menos do que no passado. Mas o custo da assistência nunca foi tão elevado. De onde, então, a distorção? Ao que tudo indica, de dois erros fundamentais, dos quais os médicos têm sido importantes partícipes: o primeiro, o uso, na rotina, dos mesmos recursos tecnológicos usados na pesquisa; segundo, a ignorância de que os recursos da tecnologia são úteis para esclarecer dúvidas suscitadas pela anamnese e pelo exame físico, mas desastrosos quando empregados para substituir a estes procedimentos básicos.

É perfeitamente aceitável que, para abrir uma nova estrada nos domínios do desconhecido, o homem se sirva de complexos e onerosos recursos tecnológicos. No entanto, uma vez aberta a estrada, é de esperar que sua utilização se faça à base de recursos bem mais simples.

Os médicos assim não têm entendido. Depois de nos munirmos de impressionante parafernália para pesquisar um tema, dominado o tema, insistimos em aplicar, na rotina, aos nossos pacientes, os conhecimentos adquiridos utilizando o mesmo poderoso e caro equipamento que nos serviu para o desbravamento inicial.

Embora não se possa negar à investigação ricamente armada de um paciente um grau de precisão elevado, é forçoso reconhecer que jamais poderemos aplicar este tipo de rotina à população em geral. Os automóveis que mais se vendem em um país não são necessariamente os melhores automóveis nele fabricados. São aqueles que, em face da qualidade, mais se aproximam do poder aquisitivo do povo a que são oferecidos.

O retorno ao simples é um imperativo em Medicina. Mas, para usar o simples sem perda apreciável de eficiência, é preciso contar com bons profissionais. Só a um bom navegante a bússola leva porto seguro. O bom médico é aquele que usa, na rotina, processos simples, mas enriquecidos em sua capacidade de informar pela solidez de seus conhecimentos. Na formação desses conhecimentos, a tecnologia pode e deve ser utilizada em sua maior dimensão. Entretanto, em sua aplicação, a tecnologia só figurará na razão inversa da excelência do aprendizado.

A situação é comparável à busca de objetos numa casa às escuras. Se a casa nos for desconhecida, pouco ou nada conseguiremos, e os riscos serão altos. No entanto, se acendermos as luzes e estudarmos cuidadosamente onde estão as portas, os corredores, os móveis e os objetos neles guardados, poderemos, sem luzes, encontrar o que quisermos. A iluminação é a tecnologia que usamos na formação do conhecimento. O sucesso da caminhada no escuro é o emprego eficiente do conhecimento adquirido.

A única forma de podermos oferecer um padrão satisfatório de assistência médica a todo o povo brasileiro, por um preço compatível com sua capacidade de comprá-la, é o emprego bem orientado das técnicas da anamnese e do exame físico, complementadas por recursos tecnológicos tão simples quanto possível. Observações bem documentadas têm demonstrado que, quanto mais hábil é o médico na tomada da anamnese e na feitura do exame físico, menor é o número de exames complementares de que ele necessita para chegar ao diagnóstico com um mesmo grau de certeza.

Infelizmente, a atenção dada à anamnese e ao exame físico perdeu muito terreno nas últimas décadas, tamanho o fascínio que os recursos tecnológicos puseram diante dos olhos dos médicos. A legislação previdenciária, que rege o trabalho de mais de 90% da população médica brasileira, pouco reconhecimento dá, em suas tabelas de valores, ao tempo despendido durante a anamnese e o exame físico do paciente. A ínfima remuneração atribuída a essas atividades estimula o médico a tentar substituí-las por investigações instrumentais. O erro assim cometido é tanto mais grave quanto se sabe que cerca de dois terços dos indivíduos que procuram assistência médica não possuem patologia orgânica. São ansiosos, angustiados, em busca de esclarecimento e reafirmação. A única maneira de fazer o diagnóstico correto desses pacientes e de, eventualmente, libertá-los dos problemas que os afligem é através de uma boa anamnese e de um bom exame físico. Não cumprindo essas etapas com adequação, o médico transforma em pacientes orgânicos todos os que batem à sua porta. Com isso o atendimento se torna caro e prejudicial. Caro pelo elevado custo dos exames inutilmente solicitados e pelo absenteísmo ao trabalho a que sua feitura obriga o paciente. Prejudicial porque o doente que sem patologia orgânica é tratado como tal tende a agravar sua ansiedade, podendo, algum tempo após, vir a realmente apresentar a patologia que não tinha mas que lhe foi inculcada.

O livro do Prof. Celmo Celeno Porto e de seus colaboradores é uma contribuição positiva a um esforço que se impõe: o de recompor a hierarquia da anamnese e do exame físico junto aos estudantes e aos profissionais da Medicina. Esta necessidade, de cunho internacional, possui cores ainda mais dramáticas em nossa terra. Sem essas duas etapas fundamentais, as conquistas tecnológicas, de que tanto nos orgulhamos, não conseguirão levar-nos ao sucesso que buscamos. E o que é talvez mais importante: não conseguiremos oferecer ao nosso povo uma Medicina ao alcance de sua bolsa. E uma Medicina inacessível ao doente, por mais brilhante que seja, é uma Medicina inútil.

Exame Clínico possui como mérito maior, no entender deste analista, a simplicidade, a objetividade e originalidade de sua estruturação, que têm como respaldo a competência dos homens que a conceberam. Dentro do momento médico que vivemos, o lançamento desta obra é extremamente oportuno.

Mario Rigatto

Apresentação da primeira edição

No prefácio deste livro, Mario Rigatto recolocou a posição correta do exame clínico em face dos progressos científicos e tecnológicos, que dotaram a Medicina de recursos extraordinários para o diagnóstico. Disse bem que "o retorno ao simples é um imperativo em Medicina". Sem menosprezar a significação desses recursos, o certo é que, na maioria dos casos, o diagnóstico e, conseqüentemente, a orientação terapêutica podem advir de rigorosa e hábil colheita de dados, seguida da realização de alguns exames complementares simples e acessíveis. E, mesmo quando necessário o apelo aos métodos mais diferenciados, sua indicação será sempre precedida de exame clínico minucioso.

A "metamorfose da Medicina", para usar a expressão de Jean Hamburger, não tirou do ato médico, como reconheceu o mestre francês, o seu caráter humano, que continua a repousar no relacionamento médico/paciente. Por isso, o ensino da Semiologia, ou da Iniciação ao Exame Clínico, como se batiza em outros programas, conserva todo o prestígio e a prioridade.

Representando, no curso médico, a aproximação inicial do aluno com o doente, essa etapa do ensino é onerada por dificuldades de ordem técnica e psicológica. Daí a importância de que se reveste o desenvolvimento paralelo de objetivos cognitivos, psicomotores e afetivos. Os conhecimentos são instrumentos essenciais para a compreensão de informações recolhidas da entrevista e dos métodos semiotécnicos, através dos quais o aluno deve adquirir as habilidades necessárias. Esses objetivos se hão de completar pela adoção, desde o início, de atitudes emocionais e éticas adequadas no trato com os doentes.

O programa de ensino da Semiologia deve ser dominantemente prático, conhecendo o normal e procurando confrontá-lo com os achados patológicos. É conveniente integrar a preparação semiótica, incluindo as técnicas elementares ajustadas à indagação de aparelhos e sistemas habitualmente estudados nas clínicas especializadas. Parece-nos essencial, ainda, expor os alunos, desde logo, às variantes da semiologia pediátrica.

A literatura médica brasileira é rica em textos de Clínica Propedêutica, bastando citar a tradição afortunada do livro de Vieira Romeiro, cuja primeira edição remonta a 1919, a penúltima, ainda em vida do autor, a 1964 e, finalmente, a última, refundida sob a direção de Affonso Berardinelli Tarantino, a 1980.

Surge, agora, o livro do Prof. Celmo Celeno Porto e colaboradores, todos docentes da Faculdade de Medicina da UFG, distinguindo-se por seu objetivo prático e procurando salientar os elementos essenciais do método clínico, como base indispensável para a atuação médica. Foram, propositadamente, eliminadas referências a minúcias semióticas e a procedimentos ou técnicas de menor relevância, que perderam o lugar na prática médica atual e desviam a atenção do aluno do que é essencial. Acredita o autor principal que a recuperação do prestígio do método clínico, principal elemento do tripé formado pela clínica, radiologia e laboratório, depende de sua simplificação. Por outro lado, observa-se o propósito de estabelecer conotações entre os dados clínicos e as alterações anátomo-patológicas, valorizando o método anátomo-clínico, de tradicional significação. Não faltou, ainda, a esquematização das principais síndromes, relativas a cada um dos capítulos da Semiótica especializada.

Nota-se o esforço para dar unidade ao tratamento dos vários temas, o que se obtive graças à experiência dos autores, treinados no ensino da Semiologia no curso da Faculdade a que pertencem. É, sem dúvida, um livro útil e oportuno, que muito recomenda a capacidade e diligência do editor e seus colaboradores.

Clementino Fraga Filho
Rio de Janeiro, abril de 1980

Sumário

1 Iniciação ao Exame Clínico, 2
Celmo Celeno Porto, Rita Francis Gonzalez y
Rodrigues Branco, Fábia Maria Oliveira Pinho,
Gabriela Cunha Fialho Cantarelli,
Helena Elisa Piazza, Heitor Rosa

Introdução, 4
Evolução do método clínico, 4
Evolução dos exames complementares, 5
O exame clínico e a internet, 6
Medicina | Arte e ciência, 7
Primeiros contatos do estudante de medicina
   com o paciente, 8
Relação estudante de medicina-paciente
   do ponto de vista humano e ético, 10
Princípios do aprendizado da relação
   médico-paciente, 11
Exame clínico e relação médico-paciente, 13
Clerkship (aprendizado ao lado do leito), 13
Diagnóstico, terapêutica e prognóstico, 14

2 Laboratório de Habilidades Clínicas, 16
Fábia Maria Oliveira Pinho, Rita Francis Gonzalez y
Rodrigues Branco, Celmo Celeno Porto

Introdução, 18
Infraestrutura para funcionamento
   do Laboratório de Habilidades, 18
Objetivos do Laboratório de Habilidades, 19
Treinamento da semiotécnica da anamnese, 19
Treinamento da semiotécnica do
   exame físico, 20
Treinamento de procedimentos e
   técnicas especiais, 20
Laboratório de Habilidades de Comunicação, 23
Laboratório de Habilidades como
   método de avaliação, 24

3 Método Clínico, 26
Fábia Maria Oliveira Pinho, Rita Francis Gonzalez y
Rodrigues Branco, Denise Viuniski da Nova Cruz,
Arnaldo Lemos Porto, Celmo Celeno Porto

Introdução, 28
Posições do paciente e do examinador
   para o exame clínico, 28
Divisão da superfície corporal para
   o exame clínico, 28
Anamnese, 28
Exame físico, 36
A aula prática e o encontro clínico, 36

4 Anamnese, 38
Celmo Celeno Porto, Fábia Maria Oliveira Pinho,
Rita Francis Gonzalez y Rodrigues Branco

Aspectos gerais, 40
Semiotécnica da anamnese, 41
Anamnese em pediatria, 56
Anamnese em psiquiatria, 56
Anamnese do idoso, 56
Considerações finais, 56
Roteiro pedagógico para anamnese, 57

5 Técnicas Básicas do Exame Físico, 60
Fábia Maria Oliveira Pinho, Rita Francis Gonzalez y
Rodrigues Branco, Arnaldo Lemos Porto,
Celmo Celeno Porto

Introdução, 62
Inspeção, 62
Palpação, 63
Percussão, 66
Ausculta, 69
Olfato como recurso de diagnóstico, 71
Ambiente adequado para o exame físico, 71
Instrumentos e aparelhos necessários
   para o exame físico, 71

6 Sinais e Sintomas, 74
Celmo Celeno Porto, Delson José da Silva,
Rejane Faria Ribeiro-Rotta, Nádia do Lago Costa,
Diego Antônio Arantes, Danilo Rocha Dias,
Fernanda Tenório Lopes Barbosa, Denise Sisteroli
Diniz, Gil Eduardo Perini, Osvaldo Vilela Filho,
Cláudio Jacinto Pereira Martins, Renato Sampaio Tavares

Introdução, 76
Os sintomas como linguagem dos órgãos, 77
A dor como sintoma padrão, 77
Sintomas gerais, 91
Pele, tecido celular subcutâneo e fâneros, 96
Olhos, 96
Ouvidos, 100
Nariz e cavidades paranasais, 101
Faringe, 104
Laringe, 104
Traqueia, brônquios, pulmões e pleuras, 105
Diafragma e mediastino, 111
Sistema cardiovascular, 112
Sistema digestivo, 128
Região bucomaxilofacial, 128
Esôfago, 132
Estômago, 135

Intestino delgado, 137
Cólon, reto e ânus, 142
Fígado, vesícula e vias biliares, 145
Pâncreas, 147
Rins e vias urinárias, 147
Órgãos genitais masculinos, 152
Órgãos genitais femininos, 155
Mamas, 158
Sistema hemolinfopoético, 159
Ossos, 162
Articulações, 163
Coluna vertebral, 164
Bursas e tendões, 166
Músculos, 167
Sistema endócrino, 168
Hipotálamo e hipófise, 168
Tireoide, 171
Paratireoides, 173
Suprarrenais, 174
Gônadas, 175
Metabolismo e condições nutricionais, 175
Desnutrição, 175
Sistema nervoso central, 178
Sistema nervoso periférico, 188
Roteiro pedagógico para análise do sintoma dor, 189

7 Exame Psíquico e Avaliação das Condições Emocionais, 190
Marco Antonio Alves Brasil, José Reinaldo do Amaral, Celmo Celeno Porto
Introdução, 192
Sistematização do exame psíquico, 192
Roteiro pedagógico para o exame psíquico
  e avaliação das condições emocionais, 201

8 Médicos, Pacientes e Famílias, 202
Celmo Celeno Porto, Célia Maria Ferreira da Silva Teixeira
Introdução, 204
Médicos, 204
Pacientes, 205
Famílias, 209

9 Exame Clínico do Idoso, 212
Elisa Franco de Assis Costa, Siulmara Cristina Galera, Celmo Celeno Porto, Claudio Henrique Teixeira
Introdução, 214
Anamnese do paciente idoso, 215
Modificações decorrentes do envelhecimento, 216
Avaliação funcional do idoso, 217
Considerações finais, 223
Roteiro pedagógico para exame clínico do idoso e
  avaliação geriátrica ampla, 223

10 Exame Físico Geral, 226
Fábia Maria Oliveira Pinho, Rita Francis Gonzalez y Rodrigues Branco, Paulo Sérgio Sucasas da Costa, Érika Aparecida da Silveira, Marianne de Oliveira Falco, Delson José da Silva, Arnaldo Lemos Porto, Celmo Celeno Porto
Introdução, 228

Semiotécnica, 228
Roteiro pedagógico para o exame físico geral, 276
Roteiro pedagógico para avaliação nutricional, 277

11 Exame da Pele, das Mucosas e dos Fâneros, 278
Aiçar Chaul, Fernanda Rodrigues da Rocha Chaul, Marco Henrique Chaul
Pele, 280
Mucosas, 299
Fâneros, 300
Roteiro pedagógico para exame físico da pele, 303

12 Exame dos Linfonodos, 304
Maria do Rosário Ferraz Roberti, Rejane Faria Ribeiro-Rotta, Nádia do Lago Costa, Diego Antônio Arantes, Danilo Rocha Dias, Fernanda Tenório Lopes Barbosa, Celmo Celeno Porto
Introdução, 306
Exame dos linfonodos, 306
Semiotécnica, 306
Características semiológicas, 310
Exame do baço, 312
Adenomegalias e esplenomegalia, 312
Roteiro pedagógico para exame dos linfonodos, 313

13 Exame dos Pulsos Radial, Periféricos e Venoso, 314
Celmo Celeno Porto, Arnaldo Lemos Porto, Abrahão Afiune Neto, Aguinaldo Figueiredo de Freitas Jr., Edvaldo de Paula e Silva, Yosio Nagato
Introdução, 316
Pulso radial, 316
Pulsos periféricos, 318
Síndrome isquêmica, 321
Pulso capilar, 322
Pulso venoso, turgência ou
  ingurgitamento jugular, 322
Roteiro pedagógico para exame dos pulsos
  radial, periféricos e venoso, 324

14 Exame da Pressão Arterial, 326
Arnaldo Lemos Porto, Paulo Cesar Brandão Veiga Jardim, Thiago de Souza Veiga Jardim
Introdução, 328
Histórico, 328
Fatores determinantes da pressão arterial, 328
Regulação da pressão arterial, 329
Determinação da pressão arterial, 331
Problemas mais comuns na
  medida da pressão arterial, 332
Pressão diferencial, 333
Valores normais da pressão arterial
  e variações fisiológicas, 333
Hipertensão arterial, 334
Hipotensão arterial, 336
Roteiro pedagógico para avaliação da
  pressão arterial, 337

Exame Clínico xxi

15 Exame de Cabeça e Pescoço, 338
Celmo Celeno Porto, Alexandre Roberti, Rejane Faria Ribeiro-Rotta, Nádia do Lago Costa, Diego Antônio Arantes, Danilo Rocha Dias, Fernando Tenório Lopes Barbosa, Paulo Humberto Siqueira

Cabeça, 340
Pescoço, 358
Roteiro pedagógico para exame de cabeça
   e pescoço, 363
Roteiro pedagógico para exame dos olhos,
   dos ouvidos, do nariz e da garganta, 364
Roteiro pedagógico para diagnóstico diferencial
   da dor na região bucomaxilofacial, 366

16 Exame do Tórax, 368
Celmo Celeno Porto, Arnaldo Lemos Porto, Maria Auxiliadora Carmo Moreira, Aguinaldo Figueiredo de Freitas Jr., Abrahão Afiune Neto, Alexandre Vieira Santos Moraes, Eduardo Camelo de Castro, Mauricio Sérgio Brasil Leite, Salvador Rassi

Introdução, 370
Projeção na parede torácica dos pulmões,
   do coração, do fígado, do fundo do estômago
   e do baço, 370
Pontos de referência anatômicos, linhas
   e regiões torácicas, 371
Exame da pele, 372
Exame das mamas, 372
Principais afecções das mamas, 375
Exame dos pulmões, 376
Síndromes brônquicas e pleuropulmonares, 385
Exame do coração, 392
Exame da aorta, 425
Exame das artérias carotídeas, 425
Roteiro pedagógico para exame físico
   das mamas, 426
Roteiro pedagógico para exame do coração, 427
Roteiro pedagógico para exame dos brônquios,
   dos pulmões e das pleuras, 428

17 Exame do Abdome, 430
Celmo Celeno Porto, Americo de Oliveira Silverio, Cacilda Pedrosa de Oliveira, Heitor Rosa, Helio Moreira, José Abel Alcanfor Ximenes, Rafael Oliveira Ximenes, Rodrigo Oliveira Ximenes, João Damasceno Porto, Mauricio Sérgio Brasil Leite

Introdução, 432
Pontos de referência anatômicos do abdome, 432
Regiões do abdome, 432
Projeção dos órgãos nas paredes
   torácica e abdominal, 433
Inspeção, 433
Palpação, 436
Percussão, 444
Ausculta, 446
Exame da região anoperineal e toque retal, 447
Principais síndromes abdominais, 448
Roteiro pedagógico para exame do abdome, 460

18 Exame dos Órgãos Genitais, 462
Roberto Luciano Coimbra, Alexandre Vieira Santos Moraes, Eduardo Camelo de Castro, Vardeli Alves de Moraes

Órgãos genitais masculinos, 464
Órgãos genitais femininos, 467
Roteiro pedagógico para exame físico
   dos órgãos genitais masculinos, 475
Roteiro pedagógico para exame físico
   dos órgãos genitais femininos, 476
Roteiro pedagógico para exame físico
   da região anoperineal, 477

19 Exame dos Ossos, da Coluna Vertebral, das Articulações e Extremidades, 478
Celmo Celeno Porto, Nilzio Antonio da Silva, Antonio Carlos Ximenes, Frederico Barra de Moraes

Anamnese, 480
Semiotécnica, 480
Ossos, 481
Coluna vertebral, 481
Articulações, 482
Doenças musculoesqueléticas mais frequentes, 485
Extremidades, 493
Roteiro pedagógico para exame físico
   da coluna vertebral, 498
Roteiro pedagógico para exame físico
   das articulações dos membros superiores, 499
Roteiro pedagógico para exame físico
   das articulações dos membros inferiores, 500
Roteiro pedagógico para exame físico
   das extremidades, 501

20 Exame Neurológico, 502
Sebastião Eurico de Melo-Souza

Introdução, 504
Anamnese, 504
Exame físico, 505
Fala e linguagem, 525
Avaliação do nível de consciência, 525
Miniexame do estado mental – MEEM
   (*minimental state*), 525
Principais síndromes neurológicas, 525
Roteiro pedagógico para exame neurológico, 531
Roteiro pedagógico para exames dos nervos
   periféricos, 534

21 Sinais Vitais, 536
Celmo Celeno Porto, Pedro Jorge Leite Gayoso de Souza

Introdução, 538
Ritmo e frequência do pulso, 538
Pressão arterial, 538
Ritmo e frequência respiratórios, 539
Temperatura corporal, 539
Oximetria de pulso, 541
Nível de consciência, 541
Roteiro pedagógico para avaliação dos
   sinais vitais, 542

Bibliografia, 543

Índice Alfabético, 545

Exame
Clínico

Capítulo 1

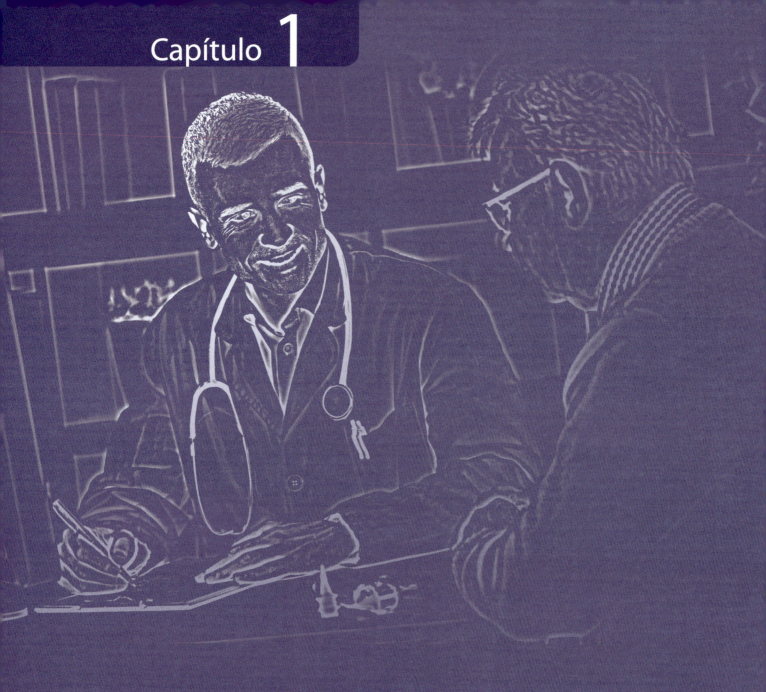

Iniciação ao Exame Clínico

Celmo Celeno Porto

Rita Francis Gonzalez y Rodrigues Branco

Fábia Maria Oliveira Pinho

Gabriela Cunha Fialho Cantarelli

Helena Elisa Piazza

Heitor Rosa

- Introdução *4*
- Evolução do método clínico *4*
- Evolução dos exames complementares *5*
- O exame clínico e a internet *6*
- Medicina | Arte e ciência *7*
- Primeiros contatos do estudante de medicina com o paciente *8*
- Relação estudante de medicina-paciente do ponto de vista humano e ético *10*
- Princípios do aprendizado da relação médico-paciente *11*
- Exame clínico e relação médico-paciente *13*
- *Clerkship* (aprendizado ao lado do leito) *13*
- Diagnóstico, terapêutica e prognóstico *14*

INTRODUÇÃO

A pedra angular da medicina ainda é o exame clínico, e nunca será demais ressaltar sua importância. A experiência tem mostrado que os recursos tecnológicos disponíveis só são aplicados em sua plenitude e com o máximo proveito quando se parte de um exame clínico bem-feito.

Esta profissão tem suas raízes na medicina hipocrática, que data de mais de 2 mil anos, uma vez que foi por intermédio de Hipócrates que a anamnese foi estabelecida na estrutura do exame clínico.

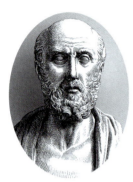
Hipócrates

Por mais paradoxal que possa parecer nesta época de máquinas e aparelhos, deve-se conferir um destaque especial à *anamnese* na iniciação clínica do estudante de medicina.

Os exames complementares, inclusive os executados pelos computadores eletrônicos, que, aos poucos, invadem o campo da medicina, aumentam continuamente as possibilidades de se identificar com precisão e rapidez as modificações orgânicas provocadas por diferentes enfermidades; em contrapartida, à medida que esses recursos se desenvolvem e se tornam mais complicados, passa a ser exigida do médico uma segura orientação clínica para que ele saiba escolher de modo adequado os exames mais úteis para cada caso e possa interpretar, com espírito crítico, os respectivos resultados.

Esta é uma das características da medicina atual que, certamente, irá acentuar-se com o progresso técnico da profissão. Houve uma época em que os exames complementares disponíveis eram tão escassos que o médico não desenvolvia sua capacidade de escolha; na verdade, não havia muito a escolher. Hoje, acontece o contrário: os exames subsidiários à disposição são muitos, e crescem a cada dia. Desse modo, passou a se exigir do médico a capacidade de saber escolher o mais conveniente.

Um exemplo relativamente recente é o da bioquímica do sangue: dispunha-se apenas de poucos exames, como dosagem de ureia, glicose, bilirrubina e mais alguns testes, e chegou-se a estabelecer como rotina a solicitação de "bioquímica do sangue", sem necessidade de especificar as dosagens que se desejavam. Esse modo de proceder traduzia as limitações do laboratório, que, por sua vez, simplificava o trabalho do médico. Em nossos dias, entretanto, mesmo os laboratórios mais modestos são capazes de realizar centenas de exames bioquímicos, cabendo ao médico decidir-se pelos que lhe serão mais úteis – e, para fazê-lo, seu apoio é o *exame clínico*.

> **Boxe — Medicina moderna**
>
> Sem dúvida, a medicina moderna apoia-se em um tripé formado pelo exame clínico, pelo laboratório e pelos métodos de imagem; porém, o pé principal continua sendo o exame clínico. Talvez, possamos até dizer que o laboratório e os métodos de imagem são o apoio mais forte, mas aquele que confere o equilíbrio à estrutura – e, portanto, o principal – é o exame clínico.

EVOLUÇÃO DO MÉTODO CLÍNICO

Coube a Hipócrates (460 a 356 a.C.) sistematizar o método clínico, conferindo à anamnese e ao exame físico – este basicamente apoiado na inspeção e na palpação – uma estruturação que pouco difere da que se emprega hoje. Em uma visão retrospectiva da evolução do método clínico, os acontecimentos que merecem registro serão descritos a seguir.

O primeiro deles é a medida da temperatura corporal por meio do *termômetro clínico*, proposto por Santório, entre 1561 e 1636, que pode ser considerado o ponto de partida da utilização de aparelhos simples que permitem obter dados de grande valor diagnóstico. No que se refere à temperatura corporal, merece referência também a construção de *curvas térmicas*, tal como se faz atualmente, por Ludwig, em 1852.

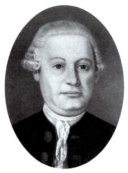
Auenbrugger

Em 1761, Auenbrugger publicou o trabalho *Inventum Novum*, no qual sistematizou a percussão do tórax, correlacionando os dados fornecidos por este método aos achados anatomopatológicos, propiciando grande avanço no diagnóstico das doenças pulmonares. A incorporação da percussão à prática médica, contudo, ocorreu apenas após a publicação do livro *Essai sur les Maladies et Lésions du Coeur et des Gros Vaisseaux*, por Corvisart, em 1806.

Em 1761, foi publicado o livro de Morgagni (*De Sedibus et Causis Morborum per Anatomem Indagatis – Sobre os Lugares e Causas das Doenças Investigadas Anatomicamente*), que pode ser considerado a primeira sistematização dos conhecimentos anatomopatológicos nos quais os clínicos se apoiaram para desenvolver o método clínico de modo a fazer diagnósticos com o paciente em vida, correlacionando-os com os achados de necropsia.

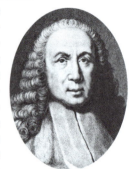
Morgagni

Em 1819, Laennec publicou sua obra *De la Auscultation Médiate*, descrevendo o estetoscópio e as principais manifestações estetoacústicas das doenças do coração e dos pulmões. Pouco depois, em 1839, Skoda contribuiu imensamente para o progresso do método clínico, ao correlacionar os dados de exame físico do tórax, principalmente os de percussão e de ausculta, com os achados de necropsia, no trabalho *Abhandlungüber Perkussion und Auskultation*.

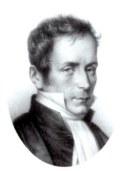
Skoda

Associando os conhecimentos anatomopatológicos às técnicas do exame físico – inspeção, palpação, percussão e ausculta –, o exame clínico atingiu sua plenitude, e, a partir daí, o diagnóstico das doenças impulsionou, de modo grandioso, o progresso da medicina com reflexos ainda nos dias de hoje.

Em meados do século 19 (1851-1852), Helmholtz e Ruete abriram um novo caminho ao introduzir na prática médica o oftalmoscópio, que é indispensável ao médico, tanto quanto o termômetro, o estetoscópio e o esfigmomanômetro.

Samuel von Basch, em 1880, Riva-Rocci, em 1896, e Korotkoff, em 1905, cada um com diferentes contribuições, possibilitaram a construção de esfigmomanômetros sensíveis e precisos e estabeleceram as bases para a determinação da pressão arterial.

No fim do século 19 e nas primeiras décadas do 20, Freud, ao publicar o livro *Interpretação dos Sonhos*, descortinou o mundo inconsciente, possibilitando a compreensão dos aspectos psicodinâmicos da relação médico-paciente.

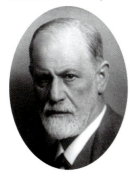
Freud

Pode-se dizer que as histórias clínicas registradas por Hipócrates e seus discípulos criaram as bases do exame clínico, ao valorizarem o relato ordenado dos sintomas, dos antecedentes pessoais e familiares e das condições de vida do paciente. Mais de 2 mil anos depois, Freud dá uma relevante contribuição ao desnudar as raízes dos relatos feitos pelos pacientes, descobrindo fenômenos psicológicos de grande importância na relação médico-paciente e reforçando o valor da anamnese na prática médica. A maior contribuição de Freud para os clínicos é o conhecimento da "transferência" e "contratransferência" como base da relação entre o médico (terapeuta) e seu paciente, sendo inclusive fundamental na adesão do paciente ao tratamento.

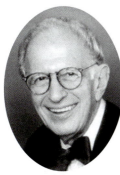
Balint

Ainda no século 20, Balint, médico e psicanalista húngaro, ampliou a contribuição freudiana, descrevendo, pela primeira vez, uma teoria sobre a relação entre o médico e seu paciente. A publicação de seu livro *O Médico, seu Paciente e a Doença*, em 1957, é um marco no desenvolvimento da medicina e do método clínico. Balint enfatiza o processo de adoecimento, a anamnese menos dirigida e a escuta terapêutica.

EVOLUÇÃO DOS EXAMES COMPLEMENTARES

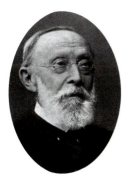
Virchow

Nos primórdios deste campo, encontra-se o nome de Virchow, cuja obra fundamental – *Celular Pathologie* –, publicada em 1858, pode ser considerada o marco inicial da aplicação de exames laboratoriais como parte fundamental do diagnóstico. (O exame usado por Virchow foi o esfregaço sanguíneo para o reconhecimento das afecções hematológicas.)

Alguns anos após, entre 1880 e 1890, Pasteur e Koch fizeram suas principais descobertas no campo da bacteriologia, criando a possibilidade de conhecer e isolar os agentes causadores de inúmeras enfermidades. Essas descobertas motivaram o desenvolvimento do diagnóstico etiológico, cada vez mais importante na prática médica, pois foi com base nele que se pôde introduzir tratamentos específicos até então quase inexistentes.

Também merece destaque Salkowski, que, entre 1874 e 1893, publicou o *Manual de Química Fisiológica* que teve grande influência na incorporação de exames laboratoriais na prática médica.

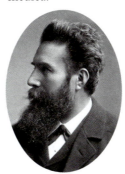
Roentgen

Em 1895, Roentgen descobriu os raios X, sem dúvida a mais importante descoberta até hoje realizada no que se refere a diagnóstico por imagem das enfermidades.

Logo a seguir, entre 1902 e 1906, Einthoven construiu o primeiro eletrocardiógrafo.

Os estudos sobre a radioatividade realizados por Pierre e Marie Curie na virada do século criaram as bases para a aplicação dos radioisótopos na medicina; os aparelhos que captam a radioatividade do iodo radioativo fixado pela tireoide foram colocados em uso, pela primeira vez, em 1940.

A eletroencefalografia humana, criada em 1924 por Hans Berger, representou um marco na propedêutica armada das afecções neurológicas.

O gastroscópio semiflexível de Wolf e Schindler, construído em 1932, teve importante papel no desbravamento da endoscopia profunda, mas foi a descoberta das fibras ópticas que permitiu a Hirschowit, em 1958, a introdução da fibroendoscopia na prática médica, início de uma verdadeira revolução na investigação diagnóstica e começo de uma nova era terapêutica que evoluiu ainda mais quando foi associada à transmissão e à formação eletrônica de imagens, constituindo a videoendoscopia.

A construção da primeira unidade de processamento eletrônico por von Neuman, entre 1940 e 1950, inaugurou uma nova época no diagnóstico das doenças, pois, com apoio nesta tecnologia, inúmeros aparelhos começaram a ser construídos, com grandes possibilidades diagnósticas.

Após 1950, o progresso tecnológico acelerou e tornou-se impessoal, não sendo mais possível identificar os descobridores de várias técnicas, tais como a *termografia*, a *ultrassonografia*, a *xerografia*, a *tomografia computadorizada* e a *ressonância magnética*, desenvolvidas por equipes anônimas no interior dos laboratórios de pesquisa das grandes indústrias eletrônicas.

Em 1953, Crick e Watson, ao descreverem a estrutura em dupla-hélice do DNA, abriram um novo campo na compreensão das doenças, dando origem à medicina preditiva, cujas possibilidades irão influir decisivamente na prática médica, reforçando ainda mais a importância do exame clínico.

> **Boxe**
> O grande desafio atual é conciliar o método clínico com os avanços tecnológicos, retirando do primeiro os pormenores inúteis e superados, sem querer estabelecer confronto entre um e outro. A posição correta consiste em integrar os avanços científicos e tecnológicos com o método clínico, que continua sendo a base da prática médica. Desse modo, a medicina ganha eficiência e não perde seu lado humano.

Boxe — Flexibilidade do método clínico

Uma das características fundamentais do método clínico é sua flexibilidade, ou seja, é possível adaptá-lo às mais diversas situações que ocorrem na assistência à saúde sem que se perca sua capacidade básica: identificar as doenças e conhecer os doentes.

A proposta deste livro é auxiliar no ensino/aprendizagem do método clínico em sua totalidade. Isto porque somente aqueles que o dominam completamente são capazes de fazer as adaptações necessárias para atender as particularidades de todas as profissões da saúde. Tanto pode ser a minuciosa Avaliação Geriátrica Ampla que exige longo tempo, como para o atendimento de um paciente nos serviços de Emergências e Urgências, quando somos obrigados a obter os dados em alguns minutos.

Seja como for não se pode esquecer que um atendimento de boa qualidade sempre depende de um bom exame clínico.

O EXAME CLÍNICO E A INTERNET

O exame clínico vem sofrendo modificações desde sua sistematização por Hipócrates há mais de 2.000 anos, sem perder suas características essenciais. Nas últimas décadas surgiu um fato novo, a internet, cujas possibilidades e consequências sobre o método clínico ainda estão em plena evolução.

Em primeiro lugar, é necessário destacar a facilidade de se obterem informações sobre a saúde e as doenças, tanto pelos médicos como pelos pacientes. Antes, quase tudo que se conhecia sobre o processo saúde-doença ficava em poder dos profissionais da saúde. Apenas uma pequena parte era acessível à população, em publicações ou pelo primeiro veículo de massa que surgiu – o rádio. A televisão ampliou o acesso aos conhecimentos, porém, em ambos os pacientes eram apenas receptores do que se desejasse fazer chegar a eles. A internet modificou radicalmente esta situação. A possibilidade de se obterem informações sobre sintomas, doenças, exames, diagnóstico, prognóstico, medicamentos, cirurgias, ou seja, um imenso volume de dados que está a um clique de todos os que possuam um equipamento capaz de introduzi-lo no mundo virtual.

Na internet os pacientes e familiares encontram informações sobre hospitais, laboratórios clínicos, clínicas de imagem, sociedades médicas e tudo que desejarem saber sobre o médico, incluindo onde se formou, que especialização fez e até seu currículo Lattes...

Hoje, o grande informante sobre saúde e doenças não é o médico ou o farmacêutico, cujo papel não pode ser menosprezado neste contexto. É o "Dr. Google" que está sempre a postos, dia e noite, para responder às mais variadas indagações de qualquer pessoa. Contudo, a grande diferença é: o "Dr. Google" só dá informações genéricas, enquanto o médico faz o "raciocínio clínico" que permite a ele transformar informações em decisão diagnóstica, terapêutica ou prognóstica, específica para cada paciente. Outro momento em que os pacientes procuram o "Dr. Google" é após a consulta para saber mais sobre o diagnóstico e os medicamentos. Isto vai exigir que o médico esteja seguro de tudo que fala ou prescreve.

Tudo isto vem despertando novas situações que vão refletir-se intensamente no campo da saúde, podendo-se citar como exemplos o "paciente *expert*", as "comunidades virtuais" e as "consultas a distância".

O "paciente *expert*" pode ser considerado um novo tipo de doente. Ao consultar inúmeros *sites*, fazer indagações e trocar ideias com outros participantes do mundo virtual, ele adquire um volume de conhecimentos que, às vezes, nem um médico especialista possui naquela área. Aí, então, é fácil deduzir o que vai acontecer durante uma consulta. Além de responder às perguntas tradicionais da anamnese, ele fará questionamentos sobre aspectos diagnósticos, realização e resultados de exames complementares, esquemas terapêuticos, só possíveis porque tem inúmeros conhecimentos sobre o motivo que o levou a procurar um médico ou outro profissional de saúde. O relacionamento com este novo tipo de paciente vai ser diferente. O médico precisa ter segurança em seus conhecimentos, mas também é necessário que ele reconheça não ser mais o "dono" dos conhecimentos científicos sobre o tema daquele encontro clínico. Se não respeitar os conhecimentos do paciente a relação com ele se enfraquece. O contrário acontecerá se souber tirar proveito para se estabelecer uma efetiva parceria que trará inegáveis resultados positivos. É provável que esta parceria vá refletir-se em muitos aspectos, entre os quais a adesão ao tratamento, muita baixa nas doenças crônicas, por exigirem mudanças de hábitos e uso contínuo de medicamentos.

As "comunidades virtuais" dos pacientes que reúnem principalmente pacientes com doenças crônicas, raras ou estigmatizantes podem ser consideradas um importante fenômeno social da era da internet. São um sucedâneo dos tradicionais "grupos de apoio", mas com outras características que facilitam sua organização e atuação. Não podem ser menosprezadas, muito menos, ignoradas. Os profissionais de saúde precisam conhecê-las para integrá-las no sistema de saúde. Poderão ter um papel significativo em muitas questões, não apenas na difusão de conhecimentos, mas também sobre aspectos éticos, legais, administrativos, econômicos e políticos.

Outra questão de crescente interesse são as "consultas a distância" e as "consultas virtuais", quando o encontro clínico que é, pela sua própria natureza, essencialmente presencial, passa a ser feito por intermédio de aplicativos de mensagem instantânea, tais como *Whats App, Viber, Messenger* e similares. Muitos pacientes se sentem à vontade para enviar mensagens aos médicos por estes aplicativos por estarem habituados a se comunicarem com seus familiares, amigos, colegas desta maneira. O tema é de tamanha importância que o Conselho Federal de Medicina (CFM) já se posicionou, partindo da premissa de que consultas por mídias sociais não constituem "ato médico completo", o que não quer dizer que fica proibido este tipo de comunicação entre o médico e o paciente. Por exemplo, após um exame clínico "presencial", a critério do médico e a partir de acordo prévio com o paciente ou responsável, é perfeitamente aceitável o envio de resultados de exames complementares ou de novas informações por meio eletrônico.

Não são apenas as "consultas" que são possíveis "a distância". Exames poderão ser feitos pelo próprio paciente e enviados eletronicamente ao médico ou para quem ele quiser!

O impacto dos recursos técnicos já existentes e dos que estão por vir sobre o exercício das profissões da saúde deve ser analisado de várias perspectivas, a começar pelo desafio que representa para os cursos de graduação. Contudo, ênfase especial merece a influência sobre a relação médico-paciente, que já foi essencialmente paternalista/autoritária, quando o médico assumia total controle em função de monopolizar os conhecimentos sobre as doenças e os tratamentos. Ainda há momentos para o comportamento paternalista, mas já não é o único nem o preponderante. O relacionamento com os pacientes é cada vez mais de parceria e compartilhamento, o que permite classificá-lo de "contratualista", no qual as partes reconhecem seus direitos e deveres, possibilidades e limitações.

De que maneira tudo isso vai interferir no exame clínico? Como o "Dr. Google" vai participar? Primeiro, o paciente vai chegar à consulta com um grande número de informações, muitas das quais não entendeu quase nada. Isto não impede que as utilize durante a anamnese do modo que puder ou quiser. A entrevista passa a ser dialogada, mais com perguntas do paciente do que o relato dos sintomas. Segundo, após a consulta, quando ele tiver um diagnóstico e uma proposta terapêutica ou avaliação prognóstica, vai voltar ao "Dr. Google" para conferir tudo que o médico falou!

Como se pode ver, inúmeras questões vêm à tona quando se aborda este tema, tais como competência, relação médico-paciente, sigilo ou confidencialidade, responsabilidade ética e legal. Portanto, não se pode desconhecer as interfaces entre a internet e as profissões da saúde com suas inegáveis interferências, positivas e negativas. O essencial é que se preservem os fundamentos da medicina de excelência, entre os quais se destaca o papel insubstituível do exame clínico (bem feito). É nele que se pode incluir competência científica, princípios éticos e qualidades humanas.

O lado mais negativo é utilizar os recursos virtuais, principalmente as mídias sociais, para divulgar nomes e/ou fotografias de pacientes e de atos médicos (cirurgias, partos) e relatos clínicos, com o objetivo de autopromoção ou simplesmente como manifestação exibicionista. Seja qual for o motivo isto constitui infração ética grave e pode dar origem a processo no Conselho Regional de Medicina que resulta em severa punição.

> **Boxe**
>
> O Conselho Federal de Medicina editou uma Resolução relacionada a estas questões, estabelecendo que é vedado ao médico "consultar, diagnosticar ou prescrever por qualquer meio de comunicação de massa ou a distância", pois considera insubstituível a consulta presencial. Mas isso não impede o médico de orientar por telefone ou outros meios os pacientes que já conheça ou estejam sob seus cuidados, desde que não quebre a confidencialidade e o sigilo.

MEDICINA | ARTE E CIÊNCIA

Quando se diz que a medicina é uma ciência e uma arte, não é uma afirmativa gratuita, uma frase de efeito ou um pensamento saudosista; tampouco representa um modo de reagir aos avanços tecnológicos no campo da medicina. Aliás, quanto mais precisos e mais sensíveis forem os aparelhos e as máquinas, melhor para todos, médicos e pacientes, desde que se saiba reconhecer, claramente, suas possibilidades e limitações.

Nos últimos anos, a partir do rápido progresso da informática, excelentes lições puderam ser extraídas das tentativas de se desenvolverem sistemas lógicos com a finalidade de se fazerem diagnósticos clínicos. Pensou-se que a memória do computador carregada com todas as informações contidas nos tratados de medicina e áreas afins seria capaz de fazer diagnósticos rápidos e perfeitos, melhores do que os dos médicos. A realidade, entretanto, foi diferente, e o entusiasmo inicial durou pouco. Somente tiveram êxito relativo as experiências restritas à interpretação de gráficos e imagens, como os eletrocardiogramas, as cintigrafias e as imagens radiológicas, constituídos por elementos facilmente transferíveis para algum tipo de linguagem de computador.

O mesmo não acontece com os dados clínicos, extremamente variáveis e mutáveis, por isso mesmo, inteiramente adequados para os processos mentais, que nos levam a fazermos diagnósticos, uma vez que eles não se restringem a raciocínios lógicos e racionais; na verdade, sem que se perceba, pois, como tais processos se passam em nível inconsciente, utilizamos numerosos elementos aparentemente desprovidos de conexão com os fatos relatados ou observados para tirar conclusões, aí incluindo dados psicológicos, sociais, culturais ou de outra natureza. Não há noção exata de quanto influenciam em muitas de nossas decisões diagnósticas e terapêuticas. Isso mostra por que a aplicação das técnicas estatísticas e da ciência computacional aos métodos dedutivos ou intuitivos que constituem a essência da medicina clínica não funcionou adequadamente.

No estágio atual de desenvolvimento, os computadores, não excluindo os dotados de "inteligência artificial", são ótimos para armazenar dados, arquivar, correlacionar informações, ou aplicações semelhantes, mas continuam insuficientes para avaliação de um paciente na profundidade e abrangência de que se necessita para uma boa prática médica.

Quando lembramos que a medicina é um conjunto de conhecimentos, técnicas, tradições, que se foram acumulando por mais de 2 mil anos, que inclui o ser humano e suas relações com o meio ambiente e o contexto cultural (aspecto muito bem definido quando se diz que ninguém nasce, ninguém vive, ninguém adoece e ninguém morre da mesma maneira em todos os lugares), fica fácil compreender as imensas limitações da tecnologia em tentar fazer o que nossa mente consegue, apoiando se em elementos lógicos e não lógicos, em nível consciente e inconsciente, onde estão armazenados o saber e a história da humanidade.

E o que tem a ver com tudo isso o exame clínico? Ele é, simplesmente, o traço de união, o elo de ligação entre a arte e a ciência médica; ou melhor, é no exame clínico que se pode fazer a fusão da ciência e da arte; e isso se dá de muitas maneiras.

Analisando o fato de que podemos armazenar os conhecimentos científicos que devem ser organizados e aplicados de maneira objetiva em conformidade com as rígidas regras que a ciência exige, absolutamente racionais e facilmente codificáveis, só temos a ganhar com a computação eletrônica de dados, uma vez que tudo se passa com inquestionável predomínio do objetivo sobre o subjetivo, tal como acontece em qualquer ramo das ciências. A medicina, no entanto, não se enquadra nesses limites, pois, por outro lado, temos os princípios éticos, a relação médico-paciente, as inúmeras maneiras de sentir, sofrer, interpretar o que se sente, de relatar o que se passa no íntimo de cada um, na doença e na saúde. Além disso, há as nuances impressas pelo contexto cultural, pela interferência do meio ambiente, pela participação dos fenômenos inconscientes, muitos deles mal aflorando nas perguntas do médico e nas respostas do paciente. Então, revela-se o subjetivo caminhando, lado a lado, com o objetivo ou até suplantando-o; a intuição passa a valer tanto quanto ou mais que os processos racionais e lógicos. Os limites precisos exigidos pela ciência (médica) dão lugar às fronteiras mal definidas e às referências instáveis, necessariamente mutáveis, que vão constituir o outro componente da profissão médica, que podemos chamar de arte (médica).

No exame clínico, e somente nele, estes dois lados andam juntos, um penetrando no território do outro, intercomunicando-se, completando-se, influenciando-se mutuamente, entrelaçando o lado lógico e racional com o intuitivo e subjetivo.

É justamente esta característica do método clínico – sua flexibilidade, às vezes considerada sua parte mais frágil pelos que pouco conhecem deste método – que permite essa fusão, fazendo com que a arte e a ciência médicas se harmonizem e se completem.

Boxe — O outro lado da medicina

O que torna a medicina tão diferente de tantas outras profissões é este lado não científico, não racional, que permite ver além da célula lesionada e do órgão doente. Neste ponto estão os obstáculos que se antepõem aos técnicos que tentam transpor para a linguagem dos computadores o mundo da medicina clínica.

O método clínico penetra neste mundo complexo sem dificuldades, porque concilia o lado racional, que trabalha com os conhecimentos científicos, com outros aspectos ainda pouco conhecidos da natureza humana, que se tornam mais complexos ainda quando há dor, sofrimento, risco de morte. No entanto, pouco conhecer ou desconhecer não significa justifica inexistir nem justifica ignorar este outro lado. Ao contrário, é importante valorizá-lo porque nele estão os mistérios que fazem parte do estar saudável e do ficar doente.

O método clínico, ao unir a arte com a ciência, amplia a percepção do médico para conceber a saúde e as doenças em uma visão multidimensional (ou, para usar o termo da moda, multifatorial), envolvendo aspectos físicos, psicológicos, sociais, familiares, culturais, ambientais, históricos, geográficos, todos interdependentes, influenciando uns aos outros, para formar uma teia de correlações, impossíveis de serem aprisionadas nas fórmulas matemáticas das máquinas que, se comparadas com a mente humana, são apenas *aparentemente* maravilhosas.

O exame clínico, ao fazer essa fusão, rompe os limites da ciência cartesiana e positivista, aceitando a presença do imponderável. Quem compreende isso sabe o significado da afirmativa de que a medicina é arte e ciência. Se assim pensarmos, poderemos incorporar todos os avanços tecnológicos ao nosso trabalho, sem a ilusão ou o receio de que o computador – símbolo atual das ciências – substitua o médico na parte mais simples e mais nobre de sua atividade: o exame clínico.

A conclusão é simples: medicina de excelência só é possível se o exame clínico for excelente.

PRIMEIROS CONTATOS DO ESTUDANTE DE MEDICINA COM O PACIENTE

Boxe — Princípios bioéticos

Desde o primeiro encontro com um paciente, o estudante precisa ter em mente – e por em prática – um dos componentes fundamentais de todo ato médico que são os princípios bioéticos:

✔ **Autonomia**: o paciente tem direito de tomar decisões em tudo que se refere à sua saúde e ao que a ela se relaciona

✔ **Beneficência**: significa a obrigação de procurar fazer o bem, ou seja, é necessário colocar em primeiro lugar os benefícios

✔ **Não maleficência**: é fundamental evitar danos ao paciente

✔ **Justiça**: atuar com absoluta isenção no que se refere à distribuição de bens e benefícios que possam estar relacionados à saúde do paciente.

As bases científicas da medicina devem fazer parte do ensino médico do primeiro ao último ano, devendo ser sempre enfatizada a importância de uma prática de medicina baseada em evidências. Contudo, o outro lado da prática médica, que reúne intuição, bom-senso, reconhecimento das necessidades pessoais, culturais e sociais do paciente, adequada relação médico-paciente e formação humanística, também deve ser parte integrante da formação do médico, configurando a medicina baseada na vivência. Assim, o ensino ministrado durante os anos de graduação deve visar ao aprendizado não apenas de conhecimentos, mas também de habilidades e atitudes que só se aprendem no contato direto com pacientes, sempre subordinados aos princípios éticos.

Até os anos 1990, a iniciação clínica do estudante de medicina correspondia à sua entrada no hospital de ensino, pois nos primeiros anos ele atuava nos laboratórios de ciências biológicas, estudando anatomia, fisiologia, bioquímica, genética e as demais disciplinas básicas do curso. A entrada no hospital marcava, de maneira nítida, o término de uma etapa e o começo de outra. Era o momento em que o aluno se diferenciava, assumindo integralmente as características de estudante de medicina. A mudança era radical; modificava-se inclusive seu modo de trajar, já que o trabalho no hospital exige indumentária própria. A roupa e os sapatos brancos serviam de símbolo para marcar tão profundas alterações.

No entanto, nos últimos anos as escolas médicas passaram por um processo de reforma curricular, e uma característica importante hoje é a inserção precoce do estudante de medicina na comunidade e nos serviços de saúde, quando já passa a usar o jaleco branco e a entrar em contato com pacientes desde o início do curso. Na comunidade, embora ainda não aprenda especificamente o método clínico, o estudante já inicia sua relação com o paciente, começando a dar seus primeiros passos na iniciação clínica. Essa inserção precoce na comunidade faz com que não haja uma diferença tão marcante entre o ciclo anteriormente chamado de básico e o ciclo profissional, mas, ao contrário, desenvolve um progressivo cotidiano médico, que permanece durante todo o curso e faz com que o estudante possa tornar-se médico da maneira mais adequada.

Atualmente, o aprendizado da semiologia acontece em vários cenários, e não somente nos hospitais universitários. Em algumas escolas médicas, para se ensinar a construção de uma história clínica, os professores utilizam os pacientes de enfermarias; em outras, já se preferem pacientes provenientes de ambulatórios ou postos de saúde. A enfermaria talvez seja um local privilegiado para ensino de técnicas de exame físico, reconhecimento de padrões e demonstração de situações em que o exame físico é alterado – e continua sendo usada com esse objetivo. Já a história clínica construída a partir de pacientes de ambulatórios ou postos de saúde, que apresentam problemas menos complexos, possibilita que o raciocínio hipotético-dedutivo possa ser praticado pelos alunos desde o início.

As escolas médicas que adotam metodologias ativas, como o PBL (*Problem Based Learning*), utilizam, ainda, o Laboratório de Habilidades (LH) e de Comunicação como recursos didáticos para a aquisição de conhecimentos, atitudes e habilidades necessários para o exame de um paciente (ver Capítulo 2, *Laboratório de Habilidades Clínicas*).

> ### Momento de definição
>
> Ao fazer sua iniciação clínica, o estudante deve autoanalisar-se e situar-se em um dos comportamentos. Evidentemente, isso exige amadurecimento e força moral que uns terão mais que outros. O momento torna-se oportuno para um balanço na vida estudantil de cada um, porquanto o trabalho em qualquer local em que haja doentes exige, antes de mais nada, *participação*. O estudo nos livros e nas anotações de aula tem alguma importância, mas não se compara com os *trabalhos* práticos. É claro que, de início, a participação do estudante é bastante limitada, pois ele ainda não dispõe de conhecimentos e habilidades que lhe permitirão um envolvimento mais direto. *Participação crescente e responsabilidade progressiva* constituem a chave do aprendizado clínico. Tarefas simples, como pesar o paciente todo dia, podem ser um dos passos iniciais para esta caminhada que vai atingir o clímax quando o estudante se sentir inteiramente responsável por um paciente. O começo é trabalhoso e insípido como em qualquer área. A *iniciação clínica* exige o aprendizado de aspectos elementares, mas essenciais para a vida toda. Aprender a fazer anamnese compara-se ao duro aprendizado das primeiras letras. Adquirir as habilidades psicomotoras fundamentais – inspeção, palpação, percussão e ausculta – é comparável ao treinamento psicomotor pelo qual passam as crianças que estão aprendendo a escrever. A mesma insegurança e falta de jeito demonstrada pela criança ao empunhar o lápis é reconhecida no estudante que ensaia seus primeiros golpes de percussão.

Equipe de saúde

Ao se começarem as atividades na comunidade, nas UBAS/SUS (Unidade Básica de Atenção à Saúde do Sistema Único de Sáude), e posteriormente nos hospitais, o primeiro fato que deve ser compreendido é que ali só se pode trabalhar em equipe com a participação de outros profissionais. Talvez seja a oportunidade para se perceber, de maneira concreta, que o médico por si só pouco ou nada pode fazer. A *equipe de saúde* tem como peças fundamentais o médico, o enfermeiro, o nutricionista, o farmacêutico, o biomédico, o psicólogo, o assistente social e o fisioterapeuta. Atualmente, outros profissionais estão ampliando a equipe de saúde, como, por exemplo, o fonoaudiólogo, o dentista, o musicoterapeuta, o arteterapeuta e o terapeuta ocupacional.

Além do pessoal de formação superior já mencionado, as equipes de saúde contam com os auxiliares e técnicos, entre eles técnicos em enfermagem, em laboratório e em radiologia. Em especial nas equipes de Saúde da Família, o estudante desenvolve uma grande parceria com o agente comunitário de saúde, que é um membro importante da equipe multiprofissional.

Além disso, é com a equipe multiprofissional que o estudante aprenderá, paulatinamente, a desenvolver parcerias com o conselho que integra o *controle social* de cada área de abrangência do PSF (Programa de Saúde da Família, hoje chamado de Estratégia da Saúde da Família), com os Conselhos Tutelares (da criança e adolescente e do idoso) e com a Polícia Comunitária.

Disso se depreende que o relacionamento do estudante se fará com muitos profissionais, e o primeiro aprendizado é compreender as funções de cada um, respeitando-as e valorizando-as, para que o trabalho de todos se harmonize na busca de um objetivo comum, qual seja, a promoção e a recuperação da saúde, a prevenção das doenças e a reabilitação dos pacientes.

Trabalho prático

O momento culminante da iniciação clínica é o trabalho com o paciente. É possível que, no começo, haja algumas dificuldades. O comportamento dos pacientes é variável perante os alunos iniciantes. Enquanto uns colaboram, aceitando prazerosamente as frequentes solicitações dos estudantes, outros assumem atitude um tanto reservada e alguns chegam a expressar, a princípio, franco repúdio.

Antes de tudo, é necessário compreender a condição humana desses pacientes, muitos deles padecendo de afecções graves, causadoras de sofrimento e preocupações, justificando, às vezes, algumas atitudes em relação aos estudantes.

> ### Responsabilidade do estudante de medicina em um hospital de ensino (Rosa, 1970)
>
> ✔ O bom conceito de uma escola depende da qualidade do aluno. Embora reconhecendo que a recíproca também seja válida, ou seja, o conceito e a qualidade do médico dependem da qualidade da escola, vemos que esta segunda alternativa é secundária e de menor importância
>
> ✔ Observe muito e pense sempre; é uma atitude que distingue o bom do mau profissional e impede que se aja precipitadamente. Faça predominar o bom-senso
>
> ✔ Participe ativamente dos trabalhos da equipe
>
> ✔ Discuta sempre que houver oportunidade e necessidade, em vez de permanecer com as dúvidas
>
> ✔ Faça da investigação e da experimentação aliados constantes da prática clínica
>
> ✔ Cada estudante será o seu próprio censor: cumpra suas tarefas sem precisar ser monitorado
>
> ✔ Lembre-se de que o paciente é o melhor professor e o melhor livro. Respeite-o pela sua condição humana e por sua utilidade no progresso da medicina. Ele deve ser o centro de nossa atenção
>
> ✔ Todo trabalho exige seriedade
>
> ✔ Seja honesto consigo, pois, assim, também o será com tudo e todos
>
> ✔ Seja criterioso.
>
> Não espere, contudo, elogios pela responsabilidade bem cumprida, pois o cumprimento de uma missão é uma satisfação pessoal que exalta nosso amor-próprio e eleva nosso conceito perante nós mesmos.

Pequenas dificuldades sempre aparecem: seja o paciente que finge estar dormindo ou que se esconde no banheiro quando vê chegar o horário de atividades didáticas, seja aquele que presta informações díspares após repetidas solicitações para relatar seus padecimentos.

Tudo isso pode acontecer e há que se estar prevenido. Como única sugestão, diríamos: trate os pacientes de modo humano, respeite suas limitações e saiba compreender sua condição de enfermos; procure dar a eles algo em troca do que lhe estão dando, como um momento de atenção, uma palavra de conforto ou um gesto de carinho. Agindo desse modo, todas as dificuldades serão superadas!

RELAÇÃO ESTUDANTE DE MEDICINA-PACIENTE DO PONTO DE VISTA HUMANO E ÉTICO

Nada melhor para iniciar este tópico do que relembrar algumas recomendações contidas nos livros do maior médico de todos os tempos, que foi Hipócrates, escritas há mais de 2 mil anos, e que permanecem vivas e atuais como verdades permanentes:

> "Quando um médico entra em contato com um doente, convém estar atento ao modo como se comporta; deve estar bem-vestido, ter uma fisionomia tranquila, dar toda a atenção ao paciente, não perder a paciência e ficar calmo diante de dificuldades. É um ponto importante para o médico ter uma aparência agradável, porque aquele que não cuida do próprio corpo não está em condições de se preocupar com os outros. Deve, ainda, saber calar-se no momento oportuno e mostrar-se gentil e tolerante; não deve agir de modo impulsivo ou precipitado; nunca deve estar de mau humor nem mostrar-se demasiadamente alegre."

No relacionamento com o paciente, portanto, é importante a aparência do médico. O uso da roupa branca, sob a forma de avental, sobre o uniforme branco ou sobre a roupa comum, contribui para uma boa aparência e funciona como um equipamento de proteção individual (EPI). Por isso, dentro do hospital ou da UBAS/SUS, é essencial que o avental branco faça parte do uniforme, como proteção contra infecções. O mesmo deve acontecer com os calçados, que devem ser fechados para proteção contra acidentes perfurocortantes. As vestes brancas têm ainda um simbolismo, demonstrando a preocupação com a limpeza e a higiene por parte de quem as traja.

Para adentrar o hospital, o estudante de medicina deve estar vestido de branco e ter uma aparência agradável, que subentende asseio corporal, unhas aparadas, cabelos penteados e, quando compridos, devidamente presos, roupas limpas e um aspecto saudável. A recente Norma Regulamentadora nº 32 (NR-32), que entrou em vigor pela portaria nº 485, em 11 de novembro de 2005, prevê a proibição do uso de adornos pelos profissionais de saúde em ambiente hospitalar. Para a Comissão Tripartite Permanente Nacional, normatizadora da NR-32, são considerados adornos alianças, anéis, pulseiras, relógios de uso pessoal, colares, brincos, broches, *piercings* expostos, gravatas e crachás pendurados com cordão. Além de descaracterizarem sua figura de futuro médico, eles são elementos de transmissão de bactérias, podendo contribuir para a disseminação de infecções relacionadas à assistência à saúde (IRAS). O estudante deve ainda ser comedido em suas atitudes, em sua linguagem e em seu comportamento. As brincadeiras, os ditos jocosos, as discussões de assuntos alheios ao ensino e ao interesse dos enfermos devem ser deixados para outra oportunidade e outro local. O ambiente hospitalar exige respeito e discrição.

A profissão médica exige autodisciplina; o estudante deve aprender a se impor desde cedo. Ao entrar em contato com os pacientes nas enfermarias ou no ambulatório, melhor dizendo, *nos consultórios,* e iniciar seu aprendizado prático junto a eles, o estudante de medicina encontrará, certamente, algumas dificuldades que necessitam ser superadas. Muitas delas são previsíveis e decorrem de tensões criadas pelo próprio curso médico. No dizer do educador George Miller, a faculdade é uma fonte geradora de tensões, e cada estudante reage a essas tensões de acordo com a sua maturidade emocional. É importante que ele saiba que muitas dessas reações são normais e comuns à maioria dos seus colegas. Algumas delas são expostas a seguir.

É comum o estudante logo verificar que, para numerosas doenças, não existe tratamento eficaz, e o médico nada mais pode fazer que proporcionar alívio aos sintomas e acompanhar a evolução da moléstia. Esse fato causa profunda decepção àqueles que, em suas fantasias de adolescentes, imaginam o médico como um profissional quase onipotente, capaz de influir decisivamente sobre a vida e a saúde. O estudante sente-se frustrado, como alguém que foi ludibriado na escolha de sua carreira. É necessário maturidade para reagir a esse sentimento de frustração, adaptar-se à realidade da profissão médica e saber que sempre há o que ser feito no contexto de "Cuidados Paliativos". Vale ressaltar que os cuidados paliativos devem ser iniciados tão logo seja feito o diagnóstico de doenças sem tratamento modificador de sua história natural. O estudante poderá sentir que tão gratificante quanto curar as doenças é aliviar o sofrimento do paciente frente aos sintomas físicos, emocionais e espirituais que acompanham sua enfermidade.

Outra causa frequente de ansiedade é verificar o valor relativo de toda afirmação em medicina. Nada existe de absoluto; os mesmos sintomas podem decorrer de doenças diferentes; a mesma doença pode produzir sintomas diversos; cada paciente é um universo particular com apenas alguma semelhança com o próximo; cada paciente reage de maneira diferente ao mesmo tratamento; as verdades em medicina são relativas e provisórias.

Ao verificar a divergência existente na opinião de dois professores, o aluno fica desorientado e, em lugar de perceber que essa situação é normal em medicina e que ele mesmo deve procurar pensar e decidir por si próprio, reage de maneira diferente. O estudante imaturo reage com hostilidade à escola e ao corpo docente, desejando, no íntimo, estar matriculado em outra faculdade, na qual os professores fossem mais bem preparados e lhe dessem uma orientação mais segura. É esta uma reação normal da pessoa emocionalmente dependente, que necessita de apoio e que se sente insegura.

Vale lembrar que, nas faculdades que adotam metodologias ativas, esse fenômeno é quase inexistente, pois os alunos estudam por si e apenas se encontram com os professores para discutir sobre o que estudaram. O papel do professor que "tudo sabe" e do estudante que, como "tábula rasa" (do latim, "folha em branco", que significa "nada saber"), aceita sem discussão o que lhe é imposto pelo professor está cedendo lugar a um processo dialético de ensino-aprendizagem no qual o estudante é ator de seu processo de aprendizagem, buscando em livros, em periódicos e em fontes confiáveis da mídia eletrônica o que há de mais atualizado sobre o tema a ser estudado, e o professor é um moderador, um ativador e um parceiro nesse processo de aquisição e construção do conhecimento.

Esta situação, entretanto, longe de ser prejudicial, é benéfica, pois é importante treinar o estudante para as incertezas da medicina, ensinando-lhe, desde cedo, a desenvolver o seu juízo crítico, o seu discernimento, para que não fique, no futuro, preso a esquemas e regras que passa a aceitar passivamente. Ademais, a medicina é uma ciência com constantes descobertas e modificações, e o aluno deve ser capaz de buscar o conhecimento atualizado não apenas durante a graduação, mas por todos os anos em que se mantiver ativo profissionalmente.

Outra fonte de ansiedade resulta da tomada de consciência da extensão de conhecimentos que necessita adquirir no reduzido tempo de que dispõe. Os professores, inadvertidamente, podem contribuir para agravar a situação. Cada docente é um especialista em determinado setor, e o aluno convive com vários deles ao mesmo tempo, verificando, desde cedo, ser impossível corresponder ao que cada professor espera dele. Sendo impossível demonstrar um desempenho altamente satisfatório em todas as disciplinas que lhe são ministradas, termina por escolher aquelas para as quais foi mais vivamente motivado, desprezando as demais e racionalizando sua atitude com a interpretação de que assim o faz porque deseja dedicar-se a tal setor da medicina ou porque aquelas que desprezou são mal ensinadas. Cria-se, assim, o perigo da especialização precoce, que deve ser evitada a todo custo.

Outra frequente fonte de ansiedade decorre da impressão que alguns alunos têm de estarem os professores mais interessados na observação dos fatos, na pesquisa clínica, do que no propósito de curar ou recuperar os enfermos. É louvável a atitude de tais alunos em se preocuparem com a sorte dos enfermos, porém é necessária uma introspecção sincera para verificar se, na verdade, estão preocupados realmente com os pacientes ou se seu sentimento deriva de uma necessidade compulsiva de agradar para obter reconhecimento. Se assim for, tal atitude é também indício de imaturidade. É importante considerar todo paciente, humanamente, como pessoa digna de todo respeito e consideração, e nada deve ser feito sem o seu consentimento. Isso não impede, entretanto, que a medicina seja exercida com espírito científico e que todo doente possa contribuir para o aprimoramento dos nossos conhecimentos, o que, em última análise, resulta em benefício dos próprios doentes. É necessária uma atitude deliberada de observação criteriosa dos fatos para que se possam tirar conclusões válidas. Não se pode dissociar o ensino da pesquisa, e quando não há pesquisa, o ensino tende a deteriorar-se.

Finalmente, outro importante ponto de angústia dos alunos – especialmente os que estudam a relação médico-paciente de maneira curricular na graduação – é a convivência com professores e preceptores que não reforçam no ambiente da prática (enfermarias, ambulatórios) o que aprenderam sobre a boa relação médico/estudante-paciente na teoria em discussões reflexivas na sala de aula. A abordagem ao paciente apenas em seu contexto biológico, deixando de lado a visão holística do doente no contexto social em que se insere, bem como atitudes rudes, manifestações de sintomas de *burnout* ou mesmo o fato de não se preocuparem em olhar o paciente nos olhos e mostrar-se interessados no que ele tem a dizer, fazem com que o estudante se sinta irritado e desmotivado. Nesse contexto, sabe-se que muitos preceptores são "médicos no papel de professores", e não "professores que também são médicos", o que os faz despreparados para o ensino da boa relação médico-paciente nos ambientes de prática, focando apenas no conteúdo essencial biologicista da especialidade pela qual é responsável.

Vencidas todas as tensões que possam surgir no ambiente hospitalar ou em qualquer local em que se presta assistência à saúde, estará o estudante em condições de estabelecer um bom relacionamento com os pacientes e desenvolver uma atitude útil ao seu aprendizado e benéfica aos pacientes sob os seus cuidados.

Mais uma vez as escolas médicas de vanguarda que oferecem uma nova metodologia acabam por modificar tal estrutura descrita. Ao optar por metodologias problematizadoras ou especificamente pelo PBL, deixam de lado as especialidades dos professores, dando ênfase à transdisciplinaridade, em que um tutor precisa moderar a discussão dos alunos sobre temas que não obrigatoriamente têm a ver com sua especialidade. Um exemplo dessa situação é o fato de um tutor de semiologia moderar a discussão problematizada sobre semiologia, patologia e radioimagem, sendo, por exemplo, um cardiologista.

PRINCÍPIOS DO APRENDIZADO DA RELAÇÃO MÉDICO-PACIENTE

Os fundamentos são:

Considerar acima de tudo a condição humana do paciente. No relacionamento estudante-paciente, a primeira manifestação do estudante deve ser de empatia e de interesse pelo doente. O paciente deve ser tratado humanamente e jamais como simples caso a ocupar um leito numerado; deve ser chamado respeitosamente por seu nome próprio, antecedido de Sr. ou Sra. quando se tratar de um adulto. O estudante deve lembrar-se de que o paciente é alguém muito importante para a própria família, que depende dele ou que espera por ele e deseja vê-lo recuperado. Enquanto o estudante está em aprendizado, o paciente encontra-se em seu momento de maior sofrimento, angústia e dor. Ele vai ao hospital em busca da saúde perdida e espera encontrar compreensão, ajuda e respeito por parte de todos os que o assistem para alcançar seu objetivo.

Cuidado com as palavras e as atitudes. Nos hospitais universitários, costuma-se discutir os casos clínicos à beira do leito ou nas salas de consultas dos ambulatórios. Isso ainda faz parte da dinâmica do trabalho dessas instituições em função da necessidade de ministrar ensino prático aos estudantes de medicina. Por menos que pareça, os pacientes estão sempre muito atentos a tudo o que se fala sobre eles, principalmente nos casos mais graves. Comentários inadequados, expressões que traduzam possíveis diagnósticos de doenças malignas ou incuráveis e prognósticos pessimistas podem ser fonte de ansiedade e sofrimento psíquico que aumentam o padecimento do paciente. É necessário desenvolver o hábito de discutir o diagnóstico diferencial, as hipóteses diagnósticas e o prognóstico em outro local, longe dos pacientes. Por outro lado, tendo em conta que nem sempre é possível evitar essas discussões na presença do paciente, todo cuidado deve ser tomado com palavras e atitudes capazes de atemorizá-lo ou de levá-lo a conhecer a gravidade de seu mal ou a natureza incurável de sua enfermidade.

Palavras que soam como estigmas, tais como *câncer, AIDS, doença de Chagas, hanseníase, incurável, óbito* e outras tantas, não devem ser mencionadas de modo inconsequente na presença do paciente. Há momentos em que são inevitáveis, e, nesses casos, o médico tem de escolher o momento mais oportuno e a maneira mais adequada para dizê-las, e assegurar-se de que o paciente já esteja ciente de seu diagnóstico, e não terá a revelação feita de maneira inadvertida durante o momento da discussão à beira do leito.

Todo paciente deve merecer a mesma atenção. É frequente o estudante entusiasmar-se com casos raros, difíceis e complicados, menosprezando aqueles mais simples com os quais está em contato diariamente. Todo paciente deve merecer a mesma atenção, por mais banal que seja seu caso. Para ele, o seu problema é o mais importante de todos e merece consideração séria por parte do médico. O paciente está sempre receoso de que tenha uma doença grave, e é dever do médico tranquilizá-lo. Além disso, muitos estudantes demonstram alegria ao se depararem com casos diferentes, oportunidades de realizar procedimentos e achados interessantes/novos no que diz respeito à sua formação. Entretanto, é necessário ter sempre em mente o sofrimento causado pela moléstia ao paciente, devendo o estudante impreterivelmente conter o entusiasmo em tais situações de aprendizagem.

Disposição para ouvir. Ao obter a história clínica, é preciso demonstrar disposição para ouvir. Deixar o paciente falar à vontade, interrompendo-o o mínimo possível, apenas quando estritamente necessário. É importante que o paciente externe tudo o que o preocupa ou aborrece, mesmo que, aparentemente, não tenha relação direta com a doença que se procura diagnosticar. Nunca se deve interromper o paciente com observações como estas: "*Isso não interessa*", "*Só responda ao que eu perguntar*" e outras semelhantes.

Durante as entrevistas, o estudante deve esforçar-se ao máximo para interessar-se realmente pelo que lhe diz o paciente, procurando, depois, ordenar os dados fornecidos e fazer indagações complementares que forem necessárias.

Saber como dirigir-se aos pacientes. Ao dirigir-se ao paciente, deverá o estudante mostrar-se educado no falar e no agir. Em vez de ordenar, usar sempre "por favor". Ao realizar o exame físico, evitar ferir o pudor do paciente. Em nenhuma hipótese, o paciente deverá ser hostilizado ou obrigado a se submeter a exames ou procedimentos pelo simples fato de estar em um ambiente de ensino ou hospital-escola.

O procedimento médico, diante de certas atitudes agressivas do paciente, deve ser de compreensão e tolerância.

Há pacientes que estão sempre gratos ao médico, por menos que este tenha feito em seu benefício. Há outros que estarão sempre revoltados e insatisfeitos, por mais que se faça em seu favor.

O estudante deve colocar-se em uma posição equânime e tratar ambos com bondade e compreensão.

Conhecer os limites em que pode atuar. Embora o estudante de medicina esteja legalmente impedido de executar qualquer ato médico, no hospital de ensino ele recebe a incumbência de realizar, sob supervisão docente, tarefas de crescente complexidade, que culminam no período do internato, com desempenho de todas as atividades inerentes ao exercício da profissão médica.

Assim como um menor não responde pelos seus atos perante a lei, também o estudante de medicina não é responsável pelos atos médicos que pratica.

Toda atividade que desempenha ele o faz por delegação de função e sob a responsabilidade única e exclusiva dos docentes. À medida que desenvolve seus conhecimentos e suas habilidades, igualmente se familiariza com as questões de ética médica e com os deveres da profissão.

Deveres fundamentais. O estudante deve, desde logo, aprender a cultivar dois preceitos considerados deveres fundamentais do médico: guardar absoluto respeito pela vida humana e exercer seu mister com dignidade e consciência.

O primeiro deles é, do ponto de vista filosófico, a condição primeira da existência da medicina como arte e como ciência de curar.

Não há condição alguma nem situação capaz de justificar a quebra desse princípio. A missão do médico é a de preservar a vida e a saúde, sendo individualmente responsável por qualquer conduta que possa causar dano à integridade ou à vida de uma pessoa.

O médico jamais deve contribuir direta ou indiretamente, por ação ou omissão, para abreviar a duração de uma vida entregue aos seus cuidados.

O segundo preceito manda exercer a profissão com dignidade e consciência. As palavras dignidade e consciência pressupõem o reconhecimento e a aceitação de padrões éticos de comportamento, tais como distinção entre o bem e o mal, retidão de caráter, honestidade de propósitos, desejo de servir ao próximo e à comunidade, busca incessante de aperfeiçoamento técnico e moral.

Tudo o que contribui para enfraquecer o caráter ou destruir a personalidade torna a pessoa incompatível com o exercício da medicina, como, por exemplo, o uso de drogas, o alcoolismo e todos os desvios patológicos do comportamento humano.

Aprimoramento contínuo. É necessário ainda o aprimoramento constante por meio do estudo continuado. O que se aprende durante o curso médico é, na realidade, muito pouco em face da extensão e da contínua evolução da medicina.

O objetivo principal das escolas médicas deve ser o de criar no estudante o hábito do estudo, a curiosidade científica, o espírito de observação, o desejo de aprender, dando-lhe a base necessária para que possa desenvolver todas as suas potencialidades no futuro. Estudar deve ser um hábito de todo médico, para que ele não se veja ultrapassado e se mantenha atualizado, eficiente e útil à comunidade e ao seu tempo.

Compromisso fundamental. O estudante deve recordar-se de que decidiu dedicar toda a sua vida à saúde do próximo. A menos que abandone a profissão, estará, para o resto de sua vida, a serviço de seus semelhantes, qualquer que seja a especialidade ou o local de trabalho que escolher.

Boxe

O exame clínico como base de uma medicina de excelência

O estudante precisa aproveitar ao máximo a oportunidade de aprender a examinar um paciente, única maneira de exercer uma medicina de excelência. Os adventos tecnológicos muito auxiliam no diagnóstico e tratamento de doenças, mas não são capazes de substituir o exame clínico bem-feito.

EXAME CLÍNICO E RELAÇÃO MÉDICO-PACIENTE

A relação médico-paciente apresenta um componente cultural que não depende do que o médico faz. É uma herança do poder mágico dos feiticeiros, xamãs e curandeiros que antecederam o nascimento da profissão médica, mas que ainda hoje muito influencia na maneira como os pacientes veem os médicos. Não há por que menosprezar este fenômeno ligado à evolução da humanidade. Existe, contudo, outro componente da relação médico-paciente, este, sim, estreitamente ligado à própria ação do médico, pois ele surge durante a anamnese e é fruto da maneira como ela é feita; portanto, depende do médico. Por isso, é necessário tomar consciência da importância deste momento, porque ele é decisivo. Daí a razão de se dizer que o aprendizado do método clínico, cuja única maneira de aprender é fazendo o exame clínico, é também a principal oportunidade para estabelecer as bases do aprendizado da relação médico-paciente que servirão para o resto da vida.

Sem dúvida, o essencial deste aprendizado está nas vivências do próprio estudante, nascidas na realização de entrevistas, quando ele assume o papel de médico dentro de uma situação real e verdadeira, como a propiciada pelo exame de pacientes em postos de saúde, serviços de emergências ou um hospital. O treinamento em Laboratório de Habilidades é muito útil, mas jamais a tecnologia educacional conseguirá reproduzi-la em toda a sua amplitude; ficará faltando seu ingrediente principal, que é resultante da interação de duas pessoas que se põem frente a frente em busca de algo relevante para ambas.

Se o estudante tiver oportunidade – e isso depende de como o professor orienta o ensino do exame clínico – de analisar os acontecimentos vivenciados por ele, duas coisas acontecem ao mesmo tempo: aprende a *técnica* de fazer a anamnese e reconhece os *processos psicodinâmicos* nos quais ele e o paciente se envolvem, querendo ou não, proposital ou inconscientemente.

É inevitável e necessário que o estudante descubra seu lado humano, com suas possibilidades e limitações, certezas e inseguranças, até então amortecido nos trabalhos feitos nos anfiteatros anatômicos, laboratórios das cadeiras básicas e laboratórios de simulação. Somente a partir do momento em que tem diante de si pessoas fragilizadas pela doença, pelo receio da invalidez, pelo medo de morrer, é que o estudante percebe que o trabalho do médico não se resume apenas à técnica, embora tenha que dominá-la o melhor possível para ser competente, e que há alguma coisa mais, diferente de tudo o que viu até então, que interfere com seus valores, crenças, atitudes, sentimentos e emoções, obrigando-o a refletir sobre a carreira médica.

Nesta hora o papel do professor de semiologia atinge seu ponto mais nobre, se ele souber tirar proveito daquelas situações para mostrar aos seus alunos que aquele algo diferente é a relação médico-paciente que está nascendo.

São as primeiras raízes, ainda débeis, de um processo que precisa ser cultivado a cada dia, em múltiplas situações, agradáveis ou sofridas, para se poder compreender o mais rápido possível a complexidade das situações que o aluno está vivendo. Alguns estudantes, talvez os mais sensíveis e os mais maduros, notam logo que participam de alguma coisa que ultrapassa os limites que eles previam existir no trabalho direto com pacientes. Muitos desenvolvem uma ansiedade que lhes tira o sono, desperta questionamentos, provoca dúvidas. Tudo isso é inevitável, porque a aprendizagem verdadeira do método clínico é indissociável da aprendizagem da relação médico-paciente.

Os professores precisam estar atentos, preparados e disponíveis para não desperdiçar a oportunidade que os próprios estudantes nos oferecem para formarmos a mente e abrir o coração dos futuros médicos.

Estamos convencidos de que a recuperação do prestígio da profissão médica, tão reclamada, começa aí, valorizando desde cedo a relação estudante-paciente, não por meio de palavras e preleções, mas orientando-os nestes passos iniciais, mostrando para eles que a relação médico-paciente nada tem a ver com aparelhos e máquinas, não importa quão sofisticados sejam. Que ela continua dependendo da palavra, dos gestos, das atitudes, do olhar, da expressão fisionômica, da presença, da capacidade de ouvir, da compreensão, enfim, de um conjunto de elementos que só existem na condição humana do médico.

A relação médico-paciente é uma relação interpessoal que tem princípios aplicáveis a qualquer tipo de relação, mas a condição de médico e a doença a fazem particular e diferente de todas as outras. (No livro *Cartas aos Estudantes de Medicina*, estas questões foram abordadas com mais extensão e profundidade.)

CLERKSHIP (APRENDIZADO AO LADO DO LEITO)

Adotamos essa designação à falta de um termo correspondente na língua portuguesa.

Clerkship, portanto, é o trabalho do estudante junto ao leito e consiste, fundamentalmente, na participação direta nas atividades assistenciais dispensadas aos pacientes internados.

Procurando uma sistematização prática, conseguimos destacar os seguintes elementos:

▶ Cada aluno pode ficar responsável por um ou mais pacientes sob supervisão do docente

▶ O estudante deve prestar assistência diária ao paciente, inclusive aos sábados, domingos, feriados e dias santos. Aos pacientes em estado grave, a assistência deve ser prestada não apenas no horário programado para aulas, mas a qualquer hora do dia ou da noite. O *clerkship* deve reproduzir a situação real da atividade médica

▶ O atendimento ao paciente deve ser feito como primeira obrigação do estudante no serviço em que estiver desenvolvendo tais atividades

▶ O *estudante deve fazer o exame clínico completo*, seja qual for o paciente que estiver acompanhando

▶ Os exames complementares poderão ser requisitados pelo aluno; entretanto, será obrigatório o visto do professor

▶ Atos médicos simples serão executados pelo estudante, desde que receba autorização para tal. *Atos médicos simples* são: aplicar injeções, passar sondas, fazer curativos e outros, a critério do professor responsável pelo paciente. A medicação do paciente é da responsabilidade direta do docente, cabendo ao estudante acompanhá-la para compreendê-la. Quando um plano terapêutico já estiver em execução, o estudante pode receber autorização para, a cada dia, prescrever na papeleta os medicamentos em uso, mas sem autoridade para modificá-los por sua própria iniciativa, a não ser em situações de urgência

▶ Atos médicos mais diferenciados, tais como punções cavitárias, diálises, biopsias e intervenções cirúrgicas da exclusiva competência do responsável pelo paciente terão o acompanhamento ou mesmo a ajuda do estudante. Sua participação nesses atos é obrigatória e, sempre que possível, terá a condição de

14 Exame Clínico

auxiliar, não devendo ser mero espectador. No caso de operações e partos, a participação do estudante será restrita ao nível de atuação para o qual estiver capacitado

▸ Todas as atividades desenvolvidas pelos estudantes no *clerkship* (confecção de observações clínicas, registro diário da evolução, prescrição de medicamentos, realização de atos médicos simples) devem ser registradas por escrito e devidamente assinadas. Em nenhuma circunstância, admite-se o anonimato.

DIAGNÓSTICO, TERAPÊUTICA E PROGNÓSTICO

A atividade médica não se restringe ao binômio médico-paciente nem fica completa com a feitura do diagnóstico e a instituição de uma terapêutica.

Ao binômio médico-paciente junta-se um terceiro elemento, que veio tornar mais complexo o trabalho do médico ao exigir o que se denomina avaliação prognóstica.

O terceiro elemento costuma ser representado por um ou mais membros da família, habitualmente aquele(s) que apresenta(m) laços afetivos íntimos e/ou responsabilidade mais direta, ou seja, pai, mãe, filho, marido, esposa, irmão. Em contrapartida, não é raro que seja representado por pessoa ou instituição cujos interesses situam-se no campo médico-trabalhista, previdenciário, pericial ou médico-legal; são empresas, instituições previdenciárias ou seguradoras ou o próprio poder judiciário.

A cada dia, é mais frequente a participação deste terceiro elemento, sendo ele um dos fatos que vêm caracterizando o componente social da medicina. Vejamos qual o objetivo primordial de cada um dos componentes desta tríade em relação aos três elementos nucleares da atividade médica: o *diagnóstico*, a *terapêutica* e o *prognóstico*.

O paciente, salvo raras exceções, não tem especial interesse no diagnóstico nem no prognóstico. Sua principal preocupação é a terapêutica, que lhe restitua o bem-estar perdido. O terceiro elemento coloca em primeiro lugar o prognóstico, desejando saber se o caso é grave ou não, se determinará invalidez parcial ou total e assuntos desta natureza. Qual seria a preocupação fundamental do médico? É o diagnóstico! Pois só lhe será possível satisfazer adequadamente aos dois outros membros da tríade se conseguir reconhecer o problema do paciente; vale dizer: se conseguir chegar a um diagnóstico correto. Junte-se a isso a necessidade de conhecer a pessoa como um todo, além de identificar sua doença (ver Capítulo 8, *Médicos, Pacientes e Famílias*).

Diagnóstico

Antes de tudo, é mister recordar o significado dos termos *sintoma, sinal, síndrome* e *entidade clínica*.

Sintoma é uma sensação subjetiva anormal sentida pelo paciente e não visualizada pelo examinador (p. ex., dor, má digestão, tontura, náuseas).

Sinal é um dado objetivo que pode ser notado pelo examinador mediante inspeção, palpação, percussão, ausculta ou evidenciado por meios subsidiários (p. ex., tosse, vômito, edema, cianose, presença de sangue na urina).

Nem sempre é possível fazer distinção absoluta entre sintoma e sinal, porque alguns, tais como dispneia, vertigens e outros tantos, são sensações subjetivas para o paciente, mas ao mesmo tempo podem ser constatados objetivamente pelo examinador. Talvez, por isso, no linguajar médico, os termos *sinal* e *sintoma*

sejam usados praticamente como sinônimos, sem se atender à definição já enunciada.

Síndrome é o conjunto de sintomas e/ou sinais que ocorrem associadamente e que podem ser determinados por diferentes causas.

Entidade clínica significa uma doença cuja história está reconhecida no todo ou em parte e cujas características lhe dão individualidade nosológica.

História natural de uma doença é um conjunto de elementos que se vão acumulando com a evolução do processo mórbido. O diagnóstico que fazemos em um dado momento representa apenas um corte transversal na história natural de uma enfermidade.

Tipos de diagnóstico

Não existem fronteiras bem definidas entre os vários tipos de diagnóstico: *anatômico, funcional, sindrômico, clínico* e *etiológico*. Assim, frequentemente um diagnóstico sindrômico poderá ser, também, anatômico ou funcional, ou os dois ao mesmo tempo.

Diagnóstico anatômico é o reconhecimento de uma alteração morfológica (p. ex., hepatomegalia, megaesôfago, estenose mitral etc.).

Diagnóstico funcional é a constatação de distúrbio da função de um órgão (p. ex., extrassistolia, insuficiência renal, insuficiência cardíaca etc.).

Sabendo-se que *síndrome* é um conjunto de sinais e sintomas que ocorrem associadamente e podem ser ocasionados por diferentes causas, entende-se por *diagnóstico sindrômico* o reconhecimento de uma síndrome (p. ex., insuficiência cardíaca congestiva, insuficiência renal aguda, hipertensão portal, síndrome de Cushing e muitas outras). Não é raro que os diagnósticos sindrômico e funcional sejam a mesma coisa.

> **Boxe** — **Utilidade do diagnóstico sindrômico**
>
> Do ponto de vista prático, o diagnóstico sindrômico é de grande utilidade, pois permite ao médico restringir suas indagações na fase em que está procurando identificar a doença dentro de uma faixa de possibilidades mais reduzida, dando mais objetividade na condução do caso.

Diagnóstico clínico é o reconhecimento de uma entidade nosológica caracterizada por sua expressão mais importante. Assim, quando se diz "doença de Chagas", estamos nos referindo a uma entidade cujo elemento principal é o fato de o organismo estar parasitado pelo *Trypanosoma cruzi*, sem que isso queira dizer que haja comprometimento do esôfago, do cólon ou do coração. Se adicionarmos a informação de que há megaesôfago, estaremos fazendo também um diagnóstico anatômico, e se houver referência à insuficiência cardíaca estaremos acrescentando um diagnóstico sindrômico ou funcional.

Chama-se *diagnóstico etiológico* o reconhecimento do agente causal de uma alteração mórbida. Cada vez, torna-se mais relevante o diagnóstico etiológico. Houve época em que o diagnóstico etiológico não era uma preocupação dos médicos, pois pouco ou nada influiria nas possibilidades terapêuticas reconhecer ou não o agente causador de uma afecção. A procura do diagnóstico etiológico é uma das características da medicina moderna e mantém íntima relação com a possibilidade sempre desejada de se instituir tratamento específico. É verdade que muitas doenças ainda têm etiologia desconhecida, a mostrar que o caminho percorrido pela medicina está ainda em seu princípio. A busca constante da etiologia das doenças é uma das alavancas que mais tem feito avançar a ciência médica.

A utilização rotineira da radiografia e de outros métodos de imagem como auxiliar quase obrigatório do diagnóstico fez nascer o diagnóstico radiológico, o ultrassonográfico, o endoscópico, entre outros. Cada método novo de exame que vai sendo introduzido na prática médica conduz a novas maneiras de diagnóstico, e fala-se hoje, correntemente, em diagnóstico laboratorial, sorológico, eletrocardiográfico, endoscópico e assim por diante.

De qualquer modo, deve-se procurar em todo paciente a obtenção de todos os tipos de diagnóstico, pois muito mais rico de informações é o caso no qual se conseguiram todos eles.

> **Fatores de risco**
>
> Ultimamente, está ganhando força uma nova maneira de enfocar uma doença: é o reconhecimento e a valorização dos chamados *fatores de risco*, sobre os quais podemos atuar modificando a história natural de uma doença. Reconhecer fatores de risco faz parte do conceito de diagnóstico, em seu mais amplo sentido.

> **Hipótese diagnóstica**
>
> No decorrer do exame clínico é que nasce(m) a(s) hipótese(s) diagnóstica(s). Quanto mais consistente for(em), maior será a probabilidade de bem cuidar do paciente. A escolha correta de exame complementar depende da qualidade da(s) hipótese(s) diagnóstica(s).

> **Raciocínio diagnóstico**
>
> A elaboração de um diagnóstico é um processo intelectual bastante complexo, realmente difícil de ser decomposto em suas várias partes. No entanto, tentaremos pôr em evidência seus componentes principais com a intenção de fornecer aos estudantes, em fase de iniciação clínica, alguns elementos que lhes sejam úteis no desenvolvimento do raciocínio clínico.
> - O componente básico é a capacidade de coletar os dados que alimentarão o raciocínio. Vale dizer, a capacidade de fazer a anamnese e de executar o exame físico do paciente, para o que se exige certo número de informações e um conjunto de habilidades intelectuais e psicomotoras
> - O segundo componente que participa desse processo intelectual é a sistematização da coleta de dados. Esta sistematização propicia a possibilidade de fornecer à mente os elementos que irão se articular entre si e com conhecimentos previamente adquiridos
> - A organização mental dos dados obtidos é a terceira parte do processo, que culminará na elaboração do diagnóstico
> - A última etapa começa no momento em que se encontra uma conclusão capaz de sintetizar todo o processo iniciado no primeiro contato com o paciente.
>
> Quase sempre é uma ou mais hipótese diagnóstica.

> **Lembre-se**
>
> "Depois da observação e do saber vem o *julgamento*, e este é o fator mais importante em matéria de diagnóstico."
>
> "Todo diagnóstico instantâneo ("queima-roupa") deve ser condenado. É impressionante, mas perigoso."
>
> "Em matéria de diagnóstico, nunca se devem dar *palpites*. Uma vez dado ao hábito de seguir *palpites*, estar-se-á perdido em matéria de diagnóstico."
>
> "Os erros de diagnóstico podem originar-se de má observação, de ignorância e de falta de julgamento. Os primeiros nunca são perdoáveis."

Terapêutica

Terapêutica ou tratamento são todas as medidas usadas com a intenção de beneficiar o paciente.

São inúmeros os métodos e os recursos disponíveis que determinaram o surgimento de expressões como tratamento cirúrgico, tratamento sintomático, tratamento clínico, tratamento paliativo, radioterapia, quimioterapia, fisioterapia, terapêutica ocupacional ou praxiterapia, e assim por diante.

Prognóstico

Fazer prognóstico é tentar prever o que vai acontecer no futuro do paciente em função da enfermidade que o acometeu. A elaboração de prognóstico depende fundamentalmente do conhecimento da história natural de uma doença e da possibilidade de modificá-la por qualquer tipo de intervenção terapêutica.

Classicamente, é considerado *quanto à vida* e *quanto à validez*.

O prognóstico quanto à vida é classificado em *bom, mau* e *incerto*, estando implícito nas próprias palavras o significado de cada uma. Usa-se, também, a expressão *prognóstico reservado* quando as possibilidades ainda não estão bem definidas, havendo risco de desenlace fatal.

Quanto à validez, fala-se em *capacidade normal* e *incapacidade parcial ou total*. É necessário ressaltar que cada vez aumenta mais a exigência de correta avaliação da capacidade do paciente em virtude da crescente solicitação para se colocar o trabalho do paciente entre os parâmetros que não podem ser perdidos de vista pelo médico.

Pode ser feito também em função do tempo a vir, falando-se, então, em *prognóstico imediato* e *prognóstico tardio*.

Estabelecer um prognóstico é tarefa difícil, mas da qual não se pode esquivar. Só é possível fazê-lo a partir de diagnósticos corretos e detalhados.

> **As cinco perguntas que o médico deve fazer a si**
>
> A medicina tem muitas limitações, e é necessário utilizá-la em toda sua plenitude. O que se pode dar ao paciente ainda é pouco diante dos inumeráveis problemas sem solução ou com soluções pouco satisfatórias com que nos deparamos constantemente.
>
> Estamos plenamente convencidos de que a essência do trabalho do médico encontra-se no ato de examinar os pacientes, e, por isso, ao término de cada exame, cinco perguntas devem ocorrer ao examinador:
>
> 1. A história clínica foi bem tomada?
> 2. O exame físico foi feito corretamente?
> 3. Foram aventadas todas as possibilidades diagnósticas?
> 4. Os exames complementares foram adequadamente pedidos e interpretados com espírito crítico?
> 5. A relação médico-paciente foi satisfatória?
>
> Quando todas essas perguntas puderem ser respondidas afirmativamente, teremos justificados, de antemão, os inumeráveis erros a que estão sujeitos todos aqueles que têm inteligência bastante para perceber a limitação dos seus próprios conhecimentos.

> **Avaliação da qualidade de vida**
>
> A Organização Mundial da Saúde (OMS) definiu qualidade de vida (QV) como "a percepção do indivíduo de sua posição na vida, no contexto de sua cultura e dos sistemas de valores em que vive em relação a suas expectativas, seus padrões e suas preocupações".
>
> A qualidade de vida do paciente deve ser um aspecto fundamental da prática de todas as profissões de saúde. Para avaliá-la há questionários genéricos, os quais abrangem os aspectos fundamentais da vida de qualquer pessoa, e os específicos construídos em função das particularidades dos pacientes tais como idosos, vivendo com HIV/AIDS, em diálise, e inúmeras outras condições.
>
> Ao fazer o exame clínico, ato básico de prática médica, deve-se incluir os elementos para avaliação da qualidade de vida dos pacientes.

Capítulo 2

Laboratório de Habilidades Clínicas

Fábia Maria Oliveira Pinho
Rita Francis Gonzalez y Rodrigues Branco
Celmo Celeno Porto

- Introdução   *18*
- Infraestrutura para funcionamento do Laboratório de Habilidades   *18*
- Objetivos do Laboratório de Habilidades   *19*
- Treinamento da semiotécnica da anamnese   *19*
- Treinamento da semiotécnica do exame físico   *20*
- Treinamento de procedimentos e técnicas especiais   *20*
- Laboratório de Habilidades de Comunicação   *23*
- Laboratório de Habilidades como método de avaliação   *24*

INTRODUÇÃO

O processo ensino-aprendizagem da semiologia é realizado, atualmente, em vários cenários, e não somente nos hospitais universitários. Em muitas escolas médicas, para ensinar a elaboração de uma história clínica, os professores contam com pacientes de enfermarias; em outras, já preferem aqueles provenientes de ambulatórios ou unidades básicas de saúde.

A enfermaria é um local privilegiado para o ensino-aprendizagem de técnicas de exame físico, reconhecimento de padrões, demonstração de situações em que o exame físico é alterado, e, por isso mesmo, continua sendo usada com esse objetivo.

Já a história clínica construída a partir de pacientes de ambulatórios ou unidades básicas de saúde, que apresentam problemas menos complexos, permite que o raciocínio hipotético-dedutivo possa ser desenvolvido pelos alunos desde o início do curso médico.

As escolas médicas que adotam metodologias ativas, como PBL (*Problem Based Learning*), utilizam, ainda, o Laboratório de Habilidades (LH) como recurso didático para o desenvolvimento de habilidades, atitudes e conhecimentos necessários para o exame clínico.

O primeiro LH foi instalado em 1975, na Faculdade de Medicina da Universidade de Limburg, em Maastricht, na Holanda. Atividades acadêmicas eram desenvolvidas em função de um programa longitudinal para os diversos tipos de habilidades necessárias à prática médica. No Brasil, o curso de Medicina da Universidade de Londrina instalou, em 1998, o primeiro LH do país. Logo depois, outras escolas médicas brasileiras, seguindo modernas tendências pedagógicas internacionais, começaram a utilizar o LH como um instrumento de apoio pedagógico. Essas escolas apresentam currículo inovador, fundamentado no aprendizado baseado em problemas, teste de progressão, inserção precoce do estudante em atividades de atenção à saúde e desenvolvimento de atitudes médicas.

> **Boxe**
>
> A tendência é que cada escola médica se mobilize para criar seus próprios Laboratório de Habilidades. Além da aquisição de diversos modelos e manequins, é necessária uma equipe dedicada e dotada de capacidade para desenvolver as mais variadas atividades práticas de integração das disciplinas básicas com as clínicas.

INFRAESTRUTURA PARA FUNCIONAMENTO DO LABORATÓRIO DE HABILIDADES

Para criar um LH, é necessário um espaço físico composto de várias pequenas salas que possibilite treinamentos com, no máximo, 10 estudantes, 1 professor e 1 monitor. O espaço físico destinado ao LH deve ser um importante aliado na realização das diversas atividades que ali serão desenvolvidas. É fundamental equipá-lo de modo a simular ambientes pelos quais os estudantes serão expostos durante ou após sua formação acadêmica.

O LH deve conter salas que simulem cenários de enfermaria clínica, enfermaria cirúrgica, enfermaria materno-infantil, unidade de terapia intensiva, centro cirúrgico, consultórios médicos (salas-espelho), sala de curativos, sala de emergência, posto de enfermagem, salas de treinamento semiológico, salas de aula, entre outros.

O mobiliário para cada sala deve ser constituído por macas, bancos, negatoscópios, quadros brancos e outros acessórios, dependendo dos objetivos de cada atividade a ser desenvolvida neste espaço.

A aquisição de materiais, equipamentos e manequins para o LH dependerá da disponibilidade da instituição e dos objetivos propostos para o laboratório. Recomenda-se a aquisição de alguns modelos e manequins simuladores para desenvolver e treinar as habilidades necessárias à formação básica do médico. Manequins simuladores que permitem o treinamento de ausculta cardíaca, respiratória e abdominal, tanto normais quanto patológicas, pulsos centrais e periféricos, pressão arterial sistêmica, reanimação cardiopulmonar, reação a medicamentos, entre outros, são necessários, caso o objetivo do LH esteja relacionado com a propedêutica médica. Modelos para treinamento de procedimentos como punção venosa superficial e profunda, punção arterial, cateterismo vesical, sondagem nasogástrica, exame de fundo de olho, toque vaginal, palpação de mamas, toque obstétrico, toque retal e prostático, toracocentese, paracentese, punção lombar, intubação orotraqueal, punção venosa e intramuscular e reanimação cardiopulmonar também são primordiais para cumprir tal objetivo. Do mesmo modo, são indispensáveis diversos materiais, instrumentos e equipamentos, como os de proteção individual (EPI), tubos, cateteres, sondas, agulhas, estetoscópios, esfigmomanômetros, rinoscópios, otoscópios, diapasão, oftalmoscópios, especulo anal e vaginal, lupas, lanternas, termômetros, balanças, macas, banquinhos, martelo de reflexos, entre outros, para treinar as mais variadas habilidades dentro do ambiente do laboratório (ver Quadro 5.1 no Capítulo 5, *Técnicas Básicas do Exame Físico*).

Para o desenvolvimento e treinamento de habilidades de comunicação, será necessário adquirir um sistema de áudio e vídeo com possibilidade de reprodução e transmissão de som e imagem, em ambiente acústico adequado. Para tal objetivo, também é recomendado contar com atores, profissionais ou estudantes de artes cênicas, para encenar situações fictícias, criadas pelos professores de semiologia, no intuito de aprimorar a relação médico-paciente-familiares-comunidade.

> **Boxe**
>
> É importante lembrar que as atividades desenvolvidas e treinadas no LH não podem "substituir" o paciente, mas tão somente garantir o treinamento de ações que possam ser sucessivamente repetidas para proporcionar ao aluno maior segurança e postura ética quando ele estiver diante de uma situação real. É nesse ambiente que os alunos treinam o dia a dia da profissão, desenvolvendo as esferas cognitivas (conhecimentos), psicomotoras (habilidades) e afetivas (em suas múltiplas facetas), de maneira plena, antes de lidar com um paciente real.

É primordial a formação de uma equipe de docentes afinada com a metodologia e capaz de criar roteiros de aulas e cenas/situações para o desenvolvimento e treinamento das habilidades necessárias a uma sólida formação médica; outro passo fundamental é contar com funcionários capacitados para o controle do acervo – que deve ser mantido em local arejado e seguro –, e realização de manutenção periódica.

Por fim, é indispensável a formação de uma equipe de monitores, composta de estudantes em nível mais avançado, para auxiliar durante as aulas e avaliações.

Quanto mais amplo e completo for o LH, maior será sua participação no projeto pedagógico do curso e melhores serão seus resultados. Atualmente, um LH integrado e ativo pode ser utilizado não somente na semiologia médica, mas desde o início do curso, nas atividades comunitárias e preventivas, passando pelas atividades ambulatoriais, cirúrgicas e de terapia intensiva, pela conclusão do curso médico (internato) e, por fim, atingindo a pós-graduação e a educação continuada, direcionadas a médicos já formados.

Os diversos centros universitários de habilidades e simulação, espalhados por diversos países do mundo, divulgam que o custo-benefício da criação de um LH é mais que satisfatório. Sabe-se que o treinamento em manequins e simuladores, após implantação plena do LH, é considerado econômico, já que os equipamentos são idealizados para suportar um grande número de atividades e utilização por parte dos estudantes.

OBJETIVOS DO LABORATÓRIO DE HABILIDADES

No LH, é possível fazer o treinamento das técnicas de construção de uma história clínica e do exame físico antes do contato do estudante com o paciente.

Inicialmente, o professor orienta como fazer a anamnese, e, em seguida, o aluno a desenvolve utilizando-se de pacientes-atores que encenam a história clínica fictícia. As histórias clínicas encenadas pelos atores são escritas sob a forma de "cenas teatrais" pelos professores, com o intuito de alcançar os objetivos de aprendizagem propostos pela disciplina no que se refere aos conhecimentos teóricos, às habilidades de comunicação e às atitudes éticas e humanistas (Figura 2.1A).

Já o exame físico é ensinado aos estudantes e repetidamente treinado, a partir de manequins e modelos que simulam reações humanas em diversas situações clínicas, ou também pacientes-atores como alternativa, quando não for possível a realização do exame no manequim (Figura 2.1B).

> **Boxe**
> Os manequins e os atores profissionais nunca irão substituir os pacientes, mas apenas antecedem o contato com eles, que, neste caso, será realizado nas instituições que prestam assistência médica.

Os objetivos específicos desta metodologia são:

- Desenvolver a postura ética na relação médico-paciente
- Desenvolver a capacidade de realizar uma anamnese completa
- Desenvolver a habilidade de realizar inspeção, palpação, percussão e ausculta
- Desenvolver a habilidade de realizar o exame físico geral
- Desenvolver a habilidade de realizar a semiotécnica dos exames específicos cardiovascular, respiratório, abdominal, dermatológico, neurológico, locomotor, endócrino-reprodutor e geniturinário masculino e feminino.

> **Boxe**
> ### Vantagens do Laboratório de Habilidades
> No LH, desenvolve-se uma série de atividades que fortalecem o aprendizado e podem ser repetidas individualmente sob orientação de um professor. Vantagens na utilização deste laboratório são:
> ✔ Complexas situações clínicas podem ser desenvolvidas e simuladas
> ✔ Os procedimentos podem ser repetidos muitas vezes, o que seria inaceitável para os pacientes
> ✔ O erro pode ser corrigido de imediato, sem haver constrangimento por parte do estudante e do paciente
> ✔ A dependência da presença de pacientes no momento do treinamento é excluída
> ✔ Pode representar um fator de motivação importante tanto para adquirir conhecimentos como habilidades
> ✔ Sendo um espaço de treinamento e desenvolvimento de habilidades, oferece maior segurança ao estudante quando for examinar o paciente real.

TREINAMENTO DA SEMIOTÉCNICA DA ANAMNESE

A semiotécnica da anamnese é ensinada em um ambiente, dentro do LH, que simula um consultório médico. Esse espaço é composto de um consultório tipo sala-espelho (Figura 2.2) com corredores laterais que circundam esta sala.

Durante a consulta médica simulada, o aluno-médico e o paciente-ator ficam dentro do consultório médico, em um ambiente pseudoprivativo. O professor e os alunos-observadores, sempre em pequenos grupos (8 a 10 alunos), ficam nos corredores laterais ao consultório, assistindo à consulta – do início ao fim –, porém sem serem vistos pelo aluno-médico ou paciente-ator.

A história clínica encenada pelo paciente-ator segue um *script* criado pelos professores de semiologia médica, focado nos objetivos a serem alcançados pelos estudantes durante a elaboração de uma anamnese. Os pacientes-atores podem ser atores profissionais ou estudantes/estagiários de artes cênicas.

Enquanto o aluno-médico conversa com o paciente-ator e desenvolve sua anamnese, todos os outros alunos observam

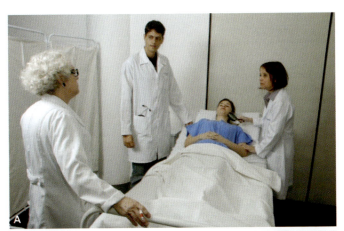
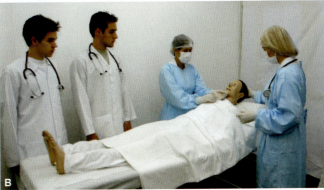

Figura 2.1 Laboratório de Habilidades.

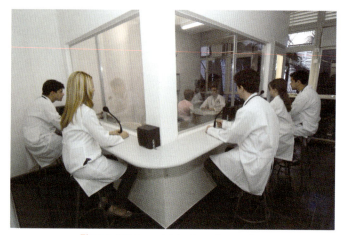

Figura 2.2 Consultório tipo sala-espelho.

a cena e também preparam as suas próprias. Depois que o aluno-médico termina sua anamnese, o professor permite que os alunos observadores façam perguntas complementares ao paciente-ator, que, porventura, não tenham sido questionadas pelo aluno-médico durante sua entrevista. Ao término da entrevista simulada, todos os acadêmicos se reúnem com o professor para comentar acertos e falhas, esclarecer dúvidas e discutir situações relacionadas com atitudes semiológicas e éticas que, por acaso, tenham surgido durante a consulta.

Uma alternativa bastante usual de estabelecer esse treinamento é a filmagem da cena em que o aluno-médico realiza a anamnese com o paciente-ator em *videotape*. Tal cena poderá ser assistida posteriormente pelos estudantes e o professor, apontando acertos e falhas ocorridas durante a consulta simulada.

> **Boxe**
> É de extrema importância que o professor, em algumas ocasiões, faça o papel do médico na consulta simulada. A maioria dos estudantes tem a figura do professor como exemplo e mentor, seguindo, assim, sua prática e conduta.

TREINAMENTO DA SEMIOTÉCNICA DO EXAME FÍSICO

A semiotécnica do exame físico é ensinada em uma sala ampla, dentro do LH, na qual o professor demonstra a técnica nos manequins/modelos simuladores, nos pacientes-atores ou nos próprios alunos e, em seguida, permite que os estudantes repitam as manobras por várias vezes, até dominarem a técnica (Figura 2.3).

Esse encontro entre professor e alunos, em pequenos grupos, constitui um momento muito rico, pois há uma integração entre conhecimento teórico aprendido, prática assistida e, posteriormente, treinada, bem como posturas eticamente discutidas. Desse modo, os acadêmicos que realizam a semiotécnica no LH tornam-se mais bem preparados para o momento de lidar diretamente com um paciente real nas unidades de assistência à saúde, sejam ambulatoriais, sejam hospitalares.

No LH, podem ser desenvolvidas várias técnicas semiológicas nos manequins/modelos simuladores, destacando-se as seguintes:

- Semiotécnica das técnicas básicas do exame físico: inspeção, palpação, percussão e ausculta
- Semiotécnica do exame físico geral: temperatura, medidas antropométricas, hidratação, mucosas e edema
- Semiotécnica do sistema cardiovascular: aferição da pressão arterial (Figura 2.4) e da frequência cardíaca, ausculta cardíaca normal e patológica, pulsos centrais e periféricos
- Semiotécnica do sistema respiratório: percussão, palpação e ausculta respiratória normal e patológica, frequência respiratória
- Semiotécnica do abdome: palpação, percussão e ausculta abdominal normal e patológica
- Semiotécnica dermatológica: inspeção das lesões da pele e fâneros (Figura 2.5)
- Semiotécnica do sistema neurológico: manobras e reflexos, exame oftalmoscópico (Figura 2.6), exame otoscópico (Figura 2.7)
- Semiotécnica do sistema locomotor: manobras e reflexos
- Semiotécnica do sistema endócrino-reprodutor-urinário, masculino e feminino: palpação de mamas (Figura 2.8), toque vaginal e obstétrico (Figura 2.9), toque retal para avaliação prostática (Figura 2.10).

TREINAMENTO DE PROCEDIMENTOS E TÉCNICAS ESPECIAIS

No LH, podem ser desenvolvidos, nos manequins/modelos simuladores, vários procedimentos e técnicas, entre eles:

- Intubação orotraqueal (Figura 2.11)
- Reanimação cardiopulmonar (Figura 2.12)
- Punção arterial
- Punção venosa central e periférica (Figura 2.13)
- Punção lombar (Figura 2.14)
- Toracocentese
- Paracentese
- Sondagem vesical (Figura 2.15)
- Sondagem nasogástrica (Figura 2.16)
- Diluição de medicamentos (Figura 2.17)
- Lavagem das mãos (Figura 2.18)
- Uso de equipamentos de proteção individual (Figura 2.19).

No LH, os estudantes também têm a oportunidade de manusear adequadamente aparelhos médicos que compõem os diversos tipos de ambientes hospitalares, como monitor cardíaco, cardioversor, ventilador mecânico, oxímetro de pulso, entre outros.

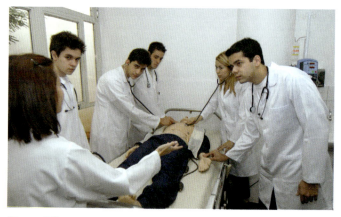

Figura 2.3 Demonstração, do professor aos alunos, da semiotécnica do exame físico no manequim.

Capítulo 2 Laboratório de Habilidades Clínicas 21

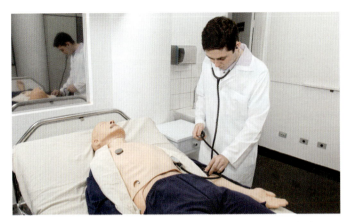
Figura 2.4 Aferição da pressão arterial em manequim simulador.

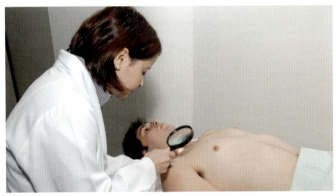
Figura 2.5 Inspeção das lesões da pele utilizando lupa.

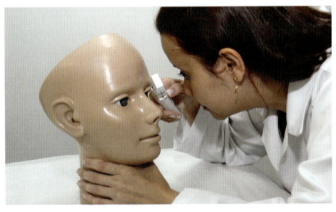
Figura 2.6 Exame oftalmoscópico em modelo.

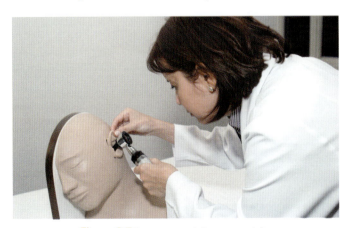
Figura 2.7 Exame otoscópico em modelo.

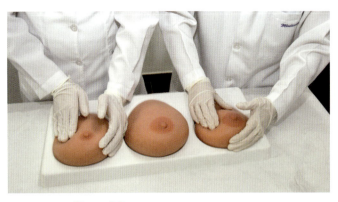
Figura 2.8 Exame de mamas em modelos.

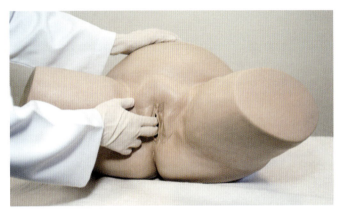
Figura 2.9 Toque vaginal e obstétrico em modelo.

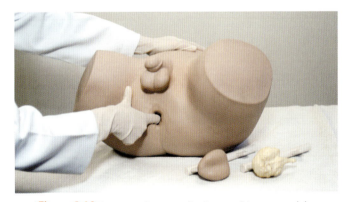
Figura 2.10 Toque retal para avaliação prostática em modelo.

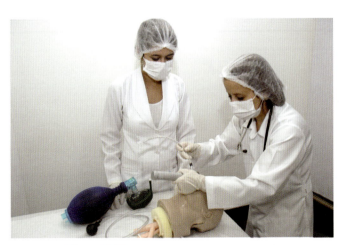
Figura 2.11 Técnica de intubação orotraqueal.

22 Exame Clínico

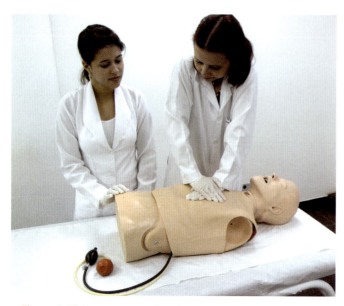

Figura 2.12 Reanimação cardiopulmonar em manequim simulador.

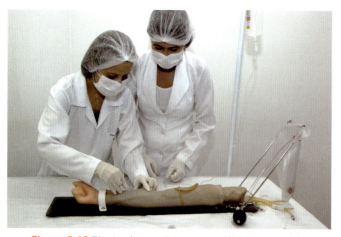

Figura 2.13 Técnica de punção venosa periférica em modelo.

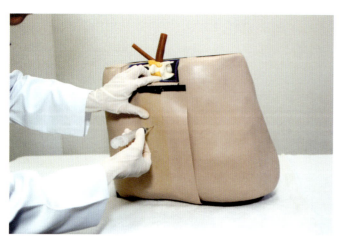

Figura 2.14 Técnica de punção lombar em modelo.

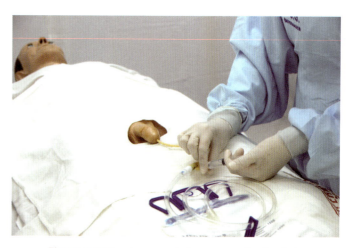

Figura 2.15 Sondagem vesical em manequim simulador.

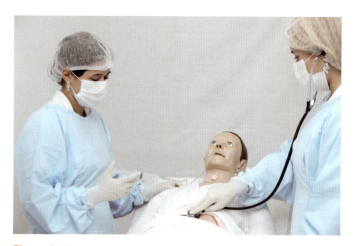

Figura 2.16 Sondagem nasogástrica em manequim. Alunos realizando teste de localização da sonda.

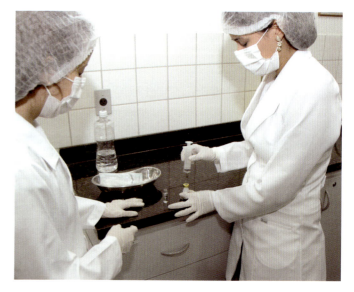

Figura 2.17 Aluna aprendendo a técnica de diluição de medicamentos.

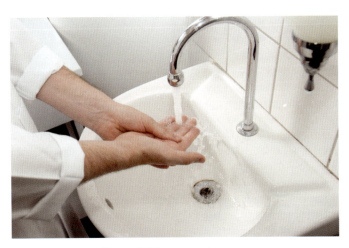

Figura 2.18 Lavagem das mãos.

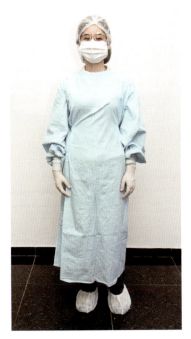

Figura 2.19 Uso de equipamentos de proteção individual.

LABORATÓRIO DE HABILIDADES DE COMUNICAÇÃO

Comunicação efetiva e interação são hoje apontadas como competências clínicas, essenciais para exercício de uma boa medicina. A comunicação é uma habilidade clínica fundamental na prática médica e pode ser ensinada e aprendida.

Para ser eficaz, a abordagem biopsicossocial, adotada em diversos cursos médicos, necessita de um forte componente comunicacional nas diversas fases da relação médico-paciente, especificamente, na consulta, nas atividades de educação para a saúde e na relação com os familiares do paciente.

Sabe-se que as consequências relacionais, especialmente habilidades comunicacionais, empatia e construção de vínculo, são fatores que interferem em uma adequada relação médico-paciente-familiar.

Adequada comunicação e relação médico-paciente tem impacto significativo no cuidado e no aumento na qualidade da atenção à saúde. Já a falta de habilidade de comunicação está relacionada a má prática clínica e erros médicos.

Desenvolver a habilidade de se comunicar com o paciente e seus familiares faz parte do trabalho de construção da consciência da responsabilidade social do trabalho médico, fundamental para que ele desempenhe seu papel com dignidade.

Assim, algumas escolas médicas, têm criado o Laboratório de Habilidades de Comunicação. Este laboratório tem por objetivo proporcionar ao estudante conhecimento e treinamento nas habilidades de comunicação, necessárias para se estabelecer uma boa relação médico-paciente-familiar-equipe, visando ao desempenho efetivo e eficiente da prática médica.

Objetivos do Laboratório de Habilidades de Comunicação

- Sensibilizar o aluno quanto aos diferentes aspectos da comunicação e sua importância na profissão médica
- Discutir sobre a comunicação verbal e não verbal
- Ajudar o aluno a lidar com situações consideradas "difíceis", sistematizando observações e procedimentos para esse fim
- Desenvolver no aluno a capacidade de comunicar boas e más notícias
- Desenvolver competências e habilidades de comunicação nas relações interpessoais com o paciente, com sua família e com a equipe multiprofissional
- Refletir sobre o cuidado com o paciente gravemente enfermo sob cuidados intensivos e/ou sob cuidados paliativos
- Refletir sobre a terminalidade da vida, a morte e o morrer e discutir como comunicar-se com pacientes, familiares e a equipe nessas situações especiais.

Na educação médica, é consenso que a habilidade de comunicação deve ser desenvolvida ao longo de toda a graduação, de maneira sistematizada, em diversos cenários de ensino e, preferencialmente, em pequenos grupos, utilizando metodologias ativas.

Diversas *metodologias ativas*, sempre em pequenos grupos de alunos, podem ser adotadas para se alcançarem os objetivos de um Laboratório de Habilidades de Comunicação. São elas:

- Discussão de textos e casos
- Observação do aluno junto ao paciente (tempo real)
- Filmagem do aluno com o paciente e discussão
- Medicina narrativa (leitura e escrita)
- Dramatização (psicodrama)
- *Role-playing*
- Discussão de filmes e/ou cenas curtas
- Atividades lúdicas
- Autorreflexão e autoavaliação
- Aprendizagem baseada em problemas
- Oficinas de habilidades interpessoais
- Grupo Balint.

Ressalta-se que a qualidade da comunicação na relação médico-paciente favorece os índices de satisfação do paciente com a consulta, a adesão ao tratamento e, principalmente, a tomada de decisões consideradas "difíceis", tanto para o profissional quanto para o paciente e seus familiares.

A experiência do curso de Medicina da Pontifícia Universidade Católica de Goiás (PUC-Goiás) com o Laboratório de Habilidades de Comunicação (Habcom) no internato médico tem sido inovadora e gratificante (Figura 2.20). A equipe de professores, formada por profissionais de diversas áreas do conhecimento, como medicina, psicologia, filosofia, sociologia, teologia e gestão, tem promovido possibilidades de ensino-aprendizagem bastante satisfatórias no processo de aprendizagem das habilidades de comunicação.

LABORATÓRIO DE HABILIDADES COMO MÉTODO DE AVALIAÇÃO

No contexto educacional, a avaliação implica obter informações, por meio da aplicação de métodos específicos, que podem subsidiar a tomada de decisões que interessam tanto ao processo do aprendizado como ao estudante. A avaliação pode ser considerada ainda um processo de aprendizagem formativa.

Em relação à avaliação do estudante de medicina, pode-se adotar o conceito genérico de que esta é um processo de coleta de informações, realizado por meio de atividades sistemáticas e formais, que permite saber o que o estudante conhece, sabe fazer e, efetivamente, faz de modo adequado, de maneira que se possa interferir no processo educacional, corrigindo distorções e reforçando aspectos positivos. Evidentemente, essa interferência deve repercutir sobre o sujeito principal do processo educacional, o estudante de medicina. Vivenciar uma avaliação formativa pode fornecer ao estudante uma aprendizagem ativa de pontos altamente relevantes do fazer médico.

Nos últimos anos, o LH também tem sido utilizado no processo de avaliação nos cursos médicos, principalmente nos 2 anos finais do curso – o internato.

O OSCE (*Objective Structured Clinical Examination* – Exame Clínico Estruturado por Estações) é uma técnica válida e efetiva para se avaliar as habilidades médicas em um curso de medicina e é, em geral, realizado em um LH.

No OSCE, os estudantes são avaliados em seus conhecimentos científicos, competências clínicas e/ou cirúrgicas, habilidades de comunicação e de desenvolvimento do fazer médico e atitudes ético-relacionais, bem como de tomadas de decisão, tópicos importantes na prática médica.

O OSCE é realizado em estações (10 a 20 estações) em que cada estudante pode ser avaliado em diversos tópicos. Em cada estação, os alunos examinados são solicitados a desempenhar tarefas clínicas distintas, como obter uma história clínica, realizar um exame físico geral ou específico, executar uma manobra ou um procedimento médico, avaliar e interpretar exames laboratoriais, avaliar uma radiografia ou um traçado eletrocardiográfico, instruir um paciente sobre seu diagnóstico e/ou tratamento, todos com avaliação de uma adequada relação médico-paciente e raciocínio clínico.

Durante a avaliação, os alunos permanecem em cada estação por um tempo predeterminado, onde realizam a tarefa solicitada sob a supervisão de um professor, empregando um instrumento de registro, tipo *checklist* (lista de verificações) (Figura 2.21). Ao final do tempo previsto, quando se emite um sinal sonoro audível para todos, os alunos passam para a estação seguinte, alterando a ocupação das várias estações. Nesse tipo de avaliação podem ser utilizados manequins ou modelos simuladores, bem como atores profissionais, alunos voluntários dos cursos de medicina e de artes cênicas ou professores, para o papel de paciente-ator (Figura 2.22).

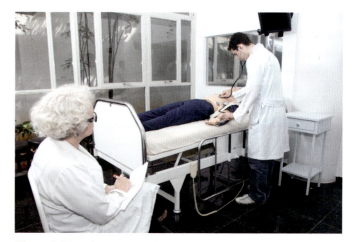

Figura 2.21 Professor avaliando aluno em uma estação do OSCE (Exame Clínico Estruturado por Estações), montada com manequim simulador.

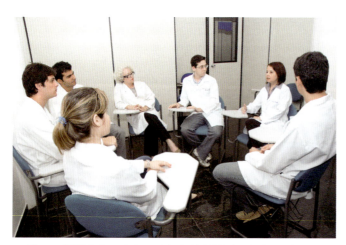

Figura 2.20 Aula no Laboratório de Habilidades de Comunicação.

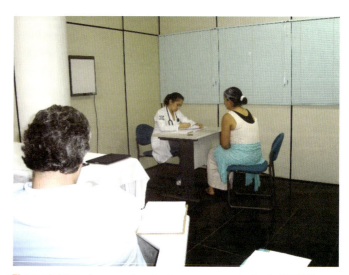

Figura 2.22 Professor avaliando aluno em uma estação do OSCE (Exame Clínico Estruturado por Estações), montada com paciente-ator.

Essa avaliação tem sido utilizada amplamente no internato médico, bem como em nível de pós-graduação, como, por exemplo, nas provas de seleção de residência médica. Atualmente, há uma tendência das escolas médicas brasileiras em adotar o OSCE nas avaliações clínicas durante todo o curso, desde o 1º ano, sob o modelo de mini-OSCE.

Uma variação do OSCE é um sistema denominado VOSCE (OSCE virtual), desenvolvido por Lok e sua equipe (2006). É um programa que utiliza personagens virtuais para ajudar na construção das habilidades de comunicação médico-paciente. O ambiente permite que os estudantes possam entrevistar uma paciente virtual chamada Diana (*Digital Animated Avatar*), usando discurso e gestos. Um instrutor, também virtual, fornece retorno imediato sobre o desempenho do aluno.

Capítulo 3

Sinais e sintomas   Promoção da saúde   Fadiga
Otorragia   Exame clínico   Entrevista   Ver
Febre   Prurido   Astenia
Identificação   Relação médico-paciente   Cons
Anamnese   Queixa principal   Exame

Método Clínico

Fábia Maria Oliveira Pinho
Rita Francis Gonzalez y Rodrigues Branco
Denise Viuniski da Nova Cruz
Arnaldo Lemos Porto
Celmo Celeno Porto

- Introdução   *28*
- Posições do paciente e do examinador
  para o exame clínico   *28*
- Divisão da superfície corporal para
  o exame clínico   *28*
- Anamnese   *28*
- Exame físico   *36*
- A aula prática e o encontro clínico   *36*

INTRODUÇÃO

Houve, em determinada época, quem dissesse que o método clínico acabava de ser superado pelos recursos tecnológicos e, para simbolizar esta afirmativa, um radiologista colocou sobre sua mesa, dentro de uma redoma, um estetoscópio e uma antiga "valva" (nome arcaico do espéculo vaginal), dizendo que aqueles instrumentos não passavam de meras antiguidades.

A evolução da medicina, no entanto, mostrou que aquele médico cometera um grosseiro erro de previsão ao superestimar o potencial diagnóstico dos raios X e dos aparelhos de uma maneira geral. O símbolo da tecnologia moderna é o computador eletrônico, e, quando se vê seu aproveitamento na elaboração da própria anamnese, concluímos que o método clínico, em vez de se tornar obsoleto, está cada vez mais vivo. Na verdade, mudam-se apenas alguns procedimentos e determinadas maneiras para sua aplicação, mas o essencial permanece, formando o arcabouço que caracteriza a arte clínica, cuja base continua sendo o exame do paciente.

O exame clínico tem papel especial em três pontos cruciais da prática médica ou de outra profissão na área da saúde:

- Estabelecer uma boa relação médico-paciente
- Formular hipóteses diagnósticas (raciocínio clínico)
- Tomar decisões.

A iniciação ao exame clínico tem suas bases em alguns procedimentos que constituem o método clínico (Figura 3.1). São eles:

- Entrevista
- Inspeção
- Palpação
- Percussão
- Ausculta
- Uso de alguns instrumentos e aparelhos simples.

A aferição do peso e da altura é um componente importante do método clínico, pois indica o estado nutricional do paciente e consequentemente sua evolução ao longo da doença. Nos ambientes hospitalares e ambulatoriais ocorrem casos de desnutrição ou risco nutricional, os quais, muitas vezes, não são avaliados. O quadro nutricional do paciente é um importante aspecto na formulação de hipóteses diagnósticas e na tomada decisões, portanto não pode ser esquecido.

Observações fundamentais

Adquirir as informações essenciais e desenvolver as habilidades psicomotoras básicas para utilizar o *método clínico* devem constituir os objetivos fundamentais quando se inicia o estudo da propedêutica médica, já que todo o restante depende disso.

Não se espera que o estudante consiga dominar o *método clínico* com total desenvoltura nesta fase de seu aprendizado; isso leva tempo, depende de dedicação, esforço continuado e longo treinamento. Contudo, as bases do método devem ficar firmemente assentadas: sem elas, o desenvolvimento do aprendizado do exame do paciente torna-se mais difícil, mais lento e sempre será incompleto, não havendo possibilidade de suprir sua falta por meio de extensos conhecimentos obtidos de exames complementares de qualquer natureza.

POSIÇÕES DO PACIENTE E DO EXAMINADOR PARA O EXAME CLÍNICO

Para executar o exame físico, costuma-se usar fundamentalmente as seguintes posições:

- Decúbito dorsal (Figura 3.2)
- Decúbito lateral (direito e esquerdo) (Figuras 3.3 e 3.4)
- Decúbito ventral (Figura 3.5)
- Posição sentada (no leito, em uma banqueta ou cadeira) (Figura 3.6)
- Posição ortostática (Figura 3.7).

O examinador deve se posicionar de modos diferentes, ora de um lado, ora de outro, de pé ou sentado, procurando sempre uma posição confortável que lhe permita máxima eficiência em seu trabalho e mínimo incômodo para o paciente. A recomendação para o examinador se posicionar à direita do paciente é clássica; contudo, não quer dizer que ele deva permanecer sempre nesta posição. O examinador deverá deslocar-se, livremente, como lhe for conveniente.

DIVISÃO DA SUPERFÍCIE CORPORAL PARA O EXAME CLÍNICO

Para a localização dos achados semióticos na superfície corporal, utiliza-se uma nomenclatura padronizada de acordo com a divisão proposta pela Comissão Internacional de Nomenclatura Anatômica contida na *Nômina Anatômica*.

O Quadro 3.1 e as Figuras 3.8, 3.9, 3.10, 3.11 e 3.12 mostram como a superfície do corpo humano podem ser divididas.

ANAMNESE

Entrevista é uma técnica de trabalho comum às atividades profissionais que exigem o relacionamento direto do profissional com sua clientela, como é o caso do repórter, do assistente social, do psicólogo, do enfermeiro, do nutricionista, do cirurgião dentista e do médico.

A entrevista, em sentido lato, pode ser definida como um processo social de interação de duas ou mais pessoas que se desenvolve diante de uma situação que exige necessariamente um ambiente no qual as pessoas interajam. A situação apresenta elementos de orientação para a ação das pessoas envolvidas na entrevista, quais sejam os objetos físicos (o local de trabalho, os instrumentos), os objetos culturais (os conhecimentos prévios, os valores, as crenças) e os objetos sociais (as pessoas envolvidas na entrevista).

A entrevista no exercício das profissões da saúde é um processo social de interação profissional-paciente (e/ou seu acompanhante), diante de uma situação que envolve um ou mais problemas de saúde.

A iniciativa da consulta, regra geral, cabe ao paciente, que, ao sentir-se convicto de que algo não está bem consigo, decide procurar o profissional de saúde (médico, odontólogo, psicólogo, nutricionista) para confirmar ou não a sua situação. Se a iniciativa cabe ao paciente, sua plena execução cabe ao médico ou a outro profissional de saúde ou mesmo a equipe multidisciplinar, conforme o caso requerer.

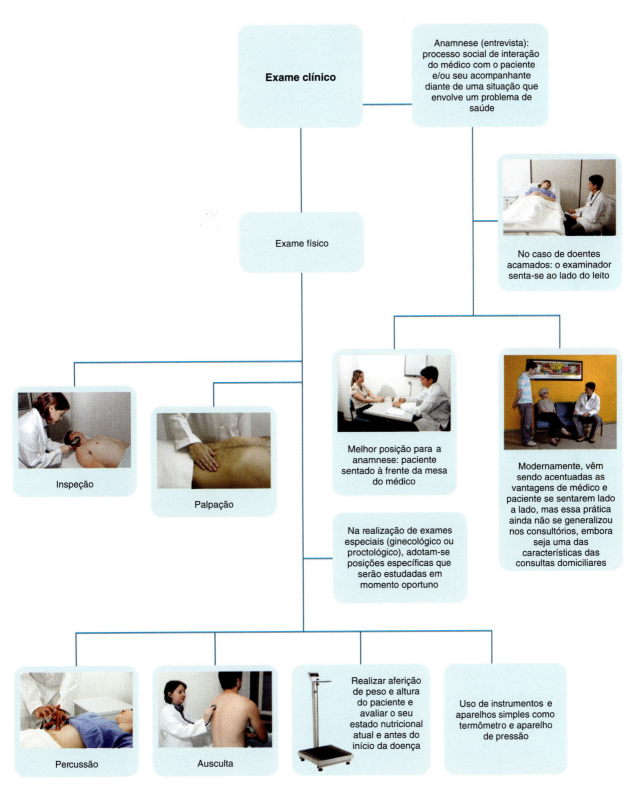

Figura 3.1 Procedimentos básicos do método clínico.

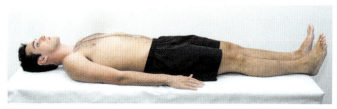

Figura 3.2 Decúbito dorsal: paciente em decúbito dorsal, com os membros superiores repousados sobre a maca em mínima abdução.

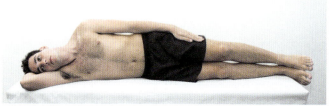

Figura 3.3 Decúbito lateral direito: paciente em decúbito lateral direito com o membro superior esquerdo repousado sobre seu corpo e o membro superior direito fletido em abdução.

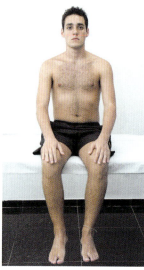

Figura 3.6 Sentado (no leito, em uma banqueta ou em uma cadeira): paciente sentado com as mãos repousadas sobre as coxas.

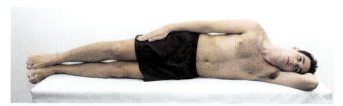

Figura 3.4 Decúbito lateral esquerdo: paciente em decúbito lateral esquerdo com o membro superior direito repousado sobre seu corpo e o membro superior esquerdo fletido em abdução.

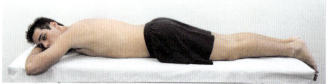

Figura 3.5 Decúbito ventral: paciente em decúbito ventral com os membros superiores sob o rosto, o qual se encontra fletido para o lado.

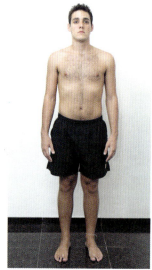

Figura 3.7 Posição ortostática: paciente de pé, com os pés moderadamente afastados um do outro e os membros superiores pendendo naturalmente junto ao corpo.

Quadro 3.1 — Divisão da superfície corporal em regiões.

I. Regiões da cabeça
1. Frontal; 2. Parietal; 3. Occipital; 4. Temporal; 5. Infratemporal

II. Regiões da face
6. Nasal; 7. Oral; 8. Mentoniana; 9. Orbitária; 10. Infraorbitária; 11. Jugal (da bochecha); 12. Zigomática; 13. Parotideomasseterina

III. Regiões do pescoço
14. Anterior do pescoço; 15. Esternocleidomastóidea; 16. Lateral do pescoço; 17. Posterior do pescoço

IV. Regiões do peito
18. Infraclavicular; 19. Mamária; 20. Axilar; 21. Esternal

V. Regiões do abdome
22. Hipocôndrica; 23. Epigástrica; 24. Lateral (Flanco); 25. Umbilical; 26. Inguinal (Fossa ilíaca); 27. Pubiana ou hipogástrica

VI. Regiões do dorso
28. Vertebral; 29. Sacra; 30. Escapular; 31. Infraescapular; 32. Lombar; 33. Supraescapular; 34. Interescapulovertebral

VII. Região perineal
35. Anal; 36. Urogenital

VIII. Regiões do membro superior
37. Deltóidea; 38. Anterior do braço; 39. Posterior do braço; 40. Anterior do cotovelo; 41. Posterior do cotovelo; 42. Anterior do antebraço; 43. Posterior do antebraço; 44. Dorso da mão; 45. Palma da mão

IX. Regiões do membro inferior
46. Glútea; 47. Anterior da coxa; 48. Posterior da coxa; 49. Anterior do joelho; 50. Posterior do joelho; 51. Posterior da perna; 52. Anterior da perna; 53. Calcaneana; 54. Dorso do pé; 55. Planta do pé

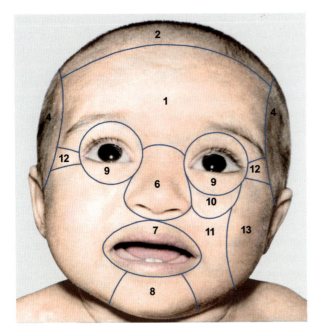

Figura 3.8 Divisão da superfície corporal em regiões: cabeça e face (vista anterior).

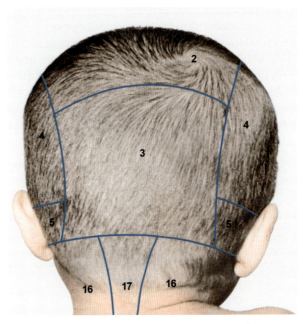

Figura 3.9 Divisão da superfície corporal em regiões: cabeça e pescoço (vista posterior).

O profissional de saúde, ao conhecer os fatores capazes de interferir na entrevista, poderá criar condições que favoreçam uma integração maior entre ele e seu paciente, tornando possível uma interação "ótima". Isso será alcançado se o profissional de saúde conseguir do paciente uma predisposição positiva para fornecer informações durante toda a entrevista.

O ambiente (consultório, ambulatório, enfermaria, quarto de hospital ou a própria residência do paciente) e o instrumental utilizado pelo profissional de saúde são os objetos físicos que interferem na anamnese. Dessa maneira, um ambiente adequado (silencioso, agradável, limpo) e um instrumental apropriado (aparelhos que funcionem bem, por exemplo) são condições indispensáveis para uma boa entrevista.

O emprego de gravadores não é conveniente na entrevista clínica, pois poderá atuar como forte inibidor para o paciente. As anotações de próprio punho do profissional de saúde continuam sendo a melhor maneira de registrar as informações prestadas pelo paciente. O registro digital é utilizado atualmente

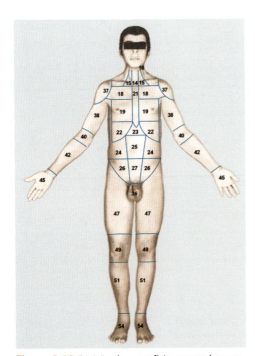

Figura 3.10 Divisão da superfície corporal em regiões: pescoço, tórax, abdome, membros superiores e inferiores (vista anterior).

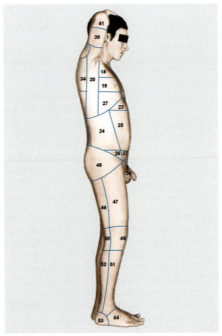

Figura 3.11 Divisão da superfície corporal em regiões: tórax, abdome, dorso, membros superiores e inferiores (vista lateral).

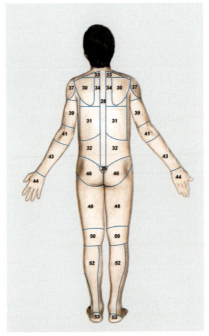

Figura 3.12 Divisão da superfície corporal em regiões: tórax, dorso, membros superiores e inferiores (vista posterior).

como alternativa para listar os dados da entrevista médica; neste caso, o profissional de saúde ou o estudante deve estar atento para não dispensar mais importância à máquina que ao paciente. O aluno iniciante costuma se valer de um roteiro impresso para conduzir a anamnese; a condição de iniciante justifica tal procedimento (Figura 3.13).

Valorizando o ambiente e o instrumental, criam-se condições favoráveis para a interação do profissional de saúde com o paciente.

> **Boxe**
> A melhor exemplificação da necessidade de ambiente adequado é bem conhecida dos médicos: são as chamadas "consultas de corredor" e as "consultas em eventos sociais", quando os "clientes" abordam o médico ao passarem por ele pelos corredores dos hospitais ou o interrogam durante as festas às quais o médico comparece. Tais "consultas" são inevitavelmente incompletas e tirar conclusões diagnósticas delas é um ato de adivinhação. Desde logo os estudantes devem aprender que o corredor do hospital e os salões de festa são ambientes inadequados para a entrevista médica.

A cultura fornece aos membros de uma sociedade, além do instrumental básico de comunicação entre eles – que é a língua –, os padrões de comportamento social que devem orientar suas ações.

O médico e o paciente, regra geral, têm maneiras distintas de sentir, pensar e agir: o médico apoia suas atitudes, como profissional, em um quadro de referência científico, enquanto o paciente apoia suas atitudes em um modelo explicativo leigo. A utilização de quadros de referências distintos para orientar as ações pode dificultar o desenrolar da entrevista entre o médico e o paciente; assim, deve o médico preocupar-se não só em conhecer e compreender os elementos culturais que orientam a ação do paciente, como também fazer uma análise de si próprio, no sentido de tornar conscientes os valores básicos que orientam sua ação.

O médico deve dar atenção especial à linguagem utilizada durante a entrevista, pois o conjunto de símbolos (termos e expressões) utilizado pela profissão médica nem sempre é

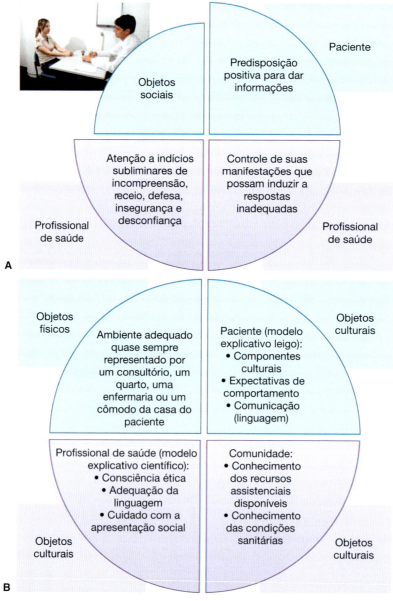

Figura 3.13 Elementos que interferem na anamnese.

compreendido pelo paciente, uma vez que seu quadro de referência pode ser distinto.

> **Boxe**
>
> Muitos pacientes têm problema de compreensão e, no entanto, por inibição ou acanhamento, "fingem" estar entendendo perfeitamente o que lhes fora perguntado ou explicado. O grau de incompreensão acompanha de perto as diferenças sociais entre o médico e o paciente. Essas barreiras podem ser superadas no momento em que o médico entende e aceita a necessidade de levar em conta a cultura de seus pacientes.

O médico deve conhecer, também, os padrões normativos que a cultura criou para ele e para o seu paciente. A nossa cultura estabelece, por exemplo, que tanto o médico quanto o paciente devem se apresentar bem compostos em termos de higiene e aparência pessoal; o paciente espera que o médico se interesse por seu caso e que lhe dê atenção, enquanto o médico espera que o paciente responda de modo adequado às suas perguntas. O conhecimento adequado do médico, dos padrões normativos que regem a sua conduta e a do paciente, bem como o conhecimento das expectativas de comportamento que o paciente tem do profissional médico, ou seja, a conduta que o paciente espera que o médico tenha, são elementos úteis para realizar uma boa entrevista.

A entrevista médico-paciente desenvolve-se, pois, em um ambiente específico, seguindo padrões normativos preestabelecidos pela cultura.

O médico não deve se esquecer de que, além dos objetos físicos e culturais, existem os objetos sociais. Estes objetos sociais são o próprio médico e o paciente; assim, a reação do paciente frente à ação do médico, ou vice-versa, é um estímulo a uma nova ação deste último, e assim sucessivamente. Logo, existe uma interestimulação entre o médico e o paciente. Se o médico apresenta uma fisionomia tensa após uma resposta do paciente, isso será um elemento de orientação para a ação posterior do paciente, que poderá sentir-se preocupado e passar a responder conforme uma nova perspectiva.

O médico, ao conhecer que os objetos sociais se interestimulam, deve ter o máximo cuidado em controlar e alterar o comportamento do paciente; por outro lado, deve desenvolver sua intuição no sentido de captar no paciente indícios subliminares, como uma leve hesitação ao apresentar uma resposta ou um franzir de testa, que permitirão desenvolver condições que levem a uma interação mais eficaz com o paciente.

> **Boxe**
>
> ## Relato de um encontro clínico fora do "padrão"
>
> Ao se fazer a anamnese, o significado de uma pergunta pode ser totalmente diferente para o médico e para o paciente, como se pode observar a partir do relato do encontro clínico descrito, a seguir, em cinco atos.
>
> ### 1º ato
>
> Um paciente que morava nas margens de um afluente do Rio Negro, ao se sentir adoentado, sem poder trabalhar, decide ir à procura de um médico em Manaus. Levanta cedo, guarda no embornal a farofa que sua mulher preparou naquela madrugada, pega sua rede, uma camisa e uma cueca. Embarca em sua canoa e rema durante várias horas para chegar ao Rio Negro no final daquela tarde, a tempo de pegar o barco que o levaria a Manaus. Não se esqueceu de levar seu radinho de pilha, único elo de ligação dele com o mundo.

2º ato

Naquela mesma noite, o médico que o atenderia no dia seguinte e que era professor da Faculdade de Medicina foi para seu escritório, em sua casa, para estudar e preparar uma aula, hábito que cultivara durante toda a sua vida. Consultou livros, visitou alguns *sites* da internet, ouviu um pouco de música clássica e foi dormir ao lado de sua mulher.

3º ato

O sol nascia sobre a Floresta Amazônica quando o ribeirinho saiu da rede após uma noite maldormida, já que estava intranquilo e inseguro. Era a primeira vez que deixava sua casa, sua mulher e seus filhos em busca de assistência médica. Na mesma hora, o médico acordou, bem disposto, contente com a vida, pois gostava de seu trabalho como médico e como professor. Tinha grande interesse pelos pacientes e pelos seus alunos. Tomou um bom café da manhã, beijou sua mulher, pegou seu carro para deixar os filhos no colégio e ir para o hospital onde atenderia os pacientes no ambulatório de clínica médica. No mesmo momento, o ribeirinho desembarcou no cais de Manaus; tomou um café com leite no primeiro boteco que encontrou e pediu informações a um guarda sobre como chegar ao Hospital Universitário.

4º ato

O médico e o paciente chegaram quase juntos ao hospital. Era um dia tranquilo de atendimento, e a funcionária que o atendeu foi atenciosa e prestativa; deu-lhe uma ficha para que fosse examinado naquela manhã mesmo na clínica geral.

5º ato

O médico já havia tomado seu lugar na sala de consulta do ambulatório. Naquele dia não havia estudantes; estavam em greve. O paciente permaneceu sentado em um banco em frente à sala cujo número correspondia à sua senha. Ele era analfabeto, mas conhecia números. Uma auxiliar abre a porta e chama seu nome. Levanta-se e caminha um pouco assustado naquele ambiente totalmente estranho, tendo em seus pensamentos a lembrança de sua mulher e de seus filhos. O médico, demonstrando educação, põe-se de pé para receber o paciente, com ar amistoso, convidando-o a sentar-se diante da escrivaninha. Naquele momento tinha início um "encontro clínico" com toda a sua complexidade, embora parecesse algo tão simples: um paciente em busca de assistência médica! É fácil imaginar a distância entre aquelas duas pessoas – diferenças socioeconômicas, culturais, educacionais. Viviam em mundos diferentes: os desejos, as expectativas, os sonhos, as possibilidades, as limitações, tudo era diferente. Ao iniciar a entrevista, o médico, que sempre se interessou pela relação médico-paciente, levou em conta tudo isso. Mas as vivências e as expectativas eram diferentes como se pode perceber pelo diálogo entre eles:

Médico: Bom dia, seu José. (O médico sabia o nome porque estava no prontuário.)

Paciente: Bom dia, Doutor. (O paciente não sabia o nome do médico. Era apenas o "doutor".)

Médico: O que o senhor sente? (Era sua maneira de iniciar a anamnese.)

Paciente: O que eu sinto, Doutor, é muita saudade da minha mulher e de meus meninos! Deixei eles ontem de madrugada. Minha mulher toma conta direitinho deles. Eu sei, mas estou preocupado.

Médico (Pensando: "O paciente não entendeu o "significado" de minha pergunta. Vou modificá-la."): Seu José, o que o senhor tem?

Paciente: Ah! Doutor, não tenho quase nada. Só tenho umas galinhas, um porquinho engordando no chiqueiro, uma rocinha de mandioca, pouca coisa, Doutor.

Médico (Pensando: "Fiz a pergunta de maneira errada, outra vez!"). No mundo interior do paciente naquele momento "sentir" e "ter" não estava relacionado com sua doença. Decidiu, então, mesmo contrariando o que ensinava a seus alunos, fazer uma pergunta mais direta: Seu José, qual é sua doença?

Paciente: Ah! Doutor, o senhor é que sabe, o senhor é médico. O senhor sabe muita coisa, vim aqui pra o senhor me curar, para eu poder voltar logo para minha casa.

Médico (Ao perceber que precisava mudar a estratégia para encontrar um ponto de contato entre ele e o paciente.): Seu José, por favor, tire a camisa e deite-se nesta mesa para que eu possa examiná-lo.

34 Exame Clínico

A partir de então, as expectativas do médico e do paciente entraram em sintonia. Naquele momento, o encontro clínico teve início de verdade porque o médico se deu conta de que teria de fazer uma adaptação das "técnicas da entrevista" para aquele paciente que estava diante dele. Naquele caso, a melhor técnica foi fazer a história durante a realização do exame físico. À medida que examinava o paciente, fazia as perguntas que o permitiriam construir uma história clínica.

Esse relato foi descrito antes da abordagem da seção que será vista adiante, *Técnicas da entrevista*, para exemplificar a necessidade de conhecer não apenas as bases e as técnicas de uma entrevista clínica, mas, também, algo indispensável: ter consciência de que o mundo do paciente, incluindo tantos aspectos que o médico desconhece, pode ser tão diferente do dele que só será possível levar adiante a elaboração da anamnese se ele souber usar a principal qualidade do método clínico, sua flexibilidade. Portanto, ao estudar as técnicas da entrevista, nunca se esqueça: a melhor "técnica" é a que permite estabelecer uma verdadeira comunicação com o paciente.

Técnicas da entrevista

É muito importante que o método clínico seja *centrado no paciente*. Isso significa a compreensão do indivíduo em seu todo e não somente a atenção sobre a queixa principal ou a hipótese diagnóstica. Sobre o indivíduo é importante considerar sua inserção familiar e social, sua história de vida e como o problema de saúde atual está interferindo no convívio familiar e social. Lembre-se de considerar isso desde o primeiro momento em que a pessoa entra no consultório, nunca se esquecendo dos aspectos da anamnese de acordo com o método clínico centrado no paciente.

> **Boxe**
>
> ### Abordagem da anamnese considerando o método clínico centrado no paciente
>
> ✔ Cumprimentar o paciente com aperto de mão e contato visual (olhar no rosto)
> ✔ Apresentar-se ao paciente antes de tudo, caso não esteja em consultório, ou seja, quando a entrevista for à beira do leito
> ✔ Chamar o paciente pelo nome ao longo de toda a consulta
> ✔ Procurar deixar o paciente à vontade para relatar os problemas e queixas principais. Fazer expressões faciais ou corporais de aprovação ou reprovação poderá inibi-lo
> ✔ Perguntar sobre o motivo da consulta ou a causa da internação ao iniciar a anamnese
> ✔ Fazer as perguntas transmitindo segurança, calma e interesse no que vai ouvir
> ✔ Prestar realmente atenção no relato do paciente
> ✔ Encorajar o paciente a relatar seus sentimentos relacionados ao problema que está enfrentando.

Essa abordagem auxilia a boa relação profissional da saúde/paciente e melhora a adesão às prescrições e orientações, bem como no estabelecimento de uma relação de maior confiança e credibilidade. Irá auxiliar ainda no diagnóstico precoce de outros problemas que possam surgir, na redução de riscos e complicações relacionadas à doença atual e até na prevenção de outros problemas.

Com a abordagem centrada na pessoa, algumas decisões podem ser compartilhadas entre profissional e paciente (e/ou familiares); por isso, entender a pessoa como um todo, considerar os sentimentos, as expectativas, os receios e as dúvidas é tão importante para a tomada de decisão e para o planejamento do manejo do problema de saúde. Assim, a relação profissional da saúde/paciente irá se aprofundar cada vez mais, beneficiando ambas as partes.

Tipos de perguntas

Basicamente, podem ser perguntas abertas e perguntas diretas. As perguntas abertas são mais úteis no início da entrevista, pois permitem ao paciente contar sua história espontaneamente. Por exemplo: "Que tipo de problema o(a) senhor(a) está tendo?", "Quais eram suas condições de saúde antes de surgir esta dor?".

As perguntas abertas também são usadas para facilitar a narrativa do paciente, o que permite ao médico uma compreensão biopsicossocial do processo de adoecimento.

Após algumas perguntas abertas, o examinador deve direcionar a atenção do paciente com perguntas diretas, as quais reduzem as informações, mas permitem obter dados mais específicos. Por exemplo: "Há quanto tempo surgiu o sintoma?", "Em que região sente a dor?".

Usa-se esse tipo de pergunta para o preenchimento da ficha médica ou do prontuário. A compreensão da narrativa e o direcionamento da anamnese por meio de perguntas objetivas possibilitam ao profissional médico levantar pontos importantes para o direcionamento do raciocínio clínico.

Técnicas para entrevistar

O examinador precisa saber o momento de usar o *silêncio*, a *facilitação*, o *confronto*, o *apoio*, a *reafirmação* e a *compreensão*:

▶ **Silêncio**: há momentos da entrevista em que o examinador deve permanecer calado, mesmo que pareça ter perdido o controle da conversa. Para o paciente loquaz não é uma boa técnica, porque esse tipo de pessoa passa de um tema para outro com muita facilidade e a entrevista perde a objetividade.

O entrevistador deve utilizar o silêncio quando o paciente se emociona. É inadequado dizer ao paciente que não chore ou que se controle. Entregar ao paciente uma caixa de lenços de papel naquele momento é uma atitude de apoio e compreensão

▶ **Esclarecimento**: o esclarecimento é diferente da reflexão porque, nesse caso, o médico pode definir de maneira mais clara o que o paciente está relatando. Por exemplo: se o paciente se refere a tonturas, o médico por saber que esse termo tem vários significados, procura esclarecer a qual deles o paciente se refere (vertigem? sensação desagradável na cabeça?)

▶ **Facilitação**: a facilitação é uma técnica de comunicação verbal ou não verbal que encoraja o paciente a continuar falando, sem direcioná-lo para um tema. Expressões como "Continue", "Fale mais sobre isso", assim como gestos de balançar a cabeça, demonstram interesse e compreensão e podem facilitar o relato do paciente

▶ **Confronto**: o confronto indica ao paciente que o examinador detectou algum aspecto que merece aprofundamento. Por exemplo: "O(a) senhor(a) parece irritado(a)", "O senhor(a) está zangado(a)?".

O confronto deve ser empregado com cuidado, uma vez que seu uso excessivo pode ser interpretado pelo paciente como grosseria ou falta de compreensão.

A interpretação é um tipo de confrontação que se baseia em uma conclusão tirada pelo examinador. Por exemplo: "Parece que o(a) senhor(a) está amedrontado(a)"

- **Apoio**: afirmações do apoio promovem segurança no paciente. Dizer, por exemplo, "Eu compreendo" no momento em que o paciente demonstrar dúvida ou insegurança pode encorajá-lo a prosseguir no relato ou fornecer mais detalhes.

Expressões tranquilizadoras podem ser necessárias em momentos de dificuldade, mas não se deve fazer afirmativas prematuras sobre diagnóstico ou prognóstico só para aliviar a ansiedade do paciente

- **Reafirmação**: a reafirmação é uma maneira de transmitir ao paciente uma indicação de que entendeu o que foi dito por ele. A reafirmação encoraja o paciente, que se mostra assustado, aborrecido ou desinteressado. É um modo de reforçar um diálogo que transparece distanciamento. Quando na forma de interrogação, pode parecer um confronto. Dependendo do tom de voz, pode ser entendido pelo paciente como apenas a interpretação que o médico está fazendo de alguma informação

- **Compreensão**: por palavras, gestos ou atitudes (colocar a mão sobre o braço do paciente, por exemplo) o médico demonstra compreender algo relatado pelo paciente.

> **Boxe**
>
> ### Normas básicas da entrevista
> ✓ Não se deve fazer anotações extensas durante a entrevista. A atenção deve ser centralizada no que a pessoa está dizendo, nas expressões faciais e na linguagem corporal
> ✓ Pode-se usar um bloco de papel para anotar datas ou nomes importantes para o registro da anamnese
> ✓ Digitar no computador durante a narrativa cria um distanciamento entre o profissional de saúde e o paciente que empobrece o relato e interfere na relação profissional de saúde-paciente. É melhor fazer a digitação dos dados obtidos após o término da história da doença atual que é, sem dúvida, o componente principal da anamnese. Se a opção for digitar, o entrevistador deve usar uma estratégia em que o computador fique em segundo plano. O paciente, e não a máquina, deve ficar no foco de atenção do profissional de saúde
> ✓ Ao final da entrevista, quando já tiver obtido uma clara impressão do motivo pelo qual o paciente procurou auxílio do profissional de saúde, centrada na história da doença atual, além de conhecer suficientemente a história patológica pregressa, principalmente doenças preexistentes, e ter uma compreensão das condições socioeconômicas e culturais do paciente, o profissional de saúde deve expor ao paciente o que considerou relevante, terminando com as seguintes perguntas: "Compreendi bem o problema do(a) senhor(a)?", "Deseja acrescentar outras informações?"
> ✓ Não usar termos técnicos durante a entrevista e, quando empregá-los, estar seguro de que o paciente tenha clara compreensão deles.

Medicina narrativa

A anamnese tradicional organiza todas as informações clínicas que serão consideradas no raciocínio de possíveis hipóteses diagnósticas e na elaboração de uma abordagem diagnóstica e terapêutica. Este modelo decorre do pensamento lógico que tem trazido enormes avanços técnicos no diagnóstico e no manejo de situações cada vez mais complexas. Entretanto, esta técnica de aprender e representar aquilo que o paciente relata durante a consulta para o médico que ouve pode – se não houver um ouvido habilmente treinado – afastar a anamnese daquilo que parece sombrio, onipresente ou incerto, tão próprio das singularidades humanas.

A introdução e os prefácios das edições anteriores deste livro já apontavam a equação da Medicina Arte, teorizando que o ensino (e a prática) do exame clínico é "[...] o elo entre a ciência (médica) e a arte (médica), o que poderia ser sintetizado na já consagrada expressão: $AC = E\ [MBE + (MBV)^2]$, ou seja, Arte Clínica é o resultado de uma equação que multiplica Ética à soma da Medicina Baseada em Evidências com o quadrado do que há de Medicina Baseada em Vivências". Elevar ao quadrado a narrativa singular do paciente para somar-se às evidências científicas da medicina contemporânea e assim elevar as escolhas éticas a um patamar de Arte.

Dentro dessa imagem do pensamento, nasce a Medicina Narrativa – termo proposto por Rita Charon (2006) – que pretende [re]aproximar o ensino e a prática da clínica à Literatura; no sentido de ampliar a anamnese tradicional proporcionando ao aluno em formação habilidades linguísticas e estéticas advindas da leitura e do estudo de narrativas literárias e da construção de narrativas clínicas que ofereçam à anamnese o alcance de meandros escondidos da singularidade de cada paciente.

As narrativas literárias e a criação conjunta de narrativas pelos pacientes e seus médicos têm uma potência imanente de ampliar ou de *estrelar* as anamneses tradicionais (Nova Cruz, 2015). Ampliação esta que – especialmente em paciente portadores de doenças crônicas, casos complexos, pacientes em situações de grande fragilidade, como nos cuidados paliativos ou no atendimento no final da vida – pode resgatar incertezas, temores, dúvidas e anseios dos médicos e das pessoas sob seus cuidados (pacientes e seus familiares), construindo uma relação próxima, afetiva e mais satisfatória.

Na abordagem narrativa, o médico se apresenta, e coloca inicialmente uma única questão, a saber: *Me conte tudo aquilo que eu preciso saber sobre o senhor, ou sobre a senhora...* As reticências estão aí justamente para mostrar o caráter aberto da proposição. É certo que o médico habilidoso ainda terá que conduzir a entrevista de modo a completar lacunas, caracterizar sintomas, esclarecer tempos, intervalos, intensidades, durações. Mas estas particularidades técnicas da anamnese não devem impedir o aparecimento de informações sensíveis, profundas, difíceis de serem verbalizadas que de uma forma muito direta e objetiva tendem a ser retidas pelo paciente e negligenciadas pelos médicos.

O encontro clínico descrito de forma narrativa terá um estilo próximo de um texto literário. Neste gênero narrativo, as informações clínicas podem aparecer fragmentadas, porém formando um sentido profundo; o tempo narrativo, em vez de linear e cronológico, traduz o caráter intensivo do acometimento-doença, e o caráter estético da anamnese revela laços afetivos e significativos construídos entre o médico e seu paciente.

O resultado prático pressuposto pela Medicina Narrativa é o de criação de uma autonomia compartilhada, ou seja, médico e paciente como personagens e autores de uma mesma narrativa conjunta e capazes de escolhas que refletem esta relação próxima e efetiva (ver boxe *Relato de um encontro clínico fora do "padrão".*)

Em suma, a medicina narrativa, como técnica de fazer a entrevista, demonstra a flexibilidade do método clínico, cujo núcleo é a identificação da doença e o conhecimento do paciente.

EXAME FÍSICO

A inspeção, a palpação, a percussão, a ausculta e o uso de alguns instrumentos e aparelhos simples (termômetro, esfigmomanômetro, otoscópio, oftalmoscópio e outros) são designados, conjuntamente, exame físico, que, junto com a anamnese, constitui o método clínico.

Boxe

Significado psicológico do exame físico

Este componente afetivo mais nítido na anamnese sempre existe no exame físico e precisa ser mais bem reconhecido pelo médico, porque é um dos elementos fundamentais da relação médico-paciente. Sem dúvida, a base da relação médico-paciente encontra-se na anamnese, pois é por meio dela que se estabelecem os laços afetivos entre o médico e o paciente. Contudo, o componente psicológico do exame físico também é muito importante, bastando lembrar a expressão: "Doutor, estou em suas mãos!", que demonstra de maneira clara como os pacientes veem o médico nos seus momentos mais difíceis. Nessa expressão estão sintetizados a parte técnica e o significado psicológico. Ser examinado e entregar-se é o significado do que o paciente quer dizer.

Quando o médico *olha* o paciente, ele está fazendo duas coisas: inspecionando seu corpo (parte técnica), ao mesmo tempo que vê a pessoa que se sente doente (componente psicológico), sendo capaz de reconhecer alterações anatômicas quando *inspeciona* e modificações emocionais quando *vê*. Quando o médico *palpa* ou *percute* também ocorrem duas coisas diferentes: do ponto de vista de técnica semiológica, a palpação e a percussão permitem detectar modificações estruturais e funcionais, mas não se pode esquecer de que no mesmo momento o médico está *tocando* o corpo do paciente com suas mãos; e tocar é mais do que palpar. Quando o médico *ausculta* percebe os ruídos originados no corpo, porém, mais importante, é escutar o que o paciente tem a dizer.

Donde se conclui que no exame físico é necessário saber *inspecionar* e *ver*, *palpar* e *tocar*, *auscultar* e *escutar*. Os dois componentes – parte técnica e componente psicológico – reforçam-se mutuamente, fazendo do exame clínico um inesgotável manancial de conhecimentos sobre o paciente.

Uma análise mais profunda desses fenômenos revela mecanismos psicodinâmicos que escapam à compreensão do paciente e do próprio médico, no que se refere ao componente psicológico, porque é intuitivo, subjetivo e inconsciente, enquanto a parte técnica, por ser racional, objetiva, analítica e consciente, é mais fácil de ser planejada e executada. Saber usar o componente psicológico é uma necessidade que se faz cada vez mais presente para que o médico recupere a parte mais nobre da medicina e a mais respeitada pelos pacientes.

Boxe

Abordagem do exame físico e demais aspectos da consulta considerando o método clínico centrado no paciente

✔ Ao realizar o exame físico, explique o porquê dessa avaliação e, se encontrar alguma alteração, mencioná-la ao paciente

✔ Ao solicitar exames, explique ao paciente sua importância para identificar e entender o problema de saúde apresentado

✔ Procure explicar ao paciente as etapas do diagnóstico, bem como as próximas etapas, inclusive a importância do retorno

✔ É muito importante verificar se o paciente realmente compreendeu tudo

✔ Tenha tempo adequado para a realização de um exame físico cuidadoso

✔ Demonstre atenção ao paciente durante todo o processo

✔ Esclareça suas dúvidas e procure usar linguagem que o paciente compreenda.

A AULA PRÁTICA E O ENCONTRO CLÍNICO

Toda vez que um profissional da saúde tem diante de si uma pessoa – sadia ou doente – que busca os seus serviços, isso representa um "encontro clínico". O aprendizado prático dos estudantes de medicina e de outras profissões da área da saúde deve ser encarado como um "encontro clínico", e não apenas como uma "aula prática", parte indispensável das disciplinas clínicas.

Neste momento várias coisas estão acontecendo: a entrevista que vai permitir a construção da história clínica, indispensável para se fazerem hipóteses diagnósticas consistentes, a partir das quais se fará o raciocínio clínico que levará a uma decisão terapêutica; a relação entre o estudante (no papel de médico) e o paciente; e, acima de tudo, a relação entre duas pessoas, quando, então, o que prevalece são as qualidades humanas.

O modelo biomédico, por ser tecnicista e mecanicista, só dá valor ao que pode ser medido ou visto em imagens. Daí a dificuldade dos profissionais da saúde formados no modelo biomédico em compreenderem a importância e a complexidade do encontro clínico. Isso acontece porque estão presentes fatores emocionais e socioculturais que vão influenciar definitivamente o diagnóstico e a decisão terapêutica, a adesão ao tratamento, o sucesso ou o fracasso do médico.

Isso não quer dizer que se possa esquecer ou desvalorizar os aspectos técnicos, que são indispensáveis para se fazer corretamente a entrevista, da mesma maneira que não se pode desconhecer ou desprezar os fatores emocionais e socioculturais. Semiotécnica, ou seja, técnicas para a entrevista e para o exame físico, princípios bioéticos e qualidades humanas (autonomia, beneficência, não maleficência, justiça e sigilo) coexistem no encontro clínico, fazendo dele o núcleo luminoso de todas as profissões da área da saúde. Cumpre salientar, por outro lado, que só é possível compreender o exato significado do encontro clínico convivendo com pacientes. Nada substitui o paciente: nem livros, programas de computador, manequins, tampouco laboratórios de habilidades. Mais ainda, é necessário reproduzir o encontro clínico tal como acontece no mundo real, cuja essência é a relação dual entre um profissional da saúde e um paciente. O fato de os estudantes serem aprendizes não impede a vivência plena de um encontro clínico com o paciente.

O essencial é aprender a fazer o exame clínico ao mesmo tempo que se vão incorporando os princípios bioéticos, desenvolvendo a capacidade de relacionamento com o paciente e cultivando as qualidades humanas essenciais – integridade, respeito e compaixão – para o exercício de uma medicina de excelência.

Ato médico perfeito

O ato médico perfeito apoia-se em três componentes: competência técnica, princípios éticos e qualidades humanas. Somente quem sabe utilizar o método clínico é capaz de integrá-los de maneira plena e, assim fazendo, exercer uma medicina de excelência.

Princípios para o aprendizado do método clínico

✔ Dominar o método clínico em toda a sua amplitude para identificar a doença e conhecer o paciente

✔ Saber avaliar o paciente não apenas do ponto de vista biológico (anatômico, fisiológico, bioquímico, patológico), mas considerá-lo também em seus aspectos emocionais e socioculturais. Em outras palavras: não ficar restrito à "lesão" ou à "disfunção" de um órgão ou parte dele

✔ Compreender que componentes emocionais são concernentes ao campo da subjetividade, tanto do paciente como do médico, incluindo aspectos afetivos e éticos, relacionados ao paciente e à sua família, ao trabalho, às condições econômicas e legais, à representação do paciente na sociedade

✔ Reconhecer que os aspectos socioculturais dizem respeito ao paciente não como um indivíduo isolado como é visto no modelo biomédico, mas inserido em contextos suprapessoais, dos quais participa tanto ativa como passivamente

✔ Compreender desde o primeiro paciente que o encontro clínico é o núcleo luminoso da profissão médica, e é exatamente durante o exame clínico que tudo acontece!

Anamnese

Celmo Celeno Porto
Fábia Maria Oliveira Pinho
Rita Francis Gonzalez y Rodrigues Branco

- Aspectos gerais *40*
- Semiotécnica da anamnese *41*
- Anamnese em pediatria *56*
- Anamnese em psiquiatria *56*
- Anamnese do idoso *56*
- Considerações finais *56*
- Roteiro pedagógico para anamnese *57*

ASPECTOS GERAIS

Anamnese (*aná* = trazer de novo e *mnesis* = memória) significa trazer de volta à mente todos os fatos relacionados com a doença e a pessoa doente.

De início, deve-se ressaltar que a anamnese é a parte mais importante da medicina: primeiro, porque é o núcleo em torno do qual se desenvolve a relação médico-paciente, que, por sua vez, é o principal pilar do trabalho do médico; segundo, porque é neste momento que os princípios éticos passam de conceitos abstratos para o mundo real do paciente, consubstanciados em ações e atitudes; terceiro, porque é cada vez mais evidente que o progresso tecnológico somente é bem utilizado se o lado humano da medicina é preservado.

> **Boxe**
>
> Conclui-se que cabe à anamnese uma posição ímpar, insubstituível, na prática médica.

A anamnese, se bem feita, acompanha-se de decisões diagnósticas e terapêuticas corretas; se mal feita, em contrapartida, desencadeia uma série de consequências negativas, as quais não podem ser compensadas com a realização de exames complementares, por mais sofisticados que sejam.

A ilusão de que o progresso tecnológico eliminaria a entrevista e transformaria a medicina em uma ciência "quase" exata caiu por terra. Já se pode afirmar que uma das principais causas da perda de qualidade do trabalho médico é justamente a redução do tempo dedicado à anamnese. Até o aproveitamento racional das avançadas técnicas depende cada vez mais da entrevista. A realização de muitos exames complementares não resolve o problema; pelo contrário, agrava-o ao aumentar os custos, sem crescimento paralelo da eficiência. Escolher o(s) exame(s) adequado(s), entre tantos disponíveis, é fruto de um raciocínio crítico apoiado quase inteiramente na anamnese.

> **Boxe**
>
> ### Possibilidades e objetivos da anamnese
>
> ✔ Estabelecer condições para uma adequada relação médico-paciente
> ✔ Conhecer, por meio da identificação, os determinantes epidemiológicos do paciente que influenciam seu processo saúde-doença
> ✔ Fazer a história clínica registrando, detalhada e cronologicamente, o problema atual de saúde do paciente
> ✔ Avaliar, de maneira detalhada, os sintomas de cada sistema corporal
> ✔ Registrar e desenvolver práticas de promoção da saúde
> ✔ Avaliar o estado de saúde passado e presente do paciente, conhecendo os fatores pessoais, familiares e ambientais que influenciam seu processo saúde-doença
> ✔ Conhecer os hábitos de vida do paciente, bem como suas condições socioeconômicas e culturais.

Em essência, a anamnese é uma entrevista, e o instrumento de que nos valemos é a palavra falada. É óbvio que, em situações especiais (pacientes surdos ou pacientes com dificuldades de sonorização), dados da anamnese podem ser obtidos por meio da Linguagem Brasileira de Sinais (LIBRAS), da palavra escrita ou mediante tradutor (acompanhante e/ou cuidador que compreenda a comunicação do paciente).

Em termos simples, poder-se-ia pensar que "fazer anamnese" nada mais é que "conversar com o paciente"; contudo, entre uma coisa e outra há uma distância enorme, basicamente porque o diálogo entre o médico e o paciente tem objetivo e finalidade preestabelecidos, ou seja, a reconstituição dos fatos e dos acontecimentos direta ou indiretamente relacionados com uma situação anormal da vida do paciente.

A anamnese é um instrumento para a avaliação de sintomas, problemas de saúde e preocupações, e registra as maneiras como a pessoa responde a essas situações, abrindo espaço para a promoção da saúde.

A anamnese pode ser conduzida das seguintes maneiras:

▶ Deixar que o paciente relate livre e espontaneamente suas queixas sem nenhuma interferência do médico, que se limita a ouvi-lo. Essa técnica é recomendada e seguida por muitos clínicos. A medicina narrativa é inteiramente baseada nesta técnica. O psicanalista apoia-se integralmente nela e chega ao ponto de se colocar em uma posição na qual não possa ser visto pelo paciente, para que sua presença não exerça nenhuma influência inibidora ou coercitiva
▶ Conduzir a entrevista de maneira mais objetiva, técnica denominada *anamnese dirigida*, tendo em mente um esquema básico. O uso dessa técnica exige rigor técnico e cuidado na sua execução, de modo a não se deixar levar por ideias preconcebidas
▶ Outra maneira seria o médico deixar, inicialmente, o paciente relatar de maneira espontânea suas queixas, para depois conduzir a entrevista de modo mais objetivo.

Qualquer que seja a técnica empregada, os dados coletados devem ser elaborados. Isso significa que uma boa anamnese é o que fica do relato feito pelo paciente depois de ter passado por uma análise crítica com o intuito de estabelecer o significado exato das expressões usadas e a coerência das correlações estabelecidas. Há de se ter cuidado com as interpretações que os pacientes fazem de seus sintomas e dos tratamentos.

A história clínica não é, portanto, o simples registro de uma conversa. É mais do que isso: é o resultado de uma conversação com um objetivo explícito, conduzida pelo examinador e cujo conteúdo foi elaborado criticamente por ele.

As primeiras tentativas são trabalhosas, longas e cansativas, e o resultado não passa de uma história complicada, incompleta e eivada de descrições inúteis, ao mesmo tempo que deixa de ter informações essenciais.

Por tudo isso, pode-se afirmar que a anamnese é a parte mais difícil do método clínico, mas é também a mais importante. Seu aprendizado é lento, só conseguido depois de se realizarem dezenas de entrevistas.

Muito mais fácil é aprender a manusear aparelhos, já que eles obedecem a esquemas rígidos, enquanto as pessoas apresentam individualidade, característica humana que exige do médico flexibilidade na conduta e capacidade de adaptação.

Para que se faça uma entrevista de boa qualidade, antes de tudo o médico deve estar interessado no que o paciente tem a dizer. Ao mesmo tempo, é necessário demonstrar compreensão e desejo de ser útil àquela pessoa, com a qual assume um compromisso tácito que não tem similar em nenhuma outra relação inter-humana. Isso é o que se denomina empatia.

Pergunta-se frequentemente quanto tempo deve-se dedicar à anamnese. Não se pode, é óbvio, estabelecer limites rígidos. Os estudantes que estão fazendo sua iniciação clínica gastam horas para entrevistar um paciente, pois são obrigados a seguir roteiros longos, preestabelecidos; é necessário que seja assim, pois, nessa fase, precisam percorrer todo o caminho para conhecê-lo.

Nas doenças agudas ou de início recente, em geral apresentando poucos sintomas, é perfeitamente possível conseguir uma história clínica de boa qualidade em 10 a 15 min, ao passo que nas doenças de longa duração, com sintomatologia variada, não se gastarão menos do que 30 a 60 min na anamnese.

Em qualquer situação, aproveita-se, também, o momento em que está sendo executado o exame físico para novas indagações, muitas delas despertadas pela observação do paciente.

A pressa é o defeito de técnica mais grosseiro que se pode cometer durante a obtenção da história; tão grosseiro como se se quisesse obter em 2 min uma reação bioquímica que exige 2 h para se completar.

O espírito preconcebido é outro erro técnico a ser evitado continuamente, porque pode ser uma tendência natural do examinador. Muitas vezes essa preconcepção é inconsciente, originada de um especial interesse por determinada enfermidade.

A falta de conhecimento sobre os sintomas da doença limita de maneira extraordinária a possibilidade de se obter uma investigação anamnésica completa. Quando não se conhece um fenômeno, não se sabe que meios e modos serão mais úteis para que seja detectado e entendido; por isso, costuma-se dizer que anamneses perfeitas só podem ser obtidas por médicos experientes. No entanto, histórias clínicas de boa qualidade são conseguidas pelos estudantes após treinamento supervisionado, não muito longo.

A anamnese é, na maioria dos pacientes, o fator isolado mais importante para se chegar a um diagnóstico, mas o valor prático da história clínica não se restringe à elaboração do diagnóstico, que será sempre uma meta fundamental do médico. A terapêutica sintomática só pode ser planejada com acerto e proveito se for fundamentada no conhecimento detalhado dos sintomas relatados. Cada indivíduo personaliza de maneira própria seus padecimentos. Todo paciente apresenta particularidades que escapam a qualquer esquematização rígida. Idiossincrasias ou intolerâncias que a anamnese traz à tona podem ser decisivas na escolha de um recurso terapêutico. Assim, o antibiograma poderá indicar que determinada substância é mais ativa contra determinado germe, porém, se o paciente relatar intolerância àquele antibiótico, sua eficácia farmacologicamente preestabelecida perderá o significado.

Há muitas doenças cujos diagnósticos podem ser feitos quase exclusivamente pela história, como, por exemplo, angina do peito, epilepsia, enxaqueca e neuralgia do trigêmeo, isso sem se falar das afecções neuróticas e psiquiátricas, cujo diagnóstico apoia-se integralmente nos dados da anamnese.

> **Boxe**
>
> Determinados pacientes tendem a tomar a condução da anamnese, respondendo apenas às perguntas que lhes interessam, questionando o médico, levantando questões a todo momento ou interpretando eles mesmos os sintomas, ao mesmo tempo que emitem opiniões sobre exames a serem efetuados. Chegam a sugerir diagnósticos e tratamentos para seus próprios males. Muitas dessas pessoas são adeptas de leituras de divulgação científica em revistas ou em *sites* da internet. A primeira preocupação do médico deve ser retomar a direção da entrevista de maneira habilidosa, preocupando-se em não assumir nenhuma atitude hostil proveniente da momentânea perda de sua posição de líder daquele colóquio. (Saiba mais sobre "paciente *expert*" no Capítulo 1, *Iniciação ao Exame Clínico*.)

Muitas vezes, alguns dados da anamnese ficam mais claros se voltarmos a eles durante o exame físico do paciente. Uma das principais características do método clínico é justamente sua flexibilidade. Contudo, na fase inicial do aprendizado, é melhor procurar esgotar todas as questões durante a anamnese.

> **Boxe**
>
> ## Decálogo para uma boa anamnese
>
> ✔ É no primeiro contato que reside a melhor oportunidade para fundamentar uma boa relação entre o médico e o paciente. Perdida essa oportunidade, sempre existirá um hiato intransponível entre um e outro; cumprimente o paciente, perguntando logo o nome dele e dizendo-lhe o seu. Não use termos como "vovô", "vovó", "vozinho", "vozinha" para os idosos. Demonstre atenção ao que o paciente está falando. Procure identificar de pronto alguma condição especial – dor, sono, ansiedade, irritação, tristeza – para que você saiba a maneira mais conveniente de conduzir a entrevista
>
> ✔ Conhecer e compreender as condições socioculturais do paciente representa uma ajuda inestimável para reconhecer a doença e entender o paciente
>
> ✔ Perspicácia e tato são qualidades indispensáveis para a obtenção de dados sobre doenças estigmatizantes ou distúrbios que afetam a intimidade da pessoa
>
> ✔ Ter sempre o cuidado de não sugestionar o paciente com perguntas que surgem de ideias preconcebidas
>
> ✔ Sintomas bem investigados e mais bem compreendidos abrem caminho para um exame físico objetivo. Isso poderia ser anunciado de outra maneira: só se acha o que se procura e só se procura o que se conhece
>
> ✔ A causa mais frequente de erro diagnóstico é uma história clínica mal obtida
>
> ✔ Obtidas as queixas, estas devem ser elaboradas mentalmente pelo médico, de modo a encontrar o desenrolar lógico dos acontecimentos, que é a base do raciocínio clínico
>
> ✔ Os dados fornecidos pelos exames complementares nunca corrigem as falhas e as omissões cometidas na anamnese
>
> ✔ Somente a anamnese permite ao médico uma visão de conjunto do paciente, indispensável para a prática de uma medicina humana
>
> ✔ O tempo reservado para a anamnese distingue o médico competente do incompetente, o qual tende a transferir para os aparelhos e para o laboratório a responsabilidade do diagnóstico.

SEMIOTÉCNICA DA ANAMNESE

A anamnese se inicia com perguntas do tipo: "O que o(a) senhor(a) está sentindo?", "Qual é o seu problema?".

Isso parece fácil, mas, tão logo o estudante começa seu aprendizado clínico, ele percebe que não é bem assim. Não basta pedir ao paciente que relate sua história e anotá-la. Muitos pacientes têm dificuldade para falar e precisam de incentivo; outros – e isto é mais frequente – têm mais interesse em narrar as circunstâncias e os acontecimentos paralelos do que relatar seus padecimentos. Aliás, o paciente não é obrigado a saber como deve relatar suas queixas. O médico é que precisa saber como obtê-las.

O médico tem de estar imbuído da vontade de ajudar o paciente a relatar seus padecimentos. Para conseguir tal intento, o examinador pode utilizar diferentes técnicas: silêncio, facilitação, esclarecimento, confronto, apoio, reafirmação, compreensão, conforme descrito no item *Técnicas da entrevista* no Capítulo 3, *Método Clínico*.

A resposta do paciente quase sempre nos coloca diante de um sintoma; portanto, antes de tudo, é preciso que se tenha entendido claramente o que ele quis expressar. A informação é

Exame Clínico

fornecida na linguagem comum, cabendo ao médico encontrar o termo científico correspondente, elaborando mentalmente um esquema básico que permita uma correta indagação de cada sintoma.

Elementos componentes da anamnese

A anamnese é classicamente desdobrada nas seguintes partes: identificação, queixa principal, história da doença atual (HDA), interrogatório sintomatológico (IS), antecedentes pessoais e familiares, hábitos de vida, condições socioeconômicas e culturais (Quadro 4.1).

Identificação

A *identificação* é o perfil sociodemográfico do paciente que permite a interpretação de dados individuais e outros aspectos relacionados a ele. Apresenta múltiplos interesses; o primeiro deles é de iniciar o relacionamento com o paciente; saber o nome de uma pessoa é indispensável para que se comece um processo de comunicação em nível afetivo.

> **Boxe**
>
> Para a confecção de fichários e arquivos, que nenhum médico ou instituição pode dispensar, os dados da identificação são fundamentais.
>
> Além do interesse clínico, também dos pontos de vista pericial, sanitário e médico-trabalhista, esses dados são de relevância para o médico.

A data em que é feita a anamnese é sempre importante e, quando as condições clínicas modificam-se com rapidez, convém acrescentar a hora.

São obrigatórios os elementos descritos a seguir:

▸ **Nome**: é o primeiro dado da identificação. Registra-se o nome completo do paciente, sem abreviações. Nunca é demais criticar o hábito de designar o paciente pelo número do leito ou pelo diagnóstico. "Paciente do leito 5" ou "aquele caso de cirrose hepática da Enfermaria 7" são expressões que jamais devem ser usadas para caracterizar uma pessoa

▸ **Idade**: registra-se em dias ou meses, no caso de crianças abaixo de 1 ano de idade e em anos, no caso de indivíduos acima de 1 ano de vida. Cada grupo etário tem sua própria doença, e bastaria essa assertiva para tornar clara a importância da idade.

A todo momento, o raciocínio diagnóstico se apoia nesse dado, e quando se fala em "doenças próprias da infância" está se consagrando o significado do fator idade no processo de adoecimento. Vale ressaltar que, no contexto da anamnese, a relação médico-paciente apresenta peculiaridades de acordo com as diferentes faixas etárias

▸ **Sexo/gênero**: registra-se masculino ou feminino. Não se falando nas diferenças fisiológicas, sempre importantes do ponto de vista clínico, há enfermidades que só ocorrem em determinado sexo. Exemplo clássico é a *hemofilia*, transmitida pelas mulheres, mas que só aparece nos homens. É óbvio que existem doenças específicas para cada sexo no que se refere aos órgãos sexuais. As doenças endócrinas adquirem muitas particularidades em função desse fator. A questão de gêneros, bastante estudada nos últimos anos, aponta para um processo de adoecimento diferenciado no homem e na mulher, ainda quando a doença é a mesma

▸ **Cor/etnia**: embora não sejam coisas exatamente iguais, na prática elas se confundem. Em nosso país, onde existe uma intensa mistura de etnias (Figura 4.1), é preferível o registro da cor da pele usando-se a seguinte nomenclatura:

- Cor branca
- Cor parda
- Cor preta
- Etnia indígena
- Etnia asiática.

Uma nova maneira de conhecer as características étnicas do povo brasileiro é pelo exame do DNA de grupos populacionais. Pena *et al.* (2000) demonstraram, pela análise do DNA de 200 homens e mulheres de "cor branca" de regiões e origens sociais diversas, que apenas 39% tinham linhagem exclusivamente europeia (cor branca), enquanto 33% apresentavam herança genética indígena e 28%, africana (cor preta).

A influência da etnia no processo do adoecimento conta com muitos exemplos; o mais conhecido é o da *anemia falciforme*, uma alteração sanguínea específica dos negros, mas que, em virtude da miscigenação, pode ocorrer em pessoas de outra cor. Outro exemplo é a *hipertensão arterial*, que mostra comportamento evolutivo diferente nos pacientes de cor preta: além de ser mais frequente nesse grupo, a hipertensão arterial apresenta

---

Quadro 4.1 Elementos componentes da anamnese.

Identificação	Perfil sociodemográfico que possibilita a interpretação dos dados individuais do paciente e outros aspectos relacionados a ele
Queixa principal (QP)	É o motivo da consulta. Sintomas ou problemas que motivaram o paciente a procurar atendimento médico
História de doença atual (HDA)	Registro cronológico e detalhado do problema atual do paciente
Interrogatório sintomatológico (IS)	Avaliação dos sintomas de cada sistema corporal; permite complementar a HDA e avaliar práticas de promoção à saúde
Antecedentes pessoais e familiares	Avaliação do estado de saúde passado e presente do paciente, conhecendo os fatores pessoais e familiares que influenciam seu processo saúde-doença
Hábitos de vida (HV)	Documentar hábitos e estilo de vida do paciente, incluindo ingesta alimentar diária e usual, prática de exercícios, história ocupacional, uso de tabaco, consumo de bebidas alcoólicas e utilização de outras substâncias e drogas ilícitas
Condições socioeconômicas e culturais	Avaliar as condições de habitação do paciente, além de vínculos afetivos familiares, condições financeiras, atividades de lazer, filiação religiosa e crenças espirituais, bem como a escolaridade

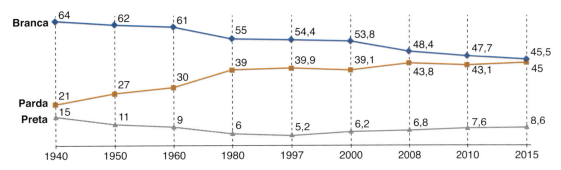

Figura 4.1 População brasileira de acordo com a cor da pele/raça/etnia. Os censos demográficos de 1940, 1950, 1960, 1980 e 1997 mostram a relevância da miscigenação no Brasil. Os brancos, que em 1940 representavam 64% da população, no censo de 1997 representavam 54,4%; enquanto isso, os pardos passaram de 21 para 39,9%, e os negros, de 15 para 5,2%. No censo de 2000, os dados pouco se alteraram (IBGE, 2000). Nos dados de 2008, 2010 e 2015 ocorreram pequenas alterações, praticamente igualando brancos e pardos. (IBGE, 2015.)

maior gravidade, com lesões renais mais intensas e maior incidência de acidentes vasculares encefálicos. Convém ressaltar que esses dados estão relacionados com os afrodescendentes no continente americano. Em contrapartida, pessoas de cor branca estão mais predispostas aos cânceres de pele.

Considerando o alto grau de miscigenação (Figura 4.1) da população brasileira, há necessidade de se ampliarem os estudos da influência étnica nas doenças prevalentes em nosso país, inclusive nos indivíduos de cor parda. O primeiro passo é o registro correto da cor da pele nos estudos epidemiológicos e nos prontuários médicos.

- **Estado civil**: registram-se as opções: casado(a), solteiro(a), divorciado(a), viúvo(a) e outros. Os outros podem ser: separado(a) – sem homologação do divórcio ou companheiro(a) – pessoa que vive em união estável. Não só os aspectos sociais referentes ao estado civil podem ser úteis ao examinador. Aspectos médico-trabalhistas e periciais podem estar envolvidos, e o conhecimento do estado civil passa a ser um dado valioso
- **Profissão**: é a atividade exercida pelo paciente, de forma profissional, e habilitada por um órgão legal competente. Exemplos: médico, professor, engenheiro, eletricista etc.
- **Ocupação atual/Local de trabalho**: a ocupação refere-se à atividade produtiva a que o paciente exerce, ao trabalho do dia a dia, suas atribuições. Exemplo: um profissional educador físico, que exerce, atualmente, a ocupação de *personal trainer* ou de preparador físico. Neste item também pode-se registrar casos especiais, em que o paciente não está exercendo suas atividades profissionais, devido a licença trabalhista ou aposentadoria.

Em certas ocasiões, existe uma relação direta entre o local de trabalho do indivíduo e a doença que lhe acometeu. Enquadram-se nessa categoria as chamadas doenças ocupacionais e os acidentes de trabalho. Por exemplo, indivíduos que trabalham em pedreiras ou minas podem sofrer uma doença pulmonar determinada pela presença de substâncias inaladas ao exercerem sua profissão; chama-se *pneumoconiose*, e é uma típica doença ocupacional. O indivíduo que sofre uma fratura ao cair de um andaime é vítima de um acidente de trabalho. Em ambos os casos, ao lado dos aspectos clínicos e cirúrgicos, surgem questões de caráter pericial ou médico-trabalhista.

Em outras situações, ainda que a ocupação não seja diretamente relacionada com a doença, o ambiente no qual o trabalho é executado poderá envolver fatores que agravam uma afecção preexistente. Assim, são os locais empoeirados ou enfumaçados que agravam os portadores de enfermidades broncopulmonares, como asma brônquica e doença pulmonar obstrutiva crônica (DPOC)

- **Naturalidade**: local onde o paciente nasceu
- **Procedência**: este item geralmente refere-se à residência anterior do paciente. Por exemplo, ao atender a um paciente que mora em Goiânia (GO), mas que anteriormente residiu em Belém (PA), deve-se registrar esta última localidade como a *procedência*.

Em casos de pacientes em trânsito (viagens de turismo, de negócios), a procedência confunde-se com a residência, dependendo do referencial. Por exemplo: no caso de um executivo que reside em São Paulo (SP) e faz uma viagem de negócios para Recife (PE), caso seja atendido em um hospital em Recife, sua procedência será São Paulo. Caso procure assistência médica logo depois de seu retorno a São Paulo (SP), sua procedência será Recife (PE).

O princípio de territorialização do Sistema Único de Saúde (SUS) trouxe uma nova conotação para o item procedência. Uma vez que os municípios brasileiros são divididos em territórios, o registro da *procedência territorial* é importante para questões financeiras do SUS

- **Residência**: anota-se a residência atual (nesse local deve ser incluído o endereço do paciente).

As doenças infecciosas e parasitárias se distribuem pelo mundo em função de vários fatores, como climáticos, hidrográficos e de altitude. Conhecer o local da residência é o primeiro passo nessa área. Além disso, deve-se lembrar de passagem que a população tem muita mobilidade e os movimentos migratórios influem de modo decisivo na epidemiologia de muitas doenças infecciosas e parasitárias.

É na *identificação* do paciente e, mais especificamente, no registro de sua *residência* que esses dados emergem para uso clínico.

Citemos como exemplos a doença de Chagas, a esquistossomose, a malária e a hidatidose. O conhecimento da distribuição geográfica dessas endemias é um elemento importante no diagnóstico

- **Nome da mãe**: anotar o nome da mãe do paciente é, hoje, uma regra bastante comum nos hospitais no sentido de diferenciar os pacientes homônimos

- **Nome do responsável, cuidador e/ou acompanhante**: o registro do nome do responsável, cuidador e/ou acompanhante de crianças, adolescentes, idosos, tutelados ou incapazes (p. ex., problemas de cognição) faz-se necessário para que se firme a relação de corresponsabilidade ética no processo de tratamento do paciente
- **Religião**: a religião à qual o paciente se filia tem relevância no processo saúde-doença. Alguns dados bastante objetivos, como a proibição à hemotransfusão em testemunhas de Jeová e o não uso de carnes pelos fiéis da Igreja Adventista, têm uma repercussão importante no planejamento terapêutico. Outros dados mais subjetivos podem influenciar a relação médico-paciente, uma vez que o médico usa em sua fala a pauta científica, que muitas vezes pode se contrapor à pauta religiosa pela qual o paciente compreende o mundo em que vive
- **Filiação a órgãos/instituições previdenciárias e planos de saúde**: ter conhecimento desse fato facilita o encaminhamento para exames complementares, outros especialistas ou mesmo a hospitais, nos casos de internação. O cuidado do médico em não onerar o paciente, buscando alternativas dentro do seu plano de saúde, é fator de suma importância na adesão ao tratamento proposto.

Queixa principal

Neste item, registra-se a *queixa principal* ou o *motivo* que levou o paciente a procurar o médico, repetindo, se possível, as expressões por ele utilizadas.

É uma afirmação breve e espontânea, geralmente um sinal ou um sintoma, nas próprias palavras da pessoa, que é o motivo da consulta. Geralmente, é uma anotação entre aspas para indicar que se trata das palavras exatas do paciente.

Não aceitar, tanto quanto possível, "rótulos diagnósticos" referidos à guisa de queixa principal. Assim, se o paciente disser que seu problema é "pressão alta" ou "menopausa", procurar-se-á esclarecer o sintoma que ficou subentendido sob uma outra denominação. Nem sempre existe uma correspondência entre a nomenclatura leiga e o significado exato do termo "científico" usado pelo paciente. Por isso, sempre se solicita a ele a tradução em linguagem corriqueira daquilo que sente. Contudo, algumas vezes é razoável o registro de um diagnóstico como queixa principal.

> É um verdadeiro risco tomar ao pé da letra os "diagnósticos" dos pacientes. Por comodidade, pressa ou ignorância, o médico pode ser induzido a aceitar, dando-lhes ares científicos, conclusões diagnósticas feitas pelos pacientes ou seus familiares. As consequências de tal procedimento podem ser muito desagradáveis. Não são poucos os indivíduos que perderam a oportunidade de submeter-se a um tratamento cirúrgico com probabilidade de cura para retirada de um câncer retal pelo fato de terem sugerido ao médico e este ter aceito o diagnóstico de "hemorroidas". Que o paciente tenha essa suspeita após observar sangue junto com as fezes é perfeitamente compreensível e aceitável. Imperdoável, sob qualquer pretexto, é o médico aceitar esse "diagnóstico" sem ter realizado um exame anorretal que possibilitaria o reconhecimento da neoplasia causadora daquele sangramento.

Às vezes, uma pessoa pode enumerar "vários motivos" para procurar assistência médica. O motivo mais importante pode não ser o que a pessoa enunciou primeiro. Para se obter a queixa principal, nesse caso, deve-se perguntar o que a levou a procurar atendimento médico ou o que mais a incomoda no momento.

Quando o paciente chega ao médico encaminhado por outro colega ou instituição médica, no item correspondente à "queixa principal" registra-se de modo especial o *motivo da consulta*. Por exemplo: para um jovem que teve vários surtos de moléstia reumática, com ou sem sequelas cardíacas, e que vai ser submetido a uma amigalectomia e é encaminhado ao clínico ou cardiologista para averiguação da existência de "atividade reumática" ou alteração cardiovascular que impeça a execução da operação proposta, registra-se, à guisa de queixa principal: "Avaliação pré-operatória de amigdalectomia. O paciente já teve vários surtos de moléstia reumática."

> **Dicas para o estudante**
> - Sugestões para obter a "queixa principal":
>   - "Qual o motivo da consulta?"
>   - "Por que o(a) senhor(a) me procurou?"
>   - "O que o(a) senhor(a) está sentindo?"
>   - "O que o(a) está incomodando?"
> - Exemplos de "queixa principal":
>   - "Dor de ouvido."
>   - "Dor no peito há 2 h."
>   - "Exame periódico para o trabalho."

História da doença atual

A *história da doença atual* (HDA) é um registro cronológico e detalhado do motivo que levou o paciente a procurar assistência médica, desde o seu início até a data atual.

A HDA, abreviatura já consagrada no linguajar médico, é a parte principal da anamnese e costuma ser a chave mestra para chegar ao diagnóstico.

Algumas histórias são simples e curtas, constituídas de poucos sintomas, facilmente dispostos em ordem cronológica e cujas relações entre si aparecem sem dificuldade. Outras histórias são longas, complexas e compostas de inúmeros sintomas cujas inter-relações não são fáceis de se encontrar.

> **Normas fundamentais para se obter uma HDA**
> - Permita ao paciente falar de sua doença
> - Determine o sintoma-guia
> - Descreva o sintoma-guia com suas características e analise-o minuciosamente
> - Use o sintoma-guia como fio condutor da história e estabeleça as relações das outras queixas com ele em ordem cronológica
> - Verifique se a história obtida tem começo, meio e fim
> - Não induza respostas
> - Apure evolução, exames e tratamentos realizados em relação à doença atual
> - Leia a história escrita por você para o paciente para que ele possa confirmar ou corrigir algum dado relatado, ou mesmo acrescentar alguma queixa esquecida.

Sintoma-guia

Designa-se como *sintoma-guia* o sintoma ou sinal que permite recompor a história da doença atual com mais facilidade e precisão; por exemplo: a febre na malária, a dor epigástrica na úlcera péptica, as convulsões na epilepsia, o edema na síndrome nefrótica, a diarreia na colite ulcerativa. Contudo, isso não significa que haja sempre um único e constante sintoma-guia para cada enfermidade. O encontro de um sintoma-guia é útil para todo médico, mas para o iniciante adquire especial utilidade; sem grandes conhecimentos médicos e sem experiência, acaba sendo a única maneira para ele reconstruir a história de uma doença.

Sintoma-guia não é necessariamente o mais antigo, mas tal atributo deve ser sempre levado em conta. Não é obrigatório que seja a primeira queixa relatada pelo paciente; porém, isso também não pode ser menosprezado. Nem é, tampouco, de maneira sistemática, o sintoma mais realçado pelo paciente. Na verdade, não existe uma regra fixa para determinar o sintoma-guia. Entre as muitas dificuldades existentes na realização da anamnese, uma delas é a fixação do sintoma-guia. Só a experiência, associada ao acúmulo de conhecimentos, propicia condições ideais para superá-la. Como orientação geral, o estudante deve escolher como sintoma-guia a queixa de mais longa duração, o sintoma mais salientado pelo paciente ou simplesmente começar pelo relato da "queixa principal".

O passo seguinte é determinar a época em que teve início aquele sintoma. A pergunta padrão pode ser: "Quando o senhor começou a sentir isso?". Nem sempre o paciente consegue se lembrar de datas exatas, mas, dentro do razoável, é indispensável estabelecer a época provável do início do sintoma. Nas doenças de início recente, os acontecimentos a elas relacionados ainda estão vivos na memória e será fácil recordá-los, ordenando-os cronologicamente. Afecções de longa duração e de começo insidioso com múltiplas manifestações causam maior dificuldade. Nesses casos mais complexos, é válido utilizar-se de certos artifícios, procurando relacionar o(s) sintoma(s) com eventos que não se esquecem (casamento, gravidez, mudanças, acidentes).

O terceiro passo consiste em investigar a maneira como evoluiu o sintoma. Muitas perguntas devem ser feitas, e cada sintoma tem suas características semiológicas. Constrói-se uma história clínica com base no modo como evoluem os sintomas.

Concomitantemente com a análise da evolução do sintoma-guia, o examinador estabelece as correlações e as inter-relações com outras queixas.

A análise do sintoma-guia e dos outros sintomas termina com a obtenção de informações sobre como eles estão no presente momento.

Visto em conjunto esse esquema para a confecção da anamnese, verifica-se que a meta almejada é obter uma história que tenha início, meio e fim. Fica claro, também, que cada história clínica bem feita tem um fio condutor. Apesar das dificuldades iniciais, o estudante deve esforçar-se para fazer uma história que tenha o sintoma-guia como espinha dorsal, enquanto os outros sintomas se articulam com ele para formar um conjunto compreensível e lógico. Esta é a base do raciocínio clínico.

As primeiras histórias são sempre repletas de omissões porque faltam ao estudante conhecimentos sobre as doenças. Espera-se apenas que ele consiga delinear a "espinha dorsal" da história e que, com o passar do tempo, torne-se capaz de conseguir a reconstituição exata de uma história, por mais complexa que seja.

No Capítulo 6, *Sinais e Sintomas*, estão descritos, de maneira objetiva, os sinais e sintomas pelos quais as doenças se manifestam.

Esquema para análise de um sintoma

Os elementos que compõem o esquema para análise de qualquer sintoma (Quadro 4.2) são:

- Início
- Características do sintoma
- Fatores de melhora ou piora
- Relação com outras queixas
- Evolução
- Situação atual.

Interrogatório sintomatológico

Essa parte da anamnese, denominada também *anamnese especial* ou *revisão dos sistemas*, constitui, na verdade, um complemento da história da doença atual.

O *interrogatório sintomatológico* documenta a presença ou ausência de sintomas comuns relacionados com cada um dos principais sistemas corporais.

De um modo geral, uma HDA bem feita deixa pouca coisa para o interrogatório sintomatológico (IS), que é, entretanto, elemento indispensável no conjunto do exame clínico. Pode-se dizer mesmo que este só estará concluído quando um interrogatório sintomatológico, abrangendo todos os sistemas do organismo, tiver sido adequada e corretamente executado.

A principal utilidade prática do interrogatório sintomatológico reside no fato de permitir ao médico levantar possibilidades e reconhecer enfermidades que não guardam relação com o quadro sintomatológico registrado na HDA. Por exemplo: o relato de um paciente conduziu ao diagnóstico de úlcera péptica e, no IS, houve referência a edema dos membros inferiores. Esse sintoma pode despertar uma nova hipótese diagnóstica que vai culminar, por exemplo, no encontro de uma cirrose.

Em outras ocasiões, é no interrogatório sintomatológico que se origina a suspeita diagnóstica mais importante. Essa possibilidade pode ser ilustrada com o caso de um paciente que procurou o médico concentrando a sua preocupação em uma impotência sexual. Ao ser feita a revisão dos sistemas, vieram à tona os sintomas *polidipsia, poliúria* e *emagrecimento*, queixas às quais o paciente não havia dado a menor importância. No entanto, a partir delas o médico levantou a suspeita da enfermidade principal daquele paciente – o diabetes melito.

Além disso, é comum o paciente não relatar um ou outro sintoma durante a elaboração da história da doença atual. Tais omissões não querem dizer, necessariamente, que tudo foi informado. Simples esquecimento ou medo inconsciente de determinados diagnósticos podem levar o paciente a não se referir a padecimentos de valor crucial para chegar a um diagnóstico.

Importância da promoção à saúde

Boxe

Outra importante função do interrogatório sintomatológico é avaliar práticas de promoção à saúde. Enquanto se avalia o estado de saúde passado e presente de cada sistema corporal, aproveita-se para promover saúde, orientando e esclarecendo o paciente sobre maneiras de prevenir doenças e evitar riscos à saúde.

Quadro 4.2 Esquema para análise de um sintoma.

Como avaliar o sintoma		Exemplo: dor
Início	Deve ser caracterizado com relação à época de aparecimento. Se foi de início súbito ou gradativo, se teve fator desencadeante ou não	Médico: "Quando a dor surgiu?" Paciente: "Há 3 dias." Médico: "Como ela começou?" Paciente: "De repente, depois que peguei um saco de cimento."
Características do sintoma	Definir localização, duração, intensidade, frequência, tipo, ou seja, características próprias a depender do sintoma	Médico: "Onde dói?" Paciente: "A dor é no peito, do lado direito, na frente." Médico: "A dor irradia? Ela 'anda'?" Paciente: "A dor vai para as costas." Médico: "Quanto tempo dura?" Paciente: "O tempo todo, não para." Médico: "Como é essa dor?" Paciente: "É uma dor forte, em pontada."
Fatores de melhora ou piora	Definir quais fatores melhoram e pioram o sintoma, como, por exemplo, fatores ambientais, posição, atividade física ou repouso, alimentos ou uso de medicamentos	Médico: "O que melhora a dor?" Paciente: "Melhora quando eu deito do lado direito." Médico: "O que piora a dor?" Paciente: "A dor piora quando faço esforço físico e à noite quando esfria o tempo."
Relação com outras queixas	Registrar se existe alguma manifestação ou queixa que acompanhe o sintoma, geralmente relacionado com o segmento anatômico ou funcional acometido pelo sintoma	Médico: "Você está tossindo?" Paciente: "Não." Médico: "Você tem falta de ar?" Paciente: "Eu sinto um pouco de falta de ar sim."
Evolução	Registrar o comportamento do sintoma ao longo do tempo, relatando modificações das características e influência de tratamentos efetuados	Médico: "Essa dor se modificou nestes 3 dias?" Paciente: "Ontem eu tomei uma analgésico e a dor melhorou, mas é só o efeito do remédio acabar que a dor volta."
Situação atual	Registrar como o sintoma está no momento da anamnese também é importante	Médico: "Como está a dor agora?" Paciente: "Agora a dor está muito forte e está dificultando minha respiração. Nada mais melhora. Preciso de ajuda."

A única maneira de realizar uma boa anamnese especial, particularmente nessa fase de iniciação clínica, é seguir um esquema rígido, constituído de um conjunto de perguntas que correspondam a todos os sintomas indicativos de alterações dos vários aparelhos do organismo. Mais ainda: para tirar o máximo proveito das atividades práticas, o estudante registrará os sintomas presentes e os negados pelo paciente.

A simples citação de uma queixa tem algum valor; porém, muito mais útil é o registro das suas características semiológicas fundamentais.

Boxe

Embora o IS seja a parte mais longa da anamnese e pareça ao estudante algo cansativo cumpre ressaltar que:

✓ A proposta de atender ao paciente de maneira holística inclui o conhecimento de todos os sistemas corporais em seus sintomas e na dimensão da promoção da saúde

✓ Pensando no paciente como um ser mutável e em desenvolvimento, é necessário que se registre o estado atual de todo o seu organismo, para se ter um parâmetro no caso de futuras queixas e adoecimento.

Por exemplo: se, na primeira consulta, o paciente não se queixou de nenhum sintoma referente ao sistema respiratório e, ao retornar após 2 meses, relata tosse com escarros amarelados e dispneia, o médico pode ter uma ideia clara do aparecimento de uma nova doença

✓ Muitas vezes, o adoecimento de um sistema corporal tem correlação com outro sistema, e há necessidade de tal conhecimento para adequar a proposta terapêutica. Um exemplo é a hipertensão arterial, em que pode existir comprometimento dos sistemas cardiovascular, renal, nervoso e endócrino.

Sistematização do interrogatório sintomatológico

Não é fácil sintetizar o interrogatório sintomatológico quando se tem como permanente preocupação uma visão global do paciente. Sem dúvida, a melhor maneira é levar em conta os segmentos do corpo, mas os sistemas do organismo abrangem quase sempre mais de um segmento. A solução é conciliar as duas coisas, reunindo em cada segmento os órgãos de diferentes aparelhos, quando isso for possível. Os sistemas que não se enquadram nesse esquema são investigados em sequência.

No início do aprendizado clínico são muitas as dificuldades, desde a incompreensão dos termos usados pelos pacientes até a escassez de conhecimentos clínicos, além do longo tempo necessário para fazer o interrogatório sintomatológico. Mas é um exercício imprescindível no aprendizado do método clínico. À medida que se adquire experiência, pode-se simplificar de modo a adaptá-lo às circunstâncias em que o exame clínico é realizado. O domínio do método clínico exige um esforço especial nessa fase; porém, a chave do problema está no exame do maior número possível de pacientes, seguindo-se a sistematização proposta a seguir:

1. Sintomas gerais
2. Pele e fâneros
3. Cabeça e pescoço
4. Tórax
5. Abdome
6. Sistema geniturinário
7. Sistema hemolinfopoético
8. Sistema endócrino

9. Coluna vertebral, ossos, articulações e extremidades
10. Músculos
11. Artérias, veias, linfáticos e microcirculação
12. Sistema nervoso
13. Exame psíquico e avaliação das condições emocionais.

> **Boxe**
>
> O Capítulo 6, *Sinais e Sintomas,* deve ser consultado frequentemente para conhecimentos adicionais sobre as manifestações clínicas das doenças.

▶ Sintomas gerais

Febre. Sensação de aumento da temperatura corporal acompanhada ou não de outros sintomas quando então caracteriza-se a síndrome febril (cefaleia, calafrios, sede etc.).

Astenia. Sensação de fraqueza.

Alterações do peso. Especificar perda ou ganho de peso, quantos quilos, intervalo de tempo e motivo (dieta, estresse, outros fatores).

Sudorese. Eliminação abundante de suor. Generalizada ou predominante nas mãos e pés.

Calafrios. Sensação momentânea de frio com ereção de pelos e arrepiamento da pele. Relação com febre.

Cãibras. Contrações involuntárias de um músculo ou grupo muscular.

▶ Pele e fâneros

Alterações da pele. Cor, textura, umidade, temperatura, sensibilidade, prurido, lesões.

Alterações dos fâneros. Queda de cabelos, pelos faciais em mulheres, alterações nas unhas.

✔ **Promoção da saúde.** Exposição solar (hora do dia, uso de protetor solar); cuidados com pele e cabelos (bronzeamento artificial, tinturas).

▶ Cabeça e pescoço

Crânio, face e pescoço

Dor. Localizar o mais corretamente possível a sensação dolorosa. A partir daí, indaga-se sobre as outras características semiológicas da dor.

Alterações do pescoço. Dor, tumorações, alterações dos movimentos, pulsações anormais.

Olhos

Diminuição ou perda da visão. Uni ou bilateral, súbita ou gradual, relação com a intensidade da iluminação, visão noturna, correção (parcial ou total) com óculos ou lentes de contato.

Dor ocular e cefaleia. Bem localizada pelo paciente ou de localização imprecisa no globo ocular.

Sensação de corpo estranho. Sensação desagradável quase sempre acompanhada de dor.

Prurido. Sensação de coceira.

Queimação ou ardência. Acompanhando ou não a sensação dolorosa.

Lacrimejamento. Eliminação de lágrimas, independentemente do choro.

Sensação de olho seco. Sensação de secura, como se o olho não tivesse lágrimas.

Xantopsia, iantopsia e cloropsia. Visão amarelada, violeta e verde, respectivamente.

Diplopia. Visão dupla, constante ou intermitente.

Fotofobia. Hipersensibilidade à luz.

Nistagmo. Movimentos repetitivos rítmicos dos olhos, tipo de nistagmo.

Escotomas. Manchas ou pontos escuros no campo visual, descritos como manchas, moscas que voam diante dos olhos ou pontos luminosos.

Secreção. Líquido purulento que recobre as estruturas externas do olho.

Vermelhidão. Presença de congestão de vasos na esclerótica.

Alucinações visuais. Sensação de luz, cores ou reproduções de objetos.

✔ **Promoção da saúde.** Uso de óculos ou lentes de contato, último exame oftálmico.

Ouvidos

Dor. Localizada ou irradiada de outra região.

Otorreia. Saída de líquido pelo ouvido.

Otorragia. Perda de sangue pelo canal auditivo, relação com traumatismo.

Distúrbios da acuidade auditiva. Perda parcial ou total da audição, uni ou bilateral; início súbito ou progressivo.

Zumbidos. Sensação subjetiva de diferentes tipos de ruídos (campainha, grilos, apito, chiado, cachoeira, jato de vapor, zunido).

Vertigem e tontura. Sensação de estar girando em torno dos objetos (vertigem subjetiva) ou os objetos girando em torno de si (vertigem objetiva).

✔ **Promoção da saúde.** Uso de aparelhos auditivos; exposição a ruídos ambientais; uso de equipamentos de proteção individual (EPI); limpeza do pavilhão auditivo (cotonetes, outros objetos, pelo médico).

Nariz e cavidades paranasais

Prurido. Pode resultar de doença local ou sistêmica.

Dor. Localizada no nariz ou na face. Verificar todas as características semiológicas da dor.

Espirros. Isolados ou em crises. Indagar em que condições ocorrem, procurando detectar locais ou substâncias relacionados com os espirros.

Obstrução nasal. Rinorreia; aspecto do corrimento (aquoso, purulento, sanguinolento); cheiro.

Corrimento nasal. Aspecto do corrimento (aquoso, purulento, sanguinolento).

Epistaxe. Hemorragia nasal.

Dispneia. Falta de ar.

Diminuição do olfato. Diminuição (hiposmia) ou abolição (anosmia).

Aumento do olfato. Transitório ou permanente.

Alterações do olfato. Percepção anormal de cheiros.

Cacosmia. Consiste em sentir mau cheiro, sem razão para tal.

48 Exame Clínico

Parosmia. Perversão do olfato.

Alterações da fonação. Voz anasalada (rinolalia).

CAVIDADE BUCAL E ANEXOS

Alterações do apetite. Polifagia ou hiperorexia; inapetência ou anorexia; perversão do apetite (geofagia ou outros tipos).

Sialose. Excessiva produção de secreção salivar.

Halitose. Mau hálito.

Dor. Dor de dente, nas glândulas salivares, na língua (glossalgia), na articulação temporomandibular. Trismo.

Ulcerações/Sangramento. Causa local ou doença do sistema hemopoético.

✔ Promoção da saúde. Escovação de dentes e língua (vezes/dia); último exame odontológico.

FARINGE

Dor de garganta. Espontânea ou provocada pela deglutição. Verificar todas as características semiológicas da dor.

Dispneia. Dificuldade para respirar relacionada com a faringe.

Disfagia. Dificuldade de deglutir localizada na bucofaringe (disfagia alta).

Tosse. Seca ou produtiva.

Halitose. Mau hálito.

Pigarro. Ato de raspar a garganta.

Ronco. Pode estar associado à apneia do sono.

LARINGE

Dor. Espontânea ou à deglutição. Verificar as outras características semiológicas da dor.

Dispneia. Dificuldade para respirar.

Alterações da voz. Disfonia; afonia; voz lenta e monótona; voz fanhosa ou anasalada.

Tosse. Seca ou produtiva; tosse rouca; tosse bitonal.

Disfagia. Disfagia alta.

Pigarro. Ato de raspar a garganta.

✔ Promoção da saúde. Cuidados com a voz (gargarejos, produtos utilizados).

TIREOIDE E PARATIREOIDES

Dor. Espontânea ou à deglutição. Verificar as outras características semiológicas.

Outras alterações. Nódulo, bócio, rouquidão, dispneia, disfagia.

VASOS E LINFONODOS

Dor. Localização e outras características semiológicas.

Adenomegalias. Localização e outras características semiológicas.

Pulsações e turgência jugular.

▶ Tórax

PAREDE TORÁCICA

Dor. Localização e demais características semiológicas, em particular a relação da dor com os movimentos do tórax.

Alterações da forma do tórax. Alterações localizadas na caixa torácica como um todo.

Dispneia. Relacionada com dor ou alterações da configuração do tórax.

MAMAS

Dor. Relação com a menstruação e outras características semiológicas.

Nódulos. Localização e evolução; modificações durante o ciclo menstrual.

Secreção mamilar. Uni ou bilateral, espontânea ou provocada; aspecto da secreção.

✔ Promoção da saúde. Autoexame mamário; última mamografia/ USG (mulheres ≥ 40 anos).

TRAQUEIA, BRÔNQUIOS, PULMÕES E PLEURAS

Dor. Localização e outras características semiológicas.

Tosse. Seca ou com expectoração. Frequência, intensidade, tonalidade, relação com o decúbito, período em que predomina.

Expectoração. Volume, cor, odor, aspecto e consistência. Tipos de expectoração: mucoide, serosa, purulenta, mucopurulenta, hemoptoica.

Hemoptise. Eliminação de sangue pela boca, através da glote, proveniente dos brônquios ou pulmões. Obter os dados para diferenciar a hemoptise da epistaxe e da hematêmese.

Vômica. Eliminação súbita, através da glote, de quantidade abundante de pus ou líquido de aspecto mucoide ou seroso.

Dispneia. Relação com esforço ou decúbito; instalação súbita ou gradativa; relação com tosse ou chieira; tipo de dispneia.

Chieira. Ruído sibilante percebido pelo paciente durante a respiração; relação com tosse e dispneia; uni ou bilateral; horário em que predomina.

Cornagem. Ruído grave provocado pela passagem do ar pelas vias respiratórias altas reduzidas de calibre.

Estridor. Respiração ruidosa, algo parecido com cornagem.

Tiragem. Aumento da retração dos espaços intercostais.

DIAFRAGMA E MEDIASTINO

Dor. Localização e demais características semiológicas.

Soluço. Contrações espasmódicas do diafragma, concomitantes com o fechamento da glote, acompanhadas de um ruído rouco. Isolados ou em crises.

Dispneia. Dificuldade respiratória.

Sintomas de compressão. Relacionados com o comprometimento do simpático, do nervo recorrente, do frênico, das veias cavas, das vias respiratórias e do esôfago.

✔ Promoção da saúde. Exposição a alergênios (qual); última radiografia de tórax.

CORAÇÃO E GRANDES VASOS

Dor. Localização e outras características semiológicas; dor isquêmica (angina do peito e infarto do miocárdio); dor da pericardite; dor de origem aórtica; dor de origem psicogênica.

Palpitações. Percepção incômoda dos batimentos cardíacos; tipo de sensação, horário de aparecimento, modo de instalação e desaparecimento; relação com esforço ou outros fatores desencadeantes.

Dispneia. Relação com esforço e decúbito; dispneia paroxística noturna; dispneia periódica ou de Cheyne-Stokes.

Intolerância aos esforços. Sensação desagradável ao fazer esforço físico.

Tosse e expectoração. Tosse seca ou produtiva; relação com esforço e decúbito; tipo de expectoração (serosa, serossanguinolenta).

Chieira. Relação com dispneia e tosse: horário em que predomina.

Hemoptise. Quantidade e características do sangue eliminado. Obter dados para diferenciar da epistaxe e da hematêmese.

Desmaio e síncope. Perda súbita e transitória, parcial ou total, da consciência; situação em que ocorreu; duração; manifestações que antecederam o desmaio e que vieram depois.

Alterações do sono. Insônia; sono inquieto.

Cianose. Coloração azulada da pele; época do aparecimento (desde o nascimento ou surgiu tempos depois); intensidade; relação com choro e esforço.

Edema. Época em que apareceu; como evoluiu, região em que predomina.

Astenia. Sensação de fraqueza.

Posição de cócoras. O paciente fica agachado, apoiando as nádegas nos calcanhares.

✔ Promoção da saúde. Exposição a fatores estressantes; último *check-up* cardiológico.

ESÔFAGO

Disfagia. Dificuldade à deglutição; disfagia alta (bucofaríngea); disfagia baixa (esofágica).

Odinofagia. Dor retroesternal durante a deglutição.

Dor. Independente da deglutição.

Pirose. Sensação de queimação retroesternal; relação com a ingestão de alimentos ou medicamentos; horário em que aparece.

Regurgitação. Volta à cavidade bucal de alimento ou de secreções contidas no esôfago ou no estômago.

Eructação. Relação com a ingestão de alimentos ou com alterações emocionais.

Soluço. Horário em que aparece; isolado ou em crise; duração.

Hematêmese. Vômito de sangue; características do sangue eliminado; diferenciar de epistaxe e de hemoptise.

Sialose (sialorreia ou ptialismo). Produção excessiva de secreção salivar.

▶ **Abdome**

O interrogatório sobre os sintomas das doenças abdominais inclui vários sistemas, mas, por comodidade, é melhor nos restringirmos aos órgãos do sistema digestivo. Os outros órgãos localizados no abdome devem ser analisados separadamente, reunindo-se o sistema urinário com os órgãos genitais, o sistema endócrino e o hemolinfopoético.

PAREDE ABDOMINAL

Dor. Localização e outras características semiológicas.

Alterações da forma e do volume. Crescimento do abdome; hérnias; tumorações.

ESTÔMAGO

Dor. Localização na região epigástrica; outras características semiológicas.

Náuseas e vômitos. Horário em que aparecem; relação com a ingestão de alimentos; aspecto dos vômitos.

Dispepsia. Conjunto de sintomas constituído de desconforto epigástrico, empanzinamento, sensação de distensão por gases, náuseas, intolerância a determinados alimentos.

Pirose. Sensação de queimação retroesternal.

INTESTINO DELGADO

Diarreia. Duração; volume; consistência, aspecto e cheiro das fezes.

Esteatorreia. Aumento da quantidade de gorduras excretadas nas fezes.

Dor. Localização, contínua ou em cólicas.

Distensão abdominal, flatulência e dispepsia. Relação com ingestão de alimentos.

Hemorragia digestiva. Aspecto "em borra de café" (melena) ou sangue vivo (enterorragia).

CÓLON, RETO E ÂNUS

Dor. Localização abdominal ou perianal; outras características semiológicas; tenesmo.

Diarreia. Diarreia baixa; aguda ou crônica; disenteria.

Obstipação intestinal. Duração; aspecto das fezes.

Sangramento anal. Relação com a defecação.

Prurido. Intensidade; horário em que predomina.

Distensão abdominal. Sensação de gases no abdome.

Náuseas e vômitos. Aspecto do vômito; vômitos fecaloides.

FÍGADO E VIAS BILIARES

Dor. Dor contínua ou em cólica; localização no hipocôndrio direito; outras características semiológicas.

Icterícia. Intensidade; duração e evolução; cor da urina e das fezes; prurido.

PÂNCREAS

Dor. Localização (epigástrica) e demais características semiológicas.

Icterícia. Intensidade; duração e evolução; cor da urina e das fezes; prurido.

Diarreia e esteatorreia. Características das fezes.

Náuseas e vômitos. Tipo de vômito.

✔ Promoção da saúde. Uso de antiácidos, laxantes ou "chás digestivos".

▶ **Sistema geniturinário**

RINS E VIAS URINÁRIAS

Dor. Localização e demais características semiológicas.

Alterações miccionais. Incontinência; hesitação; modificações do jato urinário; retenção urinária.

Alterações do volume e do ritmo urinário. Oligúria; anúria; poliúria; disúria; noctúria; urgência; polaciúria.

Alterações da cor da urina. Urina turva; hematúria; hemoglobinúria; mioglobinúria; porfirinúria.

Alterações do cheiro da urina. Mau cheiro.

Dor. Dor lombar e no flanco e demais características semiológicas; dor vesical; estrangúria; dor perineal.

Edema. Localização; intensidade; duração.

Febre. Calafrios associados.

ÓRGÃOS GENITAIS MASCULINOS

Lesões penianas. Úlceras, vesículas (herpes, sífilis, cancro mole).

Nódulos nos testículos. Tumor, varicocele.

Distúrbios miccionais. Ver *Rins e vias urinárias*.

Dor. Testicular; perineal; lombossacra; características semiológicas.

Priapismo. Ereção persistente, dolorosa, sem desejo sexual.

Hemospermia. Presença de sangue no esperma.

Corrimento uretral. Aspecto da secreção.

Disfunções sexuais. Disfunção erétil; ejaculação precoce; ausência de ejaculação, anorgasmia, diminuição da libido, síndromes por deficiência de hormônios testiculares (síndrome de Klinefelter, puberdade atrasada).

✔ *Promoção da saúde.* Autoexame testicular; último exame prostático ou PSA; uso de preservativos.

ÓRGÃOS GENITAIS FEMININOS

Ciclo menstrual. Data da primeira menstruação; duração dos ciclos subsequentes.

Distúrbios menstruais. Polimenorreia; oligomenorreia; amenorreia; hipermenorreia; hipomenorreia; menorragia; dismenorreia.

Tensão pré-menstrual. Cólicas; outros sintomas.

Hemorragias. Relação com o ciclo menstrual.

Corrimento. Quantidade; aspecto; relação com as diferentes fases do ciclo menstrual.

Prurido. Localizado na vulva.

Disfunções sexuais. Dispareunia; frigidez; diminuição da libido; anorgasmia.

Menopausa e climatério. Idade em que ocorreu a menopausa; fogachos ou ondas de calor; insônia.

Alterações endócrinas. Amenorreia; síndrome de Turner.

✔ *Promoção da saúde.* Último exame ginecológico; último Papanicolaou; uso de preservativos; terapia de reposição hormonal.

▶ Sistema hemolinfopoético

Astenia. Instalação lenta ou progressiva.

Hemorragias. Petéquias; equimoses; hematomas; gengivorragia; hematúria; hemorragia digestiva.

Adenomegalias. Localizadas ou generalizadas; sinais flogísticos; fistulização.

Febre. Tipo da curva térmica.

Esplenomegalia e hepatomegalia. Época do aparecimento; evolução.

Dor. Bucofaringe; tórax; abdome; articulações; ossos.

Icterícia. Cor das fezes e da urina.

Manifestações cutâneas. Petéquias; equimoses; palidez; prurido; eritemas; pápulas; herpes.

Sintomas osteoarticulares.

Sintomas cardiorrespiratórios.

Sintomas gastrintestinais.

Sintomas geniturinários.

Sintomas neurológicos.

▶ Sistema endócrino

O interrogatório dos sintomas relacionados com as glândulas endócrinas abrange o organismo como um todo, desde os sintomas gerais até o psíquico, mas há interesse em caracterizar um grupo de manifestações clínicas diretamente relacionadas com cada glândula para desenvolver a capacidade de reconhecimento, pelo clínico geral, dessas enfermidades.

HIPOTÁLAMO E HIPÓFISE

Alterações do desenvolvimento físico. Nanismo, gigantismo, acromegalia.

Alterações do desenvolvimento sexual. Puberdade precoce; puberdade atrasada.

Outras alterações. Galactorreia; síndromes poliúricas; alterações visuais.

TIREOIDE

Alterações locais. Dor; nódulo; bócio; rouquidão; dispneia; disfagia.

Manifestações de hiperfunção. Hipersensibilidade ao calor; aumento da sudorese; perda de peso; taquicardia; tremor; irritabilidade; insônia; astenia; diarreia; exoftalmia.

Manifestações de hipofunção. Hipersensibilidade ao frio; diminuição da sudorese; aumento do peso; obstipação intestinal; cansaço facial; apatia; sonolência; alterações menstruais; ginecomastia; unhas quebradiças; pele seca; rouquidão; macroglossia; bradicardia.

PARATIREOIDES

Manifestações de hiperfunção. Emagrecimento; astenia; parestesias; cãibras; dor nos ossos e nas articulações; arritmias cardíacas; alterações ósseas; raquitismo; osteomalacia; tetania.

Manifestações de hipofunção. Tetania; convulsões; queda de cabelos; unhas frágeis e quebradiças; dentes hipoplásicos; catarata.

SUPRARRENAIS

Manifestações por hiperprodução de glicocorticoides. Aumento de peso; fácies "de lua cheia"; acúmulo de gordura na face, região cervical e dorso; fraqueza muscular; poliúria; polidipsia; irregularidade menstrual; infertilidade; hipertensão arterial.

Manifestações por diminuição de glicocorticoides. Anorexia; náuseas e vômitos; astenia; hipotensão arterial; hiperpigmentação da pele e das mucosas.

Aumento de produção de mineralocorticoides. Hipertensão arterial; astenia; cãibras; parestesias.

Aumento da produção de esteroides sexuais. Pseudopuberdade precoce; hirsutismo; virilismo.

Aumento de produção de catecolaminas. Crises de hipertensão arterial, cefaleia, palpitações, sudorese.

GÔNADAS

Alterações locais e em outras regiões corporais indicativas de anormalidades da função endócrina.

▶ Coluna vertebral, ossos, articulações e extremidades

Neste item, além do sistema locomotor, serão analisados órgãos pertencentes a outros sistemas pela sua localização nas extremidades.

COLUNA VERTEBRAL

Dor. Localização cervical, dorsal, lombossacra; relação com os movimentos; demais características semiológicas.

Rigidez pós-repouso. Tempo de duração após iniciar as atividades.

OSSOS

Dor. Localização e demais características semiológicas.

Deformidades ósseas. Caroços; arqueamento do osso; rosário raquítico.

ARTICULAÇÕES

Dor. Localização e demais características semiológicas.

Rigidez pós-repouso. Pela manhã.

Sinais inflamatórios. Edema, calor, rubor e dor.

Crepitação articular. Localização.

Manifestações sistêmicas. Febre; astenia; anorexia; perda de peso.

BURSAS E TENDÕES

Dor. Localização e demais características semiológicas.

Limitação de movimento. Localização; grau de limitação.

MÚSCULOS

Fraqueza muscular. Segmentar; generalizada; evolução no decorrer do dia.

Dificuldade para andar ou para subir escadas.

Atrofia muscular. Localização.

Dor. Localização e demais características semiológicas; cãibras.

Cãibras. Dor acompanhada de contração muscular.

Espasmos musculares. Miotonia; tétano.

▶ Artérias, veias, linfáticos e microcirculação

ARTÉRIAS

Dor. Claudicação intermitente; dor de repouso.

Alterações da cor da pele. Palidez, cianose, rubor, fenômeno de Raynaud.

Alterações da temperatura da pele. Frialdade localizada.

Alterações tróficas. Atrofia da pele, diminuição do tecido subcutâneo, queda de pelos, alterações ungueais, calosidades, ulcerações, edema, sufusões hemorrágicas, bolhas e gangrena.

Edema. Localização; duração e evolução.

VEIAS

Dor. Tipo de dor; fatores que a agravam ou aliviam.

Edema. Localização. Duração e evolução.

Alterações tróficas. Hiperpigmentação, celulite, eczema, úlceras, dermatofibrose.

LINFÁTICOS

Dor. Localização no trajeto do coletor linfático e/ou na área do linfonodo correspondente.

Edema. Instalação insidiosa. Lesões secundárias ao edema de longa duração (hiperqueratose, lesões verrucosas, elefantíase).

MICROCIRCULAÇÃO

Alterações da coloração e da temperatura da pele. Acrocianose; livedo reticular; fenômeno de Raynaud; eritromegalia; palidez.

Alterações da sensibilidade. Sensação de dedo morto, hiperestesia, dormências e formigamentos.

✔ **Promoção da saúde.** Cuidados com a postura; hábito de levantar peso; movimentos repetitivos; uso de saltos muito altos; prática de ginástica laboral.

▶ Sistema nervoso

Distúrbios da consciência. Obnubilação; estado de coma.

Dor de cabeça e na face. Localização e outras características semiológicas.

Tontura e vertigem. Sensação de rotação (vertigem); sensação de iminente desmaio; sensação de desequilíbrio; sensação desagradável na cabeça.

Convulsões. Localizadas ou generalizadas, tônicas ou clônicas; manifestações ocorridas antes (pródromos) e depois das convulsões.

Ausências. Breves períodos de perda da consciência.

Automatismos. Tipos.

Amnésia. Perda da memória, transitória ou permanente; relação com traumatismo craniano e com ingestão de bebidas alcoólicas.

Distúrbios visuais. Ambliopia; amaurose; hemianopsia; diplopia.

Distúrbios auditivos. Hipocusia; acusia; zumbidos.

Distúrbios da marcha. Disbasia.

Distúrbios da motricidade voluntária e da sensibilidade. Paresias, paralisias, parestesias, anestesias.

Distúrbios esfincterianos. Bexiga neurogênica; incontinência fecal.

Distúrbios do sono. Insônia; sonolência; sonilóquio; pesadelos; terror noturno; sonambulismo; briquismo; movimentos rítmicos da cabeça; enurese noturna.

Distúrbios das funções cerebrais superiores. Disfonia; disartria; dislalia; disritmolalia; dislexia; disgrafia; afasia; distúrbios das gnosias; distúrbios das praxias (ver também Capítulo 7, *Exame Psíquico e Avaliação das Condições Emocionais*).

✔ **Promoção da saúde.** Uso de andadores, bengalas ou cadeira de rodas; fisioterapia.

▶ **Exame psíquico e avaliação das condições emocionais** (ver Capítulo 7, *Exame Psíquico e Avaliação das Condições Emocionais*)

Consciência. Alterações quantitativas (normal, obnubilação, perda parcial ou total da consciência) e qualitativas.

Atenção. Nível de atenção e outras alterações.

Orientação. Orientação autopsíquica (capacidade de uma pessoa saber quem ela é), orientação no tempo e no espaço. Dupla orientação, despersonalização, dupla personalidade, perda do sentimento de existência.

Pensamento. Pensamento normal ou pensamento fantástico, pensamento maníaco, pensamento inibido, pensamento esquizofrênico, desagregação do pensamento, bloqueio do pensamento, ambivalência, perseveração, pensamentos subtraídos, sonorização do pensamento, pensamento incoerente, pensamento prolixo, pensamento oligofrênico, pensamento demencial, ideias delirantes, fobias, obsessões, compulsões.

Memória. Capacidade de recordar. Alterações da memória de fixação e de evocação. Memória recente e remota. Alterações qualitativas da memória.

Inteligência. Capacidade de adaptar o pensamento às necessidades do momento presente ou de adquirir novos conhecimentos. Déficit intelectual.

Sensopercepção. Capacidade de uma pessoa apreender as impressões sensoriais. Ilusões. Alucinações.

Vontade. Disposição para agir a partir de uma escolha ou decisão; perda da vontade; negativismo; atos impulsivos.

Psicomotricidade. Expressão objetiva da vida psíquica nos gestos e movimentos; alterações da psicomotricidade; estupor.

Afetividade. Compreende um conjunto de vivências, incluindo sentimentos complexos; humor ou estado de ânimo; exaltação e depressão do humor.

Comportamento. Importante questionar comportamentos inadequados e antissociais. Idosos podem apresentar comportamentos sugestivos de quadros demenciais.

Outros. Questionar também sobre alucinações visuais e auditivas, atos compulsivos, pensamentos obsessivos recorrentes, exacerbação da ansiedade, sensação de angústia e de medo constante, dificuldade em ficar em ambientes fechados (claustrofobia) ou em ambientes abertos (agorafobia), onicofagia (hábito de roer as unhas), tricofagia (hábito de comer cabelos), tiques e vômitos induzidos.

Dicas para o estudante

- Antes de iniciar o interrogatório sistematológico (IS), explique ao paciente que você irá fazer questionamentos sobre todos os sistemas corporais (revisão "da cabeça aos pés"), mesmo não tendo relação com o sistema que o motivou a procurá-lo. Assim, você terá preparado o paciente para a série de perguntas que compõe o IS
- Inicie a avaliação de cada sistema corporal com essas perguntas gerais. Exemplos: "Como estão seus olhos e visão?", "Como anda sua digestão?" ou "Seu intestino funciona regularmente?". A resposta permitirá que você, se necessário, passe para perguntas mais específicas, e, assim, detalhe a queixa
- Não induza respostas com perguntas que afirmam ou neguem o sintoma, como por exemplo: "O senhor está com falta de ar, não é?" ou "O senhor não está com falta de ar, não é mesmo?". Nesse caso, o correto é apenas questionar: "O senhor sente falta de ar?"

Antecedentes pessoais e familiares

A investigação dos antecedentes não pode ser esquematizada rigidamente. É possível e útil, entretanto, uma sistematização que sirva como roteiro e diretriz de trabalho.

Antecedentes pessoais

Considera-se avaliação do estado de saúde passado e presente do paciente, conhecendo fatores pessoais e familiares que influenciam seu processo saúde-doença.

Nos indivíduos de baixa idade, a análise dos antecedentes pessoais costuma ser feita com mais facilidade do que em outras faixas etárias.

Às vezes, uma hipótese diagnóstica leva o examinador a uma indagação mais minuciosa de algum aspecto da vida pregressa. Por exemplo: ao encontrar-se uma cardiopatia congênita, investiga-se a possível ocorrência de rubéola na mãe durante o primeiro trimestre da gravidez. O interesse dessa indagação é por saber-se que essa virose costuma causar defeitos congênitos em elevada proporção dos casos.

Os passos a serem seguidos abrangem os *antecedentes fisiológicos* e *antecedentes patológicos*.

▶ **Antecedentes pessoais fisiológicos**

A avaliação dos antecedentes pessoais fisiológicos inclui os seguintes itens: *gestação e nascimento, desenvolvimento psicomotor e neural* e *desenvolvimento sexual*.

Gestação e nascimento

Investigar:

- Como decorreu a gravidez
- Uso de medicamentos ou radiações sofridas pela genitora
- Viroses contraídas durante a gestação
- Condições de parto (normal, fórceps, cesariana)
- Estado da criança ao nascer
- Ordem do nascimento (se é primogênito, segundo filho etc.)
- Número de irmãos.

Desenvolvimento psicomotor e neural

Investigar:

- Dentição: informações sobre a primeira e a segunda dentições, registrando-se a época em que apareceu o primeiro dente
- Engatinhar e andar: anotar as idades em que essas atividades tiveram início
- Fala: quando começou a pronunciar as primeiras palavras
- Desenvolvimento físico: peso e tamanho ao nascer e posteriores medidas. Averiguar sobre o desenvolvimento comparativamente com os irmãos
- Controle dos esfíncteres
- Aproveitamento escolar.

Desenvolvimento sexual

Investigar:

- Puberdade: estabelecer época de seu início
- Menarca: estabelecer idade da 1ª menstruação
- Sexarca: estabelecer idade da 1ª relação sexual
- Menopausa (última menstruação): estabelecer época do seu aparecimento

• Orientação sexual: atualmente, usam-se siglas como HSM; HSH; HSMH; MSH; MSM; MSHM, em que: H – homem; M – mulher e S – faz sexo com.

▸ **Antecedentes pessoais patológicos**

A avaliação dos antecedentes pessoais patológicos compreende os seguintes itens:

▸ Doenças sofridas pelo paciente: começando-se pelas mais comuns na infância (sarampo, varicela, coqueluche, caxumba, moléstia reumática, amigdalites) e passando às da vida adulta (pneumonia, hepatite, malária, pleurite, tuberculose, hipertensão arterial, diabetes, artrose, osteoporose, litíase renal, gota, entre outras). Pode ser que o paciente não saiba informar o diagnóstico, mas consiga se lembrar de determinado sintoma ou sinal que teve importância para ele, como icterícia e febre prolongada
▸ Alergia: quando se depara com um caso de doença alérgica, essa investigação passa a ter relevância especial, mas, independente disso, é possível e útil tomar conhecimento da existência de alergia a alimentos, medicamentos ou outras substâncias. Se o paciente já sofreu de afecções de fundo alérgico (eczema, urticária, asma), esse fato merece registro
▸ Cirurgias: anotam-se as intervenções cirúrgicas ou outros tipos de intervenção referindo-se os motivos que a determinaram. Havendo possibilidade, registrar a data, o tipo de cirurgia, o diagnóstico que a justificou e o nome do hospital onde foi realizada
▸ Traumatismo: é necessário indagar sobre o acidente em si e sobre as consequências deste. Em medicina trabalhista, este item é muito importante por causa das implicações periciais decorrentes dos acidentes de trabalho.

A correlação entre um padecimento atual e um traumatismo anterior pode ser sugerida pelo paciente sem muita consistência. Nesses casos, a investigação anamnésica necessita ser detalhada para que o examinador tire uma conclusão própria a respeito da existência ou não da correlação sugerida
▸ Transfusões sanguíneas: anotar número de transfusões, quando ocorreu, onde e por quê
▸ História obstétrica: anotar número de gestações (G); número de partos (P); número de abortos (A); número de prematuros e número de cesarianas (C) (G – P – A – C)
▸ Paternidade: paciente do sexo masculino, questionar número de filhos
▸ Imunizações: anotar as vacinas (qual; época da aplicação/doses)
▸ Medicamentos em uso: anotar: qual, posologia, motivo, quem prescreveu.

Dicas para o estudante

Investigue se o paciente tomou as vacinas recomendadas pelo Ministério da Saúde de acordo com a faixa etária:

✔ **Crianças:** BCG; difteria; tétano; coqueluche; hepatite B; poliomielite; meningite por *influenza* B; meningocócica C; penumocócica 10; sarampo; rubéola; varicela; caxumba; rotavírus (diametas); febre amarela (a cada 10 anos)
✔ **Adolescentes:** difteria; tétano; hepatite B; sarampo; caxumba; rubéola; febre amarela (a cada 10 anos)
✔ **Adultos e idosos:** difteria; tétano; sarampo; caxumba; rubéola; febre amarela (a cada 10 anos). Para 60 anos ou mais: *influenza* ou gripe; pneumonia por pneumococo.

Fonte: Portal do Ministério da Saúde (www.portal.saude.gov.br).

Antecedentes familiares

Os antecedentes começam com a menção ao estado de saúde (quando vivos) dos pais e irmãos do paciente. Se for casado, inclui-se o cônjuge e, se tiver filhos, estes são referidos. Não se esquecer dos avós, tios e primos paternos e maternos do paciente. Se tiver algum doente na família, esclarecer a natureza da enfermidade.

Em caso de falecimento, indagar a causa do óbito e a idade em que ocorreu.

Pergunta-se sistematicamente sobre a existência de enxaqueca, diabetes, tuberculose, hipertensão arterial, câncer, doenças alérgicas, doença arterial coronariana (infarto agudo do miocárdio, angina de peito), acidente vascular cerebral, dislipidemias, úlcera péptica, colelitíase e varizes, que são as doenças com caráter familiar mais comuns.

Quando o paciente é portador de uma doença de caráter hereditário (hemofilia, anemia falciforme, rins policísticos, erros metabólicos), torna-se imprescindível um levantamento genealógico mais rigoroso e, nesse caso, recorre-se às técnicas de investigação genética.

Dicas para o estudante

✔ No item *Desenvolvimento psicomotor e neural*, em *Antecedentes pessoais fisiológicos*, temos que saber a idade em que determinadas atividades tiveram início para verificar se foram de aparecimento precoce, tardio ou normal. Por exemplo, a partir dos 6 meses de idade, surge o primeiro dente; a partir dos 6 meses também a criança começa a engatinhar e com 1 ano de idade ela anda. A fala desenvolve-se entre 1 e 3 anos de idade, e o controle dos esfíncteres acontece entre 2 e 4 anos de idade
✔ Perguntas sobre a sexualidade devem ser feitas após já se ter conversado bastante com o paciente – assim ele fica mais descontraído e o estudante não se sente tão constrangido
✔ Deve-se começar perguntando sobre o desenvolvimento psicossexual – quando parou de mamar, se foi amamentado ao seio ou não, quando foi ensinado a usar o "peniquinho". Em seguida, pode-se perguntar como foi sua adolescência e, de forma tranquila, pergunta-se com que idade teve sua primeira relação sexual
✔ Após a informação da sexarca, o estudante, ainda de maneira tranquila, pode perguntar se o paciente mora com familiares ou sozinho, acrescentando a seguinte indagação: "O senhor mora sozinho? Mora com algum companheiro ou companheira?" – de modo a deixar o paciente livre para demonstrar sua orientação sexual
✔ Em seguida, pode-se questionar se o paciente pratica sexo seguro ou não (se usa preservativo, se tem outros parceiros etc.)
✔ Lembre-se sempre que o que é perguntado de maneira adequada, sem demonstrar preconceito, é respondido também com tranquilidade
✔ Mostre-se sempre tranquilo, sem sinais de discriminação, seja qual for a informação do paciente.

Hábitos de vida

A medicina está se tornando cada vez mais uma ciência social, e o interesse do médico vai ultrapassando as fronteiras biológicas para atingir os aspectos sociais relacionados com o doente e com a doença.

Este item, muito amplo e heterogêneo, documenta hábitos e estilo de vida do paciente e está desdobrado nos seguintes tópicos:

▸ Alimentação
▸ Ocupações anteriores
▸ Atividades físicas
▸ Hábitos.

Alimentação

No exame físico, serão estudados os parâmetros para avaliar o *estado de nutrição do paciente*; todavia, os primeiros dados a serem obtidos são os hábitos alimentares do doente.

Toma-se como referência o que seria a alimentação adequada para aquela pessoa em função da idade, do sexo e do trabalho desempenhado.

Induz-se o paciente a discriminar sua alimentação habitual, especificando, tanto quanto possível, o tipo e a quantidade dos alimentos ingeridos – é o que se chama *anamnese alimentar*.

Devemos questionar principalmente sobre o consumo de alimentos à base de carboidratos, proteínas, gorduras, fibras, bem como de água e outros líquidos.

Assim procedendo, o examinador poderá fazer uma avaliação quantitativa e qualitativa, ambas com interesse médico.

Temos observado que o estudante encontra dificuldade em anotar os dados obtidos. Com a finalidade de facilitar seu trabalho, sugerimos as seguintes expressões, nas quais seriam sintetizadas as conclusões mais frequentes:

- "Alimentação quantitativa e qualitativamente adequada"
- "Reduzida ingesta de fibras"
- "Insuficiente consumo de proteínas, com alimentação à base de carboidratos"
- "Consumo de calorias acima das necessidades"
- "Alimentação com alto teor de gorduras"
- "Reduzida ingesta de verduras e frutas"
- "Insuficiente consumo de proteínas sem aumento compensador da ingestão de carboidratos"
- "Baixa ingestão de líquidos"
- "Reduzida ingesta de carboidratos"
- "Reduzido consumo de gorduras"
- "Alimentação puramente vegetariana"
- "Alimentação láctea exclusiva".

Ocupações anteriores

Devemos questionar e obter informações tanto da ocupação atual quanto das ocupações anteriores exercidas pelo paciente.

Desse modo, ver-se-á que os portadores de asma brônquica terão sua doença agravada se trabalharem em ambiente enfumaçado ou empoeirado, ou se tiverem de manipular inseticidas, pelos de animais, penas de aves, plumas de algodão ou de lã, livros velhos e outros materiais reconhecidamente capazes de agir como antígenos ou irritantes das vias respiratórias.

Os dados relacionados com este item costumam ser chamados *história ocupacional*, e voltamos a chamar a atenção para a crescente importância médica e social da medicina do trabalho.

Atividades físicas

Torna-se cada dia mais clara a relação entre algumas enfermidades e o tipo de vida levado pela pessoa no que concerne à execução de exercícios físicos. Por exemplo: a comum ocorrência de lesões degenerativas da coluna vertebral nos trabalhadores braçais e a maior incidência de infarto do miocárdio entre as pessoas sedentárias.

Tais atividades dizem respeito ao trabalho e à prática de esportes e, para caracterizá-las, há que indagar sobre ambos.

Devemos questionar qual tipo de exercício físico realiza (p. ex., natação, futebol, caminhadas etc.); frequência (p. ex., diariamente, 3 vezes/semana etc.); duração (p. ex., por 30 min, por 1 h); e tempo que pratica (p. ex., há 1 ano, há 3 meses).

Uma classificação prática é a que se segue:

- Pessoas sedentárias
- Pessoas que exercem atividades físicas moderadas
- Pessoas que exercem atividades físicas intensas e constantes
- Pessoas que exercem atividades físicas ocasionais.

Hábitos

Alguns hábitos são ocultados pelos pacientes e até pelos próprios familiares. A investigação deste item exige habilidade, discrição e perspicácia. Uma afirmativa ou uma negativa sem explicações por parte do paciente não significa necessariamente a verdade! Deve-se investigar sistematicamente o uso de tabaco, bebidas alcoólicas, anabolizantes, anfetaminas e drogas ilícitas.

▶ Uso de tabaco

O uso de tabaco, socialmente aprovado, não costuma ser negado pelos doentes, exceto quando tenha sido proibido de fumar. Os efeitos nocivos do tabaco são indiscutíveis: câncer de pulmão e de bexiga, afecções broncopulmonares (asma, bronquite, enfisema e bronquiectasias), afecções cardiovasculares (insuficiência coronariana, hipertensão arterial, tromboembolia), disfunções sexuais masculinas, baixo peso fetal (mãe fumante), intoxicação do recém-nascido em aleitamento materno (nutriz fumante), entre outras.

Diante disso, nenhuma anamnese está completa se não se investigar esse hábito, registrando-se tipo (cigarro, cachimbo, charuto e cigarro de palha), quantidade, frequência, duração do vício; abstinência (se já tentou parar de fumar).

▶ Uso de bebidas alcoólicas

A ingestão de bebidas alcoólicas também é socialmente aceita, mas muitas vezes é omitida ou minimizada por parte dos doentes. Que o álcool tem efeitos deletérios graves sobre o fígado, cérebro, nervos, pâncreas e coração não mais se discute; é fato comprovado. O próprio alcoolismo, em si, uma doença de fundo psicossocial, deve ser colocado entre as enfermidades importantes e mais difundidas atualmente.

Não deixar de perguntar sobre o tipo de bebida (cerveja, vinho, licor, vodca, uísque, cachaça, gin, outras) e a quantidade habitualmente ingerida, frequência, duração do vício; abstinência (se já tentou parar de beber).

Nos últimos anos, tem sido amplamente praticado o chamado *binge drinking* ou *heavy drinking* (beber exageradamente), principalmente entre jovens. O *binge drinking* é definido como o consumo de cinco ou mais doses de bebidas alcoólicas em uma única ocasião por homens ou quatro ou mais doses de bebidas alcoólicas em uma única ocasião por mulheres, pelo menos uma vez nas últimas 2 semanas. Esse tipo de padrão de consumo de álcool expõe o bebedor a situações de risco, tais como danos à saúde física, sexo desprotegido, gravidez indesejada, overdose de drogas ilícitas, quedas, violência, acidentes de trânsito, comportamento antissocial e dificuldades escolares, tanto em jovens como na população geral.

Para facilitar a avaliação do hábito de usar bebidas alcoólicas, pode-se lançar mão da seguinte esquematização:

- Pessoas abstêmias, ou seja, não usam definitivamente nenhum tipo de bebida alcoólica
- Uso ocasional, em quantidades moderadas
- Uso ocasional, em grande quantidade, chegando a estado de embriaguez
- Uso frequente em quantidade moderada
- Uso diário em pequena quantidade
- Uso diário em quantidade para determinar embriaguez
- Uso diário em quantidade exagerada, chegando o paciente a avançado estado de embriaguez.

Essa graduação serve inclusive para avaliar o grau de dependência do paciente ao uso de álcool.

Para reconhecimento dos pacientes que abusam de bebidas alcoólicas, vem sendo bastante difundido o questionário CAGE (sigla em inglês), composto de quatro pontos a serem investigados: necessidade de diminuir (*Cut down*) o consumo de bebidas alcoólicas; sentir-se incomodado (*Annoyed*) por críticas à bebida; sensação de culpa (*Guilty*) ao beber; necessidade de beber no início da manhã para "abrir os olhos" (*Eye-opener*), ou seja, para sentir-se em condições de trabalhar.

> **Boxe**
>
> ## Questionário CAGE
>
> ✔ Você já sentiu a necessidade de diminuir a quantidade de bebida ou de parar de beber?
>
> ✔ Você já se sentiu aborrecido ao ser criticado por beber?
>
> ✔ Você já se sentiu culpado em relação a beber?
>
> ✔ Alguma vez já bebeu logo ao acordar pela manhã para diminuir o nervosismo ou a ressaca?
>
> Duas respostas positivas identificam 75% dos dependentes de álcool com uma especificidade de 95%.

▶ Uso de anabolizantes e anfetaminas

O uso de anabolizantes por jovens frequentadores de academias de ginástica tornou-se hoje uma preocupação, pois tais substâncias levam à dependência e estão correlacionadas a doenças cardíacas, renais, hepáticas, endócrinas e neurológicas. A utilização de anfetaminas, de maneira indiscriminada, leva à dependência química e, comparadamente, traz prejuízos à saúde. Alguns sedativos (barbitúricos, morfina, benzodiazepínicos) também causam dependência química e devem ser sempre investigados.

▶ Uso de drogas ilícitas

As drogas ilícitas incluem: maconha, cocaína, heroína, *ecstasy*, LSD, *crack, oxi*, chá de cogumelo, inalantes (cola de sapateiro, lança-perfume). O uso dessas substâncias ocorre em escala crescente em todos os grupos socioeconômicos, principalmente entre os adolescentes. O hábito de frequentar festas *rave* pode estar associado ao uso abusivo de drogas ilícitas. Não deixar de questionar sobre tipo de droga, quantidade habitualmente ingerida, frequência, duração do vício e abstinência.

A investigação clínica de um paciente que usa drogas ilícitas não é fácil. Há necessidade de tato e perspicácia, e o médico deve integrar informações provenientes de todas as fontes disponíveis, principalmente de familiares.

Condições socioeconômicas e culturais

As condições socioeconômicas e culturais avaliam a situação financeira, vínculos afetivos familiares, filiação religiosa e crenças espirituais do paciente, bem como condições de moradia e grau de escolaridade.

Este item está desdobrado em:

- Habitação
- Condições socioeconômicas
- Condições culturais
- Vida conjugal e relacionamento familiar.

Habitação

Importância considerável tem a habitação. Na zona rural, pela sua precariedade, as casas comportam-se como abrigos ideais para numerosos reservatórios e transmissores de doenças infecciosas e parasitárias. Como exemplo, poder-se-ia citar a doença de Chagas. Os triatomíneos (barbeiros) encontram na "cafua" ou "casa de pau a pique" seu hábitat ideal, o que faz dessa parasitose importante endemia de várias regiões brasileiras.

Na zona urbana, a diversidade de habitação é um fator importante. Por outro lado, as favelas e as áreas de invasão propiciam o surgimento de doenças infectoparasitárias devido à ausência de saneamento básico, proximidade de rios poluídos, ineficácia na coleta de lixo e confinamento de várias pessoas em pequenos cômodos habitacionais. Por outro lado, casas ou apartamentos de alto luxo podem manter, por exemplo, em suas piscinas e jardins, criadouros do mosquito *Aëdes aegypti*, dificultando o controle da dengue. A habitação não pode ser vista como fato isolado, porquanto ela está inserida em um meio ecológico do qual faz parte.

Neste item, é importante questionar sobre as condições de moradia: se mora em casa ou apartamento; se a casa é feita de alvenaria ou não; qual a quantidade de cômodos; se conta com saneamento básico (água tratada e rede de esgoto), com coleta regular de lixo; se abriga animais domésticos, entre outros.

A poluição do ar, a poluição sonora e visual, os desmatamentos e as queimadas, as alterações climáticas, as inundações, os temporais e os terremotos, todos são fatores relevantes na análise do item habitação, podendo propiciar o surgimento de várias doenças.

Condições socioeconômicas

Os primeiros elementos estão contidos na própria identificação do paciente; outros são coletados no decorrer da anamnese. Se houver necessidade de mais informações, indagar-se-á sobre rendimento mensal, situação profissional, se há dependência econômica de parentes ou instituição.

A socialização da medicina é um fato que anda de par com esses aspectos socioeconômicos. Não só em relação ao paciente em sua condição individual, mas também quando se enfoca a medicina dentro de uma perspectiva social.

Todo médico precisa conhecer as possibilidades econômicas de seu paciente, principalmente sua capacidade financeira para comprar medicamentos. É obrigação do médico compatibilizar sua prescrição aos rendimentos do paciente. A maior parte das doenças crônicas (hipertensão arterial, insuficiência coronária, dislipidemias, diabetes) exige uso contínuo de um ou mais medicamentos. No Brasil, atualmente, há distribuição gratuita de medicamentos para doentes crônicos e cabe ao médico conhecer a lista desses remédios para prescrevê-los quando for necessário. Uma das mais frequentes causas de abandono do tratamento é a incapacidade de adquirir remédios ou alimentos especiais.

Condições culturais

É importante destacar que as condições culturais não se restringem ao grau de escolaridade, mas abrangem a religiosidade, as tradições, as crenças, os mitos, a medicina popular, os comportamentos e hábitos alimentares. Tais condições culturais devem ser respeitadas em seu contexto. Quanto à escolaridade, é importante saber se o paciente é analfabeto ou alfabetizado. Vale ressaltar se o paciente completou o ensino fundamental, o ensino médio ou se tem nível superior (graduação e pós-graduação). Tais informações são fundamentais na compreensão do processo saúde-doença. Partir de algo simples, como grau de escolaridade (alfabetizado ou não), é a maneira mais prática de abordar esse aspecto da anamnese. Todavia, é o conjunto de dados vistos e ouvidos que permitirá uma avaliação mais abrangente.

Vida conjugal e relacionamento familiar

Investiga-se o relacionamento entre pais e filhos, entre irmãos e entre cônjuges.

Em várias ocasiões temos salientado as dificuldades da anamnese. Chegamos ao tópico em que essa dificuldade atinge o seu máximo. Inevitavelmente, o estudante encontrará dificuldade para andar nesse terreno, pois os pacientes veem nele um "aprendiz", adotando, em consequência, maior reserva a respeito de sua vida íntima e de suas relações familiares. Há que reconhecer esse obstáculo, mas preparando-se desde já, intelectual e psicologicamente, para, em época oportuna e nos momentos exatos, levar a anamnese até os mais recônditos e bem guardados escaninhos da vida pessoal e familiar do paciente. Tal preparo só é conseguido quando se associa o amadurecimento da personalidade a uma sólida formação científica.

ANAMNESE EM PEDIATRIA

A particularidade mais marcante reside no fato de a obtenção de informações ser feita por intermédio da mãe ou de outro familiar. Às vezes, o informante é a babá, um vizinho ou outra pessoa que convive com a criança.

Os pais – ou os avós, principalmente – gostam de "interpretar" as manifestações infantis em vez de relatá-las objetivamente. É comum, por exemplo, quando o recém-nascido começa a chorar mais do que o habitual, a mãe ou a avó "deduzir" que o bebê está com dor de ouvido, isso com base em indícios muito inseguros ou por mera suposição.

Outra característica da anamnese pediátrica é que esta tem de ser totalmente dirigida, não havendo possibilidade de deixar a criança relatar espontaneamente suas queixas.

Durante a entrevista, o examinador deve ter o cuidado de observar o comportamento da mãe, procurando compreender e surpreender seus traços psicológicos. O relacionamento com a mãe é parte integrante do exame clínico da criança.

ANAMNESE EM PSIQUIATRIA

A anamnese dos pacientes com distúrbios mentais apresenta muitas particularidades que precisam ser conhecidas pelos médicos, mesmo os que não se dedicam a esse ramo da medicina (ver Capítulo 7, *Exame Psíquico e Avaliação das Condições Emocionais*).

ANAMNESE DO IDOSO

Ver Capítulo 9, *Exame Clínico do Idoso*.

CONSIDERAÇÕES FINAIS

Às vezes, os estudantes questionam o detalhamento – *excessivo*, como costumam dizer – da anamnese como é exposto neste livro, argumentando que não é assim que se faz na vida prática. Na verdade, o que estamos propondo é um esquema para o aprendizado do método clínico. Para isso, é necessário ser o mais abrangente possível, de modo a incluir quase tudo de que se precisa nas inúmeras maneiras em que é feito o exercício da profissão médica, sempre pensando, é claro, que o trabalho do médico deve ter a mais alta qualidade. É a única maneira de aprender os "fundamentos" do método clínico que será a principal base para o exercício da profissão médica em seu mais alto nível.

A transposição ou adaptação deste esquema para "prontuários" e "fichas clínicas" precisa levar em conta as diferentes condições em que se dá o exercício profissional. Em hospitais universitários, por exemplo, os prontuários costumam ser muito detalhados, constituindo verdadeiros cadernos. Isso é justificável porque, durante o curso de medicina e na pós-graduação, é necessário aproveitar ao máximo a oportunidade de obter dos pacientes um conjunto de dados que vão permitir uma visão ampla e profunda das enfermidades. Nestes casos, os prontuários se assemelham ao esquema de anamnese aqui proposto. De modo diferente, por motivos óbvios, nos postos de saúde as fichas clínicas são mais simples, contendo apenas os dados essenciais do exame do paciente. Entre um extremo e outro, encontra-se uma grande variedade de modelos de fichas e prontuários, muitos deles buscando uma maneira adequada para o uso dos dados clínicos em computador. Em clínicas especializadas, determinados aspectos são extremamente detalhados, enquanto os protocolos de pesquisa clínica são especificamente preparados para esclarecer questões que estão sendo investigadas.

> Por isso, para se adquirir uma sólida base do método clínico, é indispensável a realização de histórias clínicas com a maior abrangência possível, não importando o tempo e o esforço que sejam despendidos. O domínio do método clínico depende deste primeiro momento. As adaptações que vão ser feitas mais tarde, ampliando ou sintetizando um ou outro aspecto da anamnese, não irão prejudicar a correta aplicação do método clínico.

Roteiro pedagógico
para anamnese

Este roteiro está disponível para *download* em www.grupogen.com.br. Neste mesmo *site*, com o título *Habilidades clínicas*, encontram-se vídeos com as várias etapas do exame clínico.

Identificação do paciente:

Nome:

Idade: Sexo/gênero: Feminino (   )   Masculino (   )   Cor/etnia: Branca (   )   Parda (   )   Preta (   )   Indígena (   )   Asiática (   )

Estado civil: Casado(a) (   )   Solteiro(a) (   )   Divorciado(a) (   )   Viúvo(a) (   )   Outros (   )

Profissão: Ocupação atual/Local de trabalho:

Naturalidade   Procedência:

Residência:

Nome da mãe:

Nome do responsável/cuidador/acompanhante (em caso de criança, adolescente, idoso ou incapaz):

Religião: Plano de saúde:

Queixa principal (motivo principal que levou o paciente a procurar o médico, repetindo, se possível, as expressões por ele utilizadas):

História da doença atual (Permita ao paciente falar de sua doença. Determine o sintoma-guia. Descreva o sintoma com suas características e analise-o minuciosamente. Use o sintoma-guia como um fio condutor da história e estabeleça relações das outras queixas com ele em ordem cronológica. Verifique se a história obtida tem começo, meio e fim. Não induza respostas. Apure evolução, exames e tratamentos já realizados).

Interrogatório sintomatológico

Estado geral: febre; calafrios; sudorese; mal-estar; astenia; alteração peso (kg/tempo); edema; anasarca.

Pele e fâneros: prurido; icterícia; palidez; rubor; cianose; alterações na pele (textura; umidade; temperatura; sensibilidade); diminuição tecido subcutâneo; alterações de sensibilidade; dormência, lesões cutâneas; queda de cabelos; pelos faciais em mulheres; alterações das unhas.

Promoção da saúde: exposição solar (protetor solar); cuidados com pele e cabelos.

Cabeça: cefaleia; enxaqueca; tonturas; traumas.

Olhos: dor ocular; ardência; lacrimejamento; prurido; diplopia; fotofobia; nistagmo; secreção; escotomas; acuidade visual; exoftalmia; amaurose; olho seco.

Promoção da saúde: uso de óculos ou lentes de contato; último exame de vista.

Ouvidos: dor; otorreia; otorragia; acuidade auditiva; zumbidos; vertigem; prurido.

Promoção da saúde: uso de aparelhos auditivos; exposição ruídos ambientais; uso de equipamentos de proteção individual (EPI); limpeza dos ouvidos (cotonetes, outros objetos, pelo médico).

Nariz e cavidades paranasais: dor; espirros; obstrução nasal; coriza; epistaxe; alteração do olfato; dor facial.

Cavidade bucal e anexos: sialose; halitose; dor de dentes; sangramentos; aftas; ulcerações; boca seca; uso de próteses dentárias; dor na articulação temporomandibular (ATM).

Promoção da saúde: escovação (dentes e língua) – quantas vezes/dia; último exame odontológico.

Faringe: dor de garganta; pigarro; roncos.

Laringe: dor; alterações na voz.

Promoção de saúde: cuidados com a voz (gargarejos, produtos usados).

Vasos e linfonodos: pulsações; turgência jugular; adenomegalias.

Mamas: dor; nódulos, retrações; secreção papilar (especificar qual mama).

Promoção da saúde: autoexame mamário; última ultrassonografia/mamografia (mulheres com idade > 40 anos).

Sistema respiratório: dor torácica; tosse; expectoração; hemoptise; vômica; dispneia; chieira; cianose.

Promoção da saúde: exposição a alergênios (qual); última radiografia de tórax.

Sistema cardiovascular: dor precordial; palpitações; dispneia aos esforços; dispneia em decúbito; ortopneia; dispneia paroxística noturna; edema; síncope; lipotímia; cianose progressiva; sudorese fria.

Promoção da saúde: exposição a fatores estressantes; último *check-up* cardiológico.

Sistema digestório: alterações do apetite (hiporexia; anorexia; perversão; compulsão alimentar); disfagia; odinofagia; pirose; regurgitações; eructações; soluços; dor abdominal; epigastralgia; dispepsia; hematêmese; náuseas; vômitos; ritmo intestinal (normal; diarreia; obstipação intestinal); esteatorreia; distensão abdominal; flatulência; enterorragia; melena; sangramento anal; tenesmo; incontinência fecal; prurido anal.

Promoção da saúde: uso de antiácidos; uso de laxantes; uso de chás digestivos.

Sistema urinário: dor lombar; disúria; estrangúria; anúria; oligúria; poliúria; polaciúria; nictúria; urgência miccional; incontinência urinária; retenção urinária; hematúria; colúria; urina com mau cheiro; edema; anasarca.

Sistema genital masculino: dor testicular; priapismo; alterações jato urinário; hemospermia; corrimento uretral; fimose; disfunções sexuais.

Promoção da saúde: autoexame testicular; último exame prostático ou PSA; uso de preservativos.

Sistema genital feminino: ciclo menstrual (regularidade; duração dos ciclos; quantidade de fluxo menstrual; data da última menstruação); dismenorreia; TPM (cefaleia, mastalgia, dor em baixo ventre e pernas, irritação, nervosismo e insônia); corrimento vaginal; prurido vaginal; disfunções sexuais; uso de anticoncepcionais orais outro tipo de contracepção.

Promoção da saúde: último exame ginecológico; terapia de reposição hormonal; último exame de Papanicolaou; uso de preservativos.

Sistema hemolinfopoético: adenomegalias; esplenomegalias; sangramentos.

Sistema endócrino: alterações no desenvolvimento físico (nanismo; gigantismo; acromegalia); alterações no desenvolvimento sexual (puberdade precoce ou atrasada); tolerância a calor e frio; relação entre apetite e peso; nervosismo; tremores; alterações pele e fâneros; ginecomastia; hirsutismo.

Sistema osteoarticular: dor óssea; deformidades ósseas; dor, edema, calor, rubor articular; deformidades articulares; rigidez articular; limitação de movimentos; sinais inflamatórios; atrofia muscular; espasmos musculares; cãibras; fraqueza muscular; mialgia.

Promoção de saúde: cuidados com a postura, hábito de levantar peso, como pega utensílios em locais altos ou baixos, movimentos repetitivos (trabalho), uso de saltos muito altos; prática de ginástica laboral.

Sistema nervoso: síncope; lipotímia; torpor; coma; alterações da marcha; convulsões; ausência; distúrbio de memória; distúrbios de aprendizagem; alterações da fala; transtornos do sono; tremores; incoordenação de movimentos; paresias; paralisias; parestesias; anestesias.

Promoção de saúde: uso de andadores, cadeira de rodas, fisioterapia.

Exame psíquico e condições emocionais: (ver *Roteiro pedagógico para o exame psíquico e avaliação das condições emocionais* no Capítulo 7)

Antecedentes pessoais

Fisiológicos

Gestação e nascimento: gestação (normal/complicações), condições do parto (normal domiciliar/normal hospitalar/cesáreo/gemelar/uso de fórceps); ordem de nascimento; quantidade de irmãos.

Desenvolvimento psicomotor e neural (idade que iniciou a dentição; o engatinhar; o andar; o falar e controle de esfíncteres; desenvolvimento físico; aproveitamento escolar):

Desenvolvimento sexual: puberdade (normal/precoce/tardia); menarca (idade), menopausa (idade), sexarca (idade); orientação sexual (HSM, HSH, HSMH, MSH, MSM, MSMH).

Patológicos

Doenças da infância (sarampo, varicela, caxumba, amigdalites, outras):

Traumas/acidentes:

Doenças graves e/ou crônicas (HAS, diabetes, hepatite, malária, artrose, litíase renal, gota, pneumonia, osteoporose, outras):

Cirurgias: *Transfusões sanguíneas* (nº/quando/onde/motivo):

História obstétrica:

Gesta: Para: Aborto: (espontâneo ou provocado)   Prematuro: Cesárea:

Paternidade: filhos

Imunizações (qual vacina/quando/doses):

Alergias:

Medicamentos em uso atual (qual/posologia/motivo/quem prescreveu):

Antecedentes familiares

Doenças dos familiares (pais, irmãos, avós, tios, primos, cônjuge e filhos):

Hábitos de vida

Alimentação:

Ocupação atual e ocupações anteriores:

Viagens recentes (onde, período de estadia):

Atividades físicas diárias e regulares:

Atividade sexual (nº de parceiros/hábitos sexuais mais frequentes/uso de preservativos):

Manutenção do peso:

Consumo de bebida alcoólica (tipo de bebida, quantidade, frequência, duração do vício; abstinência):

Uso de tabaco (tipo, quantidade, frequência, duração do vício; abstinência):

Uso de outras drogas ilícitas (tipo, quantidade, frequência, duração do vício; abstinência):

Uso de outras substâncias:

Condições socioeconômicas e culturais (condições de moradia; saneamento básico e coleta de lixo):

Contato com pessoas ou animais doentes (onde, quando e duração):

Vida conjugal e ajustamento familiar (relacionamento com pais, irmãos, cônjuge, filhos, outros familiares e amigos):

Condições econômicas (rendimento mensal, dependência econômica, aposentadoria):

Capítulo 5

Técnicas Básicas do Exame Físico

Fábia Maria Oliveira Pinho
Rita Francis Gonzalez y Rodrigues Branco
Arnaldo Lemos Porto
Celmo Celeno Porto

- Introdução *62*
- Inspeção *62*
- Palpação *63*
- Percussão *66*
- Ausculta *69*
- Olfato como recurso de diagnóstico *71*
- Ambiente adequado para o exame físico *71*
- Instrumentos e aparelhos necessários para o exame físico *71*

INTRODUÇÃO

Ao exame físico, a maioria dos pacientes sente-se ansiosa por se sentir exposta, apreensiva por receio de sentir dor e amedrontada em relação ao que o médico possa encontrar.

Os estudantes, por sua vez, sentem-se inseguros e apreensivos no início do aprendizado clínico, uma vez que têm receio de provocar desconforto no paciente.

Para superar esses aspectos, o estudante deve se preparar técnica e psicologicamente. Uma boa semiotécnica exige o estudo prévio de como aplicar corretamente a inspeção, a palpação, a percussão e a ausculta. Do ponto de vista psicológico, nada melhor do que estar imbuído do papel de médico, cujo principal objetivo é ajudar o paciente. Mesmo sabendo da condição de estudante, o paciente pode sentir-se bem quando percebe que está sendo examinado com seriedade e atenção. Ser gentil e ter delicadeza constituem componentes fundamentais do exame físico, principalmente dos pacientes que sofrem dor ou apresentam sintomas desagradáveis.

O estudante deve permanecer calmo, organizado e competente. Durante o exame físico – menos ao fazer a ausculta –, pode-se continuar a fazer indagações ao paciente, de preferência relacionadas com os dados obtidos naquele momento, perguntando, por exemplo, se a palpação está provocando ou piorando a dor. Outras vezes, é neste momento que novas perguntas podem ser necessárias para completar informações obtidas durante a anamnese. Mantenha o paciente informado do que pretende fazer. Quando é necessária a participação ativa dele – por exemplo, aumentar a profundidade da respiração ao palpar o fígado –, faça a solicitação em linguagem acessível ao paciente. É natural que o exame físico do estudante seja sempre mais demorado que o de um médico experiente.

Para obter os dados do exame físico, é preciso utilizar os sentidos – visão, olfato, tato e audição. As habilidades necessárias ao exame físico são:

- Inspeção
- Palpação
- Percussão
- Ausculta.

Para executá-las, é fundamental treinar a repetição e a prática supervisionada em manequins, em pessoas saudáveis (atores e próprios colegas) e em pacientes. (Ver Capítulo 2, *Laboratório de Habilidades Clínicas*.)

As precauções para realização do exame físico são apresentadas na Figura 5.1.

INSPEÇÃO

É a exploração feita a partir do sentido da visão. Investigam-se a superfície corporal e as partes mais acessíveis das cavidades em contato com o exterior. A inspeção começa no momento em que se entra em contato com o paciente realizando-se uma "inspeção geral".

A "inspeção direcionada" pode ser panorâmica ou localizada – pode ser efetuada a olho nu ou com auxílio de uma lupa (Figura 5.2).

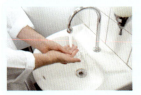
As mãos devem ser lavadas antes e após o exame físico.

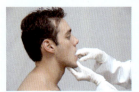
O uso de luvas deve ser estimulado na maioria dos pacientes, e obrigatório quando o paciente apresentar lesões cutâneas, assim como ao exame na cavidade bucal.

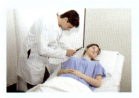
O uso de jaleco é indispensável. Deve-se ressaltar a importância do uso de calçados fechados, com solado antiderrapante e de fácil limpeza, para completar as estratégias de proteção individual.

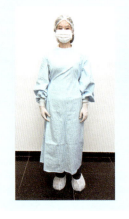
O uso de equipamentos de proteção individual (EPI), como luvas, máscara, gorro, propés, avental com mangas longas e óculos de proteção, deve ocorrer quando houver possibilidade de contato com líquidos corporais (sangue e secreções).

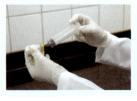
Todos os profissionais da área da saúde que têm contato direto com pacientes devem se vacinar para prevenir hepatite B, tétano e influenza A (H1N1).

Biossegurança

Figura 5.1 Precauções ao realizar o exame físico.

Raramente se emprega a inspeção panorâmica com visão do corpo inteiro; entretanto, para o reconhecimento das dismorfias ou dos distúrbios do desenvolvimento físico, é conveniente abranger, em uma visão de conjunto, todo o corpo.

Mais empregada é a inspeção de segmentos corporais, e, a partir daí, deve-se fixar a atenção em áreas restritas. As lesões

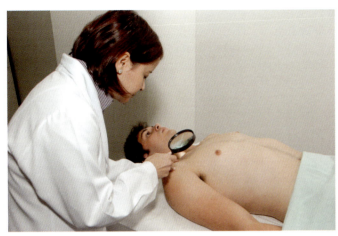

Figura 5.2 Inspeção com auxílio de uma lupa.

cutâneas tornam-se mais evidentes quando ampliadas por uma lupa que tenha capacidade de duplicar ou quadruplicar seu tamanho.

Semiotécnica

A inspeção exige boa iluminação, exposição adequada da região a ser inspecionada e uso ocasional de determinados instrumentos (lupa, lanterna, otoscópio, oftalmoscópio e outros) para melhorar o campo de visão e ter em mente as características normais da área a ser examinada, como apresentado a seguir:

▶ A iluminação mais adequada é a luz natural incidindo obliquamente. Todavia, cada vez mais dependemos de iluminação artificial. Para uma boa inspeção, a luz deve ser branca e de intensidade suficiente. Ambientes de penumbra não são adequados para que se vejam alterações leves da coloração da pele e das mucosas; por exemplo, cianose e icterícia de grau moderado só são reconhecidas quando se dispõe de boa iluminação. Para a inspeção das cavidades, usa-se um foco luminoso, que pode ser uma lanterna comum

▶ A inspeção deve ser realizada por partes, desnudando-se somente a região a ser examinada, sempre respeitando o pudor do paciente. Assim, quando se vai examinar o tórax, o abdome permanece recoberto, e vice-versa. O desnudamento das partes genitais causa sempre constrangimento do doente. Na verdade, a única recomendação a ser feita é que o examinador proceda de tal modo que seus menores gestos traduzam respeito pela pessoa que tem diante de si. Se, em determinadas ocasiões, encontrar obstinada recusa por parte do paciente, o estudante deve interromper seu exame e solicitar ao professor o auxílio necessário. O estudante inicia seu aprendizado, seja em unidades básicas de saúde ou em hospitais universitários, em contato com os pacientes atendidos pelo Sistema Único de Saúde (SUS), em sua maioria de baixo poder econômico e pouca escolaridade. Essa particularidade deve realçar na mente do aluno a necessidade de respeito e recato, pois essas pessoas humildes e indefesas costumam sofrer caladas e resignadas por medo de levantar a voz para um protesto ou uma negativa

▶ O conhecimento das características da superfície corporal, assim como da anatomia topográfica, permitirá ao estudante reconhecer eventuais anormalidades durante a inspeção. Por esse motivo, e com a finalidade de educar a visão, será dada ênfase ao estudo das lesões elementares da pele

▶ Há duas maneiras fundamentais de se fazer a inspeção:
  • Olhando frente a frente a região a ser examinada: a isso se designa inspeção frontal, que é o modo padrão desse procedimento
  • Observando a região tangencialmente: essa é a maneira correta para pesquisar movimentos mínimos na superfície corporal, tais como pulsações ou ondulações e pequenos abaulamentos ou depressões

▶ A posição do examinador e do paciente depende das condições clínicas do paciente e do segmento corporal a ser inspecionado. De modo geral, o paciente senta-se à beira do leito ou da mesa de exame, a menos que essa posição seja contraindicada ou impossibilitada. O examinador deve ficar de pé diante do paciente, movimentando-se de um lado para o outro, de acordo com a necessidade. No paciente acamado, a posição do paciente e a sequência do exame físico precisam ser adaptadas de acordo com as circunstâncias. Para examinar as costas e auscultar os pulmões, deve-se inclinar o paciente ora para um lado ora para outro

▶ A inspeção começa durante a anamnese, desde o primeiro momento em que se encontra com o paciente, e continua durante todo o exame clínico.

> **Boxe**
> Para finalizar, vale a pena relembrar a máxima que diz: "Cometem-se mais erros por não olhar do que por não saber."

> **Boxe**
> ### Dicas para o estudante
> ✔ Mantenha a sala de exame com temperatura agradável
> ✔ Mantenha a privacidade na hora do exame, evitando interrupções
> ✔ Adquira o hábito de prestar atenção às expressões faciais do paciente, ou mesmo de perguntar se está tudo bem, enquanto prossegue no exame físico, pois fontes de dor e preocupações podem ser reveladas
> ✔ Sempre utilize um avental ou lençol para cobrir o paciente
> ✔ Durante o exame, mantenha o paciente informado de cada passo para deixá-lo tranquilo.

PALPAÇÃO

A palpação frequentemente confirma pontos observados durante a inspeção.

A palpação recolhe dados por meio do *tato* e da *pressão*. O tato fornece impressões sobre a parte mais superficial, e a pressão, sobre as mais profundas.

Pela palpação percebem-se modificações de textura, temperatura, umidade, espessura, consistência, sensibilidade, volume, dureza, além da percepção de frêmito, elasticidade, reconhecimento de flutuação, crepitações, vibração, pulsação e verificação da presença de edema e inúmeros outros fenômenos que serão estudados no decorrer do curso.

Por conveniência didática, relacionamos juntamente com os vários tipos de palpação outros procedimentos – vitropressão, puntipressão e fricção com algodão – que fogem um pouco do que se entende por palpação no sentido estrito.

Semiotécnica

A técnica da palpação deve ser sistematizada, com a abordagem tranquila e gentil. O paciente fica tenso ao ser tocado bruscamente, dificultando o exame. Explique cada etapa do exame ao paciente e a maneira como ele pode cooperar. Recomenda-se que o examinador aqueça as mãos, friccionando uma contra a outra antes de iniciar qualquer palpação. A posição do examinador e do paciente depende das condições clínicas do paciente e do segmento corporal a ser palpado. Geralmente, o paciente fica em decúbito dorsal, e o examinador de pé, à direita do paciente.

Esse procedimento apresenta muitas variantes, que podem ser sistematizadas da seguinte maneira:

- Palpação com a mão espalmada, em que se usa toda a palma de uma ou de ambas as mãos (Figuras 5.3 e 5.4)
- Palpação com uma das mãos superpondo-se à outra (Figura 5.5)
- Palpação com a mão espalmada, em que se usam apenas as polpas digitais e a parte ventral dos dedos (Figura 5.6)
- Palpação com a borda da mão
- Palpação usando-se o polegar e o indicador, em que se forma uma "pinça" (Figura 5.7)
- Palpação com o dorso dos dedos ou das mãos. Esse procedimento é específico para avaliação da temperatura (Figura 5.8)
- Digitopressão, realizada com a polpa do polegar ou do indicador. Consiste na compressão de uma área com diferentes objetivos: pesquisar a existência de dor, avaliar a circulação cutânea, detectar a presença de edema (Figura 5.9)
- Puntipressão, que consiste em comprimir com um objeto pontiagudo um ponto do corpo. É usada para avaliar a sensibilidade dolorosa e para analisar telangiectasias tipo aranha vascular (Figura 5.10)
- Vitropressão, realizada com o auxílio de uma lâmina de vidro que é comprimida contra a pele, analisando-se a área através da própria lâmina. Sua principal aplicação é na distinção entre eritema de púrpura (no caso de eritema, a vitropressão provoca o apagamento da vermelhidão e, no de púrpura, permanece a mancha) (Figura 5.11)
- Fricção com algodão, em que, com uma mecha de algodão, roça-se levemente um segmento cutâneo, procurando ver como o paciente o sente (Figura 5.12). É utilizada para avaliar sensibilidade cutânea
- Pesquisa de flutuação, em que se aplica o dedo indicador da mão esquerda sobre um lado da tumefação, enquanto o da outra mão, colocado no lado oposto, exerce sucessivas compressões perpendicularmente à superfície cutânea. Havendo líquido, a pressão determina um leve rechaço do dedo da mão esquerda, ao que se denomina flutuação
- Outro tipo de palpação bimanual combinada é a que se faz, por exemplo, no exame das glândulas salivares (Figura 5.13), quando o dedo indicador da mão direita é introduzido na boca, enquanto as polpas digitais dos outros dedos – exceto o polegar – da outra mão fazem a palpação externa na área de projeção da glândula; outro exemplo de palpação bimanual é o toque ginecológico combinado com a palpação da região suprapúbica.

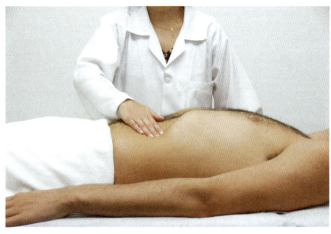

Figura 5.3 Palpação com a mão espalmada, usando-se toda a palma de uma das mãos.

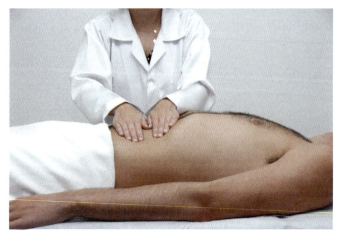

Figura 5.4 Palpação com a mão espalmada, usando-se ambas as mãos.

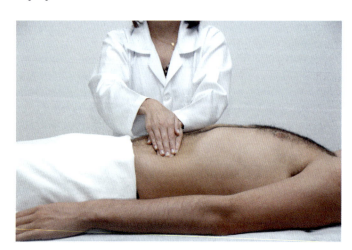

Figura 5.5 Palpação com uma das mãos superpondo-se à outra.

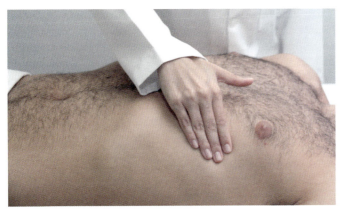

Figura 5.6 Palpação com a mão espalmada, usando-se apenas as polpas digitais e a parte ventral dos dedos.

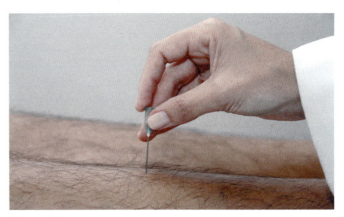

Figura 5.10 Puntipressão usando-se um estilete não perfurante e não cortante.

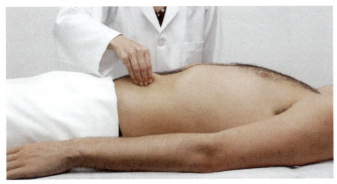

Figura 5.7 Palpação usando-se o polegar e o indicador, formando uma "pinça".

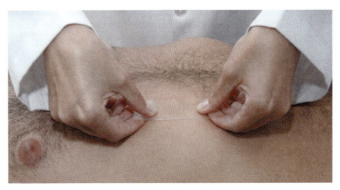

Figura 5.11 Vitropressão realizada com uma lâmina de vidro.

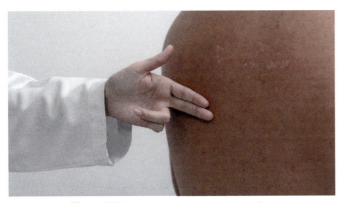

Figura 5.8 Palpação com o dorso dos dedos.

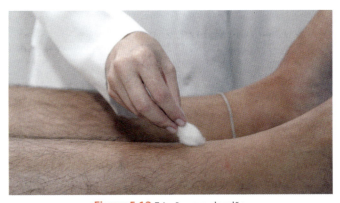

Figura 5.12 Fricção com algodão.

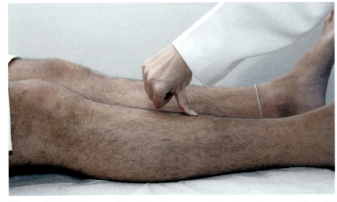

Figura 5.9 Digitopressão realizada com a polpa do polegar ou do indicador.

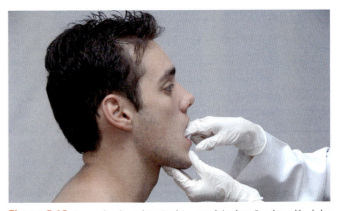

Figura 5.13 Exemplo de palpação bimanual (palpação das glândulas salivares).

> **Dicas para o estudante**
>
> ✔ A ansiedade, tão comum no estudante em sua fase de iniciação clínica, torna as mãos frias e sudorentas, e é necessário ter o cuidado de enxugá-las antes de começar o exame
> ✔ Cumpre alertar, especialmente às alunas, que as unhas, além de bem cuidadas, devem estar curtas. A marca de unhas na pele após a palpação é uma falta imperdoável
> ✔ Deve-se identificar as regiões dolorosas e deixá-las para serem palpadas por último
> ✔ Para palpar o abdome, deve-se posicionar o paciente em decúbito dorsal, com a cabeça em um travesseiro, os membros inferiores estendidos ou joelhos fletidos e os membros superiores ao lado do corpo ou cruzados à frente do tórax, para evitar tensão da musculatura abdominal
> ✔ Ainda ao palpar o abdome, devem-se utilizar métodos para distrair a atenção do paciente: em voz baixa e tranquila, deve-se solicitar que ele realize inspirações profundas para relaxamento muscular, ou simplesmente manter um diálogo com ele
> ✔ Deve-se treinar o tato utilizando pequenos sacos de superfícies diversas (lã, linhagem, plástico, seda etc.) com conteúdos também diferenciados (sementes, algodão etc.). A utilização desses sacos, palpando-os de olhos fechados, aprimora o tato.

PERCUSSÃO

A percussão baseia-se no seguinte princípio: ao se golpear um ponto qualquer do corpo, originam-se vibrações que têm características próprias quanto à intensidade, ao timbre e à tonalidade, dependendo da estrutura anatômica percutida.

Ao se fazer a percussão, observa-se não só o som obtido, mas também a resistência oferecida pela região golpeada.

Semiotécnica

A técnica da percussão sofreu uma série de variações no decorrer dos tempos; hoje, usa-se basicamente a *percussão direta* e a *percussão digitodigital*, e, em situações especiais, a *punho-percussão*, a *percussão com a borda da mão* e a *percussão tipo piparote*.

A *percussão direta* é realizada golpeando-se diretamente, com as pontas dos dedos, a região-alvo (Figura 5.14). Para tal, os dedos permanecem fletidos na tentativa de imitar a forma de martelo, e os movimentos de golpear são feitos pela articulação do punho. O golpe é seco e rápido, não se descuidando de levantar sem retardo a mão que percute. Essa técnica é utilizada na percussão do tórax do lactente e das regiões sinusais do adulto.

A *percussão digitodigital* é executada golpeando-se com a borda ungueal do dedo médio ou do indicador da mão direita a superfície dorsal da segunda falange do dedo médio ou do indicador da outra mão.

Ao dedo que golpeia designa-se *plexor*, e o que recebe o golpe é o *plexímetro*.

A mão que percute pode adotar duas posições, ou seja:

▸ Todos os dedos, exceto o dedo médio, que procura imitar a forma de um martelo, ficam estendidos sem nenhum esforço (Figura 5.15)
▸ O polegar e o indicador ficam semiestendidos, o mínimo e o anular são fletidos de tal modo que suas extremidades quase alcancem a palma da mão, enquanto o dedo médio procura adotar a forma de martelo (Figura 5.16).

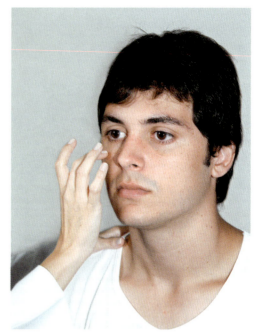

Figura 5.14 Percussão direta. A ponta dos dedos golpeia diretamente a região que se quer percutir.

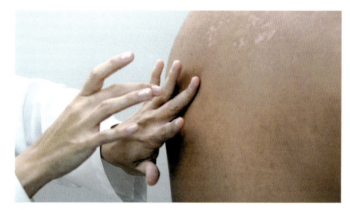

Figura 5.15 Percussão digitodigital. Na mão que vai golpear, todos os dedos, exceto o médio, ficam estendidos sem nenhum esforço. O dedo médio da mão esquerda – plexímetro – é o único a tocar na região a ser percutida.

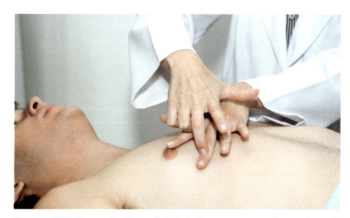

Figura 5.16 Percussão digitodigital. Pode-se usar outra forma de posicionar os dedos da mão que golpeia. O dedo polegar e o indicador ficam semiestendidos, o mínimo e o anular fletidos com as extremidades quase tocando a palma da mão, enquanto o dedo médio – plexor – procura adotar a forma de um martelo.

A movimentação da mão se fará apenas com a movimentação do punho. O cotovelo permanece fixo, fletido em ângulo de 90° com o braço em semiabdução (Figura 5.17).

O dedo plexímetro – médio ou indicador da mão esquerda – é o único a tocar a região que está sendo examinada. Os outros e a palma da mão ficam suspensos rentes à superfície. Caso se pouse a mão, todas as vibrações são amortecidas, e o som torna-se abafado.

O golpe deve ser dado com a borda ungueal, e não com a polpa do dedo, que cairá em leve obliquidade, evitando que a unha atinja o dorso do dedo plexímetro.

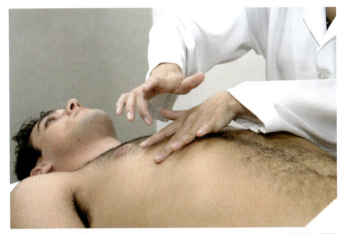
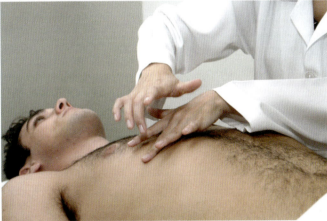
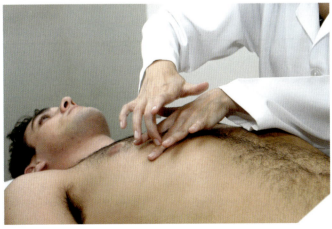

Figura 5.17 Percussão digitodigital. A sequência de imagens mostra que a movimentação da mão que percute faz-se com o uso exclusivo da articulação do punho; o cotovelo permanece fixo.

Logo às primeiras tentativas de percussão será observado que este procedimento é impossível de ser executado com unhas longas.

A intensidade do golpe é variável, suave quando se trata de tórax de crianças, ou com certa força no caso de pessoas adultas com paredes torácicas espessas. Somente com o treino, o estudante aprenderá a dosar a intensidade do golpe.

É aconselhável a execução de dois golpes seguidos, secos e rápidos, tendo-se o cuidado de levantar o plexor imediatamente após o segundo golpe. Retardar na sua retirada provoca abafamento das vibrações.

A sequência de dois golpes facilita a aquisição do ritmo que permitirá uma sucessão de golpes de intensidade uniforme quando se muda de uma área para outra.

Em órgãos simétricos, é conveniente a percussão comparada de um e outro lado.

As posições do paciente e do médico variam de acordo com a região a ser percutida. De qualquer maneira, é necessário adotar uma posição correta e confortável.

O som que se pode obter pela percussão varia de pessoa para pessoa. No início, o estudante tem dificuldade em conseguir qualquer espécie de som. Alguns têm mais facilidade e em poucas semanas obtêm um som satisfatório; outros demoram mais tempo. Aqueles que têm dedos grossos e curtos obtêm som mais nítido e de tonalidade mais alta. Com maior ou menor dificuldade, todo estudante aprende a percutir. O segredo é o treinamento repetido até que os movimentos envolvidos nesse procedimento sejam automatizados.

Para treinar, sugerimos a seguinte estratégia:

- Automatizar o movimento da mão que percute. Parte-se de uma posição correta: examinador em posição ortostática, ombros relaxados, braços em semiabdução, próximos ao tórax, cotovelo fletido formando ângulo de 90°. Passa-se, então, a executar movimentos de flexão e extensão da mão em velocidade progressiva. Este exercício visa impedir a criação de dois vícios comuns: a percussão com o pulso rígido e a movimentação da articulação do cotovelo. Na verdade, o que se procura com este exercício é "amolecer" a articulação do punho
- Automatizar a direção do golpe. Inicialmente marca-se um ponto na mesa ou em um objeto comum (um livro, por exemplo) e procura-se percutir o alvo sem olhar para ele. Em seguida, faz-se o mesmo exercício com a percussão digitodigital
- Automatizar a força e o ritmo dos golpes até se obter o melhor som com o mínimo de força. O ritmo pode ser constante, mas a força do golpe varia conforme a estrutura percutida. As estruturas maciças e submaciças exigem um golpe mais forte para se produzir algum som, enquanto as que contêm ar ressoam com pancadas mais leves. Ao se treinar o ritmo da percussão, deve-se ter o cuidado de não deixar o plexor repousando sobre o plexímetro após o segundo golpe, conforme já salientamos anteriormente
- A obtenção dos três tipos fundamentais de sons deve ser treinada previamente antes de se passar à percussão do paciente, usando-se os seguintes artifícios:
  • Som maciço: é obtido percutindo-se a cabeceira da cama, o tampo de uma mesa, uma parede ou um bloco de madeira

- Som pulmonar: é emitido ao se percutir um colchão de mola, uma caixa contendo pedaços de isopor ou mesmo um livro grosso colocado sobre a mesa
- Som timpânico: é o que se consegue percutindo uma caixa vazia ou um pequeno tambor

▸ A última etapa do treinamento é a percussão do corpo humano. Independentemente de se aprofundar na semiologia digestiva e respiratória, devem-se percutir áreas do tórax normal para obtenção do som pulmonar; a área de projeção do fígado, para se ter som maciço; e sobre o abdome, para conseguir som timpânico.

Em situações especiais, podem-se utilizar as seguintes técnicas de percussão:

▸ **Punho-percussão**: mantendo-se a mão fechada, golpeia-se com a borda cubital a região em estudo e averigua-se se a manobra desperta sensação dolorosa (Figura 5.18)
▸ **Percussão com a borda da mão**: os dedos ficam estendidos e unidos, golpeando-se a região desejada com a borda ulnar, procurando observar se a manobra provoca alguma sensação dolorosa (Figura 5.19)
▸ **Percussão por piparote**: com uma das mãos o examinador golpeia o abdome com piparotes, enquanto a outra, espalmada na região contralateral, procura captar ondas líquidas chocando-se contra a parede abdominal. A percussão por piparote é usada na pesquisa de ascite (Figura 5.20).

As técnicas punho-percussão e percussão com a borda da mão são usadas no exame físico dos rins. Os golpes são dados na área de projeção deste órgão (regiões lombares), e o surgimento de dor é sugestivo de lesões inflamatórias das vias urinárias altas (pielonefrite).

Dicas para o estudante

✓ Treine a técnica da percussão utilizando a superfície de um livro
✓ Treine a flexão e a extensão da mão mantendo o antebraço imóvel por meio do seguinte exercício: coloque o antebraço descansando sobre a mesa, deixando a mão pendente, fletindo-a e estendendo-a repetidamente
✓ Na percussão digitodigital pode-se usar como plexor o dedo médio ou indicador da mão direita, bem como pleximetro o dedo médio ou indicador da outra mão. A escolha depende da habilidade do estudante
✓ A percussão pode ser uma técnica difícil para os iniciantes, mas, como em todas as novas habilidades, a perfeição depende de muito treinamento; portanto, dedique-se, pratique e não desista!

Tipos de sons obtidos à percussão

Os sons obtidos à percussão poderiam ser classificados quanto à intensidade, ao timbre e à tonalidade, as três qualidades fundamentais vibrações sonoras.

Entretanto, para fins práticos é mais objetivo classificá-los da seguinte maneira:

▸ **Som maciço**: é o que se obtém ao percutir regiões desprovidas de ar (na coxa, no nível do fígado, do coração e do baço)
▸ **Som submaciço**: constitui uma variação do som maciço. A presença de ar em quantidade restrita lhe concede características peculiares

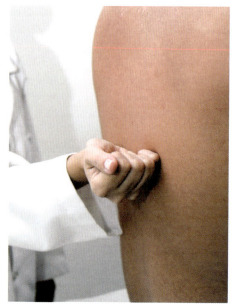

Figura 5.18 Punho-percussão com mão fechada.

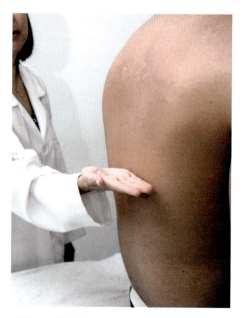

Figura 5.19 Percussão com a borda da mão.

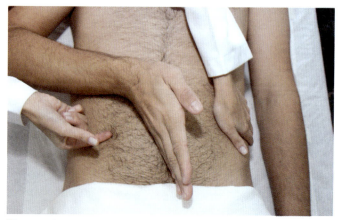

Figura 5.20 Percussão por piparote. Para aumentar a sensibilidade dessa manobra, o paciente deve colocar a borda de sua mão no meio do abdome a fim de impedir a transmissão do impulso pelo tecido subcutâneo.

▶ **Som timpânico**: é o que se consegue percutindo sobre os intestinos ou no espaço de Traube (fundo do estômago) ou qualquer área que contenha ar, recoberta por uma membrana flexível
▶ **Som claro pulmonar**: é o que se obtém quando se golpeia o tórax normal. Depende da presença de ar dentro dos alvéolos e demais estruturas pulmonares.

AUSCULTA

A inclusão da ausculta com estetoscópio no exame clínico, na primeira metade do século 19, foi um dos maiores avanços da medicina, desde Hipócrates.

Laennec construiu o aparelho protótipo, dando-lhe o nome de estetoscópio, da língua grega (*sthetos* = peito e *skopeo* = examinar) (ver Capítulo 1, *Iniciação ao Exame Clínico*).

Em 1855, Camman, nos EUA, idealizou o estetoscópio biauricular flexível, fato responsável pela divulgação universal desse instrumento.

A ausculta consiste em ouvir os sons produzidos pelo corpo. Em sua maioria, os ruídos corporais são muito suaves e devem ser canalizados através de um estetoscópio para serem avaliados.

Estetoscópio

Há vários tipos de estetoscópio: estetoscópio clássico, master, digital, com amplificador, eletrônico e pediátrico (Figura 5.21).

Os principais componentes de um estetoscópio clássico são: olivas auriculares, armação metálica, tubos de borracha, receptores (Figura 5.22).

Existem estetoscópios que fornecem excelente sensibilidade acústica, por meio de um sistema de amplificação e de filtragem de ruídos externos, inclusive com sistema de ausculta de dupla frequência que permite, com único diafragma, o monitoramento dos sons de alta e baixa frequências, sem a necessidade de rotação, bastando apenas modificar a pressão exercida com os dedos sobre o auscultador (Figura 5.21B).

Os estetoscópios digitais oferecem amplificações de sons até 18 vezes maiores que os estetoscópios tradicionais. A acústica superior é combinada a um processador digital de sinais, possibilitando gravação, armazenamento e reprodução de sons. Os sons gravados podem ser transferidos para um computador para serem armazenados e posteriormente analisados. Contudo, os estetoscópios digitais atuais necessitam de aperfeiçoamento nas técnicas de transferências de sons. Tais características desse estetoscópio permitem sua utilização no treinamento das habilidades de ausculta (Figura 5.21C).

Existem ainda estetoscópios próprios para pessoas com deficiência auditiva, capazes de enviar os sons a fones de ouvido que são colocados sobre aparelhos auditivos intracanais ou retroauriculares (Figura 5.21D).

Já os estetoscópios eletrônicos, também fornecem excelente sensibilidade acústica e um sistema de purificação de amplificação e de filtragem ideal para ouvir todos os sons corporais, com redução de ruídos ambientes em até 75% (Figura 5.21E).

Os modelos de estetoscópios ideais para pediatria e neonatologia apresentam receptores com tamanhos reduzidos para perfeita adaptação em crianças e recém-nascidos, possibilitando a ausculta dos sons de baixa e alta frequência (Figura 5.21F).

Outro tipo de estetoscópio utilizado é o obstétrico, monoauricular e constituído por uma campânula receptora de grande diâmetro, próprio para a ausculta fetal que se consegue em área mais dispersa do que os fenômenos estetoacústicos audíveis no tórax.

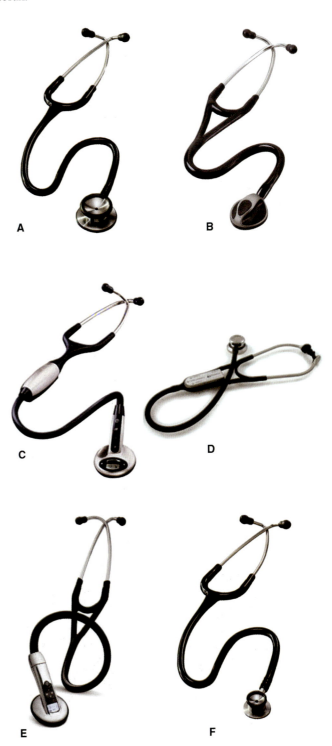

Figura 5.21 Tipos de estetoscópio: clássico (A); master (B); digital (C); com amplificador (D); eletrônico (E); pediátrico (F).

Semiotécnica

Para uma boa ausculta, deve-se obedecer às seguintes normas:

* **Ambiente de ausculta**: ambiente silencioso é condição indispensável para permitir uma boa ausculta. Os ruídos cardíacos e broncopulmonares são de pequena intensidade e, para ouvi-los, é necessário completo silêncio. Conversas, barulhos produzidos por veículos ou outras máquinas impossibilitam a realização de uma boa ausculta. Quando um estudante está auscultando, o restante do grupo deve guardar absoluto silêncio
* **Posição do paciente e do examinador**: o médico e o paciente devem colocar-se comodamente no momento da ausculta.

A posição habitual do paciente para a ausculta do coração é o decúbito dorsal com a cabeça apoiada ou não em um travesseiro. O paciente sentado com o tórax ligeiramente inclinado para a frente ou em decúbito lateral esquerdo são outras posições para se auscultar melhor sons cardíacos específicos. Nas três posições, o examinador fica em pé, à direita do paciente.

Para se auscultarem os ruídos respiratórios, o paciente mantém-se sentado, um pouco inclinado para a frente. O examinador posiciona-se à direita do paciente, durante a ausculta anterior, e à esquerda, durante a ausculta posterior.

A posição mais frequente do paciente para a ausculta do abdome é o decúbito dorsal, com o examinador em pé, à direita dele

* **Instrução do paciente de maneira adequada**: as solicitações feitas ao paciente devem ser claras. Assim, quando se deseja que ele altere seu modo de respirar – aumentar a amplitude, inspirar profundamente, expirar de modo forçado, parar a respiração –, isso deve ser feito em linguagem compreensível. Quando se quer, por exemplo, uma expiração forçada, a melhor maneira de obtê-la é solicitar ao paciente que esvazie o peito, soprando todo o ar que for possível
* **Escolha correta do receptor**: refere-se ao tipo e tamanho do receptor. De maneira geral, deve ser usado o receptor de diafragma de maior diâmetro, com o qual é efetuada toda a ausculta. Contudo, vale salientar algumas particularidades que têm valor prático; entre elas, o fato de o receptor de diafragma ser mais apropriado para ouvir ruídos de alta frequência, enquanto a campânula capta melhor os ruídos de baixa frequência
* **Aplicação correta do receptor**: o receptor, seja do tipo de diafragma ou de campânula, deve ficar levemente apoiado sobre a pele, procurando-se, ao mesmo tempo, obter uma perfeita coaptação de suas bordas na área que está sendo auscultada. A aplicação correta do receptor impede a captação de ruídos ambientais que interferem na percepção dos sons. Além disso, a compressão intensa da campânula sobre a pele a transforma em um receptor de diafragma – a própria pele do paciente

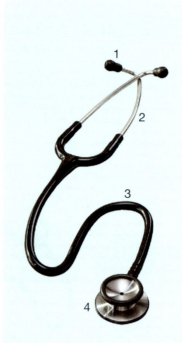

1. **Olivas auriculares**: são pequenas peças cônicas que propiciam uma perfeita adaptação ao meato auditivo, de modo a criar um sistema fechado entre o ouvido e o aparelho. A inclinação das olivas deve ficar orientada no sentido frontal. Essa é a inclinação natural do canal auditivo e fornece um bloqueio adequado do ruído ambiental.

2. **Armação metálica**: provida de mola, põe em comunicação as peças auriculares com o sistema flexível de borracha. A mola metálica serve para proporcionar um perfeito ajuste do instrumento.

3. **Tubos de borracha**: em geral, são utilizados tubos com diâmetro entre 0,3 e 0,5 cm e comprimento de 25 a 30 cm. Dá-se preferência aos estetoscópios que apresentem tubos de menor comprimento e maior diâmetro.

4. **Receptores**: existem dois tipos de receptores: o de campânula e o de diafragma. Utiliza-se mais frequentemente o diafragma, que dispõe de uma membrana semirrígida com diâmetro de 3 a 3,5 cm, pois sua superfície achatada é melhor para ruídos de alta frequência (ruídos respiratórios, intestinais, sopros e bulhas cardíacas). Já a campânula em superfície côncava, com diâmetro de 2,5 cm, é ideal para sons suaves de baixa frequência (sopros, bulhas cardíacas anormais e acessórias).

Figura 5.22 Componentes do estetoscópio.

distendida fortemente pelas rebordas do receptor faz o papel de membrana –, anulando sua vantagem na ausculta de ruídos de baixa frequência.

Boxe — Dicas para o estudante

✔ Deve-se manter a sala de exames com temperatura agradável. Se o paciente tremer, as contrações musculares involuntárias poderão abafar outros sons

✔ As olivas do estetoscópio devem ficar bem ajustadas. Ajuste a tensão e experimente olivas de plástico e de borracha para escolher quais as mais confortáveis

✔ Deve-se manter o diafragma firmemente posicionado contra a pele do paciente, o suficiente para deixar uma discreta impressão depois de retirado

✔ Nunca se deve auscultar sobre as roupas do paciente. Em situações especiais, pode-se colocar o estetoscópio sob a roupa para auscultar, porém com cuidado para que o tecido não seja friccionado contra o estetoscópio

✔ A pilificação do tórax pode gerar sons de estertoração fina que simulam ruídos respiratórios anormais. Para minimizar esse problema, umedeça os pelos (chumaço de algodão com água) antes de auscultar a região

✔ Ausculta é uma habilidade de difícil domínio. Inicialmente, é preciso reconhecer os sons normais, para só depois passar a perceber os sons anormais e os sons "extras" (desdobramento de bulhas, cliques, B3 e B4, estalidos de abertura de valvas)

✔ É necessário saber que, em algumas regiões do corpo, mais de um som será auscultado, o que pode causar confusão; como exemplo, podemos citar a ausculta do tórax em que se verificam ruídos respiratórios e cardíacos simultaneamente. É preciso treinar a audição para se ouvir seletivamente, auscultando-se apenas um som por vez. Para tanto, recomenda-se a utilização de manequins em laboratório de habilidades ou o treinamento por meio da apreciação musical de orquestra e bandas, buscando identificar os diferentes sons dos instrumentos.

OLFATO COMO RECURSO DE DIAGNÓSTICO

O olfato não tem a mesma importância da inspeção, palpação, percussão e ausculta; entretanto, algumas vezes, a percepção de um determinado odor pode fornecer um indício diagnóstico.

Normalmente, mesmo pessoas saudáveis e razoavelmente limpas exalam um odor levemente desagradável.

Em determinadas doenças, no entanto, odores diferentes são eliminados em decorrência da secreção de certas substâncias; por exemplo, o hálito da pessoa que ingeriu bebida alcoólica é característico; os pacientes com cetoacidose diabética eliminam um odor que lembra o de acetona; no coma hepático, o hálito tem odor fétido; e nos pacientes com uremia, há hálito com cheiro de urina.

A halitose é um odor desagradável que pode ser atribuído a diferentes causas (má higiene bucal, cáries dentárias, próteses mal adaptadas, afecções periodontais, infecções de vias respiratórias, alterações metabólicas e algumas afecções do aparelho digestivo).

Um dos odores mais observados, sobretudo em pessoas de baixo padrão socioeconômico, é decorrente da ausência de cuidados higiênicos. Trata-se do próprio odor desprendido da superfície corporal e que impregna as roupas e o próprio corpo do paciente.

AMBIENTE ADEQUADO PARA O EXAME FÍSICO

A sala de exames deve ser tranquila, confortável, bem iluminada, com privacidade e temperatura agradável. Se possível, evite ruídos que possam causar distração, como máquinas com barulhos contínuos, músicas ou conversas de pessoas que atrapalhem principalmente a ausculta dos ruídos corporais.

São necessários mesa de exame ou maca, lençol descartável, lençol ou avental para cobrir o paciente e mesa à beira do leito para colocar os instrumentos e aparelhos que serão utilizados durante o exame.

INSTRUMENTOS E APARELHOS NECESSÁRIOS PARA O EXAME FÍSICO

Uma vez obtida e anotada a anamnese, segue-se o exame físico. Para se realizar o exame físico, é necessária uma série de instrumentos e aparelhos simples, os quais são descritos e apresentados no Quadro 5.1.

Vale destacar que esses instrumentos e aparelhos utilizados no exame físico costumam ser usados em muitos pacientes e transformam-se em veículos de transmissão de infecções.

Limpar o estetoscópio, a fita métrica e o termômetro com chumaço de algodão com álcool entre o exame de um paciente e outro é uma medida de controle eficaz.

Os instrumentos para endoscopia simples, exceto os descartáveis, têm de ser adequadamente esterilizados.

Além da limpeza dos instrumentos, para evitar transmissão de microrganismos entre pacientes ou entre o paciente e o examinador, é imprescindível a lavagem das mãos, como citado anteriormente.

> **Aspectos psicológicos do exame físico**
>
> Não se pode esquecer, durante o exame clínico, do significado psicológico do exame físico. Para o paciente, as técnicas que usamos para identificar alterações anatômicas ou funcionais contêm outro componente, este muitas vezes esquecido pelo médico. Desse modo, na *inspeção* está incluído o ato de *olhar*; na *palpação* e na *percussão*, o de *tocar*, e, na *ausculta*, o de *escutar*. Se estivermos conscientes do significado psicológico das técnicas semióticas, iremos verificar que isso reforça a relação médico-paciente pela proximidade que se estabelece com o doente. É necessário, portanto, compreender que *inspecionar* e *olhar* são indissociáveis, enquanto *palpar* e *tocar* são procedimentos que se complementam. A síntese desse duplo significado do exame físico é mais bem compreendida se nos lembrarmos do que os pacientes querem expressar quando nos dizem: "Doutor, estou em suas mãos!" Essa expressão tem duplo sentido: o paciente espera que de nossas mãos saia uma prescrição ou um ato cirúrgico capaz de livrá-lo de um padecimento, assim como está nos entregando sua vida, permitindo-nos decidir o que é melhor para ele.

Quadro 5.1 Instrumentos e aparelhos necessários para o exame físico.

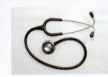 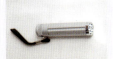 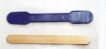 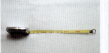 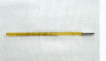

Estetoscópio
Instrumento utilizado para se auscultar sons cardíacos, respiratórios e abdominais.

Esfigmomanômetro
Aparelho utilizado para aferir a pressão arterial. Pode ser à base de mercúrio, aneroides ou eletrônicos/digitais.

Lanterna de bolso
Serve para iluminar as cavidades não alcançadas pela luz natural e para pesquisar reflexos fotomotores.

Abaixador de língua
Utilizado para melhor visualização da cavidade oral. São descartáveis e podem ser de madeira ou plástico.

Fita métrica
Serve para medir diâmetros corporais – cefálico, torácico, abdominal – ou qualquer alteração mensurável, como tamanho de fígado e baço.

Termômetro
Instrumento utilizado para medir a temperatura corporal. Pode ser de mercúrio ou eletrônico/digital. Pode-se determinar a temperatura oral, axilar, retal ou da membrana timpânica (muito útil em crianças).

(continua)

Quadro 5.1 Instrumentos e aparelhos necessários para o exame físico (continuação).

Lupa
É uma lente biconvexa com capacidade de aumento de 4 a 8 vezes o normal. Muito utilizada nos exames dermatológicos.

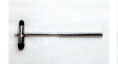

Martelo de reflexos
Pequeno martelo de borracha utilizado para testar reflexos tendinosos.

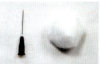

Agulha descartável e algodão
Servem para pesquisar sensibilidade tátil e dolorosa.

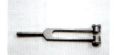

Diapasão
Instrumento vibratório, de aço, utilizado no exame do ouvido e do sistema nervoso.

Rinoscópio
Instrumento que permite a visualização do interior da cavidade nasal.

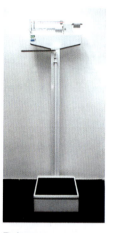

Balança antropométrica com haste milimetrada
Serve para determinar peso corporal e altura do paciente. Pode ser mecânica ou eletrônica.

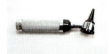

Oftalmoscópio
Avalia, através da pupila, o fundo de olho.

Otoscópio
Visualiza o canal auditivo e o tímpano.

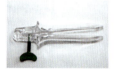

Anuscópio
Instrumento em forma de espéculo, metálico ou descartável (acrílico), utilizado para visualizar o ânus e a porção distal do reto.

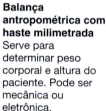

Espéculo vaginal
Instrumento que mantém as paredes vaginais afastadas, facilitando a visualização do colo do útero para o exame ginecológico. Pode ser metálico ou descartável (acrílico).

Capítulo 6

Sinais e Sintomas

Celmo Celeno Porto
Delson José da Silva
Rejane Faria Ribeiro-Rotta
Nádia do Lago Costa
Diego Antônio Arantes
Danilo Rocha Dias
Fernanda Tenório Lopes Barbosa
Denise Sisteroli Diniz
Gil Eduardo Perini
Osvaldo Vilela Filho
Cláudio Jacinto Pereira Martins
Renato Sampaio Tavares

- Introdução 76
- Os sintomas como linguagem dos órgãos 77
- A dor como sintoma padrão 77
- Sintomas gerais 91
- Pele, tecido celular subcutâneo e fâneros 96
- Olhos 96
- Ouvidos 100
- Nariz e cavidades paranasais 101
- Faringe 104
- Laringe 104
- Traqueia, brônquios, pulmões e pleuras 105
- Diafragma e mediastino 111
- Sistema cardiovascular 112
- Sistema digestivo 128
- Região bucomaxilofacial 128
- Esôfago 132
- Estômago 135
- Intestino delgado 137
- Cólon, reto e ânus 142
- Fígado, vesícula e vias biliares 145

- Pâncreas 147
- Rins e vias urinárias 147
- Órgãos genitais masculinos 152
- Órgãos genitais femininos 155
- Mamas 158
- Sistema hemolinfopoético 159
- Ossos 162
- Articulações 163
- Coluna vertebral 164
- Bursas e tendões 166
- Músculos 167
- Sistema endócrino 168
- Hipotálamo e hipófise 168
- Tireoide 171
- Paratireoides 173
- Suprarrenais 174
- Gônadas 175
- Metabolismo e condições nutricionais 175
- Desnutrição 175
- Sistema nervoso central 178
- Sistema nervoso periférico 188
- Roteiro pedagógico para análise do sintoma dor 189

INTRODUÇÃO

Boxe

Considerando que o mesmo sintoma pode ser a "linguagem" de vários órgãos, sugerimos ao estudante que, ao estudar um determinado sintoma, busque informações sobre ele nos vários itens em que é abordado; exemplo: a dispneia é descrita no estudo da faringe, da laringe, da traqueia, dos brônquios, dos pulmões, das pleuras, do coração, do diafragma e do mediastino. Assim, terá uma visão abrangente do sintoma e suas causas.

As doenças manifestam-se por sinais e sintomas que o paciente relata ou que o médico descobre ao fazer o exame clínico. Tradicionalmente, o termo *sintoma* designaria as sensações subjetivas anormais sentidas pelo paciente e não visualizadas pelo médico (p. ex., dor, má digestão, náuseas), enquanto *sinais* seriam as manifestações objetivas, reconhecíveis por meio de inspeção, palpação, percussão, ausculta ou meios subsidiários (p. ex., edema, cianose, tosse, presença de sangue na urina). Contudo, nem sempre é possível uma rígida distinção entre sintoma e sinal, porque algumas manifestações, como dispneia, tosse, vômitos, entre outras, são sensações subjetivas para o paciente, mas podem ser constatadas objetivamente pelo médico. Talvez por isso, e pela lei do menor esforço, no linguajar médico cada vez mais os termos *sinal* e *sintoma* sejam usados praticamente como sinônimos.

Denomina-se *sinal patognomônico* ou *sintoma típico* aquela manifestação que indica, com alta probabilidade, a existência de uma determinada lesão ou doença. É necessário cautela para usar essas expressões, pois, de maneira geral, a certeza diagnóstica somente é obtida pela associação de sintomas e sinais, e não pela presença de um deles isoladamente. Por outro lado, deve-se estar prevenido para a ocorrência frequente de *sintomas atípicos*, ou seja, manifestações que não preenchem as características semiológicas consideradas "próprias ou específicas" de uma entidade clínica; exemplo, a dor da angina do peito não apresenta as características semiológicas clássicas em 30% dos pacientes, mas, sabendo-se analisá-la, podem-se encontrar uma ou mais característica clínica que vai permitir ao médico levantar a possibilidade de isquemia miocárdica.

Boxe

Os sinais, os sintomas e o raciocínio diagnóstico

O raciocínio diagnóstico é um processo complexo que começa no primeiro contato com o paciente. Conhecer as características dos sintomas relatados é a base do raciocínio. Esse processo não é fruto apenas da obtenção de informações que nos levariam a uma conclusão inevitável; é um verdadeiro quebra-cabeça, cujas peças são criadas no decorrer do próprio jogo. É claro que é necessário ter armazenadas na mente as regras e as peças-chave para decifrar o enigma representado pelo diagnóstico. Quando se dispõe das informações básicas sobre os sintomas, seus mecanismos e suas causas, à medida que se progride na entrevista do paciente, o médico cria hipóteses e possibilidades, a partir das quais suas indagações tornam-se mais objetivas; ou seja, à medida que o quebra-cabeça é montado, as perguntas que o médico faz ao paciente tornam-se cada vez mais adequadas para reforçar ou afastar uma determinada possibilidade. Por isso, quando se têm na memória as principais características dos sintomas e suas principais causas, a anamnese fica mais objetiva e interessante. Este capítulo tem como proposta a sistematização dos conhecimentos essenciais sobre os sinais e sintomas.

No Quadro 6.1 encontra-se o esquema básico para análise de qualquer sintoma.

Quadro 6.1

Esquema para análise de um sintoma.

Início
- Marcar a época em que o sintoma surgiu é fundamental. Se ele ocorrer episodicamente, considera-se o início do primeiro episódio como referência principal, definindo a seguir a duração dos outros
- O modo como o sintoma se apresentou (súbito ou gradativo) e os fatores ou situações que o desencadearam ou o acompanharam em seu início devem ser bem esclarecidos

Principais características semiológicas
- Duração (definir a duração do sintoma é um dado fundamental, o que se fará sem dificuldade desde que se conheça a época em que ele teve início)
- Localização
- Qualidade
- Intensidade (leve, moderado, intenso)
- Relações com as funções do órgão ou sistema, direta ou indiretamente relacionados com o sintoma

Evolução
- Analisar a evolução ao longo do tempo e as modificações ocorridas, incluindo a influência de tratamentos efetuados

Relação de dois ou mais sintomas entre si
- Procurar definir as relações entre os principais sintomas, identificando sempre que possível o sintoma-guia

Identificação dos fatores que agravam ou aliviam

Esclarecimento das características do sintoma no momento do exame

---

Boxe

Sinais e sintomas com base em evidências estatísticas

Como subproduto do movimento que deu origem à Medicina Baseada em Evidências (MBE), surgiram propostas para se aplicarem técnicas estatísticas para avaliação dos sinais e sintomas relatados pelos pacientes; entre estas destaca-se o manual *Evidence-Based Physical Diagnosis*, de Steven McGee, publicado em 2007.

O valor das técnicas estatísticas, essência da MBE, é inquestionável na avaliação da eficácia de medicamentos e outros modos de tratamento, bem como na definição do valor diagnóstico de novos equipamentos e testes laboratoriais.

A proposta básica de McGee foi analisar a sensibilidade e a especificidade de dados obtidos no exame físico, assim como o poder discriminatório dos sinais e sintomas para aventar hipóteses diagnósticas, mas também para avaliar outros parâmetros, tais como risco de vida e tempo de internação. Contudo, as técnicas estatísticas disponíveis não são inteiramente adequadas para isso, em virtude da variabilidade das manifestações clínicas e do grande número de combinações possíveis. Na maior parte dos pacientes, o raciocínio diagnóstico exige que a interpretação dos sinais e sintomas seja feita no contexto de cada paciente. Apenas em situações especiais é possível interpretar isoladamente um determinado sinal ou sintoma: são os chamados sinais ou sintomas patognomônicos.

Quando se raciocina a partir de dois ou mais sintomas, a sensibilidade e a especificidade de cada um deles dependem do contexto clínico, no qual sempre existem inúmeras variáveis. Basta, por exemplo, mudar a idade do paciente para modificar radicalmente o significado diagnóstico de um sintoma ou sinal. Tomemos como modelo a febre. Considerada de maneira isolada, seu poder discriminatório é muito baixo, pois um sem-número de doenças infecciosas ou de outras naturezas podem se acompanhar de febre. Portanto, tanto a sensibilidade como a especificidade são muito baixas. Se acrescentarmos outro sinal ou sintoma, o poder discriminatório da febre se modifica completamente. Se o sintoma for tosse, por exemplo, a possibilidade de uma infecção pulmonar é evidente; se a febre for de longa duração, o raciocínio diagnóstico nos encaminha para tuberculose pulmonar; se for de curta duração, a possibilidade de pneumonia bacteriana passa para primeiro lugar; se a febre estiver associada a linfadenopatia muda inteiramente o raciocínio diagnóstico, e assim por diante.

A sensibilidade, a especificidade e o poder discriminatório de sinais e sintomas não precisam ser "quantificados" para serem bem utilizados no raciocínio diagnóstico. A "sensibilidade" clínica é que nos leva à hierarquização das manifestações clínicas no complexo processo mental que é o raciocínio diagnóstico.

OS SINTOMAS COMO LINGUAGEM DOS ÓRGÃOS

Os sintomas podem ser considerados a linguagem dos órgãos. Em certas condições é uma linguagem direta; em outras, é simbólica. Linguagem direta quando o sintoma expressa uma modificação localizada naquele órgão (dor cardíaca na isquemia miocárdica; dispneia na congestão pulmonar; diarreia nas enterocolites), e linguagem simbólica quando é a expressão somática de transtornos emocionais (disfagia histérica; tosse de origem emocional; dor precordial na depressão; dispneia suspirosa na ansiedade). Contudo, o organismo não se comporta tão esquematicamente, visto que o ser humano é constituído por duas partes indivisíveis – a mente e o corpo –, inteiramente imbricadas. Mente e corpo, físico e psíquico, são absolutamente solidários; um não existe sem o outro. Apesar de ora um ficar mais em evidência que o outro, ambos, na saúde e na doença, estão sempre presentes. Por isso, é necessário reconhecer que esta subdivisão em *linguagem direta* e *linguagem simbólica* serve apenas como um recurso didático que facilita sua compreensão.

Quando um sintoma surge, o paciente, assim como o médico, não tem condições de reconhecer prontamente se ele expressa uma alteração do órgão (linguagem direta) ou se ele expressa uma alteração emocional projetada naquele órgão (linguagem simbólica). É necessário analisar todos os dados clínicos, e não raramente dados obtidos de exames complementares.

> **Boxe — Dor precordial**
>
> Tanto a dor cardíaca de origem isquêmica como a dor precordial de origem emocional são absolutamente reais e verdadeiras, diferindo apenas na sua origem. Uma é a consequência da estimulação das terminações nervosas por substâncias químicas produzidas pela hipoxia, enquanto a outra é produzida por substâncias químicas originadas no sistema límbico durante uma frustração, uma perda ou qualquer condição que agrida o sistema emocional do paciente. No primeiro caso, é no "coração anatômico" que se origina a dor; no segundo, a dor é sentida no "coração simbólico", que está projetado na nossa mente.

Admitindo-se a unicidade mente-corpo, não é difícil compreender que em todo sintoma há um componente físico e um psíquico. O componente físico está restrito aos aspectos anatômicos do órgão, enquanto o componente psíquico está intimamente relacionado com os aspectos socioculturais em que se insere cada pessoa. Heranças raciais, influências religiosas, organização social, aspectos econômicos se interpenetram na mente humana e atingem os sistemas que captam as sensações que se originam nos órgãos, dando aos sintomas significados diferentes quando o contexto é outro.

O inverso também é verdadeiro, ou seja, os órgãos podem ser a expressão de manifestações originadas no sistema límbico, pois é ali que se faz a conexão entre os órgãos e o meio ambiente.

Por isso, ao se fazer a análise de um sintoma, o médico precisa ter referências anatômicas, fisiológicas, psicológicas e socioculturais, estas para poder valorizar as expressões usadas e a maneira de o paciente sentir o que se passa em seu organismo.

A DOR COMO SINTOMA PADRÃO

A dor é a manifestação clínica mais frequente e pode ser tomada como sintoma padrão.

É uma experiência sensorial e emocional desagradável associada a uma lesão tissular potencial ou real ou mesmo a nenhuma lesão, embora ainda assim descrita com termos sugestivos de que dano tecidual houvesse de fato ocorrido (definição da IASP – International Association for the Study of Pain). É essencialmente uma manifestação subjetiva, variando sua apreciação de um indivíduo para outro e até em um mesmo indivíduo, quando submetido a estímulos idênticos, porém em circunstâncias distintas.

Anatomia funcional da dor

Transdução

É o mecanismo de ativação dos nociceptores, fenômeno que se dá pela transformação de um estímulo nóxico – mecânico, térmico ou químico – em potencial de ação (Figura 6.1).

Os nociceptores são terminações nervosas livres de fibras mielínicas finas (A-delta ou III), sensíveis aos estímulos mecânicos e/ou térmicos nóxicos, ou amielínicas (C ou IV), sensíveis àqueles estímulos e aos químicos (nociceptores C polimodais).

Os estímulos mecânicos e térmicos nóxicos, além de excitarem os nociceptores a eles sensíveis, promovem dano tecidual e vascular local, causando liberação ou formação de uma série de substâncias, tais como os íons hidrogênio e potássio, serotonina, histamina, cininas, leucotrienos, prostaglandinas e

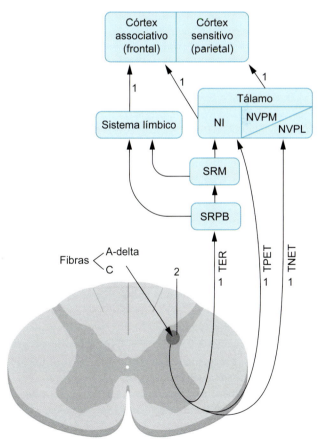

Figura 6.1 Vias nociceptivas. (1) Vias nervosas de transmissão do impulso doloroso. TER = trato espinorreticular; TPET = trato paleoespinotalâmico; TNET = trato neoespinotalâmico; SRPB = substância reticular pontobulbar; SRM = substância reticular mesencefálica; NI = núcleos inespecíficos; NVPL = núcleo ventroposterolateral; NVPM = núcleo ventroposteromedial. (2) Células transmissoras.

substância P, as quais, por sua vez, atuam nos nociceptores a elas sensíveis – fenômeno denominado *transdução* – por meio de três mecanismos distintos: ativação direta (potássio, hidrogênio, cininas, serotonina e histamina), sensibilização (cininas, prostaglandinas e substância P) e produção de extravasamento do plasma (substância P e cininas).

Cumpre assinalar que a estimulação isolada de fibras A-delta cutâneas, no ser humano, produz dor em pontada; a de fibras C cutâneas, dor em queimação; e a de fibras A-delta e C musculares, dolorimento (*aching pain*) ou cãibra.

Admitindo-se que a dor seja um sinal de alarme, compreende-se que o estímulo adequado para provocar dor em um tecido é aquele que em geral seja capaz de lesioná-lo. Assim, os nociceptores musculares são mais sensíveis ao estiramento e à contração isquêmica; os articulares, aos processos inflamatórios e aos movimentos extremos; os viscerais, à distensão, à tração, à isquemia, ao processo inflamatório e à contração espasmódica; os das cápsulas das vísceras maciças, à distensão; os miocárdicos, à isquemia; e os tegumentares, a uma variedade de estímulos mecânicos, térmicos e químicos nóxicos, mas não à distensão e à tração.

Observa-se, também, uma extrema variabilidade na sensibilidade dos diferentes tecidos e órgãos aos estímulos dolorosos, o que reflete a distinta concentração e distribuição de terminações nociceptivas neles. Os parênquimas cerebral, hepático, esplênico e pulmonar, por exemplo, são praticamente indolores. Em contrapartida, o tegumento e o revestimento fibroso do sistema nervoso (meninges), dos ossos (periósteo), da cavidade abdominal (peritônio parietal) e da cavidade torácica (pleura parietal) são extremamente sensíveis.

Mais recentemente foram identificadas estruturas denominadas *nociceptores silenciosos*, presentes nas terminações periféricas das fibras C de nervos articulares, cutâneos e viscerais, mas não dos músculos. Em condições normais, tais receptores encontram-se "desativados" (silenciosos), insensíveis aos estímulos mecânicos. Quando sensibilizados, porém, como na vigência de um processo inflamatório ou de estímulos químicos ou térmicos, eles se tornam ativos e altamente responsivos aos estímulos mecânicos, mesmo àqueles inócuos.

Transmissão

É o conjunto de vias e mecanismos que permite que o impulso nervoso, originado ao nível dos nociceptores, seja conduzido para estruturas do sistema nervoso central relacionadas ao reconhecimento da dor (Figura 6.1).

As fibras nociceptivas (A-delta e C), oriundas da periferia, constituem os prolongamentos periféricos dos neurônios pseudounipolares situados nos gânglios espinais e de alguns nervos cranianos (trigêmeo, principalmente, facial, glossofaríngeo e vago). Aquelas provenientes de estruturas somáticas cursam por nervos sensoriais ou mistos e apresentam uma distribuição dermatomérica. Já as provenientes das vísceras cursam por nervos autônomos simpáticos (cardíacos médio e inferior, esplâncnico maior, menor e médio, esplâncnicos lombares etc.) e parassimpáticos (vago, glossofaríngeo e esplâncnicos pélvicos – S2, S3 e S4).

O nervo vago é responsável pela inervação dolorosa do parênquima pulmonar (muito discreta) e dos dois terços superiores do esôfago. O parassimpático pélvico é responsável pela inervação do cólon descendente, sigmoide, reto e boa parte da bexiga e uretra proximal. Os nervos simpáticos, por sua vez, são responsáveis pela inervação dolorosa do coração, da maior parte do trato gastrintestinal (terço inferior do esôfago, estômago, delgado, cólon ascendente e transverso, fígado, vias biliares e pâncreas) e de grande parte do trato geniturinário, sendo que a bexiga e a uretra proximal têm inervação parassimpática e simpática.

Os impulsos que seguem pelos nervos simpáticos passam pelo tronco simpático e ganham os nervos espinais pelos ramos comunicantes brancos. Os aferentes nociceptivos cardíacos adentram a medula espinal entre o 1º e o 5º segmentos torácicos, os do trato digestivo, entre o 5º segmento torácico e o 2º lombar, e os do trato geniturinário, entre o 10º torácico e o 2º lombar. Os impulsos que trafegam pelo parassimpático pélvico atingem a medula entre o 2º e o 4º segmentos sacrais, via respectivos nervos espinais.

Os prolongamentos centrais dos neurônios pseudounipolares adentram a medula espinal (ou o tronco cerebral), sobretudo pela raiz dorsal (porção ventrolateral), mas também pela raiz ventral, na qual se bifurcam em ramos ascendente e descendente, constituindo o trato dorsolateral ou de Lissauer. Tais ramos fazem sinapse com neurônios situados em variadas lâminas de Rexed do corno dorsal; as fibras C cutâneas terminam principalmente nas lâminas I e II, as fibras A-delta cutâneas, bem como os aferentes musculares (A-delta e C), nas lâminas I e V e os aferentes viscerais (C e A-delta), nas lâminas I, II, V e X.

Vários são os neurotransmissores presentes nesses aferentes, destacando-se o glutamato, aparentemente responsável pela excitação rápida dos neurônios medulares, e a substância P, envolvida na excitação lenta destes. Outras substâncias, tais como a somatostatina, o polipeptídio intestinal vasoativo e o polipeptídio relacionado com o gene da calcitonina, parecem atuar, não pela ativação ou inibição direta dos neurônios medulares, mas, sim, pela modulação da transmissão sináptica.

Dos neurônios do corno dorsal originam-se as vias nociceptivas, que podem ser divididas em dois grupos principais (Figura 6.1):

▸ **Vias do grupo lateral**: filogeneticamente mais recentes, quase totalmente cruzadas e representadas pelos tratos neoespinotalâmico (espinotalâmico lateral), neotrigeminotalâmico, espinocervicotalâmico e sistema pós-sináptico da coluna dorsal, terminam, predominantemente, nos núcleos talâmicos ventrocaudal (ventral [VPL] + ventral posteromedial [VPM]), submédio, porção medial do tálamo posterior (POm) e porção posterior do núcleo ventromedial (VMpo), de onde partem as radiações talâmicas para o córtex somestésico (fibras provenientes de VPL e VPM), orbitofrontal (fibras oriundas de POm) e insular (fibras procedentes de VMpo). Por serem essas vias e estruturas somatotopicamente organizadas, estão elas envolvidas no aspecto sensorial-discriminativo da dor

▸ **Vias do grupo medial**: filogeneticamente mais antigas, parcialmente cruzadas, terminam direta (tratos paleoespinotalâmico e paleotrigeminotalâmico) ou indiretamente (tratos espinorreticular e espinomesencefálico e sistema ascendente multissináptico proprioespinal) nos núcleos mediais (dorsomedial) e intralaminares (centromediano, parafascicular e central lateral) do tálamo medial, após sinapse na formação reticular do tronco cerebral e na substância cinzenta periaquedutal, de onde partem as vias reticulotalâmicas (emitem colaterais para o sistema límbico e para a substância cinzenta periventricular). Do tálamo medial partem radiações difusas para todo o córtex cerebral. As vias do grupo medial não são somatotopicamente organizadas e estão relacionadas com o aspecto afetivo-motivacional da dor (Figura 6.1).

Independentemente de sua origem (somática ou visceral), as fibras nociceptivas trafegam no sistema nervoso central pelas mesmas vias. Vale ressaltar que os aferentes nociceptivos viscerais pélvicos parecem cursar por uma via própria na profundidade do funículo posterior, próximo à linha mediana (a maior parte das vias nociceptivas cursa pelo quadrante anterolateral da medula espinal) e que, de modo geral, as vias viscerais são com certa frequência bilaterais, e não unilaterais, como as somáticas. Tal fato, associado à extrema ramificação dos nervos viscerais (um mesmo nervo participa da inervação de diversas vísceras), ao relativamente pequeno número de aferentes viscerais (compreendem apenas 10% das fibras da raiz dorsal), ao proporcionalmente elevado número de fibras C (condução lenta) nos nervos viscerais (1 fibra A para 10 fibras C; na raiz dorsal, tal proporção é de 1 para 2) e à chegada dos aferentes de uma mesma víscera em múltiplos segmentos medulares, justifica a baixa precisão da dor visceral tanto em termos de localização como de qualificação.

Modulação

Além de vias e centros responsáveis pela transmissão da dor, há centros e vias responsáveis por sua supressão. Curiosamente, as vias modulatórias são ativadas pelas próprias vias nociceptivas.

O primeiro sistema modulatório descrito, denominado *Teoria do Portão ou das Comportas*, foi proposto por Melzack e Wall (Figura 6.2). Como se sabe, as fibras amielínicas (C) e mielínicas finas (A-delta) conduzem a sensibilidade termoalgésica, enquanto as fibras mielínicas grossas (A-alfa e A-beta) conduzem os demais tipos de sensibilidade (tato, pressão, posição, vibração).

Segundo essa teoria, a ativação das fibras mielínicas grossas excitaria interneurônios inibitórios da substância gelatinosa de Rolando (lâmina II) para os aferentes nociceptivos, impedindo a passagem dos impulsos dolorosos; ou seja, haveria fechamento da comporta, ao passo que a ativação das fibras amielínicas e mielínicas finas inibiria tais interneurônios inibitórios, permitindo a passagem dos impulsos nociceptivos (abertura da comporta). Esse mecanismo explica por que uma leve fricção ou massageamento de uma área dolorosa proporciona alívio da dor.

Outro sistema modulatório está esquematizado na Figura 6.3. A estimulação elétrica da substância cinzenta periventricular/periaquedutal (PVG, *periventricular gray*; PAG, *periaqueductal gray*) produz acentuada analgesia, a qual acompanha-se por aumento da concentração dos opioides endógenos no liquor e é revertida pela administração de naloxona (antagonista opioide). Demonstrou-se, posteriormente, que analgesia similar podia ser obtida pela estimulação elétrica do bulbo rostroventral – BRV (núcleos da rafe magno, magnocelular e reticular paragigantocelular lateral) – e do tegmento pontino dorsolateral – TPDL (*locus ceruleus* e *subceruleus*) – ou pela microinjeção de morfina em qualquer dessas regiões (PVG-PAG, BRV e TPDL). Essa analgesia podia ser revertida por lesão do BRV, secção bilateral do funículo dorsolateral da medula espinal e administração intrarraquidiana de antagonistas serotoninérgicos e noradrenérgicos. Postulou-se, então, que a estimulação elétrica da substância cinzenta periventricular (PVG) e periaquedutal (PAG) excitaria o bulbo rostroventral (BRV) e o tegmento pontino dorsolateral (TPDL), de onde partem vias descendentes inibitórias para os neurônios nociceptivos do corno dorsal. Tais vias cursam bilateralmente pelos funículos dorsolaterais da medula espinal e utilizam como neurotransmissor, respectivamente, a serotonina (via rafe-espinal, proveniente do BRV) e a norepinefrina (via reticuloespinal, oriunda do TPDL).

A estimulação elétrica de outras estruturas pode também proporcionar alívio da dor. Tal é o caso da estimulação do funículo posterior da medula espinal, lemnisco medial, tálamo ventrocaudal, cápsula interna, córtex somestésico e córtex motor. Todas essas estruturas estão, pois, de alguma forma, envolvidas na modulação da dor. Vilela Filho, em 1996, propôs a existência do circuito modulatório prosencéfalo-mesencefálico, que justificaria a analgesia obtida pela estimulação dessas áreas do sistema nervoso (Figura 6.4).

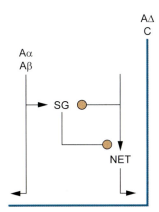

Figura 6.2 Teoria do Portão ou das Comportas de Melzack e Wall. SG = interneurônio da substância gelatinosa (lâmina II); NET = neurônio de projeção espinotalâmico (célula de origem do trato neoespinotalâmico).

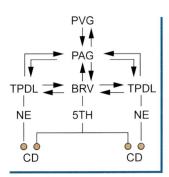

Figura 6.3 Centros modulatórios da dor. PVG = substância cinzenta periventricular; PAG = substância cinzenta periaquedutal; BRV = bulbo rostroventral; TPDL = tegmento pontino dorsolateral; CD = corno dorsal; NE = norepinefrina; 5 HT = 5-hidroxitriptamina (serotonina); → = excitação; ● = inibição.

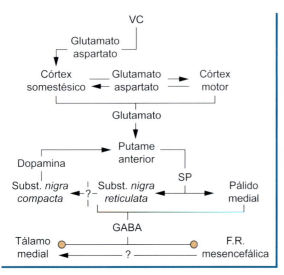

Figura 6.4 Circuito modulatório prosencéfalo-mesencefálico. VC = núcleo ventrocaudal do tálamo; SP = substância P; ? = neurotransmissor desconhecido; F.R. = formação reticular; → = excitação; ⊙ = inibição.

Pode-se concluir que a dor pode ser provocada tanto pela ativação das vias nociceptivas como pela lesão das vias modulatórias (supressoras), o que a torna semelhante a outras funções envolvidas na manutenção da homeostase, como a pressão arterial e a temperatura.

Opioides endógenos

A estimulação elétrica da PVG-PAG promove profunda analgesia. A aplicação de ínfimas doses de morfina nessas regiões reproduz a analgesia obtida pela estimulação. Em ambos os casos, a analgesia pode ser revertida pela administração parenteral de naloxona (antagonista opioide). Como a aplicação segmentar de morfina no espaço subaracnóideo, epidural ou mesmo diretamente na medula espinal também proporciona acentuada analgesia, concluiu-se que a ação sistêmica da morfina deve-se à sua atuação tanto no tronco cerebral como na medula espinal.

Uma vez mapeadas as áreas de atuação da morfina no sistema nervoso central, seus receptores foram prontamente identificados, tendo-se distinguido os seguintes tipos principais: *mu*, *delta* e *kappa*. Seguindo a descoberta dos receptores opioides, passou-se a investigar quais substâncias endógenas se ligariam a eles. A primeira substância identificada foi a encefalina, um pentapeptídio; posteriormente, foram isoladas a betaendorfina, a dinorfina e a nociceptina. Essas substâncias, denominadas opioides endógenos, têm em comum a sequência inicial de aminoácidos (tirosina-glicina-glicina-fenilalanina e metionina ou leucina) e a atividade analgésica (betaendorfina > encefalina > dinorfina > nociceptiva).

A betaendorfina é sintetizada a partir da pró-opiomelanocortina, atua nos receptores *mu* e está presente em células do hipotálamo basal (seus axônios projetam-se para o sistema límbico, PAG e *locus ceruleus*) e do núcleo do trato solitário.

A encefalina pode ser de dois tipos: metionina-encefalina e leucina-encefalina. É sintetizada a partir da pró-encefalina A e encontra-se distribuída principalmente pelo hipotálamo, PAG, bulbo rostroventral e corno dorsal da medula espinal; atua preferencialmente nos receptores delta, mas também nos *mu*.

A dinorfina, o mais fraco dos opioides endógenos, é derivada da pró-dinorfina ou pró-encefalina B, atua nos receptores *kappa* e tem distribuição similar à da encefalina.

A nociceptina é um peptídio que possui um receptor amplamente expresso no sistema nervoso central, particularmente no córtex cerebral e em núcleos noradrenérgicos e serotoninérgicos, com importante participação na memória e na ansiedade.

O conhecimento dos opioides endógenos é importante para compressão dos fenômenos dolorosos e abre possibilidades para descobertas de substâncias que controlam ou eliminam a dor.

Aspectos afetivo-motivacional e cognitivo-avaliativo da dor

Até o momento abordamos a dor como um tipo de sensação, ou seja, seu *aspecto sensorial-discriminativo*. É esse aspecto que nos permite identificar algumas das mais importantes características da experiência dolorosa, quais sejam, sua localização, duração, intensidade (parcialmente) e qualidade (parcialmente). Isso só é possível graças ao alto nível de organização somatotópica das vias (vias do sistema lateral) e estruturas (núcleos VPL e VPM do tálamo e córtex somestésico) envolvidas nessa dimensão da dor.

A dor, contudo, não é apenas uma sensação. A resposta final a um estímulo álgico compreende também uma série de reações reflexas, emocionais e comportamentais e depende do aprendizado e da memorização de experiências prévias, do grau de atenção ou de distração, do estado emocional e do processamento e integração das diversas informações sensoriais e cognitivas. Trata-se dos *aspectos afetivo-motivacional* e *cognitivo-avaliativo* da dor.

Aspecto afetivo-motivacional

As vias nociceptivas do grupo medial não são somatopicamente organizadas e, por esse motivo, parecem não contribuir para o aspecto sensorial-discriminativo da dor. Em contrapartida, estão relacionadas por meio de suas conexões com a formação reticular do tronco cerebral, hipotálamo, núcleos mediais e intralaminares do tálamo e sistema límbico, estruturas reconhecidamente comprometidas com a regulação das emoções e do comportamento, incluindo as dimensões afetiva (experiência desagradável, ruim, amedrontadora) e motivacional (ação motivada pela dor, como a reação de retirada ou de fuga) da dor.

Diversas são as evidências que apoiam esses aspectos da dor. Assim, em um experimento realizado em gatos acordados, aos quais se ensinou desligar o estímulo elétrico nóxico, aplicado em um nervo periférico, quando ele se tornava máximo, pôde-se observar que a atividade elétrica do núcleo gigantocelular (localizado na formação reticular bulbar) aumentava com o incremento da intensidade do estímulo aplicado e atingia o máximo quando o animal executava a manobra aversiva (desligava o estímulo). A estimulação elétrica direta desse núcleo (ou da formação reticular mesencefálica) provocava a mesma resposta obtida com a estimulação elétrica nóxica do nervo periférico: a anulação do estímulo. A lesão do núcleo gigantocelular e da formação reticular mesencefálica, em contrapartida, reduzia marcadamente a resposta desses animais aos estímulos álgicos.

O sistema límbico e o hipotálamo (doravante também considerado como parte integrante do sistema límbico) são constantemente bombardeados por estímulos internos e externos, parte deles conduzidos pelas vias do grupo medial. Os córtices temporal e parietal, responsáveis pela integração das informações sensoriais, visuais e auditivas, apresentam íntima conexão com a amígdala e o hipocampo, importantes componentes do sistema límbico. A área pré-frontal, considerada por muitos a mais importante área associativa cortical, apresenta conexões diretas com o hipotálamo, núcleo dorsomedial do tálamo

(tálamo medial), giro do cíngulo e formação reticular mesencefálica e bulbar. As informações que alcançam o sistema límbico são adequadamente avaliadas e, quando significativas, as emoções e os comportamentos são exteriorizados no momento apropriado.

A estimulação elétrica do sistema límbico pode provocar uma série de reações emocionais e comportamentais, algumas delas claramente relacionadas com a dor. A estimulação elétrica do hipotálamo posteromedial, por exemplo, considerado o centro simpático do sistema nervoso autônomo, provoca elevação da pressão arterial, da frequência cardíaca e midríase bilateral; no animal acordado, tais respostas associam-se à reação de fuga, que pode ser também obtida com a estimulação da amígdala (reação de raiva também é comum), hipocampo e fórnix. A ativação do cíngulo pode induzir ansiedade e a da área septal, sensação de prazer e conforto.

Muito interessantes são as respostas obtidas com a lesão de diversas dessas estruturas, todas elas direta ou indiretamente conectadas com as vias nociceptivas do grupo medial. A lesão do giro do cíngulo (cingulotomia), do hipotálamo posteromedial (hipotalamotomia posteromedial), dos núcleos talâmicos mediais e intralaminares (talamotomia medial/intralaminar) e da via reticulotalâmica (tratotomia mesencefálica medial) e a desconexão da área pré-frontal (lobotomia ou leucotomia pré-frontal) promove marcada redução do componente afetivo-motivacional da dor, sem interferir no seu componente sensorial-discriminativo, ou seja, o paciente continua perfeitamente capaz de perceber os estímulos álgicos, mas eles perdem aquela conotação desagradável e desprazerosa.

Os núcleos intralaminares do tálamo, relevantes terminações das vias do grupo medial, emitem suas eferências, sobretudo para os núcleos da base (*striatum* = putame + caudado), que provavelmente estão relacionados com a resposta motora somática desencadeada pelo estímulo doloroso, como, por exemplo, deixar cair uma xícara de café quente, para não queimar a mão (o córtex motor e a via corticoespinal estão também envolvidos com essa resposta). O hipotálamo, por sua vez, é o responsável pelas respostas motoras autonômicas (viscerais) frente aos estímulos dolorosos, tais como hipertensão arterial, taquicardia, sudorese, palidez e midríase. Tais respostas são mediadas pela formação reticular do tronco cerebral, via reticuloespinal e corno lateral da medula toracolombar (T1-L2).

Aspecto cognitivo-avaliativo

As primeiras experiências dolorosas do ser humano compreendem apenas seus aspectos sensorial-discriminativo e afetivo-motivacional. Ao morder o dedo, por exemplo, o bebê sente dor e a manifesta, emocionalmente, pelo choro. Com o passar dos anos, a dor passa a ser relacionada com certas polaridades como prazer/castigo e bom/mau. As influências culturais e religiosas tomam vulto no simbolismo da dor: para alguns, a manifestação pública da dor deve ser refreada, como sinal de força; para outros, sua manifestação deve ser encorajada, como modo de angariar simpatia e solidariedade. Todas essas informações e experiências dolorosas vão sendo armazenadas no âmbito da memória. Da avaliação e do julgamento desses dados dependerá o que o indivíduo considerará como dor.

Tudo isso só é possível graças às vias e estruturas responsáveis pela dimensão cognitivo-avaliativa da dor.

O impulso doloroso chega ao córtex somestésico através das vias nociceptivas de condução rápida do grupo lateral, onde a informação é processada. Essa informação, juntamente com outras de natureza tátil, proprioceptiva, auditiva e visual, também já processadas, são integradas nas áreas corticais associativas, sobretudo no neocórtex temporal. Os componentes da memória são então ativados à procura de uma experiência prévia similar. Por fim, entra em ação o julgamento da experiência sensorial, quando ela é definida como dolorosa ou não (nesse processo a área pré-frontal é de grande relevância); em caso afirmativo, dependendo de sua intensidade e do risco que a situação representa para o organismo, uma estratégia de resposta já padronizada é escolhida ou uma nova estratégia é definida.

A intensidade da dor depende de uma série de fatores: intensidade do estímulo álgico, grau de atenção (a atenção acentua a dor) ou de distração (diminui a intensidade), estado emocional (o medo, a apreensão e a ansiedade intensificam a dor) e aspectos culturais e religiosos, entre outros. Assim, o mesmo estímulo doloroso pode ser considerado intenso por um indivíduo e leve por outro ou ainda pelo mesmo indivíduo, quando submetido ao mesmo estímulo em circunstâncias distintas.

Também interessante é o papel do condicionamento na dor. Pavlov demonstrou que, quando o choque e a queimadura eram usados como estímulos condicionantes para a alimentação em cães, esses animais, com o tempo, passavam a responder a esses estímulos sem qualquer manifestação de dor, embora continuassem a reagir adequadamente a outros estímulos dolorosos.

Finalmente, deve-se ressaltar a poderosa influência que o sistema cognitivo-avaliativo exerce sobre os sistemas sensorial-discriminativo e afetivo-motivacional da dor.

Dadas as extensas conexões dos lobos temporal (com a amígdala e o hipocampo) e frontal (com o hipotálamo, tálamo medial/intralaminar e cíngulo) com o sistema límbico, o sistema cognitivo encontra-se em situação ideal para interferir (contribuir ou modificar) nas respostas do sistema afetivo-motivacional. Por outro lado, as eferências frontais para a formação reticular bulbar e mesencefálica (aí se situam importantes centros modulatórios da dor, como o bulbo rostroventral e a PAG) e as eferências do córtex somestésico para o corno dorsal (influência inibitória sobre os neurônios nociceptivos através da via corticoespinal ou piramidal) e certas estruturas subcorticais, de onde se originam as vias extrapiramidais destinadas à medula espinal, influenciam significativamente na transmissão nociceptiva no corno dorsal, afetando, desse modo, o sistema sensorial-discriminativo da dor. Por todos esses motivos, o sistema cognitivo é considerado o centro de controle do processamento doloroso.

Classificação fisiopatológica da dor

A dor pode ser classificada em *nociceptiva*, *neuropática*, *mista* e *psicogênica*.

Dor nociceptiva

Deve-se à ativação dos nociceptores e à transmissão dos impulsos aí gerados pelas vias nociceptivas até as regiões do sistema nervoso central, em que tais impulsos são interpretados.

São exemplos de dor nociceptiva a dor secundária a agressões externas (picada de inseto, fratura de um osso, corte da pele), a dor visceral (cólica nefrética, apendicite), a neuralgia do trigêmeo, a dor da artrite e da invasão neoplásica dos ossos (Quadro 6.2).

Dor neuropática

Também é denominada *dor por lesão neural, dor por desaferentação* (privação de um neurônio de suas aferências) ou *dor central* (quando secundária às lesões do sistema nervoso central). Decorre de lesão, de qualquer tipo, infligida ao sistema nervoso periférico ou central. Sua etiologia é variada, incluindo afecções traumáticas, inflamatórias, vasculares, infecciosas, neoplásicas, degenerativas, desmielinizantes e iatrogênicas.

Os mecanismos fisiopatológicos envolvidos não estão claros, mas a lesão do trato neoespinotalâmico (ou neotrigeminotalâmico, para a dor facial) parece ser condição *sine qua non* para o seu surgimento. Outro fato bem definido é que esse tipo de dor é originado dentro do próprio sistema nervoso, independendo de qualquer estímulo externo ou interno (componente constante). A secção do trato neoespinotalâmico, tão eficaz em eliminar a dor nociceptiva, agrava a dor neuropática (componente constante). Embora várias hipóteses tenham sido propostas na tentativa de explicá-la, este último fato sugere que o mecanismo mais provavelmente envolvido em sua gênese é o da desaferentação.

Quando um neurônio é privado de suas aferências (desaferentação), diversas alterações ocorrem, quais sejam: degeneração dos terminais pré-sinápticos, reinervação do sítio desaferentado por axônios vizinhos (brotamento ou *sprouting*), substituição de sinapses inibitórias por outras excitatórias, ativação de sinapses anteriormente inativas e aumento da eficácia de sinapses antes pouco eficazes. A ocorrência dessas alterações acaba por tornar as células desaferentadas hipersensíveis (células explosivas ou *bursting cells*). A hiperatividade espontânea dessas células, integrantes que são das vias nociceptivas, seria o substrato fisiopatológico para a dor constante (descrita como em queimação ou formigamento) da qual se queixam esses pacientes.

Outra hipótese é que o componente constante da dor neuropática se deve à hiperatividade das vias reticulotalâmicas e do tálamo medial. A estimulação elétrica dessas estruturas, em pacientes com dor neuropática, mimetiza a dor referida pelo paciente. Nos pacientes sem esse tipo de dor, a estimulação elétrica das vias reticulotalâmicas e do tálamo medial não produz nenhum efeito. Vilela Filho (1996, 1997) propôs que a hiperatividade do tálamo medial/via reticulotalâmica se deveria à hipoatividade do circuito modulatório prosencéfalo-mesencefálico, secundário à lesão das vias neoespinotalâmica e espinotalâmica anterior, ativadores habituais desse circuito.

O início da dor pode coincidir com a atuação do fator causal, porém, mais comumente, ocorre após dias, semanas, meses ou mesmo anos. A remoção do fator causal em geral não é possível, por não estar mais atuante ou por ser impossível interromper sua atuação.

A maioria dos pacientes apresenta déficit sensorial clinicamente detectável. A distribuição da dor tende a sobrepor-se, pelo menos parcialmente, à da perda sensorial.

A dor neuropática apresenta-se com pelo menos um dos seguintes elementos – constante, intermitente (ambos são espontâneos) e evocado:

▸ **Dor constante**: está presente em praticamente 100% dos casos, sendo em geral descrita como queimação ou dormência ou formigamento. Trata-se de disestesia (sensação anormal desagradável), normalmente nunca antes experimentada pelo paciente.

O componente constante da dor neuropática, ao contrário da dor nociceptiva, tende a ser agravado pela interrupção cirúrgica das vias da dor, pois tais procedimentos acentuam a desaferentação

▸ **Dor intermitente**: decorre da ativação das vias nociceptivas pela cicatriz formada no foco lesional ou por efapse (impulsos motores descendentes cruzam para as vias nociceptivas no sítio de lesão do sistema nervoso). A secção cirúrgica completa da via neoespinotalâmica (ou neotrigeminotalâmica, na dor facial) abole essa modalidade de dor

▸ **Dor evocada**: deve-se aos rearranjos sinápticos decorrentes da desaferentação. A reinervação de células nociceptivas desaferentadas por aferentes táteis, por exemplo, faria com que a estimulação tátil, ao ativar neurônios nociceptivos, produzisse uma sensação dolorosa, desagradável (*alodinia*). A substituição de sinapses inibitórias por outras excitatórias, o aumento da eficácia de sinapses antes pouco efetivas e a ativação de sinapses anteriormente inativas, por outro lado, poderiam tornar tais células hiper-responsivas aos estímulos dolorosos, manifestando-se clinicamente sob a forma de *hiperpatia*. Como a dor evocada depende da estimulação dos receptores e do tráfego dos impulsos pelas vias nociceptivas, ela pode ser também aliviada pela secção cirúrgica da via neoespinotalâmica (ou neotrigeminotalâmica, na dor facial).

São exemplos de dor neuropática: a dor das polineuropatias (a polineuropatia diabética, na qual há acometimento

Quadro 6.2 Nociceptores e principais estímulos.

Nociceptores	Estímulos
Tegumentares (pele)	Estímulos mecânicos, térmicos e químicos
Musculares	Estiramento, contração isquêmica
Articulares	Processo inflamatório, movimentos extremos
Vísceras	Processo inflamatório
Esôfago	Distensão e contração
Estômago	Tração, distensão, contração
Intestino delgado	Distensão e contração
Intestino grosso	Contração espasmódica
Bexiga	Contração e distensão
Pâncreas	Isquemia, processo inflamatório
Rins e vias urinárias	Isquemia, distensão e contração
Fígado (cápsula)	Distensão
Pâncreas	Processo inflamatório
Baço (cápsula)	Distensão
Miocárdio	Isquemia

predominante de fibras mielínicas finas e amielínicas, e a alcoólica [compromete indistintamente qualquer tipo de fibra]), a neuralgia pós-herpética (acomete preferencialmente fibras mielínicas grossas do ramo oftálmico do nervo trigêmeo ou dos nervos intercostais, manifestando-se, em geral, como uma mononeuropatia dolorosa), a dor do membro fantasma, a dor por avulsão do plexo braquial, a dor pós-trauma raquimedular e a dor pós-acidente vascular cerebral ("dor talâmica").

Dor mista

É aquela que decorre dos dois mecanismos anteriores. Ocorre, por exemplo, em certos casos de dor por neoplasia maligna, quando a dor se deve tanto ao excessivo estímulo dos nociceptores quanto à destruição das fibras nociceptivas.

> **Boxe**
>
> ### Dor psicogênica
>
> Não tem substrato orgânico conhecido e está relacionada a fatores emocionais. A dor tende a ser difusa, generalizada, imprecisa; às vezes, pode ser localizada, e, nesses casos, a topografia da dor tende a corresponder à da imagem corporal que o paciente tem da estrutura que ele julga doente. Assim, se ele imagina ter um "infarto do miocárdio", a área dolorida corresponde à do mamilo esquerdo, e não à região retroesternal ou à face medial do braço esquerdo. Se a doença imaginada é "cálculo na vesícula", a área da dor é a do hipocôndrio direito, e não o ombro ou a área escapular direita. Isso se deve ao paciente desconhecer a dor referida em sua imagem corporal. Tanto é que, se ele erroneamente pensar estar o fígado localizado no hipocôndrio esquerdo, ao imaginar-se com uma "doença do fígado", relatará dor no hipocôndrio esquerdo, e não no direito.
>
> A dor psicogênica muda de localização sem qualquer razão aparente. Quando irradiada, não segue o trajeto de qualquer nervo. A intensidade da dor é variável, sendo agravada pelas condições emocionais do paciente, o que, em geral, é contestado por ele. Pode ser relatada como muito intensa, excruciante, lancinante, incapacitante. A descrição da dor costuma ser expressa de maneira dramática ("como uma faca introduzida no corpo", "como tendo a pele arrancada"). Não infrequentemente é possível estabelecer-se a concomitância de um evento negativo relevante na vida do paciente e o início da dor. Sinais e sintomas de depressão e ansiedade são frequentemente identificáveis.
>
> Estes pacientes são fortemente fixados em sua dor, trazendo à consulta uma longa lista de medicamentos já usados e de centros de tratamento e especialistas já procurados. Utilização inadequada e abusiva de medicamentos é comumente observada. Se questionados, podem referir inúmeras cirurgias prévias de indicação duvidosa, sugerindo uma hiper-reatividade a desconfortos relativamente leves. Ao exame físico, em geral sem quaisquer achados relevantes, tendem a literalmente pular ao mero toque da região "dolorosa", por vezes simulando déficit sensorial de distribuição "histérica" (não segue qualquer padrão dermatomérico) e fraqueza muscular. Os exames complementares são normais. As avaliações psiquiátrica e psicológica acabam por identificar depressão, ansiedade, hipocondria, histeria ou transtorno somatiforme.

Tipos de dor

Os tipos de dor são os seguintes:

▸ **Dor somática superficial**: é a modalidade de dor nociceptiva decorrente da estimulação de nociceptores do tegumento. Tende a ser bem localizada e apresentar qualidade bem distinta (picada, pontada, sensação de rasgar, queimor), na dependência do estímulo aplicado. Sua intensidade é variável e, de certa maneira, proporcional à intensidade do estímulo. Decorre em geral de traumatismo, queimadura e processo inflamatório

▸ **Dor somática profunda**: é a modalidade de dor nociceptiva consequente à ativação de nociceptores dos músculos, fáscias, tendões, ligamentos e articulações. Suas principais causas são: estiramento muscular, contração muscular isquêmica (exercício exaustivo prolongado), contusão, ruptura tendinosa e ligamentar, síndrome miofascial, artrite e artrose. Trata-se de uma dor mais difusa que a somática superficial, de localização imprecisa, sendo em geral descrita como dolorimento (*aching pain*), dor surda, dor profunda e, no caso da contração muscular isquêmica, como cãibra. Sua intensidade é proporcional à do estímulo causal, embora em geral seja de intensidade leve a moderada. Às vezes, pode manifestar-se como dor referida

▸ **Dor visceral**: é a dor nociceptiva decorrente da estimulação dos nociceptores viscerais. Trata-se de uma dor profunda, tendo características similares às da dor somática profunda, ou seja, é difusa, de difícil localização e descrita como um dolorimento ou como uma dor surda, vaga, contínua, profunda, tendendo a acentuar-se com a solicitação funcional do órgão acometido. Tais características se devem às peculiaridades da inervação nociceptiva visceral.

De modo geral, a dor visceral pode ser relacionada com as seguintes condições: comprometimento da própria víscera (dor visceral verdadeira), comprometimento secundário do peritônio ou da pleura parietal (dor somática profunda), irritação do diafragma ou do nervo frênico e reflexo viscerocutâneo (dor referida).

A *dor visceral verdadeira*, embora em geral apresente as características mencionadas anteriormente, tende a se localizar em local próximo ao órgão que a origina. A dor cardíaca, por exemplo, tem localização retroesternal ou precordial; a dor pleural, na parede do hemitórax correspondente; a dor esofágica é retroesternal ou epigástrica; a dor gastroduodenal localiza-se no epigástrio e no hipocôndrio direito; a dor ileojejunal e dos cólons, embora difusa, é predominantemente periumbilical; a dor do sigmoide e do reto é pélvica e perineal; a dor hepática e biliar localiza-se no hipocôndrio direito e epigástrio; a dor esplênica, no hipocôndrio esquerdo; a dor pancreática, no epigástrio, hipocôndrio esquerdo e meio do dorso; a dor renal, nos flancos; a dor ureteral, nos flancos com irradiação para o baixo ventre e genitália; a dor vesical e uretral proximal é pélvica e no baixo ventre; a dor uterina, no baixo ventre, pélvica, perineal e lombar baixa; a dor ovárica é pélvica, perineal, lombar baixa e nas fossas ilíacas.

Pode-se dizer ainda que determinadas modalidades de dor são mais específicas para determinado tipo de víscera. Assim, a dor das vísceras maciças e a dos processos não obstrutivos das vísceras ocas são descritas como dolorida, surda; a dor dos processos obstrutivos das vísceras ocas é do tipo cólica; a dor por comprometimento da pleura parietal (dor somática profunda e não visceral) é em pontada ou fincada; a dor por isquemia miocárdica é constritiva ou em aperto e a dor por aumento da secreção do ácido clorídrico (úlcera duodenal), do tipo em queimação ou ardor.

Dor referida pode ser definida como sensação dolorosa superficial, distante da estrutura profunda (visceral ou somática) cuja estimulação nóxica é responsável pela dor. Obedece à distribuição metamérica (Figuras 6.5 e 6.6). A explicação mais aceita para esse fenômeno é a convergência de impulsos dolorosos viscerais e somáticos superficiais e profundos para neurônios nociceptivos comuns localizados no corno dorsal da medula espinal (sobretudo na lâmina V). Tendo o tegumento um suprimento nervoso nociceptivo muito mais exuberante do que o das estruturas profundas somáticas e viscerais, a representação talâmica e cortical dessas estruturas é muito menor do que a tegumentar. Por conseguinte, os impulsos dolorosos provenientes das estruturas profundas seriam interpretados pelo cérebro como oriundos do tegumento, e o paciente aí localizaria a dor.

São exemplos de dor referida: dor na face medial do braço (dermátomo de T1) nos pacientes com infarto agudo do miocárdio, dor epigástrica ou periumbilical (dermátomos de T6-T10) na apendicite, dor no ombro (dermátomo de C4) nos indivíduos com doença diafragmática ou irritação do nervo frênico.

O apêndice parece não ser sede de dor visceral verdadeira. Na apendicite, a dor inicialmente localiza-se na região epigástrica ou periumbilical (dor referida) e, posteriormente, por irritação do peritônio parietal suprajacente, passa a ser sentida na fossa ilíaca direita (dor somática profunda).

A irritação do diafragma ou do nervo frênico não é incomum nas doenças de órgãos torácicos e do andar superior do abdome. Nessa eventualidade, o paciente apresenta dor referida no ombro (dermátomo de C4), isto porque o nervo frênico, responsável pela inervação do diafragma, origina-se predominantemente do quarto segmento medular cervical. Afecções da vesícula biliar (colecistite, colelitíase), porém, que não têm qualquer relação com o diafragma, podem também cursar com dor referida no ombro. Nesse caso a dor é explicada pela participação do nervo frênico na inervação nociceptiva da vesícula biliar

▶ **Dor irradiada**: a dor sentida a distância de sua origem, porém obrigatoriamente em estruturas inervadas pela raiz nervosa ou nervo cuja estimulação nóxica é responsável pela dor. Um exemplo clássico é a ciatalgia, provocada pela compressão de uma raiz nervosa por uma hérnia de disco lombar (Figura 6.7)

▶ **Dor de origem central**: alterações em determinadas regiões encefálicas, tais como área somestésica primária, tálamo ou tronco cerebral, podem induzir a percepção de sensações desagradáveis, dentre elas a dor em diferentes regiões corporais. Este tipo de dor é comum após acidentes vasculares encefálicos.

Características da dor nociceptiva

Todos os tipos de dor até agora estudados são modalidades da dor nociceptiva. A dor nociceptiva começa simultaneamente ao início da atividade do fator causal, o qual pode ser em geral identificado. Sua remoção frequentemente culmina com o alívio da dor. Nenhum déficit sensorial é identificado nesses pacientes, e a distribuição da dor corresponde à das fibras nociceptivas estimuladas. Quanto menor o número de segmentos medulares envolvidos na inervação de uma estrutura, mais localizada é a dor (dor somática superficial). Em contrapartida, quanto maior o número de segmentos medulares, mais difusa é a dor (dor visceral e somática profunda).

A dor nociceptiva pode ser espontânea ou evocada:

▶ **Dor espontânea**: pode ser expressa com as mais variadas designações – pontada, facada, agulhada, aguda, sensação de rasgar, latejante, surda, contínua, profunda, vaga, dolorimento. Todas essas denominações sugerem lesão tissular

▶ **Dor evocada**: pode ser desencadeada por algumas manobras, tais como: manobra de Lasègue na ciatalgia (dor provocada pelo estiramento da raiz nervosa, obtida pela elevação do membro inferior afetado,

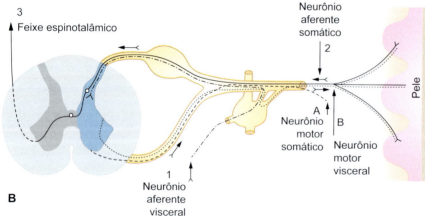

Figura 6.5 Dor referida. **A.** Dor referida de afeccções torácicas e abdominais. **B.** O estímulo doloroso procedente de uma víscera é conduzido pelo neurônio aferente visceral (1), penetra na medula juntamente com o neurônio aferente somático (2), que é o responsável pela sensibilidade superficial daquele metâmero. Seja qual for a origem do estímulo – pele ou víscera –, será conduzido aos centros superiores através do feixe espinotalâmico (3). O estímulo doloroso vindo de uma víscera é "percebido" pelo cérebro como se tivesse surgido na área cutânea do metâmero correspondente.

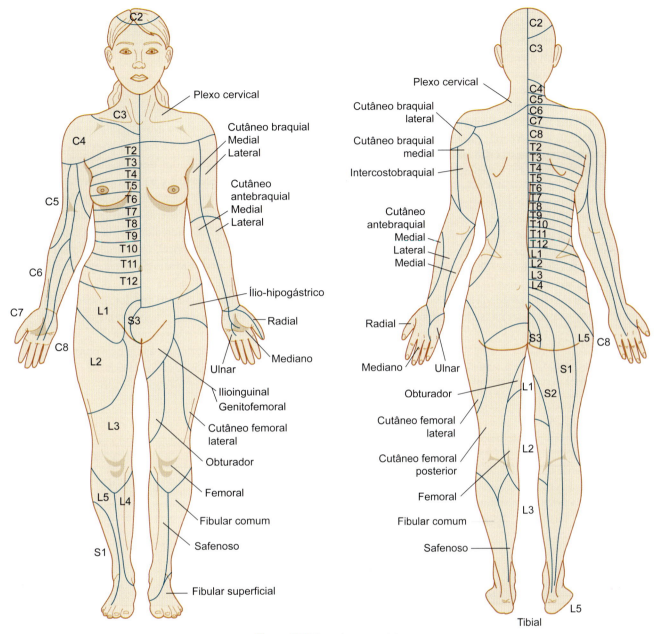

Figura 6.6 Mapa dermatomérico.

estando o indivíduo em decúbito dorsal); lavar o rosto e escovar os dentes, nos pacientes com neuralgia do trigêmeo. A dor evocada reproduz a dor sentida pelo paciente.

Características semiológicas da dor

Todo paciente deve ser sistematicamente avaliado, levando-se em consideração as características semiológicas da dor: localização, irradiação, qualidade ou caráter, intensidade, duração, evolução, relação com funções orgânicas, fatores desencadeantes ou agravantes, fatores atenuantes e manifestações concomitantes.

Localização

Refere-se à região em que o paciente sente a dor. Descrições como "dor na vesícula" carecem de valor semiótico, pois dependem da imagem corporal que o paciente tem, a qual pode ser completamente equivocada. Deve-se solicitar ao paciente que aponte com um dedo a área em que sente a dor, área essa que deve ser anotada utilizando-se a nomenclatura das regiões da superfície corporal (ver Capítulo 3, *Método Clínico*). Isso pode ser feito em uma folha de papel com o mapa corporal, que deve ser anexada à folha de anamnese.

Caso o paciente refira dor em mais de uma localização, é importante que todas as localizações sejam devidamente registradas no mapa corporal, devendo ser estudadas semiologicamente em separado, a menos que se trate de dor irradiada ou de dor referida, que devem ser avaliadas no contexto da dor original. Diferentes dores, sem relação entre si, podem indicar doença única (exemplo: dor em múltiplas articulações, como nas afecções reumáticas), processos patológicos independentes ou dor psicogênica.

Também é relevante a avaliação da sensibilidade na área de distribuição da dor e adjacências. A presença de hipoestesia é evocativa de dor neuropática, sobretudo se houver um componente descrito como em queimação ou formigamento. Por vezes, porém, a sensibilidade parece estar aumentada. Tal aumento pode indicar hiperestesia (hipersensibilidade aos estímulos táteis) e hiperalgesia (hipersensibilidade aos estímulos álgicos), que ocorrem em uma área sem comprometimento da inervação sensorial, ou alodinia e hiperpatia. Alodinia e hiperpatia ocorrem em uma área de hipoestesia e são excelentes indicadores da dor neuropática. Seu encontro é particularmente útil naqueles casos em que o déficit sensorial é subclínico, quando o diagnóstico de dor neuropática é mais difícil de ser firmado. Naturalmente que uma história adequada concernente à etiologia da dor (lesão do sistema nervoso) facilita o diagnóstico.

Pelo exposto se conclui que a localização da dor é de extrema importância para a determinação de sua etiologia. Vale a pena lembrar que a dor somática superficial tende a ser mais localizada, enquanto a dor somática profunda e a dor visceral, bem como a dor neuropática, tendem a ser mais difusas (Quadro 6.3).

Irradiação

A dor pode ser localizada, ou seja, sem irradiação, irradiada (segue o trajeto de uma raiz nervosa ou nervo conhecido) ou referida:

▸ **Dor irradiada**: pode surgir em decorrência do comprometimento de praticamente qualquer raiz nervosa, podendo ser o território de irradiação predito pelo exame do mapa dermatomérico (Figura 6.6).

O reconhecimento da localização inicial da dor e de sua irradiação pode indicar a estrutura nervosa comprometida. Assim:
- *Radiculopatia de S1* (lombociatalgia): dor lombar com irradiação para a nádega e face posterior da coxa e perna, até a região do calcanhar
- *Radiculopatia de L5* (lombociatalgia): dor lombar com irradiação para a nádega e face posterolateral da coxa e perna, até a região maleolar lateral (Figura 6.7)
- *Radiculopatia de L4* (lombociatalgia): dor lombar com irradiação para a virilha, face anterior da coxa e borda anterior da canela (também face medial da perna), até a região maleolar medial (Figura 6.7)
- *Radiculopatia de L1*: dor dorsal na transição toracolombar, com irradiação anterior e inferior para a virilha
- *Radiculopatia de T4*: dor dorsal com irradiação anterior, passando pela escápula, para a área mamilar
- *Radiculopatia de C6* (cervicobraquialgia): dor cervical com irradiação para a face lateral do braço e antebraço
- *Neuralgia occipital* (radiculopatia de C2 e/ou C3): dor na transição occipitocervical, com irradiação superior, anterior e lateral, podendo atingir vértex, globos oculares, ouvidos e, às vezes, até a face

▸ **Dor referida**: não é o mesmo que dor irradiada. As causas e a fisiopatologia são diferentes (Figura 6.5). Exemplos:
- *Apêndice*: dor na região epigástrica
- *Vesícula, fígado*: dor na escápula e no ombro
- *Ureter*: dor na virilha e genitália externa
- *Coração*: dor na face medial do braço.

Boxe | Irradiação da dor e processos patológicos anteriores

Processos patológicos anteriores ou concomitantes, afetando estruturas inervadas por segmentos medulares adjacentes, aumentam a tendência para que a dor seja sentida em uma área servida por ambos os segmentos medulares, resultando em localização atípica da dor. Assim, a dor da insuficiência coronariana (angina do peito e infarto do miocárdio) pode irradiar-se para o epigástrio, em pacientes portadores de úlcera duodenal, e para o membro superior direito, em indivíduos com fratura recente desta região.

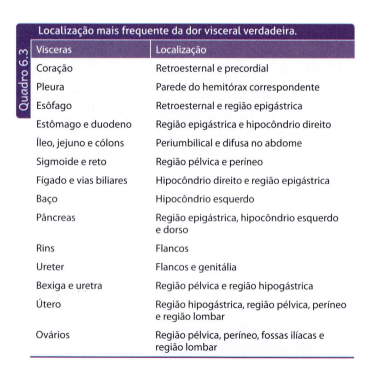

Quadro 6.3 Localização mais frequente da dor visceral verdadeira.

Vísceras	Localização
Coração	Retroesternal e precordial
Pleura	Parede do hemitórax correspondente
Esôfago	Retroesternal e região epigástrica
Estômago e duodeno	Região epigástrica e hipocôndrio direito
Íleo, jejuno e cólons	Periumbilical e difusa no abdome
Sigmoide e reto	Região pélvica e períneo
Fígado e vias biliares	Hipocôndrio direito e região epigástrica
Baço	Hipocôndrio esquerdo
Pâncreas	Região epigástrica, hipocôndrio esquerdo e dorso
Rins	Flancos
Ureter	Flancos e genitália
Bexiga e uretra	Região pélvica e região hipogástrica
Útero	Região hipogástrica, região pélvica, períneo e região lombar
Ovários	Região pélvica, períneo, fossas ilíacas e região lombar

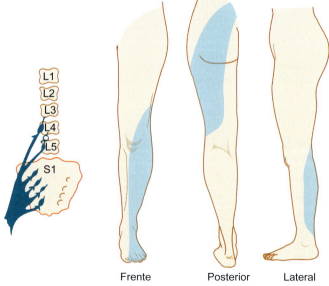

Figura 6.7 Dor irradiada. Dor irradiada em paciente com hérnia discal entre L4 e L5 (lombociatalgia) comprimindo a raiz de L5. A dor é irradiada para a nádega, face posterolateral da coxa e posterolateral da perna.

Qualidade ou caráter

Para se definir a qualidade ou caráter da dor, o paciente é solicitado a descrever como a sua dor se parece ou que tipo de sensação e emoção ela lhe traz. Vários termos são utilizados para descrever a qualidade da dor. Tal variabilidade pode indicar diferentes processos fisiopatológicos subjacentes ou apenas características socioculturais. Não é raro o paciente experimentar extrema dificuldade em qualificar sua dor. Nessa eventualidade, deve-se oferecer-lhe uma relação de termos "descritores" mais comumente usados e pedir-lhe que escolha aquele ou aqueles que melhor caracterizam sua dor.

O primeiro passo é definir se a dor é evocada e/ou espontânea (constante ou intermitente):

- **Dor evocada**: é aquela que só ocorre mediante alguma provocação. São exemplos a alodinia e a hiperpatia, presentes na dor neuropática, e a hiperalgesia primária e secundária, presentes na dor nociceptiva
  - *Alodinia*: sensação desagradável, dolorosa, provocada pela estimulação tátil, sobretudo se repetitiva, de uma área com limiar de excitabilidade aumentado (área parcialmente desaferentada, hipoestésica). Muitas vezes os pacientes relatam que "o mero contato da roupa ou do lençol é extremamente doloroso"
  - *Hiperpatia*: sensação desagradável, mais dolorosa que o usual, provocada pela estimulação nóxica, sobretudo se repetitiva, de uma área com limiar de excitabilidade aumentado (área parcialmente desaferentada, hipoestésica)
  - *Hiperalgesia*: resposta exagerada aos estímulos aplicados em uma região que se apresenta com limiar de excitabilidade reduzido, podendo manifestar-se sob a forma de dor a estímulos inócuos ou de dor intensa a estímulos leves ou moderadamente nóxicos. Dois tipos de hiperalgesia têm sido descritos:
    - Hiperalgesia primária: é a que ocorre em uma área lesionada e se deve à sensibilização local dos nociceptores
    - Hiperalgesia secundária: é aquela que ocorre ao redor da área lesionada e parece ser secundária à sensibilização dos neurônios do corno dorsal decorrente da estimulação repetitiva e prolongada das fibras C
- **Dor espontânea**: pode ser constante ou intermitente
  - *Dor constante*: é aquela que ocorre continuamente, podendo sua intensidade variar, mas sem nunca desaparecer completamente. O indivíduo dorme e acorda com a dor. Na dor neuropática, a dor constante é mais comumente descrita como em queimação ou dormência, formigamento (disestesia). Na dor nociceptiva, diversos termos são utilizados para qualificá-la (ver *Tipos de dor*, neste capítulo)
  - *Dor intermitente*: é aquela que ocorre episodicamente, sendo sua frequência e duração bastante variáveis. É, em geral, descrita como dor em choque, aguda, pontada, facada, fisgada. Deve ser diferenciada das exacerbações da dor constante.

> **Boxe — Relação entre a qualidade da dor e a causa**
>
> A qualidade da dor ajuda a definir o processo patológico subjacente. Assim: dor latejante ou pulsátil ocorre na enxaqueca, abscesso e odontalgia; dor em choque, na neuralgia do trigêmeo, na lombociatalgia, na cervicobraquialgia e na dor neuropática (componente intermitente); dor em cólica ou em torcedura, na cólica nefrética, biliar, intestinal ou menstrual; dor em queimação, se visceral, na úlcera péptica e esofagite de refluxo e, se superficial, na dor neuropática (componente constante); dor constritiva ou em aperto, na angina de peito e infarto do miocárdio; dor em pontada, nos processos pleurais; dor surda, nas doenças de vísceras maciças; dor "doída" ou dolorimento, nas doenças musculares, como a lombalgia, e das vísceras maciças; e dor em cãibra, em afecções medulares, musculares e metabólicas.

> **Boxe — Tipos especiais de dor**
>
> ✓ **Dor fantasma**. Alguns indivíduos, após terem parte de seu corpo amputada, têm a sensação de que ela ainda está integrada a seu corpo (sensação fantasma) e que pode ser fonte de profunda dor. A *dor fantasma* ocorre mais comumente após amputação de um membro, embora possa também ocorrer após a enucleação do globo ocular, remoção da mama (mastectomia) ou amputação do pênis. É um tipo de dor neuropática, sendo a secção dos nervos mistos e sensoriais, no ato da amputação, sua causa. Não é raro que tais pacientes apresentem também a chamada *dor do coto*, a qual parece decorrer da hiperexcitabilidade do neuroma formado na extremidade proximal do nervo seccionado. A dor do coto de amputação e a dor fantasma são de dificílimo tratamento, sendo, atualmente, rebeldes a qualquer tipo de abordagem farmacológica ou cirúrgica disponíveis
>
> ✓ **Síndrome complexa de dor regional (SCDR)**. É caracterizada pela presença de dor associada a alterações vasomotoras, sudomotoras e tróficas. A dor tende a ser excruciante e conta com três componentes: dor constante em queimação ou disestésica, dor intermitente fugaz em choque, provocada por praticamente qualquer movimento, e dor evocada, caracterizada por alodinia e hiperpatia. A dor é tão intensa que o paciente assume uma postura de constante defesa do segmento corporal afetado.
>
> A unha torna-se grande, porque o paciente, em razão da dor, é incapaz de cortá-la. A pele torna-se fina, lisa e brilhante. A temperatura cutânea geralmente aumenta, embora possa diminuir. Há, em geral, aumento local da sudorese (hiperidrose) e variação da coloração da extremidade acometida (pálida, hiperemiada ou arroxeada). As articulações tornam-se rígidas e osteoporose se desenvolve. A síndrome complexa de dor regional pode ser classificada em dois tipos: SCDR-I, quando não há lesão demonstrável de nervo periférico, e SCDR-II, quando há lesão nervosa.
>
> O substrato fisiopatológico subjacente parece ser a hiperatividade do sistema nervoso autônomo simpático.
>
> Tal síndrome recebeu, outrora, várias designações, incluindo *distrofia simpática reflexa* (hoje denominada SCDR-I), *causalgia* (atualmente designada SCDR-II), *dor mantida pelo simpático* e *atrofia de Sudeck*, entre outras.

Intensidade

É um componente extremamente relevante da dor, aliás, o de maior importância para o paciente. Resulta da interpretação global dos seus aspectos sensoriais, emocionais e culturais.

As escalas com expressões verbais como *ausência de dor*, *dor leve*, *dor moderada*, *dor intensa* e *dor insuportável* (*pior dor possível*) são simples, práticas e de amplo uso, mas apresentam a desvantagem de serem muito subjetivas e de conterem poucas opções, o que pode comprometer sua sensibilidade como instrumento de avaliação durante a evolução da doença (Figura 6.8A).

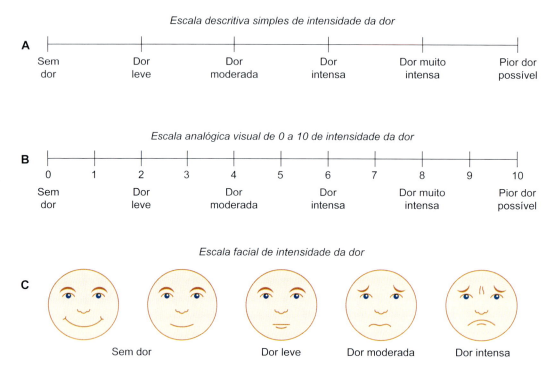

Figura 6.8 Escalas para avaliar a intensidade de dor. Escala descritiva simples de intensidade da dor (**A**), escala analógica de 0 a 10 de intensidade da dor (**B**), escala facial de intensidade da dor (**C**).

Atualmente, prefere-se, para o adulto, a utilização de uma *escala analógica visual para avaliar a intensidade da dor*, a qual consiste em uma linha reta com um comprimento de 10 centímetros, tendo em seus extremos inferior e superior as designações *sem dor* ou *ausência de dor* e *pior dor possível*. O paciente é solicitado a indicar a intensidade de sua dor ao longo dessa linha. O resultado é descrito pelo examinador como intensidade de "x" em uma escala de zero a dez (Figura 6.8B).

Para as crianças, idosos e adultos de baixo nível cultural, para os quais a compreensão da escala analógica visual pode ser difícil, podem-se utilizar as *escalas de representação gráfica não numérica*, como a de expressões faciais de intensidade da dor (Figura 6.8C).

Se o paciente tem dificuldade em definir "pior dor possível ou imaginável", sugerimos que ele a compare com a dor mais intensa por ele já experimentada. A dor do parto, a da cólica nefrética e a de uma úlcera perfurada (no momento da perfuração) são bons exemplos para esse fim.

A determinação do grau (leve, moderado ou intenso) de interferência da dor com relação ao sono, trabalho, relacionamento conjugal e familiar e atividades sexuais, sociais e recreativas fornece pistas indiretas, porém, de certa maneira, objetivas, da intensidade da dor.

A Organização Mundial da Saúde propôs uma "escala de intensidade" em três degraus, correspondendo a dor leve, moderada e intensa, para auxiliar na escolha do analgésico mais adequado.

Duração

Inicialmente, determina-se com a máxima precisão possível a data de início da dor. Em se tratando de uma dor contínua, a duração da dor é o tempo transcorrido entre seu início e o momento da anamnese. No caso de uma dor cíclica, interessa registrar a data e a duração de cada episódio doloroso. Se a dor é intermitente e ocorre várias vezes ao dia, é suficiente que se registre a data de seu início, a duração média dos episódios dolorosos, o número médio de crises por dia e o número médio de dias por mês em que a dor se apresenta.

Dependendo de sua duração, a dor pode ser classificada em *aguda e crônica*:

▸ **Dor aguda**: é uma importantíssima modalidade sensorial, desempenhando, entre outros papéis, o de alerta, comunicando ao cérebro que algo está errado. Acompanha-se de manifestações neurovegetativas e desaparece com a remoção do fator causal e resolução do processo patológico
▸ **Dor crônica**: é a que persiste por um período superior àquele necessário para a cura de um processo mórbido (em geral 4 a 6 semanas) ou aquela associada a afecções crônicas (câncer, artrite reumatoide, alterações degenerativas da coluna) ou, ainda, a que decorre de lesão do sistema nervoso. A dor crônica sem papel fisiológico ou de alerta passa a ser um estado mórbido por si só. Sua avaliação, portanto, não pode ficar restrita às características semiológicas da dor, devendo incluir a avaliação do paciente como um todo. É a maior causa de afastamento do trabalho, ocasionando um enorme ônus para o país.

Evolução

Esta característica semiológica revela a trajetória da dor, desde o seu início até o momento da anamnese e, a partir daí, ao longo do acompanhamento do paciente.

Iniciamos sua investigação pelo modo de instalação da dor: se súbito ou insidioso. Dor súbita, em cólica, no hipocôndrio direito, por exemplo, é sugestiva de colelitíase, ao passo que uma dor de início insidioso, surda, na mesma localização, traduz mais provavelmente colecistite ou hepatopatia.

É também relevante definir a concomitância da atuação do fator causal e o início da dor. A dor neuropática pode iniciar-se semanas, meses ou mesmo anos após a atuação do fator causal em mais da metade dos casos. Já o início da dor nociceptiva é sempre simultâneo ao da atuação do fator causal.

Durante sua evolução, a dor pode sofrer as mais variadas modificações. Pacientes com enxaqueca ou cefaleia tensional, em razão do uso abusivo e inadequado de analgésicos, podem evoluir para um diferente tipo de cefaleia, designado cefaleia crônica, cujo tratamento é muito mais difícil. Indivíduos com síndrome complexa de dor regional tipo II (causalgia) provocada por lesão traumática do nervo mediano direito, por exemplo, que inicialmente apresentam dor restrita ao território desaferentado, podem, ao longo dos meses e anos, apresentar também dor no tronco e em outras extremidades.

O não reconhecimento da forma inicial de apresentação da dor (caso o paciente só seja visto tardiamente) torna o diagnóstico extremamente difícil.

Nos pacientes com dor neuropática, os seus componentes (dor constante, intermitente e evocada) frequentemente surgem em épocas diferentes. Assim, um paciente que tinha apenas dor constante, em queimação, bem controlada farmacologicamente, pode voltar a apresentar dor, não pela perda do controle da dor constante (embora isso também possa ocorrer), mas pelo aparecimento de dor intermitente ou evocada.

A dor nociceptiva pode também mudar suas características. Tal é o caso do paciente portador de úlcera péptica, com dor epigástrica em queimação, que, subitamente, passa a apresentar uma dor aguda, intensa, na região epigástrica, a qual, horas após, espalha-se para todo o abdome, caracterizando o quadro típico de uma úlcera perfurada, enquanto a difusão da dor pelo abdome é indicativa da peritonite química decorrente do extravasamento do suco digestivo e consequente irritação peritoneal. Outro exemplo é o de uma paciente, com história prévia de doença biliar, com dor crônica surda no hipocôndrio direito, que passa, subitamente, a apresentar dor intensa, em barra, no andar superior do abdome, associada a vômitos repetitivos, ou de um paciente, com história de etilismo crônico, que passa a apresentar dor súbita como a anteriormente descrita; em ambos os casos, o diagnóstico mais provável é o de pancreatite aguda (doença biliar e etilismo são as causas mais frequentes de pancreatite aguda nos sexos feminino e masculino, respectivamente).

A intensidade da dor pode também variar em sua evolução. Redução progressiva de sua intensidade, sem qualquer alteração na terapêutica, pode sugerir que o quadro doloroso está entrando em remissão, como acontece frequentemente com a dor aguda e em determinados casos de dor crônica. Intensidade inalterada ou progressiva acentuação ao longo dos meses, a despeito de terapêutica adequada, por outro lado, pode sugerir que a dor tenha se tornado crônica.

A dor crônica, em sua evolução, pode também mostrar *ritmicidade* (surtos em relação às ocorrências em um mesmo dia) e *periodicidade* (surtos periódicos ao longo dos meses e anos).

A dor da úlcera péptica duodenal, por exemplo, pode adquirir um ritmo próprio ao longo do dia: *dói – come – passa – dói* (a ingestão de alimento "tampona" o ácido clorídrico). A cefaleia em salvas, por outro lado, apresenta uma periodicidade que lhe é peculiar: crises com duração de 15 a 180 min, variando de 1 crise a cada 2 dias até 8 crises por dia, por períodos de 6 a 12 semanas, após o que entra em remissão por cerca de 12 meses.

Além de todas essas alterações evolutivas, a dor pode mudar seu padrão em função do tratamento instituído. Tal é o caso do paciente com dor nociceptiva em um membro inferior ocasionada pela invasão óssea por câncer submetido a cordotomia anterolateral (secção do trato neoespinotalâmico na medula espinal) para alívio da dor; embora a dor inicial possa ser totalmente eliminada, meses após pode surgir um novo tipo de dor (dor neuropática), decorrente da desaferentação provocada pela cirurgia.

Como se pode notar, a mudança das características clínicas de uma dor pode indicar apenas uma alteração evolutiva (p. ex., ampliação da área da dor na causalgia), complicação da mesma enfermidade (p. ex., perfuração da úlcera) ou uma afecção distinta (p. ex., pancreatite aguda na paciente com doença biliar prévia).

Relação com funções orgânicas

A relação da dor com as funções orgânicas é avaliada considerando-se, em primeiro lugar, a localização da dor e os órgãos e estruturas situados na mesma região. Assim, se a dor for cervical, dorsal ou lombar, pesquisa-se sua relação com os movimentos da coluna vertebral (flexão, extensão, rotação e inclinação); se for torácica, com a respiração, movimentos do tórax, tosse, espirro e esforços físicos; se tiver localização retroesternal, com a deglutição, posição e esforços físicos; se for periumbilical ou epigástrica, com a ingestão de alimentos; se no hipocôndrio direito, com a ingestão de alimentos gordurosos; se no baixo ventre, com a micção, evacuação, ovulação e menstruação; se articular ou muscular, com a movimentação daquela articulação ou músculo; se nos membros inferiores, com a deambulação, e assim por diante (Quadro 6.4).

Como regra geral, pode-se dizer que a dor é exacerbada pela solicitação funcional da estrutura em que se origina. Assim, a dor da insuficiência arterial mesentérica (dor surda periumbilical) é intensificada pela alimentação, ao provocar aumento do peristaltismo intestinal. A dor da colecistite (dor surda no hipocôndrio direito) é exacerbada por substâncias que estimulam a liberação de colecistoquinina (produz contração da vesícula e relaxamento do esfíncter de Oddi, permitindo que a bile, tão importante para a digestão dos lipídios, seja lançada no tubo digestivo) pela mucosa intestinal (alimentos gordurosos). A dor em uma articulação ou músculo é acentuada pela movimentação daquela articulação ou contração do músculo. A dor retroesternal acentuada pela deglutição, pelo decúbito dorsal horizontal ou pela flexão do tronco (essas duas posturas favorecem o refluxo de suco gástrico para o esôfago em indivíduos com esfíncter cárdico hipoativo, como na hérnia hiatal) é sugestiva de esofagite de refluxo, ao passo que a dor retroesternal acentuada pelo esforço físico é mais indicativa de doença arterial coronariana (o exercício determina um aumento do trabalho do miocárdio e, quando seu suprimento arterial está comprometido, ocorre isquemia, advindo a dor).

Quadro 6.4 Relação da dor com funções orgânicas.

Localização	Funções orgânicas
Pescoço, dorso e região lombar	Movimentos da coluna vertebral (flexão, extensão, rotação, inclinação)
Tórax	Movimentos do tórax, movimentos respiratórios, tosse, espirro, realização de esforço físico
Retroesternal	Deglutição, posição do tórax, esforço físico
Região epigástrica ou periumbilical	Ingestão de alimentos
Hipocôndrio direito	Ingestão de alimentos gordurosos
Baixo ventre (região hipogástrica e fossas ilíacas)	Evacuação, micção, menstruação, ovulação
Articulações e músculos	Movimentação da articulação ou músculos
Membros inferiores	Deambulação

Fatores desencadeantes ou agravantes

São aqueles fatores que desencadeiam a dor, em sua ausência, ou que a agravam, se estiver presente. As funções orgânicas estão entre eles. Muitos outros fatores, porém, podem ser determinados. Devemos procurá-los ativamente, pois, além de nos ajudarem a esclarecer a enfermidade subjacente, seu afastamento constitui parte importante da terapêutica a ser instituída. São exemplos: os alimentos ácidos e picantes, bebidas alcoólicas e anti-inflamatórios hormonais ou não hormonais, na esofagite, gastrite e úlcera péptica; alimentos gordurosos, na doença biliar; chocolate, queijos, bebida alcoólica (sobretudo o vinho), barulho, luminosidade excessiva, esforço físico e menstruação, em um significativo número de enxaquecosos; decúbito dorsal prolongado, tosse e espirro (todos esses fatores determinam elevação da pressão intracraniana), na cefaleia por hipertensão intracraniana (tumor cerebral, hematoma intracraniano); flexão da nuca (estira a meninge inflamada), na meningite e hemorragia subaracnóidea; qualquer movimento que estire a raiz nervosa (elevação do membro inferior estendido, flexão do tronco) ou que aumente a pressão intrarraquidiana (tosse, espirro), na hérnia distal lombossacra; lavar o rosto, escovar os dentes, conversar, mastigar ou deglutir (essas atividades estimulam as terminações nervosas trigeminais), no paciente com neuralgia do trigêmeo; qualquer fator que determine aumento da pressão intra-abdominal, nas doenças de vísceras abdominais; deambulação, na estenose do canal lombar e na insuficiência arterial dos membros inferiores; esforço físico, na coronariopatia, dores musculares, articulares e da coluna; estresse, barulho, vibrações, mudanças climáticas, água fria e atividade física (nesse caso, a dor acentua-se algum tempo e não imediatamente após a atividade física), na dor neuropática; emoção e estresse, em qualquer tipo de dor.

Fatores atenuantes

São aqueles que aliviam a dor. Entre eles encontram-se algumas funções orgânicas, posturas ou atitudes que resguardem a estrutura ou órgão em que se origina a dor (atitudes antálgicas), distração, ambientes apropriados, medicamentos (analgésicos opioides e não opioides, anti-inflamatórios hormonais e não hormonais, relaxantes musculares, antidepressivos, anticonvulsivantes, neurolépticos, anestésicos locais), fisioterapia, acupuntura, bloqueios anestésicos e procedimentos cirúrgicos. No caso dos medicamentos, devem-se anotar os seus nomes, as doses e por quanto tempo foram usados.

A distração tende a produzir algum alívio de qualquer dor. Os enxaquecosos procuram locais escuros e sem barulho para alívio. A enxaqueca é também comumente aliviada pelo sono. A ingestão de alimentos é adequada para as dores provocadas pela diminuição do pH (esofagite, gastrite e úlcera péptica). A dor do aparelho digestivo tende a intensificar-se com a atividade peristáltica; por isso, ela é minorada com o jejum ou com o esvaziamento do estômago (vômito). O repouso melhora a dor muscular, articular e da isquemia miocárdica. A distensão das vísceras abdominais maciças (distensão da cápsula hepática, esplênica e renal, da serosa pancreática e bacinete renal) ou ocas é causa de dor, a qual é acentuada pelo aumento da pressão intra-abdominal. Assim, os pacientes tendem a assumir posturas que reduzam a pressão sobre o órgão lesionado e que diminuam a pressão intra-abdominal: na colecistite, flete o tronco e sustenta o hipocôndrio direito com a mão; na nefropatia, o paciente fixa o tronco e inclina-se para o lado oposto àquele afetado; na dor pancreática, o doente senta-se ou deita-se com as coxas e pernas fletidas, de modo a encostar os joelhos no peito. Os pacientes com causalgia (SCDR-II), dada a pronunciada alodinia, assumem uma postura de extremo zelo para com o segmento afetado: tornam-se praticamente reclusos, na tentativa de evitar qualquer estímulo sensorial, causa de dor excruciante; mantêm o membro comprometido imóvel, só com muita dificuldade permitindo o seu exame. Na lombociatalgia, para evitar o estiramento da raiz nervosa (causa de dor), o doente mantém o membro comprometido em atitude antálgica de semiflexão; ao deambular, mantém essa atitude e inclina o tronco para a frente, configurando o ato de saudar (marcha saudatória).

A dor nociceptiva costuma ser responsiva aos anti-inflamatórios, analgésicos opioides e não opioides, acupuntura, fisioterapia, bloqueios anestésicos proximais à região dolorosa, à interrupção cirúrgica da via neoespinotalâmica (ou neotrigeminotalâmica, na dor facial) e a determinados procedimentos ditos modulatórios, como a estimulação elétrica crônica de PVG-PAG (substância cinzenta periventricular e periaquedutal) e à administração intrarraquidiana de opioides.

Tanto o componente intermitente como o evocado da dor neuropática respondem às mesmas estratégias adotadas para a dor nociceptiva. A dor intermitente, adicionalmente, responde aos anticonvulsivantes e, aparentemente, aos anestésicos locais (mexiletina).

O componente constante da dor neuropática, excetuando-se os bloqueios anestésicos proximais, costuma ser resistente às demais terapêuticas mencionadas, podendo, inclusive, ser agravado pela interrupção cirúrgica da via neoespinotalâmica ou neotrigeminotalâmica. É, por outro lado, responsivo aos antidepressivos tricíclicos, neurolépticos (quando associados aos antidepressivos), anestésicos locais (em alguns casos, como na polineuropatia diabética), à destruição cirúrgica das vias reticulotalâmicas (tratotomia mesencefálica medial e talamotomia medial) e a uma série de procedimentos modulatórios, como a estimulação crônica da medula espinal, lemnisco medial, tálamo (VPL e VPM), cápsula interna e córtex motor.

Manifestações concomitantes

A dor aguda, nociceptiva, sobretudo quando intensa, costuma acompanhar-se de manifestações neurovegetativas, que se devem à estimulação do sistema nervoso autônomo pelos impulsos dolorosos, incluindo sudorese, palidez, taquicardia, hipertensão arterial, mal-estar, náuseas e vômitos. Tais características não têm qualquer valor para o diagnóstico etiológico da dor. Por outro lado, várias outras manifestações clínicas associadas à dor e relacionadas com a enfermidade de base são de grande valia para o diagnóstico, ainda mais quando outros dados como sexo, idade, doenças prévias e hábitos de vida são considerados. Assim, a cefaleia em salvas é mais frequente em homens e associada a lacrimejamento, rinorreia ou obstrução nasal, hiperemia conjuntival, sudorese na face e ptose palpebral parcial; a enxaqueca com aura precedida por escotomas, e acompanhada por disacusia (intolerância ao barulho), fotofobia (intolerância à luminosidade excessiva), náuseas e vômitos é mais frequente em mulheres; a cefaleia da hipertensão intracraniana acentua-se com o decúbito e acompanha-se de vômitos em jato, náuseas e diplopia; a cólica nefrética associa-se a disúria, polaciúria e hematúria; a odinofagia acompanha-se de disfagia; dor torácica em adulto, do sexo masculino, tabagista, se associada a esforço, sugere insuficiência coronária e, se acompanhada de tosse e hemoptise, câncer pulmonar. Tomando como base esses exemplos, pode-se averiguar a importância da determinação das manifestações concomitantes, as quais devem ser bem definidas durante a anamnese.

Boxe | Dor e envelhecimento

Com o envelhecimento, o limiar de dor aumenta e, consequentemente, os pacientes idosos podem apresentar problemas graves sem que a dor seja um sinal de alarme. Um exemplo clássico é a grande frequência de infarto do miocárdio e doenças abdominais agudas sem dor.

Poderíamos supor que eles se queixam muito mais de dor do que os pacientes mais jovens, sendo, inclusive, rotulados de poliqueixosos e hipocondríacos, porque o envelhecimento está relacionado com a presença de múltiplas afecções crônicas que se manifestam principalmente por dor, tais como insuficiência coronária, osteoartrose, osteoporose com fraturas, artrite reumatoide, hérnia hiatal e outras.

Cumpre assinalar que muitos idosos deixam de relatar as dores que estão sentindo por considerá-las como consequência inevitável do envelhecimento e, portanto, devem ser suportadas sem queixas. Por outro lado, portadores de demência podem não relatar suas dores em razão de dificuldades de expressão. Nesses casos, podem apresentar-se mais confusos e agitados (ver Capítulo 9, *Exame Clínico do Idoso*).

SINTOMAS GERAIS

São chamados sintomas gerais, porque podem surgir nas mais diversas afecções de qualquer dos aparelhos ou órgãos do corpo humano.

Os principais são a *febre*, a *astenia ou fraqueza*, a *fadiga*, as *alterações do peso* (aumento e perda de peso ou emagrecimento), a *sudorese*, as *cãibras*, os *calafrios* e o *prurido (coceira)*.

Febre

O aumento da temperatura corporal, acima de 37°C, medida na axila, pode passar despercebido pelo paciente quando a elevação é gradual e não atinge níveis altos, ou apresentar múltiplas manifestações, na dependência de muitos fatores, tais como a idade, as condições gerais, o modo de iniciar, além de outros. Por isso, o médico deve estar atento não só para indagar do paciente se ele percebeu uma anormal sensação de calor, que é a expressão direta da febre, mas também para valorizar outros dados que costumam acompanhá-la, destacando-se astenia, inapetência, náuseas e vômitos, palpitações, calafrios, sudorese e cefaleia. Em crianças, o aparecimento de convulsões pode ser a principal manifestação da febre.

Boxe | Hipertermia

Hipertermia não é sinônimo de febre. É uma síndrome provocada por exposição excessiva ao calor com desidratação, perda de eletrólitos e falência dos mecanismos termorreguladores corporais, cujas principais causas são: exposição direta e prolongada aos raios solares, permanência em ambiente muito quente e deficiência dos mecanismos de dissipação do calor corporal.

A febre de início súbito, frequente nas pneumonias, na erisipela, na malária e nas infecções urinárias, quase sempre vem precedida ou acompanhada de calafrios que obrigam o paciente a se agasalhar intensamente, mesmo quando faz calor. Outras vezes o que predomina são os tremores, e o paciente fica "batendo queixo" (ver *Calafrios*, neste capítulo).

Quando o término da febre é rápido, chama a atenção a sudorese abundante. Deve-se valorizar, também, o relato de suores noturnos, mesmo que o paciente não os relacione com aumento da temperatura, porque muitas vezes são indicativos de febre de intensidade leve a moderada que aparece no período noturno. Deve-se lembrar sempre nesses casos da tuberculose e dos linfomas.

Se o paciente toma a iniciativa de colocar o termômetro, o que deve ser estimulado pelo médico quando se suspeita de febre não confirmada durante o exame clínico, é importante aproveitar essas informações, para se ter uma ideia da intensidade e do horário em que a febre surge.

O modo de evolução é facilmente conhecido pela observação do quadro térmico, mas, mesmo não se dispondo de quadro térmico, é possível avaliar a evolução do quadro febril pela descrição das manifestações indicativas de febre.

Boxe | Raciocínio diagnóstico

No raciocínio diagnóstico, além das características semiológicas da febre (*modo de iniciar, duração, evolução, intensidade, modo de terminar*), é fundamental a análise dos sinais e sintomas localizadores da causa do aumento da temperatura (p. ex., dor de garganta nas amigdalites, dor pleurítica e expectoração hemoptoica nas pneumonias, dor e vermelhidão da pele na erisipela, disúria e polaciúria na cistite e assim por diante). Contudo, em alguns pacientes não há sintomatologia indicativa da origem da febre. Nas febres de curta duração, a causa mais frequente são as infecções causadas por vírus (viroses), podendo-se aguardar alguns dias, na expectativa de surgir alguma manifestação que permita localizar sua origem. Quando a febre se prolonga, ultrapassando 1 semana – condição clínica denominada *febre prolongada* –, é necessário pensar em um grupo de doenças mais importantes que em seu início só apresentam esta manifestação. Entre estas, destacam-se a tuberculose, a endocardite infecciosa, os linfomas, a malária, a pielonefrite, a febre tifoide, a doença de Chagas aguda e as colagenoses.

Febre de origem obscura é uma expressão usada, às vezes com o mesmo sentido de *febre de origem indeterminada*, quando o paciente apresenta temperatura corporal superior a 37,8°C em várias ocasiões, por um período de, pelo menos, 3 semanas, sem definição diagnóstica após 3 dias de investigação hospitalar ou ambulatorial. Inúmeras são as causas, incluindo doenças de origem infecciosa, de origem neoplásica ou hematológica, doenças de diferentes naturezas, medicamentos e provocada pelo próprio paciente (febre factícia). A investigação diagnóstica depende de um exame clínico completo e de um conjunto de exames complementares escolhidos com base em hipóteses diagnósticas consistentes.

As causas de febre são apresentadas no Quadro 6.5.

> **Febre e infecção**
>
> Os pacientes costumam relacionar a febre somente com processos infecciosos, automedicando-se, muito frequentemente, com antibióticos. Este hábito deve ser combatido porque só acarreta prejuízos, não só pelos gastos inúteis, mas principalmente pela perda da eficiência destes medicamentos usados em doses e tempo inadequados, pelo mascaramento do quadro clínico e pelo aparecimento de manifestações secundárias. Febre não é sempre um indicativo de infecção.

Astenia

Significa uma sensação de cansaço ou fraqueza, quase sempre acompanhada de mal-estar indefinido que só melhora com o repouso. Junto com a sensação de fraqueza ocorre cansaço ao realizar as atividades habituais. Por isso, embora *astenia* e *fadiga* não tenham o mesmo significado, na linguagem leiga frequentemente são reunidas sob a designação de *fraqueza*, *desânimo* ou *canseira*.

> **Astenia, cansaço, fadiga**
>
> Quando o paciente fala em cansaço ou canseira, pode estar se referindo a três coisas diferentes: *astenia*, *fadiga* e *dispneia*. Cabe ao examinador, com perguntas claras e objetivas, esclarecer o que o paciente quer dizer. De maneira simplificada pode-se dizer que astenia é sensação de fraqueza ou falta de forças; fadiga significa cansaço após mínimos esforços ou mesmo em repouso, e dispneia corresponde à dificuldade para respirar ou falta de ar.

Quadro 6.5 Causas de febre.

- Doenças que causam aumento da produção de calor, sendo exemplo deste grupo o hipertireoidismo
- Doenças que provocam dificuldade ou bloqueio da perda de calor, como se observa na ausência congênita de glândulas sudoríparas, na ictiose, na desidratação grave e em alguns casos de insuficiência cardíaca congestiva
- Quando há lesão de tecidos que resulta em produção de substâncias pirogênicas, aqui incluindo não só as doenças infecciosas e parasitárias, mas também as neoplasias malignas, trombose venosa, necroses e hemorragias (infarto do miocárdio, hemorragia cerebral), doenças hemolinfopoéticas (linfomas e leucoses), doenças imunológicas (colagenoses, doença do soro)
- Doenças que determinam estimulação do centro regulador da temperatura corporal no hipotálamo, sendo exemplos as neoplasias e as hemorragias do sistema nervoso central
- Por ação de medicamentos mediante mecanismos não bem conhecidos
- De origem psicogênica, acompanhando em geral estado de ansiedade

Ver *Temperatura corporal* no Capítulo 10, *Exame Físico Geral*.

É comum menosprezar-se essa queixa, pela falta de elementos objetivos em que se possa apoiar o raciocínio. Mas é preciso saber que os pacientes dão a ela, com muita razão, grande importância, pois, além de ser uma sensação desagradável, a astenia impede ou dificulta a execução das atividades habituais, principalmente o trabalho.

A astenia pode apresentar diferentes graus, chegando, nos casos extremos, a obrigar o paciente a ficar deitado, sem disposição para fazer qualquer coisa. Outras vezes ele continua exercendo suas tarefas, mas o faz com dificuldade e desagrado.

Inúmeras são as causas de astenia; entre elas, a mais típica, embora não seja muito frequente, é a *miastenia gravis*, que se caracteriza por excessiva tendência à fadiga muscular que se instala em segmentos do corpo e que seria resultante de um bloqueio progressivo da junção mioneural. Sua causa é desconhecida, mas muitas vezes coexiste com tumor do timo e presença de autoanticorpos antimúsculo.

As doenças infecciosas e parasitárias, talvez em função da febre que as acompanha, estão entre as causas mais comuns de astenia e fadiga. Na fase inicial das viroses, essa manifestação pode predominar no quadro clínico, admitindo-se como causa disso a invasão das massas musculares por grande quantidade de vírus.

As neoplasias, principalmente em fase mais avançada, evidenciada pela perda de peso e comprometimento do estado geral, causam grande astenia e fadiga.

Na fase final da síndrome de imunodeficiência adquirida (AIDS), a astenia é tão acentuada que o paciente não consegue deixar o leito.

A perda de líquido e de eletrólitos, principalmente sódio e potássio, por vômitos, diarreia, sudorese profusa e diurese intensa é uma importante causa de astenia. A reidratação e a reposição de eletrólitos determinam uma reversão rápida da fraqueza.

A hipoglicemia também deve ser sempre lembrada, pois a normalização dos níveis glicêmicos provoca imediata recuperação dos pacientes.

Doenças crônicas prolongadas, como artrite reumatoide, insuficiência cardíaca, doença pulmonar obstrutiva crônica com insuficiência respiratória, insuficiência renal, insuficiência suprarrenal, hipotireoidismo e insuficiência hepática reduzem progressivamente as forças do paciente a tal ponto que a astenia pode tornar-se uma das manifestações mais desconfortáveis do quadro clínico.

A hipotensão arterial acompanha-se de fraqueza, que praticamente desaparece quando o paciente se deita.

Outra causa frequente de astenia é a utilização de medicamentos ansiolíticos e hipnóticos por períodos prolongados.

Por fim, deve ser lembrada uma condição, antigamente chamada "psicastenia", na qual se juntam fraqueza inexplicada e alteração do estado de ânimo, configurando o transtorno depressivo.

> A astenia e a fadiga, principalmente quando se tornam crônicas, precisam ser corretamente investigadas e compreendidas pelo médico, pois comprometem seriamente a qualidade de vida do paciente.

Fadiga

É uma sensação de cansaço ou falta de energia ao realizar pequenos esforços ou mesmo em repouso. É um sintoma importante de insuficiência cardíaca, estando relacionada com a diminuição do débito cardíaco e aproveitamento inadequado de O_2 pela musculatura esquelética. Ela é relatada pelos pacientes com anemia e doenças crônicas (hipertireoidismo, hipotireoidismo, insuficiência suprarrenal, doença pulmonar obstrutiva crônica, hepatopatia crônica.

Não se pode esquecer, também, de que a ansiedade e a depressão são as causas mais comuns de fadiga. Por isso, deve-se procurar sempre diferenciar a *fadiga orgânica* da *fadiga psicogênica*. Falam a favor da fadiga psicogênica o fato de ela surgir mais em casa do que no trabalho, sendo pior pela manhã do que no final do dia, exatamente o contrário do que acontece na maioria dos pacientes com fadiga orgânica, que se sentem pior no final do dia, ao terminar uma jornada de trabalho.

A fadiga é uma queixa extremamente comum no idoso e, tal como nos pacientes jovens, pode ser um sintoma de doença orgânica ou psíquica. A depressão é uma das causas mais comuns de fadiga nessa faixa etária e pode ser sua única manifestação. Não é raro que a fadiga seja considerada algo normal nesses pacientes. Essa concepção errônea pode provocar sérios prejuízos, pois, por não terem sua queixa valorizada, deixam de receber tratamento adequado, em muitas ocasiões.

> **Boxe — Síndrome de fadiga crônica**
> É uma condição clínica caracterizada por fadiga intensa, associada a múltiplos sintomas (mal-estar prolongado após esforço, mialgias, artralgias, cefaleia, transtornos do sono, comprometimento da memória, febre em alguns pacientes), de início bem definido, com duração de, pelo menos, 6 meses e que reduz e/ou prejudica as atividades habituais do paciente.

Alterações do peso

A maior parte das pessoas tem oportunidade de se pesar vez por outra e sabem informar as variações que possam ter ocorrido. Investigar o aumento ou a diminuição do peso faz parte obrigatória da avaliação clínica. (Ver *Avaliação do estado nutricional* no Capítulo 10, *Exame Físico Geral*.)

Aumento de peso

O aumento gradativo de peso quase sempre traduz ingestão exagerada de calorias, mesmo que o paciente insista em dizer que "come pouco". Por isso, pode ser necessária uma avaliação minuciosa dos hábitos alimentares, detalhando-se o número de refeições, tipos e quantidade de alimentos, e hábito de comer entre as refeições.

> **Boxe — Aumento rápido do peso**
> O aumento de peso de rápida instalação na maioria das vezes corresponde à retenção hídrica, seja por doença renal ou cardíaca, seja por alteração hormonal (período menstrual), seja pelo uso de medicamentos que retêm sódio (corticoides, anti-inflamatórios, antagonistas do cálcio). Um paciente pode reter até 5 ℓ de líquido no espaço intersticial antes do aparecimento de edema.

Sobrepeso e obesidade significam que o paciente está acima do peso normal máximo e são consequência de acúmulo de gordura em diferentes partes do corpo (ver *Peso* no Capítulo 10, *Exame Físico Geral*).

Perda de peso

Se o paciente relata perda de peso, é importante ter uma ideia de quantos quilos perdeu e em quanto tempo isso ocorreu. Todas as condições diretamente relacionadas com a alimentação precisam ser esclarecidas, incluindo falta ou privação de alimentos, perda do apetite, dificuldade de mastigação e deglutição, vômitos, diarreia.

As causas de emagrecimento são inúmeras. Com frequência, trata-se apenas de manifestação secundária dentro do quadro clínico. Algumas vezes, contudo, é a principal manifestação clínica a partir da qual o médico vai desenvolver o raciocínio diagnóstico (Quadro 6.6).

Perda ponderal involuntária é manifestação clínica comum e quase sempre é sinal de doença, psiquiátrica ou clínica.

Perda de peso associada à ingestão alimentar relativamente elevada sugere diabetes, hipertireoidismo ou síndrome de má absorção.

A existência de outros sintomas pode configurar síndromes cujo diagnóstico não apresenta dificuldade. Por exemplo, se o paciente relata perda de peso, polidipsia, poliúria e polifagia (a síndrome dos cinco "P") vem logo à mente a hipótese de diabetes. Outro exemplo: emagrecimento em paciente com exoftalmia desperta de imediato a suspeita de hipertireoidismo.

Emagrecimento acentuado faz parte somente da fase avançada das neoplasias malignas. Isso quer dizer que nas fases iniciais deste grupo de doenças costuma não haver perda de peso ou esta ser de pequena monta.

Todas as doenças infecciosas e parasitárias crônicas causam perda de peso, mas em nosso meio é necessário estar sempre atento para a tuberculose, principalmente a tuberculose pulmonar.

Quadro 6.6 Principais causas de perda de peso.

- Privação ou falta de alimentos
- Disfagia
- Diarreia crônica
- Síndrome de má absorção
- Cirrose
- Hipertireoidismo
- Insuficiência suprarrenal
- Diabetes
- Insuficiência renal crônica
- Insuficiência cardíaca de longa duração
- Neoplasias malignas
- Tuberculose
- Síndrome de imunodeficiência adquirida (AIDS)
- Transtornos alimentares (anorexia nervosa, bulimia nervosa)
- Transtorno depressivo
- Inapetência provocada por medicamentos

Muitas outras afecções se acompanham de perda de peso, destacando-se a síndrome de má absorção, cirrose hepática, megaesôfago, insuficiência suprarrenal crônica, endocardite infecciosa, parasitoses intestinais, insuficiência renal crônica e insuficiência cardíaca de longa duração.

Atualmente, adquiriu especial interesse a síndrome de imunodeficiência adquirida (AIDS), pois em boa parte desses pacientes a perda de peso é manifestação precoce, progressiva e intensa.

Merece referência o emagrecimento no transtorno de ansiedade ou depressivo, na anorexia nervosa e bulimia nervosa e nas toxicomanias, destacando-se o uso de bebidas alcoólicas e cocaína. Pacientes jovens que perdem peso sem causa aparente devem ser investigados nesse sentido.

O ser humano ganha peso dos 25 até aproximadamente os 60 anos; em seguida, o peso tende a reduzir-se em consequência da perda de massa óssea e muscular (osteoporose e sarcopenia). Portanto, nos indivíduos muito idosos, a perda de peso deve ser mais valorizada quando ocorre em curto intervalo de tempo.

> **Boxe — Perda de peso e envelhecimento**
>
> O envelhecimento é caracterizado por alterações da constituição corporal com diminuição da massa óssea, atrofia da musculatura esquelética, redução da água intracelular, além de aumento e redistribuição da gordura corporal. Contudo, não se pode esquecer que o idoso pode perder peso em consequência das mesmas doenças que acometem os jovens e os adultos (tuberculose, AIDS, neoplasias malignas, hipertireoidismo, diabetes, doenças gastrintestinais). Trata-se de um sintoma importante, fazendo parte dos critérios para o diagnóstico da depressão, problema muito comum nessa faixa etária (Quadro 6.6).

Sudorese

Sudorese ou diaforese corresponde à eliminação abundante de suor. É fisiológica durante esforço físico ou em dias muito quentes. Representa uma resposta do sistema nervoso autônomo ao estresse físico ou psicogênico. É necessário investigar as relações entre a sudorese e outros dados para ser clinicamente valorizada. Exemplos: sudorese costuma ocorrer após rápida diminuição de uma febre, seja espontaneamente como no acesso malárico, seja com o uso de medicamento antipirético; sudorese acompanhando dor retroesternal chama a atenção para a possibilidade de infarto do miocárdio; cólicas intensas (renal, intestinal) acompanham-se de sudorese e outras manifestações autonômicas. No colapso periférico, o paciente pode ficar recoberto de suor frio.

Na insuficiência cardíaca, a sudorese pode ser evidência da estimulação adrenérgica que ocorre como mecanismo compensatório. Na obesidade, pode ocorrer intensa sudorese; e, com as ondas de calor (fogacho), a sudorese é manifestação clínica frequente em mulheres na menopausa.

> **Boxe — Transtorno de ansiedade**
>
> A ansiedade acompanha-se de sudorese localizada principalmente nas axilas, mãos e pés. Mãos frias e sudorentas, característica fácil de se reconhecer ao exame clínico, indicam ansiedade momentânea por causa do próprio exame ou podem fazer parte de um conjunto de manifestações neurovegetativas que acompanham o transtorno de ansiedade.

Sudorese noturna é uma queixa que deve ser sempre valorizada, pois algumas infecções (HIV, tuberculose, endocardite, mononucleose infecciosa, osteomielite) ou neoplasias (leucemia, linfomas, tumores da próstata, renal, testicular, da suprarrenal) podem evoluir inicialmente somente com esta manifestação clínica. Porém, climatério, diabetes, hipertireoidismo, vasculites, além do uso de drogas ilícitas ou bebidas alcoólicas, medicamentos, ansiedade, podem se manifestar por sudorese noturna.

Cãibras

São contrações involuntárias e dolorosas de um músculo ou grupo muscular. São frequentes durante exercícios físicos intensos, em pessoas sem condicionamento adequado.

Podem ocorrer em várias condições clínicas nas quais haja hipocalcemia (hipoparatireoidismo) ou hipopotassemia (síndrome da má absorção, insuficiência renal crônica, insuficiência suprarrenal, uso de diuréticos que espoliam K). Outras causas de cãibras são neuropatias periféricas, diabetes, doença de Parkinson, gravidez, quimioterapia.

> **Boxe — Cãibras em pessoas idosas**
>
> Em pessoas idosas não é incomum a queixa de cãibras noturnas nas pernas, aparentemente sem uma causa bem definida. Nesses casos, é importante avaliar com cuidado a possibilidade de baixa ingestão de alimentos que contêm potássio ou uso de diuréticos.

Um tipo especial são as *cãibras profissionais*, denominadas de acordo com a profissão do paciente – pianistas, escritores, digitadores – relacionadas com a execução de movimentos musculares repetidos.

Calafrios

Refere-se à sensação passageira de frio com ereção dos pelos e arrepiamento da pele. Pode se acompanhar de tremores generalizados. Os pacientes costumam referir-se a esse sintoma como "arrepios de frio".

Na maior parte dos casos, os calafrios surgem nas febres de início súbito, mas nem sempre os pacientes relacionam um ao outro. Exemplos comuns são os calafrios do acesso malárico e das infecções das vias biliares e vias urinárias altas (pielonefrites). Os calafrios traduzem a invasão do sangue por bactérias ou toxinas.

Outra causa de calafrio são os que acompanham as reações pirogênicas por soros e transfusões de sangue. (Ver *Febre*, neste capítulo.)

Em determinadas condições, como no climatério, os calafrios são manifestações de transtorno neurovegetativo sem relação com febre. Nessas condições, ocorrem sob a forma de fogachos ou ondas de calor e podem se acompanhar de sudorese. (Ver *Sudorese*, neste capítulo.)

Prurido

É uma sensação desagradável na pele, em certas mucosas e nos olhos, que provoca o desejo de coçar; daí a denominação leiga de *coceira*.

A sensação origina-se em terminações nervosas livres na epiderme ou na camada epitelial correspondente das membranas mucosas transicionais (vulva, uretra, ânus, ouvidos e narinas).

A estimulação das terminações nervosas é feita por mecanismos químicos ou mecânicos, estando envolvidos vários mediadores: histamina, neuropeptídios, tripsina, peptídios opioides, prostaglandinas, fator ativador de plaquetas.

> **Boxe**
> Tem valor prático analisar o prurido tendo por base a presença ou não de manifestações cutâneas. Prurido não acompanhado de erupção cutânea deve levar à pesquisa de causas sistêmicas (distúrbios hepatobiliares, endócrinos, hematopoéticos, neoplasias malignas, insuficiência renal crônica, reação medicamentosa).

Suas características semiológicas compreendem localização, duração, intensidade, horário em que surge ou se intensifica, fatores que desencadeiam ou agravam, fatores que aliviam e manifestações concomitantes.

Quanto à localização, deve-se diferenciar o *prurido localizado* do *prurido generalizado*.

Prurido localizado está relacionado com doenças da pele (pitiríase rósea, herpes-zóster, pediculose do couro cabeludo ou púbica, dermatite herpetiforme, urticária, dermatose medicamentosa, micoses superficiais).

No prurido generalizado, a pele está aparentemente normal, embora o ato de coçar, por si só, vá provocando alterações cutâneas características, denominadas *sinais de coçadura*.

Entre as causas de prurido generalizado destacam-se o prurido senil, frequente nas estações secas do ano, quando é baixa a umidade do ar, relacionado com alterações circulatórias e da pele (pele seca), icterícia obstrutiva causada pela impregnação cutânea de pigmentos biliares, prurido gravídico, prurido diabético, linfomas e leucemias, insuficiência renal, policitemia, deficiência de ferro.

Prurido nasal, frequentemente acompanhado de espirros, indica contato com alergênio respiratório.

O aparecimento de prurido à noite, que chega a acordar o paciente, tem tanta importância clínica que serve como referência para diferenciar os *pruridos obrigatórios* dos *pruridos facultativos*.

São causas de prurido obrigatório a pediculose, a escabiose, as picadas de inseto, dermatite de contato, urticária, neurodermatite, prurigo, prurido gravídico, doenças hepatobiliares, insuficiência renal, algumas neoplasias malignas, dermatite herpetiforme, líquen plano.

Prurido facultativo é observado na psoríase, dermatite seborreica, pitiríase, piodermites, micoses superficiais, e em alguns casos de diabetes.

> **Boxe**
> **Prurido anal e prurido vulvar**
> Em crianças, a causa mais comum de prurido anal é a infestação por oxiúros. Em adultos, além desta causa, destacam-se os microtraumatismos causados pelo uso de papel higiênico, a acidez fecal, a má higiene e as hemorroidas externas. Em alguns pacientes não se consegue detectar uma doença local. Acredita-se que possa haver um prurido anal de causa psicogênica. Mas, antes de rotulá-lo assim, é mais prudente investigar as possíveis causas localizadas no próprio ânus.
> O prurido vulvar é uma queixa frequente. Tal como no prurido anal, deve-se buscar primeiro uma causa na própria vulva, antes de considerá-lo "funcional" ou "psicogênico". Qualquer corrimento vaginal pode provocar prurido, independente de sua etiologia. Infecções por *Candida* são frequentes em pacientes diabéticas, mas nem sempre se constata a presença de fungos em mulheres diabéticas com prurido vulvar. Prurido após a menopausa pode ser atribuído à deficiência de estrogênios.

Outros locais de prurido que merecem referência são o canal auditivo externo, sede frequente de eczema, os olhos e as narinas.

Em idosos, o prurido pode ser decorrente do ressecamento da pele (ver Capítulo 9, *Exame Clínico do Idoso*).

Alterações emocionais e psíquicas

(Ver Capítulo 7, *Exame Psíquico e Avaliação das Condições Emocionais*.)

As principais manifestações emocionais e psíquicas são *ansiedade, depressão, obsessões e compulsões, ilusões, alucinações, delírio, agitação psicomotora, manias e hipomanias, fobias, perda de memória, desorientação, mania de perseguição, confusão mental*.

Ansiedade. Sensação desagradável acompanhada de inquietude mental e manifestações somáticas, tais como boca seca, tensão muscular, palpitações, aperto no peito, respiração insatisfatória com suspiros frequentes (dispneia suspirosa), mãos frias e úmidas, dificuldade para adormecer, sensação de desmaio, inquietação física (tamborilar os dedos, esfregar as mãos, balançar as pernas). Pode ser transitória, relacionada com algum acontecimento real ou imaginário que provoque tensão mental, mas pode tornar-se crônica, caracterizando o transtorno de ansiedade generalizada, que tem critérios bem definidos para o diagnóstico. Um certo grau de ansiedade faz parte da natureza humana, por isso não há uma nítida divisória entre ansiedade normal e patológica.

> **Boxe**
> A síndrome do pânico caracteriza-se por ansiedade aguda e intensa, acompanhada de fenômenos neurovegetativos intensos.

Depressão. Alteração do estado de humor com perda do interesse pelas atividades cotidianas (apatia) e do prazer com as coisas da vida (anedonia), redução do interesse sexual, fadiga inexplicável, inapetência, obstipação intestinal, palidez facial, alterações do sono (despertar precoce ou insônia) e dores generalizadas. Pode ser transitória, desencadeada por algum acontecimento desagradável, ou fazer parte do transtorno bipolar ou depressivo, situação grave que interfere profundamente na vida, chegando ao risco de suicídio.

> **Boxe**
> Tristeza, por si só, não é sinônimo de transtorno depressivo, embora seja um componente importante dos transtornos do humor.

Obsessões e compulsões. São pensamentos, sentimentos ou imagens recorrentes e persistentes, experimentados como intrusos ou impróprios, ou comportamentos repetitivos ou ritualísticos que a pessoa sente-se impelida a realizar, mesmo sabendo que não são razoáveis ou sem finalidade. Podem fazer parte do transtorno obsessivo-compulsivo (TOC) e precisam ser reconhecidas corretamente para instituição de tratamento adequado.

Ilusões. São percepções deformadas de situações normais. Podem estar relacionadas a estado de exaustão e tensão emocional. De uma maneira geral, não têm significado patológico.

Alucinações. Percepção como se fosse real de situações ou objetos que existem apenas na mente daquela pessoa. Podem ser táteis, olfatórias, auditivas (ouvir vozes), gustativas, cenestésicas. As alucinações são importantes componentes de quadros demenciais, em especial esquizofrenia, transtorno obsessivo, demência senil, doença de Alzheimer, mas podem ser desencadeadas por febre intensa, estresse, epilepsia (aura epiléptica), uso de drogas ilícitas (cocaína, alucinógenos, anfetaminas, heroína, absinto) e alguns medicamentos.

Delírio. Ideação e pensamentos dissociados da realidade, referidos com grande convicção, não passível de mudança por argumentação lógica, podendo ter início por inferência incorreta de fatos reais. Tipos de delírio: persecutórios, de ruína, de grandeza, de ciúme. Causas: transtornos psicóticos (esquizofrenia) e algumas condições clínicas, tais como hipoglicemia, desidratação, infecções, anoxia cerebral por diminuição do débito cardíaco ou hipoventilação alveolar, uso de bebidas alcoólicas e drogas ilícitas, fase terminal de doenças prolongadas, medicamentos.

Delirium. Também denominado *estado confusional agudo*, caracteriza-se por modificações transitórias do nível de consciência e do comportamento, com desorganização do pensamento, distúrbio da concentração e da atenção, desencadeado por fatores orgânicos, ambientais ou medicamentos. Mais comum em idosos.

Delirium tremens é uma síndrome em que os delírios são acompanhados de tremores generalizados. Ocorre na abstinência de álcool e de outras substâncias psicoativas.

Agitação psicomotora. Alteração da ideação caracterizada por aumento da atividade psíquica, acompanhada de atividade motora e verbal inadequada e descoordenada da realidade, podendo chegar a agressividade. Tem inúmeras causas, destacando-se quadros demenciais, isquemia cerebral, transtorno histérico, ansiedade extrema, ingestão de bebidas alcoólicas e uso de drogas ilícitas.

Mania e hipomania. Alteração psíquica caracterizada por humor persistentemente elevado, expansivo ou irritável, com estado de euforia, aumento da libido, menor necessidade de sono. Faz parte do transtorno bipolar (fase maníaca), mas pode ser provocada pelo uso de esteroides, anabolizantes, antidepressivos inibores seletivos de recaptação de serotonina, uso de cocaína e anfetaminas.

Fobias. Tremor ou aversão exagerada a situações, objetos, animais, lugares. Inclui diferentes tipos: fobias simples, agorafobia, fobia social.

Perda de memória. Dificuldade de recordar nomes, acontecimentos, lugares. Pode ser leve, de instalação gradativa, sem interferir de maneira significativa na vida da pessoa, como acontece com os idosos, ou de instalação rápida, com agravamento extremo, como ocorre na doença de Alzheimer que torna a pessoa inteiramente dependente de cuidados especiais. A ingestão de grande quantidade de bebida alcoólica pode se acompanhar de perda da memória relativa aos acontecimentos daquele momento (amnésia alcoólica).

Mania de perseguição. Condição caracterizada pela sensação de desconfiança exagerada de estar sendo observado ou perseguido por alguém ou por mecanismos de natureza estranha.

Desorientação. Perda da capacidade da pessoa de saber quem ela é (orientação autopsíquica) ou de se localizar no tempo e no espaço. Diferentes graus de perda da orientação podem surgir na esquizofrenia e na depressão grave. Pode ser manifestação precoce da doença de Alzheimer.

Confusão mental. Estado em que a pessoa não consegue se concentrar em relação a si própria e ao meio que a cerca. Os pensamentos ficam confusos, há dificuldade de se expressar e de tomar decisões. O paciente pode falar de maneira desconexa e agir de maneira descontrolada, podendo atingir agitação psicomotora. A intensidade é variável, indo de leve a intensa. Pode ocorrer em inúmeras condições clínicas: concussão cerebral, tumor cerebral, AVE, febre elevada, hipoglicemia, desidratação, hipoxemia, estado de choque, ingestão de bebidas alcoólicas, uso de drogas ilícitas, medicamentos. Em pessoas idosas pode ser manifestação inicial ou predominante de várias doenças (infecção urinária, infarto do miocárdio, desidratação).

Demência. Transtorno deficitário crônico da atividade psíquica, principalmente das funções cognitivas, primariamente do juízo, da memória e da orientação.

Miniexame do estado mental

Não é um exame psiquiátrico ou neurológico, mas é bastante utilizado nos serviços de emergência para uma avaliação rápida da memória, linguagem, orientação temporoespacial e função visuoespacial. (Ver *Miniexame do estado mental* no Capítulo 20, *Exame Neurológico*.)

PELE, TECIDO CELULAR SUBCUTÂNEO E FÂNEROS

Os principais sinais e sintomas da pele, do tecido celular subcutâneo e dos fâneros são dor, prurido, febre, palidez, vermelhidão, cianose, albinismo, alterações da umidade, textura, espessura, temperatura, elasticidade, mobilidade, sensibilidade, com atenção especial para identificação de lesões elementares e secundárias (manchas, pápulas, tubérculos, nódulos, nodosidades, vegetações, vesículas, bolhas, pústulas, abscessos, hematomas, queratose, liquenificação, esclerose, edema, atrofia, erosão, ulceração, fissuras, crostas e escaras).

Manifestações cutâneas das doenças sistêmicas

As lesões da pele, da mucosa e dos fâneros tanto expressam doenças localizadas do sistema tegumentar como manifestações de inúmeras doenças sistêmicas (infecciosas, metabólicas, endócrinas, imunológicas) exigindo sempre um exame clínico completo. (Ver Capítulo 11, *Exame da Pele, das Mucosas e dos Fâneros*.)

OLHOS

Os principais sinais e sintomas das afecções oculares são a *sensação de corpo estranho, queimação ou ardência, dor ocular e cefaleia, prurido, lacrimejamento ou epífora, sensação de olho seco, xantopsia, iantopsia e cloropsia, alucinações visuais, vermelhidão, diminuição ou perda da visão, diplopia, fotofobia, nistagmo, escotoma* e *secreção* (Figuras 6.9 e 6.10).

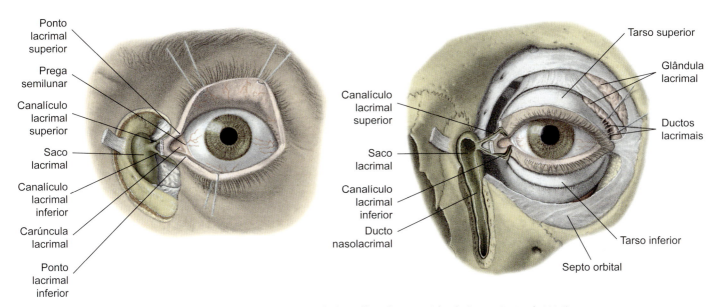

Figura 6.9 Aparelho lacrimal. (Adaptada de Wolf-Heidegger – Atlas de Anatomia, 6ª ed., 2006.)

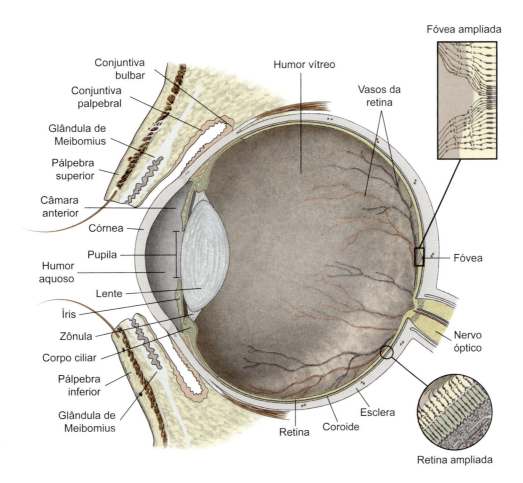

Figura 6.10 Anatomia interna do olho. (Adaptada de Wolf-Heidegger – Atlas de Anatomia, 6ª ed., 2006.)

Ametropias ou vícios de refração

São distúrbios ópticos que não deixam que os raios de luz paralelos entrem exatamente na retina.

Os principais vícios de refração são a hipermetropia (a imagem de um objeto distante é focada atrás da retina e fica sem nitidez), astigmatismo (a refração é desigual nos diferentes meridianos do globo ocular e a imagem fica borrada), a presbiopia (perda da elasticidade da cápsula do cristalino dificulta a visão para perto), miopia (a imagem de um objeto distante é focada na frente da retina, tornando-a de limites imprecisos).

Sensação de corpo estranho

É uma sensação desagradável, quase sempre acompanhada de dor, cujas causas são a presença de corpo estranho na córnea, na conjuntiva bulbar ou na conjuntiva palpebral, cílios virados para dentro roçando a córnea, inflamação corneana superficial, abrasão corneana e conjuntivite.

Queimação ou ardência

É uma sensação de desconforto que leva o paciente a lavar os olhos repetidas vezes para aliviar o incômodo. As causas de queimação ou ardência são erro de refração não corrigido, conjuntivite, queratite, sono insuficiente, exposição a fumaça, poeira, produtos químicos e síndrome de Sjögren.

Dor ocular

Quando a dor se origina na pálpebra ou em estruturas próximas, é do tipo superficial e o paciente é capaz de apontar com o dedo o seu local exato. Pode ser causada por inflamação da pálpebra, dacrioadenite, celulite orbitária, abscesso, periostite, conjuntivite aguda, esclerite, episclerite, corpo estranho corneano, uveíte anterior (irite e iridociclite) e sinusite.

No glaucoma, o paciente relata uma dor ocular, não exatamente localizada, podendo irradiar para a região frontal. É uma dor visceral.

Cefaleia

A cefaleia de origem ocular geralmente é sentida na região frontal e manifesta-se no fim do dia, principalmente após algum trabalho em que a visão de perto foi muito solicitada. Sua principal causa são os vícios de refração não corrigidos. Pode surgir, também, nos processos inflamatórios dos olhos e anexos e no glaucoma crônico simples.

Prurido

Prurido nos olhos quase sempre é sinal de alergia ou de blefarite seborreica, mas pode também ser causado por vício de refração não corrigido. (Ver *Prurido*, neste capítulo.)

Lacrimejamento ou epífora

Traduz excesso de secreção de lágrima ou distúrbio do mecanismo de drenagem. As principais causas são inflamação da conjuntiva ou córnea, obstrução da via lacrimal excretora, aumento da secreção por emoções, hipertireoidismo, dor ocular, presença de corpo estranho na córnea e glaucoma congênito.

Sensação de olho seco

A sensação de não ter lágrimas nos olhos e que é agravada pelo contato com o vento. Ocorre na síndrome de Sjögren, na conjuntivite crônica, na exposição da conjuntiva por mau posicionamento da pálpebra e quando há dificuldade de se fechar a pálpebra adequadamente (paralisia facial).

Xantopsia, iantopsia e cloropsia

Xantopsia significa visão amarelada que ocorre em algumas intoxicações medicamentosas (fenacetina, digitálicos, salicilato de sódio, ácido pícrico) e, às vezes, na icterícia muito intensa. Iantopsia (visão violeta) e cloropsia (visão verde) são menos frequentes e ocorrem também na intoxicação medicamentosa (digitálicos, barbitúrico).

Alucinações visuais

É importante esclarecer se a sensação visual reproduz um objeto ou se limita à percepção de luz ou cores. Na maioria das vezes se devem a afecções orgânicas (geralmente doença do lobo occipital). Em pessoas cegas pode ocorrer um tipo de alucinação visual de difícil explicação. Uma característica importante é que o paciente tem consciência de que se trata de alucinação. Em algumas ocasiões traduzem transtorno mental (ver Capítulo 7, *Exame Psíquico e Avaliação das Condições Emocionais*); às vezes, são causadas por intoxicação exógena (ópio, mescalina, alucinógenos sintéticos [*ecstasy*], cocaína, bebidas alcoólicas [*delirium tremens*]).

Vermelhidão (olho vermelho)

É um sintoma muito comum. Causas: conjuntivite, uveíte, blefarite, episclerite e esclerite, hemorragia subconjuntival, pterígio, ceratites infecciosas, glaucoma. Tosse intensa ou vômitos acompanhados de grande esforço podem provocar hemorragia conjuntival.

> **Boxe** — Vermelhidão ocular acompanhada de dor indica glaucoma agudo, condição que necessita de atendimento urgente, pelo risco de perda irreversível da visão.

Diminuição ou perda da visão

Os pacientes descrevem a diminuição da acuidade visual de várias maneiras. Fatores emocionais podem induzir a exageros, levando o paciente a relatar perda da visão quando, na realidade, há apenas diminuição. O contrário também pode acontecer, ou seja, o paciente não percebe um grave defeito visual, relatando-o como simples embaçamento. Por isso, queixas de diminuição ou perda de visão devem sempre ser avaliadas por métodos objetivos pelo oftalmologista. As causas de perda de visão são apresentadas no Quadro 6.7.

É importante esclarecer há quanto tempo o paciente vem notando alteração na sua acuidade visual; se a diminuição foi progressiva ou súbita, se não havia uma baixa de acuidade há mais tempo ou se só agora foi percebida.

A perda parcial (*ambliopia*) ou total (*amaurose*) da visão ocorre em um ou em ambos os olhos, podendo ser súbita ou gradual.

A *hemeralopia* caracteriza-se por baixa acuidade visual quando a intensidade luminosa diminui. Ocorre nas degenerações da retina, na hipovitaminose A e na miopia em grau elevado.

Os erros de refração são as principais causas de borramento gradual da visão.

A dificuldade de enxergar objetos próximos sugere *hipermetropia* (*hiperopia*) ou *presbiopia*, enquanto a dificuldade de ver objetos distantes indica *miopia*.

> **Boxe — Perda da visão e dor**
> A existência ou não de dor junto com a perda da visão tem significado clínico. A súbita perda da visão sem qualquer sensação dolorosa faz pensar em oclusão vascular retiniana e descolamento da retina. Perda súbita da visão acompanhada de dor é observada no glaucoma agudo. No glaucoma crônico a diminuição da visão é gradual e não se acompanha de dor (Quadro 6.7).

Diplopia/percepção da visão dupla

Quando o paciente desenvolve um desvio ocular, o olho desviado não mantém a fixação no objeto de interesse na fóvea (área da retina responsável pela visão central). É importante conhecer o momento do aparecimento da diplopia, se constante ou intermitente, se ocorre em determinadas posições do olhar ou a determinadas distâncias, se os dois objetos vistos são horizontais ou verticais.

A diplopia pode ser mono ou binocular. As causas de diplopia monocular são cristalino subluxado (p. ex., lente ectópica na síndrome de Marfan), catarata nuclear (o cristalino tem dois pontos focais), coloboma da íris, descolamento da retina.

As causas de diplopia binocular são paralisia de um ou mais músculos extraoculares, restrição mecânica, centralização imprópria dos óculos.

Fotofobia

Fotofobia ou hipersensibilidade à luz acompanha-se de desconforto ocular e deve-se, comumente, a inflamação corneana, afacia (ausência de cristalino), irite, glaucoma agudo, uveíte e albinismo ocular. Alguns medicamentos podem produzir aumento da sensibilidade à luz, como, por exemplo, a cloroquina e a acetazolamida.

Nistagmo

Movimentos involuntários, repetitivos e rítmicos dos olhos.

Pode ser caracterizado pela frequência (rápido ou lento), pela amplitude (amplo ou estreito), pela direção (horizontal, vertical, rotacional) e pelo tipo de movimento (pendular, *jerk*). No nistagmo pendular, o movimento do olho em cada direção é igual. No *jerk*, há um componente lento em uma direção e um rápido na outra.

O nistagmo é provocado por impulsos motores irregulares para os músculos extraoculares. Pode ser causado por distúrbios oculares (estrabismo, catarata, coriorretinite) ou por disfunções cerebrais. Geralmente é acompanhado de grande diminuição da acuidade visual.

Nistagmo pode estar associado à vertigem postural paroxística benigna.

Escotoma

É uma área de cegueira parcial ou total, dentro de um campo visual normal ou relativamente normal. Nesse ponto, a visão diminui apreciavelmente em relação à parte que o circunda.

Os escotomas podem ser uni ou bilaterais e devem ser investigados quanto à posição, à forma, ao tamanho, à intensidade, à uniformidade, ao início e à evolução.

Quanto à posição, os escotomas classificam-se em centrais (quando correspondem ao ponto de fixação), periféricos (quando situados distante do ponto de fixação) e paracentrais (quando situados próximo ao ponto de fixação).

Com relação à forma, podem ser circulares (traduzem uma lesão focal na retina e na coroide), ovais (indicam uma lesão do feixe papilomacular, sendo característicos da neurite retrobulbar), arciformes (são característicos do glaucoma crônico simples), cuneiformes (ocorrem nas afecções coroideanas justapapilares ou, ainda, na atrofia óptica), anulares (o central indica lesão macular, o paracentral corresponde ao glaucoma crônico simples e o periférico, à degeneração pigmentar da retina), pericecais (em todas as alterações que rodeiam e incluem a papila – glaucoma crônico simples, edema de papila, neurite óptica) e hemianópticos (lesão quiasmática).

O tamanho apresenta pouca importância, embora tenha alguma relação com a gravidade da lesão. O mesmo escotoma pode variar de tamanho de um dia para outro, dependendo da progressão da doença que o produz.

Com relação à intensidade, varia de cegueira absoluta a um mínimo detectável de perda da acuidade visual.

O início e a evolução podem ser de grande importância clínica, havendo marcadas diferenças entre as várias doenças. Assim, o início dos escotomas na ambliopia pelo tabaco é gradual e a evolução é muito lenta, enquanto o escotoma central, na esclerose múltipla, surge em poucas horas. Antecedendo os episódios de enxaqueca, são frequentes escotomas cintilantes.

> **Quadro 6.7 — Causas de perda da visão.**
>
> **Perda súbita de visão unilateral**
> Obstrução da veia central da retina, embolia na artéria central da retina, hemorragia vítrea ou retiniana, neurite óptica, papilite ou neurite retrobulbar, descolamento da retina, comprometendo a mácula, amaurose urêmica, ambliopia tóxica (diminuição da visão por efeito tóxico do álcool, quinina ou chumbo), endoftalmite embólica, trombose da artéria carótida interna e lesões traumáticas do nervo óptico (fratura do canal óptico).
>
> **Perda súbita de visão bilateral**
> Neurite óptica, amaurose urêmica, ambliopia tóxica, traumatismo craniano, enxaqueca oftálmica e neurose histérica (transtorno de conversão).
>
> **Perda gradual e unilateral da visão**
> Vícios de refração, afecções corneanas (queratites, distrofias, reações alérgicas, edema, queratocone), afecções da úvea (inflamações, doenças hemorrágicas, tumores), glaucoma (geralmente do tipo crônico), afecções do vítreo (qualquer opacificação, hemorragia), afecções da retina (lesões vasculares, degeneração tapetorretiniana, ambliopia tóxica, retinite, tumores, descolamento da retina), lesões do nervo óptico (processos inflamatórios, tumores, papiledema, atrofia óptica).
>
> **Perda gradual de visão bilateral**
> Ocorre em quase todas as condições relacionadas no item anterior.

Secreção

A presença de secreção não deve ser confundida com o lacrimejamento, pois tem aspecto purulento. Recobre a parte em que se inserem os cílios ou o próprio globo ocular. A secreção indica processo inflamatório das estruturas externas do olho (blefarite, conjuntivites).

OUVIDOS

Os principais sinais e sintomas das doenças do ouvido são: *dor*, *otorreia ou secreção auditiva*, *otorragia*, *prurido*, *distúrbios da audição* (*disacusias*), *zumbidos* e *tontura e vertigem* (Figura 6.11).

Dor

A dor de ouvido ou otalgia pode ter várias causas. Às vezes, é uma dor referida, que se origina distante do ouvido; outras vezes é causada por lesões locais. Entre as primeiras, estão a otalgia atribuída à cárie dentária, à sinusite, à amigdalite e à faringite aguda. A irradiação da dor é favorecida pelo grande número de anastomoses nervosas da região. Mais importante, porém, são as otalgias decorrentes de lesões das partes externa e média do ouvido, destacando-se as otites e o furúnculo do meato acústico. Na mastoidite, a dor é de localização menos precisa e exacerba-se ao se fazer pressão sobre o mastoide.

Otorreia ou secreção auditiva

Refere-se à saída de líquido pelo ouvido, que pode ser claro como água, seroso, mucoso, purulento ou sanguinolento.

As secreções claras são constituídas pelo líquido cefalorraquidiano que provém de fraturas da base do crânio. Às vezes, vem misturado com sangue.

As sanguinolentas se devem a pólipos das partes externa ou média do ouvido, otite aguda viral, tumores benignos ou malignos e traumatismos.

As serosas, mucosas ou purulentas têm origem em afecções do pavilhão auditivo (eczema, otite externa, furúnculo), na otite média aguda ou crônica e na mastoidite crônica.

Otorragia

A perda de sangue pelo canal auditivo decorre de traumatismo do meato acústico externo no ato de coçar com palitos ou cotonetes, da ruptura da membrana do tímpano por "tapa" violento no nível do meato auditivo ou de fraturas da base do crânio, que podem estender-se à caixa do tímpano e à parede óssea superior do meato acústico externo.

Prurido

Pode ser causado por eczema no canal auditivo, mas pode, também, ocorrer em doenças sistêmicas como diabetes, linfomas ou hepatite crônica.

Distúrbios da audição (disacusias)

Disacusia significa perda da capacidade auditiva, que pode ser moderada (*hipoacusia*), acentuada (*surdez*) ou total (*anacusia* ou *cofose*).

A disacusia pode ser de *transmissão*, causada por lesões no aparelho transmissor da onda sonora, partes externa e média do ouvido (unidade tímpano-ossicular) e líquidos labirínticos; *neurossensorial* ou de *percepção*, quando a lesão se localiza no órgão de Corti e/ou nervo acústico, estruturas receptoras das ondas sonoras.

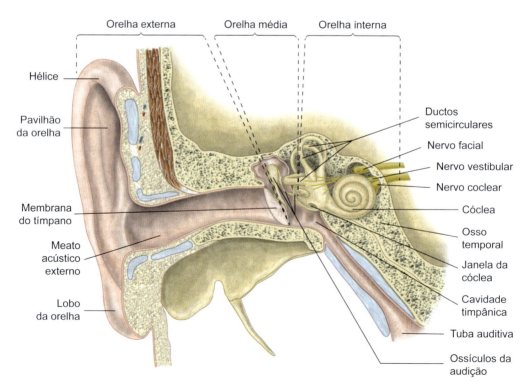

Figura 6.11 Aparelho auditivo.

Pode ser que o paciente sinta impossibilidade de identificar o lugar em que se produz um ruído (paracusia de lugar). Há casos em que o paciente se queixa de ressonância da própria voz no ouvido (*autofonia*) e ainda outros em que determinados ruídos são percebidos com sensação dolorosa (*algiacusia*).

> **Surdez e envelhecimento**
>
> A surdez é um importante problema entre os idosos, estimando-se que 50% dos pacientes com 80 anos ou mais têm audição diminuída. A causa mais comum é a *presbiacusia*, quando a perda da audição para sons agudos é maior. Outras causas são representadas por infecções, cerume e doenças neurológicas. Quando evolui para graus muito avançados, pode tornar-se extremamente incapacitante, contribuindo para o isolamento, maior risco de quedas, depressão e deficiências cognitivas do paciente.

Causas importantes de distúrbios auditivos são medicamentos (anti-inflamatórios não hormonais, aminoglicosídios, ácido acetilsalicílico, quinino, furosemida).

Zumbidos

Zumbidos, tinido ou acúfenos são sensações auditivas subjetivas, ou seja, percepção de ruídos sem que haja estímulo sonoro. Atribuem-se à irritação de células sensoriais do órgão de Corti, na orelha interna. Manifestam-se como ruídos de jato de vapor, água corrente, campainha, cachoeira, apito, chiado, tinido.

As causas podem ser óticas e não óticas. Entre as primeiras (óticas), encontram-se o tampão de cerume, corpo estranho, otite externa, inflamações agudas ou crônicas do orelha média, esclerose do tímpano, otosclerose, obstrução tubária, afecções do orelha interna, doença de Ménière, medicamentos (quinino, salicilatos, estreptomicina, canamicina, garamicina, neomicina), otosclerose coclear, trauma sonoro, presbiacusia (surdez da idade avançada). O neuroma do acústico, quando ainda limitado dentro do meato acústico interno, pode exteriorizar-se clinicamente apenas por um zumbido "persistente", antes que surjam a hipoacusia neurossensorial e os transtornos do equilíbrio.

Podem ser causas de zumbidos não óticos a hipertensão arterial, climatério, estase sanguínea no encéfalo (insuficiência cardíaca congestiva), hipertireoidismo.

Zumbidos acompanhados de perda auditiva e vertigem sugerem doença de Ménière.

Nos idosos, os zumbidos são comuns e frequentemente não se encontra uma explicação para seu aparecimento.

Tontura e vertigem

Tontura, também relatada como tontice ou zonzeira, é manifestação que deve ser diferenciada de vertigem, podendo ser descrita como sensação de vazio na cabeça ou de desequilíbrio ou iminente desmaio. A tontura é, em geral, resultado de redução transitória no fluxo sanguíneo cerebral.

Vertigem consiste na sensação de se estar girando em torno dos objetos (vertigem subjetiva) ou os objetos girando em torno de si (vertigem objetiva). É uma sensação angustiante, geralmente acompanhada de perda do equilíbrio, por vezes com queda, sudorese, náuseas, vômitos e zumbidos.

Vertigem de posição é aquela que só surge em determinadas posições da cabeça.

A vertigem (sensação de rotação) é sempre de natureza labiríntica. Os menores movimentos da cabeça, ao acarretarem deslocamento da endolinfa, são capazes de despertar repetidas crises vertiginosas. A intensidade e a duração do estado vertiginoso dependem do fator etiológico desencadeante. Em geral, a vertigem surge subitamente, mas também pode instalar-se insidiosamente. As crises podem apresentar-se em caráter intermitente, com períodos de acalmia mais ou menos longos, assim como sob forma subentrante, quase contínua. São acompanhadas de perturbações do equilíbrio e transtornos da marcha.

> *Vertigem postural paroxística benigna* (VPPB) é uma condição clínica em que ocorre vertigem com ou sem nistagmo, estritamente dependentes da postura do paciente.

A *doença de Ménière* é constituída por crises vertiginosas acompanhadas de zumbidos e diminuição da audição de duração variável (de alguns minutos a dias). Durante ou após os episódios vertiginosos, náuseas e vômitos podem ocupar lugar de destaque no quadro clínico. A etiologia básica permanece obscura, mas sabe-se que o processo situa-se no labirinto, com superprodução ou diminuição da reabsorção da endolinfa.

A causa mais comum são as labirintites que acompanham algumas viroses. Nesses casos, não há surdez e os zumbidos são raros ou inexistentes. Outras causas de vertigem são intoxicação alcoólica e uso de alguns medicamentos, como aminoglicosídios.

Nas afecções centrais, os transtornos do equilíbrio são mais frequentes e mais acentuados, além de poderem surgir sem relação com as crises vertiginosas.

> **Tontura e vertigem**
>
> Nem sempre a queixa de tontura corresponde à vertigem; o paciente pode estar se referindo à síncope, convulsão ou outro problema. Pode ser causada por condições neurológicas, cardiovasculares e metabólicas, como a descompensação diabética. No entanto, há uma tendência de atribuí-la a uma labirintite e iniciar a medicação sem antes fazer uma investigação criteriosa. Isso pode ser muito deletério não só porque se deixa de diagnosticar e tratar problemas graves como também porque muitos medicamentos usados para labirintite podem provocar importantes efeitos adversos nos idosos, tais como instabilidade postural e quedas, depressão e parkinsonismo. (Ver *Tonturas e vertigem* no item *Sistema nervoso central*, neste capítulo.)

NARIZ E CAVIDADES PARANASAIS

Os principais sinais e sintomas das afecções do nariz e cavidades paranasais são *dor, espirro ou esternutação, alterações do olfato, obstrução nasal, rinorreia ou corrimento nasal, epistaxe ou sangramento nasal, dispneia* e *alterações da fonação* (Figura 6.12).

Dor

A dor está presente principalmente nos processos inflamatórios agudos das cavidades sinusais (sinusites) e nas neoplasias

102   Exame Clínico

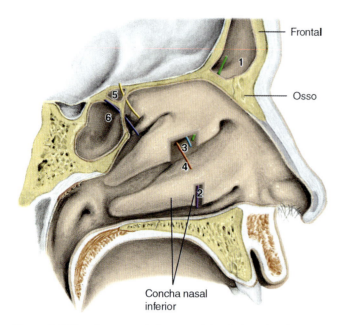

Figura 6.12 Parede externa da fossa nasal. 1. seio frontal; 2. ducto nasolacrimal; 3 e 4. hiato semilunar: drenagem de células etmoidais anteriores e seio maxilar; 5. meato superior: drenagem de células etmoidais posteriores; 6. seio esfenoidal.

nasossinusais. Localiza-se na face, na área correspondente à lesão, podendo irradiar para os ouvidos.

Espirro ou esternutação

As crises de espirro ou esternutação podem surgir na fase inicial da rinite catarral aguda do resfriado comum e exprimem comprometimento da mucosa nasal.

> **Espirros e alergia respiratória**
>
> Crises de espirro são, no entanto, características das rinopatias alérgicas. Em geral, acompanham-se de prurido nasal, que pode estender-se à mucosa das conjuntivas. A presença de prurido junto com espirros constitui forte indício de alergia respiratória.

Condicionamentos psicológicos são capazes de determinar espirros. É o caso, por exemplo, de determinados indivíduos que, ao verem uma gravura que mostra uma planta ou animal aos quais são alérgicos, apresentam crises de espirro como se estivessem diante da própria planta ou animal.

Algumas vezes, espirros podem ocorrer quando uma luz forte incide nos olhos.

Alterações do olfato

As alterações do olfato incluem diminuição ou abolição, aumento, cacosmia e parosmia.

Diminuição ou abolição do olfato. A diminuição (*hiposmia*) ou a abolição (*anosmia*) do olfato podem decorrer de causas no interior das narinas que impedem a chegada das partículas odoríferas à zona olfatória na abóbada das fossas nasais (pólipos, edema da rinite alérgica crônica, hipertrofia dos cornetos). A atrofia da mucosa pituitária (ozena), lesões das terminações nervosas olfatórias (neurite gripal), processos intracranianos que atingem o bulbo olfatório (tumores, abscessos, traumatismos) ou atuam indiretamente sobre o mesmo por aumentar a tensão intracraniana (meningites e tumores) também provocam diminuição ou abolição do olfato.

Aumento do olfato. O aumento do olfato (*hiperosmia*) pode surgir na gravidez, no hipertireoidismo e em pacientes neuróticos. Pode ser também decorrente de lesões na ponta do lobo temporal.

Por vezes, a hiperosmia e, também, a parosmia podem surgir como aura epiléptica (*i. e.*, precedem as crises) ou como equivalente da crise convulsiva.

Cacosmia. Consiste em sentir mau cheiro, distinguindo-se duas variedades: subjetiva e objetiva. Na subjetiva, somente o indivíduo percebe o mau cheiro, como acontece na sinusite purulenta crônica; na objetiva, tanto o indivíduo como as pessoas que dele se aproximam percebem.

A cacosmia objetiva pode ser atribuída a sífilis nasal com sequestros, tumores, corpo estranho.

Na rinite atrófica ozenosa, a cacosmia em geral é só objetiva, devido à atrofia das terminações do nervo olfatório ou à fadiga do nervo em consequência da estimulação contínua pelos odores fétidos que se formam nesse tipo de rinite.

Parosmia. Consiste na interpretação errônea de uma sensação olfatória. É a perversão do olfato. Surge em pacientes com afecção neurológica. Pode ocorrer também como aura na epilepsia.

Obstrução nasal

Está presente em quase todas as enfermidades das fossas nasais – rinites, alergia respiratória, pólipos, vegetações adenoides, neoplasia, hipertrofia de cornetos, imperfuração coanal congênita –, causando o que se pode chamar de insuficiência respiratória nasal, a qual pode ser também de origem funcional (transtornos vasomotores).

Na obstrução unilateral, considerar desvio do septo nasal, corpo estranho e tumor.

> A obstrução nasal crônica determina respiração bucal de suplência e consequente distúrbios de reflexos pulmonares, com prejuízo da expansão torácica e da própria ventilação pulmonar.

Rinorreia ou corrimento nasal

Inclui diferentes tipos de secreção: serosa ou seromucosa, purulenta ou mucopurulenta, sanguinolenta ou até com fragmentos de falsas membranas, como se observa na difteria nasal.

Quando o paciente informa que tem um corrimento purulento por uma única narina, deve-se pensar na supuração de um seio acessório (sinusite) ou na presença de um corpo estranho.

Em alguns casos, a secreção torna-se muito fétida (sífilis nasal, leishmaniose, neoplasias malignas, corpo estranho, ozena).

A secreção serosa pode vir da própria mucosa (hidrorreia nasal) ou ser atribuída à passagem do líquido cefalorraquidiano pela lâmina crivada do etmoide (hidrorreia cefálica), em consequência de traumatismo por acidente com lesão facial ou cirúrgico.

A causa mais comum de corrimento nasal são as rinites virais ou alérgicas. Nesses casos, a secreção é abundante e aquosa e se acompanha de espirros.

Com frequência, a rinorreia se acompanha de obstrução nasal.

Epistaxe ou sangramento nasal

Epistaxe ou sangramento ou hemorragia nasal constitui, sem dúvida, a mais frequente das hemorragias. Origina-se, com maior frequência, de uma estrutura de intensa vascularização, localizada no septo anterior, conhecida como plexo de Kiesselbach.

Em geral, a epistaxe é de pequena intensidade, origina-se na porção mais anterior da fossa nasal e cede espontaneamente. Por vezes, no entanto, notadamente após os 45 anos, pode apresentar grande intensidade, com o sangramento localizado na parte posterior das fossas nasais, necessitando de atendimento de urgência, pois, na maioria das vezes, não cede espontaneamente.

A quantidade total de sangue eliminado é variável. Há pequenas epistaxes, em que se perdem cerca de 50 a 100 mℓ de sangue; grandes epistaxes, com perda de 250 a 400 mℓ de sangue; graves epistaxes, que podem durar muito e causar a perda de mais de meio litro de sangue. Estas duas últimas modalidades de epistaxe são muito mais comuns em pacientes idosos com hipertensão arterial.

As causas de epistaxe podem ser locais ou gerais, sendo mais comuns o ressecamento da mucosa nasal e o traumatismo no ato de limpar o nariz (Quadro 6.8).

Epistaxe unilateral sugere causa mecânica (traumatismo interno ou externo, corpo estranho) ou anormalidade estrutural local (rinite alérgica, ressecamento da mucosa nasal, pólipos nasais, telangiectasias, neoplasias). Epistaxe bilateral ou posterior sugere etiologia clínica (distúrbio hemorrágico, distúrbio da coagulação, hipertensão arterial grave).

Causas locais. Os traumatismos, como quedas, fraturas dos ossos do nariz, contusão do nariz, fratura da base do crânio, ou cirúrgicos (intervenções sobre as cavidades nasossinusais), causam frequentes hemorragias nasais. Em alguns casos, o agente atua diretamente na mucosa. É o que acontece quando se introduzem corpos estranhos ou se assoa violentamente o nariz.

Em crianças uma causa frequente de epistaxe é o hábito de enfiar o dedo no nariz.

Outras causas de epistaxe são as rinites agudas, a sinusite crônica, as ulcerações tuberculosas ou sifilíticas, a miíase nasal, os rinólitos, alguns tumores benignos como o pólipo sangrante do septo, o fibroma da nasofaringe (encontrado quase exclusivamente nos adolescentes do sexo masculino) e os tumores malignos do nariz, das cavidades paranasais e da nasofaringe.

O uso de cocaína é um fator etiológico importante (lesão da mucosa nasal).

Causas gerais. A epistaxe pode ocorrer nos estados febris, nas afecções hemorrágicas (leucemias, anemia aplásica, distúrbios da coagulação), na doença reumática, na gripe, na febre tifoide, na nefrite aguda, na congestão passiva produzida por obstrução da veia cava superior, nos acessos de tosse da coqueluche.

A redução da pressão atmosférica facilita a hemorragia, como se observa na subida a altas montanhas e nos aviadores que voam em grande altura em cabines não pressurizadas. Outra condição ambiental que facilita as epistaxes é a baixa umidade do ar, observada em algumas regiões do país.

Na hipertensão arterial e nas nefrites crônicas a hemorragia nasal é muito frequente. Aliás, a epistaxe pode ser o sintoma que põe a descoberto determinados casos de hipertensão arterial até então ignorados.

As epistaxes não são raras na cirrose do fígado, hemofilia, leucemia, estados purpúricos, telangiectasia hemorrágica hereditária, doença de von Willebrand (epistaxe, gengivorragia e hemorragias genitais) e anemia perniciosa.

Dispneia

Todas as causas de obstrução nasal bilateral podem acarretar dispneia.

A imperfuração coanal congênita, quando bilateral, pode acarretar grave dispneia no recém-nascido, com cianose, asfixia e até a morte da criança.

> **Síndrome de apneia obstrutiva do sono**
>
> Esta condição caracteriza-se por episódios repetitivos de paradas de respiração durante o sono com duração de 10 s ou mais, em geral associados a roncos e redução da saturação de oxigênio com redução do sono e sonolência durante o dia.
>
> Em consequência de hipertrofia de vegetações adenoides, a criança apresenta respiração bucal ruidosa (roncos), às vezes interrompida por períodos de silêncio, os quais significam a apneia. O mecanismo da apneia decorreria de hipoventilação alveolar, hipoxia e hipercapnia. Durante o período diurno, estas crianças apresentam sonolência e adinamia. A síndrome da apneia do sono pode ocorrer também em pessoas adultas, geralmente obesas, sem relação com a presença de vegetações adenoides, mas com outras alterações rinofaríngeas.

Alterações da fonação

As fossas nasais atuam, juntamente com as cavidades sinusais, como caixa de ressonância durante a fonação, de modo que determinadas afecções nasobucofaríngeas podem alterar a emissão vocal, dando origem à *voz anasalada* ou *rinolalia*, cuja intensidade estaria na dependência do fator etiológico: véu palatino curto ou paralítico, vegetações adenoides hipertrofiadas, amplas destruições do septo nasal, obstrução nasal aguda ou crônica, fenda palatina.

Quadro 6.8 Principais causas de epistaxe.

Traumatismo nasal ou facial
Rinites
Adenoides
Pólipos e tumores
Hipertensão arterial
Cirrose hepática
Doenças hemorrágicas
Epistaxe espontânea

FARINGE

Os principais sintomas das afecções faríngeas são *dor de garganta*, *dispneia*, *disfagia*, *tosse*, *halitose*, *surdez* e *ronco* (Figura 6.13).

Dor de garganta

Pode ser espontânea, mas piora à deglutição (*odinofagia*) e está presente em quase todas as enfermidades da faringe, inflamatórias ou neoplásicas. Com frequência, a odinofagia provoca dor reflexa nos ouvidos. Pode ocorrer também na neuralgia do glossofaríngeo, associada à dor periauricular.

Dispneia

É sintoma pouco comum nas doenças da faringe, mas pode ser observada na hipertrofia exagerada das amígdalas palatinas, que pode chegar ao ponto de desencadear, da mesma maneira que a hipertrofia acentuada das vegetações adenoides, a síndrome de apneia obstrutiva do sono.

Cistos da face faríngea da epiglote e neoplasias malignas avançadas da orofaringe, principalmente da hipofaringe, também podem desencadear quadro dispneico.

Disfagia

É a dificuldade de deglutir, decorrente de processos inflamatórios, neoplásicos ou paralíticos do véu palatino e dos músculos constritores da faringe. É de localização alta (disfagia alta) e pode surgir em estados emocionais. (Ver *Disfagia* no item *Esôfago*.)

Tosse

A hipertrofia amigdaliana pode ser causa de tosse crônica. As secreções oriundas das amígdalas e aspiradas durante o sono podem acarretar laringites, traqueítes, laringotraqueítes e traqueobronquites "descendentes", causando acessos de tosse.

Tosse pode ser devido a refluxo gastresofágico.

Uma causa comum é o hábito de fumar, que determina irritação crônica da faringe, mas, nesses casos, não se deve esquecer da possibilidade de câncer.

Halitose

Determinadas amígdalas, em razão da forma anatômica especial, podem transformar-se em depósito de detritos alimentares e produtos de descamação do próprio epitélio amigdaliano, dando origem às "massas caseosas", que são pequenas formações esbranquiçadas ou branco-amareladas. Essas massas, devido a processo putrefativo, tornam-se excessivamente fétidas e, quando se acumulam em grande quantidade e em caráter permanente, constituem causa de mau hálito (ver *Exame da cavidade bucal* no Capítulo 15, *Exame de Cabeça e Pescoço*).

Surdez

A surdez pode ser um sintoma das afecções da faringe. A perda da audição é caracterizada como *surdez de condução* e suas causas são: adenoides hipertrofiadas e neoplasias. A razão da surdez é a obstrução da tuba auditiva.

Ronco

O ronco é uma queixa muito comum. A condição mais grave é o ronco associado à apneia do sono. Durante esses episódios, o paciente torna-se agitado, apresenta dificuldade respiratória e parece lutar para respirar. É comum que pacientes com apneia do sono apresentem vários episódios a cada noite.

LARINGE

Os principais sinais e sintomas das doenças da laringe são *dor*, *dispneia*, *alterações da voz (disfonias)*, *tosse*, *disfagia* e *pigarro* (Figura 6.14).

Dor

A dor surge nas laringites, agudas ou crônicas, em caráter espontâneo ou à deglutição (odinofagia). Por vezes, torna-se lancinante, como ocorre na artrite cricoaritenóidea e na tuberculose laríngea.

Dispneia

É sintoma relativamente frequente nas laringopatias, incluindo a laringite diftérica ou *crupe*, laringite estridulosa, laringomalacia, membrana congênita entre as cordas vocais, paralisia dos músculos dilatadores da glote, papilomatose infantil, câncer, abscesso laríngeo, corpo estranho e traumatismos laringotraqueais.

Alterações da voz (disfonias)

As alterações da voz apresentam-se em graus variáveis de intensidade, desde discreta *rouquidão* até ausência de voz ou *afonia*. Podem-se observar disfonias nas laringites agudas ou crônicas, na blastomicose, na tuberculose, nos pólipos e tumores

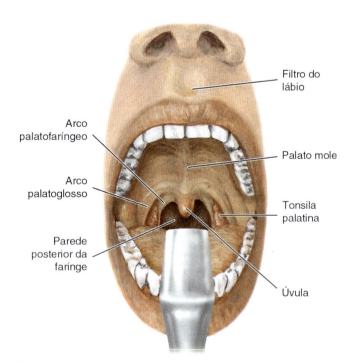

Figura 6.13 Cavidade oral. Dorso da língua e do palato. (Adaptada de Wolf-Heidegger – Atlas de Anatomia, 6ª ed., 2006.)

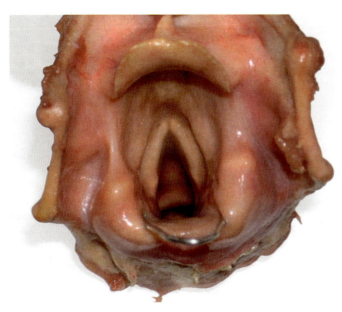

Figura 6.14 Corte esquemático da laringe.

endolaríngeos, nas paralisias das cordas vocais, no refluxo gastresofágico, no mau uso da voz, comum em determinadas profissões (professores, oradores, leiloeiros), e na criança que grita em excesso.

O uso de tubo endotraqueal, durante anestesia geral, pode seguir-se de rouquidão por lesão traumática de corda vocal.

Entre as causas de disfonia que se situam fora da laringe, por compressão do recorrente esquerdo, estão os tumores localizados no mediastino médio inferior, e entre elas incluem-se as neoplasias malignas, as adenomegalias e o aneurisma do arco aórtico.

As alterações da voz também podem ser observadas por ocasião da puberdade (muda vocal), no hipotireoidismo (a voz torna-se lenta, monótona), nos portadores de fenda palatina (a voz se mostra fanhosa).

Distúrbios endócrinos da menopausa, insuficiência hormonal masculina ou feminina e acromegalia podem alterar o timbre e a intensidade da voz.

Tosse

A causa mais frequente são as laringites.

Tosse rouca quase sempre indica comprometimento das cordas vocais.

A região interaritenóidea, cuja mucosa é a sede de predileção de lesões tuberculosas, constitui o ponto mais vulnerável no despertar o reflexo da tosse.

Disfagia

É comum em processos neoplásicos da laringe, principalmente os do vestíbulo laríngeo, na área limitante com a hipofaringe. As laringites agudas e a artrite cricoaritenóidea desencadeiam distúrbios da deglutição, por vezes dolorosos.

Pigarro

Decorre de hipersecreção de muco, que se acumula e adere na parede posterior da faringe (faringite granular crônica), no vestíbulo laríngeo e nas cordas vocais, comum nos tabagistas crônicos, que obriga o paciente a raspar ruidosamente a garganta, principalmente pela manhã, a fim de desprender o muco pegajoso e clarear a voz.

TRAQUEIA, BRÔNQUIOS, PULMÕES E PLEURAS

Os principais sinais e sintomas das afecções do aparelho respiratório são *dor torácica*, *tosse*, *expectoração*, *vômica*, *hemoptise*, *dispneia*, *chieira ou sibilância*, *cornagem*, *estridor* e *tiragem* (Figura 6.15).

Dor torácica

As causas de dor torácica podem estar na própria parede do tórax, na traqueia, nos brônquios, nas pleuras, nos pulmões, no coração, no pericárdio, nos vasos, no mediastino, no esôfago, no diafragma e em órgãos abdominais (estômago e duodeno, vesícula e vias biliares, fígado, pâncreas e baço) (Quadro 6.9).

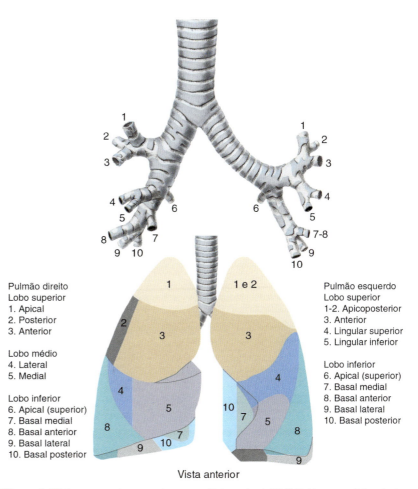

Figura 6.15 Segmentos broncopulmonares. (Adaptada de Wolf-Heidegger – Atlas de Anatomia, 6ª ed., 2006.)

As causas de dor na parede torácica quase sempre são fáceis de serem reconhecidas desde que o paciente seja corretamente examinado. Uma de suas principais características é que o paciente pode localizar com precisão a área comprometida. É fundamental que se faça a inspeção e a palpação do local indicado e de todo o tórax com o paciente despido.

Nas laringotraqueítes e nas traqueobronquites agudas o paciente localiza a dor na área de projeção da laringe e da traqueia, colocando a mão espalmada sobre o esterno.

Nas *pleurites*, a dor costuma ser aguda, intensa e em pontada ("dor pleurítica"). O paciente a localiza com precisão e facilidade. A área em que a dor é sentida é bem delimitada, podendo o paciente cobri-la com a polpa de um dedo, ou fazer menção de agarrá-la sob as costelas com os dedos semifletidos. A dor aumenta com a tosse, manifestação comum nas pleurites, e movimentos inspiratórios profundos, o que faz o paciente reprimi-los, o mesmo acontecendo com os movimentos do tórax. Algumas vezes o decúbito sobre o lado da dor traz algum alívio.

Em muitos casos, quando a dor desaparece a dispneia piora. Isto se deve ao surgimento de derrame pleural.

Na *pleurite diafragmática periférica,* a dor é sentida na área dos nervos intercostais mais próximos, enquanto na *pleurite diafragmática central* ela se localiza no território inervado pelo frênico (pontos frênicos), incluindo o ombro. Na pleurite diafragmática o paciente pode não conseguir definir com precisão o local da dor, se torácica ou abdominal. Não é raro que se apresente com um quadro de falso abdome agudo, principalmente em crianças.

Causas de dor torácica com risco à vida

Como se pode ver no Quadro 6.9, há cerca de 50 causas de dor torácica; a maioria não representa risco à vida. No entanto, há 5 condições clínicas que são potencialmente fatais e precisam ser reconhecidas prontamente para se instituir tratamento urgente; são elas: infarto agudo do miocárdio, dissecção aórtica aguda, pneumotórax hipertensivo, embolia pulmonar e ruptura esofágica.

O diagnóstico diferencial apoia-se na análise da dor e das manifestações clínicas associadas, porém a comprovação diagnóstica depende de exame(s) complementar(es) indicado(s) a partir de hipóteses diagnósticas consistentes, as quais, por sua vez, dependem de um exame clínico bem feito.

A dor no *pneumotórax espontâneo* é súbita, aguda e intensa. Os pacientes costumam compará-la a uma punhalada. Acompanha-se de dispneia, de maior ou menor intensidade, dependendo da pressão na cavidade pleural. Não há febre e a dor surpreende o paciente em plena saúde, na imensa maioria das vezes.

Tendo em vista que as *pneumonias* (bacterianas) iniciam-se na porção periférica dos lobos, onde o parênquima pulmonar está em estreito contato com a pleura parietal, as características da dor são as mesmas das pleurites. Sempre que existir comprometimento subpleural o folheto visceral responde com uma reação inflamatória, que em um estágio mais avançado o faz aderir ao folheto parietal, onde a dor se origina. Quando o foco pneumônico for apical, mediastinal ou diafragmático, são as vias nervosas aferentes que conduzem o estímulo até os centros cerebrais e por isso os pacientes relatam uma sensação dolorosa profunda não bem localizada, bem diferente da anterior. Nas pneumonias a dor vem acompanhada de febre e tosse produtiva, que pode ser hemoptoica.

A sensação dolorosa nas *pneumonites intersticiais* é bem diferente. O paciente queixa-se de dor difusa, como um desconforto, quase sempre de localização retroesternal, que se exacerba com a tosse, que é seca. A origem de dor, nesses casos, é no interstício pulmonar.

O *infarto pulmonar* cortical, parietal ou diafragmático provoca uma sensação dolorosa muito parecida com a das pleurites e das pneumonias. A concomitância de doença embolígena (trombose venosa profunda, trombose intracavitária) contribui decisivamente para o diagnóstico do infarto pulmonar.

A dor mediastínica, que surge principalmente nos tumores malignos da região, é do tipo profunda, sem localização precisa (mas variando com a sede da neoplasia), surda e mal definida.

Tosse

Consiste em uma inspiração rápida e profunda, seguida de fechamento da glote e contração dos músculos expiratórios, principalmente o diafragma, terminando com uma expiração forçada, após abertura súbita da glote. A última parte da tosse – a expiração forçada – constitui um mecanismo de defesa de grande importância para as vias respiratórias.

A tosse resulta da estimulação dos receptores da mucosa das vias respiratórias, podendo também ser de origem central (tosse psicogênica). Os estímulos podem ser de natureza

Quadro 6.9 — Causas de dor torácica.

Estrutura ou órgão	Afecção
Parede torácica	Processos inflamatórios superficiais, lesões traumáticas, distensão muscular, neoplasias ósseas, espondiloartrose cervical e torácica, hérnia de disco, compressões radiculares, neuralgia herpética, dorsalgia
Traqueia, brônquios, pulmões e pleuras	Traqueítes e bronquites, neoplasias, pneumonias, embolia pulmonar, infarto pulmonar, câncer do pulmão, pleurites, pneumotórax espontâneo, traumatismos torácicos
Coração e pericárdio	Angina do peito, infarto do miocárdio, prolapso da valva mitral, miocardiopatias, arritmias, pericardites, síndrome pós-cardiotomia, estenose aórtica
Vasos	Aneurisma da aorta torácica, dissecção aórtica aguda, hipertensão pulmonar
Esôfago	Refluxo gastresofágico, esofagite de refluxo, espasmo do esôfago, hérnia hiatal, câncer do esôfago
Mediastino	Tumores do mediastino, mediastinites, pneumomediastino
Órgãos abdominais	Úlcera péptica, câncer do estômago, cólica biliar, colecistite, hepatomegalia congestiva, pancreatite, neoplasias do pâncreas, esplenomegalia
Causas psicogênicas	Tensão nervosa, transtorno de ansiedade e/ou depressivo, síndrome do pânico

inflamatória (hiperemia, edema, secreções e ulcerações), mecânica (poeira, corpo estranho, aumento e diminuição da pressão pleural, como ocorre nos derrames e nas atelectasias), química (gases irritantes) e térmica (frio ou calor excessivo).

As vias aferentes mediadas pelo vago partem das zonas tussígenas indo até o bulbo. As vias eferentes dirigem-se do bulbo à glote e aos músculos expiratórios e são formadas pelo nervo laríngeo inferior (recorrente), responsável pelo fechamento da glote, pelo nervo frênico e pelos nervos que inervam os músculos respiratórios, principalmente o diafragma.

A tosse é um mecanismo de alerta ou de defesa das vias respiratórias, as quais reagem aos irritantes ou procuram eliminar secreções anormais, sempre com o objetivo de se manterem permeáveis. Contudo, ela pode tornar-se nociva ao sistema respiratório, em virtude de excessivo aumento da pressão na árvore brônquica, que culmina na distensão dos septos alveolares.

As causas da tosse são apresentadas no Quadro 6.10.

Raramente pode provocar fratura de arcos costais, hérnias inguinais e desconforto nos pacientes recém-operados.

Sua avaliação semiológica inclui as seguintes características: *frequência, intensidade, tonalidade, presença ou não de expectoração, relação com o decúbito, período em que predomina*. Destaca-se, entre essas características, a presença ou não da expectoração, configurando dois tipos básicos: *tosse seca* e *tosse produtiva* (ver *Tosse e expectoração* no item *Sistema cardiovascular*, neste capítulo).

Tipos de tosse

Distinguem-se os seguintes tipos:

- **Tosse seca ou improdutiva**: pode ter origem em áreas fora da árvore brônquica, como o canal auditivo externo, a faringe, os seios paranasais, o palato mole, a pleura parietal e o mediastino
- **Tosse produtiva**: é a que se acompanha de expectoração
- **Tosse rouca**: comum nos tabagistas, é indicativa de laringite crônica. Ocorre também na laringite aguda
- **Tosse metálica**: áspera (tosse de cachorro), indica edema da laringe e dos tecidos circundantes
- **Tosse bitonal**: deve-se à paresia ou paralisia de uma das cordas vocais, que pode traduzir compressão do nervo laríngeo inferior (recorrente), situado à esquerda do mediastino médio inferior
- **Tosse quintosa**: caracteriza-se por surgir em acessos, mais frequentes de madrugada, com intervalos curtos de acalmia, acompanhada de vômitos e sensação de asfixia. É sugestiva de coqueluche, mas pode ocorrer em outras infecções respiratórias
- **Tosse-síncope**: aquela que, após crise intensa de tosse, resulta na perda de consciência
- **Tosse crônica**: é a que persiste mais do que 3 meses.

A presença de corpo estranho nas vias respiratórias provoca tosse seca, quase contínua. Mas em uma fase mais tardia

Quadro 6.10 Causas de tosse.

Origem do estímulo	Causas
Vias respiratórias superiores	Adenoides, sinusites, amigdalites, faringites, laringite, gotejamento pós-nasal, partículas irritantes suspensas no ar, produtos químicos e gases
Traqueia, brônquios e pulmões	Tabagismo, traqueíte, pós-intubação traqueal, bronquites, bronquiectasia, asma brônquica, abscesso pulmonar, pneumonias, doença pulmonar intersticial, câncer do pulmão, embolia pulmonar, infarto pulmonar, congestão pulmonar, pneumoconiose, corpos estranhos
Pleuras	Pleurites, neoplasias
Esôfago	Refluxo gastroesofágico, esofagite, megaesôfago
Coração	Insuficiência ventricular esquerda, edema pulmonar agudo, asma cardíaca, estenose mitral
Mediastino	Neoplasia do mediastino, aneurisma da aorta
Ouvidos	Irritação do canal auditivo externo
Tensão nervosa	Tosse psicogênica
Medicamentos	Inibidores da enzima de conversão da angiotensina

torna-se produtiva, em virtude da instalação de processo infeccioso secundário.

Tosse seca, rebelde, que não cede à medicação comum pode ser um equivalente da asma e como tal deve ser tratada.

O tabagismo é a causa mais comum de tosse crônica, sendo mais acentuada pela manhã, quando costuma ser acompanhada de expectoração.

Há uma tendência dos tabagistas de considerá-la como uma manifestação "normal". É uma interpretação equivocada e deve ser sempre valorizada, pois costuma ser a primeira manifestação de câncer pulmonar.

Nos enfisematosos a tosse é seca ou com expectoração escassa, enquanto nos bronquíticos é produtiva. O asmático tosse muito na fase secretória, mas com pouca eliminação de secreção, o que pode levar a uma crise dispneica.

Pode ser um sinal precoce de doença pulmonar intersticial que se observa na alveolite alérgica, sarcoidose, fibrose idiopática, condições em que é sempre incomodativo.

Na embolia pulmonar, a tosse costuma ser improdutiva, mas ocorrendo infarto surge expectoração hemoptoica. Na insuficiência ventricular esquerda e na estenose mitral a tosse é seca, mais intensa à noite, podendo surgir aos esforços. No edema pulmonar agudo acompanha-se de secreção espumosa, de coloração rósea.

Tosse seca, noturna, é um sinal importante de insuficiência ventricular esquerda, principalmente em pacientes idosos.

Após intubação traqueal, traqueostomia e nos indivíduos portadores de hérnia hiatal, megaesôfago ou acometidos de acidente vascular cerebral, pode ocorrer tosse produtiva em consequência de aspiração de resíduos gástricos.

> **Causas dos principais tipos de tosse**
>
> As características da tosse ou outros sintomas que a ela estejam associados podem conduzir o raciocínio diagnóstico de maneira objetiva para se descobrir a causa:
>
> ✔ **Tosse seca, frequente**. Virose respiratória, pneumopatia intersticial, alergia, ansiedade, uso de medicamento inibidor da enzima de conversão da angiotensina
> ✔ **Tosse crônica, produtiva**. Bronquiectasias, tuberculose, bronquite crônica
> ✔ **Tosse matinal com expectoração escassa**. Tabagismo
> ✔ **Tosse noturna**. Gotejamento nasal, refluxo gastresofágico, insuficiência cardíaca
> ✔ **Tosse com sibilo**. Broncospasmo, asma, alergia, insuficiência cardíaca
> ✔ **Tosse com estridor**. Obstrução traqueal
> ✔ **Tosse associada a ingestão de água ou alimentos**. Lesão do esôfago superior
> ✔ **Tosse seca com dor em pontada em um hemitórax**. Pleurite, pneumonia
> ✔ **Tosse com expectoração hemoptoica**. Pneumonia, tuberculose, câncer broncopulmonar, infarto pulmonar, bronquiectasia
> ✔ **Tosse quintosa**. Coqueluche e outras infecções respiratórias
> ✔ **Tosse rouca**. Laringite crônica, pólipos de cordas vocais

A sinusite crônica é outra causa de tosse, causada pela secreção, que escorre para a faringe (gotejamento pós-nasal).

O refluxo gastresofágico é a segunda causa mais frequente de tosse crônica improdutiva nos não tabagistas.

Antes do aparecimento dos fármacos antituberculose era frequente a laringite específica. Hoje, predominam as laringites causadas pelo *Paracoccidioides brasiliensis*, fungo responsável pela blastomicose sul-americana. Aliás, não é raro chegar-se ao diagnóstico dessa micose partindo-se de uma tosse rouca.

Há pacientes que apresentam tosse ou seu equivalente, o pigarro, quando em situações que implicam certa tensão emocional, como reuniões e falar em público.

Uma causa de tosse seca que se tornou comum nos últimos anos é a produzida pelos medicamentos inibidores da enzima de conversão da angiotensina (IECA).

A tosse também pode ser psicogênica. É improdutiva, e quando se chama atenção para o fato a tosse aumenta. É um diagnóstico de exclusão e só pode ser feito após rigorosa avaliação do paciente.

Expectoração

Na maioria das vezes, a expectoração é consequência da tosse, e, quando isso ocorre, fala-se em tosse produtiva.

Não se esquecer de que as mulheres e as crianças têm o costume de deglutir a expectoração. Mesmo que haja produção de catarro, não há expectoração.

É útil examinar o escarro dos pacientes, pois importantes dados para o diagnóstico podem ser aí encontrados.

As características semiológicas da expectoração compreendem o *volume*, a *cor*, o *odor*, a *transparência* e a *consistência* do material eliminado.

Em condições normais as células caliciformes e as glândulas mucíparas da mucosa produzem aproximadamente 100 mℓ de muco nas 24 h, trazidos até a garganta pela movimentação ciliar e depois deglutidos, inconscientemente, com a saliva. Convém lembrar que um dos efeitos do tabaco é a supressão dos movimentos ciliares, permitindo o acúmulo de secreção durante o dia, mas que atinge volume suficiente para provocar tosse, principalmente pela manhã, acompanhada de expectoração ("toalete brônquica" dos tabagistas).

As características da expectoração dependem de sua composição: a *serosa* contém água, eletrólitos, proteínas e é pobre em células; a *mucoide* (translúcida ou esbranquiçada), além de muita água, contém proteínas, como a mucina, substância pegajosa, incluindo mucoproteínas, eletrólitos, sendo baixo o número de células; a *purulenta* (amarelada ou esverdeada) é rica em piócitos e tem celularidade alta; a *hemoptoica*, além desses elementos, contém sangue.

No edema pulmonar agudo, a expectoração tem aspecto seroso, coloração rósea e é rica em espuma.

A expectoração do asmático é mucoide, com alta viscosidade, lembrando a clara de ovo, sendo difícil de ser eliminada e aderindo facilmente às paredes do recipiente que a contém. Nesses casos, às vezes, encontram-se pequenas formações sólidas, brancas e arredondadas, justificando a expressão "escarro perolado".

Nas fases iniciais da bronquite a expectoração é mucoide, mas com o passar do tempo torna-se mucopurulenta.

O enfisematoso, particularmente o tipo "magro", quase não expectora, em oposição ao "gordo", que o faz quase constantemente.

Na bronquite crônica, a expectoração pode ser predominantemente mucosa, passando para mucopurulenta ou francamente purulenta, com a progressão do processo infeccioso. Essa mudança denuncia, na maioria das vezes, a participação de germes como o *Pneumococcus* e o *Haemophilus*.

Os bronquíticos crônicos e os portadores de bronquiectasias, principalmente nas reagudizações, eliminam pela manhã grande quantidade de secreção, acumulada durante a noite, ao que se denomina "toalete brônquica".

A expectoração desses pacientes, ao ser analisada em um recipiente, dispõe-se em quatro camadas após algumas horas, assim constituídas: uma camada espumosa (a mais superficial); uma camada mucosa contendo formações purulentas semissólidas; novamente uma zona de muco e, no fundo do frasco, uma camada purulenta branca ou esverdeada.

A presença de expectoração contribui decisivamente para diferenciar as lesões alveolares (pneumonias bacterianas) das intersticiais (pneumonias virais). No início das pneumonias bacterianas não existe expectoração ou ela é discreta, mas após algumas horas ou dias surge uma secreção abundante, amarelo-esverdeada, pegajosa e densa. Nessa fase pode ocorrer escarro hemoptoico vermelho-vivo ou cor de tijolo. Nas pneumonias por bacilos gram-negativos (*Klebsiella, Aerobacter, Pseudomonas*), a expectoração adquire um aspecto de geleia de chocolate. Quando estão presentes anaeróbios (bacteroides), o hálito fétido e o escarro pútrido chamam a atenção do médico, embora isso costume ocorrer tardiamente.

Intensa fetidez da expectoração é típica do abscesso pulmonar.

Na tuberculose pulmonar, a expectoração, na maioria das vezes, contém sangue desde o início da doença. Pode ser francamente purulenta, inodora, aderindo às paredes do recipiente onde o paciente escarra.

Além da tuberculose, expectoração hemoptoica é observada no infarto pulmonar, bronquiectasias, abscesso pulmonar, neoplasias, edema pulmonar agudo e nos distúrbios hemorrágicos.

No gotejamento pós-nasal (sinusite crônica, rinite alérgica) a tosse é mais intensa à noite e quase sempre a expectoração é mucopurulenta.

Convém lembrar que o escarro colhido para exame deve ser enviado rapidamente ao laboratório, pois só assim os resultados terão significado diagnóstico.

Vômica

Consiste na eliminação mais ou menos brusca, através da glote, de uma quantidade abundante de pus ou líquido de aspecto mucoide ou seroso.

A vômica tem grande semelhança com expectoração, pois é eliminada por tosse. Essa denominação se deve ao fato de parecer um vômito. Ocorre quando uma cavidade é drenada bruscamente para um brônquio.

Suas causas mais frequentes são o abscesso pulmonar, o empiema, as bronquiectasias, as mediastinites supuradas, o abscesso subfrênico e as lesões cavitarias da tuberculose.

Hemoptise

É a eliminação, com a tosse, de sangue proveniente de uma fonte abaixo das cordas vocais, ou seja, da traqueia, dos brônquios ou dos pulmões.

As hemoptises podem ser devidas a hemorragias brônquicas ou alveolares e diferentes causas (Quadro 6.11).

Na origem brônquica, seu mecanismo é por ruptura de vasos previamente sãos, como ocorre no carcinoma brônquico, ou de vasos anormais, dilatados, neoformados, como sucede nas bronquiectasias e na tuberculose.

Nas hemorragias de origem alveolar a causa é a ruptura de capilares ou transudação de sangue, mesmo sem haver solução de continuidade no endotélio para o interior dos alvéolos.

Quadro 6.11 Causas de hemoptise.

Tuberculose
Bronquites
Bronquiectasias
Pneumonias
Micoses pulmonares
Abscesso pulmonar
Câncer do pulmão
Traumatismo torácico
Embolia pulmonar
Infarto pulmonar
Fístula arteriovenosa
Doenças hemorrágicas
Estenose mitral
Insuficiência ventricular esquerda
Leucemias
Corpo estranho
Medicamentos (anticoagulantes)

Para melhor entender a origem das hemoptises convém lembrar que há no pulmão duas circulações: a sistêmica, que por fazer parte do sistema aórtico é de alta pressão e corresponde às artérias brônquicas, e a pulmonar, formada pelos ramos da artéria pulmonar, que apresenta pressão bem menor.

Há ocasiões em que é possível suspeitar de qual circulação provém o sangue se estivermos atentos para as seguintes características: as hemoptises originadas nas artérias brônquicas são em geral volumosas, o sangue pode ser recente ou não, saturado, com ou sem catarro. É o que ocorre nas bronquiectasias, nas cavernas tuberculosas, na estenose mitral e nas fístulas arteriovenosas. Quando o sangue provém de ramos da artéria pulmonar, seu volume costuma ser menor. É o que ocorre nas pneumonias, nas broncopneumonias, nos abscessos e no infarto pulmonar.

Apesar de a tuberculose não ser mais a principal causa de hemoptise, continua sendo a doença mais temida pelos pacientes e seus familiares.

As grandes hemoptises dos jovens no passado foram substituídas, hoje, pelas pequenas e repetidas hemoptises do carcinoma brônquico nos homens de meia-idade e nos idosos, principalmente tabagistas.

Atualmente, a causa mais frequente são as bronquiectasias, mas a tuberculose ainda é responsável por muitos casos, juntamente com a aspergilose oportunista que se instala nas cavernas saneadas (*fungus ball*).

Na infância, as causas mais frequentes de hemoptise ou de expectoração hemoptoica são as pneumonias bacterianas e os corpos estranhos. Nos jovens, a tuberculose e a estenose mitral. Em nosso meio, a blastomicose é causa comum de hemoptise, sobretudo pela sua possível associação com a tuberculose. As hemoptises devidas ao adenoma brônquico e ao tumor carcinoide são, em geral, de determinado volume, sendo o primeiro mais comum na mulher. Os bronquíticos raramente apresentam hemoptise, embora com frequência tenham estrias de sangue no escarro. Hemoptise em paciente submetido a intervenção cirúrgica recente faz pensar em embolia pulmonar.

A expressão *expectoração hemoptoica* traduz a presença de sangue juntamente com secreção mucosa ou mucopurulenta.

Diagnóstico diferencial entre epistaxe, hemoptise, estomatorragia e hematêmese

Deve-se iniciar o diagnóstico diferencial partindo das vias respiratórias superiores. Hemorragias nasais (*epistaxe*) podem confundir-se com *hemoptise*, embora seja fácil diferenciá-las pela rinoscopia anterior. Em ambos os casos, antes de ser eliminado, o sangue ao descer pela laringe provoca tosse, sensação de asfixia, o que pode confundir o médico.

As *estomatorragias* são facilmente identificadas pelo exame da cavidade bucal.

A *hematêmese* é que mais facilmente se confunde com a hemoptise. Na hematêmese, o sangue eliminado pode ser vermelho-vivo ou ter o aspecto de borra de café, contendo ou não restos alimentares, de odor ácido, e não é arejado. Quase sempre é precedida de náuseas e vômitos. Na história pregressa desses pacientes, na maioria das vezes há referência a úlcera péptica, esofagite, varizes esofágicas ou melena. Quando as hematêmeses são de grande volume, de sangue não digerido, o diagnóstico diferencial torna-se difícil, mesmo porque, muitas vezes, a presença de sangue na faringe, seja procedente da árvore respiratória ou do tubo digestivo, provoca tosse e o reflexo do vômito.

Dispneia

Refere-se à dificuldade para respirar, podendo o paciente ter ou não consciência disso; em geral, faz referência a "falta de ar" ou "cansaço".

As causas são múltiplas, incluindo afecções das vias respiratórias, pleuras, pulmões, coração, mediastino, caixa torácica (Quadro 6.12).

É necessário caracterizar a dispneia em relação às condições em que surge. Assim, *dispneia aos grandes esforços* é aquela que surge após esforços acima dos habituais. *Dispneia aos médios esforços* é a que decorre das atividades habituais, antes realizadas sem dificuldade. Dispneia aos pequenos esforços é a que surge durante as atividades rotineiras da vida. *Dispneia de repouso* é a dificuldade respiratória mesmo durante o repouso. *Ortopneia* é a dispneia que impede o paciente de ficar deitado e o obriga a assentar-se ou a ficar de pé para obter algum alívio. *Dispneia paroxística noturna* é a que surge à noite, depois que o paciente já dormiu algumas horas. *Trepopneia* é a dispneia que aparece em decúbito lateral, como acontece nos pacientes com derrame pleural, que preferem deitar sobre o lado doente para liberar o lado são. *Platipneia* é um tipo raro de dispneia que se caracteriza por surgir na posição sentada, aliviando-se pelo decúbito. Aparece pós-pneumectomia, na hipovolemia e na cirrose hepática (ver *Dispneia* no item *Sistema cardiovascular*, neste capítulo).

Do ponto de vista do aparelho respiratório, as causas de dispneia podem ser divididas em *atmosféricas, obstrutivas, parenquimatosas, toracopulmonares, diafragmáticas* e *pleurais*. Além das causas relacionadas com o aparelho respiratório, é conveniente referir-se às *afecções cardíacas, neurológicas* e à dispneia de origem *psicogênica*.

Causas atmosféricas. Atmosfera pobre em oxigênio ou com pressão parcial diminuída, como ocorre nas grandes altitudes, provoca dispneia mesmo a pequenos esforços. De início, o organismo compensa a rarefação do ar com taquipneia, mas se tal situação perdura, surge a sensação de falta de ar.

Os pacientes com insuficiência respiratória crônica, mas compensada, ao mudarem de altitude, quase sempre se queixam de dispneia, ao fazerem qualquer esforço físico.

Causas obstrutivas. As vias respiratórias, da faringe aos bronquíolos, podem sofrer redução de calibre, causando dispneia. As obstruções laríngeas, comumente parietais, são ocasionadas por difteria, laringite estridulosa, edema angioneurótico, estenose por tuberculose, blastomicose ou neoplasia.

As obstruções da traqueia são decorrentes de corpo estranho ou de compressão extrínseca, por bócio, neoplasia, aneurisma da aorta ou adenomegalia mediastínica.

As obstruções bronquiolares surgem na asma e nas bronquiolites.

Causas parenquimatosas. Todas as afecções que reduzem a área de hematose de modo intenso, tais como condensações e rarefações parenquimatosas (pneumonia, fibrose, enfisema), determinam dispneia. Quando o processo se instala lentamente, a dificuldade respiratória costuma ser menor, pois o organismo dispõe de tempo para se adaptar.

Causas toracopulmonares. As alterações capazes de modificar a dinâmica toracopulmonar, reduzindo sua elasticidade e sua movimentação, ou provocando assimetria entre os hemitórax, podem provocar dispneia. Nessas condições se incluem as fraturas dos arcos costais, a cifoescoliose e alterações musculares, tais como miosites, pleurodinias ou mialgias intensas.

Causas diafragmáticas. Sendo o diafragma o mais importante músculo respiratório, contribuindo com mais de 50% da ventilação pulmonar, toda afecção que interfira com seus movimentos pode ocasionar dispneia. As principais são paralisia, hérnias e elevações uni ou bilaterais provocadas por ascite, hepatoesplenomegalia ou gravidez.

Causas pleurais. A pleura parietal é dotada de inervação sensorial, e sua irritação (pleurite seca) provoca dor que aumenta com a inspiração. Para evitá-la, o paciente limita ao máximo as incursões respiratórias, bem como deitar sobre o lado que o incomoda. Esses dois mecanismos juntos explicam a dispneia desses pacientes. Já os grandes derrames, embora não se acompanhem de dor, reduzem a expansão pulmonar, causando também dispneia, principalmente se forem de formação rápida. O extravasamento de ar para o espaço pleural (pneumotórax espontâneo) com colapso parcial ou total provoca dispneia intensa de início súbito.

Causas cardíacas. Decorrem de falência do ventrículo esquerdo ou de estenose de valva mitral, tendo como denominador comum a congestão passiva dos pulmões (ver *Dispneia* no item *Sistema Cardiovascular*, neste capítulo).

Quadro 6.12 Causas de dispneia.

Deformidade torácica
Lesões traumáticas da parede do tórax
Obstrução das vias respiratórias superiores
Laringites
Edema angioneurótico
Bronquites e bronquiolites
Asma brônquica
Enfisema pulmonar
Pneumonias
Pneumoconiose
Micose pulmonar
Fibrose pulmonar
Neoplasias broncopulmonares
Embolia e infarto pulmonar
Atelectasia
Pneumotórax
Derrame pleural
Tumores do mediastino
Estenose mitral
Insuficiência ventricular esquerda
Anemia
Obesidade
Transtorno de ansiedade
Síndrome do pânico

Causas neurológicas. Qualquer condição que se acompanhar de hipertensão intracraniana, alterando o ritmo respiratório, pode causar dispneia. Um exemplo desse tipo de dispneia é a respiração de Cheyne-Stokes (Figura 6.19).

Causas psicogênicas. A dispneia psicogênica está relacionada com transtornos emocionais e faz parte do quadro do transtorno de ansiedade e da síndrome de hiperventilação. Na síndrome do pânico o paciente pode apresentar intensa dificuldade respiratória.

A dispneia psicogênica intensa acompanha-se de modificações decorrentes da alcalose respiratória provocada pela hiperventilação, especialmente espasmos musculares e parestesias, podendo provocar a perda da consciência.

Chieira ou sibilância

Chieira, chiadeira, chiado ou sibilância é como o paciente se refere a um ruído que ele pode perceber, predominantemente na fase expiratória da respiração, quase sempre acompanhado de dispneia. O ruído tem timbre elevado e tom musical, podendo ser comparado ao miado de gato.

A chieira resulta da redução do calibre da árvore brônquica, devida a espasmo (broncospasmo) ou edema da parede. Dependendo de seu grau, pode ser o prenúncio da crise asmática, ou a principal manifestação da crise.

> **Boxe**
> Na infância pode surgir durante um simples resfriado, em episódios isolados, sem maior significado. No adulto, contudo, costuma ser a primeira manifestação de uma asma de origem infecciosa, que vai perpetuar-se mediante repetidas crises de broncospasmo.

Quando a sibilância for localizada ou unilateral e persistente, pode indicar a presença de tumor ou corpo estranho ocluindo um brônquio.

Além da asma e da bronquite, a chieira pode ser observada nos infiltrados eosinofílicos, na tuberculose brônquica, nas neoplasias brônquicas malignas e benignas. Determinados fármacos colinérgicos, betabloqueadores e inalantes químicos, assim como vegetais e pelos de animais, podem provocar chieira.

A insuficiência ventricular esquerda acompanhada de broncospasmo é a condição extrapulmonar que mais provoca chieira. Recebe a denominação de *asma cardíaca* porque se assemelha à asma brônquica, mas está relacionada com a congestão passiva dos pulmões, causada por insuficiência ventricular esquerda (ver *Dispneia* no item *Sistema cardiovascular*, neste capítulo).

Crianças portadoras de cardiopatias congênitas acianogênicas com *shunts* esquerda-direita podem apresentar chieira mesmo sem sinais clínicos de insuficiência cardíaca.

Cornagem

Consiste na dificuldade inspiratória por redução do calibre das vias respiratórias superiores, na altura da laringe, e que se manifesta por um ruído (estridor) bastante alto.

Chama a atenção o fato de o paciente deslocar a cabeça para trás, em extensão forçada, para facilitar a entrada do ar.

As causas mais comuns são a laringite, a difteria, o edema da glote e os corpos estranhos.

Estridor

É um tipo de respiração ruidosa, parecido com a cornagem. É característica na laringite estridulosa dos recém-nascidos e traduz acentuada dificuldade na passagem do ar nas vias respiratórias superiores.

Tiragem

Corresponde ao aumento da retração que os espaços intercostais apresentam em consequência das variações da pressão entre os folhetos pleurais durante as fases da respiração. É mais visível nos indivíduos magros e nas crianças. Dificilmente é observada nos obesos.

Na inspiração a pressão intrapleural é negativa em relação à pressão atmosférica, fato que é a causa de uma discreta retração dos espaços intercostais.

Nas oclusões brônquicas, a impossibilidade do ar de penetrar na árvore respiratória aumenta a negatividade intrapleural na inspiração, ocasionando uma depressão anormal dos espaços intercostais, fato a que se chama tiragem.

A localização da tiragem depende do nível e do local da obstrução.

Na asma brônquica é observada em todo o tórax porque o espasmo da musculatura brônquica é generalizado. Nas oclusões por corpo estranho ou neoplasia localizada ao nível da laringe ou acima da bifurcação da traqueia, a tiragem também é observada em todos os espaços intercostais.

Se o obstáculo estiver em um brônquio principal, o fenômeno pode ser visto no hemitórax correspondente. Quanto mais periférica for a oclusão, mais restrita será a área onde a tiragem estará presente.

De qualquer maneira, durante a inspeção do tórax é necessário prestar atenção na movimentação dos espaços intercostais, pois este dado pode ser bastante útil ao raciocínio diagnóstico. Por exemplo, em uma criança dispneica, a presença de tiragem em um hemitórax é altamente sugestiva de corpo estranho encravado no brônquio principal do lado correspondente.

DIAFRAGMA E MEDIASTINO

As manifestações clínicas das doenças do diafragma e do mediastino são indissociáveis das dos pulmões, do esôfago e dos grandes vasos, mas é possível reconhecer alguns sintomas que mais fazem pensar em acometimento destas estruturas.

Destacam-se, no caso do diafragma, a *dor*, o *soluço* e a *dispneia*.

Com relação ao mediastino, as manifestações mais importantes incluem *comprometimento do simpático*, *do nervo recorrente*, *do nervo frênico*, *compressão das veias cavas*, *comprometimento das vias respiratórias* e do *esôfago*.

Dor. A dor da pleurite diafragmática pode localizar-se em duas regiões, em função da dupla inervação do diafragma. Na área de projeção da hemicúpula afetada, ocupando uma faixa na parte inferior do tórax e região abdominal mais próxima, a qual corresponde à inervação da sua porção periférica, dada por ramos sensoriais dos nervos intercostais de T7-T12. A outra localização, no ombro e no pescoço do lado afetado, corresponde à distribuição periférica de C3, C4 e C5, onde se origina o nervo frênico, responsável pela inervação da parte central do diafragma (Figura 6.16).

Na colecistite e no abscesso subfrênico o mesmo pode ocorrer, pois em ambas as condições o processo inflamatório pode comprometer o diafragma.

Nos grandes derrames pleurais e no dolicomegaesôfago, em virtude da pressão que o esôfago alongado e dilatado exerce sobre o diafragma, pode haver uma dor surda, sentida difusamente na base do tórax, às vezes referida para o ombro, quando há estimulação das terminações nervosas da parte central do diafragma.

Soluço. O soluço ou singulto é o resultado da contração espasmódica de uma ou de ambas as hemicúpulas diafragmáticas concomitante com o fechamento da glote. Acompanha-se de um ruído causado pela vibração das cordas vocais com a glote fechada.

As causas de soluço diretamente relacionadas com o diafragma são as hérnias diafragmáticas, mas muitas outras afecções podem provocar soluço, incluindo doenças que comprometem a pleura e o mediastino, refluxo gastroesofágico, hérnia hiatal, gastrite, câncer gástrico, uremia, megaesôfago, acidose metabólica, meningoencefalites, neoplasias cerebrais e no pós-operatório de cirurgia abdominal.

Uma causa relativamente comum é a ingestão de bebidas alcoólicas, admitindo-se que nesses casos haja uma alteração da mucosa ao nível da junção esofagogástrica e uma ação central com estimulação dos núcleos relacionados com o controle do funcionamento diafragmático.

Dispneia. Uma vez que o diafragma é responsável por mais de 50% da capacidade de expansão dos pulmões, compreende-se por que as afecções que comprometem sua mobilidade – grandes hérnias e eventrações, derrames pleurais volumosos, grandes ascites, paralisia do nervo frênico – provocam dispneia.

Comprometimento do simpático. O comprometimento do simpático cervicotorácico manifesta-se por uma síndrome constituída por miose, enoftalmia e redução da fenda palpebral, denominada síndrome de Claude Bernard-Horner.

A causa mais frequente são os tumores dos ápices pulmonares.

Comprometimento do nervo recorrente. O comprometimento do nervo recorrente está relacionado com sua trajetória, que, à esquerda, forma uma alça sob a crossa aórtica. Quando o nervo é comprimido por aneurisma aórtico ou tumor do mediastino, surge voz bitonal, rouquidão ou afonia.

Comprometimento do nervo frênico. O comprometimento do nervo frênico, quase sempre por compressão causada por massa tumoral, traduz-se por soluço e paralisia da hemicúpula diafragmática.

Compressão das veias cavas. As veias cavas são facilmente comprimidas porque suas paredes são delgadas e a pressão do sangue é relativamente baixa.

Na compressão da *veia cava superior* surge turgência nas jugulares com ausência de pulsação e sinais de estase circulatória encefálica, expressa por zumbidos, cefaleia, tonturas, sonolência e torpor.

Quando há compressão da *veia cava inferior* ocorre ascite, hepatomegalia e edema dos membros inferiores.

Em ambas as condições, pode chamar a atenção do médico a circulação colateral, com características particulares em cada uma das condições (ver Capítulo 10, *Exame Físico Geral*).

Comprometimento das vias respiratórias. O comprometimento da traqueia ou dos brônquios por compressão ou invasão, no caso de tumores malignos, traduz-se por dispneia, tosse e, quando o obstáculo se localiza acima da bifurcação da traqueia ou nos brônquios principais, produz retração dos espaços intercostais e das fossas supraclaviculares durante a inspiração, fenômeno denominado tiragem.

Comprometimento do esôfago. A principal manifestação clínica do comprometimento do esôfago é a disfagia.

As causas de compressão do esôfago, bem como da traqueia, dos brônquios e das veias são as massas mediastinais, destacando-se o bócio intratorácico, o adenoma paratireóideo, os aneurismas da aorta e de seus primeiros ramos, os timomas, os teratomas, as adenomegalias neoplásicas, os cistos brônquicos, os tumores de tecido nervoso (neurinomas) e as hérnias diafragmáticas.

SISTEMA CARDIOVASCULAR

As manifestações clínicas das doenças cardiovasculares dependem, em primeiro lugar, do segmento comprometido; por isso, é necessário estudar separadamente os sintomas das afecções do *coração*, das *artérias*, das *veias*, dos *linfáticos* e da *microcirculação* (Figura 6.17).

Coração

As doenças do coração manifestam-se por variados sinais e sintomas, alguns originados do próprio coração, outros em diferentes órgãos nos quais repercutem as alterações do mau funcionamento cardíaco. Os principais são *dor, palpitações, dispneia, intolerância aos esforços, tosse e expectoração, chieira, hemoptise e expectoração hemoptoica, desmaio (síncope e lipotimia), alterações do sono, cianose, edema, astenia ou fraqueza* e *posição de cócoras (squatting)*.

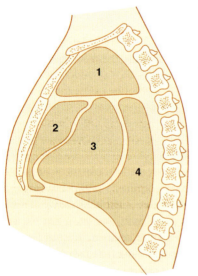

1. **Mediastino superior**
   Bócio
   Adenoma da paratireoide
   Aneurismas

2. **Mediastino anterior**
   Timoma
   Teratoma
   Cisto dermoide
   Lipoma
   Fibroma
   Hérnia de Morgagni

3. **Mediastino médio**
   Aneurisma
   Adenopatias
   Cisto broncogênico
   Cisto pericárdico

4. **Mediastino posterior**
   Neurinoma
   Meningocele
   Hérnia de Bochdalek
   Hérnia de hiato

Figura 6.16 Distribuição topográfica preferencial das neoplasias do mediastino.

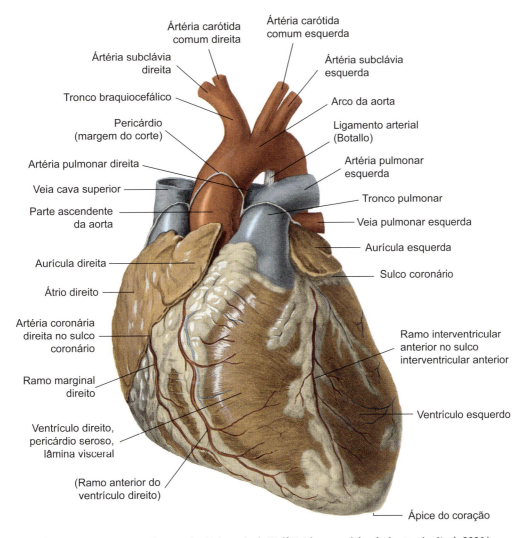

Figura 6.17 Sistema cardiovascular. (Adaptada de Wolf-Heidegger – Atlas de Anatomia, 6ª ed., 2006.)

Dor

Dor precordial ou retroesternal pode ter origem no coração ou na pleura, no esôfago, na aorta, no mediastino, no estômago e na própria parede torácica. Por isso, é muito importante no raciocínio diagnóstico distinguir a dor decorrente de alterações do coração e dos grandes vasos da originada em outros órgãos (Quadro 6.9).

A dor relacionada ao coração e à aorta compreende a dor da isquemia miocárdica, a dor pericárdica, a dor de origem aórtica e a dor de origem psicogênica.

Dor da isquemia miocárdica

A dor de origem isquêmica é decorrente da hipoxia celular. Toda vez que há desequilíbrio entre a oferta e o consumo de oxigênio, ocorre estimulação das terminações nervosas da adventícia das artérias e do próprio miocárdio por substâncias químicas liberadas durante a contração.

A causa mais comum de isquemia miocárdica é a aterosclerose coronária (doença arterial coronariana) e suas complicações, principalmente espasmo e trombose, assumindo características clínicas especiais na angina do peito e no infarto do miocárdio; outra causa importante é a estenose aórtica.

A *localização* típica da dor isquêmica miocárdica é a retroesternal, podendo situar-se à esquerda ou, mais raramente, à direita da linha esternal. Ora restringe-se a uma pequena área, ora ocupa toda a região precordial. Em alguns pacientes a localização é atípica (região epigástrica, dorso do tórax, supraesternal, mandíbula, punhos). Para bem avaliá-la, o médico deve valer-se das outras características semiológicas.

> **Boxe**
> A dor no nível do mamilo quase nunca é de origem cardíaca, podendo ser psicogênica (somatização de ansiedade e/ou depressão) ou causada por distensão do estômago ou do ângulo esplênico do cólon. Algumas vezes pode estar relacionada com extrassistolia.
>
> Dor nas articulações condroesternais acompanhada de sinais flogísticos e que se acentua à palpação caracteriza a osteocondrite (síndrome de Tietze).

A *irradiação* da dor apresenta estreita relação com sua intensidade. Quanto mais intensa, maior a probabilidade de se irradiar. A dor isquêmica pode ter diversas irradiações: para os pavilhões auriculares, maxilar inferior, nuca, região cervical, membros superiores, ombros, região epigástrica e região interescapulovertebral. Contudo, *a irradiação mais típica é para a face interna do braço esquerdo*.

O *caráter* ou a *qualidade* da dor da isquemia miocárdica quase sempre é constritivo, dando ao paciente a sensação de que alguma coisa aperta ou comprime a região retroesternal. Essa característica define a "dor anginosa". Basta essa qualidade para levantar a suspeita de isquemia miocárdica. Alguns pacientes relatam uma sensação de aperto na garganta, como se estivessem sendo estrangulados. Aliás, tal sensação pode ser percebida nas áreas de irradiação da dor, como, por exemplo, impressão de aperto, como o de um bracelete muito justo no braço. Mais raramente, a dor isquêmica pode adquirir o caráter de queimação, ardência, formigamento, facada ou desconforto. Nesses casos, também se fala em dor atípica, cuja análise precisa ser mais rigorosa para não se incorrer em erro.

A *duração* da dor é importante para sua avaliação clínica: na angina do peito estável a dor tem duração curta, em geral de 2 a 3 min, raramente ultrapassando 10 min, e é estreitamente relacionada com esforço físico. Isso porque sua origem é apenas hipoxia miocárdica, sem alteração necrobiótica; na angina instável a dor é mais prolongada, chegando a durar 20 min, pois nessa síndrome já há alterações celulares, não estando relacionada com esforço físico. No infarto do miocárdio, em função do surgimento de alterações necróticas, a dor dura mais de 20 min, podendo perdurar várias horas. Contudo, a duração da dor não é elemento semiótico suficiente para se fazer o diagnóstico diferencial entre angina instável e infarto agudo do miocárdio.

A *intensidade* da dor varia de acordo com muitos fatores, entre eles o grau de comprometimento miocárdico, podendo ser classificada em leve, moderada e intensa. Lembrar-se de que a sensibilidade do paciente tem influência preponderante. Na graduação da dor, pode-se usar o critério a seguir:

▸ **Dor leve**: quando o paciente a sente, mas não se fixa nela, relatando-a como uma sensação de peso ou desconforto, relativamente bem tolerada
▸ **Dor moderada**: quando o paciente se sente bastante incomodado, agravando-se mais ainda com os exercícios físicos
▸ **Dor intensa**: é aquela que inflige grande sofrimento, obrigando-o a ficar o mais quieto possível, uma vez que a dor piora a partir de quaisquer movimentos ou pequenos esforços. Nesses casos, acompanha-se de sudorese, palidez, angústia e sensação de morte iminente.

A dor da angina do peito típica ocorre na maioria dos casos após esforço físico, mas pode ser desencadeada por todas as condições que aumentam o trabalho cardíaco, tais como emoções, taquicardia, frio, refeição copiosa. No infarto do miocárdio, contudo, a dor pode ter início quando o paciente está em repouso.

O alívio da dor pela interrupção do esforço é uma das características fundamentais de angina do peito clássica (angina estável). O efeito de vasodilatadores coronários precisa ser corretamente analisado, sendo importante avaliar o tempo gasto para desaparecimento da dor pelo uso de nitrato por via sublingual, pois na angina do peito a dor desaparece 3 ou 4 min após; se levar mais tempo (5 ou 10 min), provavelmente não se trata de angina estável, podendo ser a forma instável da angina. A dor do infarto persiste ou melhora muito pouco com os nitratos.

A dor é, sem dúvida, o sintoma que mais levanta a suspeita de isquemia miocárdica. É necessário valorizar todas as características semiológicas, as quais, muitas vezes, não se apresentam juntas. Não se pode esquecer de que um terço dos pacientes apresenta *dor atípica*, mas, nesses casos, quase sempre está presente alguma manifestação clínica que levanta a suspeita de angina ou de infarto do miocárdio, tais como a irradiação da dor, relação com esforço físico, sudorese. Precordialgia intensa, acompanhada de náuseas, vômitos e sudorese, sugere infarto agudo do miocárdio. Dor precordial durante crise de palpitações pode decorrer de taquiarritmia, que provoca isquemia miocárdica relativa.

Pacientes com miocardiopatia dilatada podem queixar-se de dor precordial de difícil explicação.

Boxe | **Diagnóstico diferencial da dor retroesternal e precordial causada por isquemia miocárdica**

✔ Dor torácica que surge com as mudanças de decúbito ou movimentos do pescoço e do tórax origina-se na coluna cervical ou dorsal (ver *Coluna vertebral*, neste capítulo)
✔ Dor que se agrava com a tosse é provocada por pericardite, pleurite ou compressão de uma raiz nervosa
✔ Dor retroesternal que ocorre após vômitos intensos é causada por laceração da mucosa da junção esofagogástrica
✔ Dor retroesternal durante a deglutição é causada por espasmo esofágico ou esofagite (ver *Esôfago*, neste capítulo).

Dor pericárdica

A dor da inflamação do pericárdio localiza-se na região retroesternal e se irradia para o pescoço e as costas. Pode ser do tipo "constritiva", "peso", "opressão", "queimação" e ter grande intensidade; costuma ser contínua, durando várias horas; não se relaciona com os exercícios; agrava-se com a respiração, com o decúbito dorsal, com os movimentos na cama, com a deglutição e com a movimentação do tronco. O paciente pode ter alívio ao inclinar o tórax para a frente ou quando adota a posição genupeitoral.

O mecanismo provável da dor da pericardite é o atrito entre os folhetos do pericárdio com estimulação das terminações nervosas ou uma grande e rápida distensão do saco pericárdico por líquido.

É provável que a irritação das estruturas vizinhas – pleura mediastinal, por exemplo – também participe do mecanismo da dor da pericardite.

Dor de origem aórtica

Os aneurismas da aorta de crescimento lento geralmente não provocam dor, mas a dissecção aórtica aguda determina quadro doloroso importante, com início súbito, grande intensidade, tipo lancinante, localização retroesternal ou face anterior do tórax, com irradiação para o pescoço, região interescapular e ombros. Durante a crise dolorosa o paciente fica inquieto – deita-se, levanta-se, revira na cama, adota posturas estranhas, comprime o tórax contra a cama ou a parede, tentando obter alívio.

É a separação brusca das camadas da parede arterial, particularmente da adventícia, com súbita distensão das terminações nervosas aí situadas, que estimula intensamente as fibras do plexo aórtico, determinando dor intensa.

O principal diagnóstico diferencial é com o infarto agudo do miocárdio.

Dor de origem psicogênica

A dor de origem psicogênica ocorre em indivíduos com ansiedade e/ou depressão, podendo fazer parte da *síndrome de astenia neurocirculatória* (neurose cardíaca) ou do *transtorno do pânico*. A dor limita-se à região mamilar, no nível do *ictus cordis*, costuma ser surda, persiste por horas ou semanas e acentua-se quando o paciente tem contrariedades ou emoções desagradáveis. Não está relacionada com exercícios e pode ser acompanhada de hiperestesia do precórdio. Além da dor, o paciente se queixa de palpitações, dispneia suspirosa, dormências, astenia, instabilidade emocional e depressão. A dor pode desaparecer com exercício físico, analgésicos, ansiolíticos, antidepressivos e placebos.

Os pacientes portadores de angina do peito ou que já tiveram infarto do miocárdio preocupam-se tanto com o coração, que se alteram emocionalmente por causa de qualquer tipo de dor torácica. Em alguns, torna-se difícil diferenciar a dor precordial isquêmica da dor psicogênica. Explica-se este fato pelo significado simbólico do coração na cultura ocidental, considerado a sede do amor, das emoções e da própria vida.

> **Boxe — Dor precordial e significado simbólico do coração**
>
> O conhecimento de lesão cardíaca ou o simples medo de doença do coração pode desencadear profundas alterações na mente de qualquer um de nós, pois, mais do que o comprometimento anatômico do órgão central da circulação, o que nossa mente passa a alimentar é o receio, mais em nível inconsciente, em que tem grande importância o significado simbólico de nossos órgãos, de comprometimento da fonte de nossa vida afetiva. O médico que sabe levar em conta estes aspectos psicológicos e culturais compreende melhor seus pacientes e pode exercer a medicina com melhor qualidade.

Palpitações

Podem ser definidas como a percepção incômoda dos batimentos cardíacos. Os pacientes as relatam com várias denominações: taquicardia, palpitações, "batecum", falhas, disparos, arrancos, paradas, tremor no coração.

Devem ser analisadas quanto a frequência, ritmo, horário de surgimento, modo de instalação e término, fatores desencadeantes e sintomas associados; suas principais causas estão sumariadas no Quadro 6.13.

Quanto à frequência de aparecimento, podem ser ocasionais, episódicas ou paroxísticas, e permanentes. Ocasionais sugerem extrassístoles; as episódicas ou paroxísticas caracterizam-se por terem início e fim bem definidos, como nas crises de taquicardia e na fibrilação atrial paroxística. São chamadas permanentes quando o paciente não relata períodos de ausência de sintomas, como na fibrilação atrial crônica e na extrassistolia frequente.

Quanto ao ritmo, as palpitações podem ser de origem aleatória ou sempre ligadas a algum evento, como alimentação, decúbito ou uso de medicamentos; no que diz respeito ao horário, deve-se observar se guardam alguma relação com o ritmo circadiano.

As palpitações podem ter início e fim súbitos ou, apesar do início repentino, podem desaparecer gradualmente, de maneira quase imperceptível.

Quadro 6.13 — Causas de palpitações (cardíacas e não cardíacas).

Cardíacas
- Arritmias
- Insuficiência cardíaca
- Miocardites
- Miocardiopatias

Não cardíacas
- Hipertensão arterial
- Hipertireoidismo
- Anemia
- Esforço físico
- Emoções
- Síndrome do pânico
- Tóxicas (medicamentos, café, refrigerantes tipo "cola", cocaína, tabaco)

Fatores desencadeantes como o uso de café, chá, refrigerantes tipo "cola", tabaco, bebidas alcoólicas, medicamentos e drogas ilícitas, exercícios físicos e emoções devem sempre ser pesquisados.

As palpitações podem acompanhar-se de outros sintomas como sudorese fria, tontura, dor precordial, dispneia e desmaio (síncope).

Cumpre salientar que a percepção incômoda dos batimentos cardíacos (palpitações) nem sempre significa alteração do ritmo cardíaco (arritmia). Pacientes com hipertireoidismo relatam palpitação, mas o ritmo cardíaco destes pacientes é regular, embora a frequência seja alta. Em contrapartida, pacientes com extrassistolia ventricular muito frequente ou com fibrilação atrial crônica, nos quais praticamente inexistem períodos com ritmo normal, raramente se queixam de palpitações.

Em relação à importância clínica do sintoma "palpitação", interessa saber:

- Se as palpitações são relacionadas com esforço físico
- Se traduzem alteração do ritmo cardíaco
- Se é um sintoma relacionado com alterações emocionais.

Palpitações aos esforços físicos surgem durante o exercício e desaparecem com o repouso. É necessário distinguir entre taquicardia fisiológica do exercício e outras causas de palpitação, quando a sensação de mal-estar e o aparecimento e intensidade da taquicardia parecem desproporcionais ao esforço realizado. (Os pacientes dizem: "A qualquer esforço que faço, o coração parece querer sair pela boca".) Caracterizar também se as palpitações aparecem aos grandes, médios ou aos pequenos esforços. Nos pacientes com doença cardíaca podem ter o mesmo significado que a dispneia de esforço.

> **Boxe — Relato da palpitação**
>
> A maneira pela qual o paciente relata a palpitação pode permitir ao médico presumir o tipo de arritmia cardíaca. Sensação de "falhas, arrancos ou tremor" indica quase sempre a ocorrência de extrassístoles. "Disparo do coração" significa extrassístoles em salva ou paroxismos de taquicardia de curta duração. Palpitações de início e fim súbitos, bem caracterizados, sugerem taquicardia paroxística ou episódios de fibrilação atrial.

Palpitações constituem queixa frequente dos pacientes com problemas emocionais. A somatização de transtornos emocionais que terminam por envolver o aparelho circulatório deve sempre ser lembrada, considerando-se o significado simbólico do coração.

Pacientes sugestionáveis podem assumir queixas de parentes ou conhecidos, cardiopatas ou falecidos por doença cardíaca. As palpitações são relatadas frequentemente pelos pacientes com ansiedade e depressão.

Queixa de "palpitação", "coração batendo forte", "coração acelerado", foi incluída como um dos critérios diagnósticos do *transtorno do pânico*.

O exame físico pode detectar alterações do ritmo e da frequência cardíaca coincidente com as queixas do paciente. O eletrocardiograma *standard* de 12 derivações é útil nas arritmias muito frequentes; já nas palpitações ocasionais ou paroxísticas, o eletrocardiograma de 24 h (Holter) é o método mais adequado para correta avaliação do paciente.

O teste ergométrico ou a simples observação do paciente após esforço físico (como subir escadas, por exemplo) pode ajudar a diagnosticar palpitação induzida pelo esforço.

Deve-se considerar a palpitação como sintoma de origem emocional somente após serem excluídas as causas orgânicas.

Dispneia

Na linguagem dos pacientes, a dispneia de origem cardíaca recebe a designação de "cansaço", "canseira", "falta de ar", "fôlego curto", "fadiga" ou "respiração difícil". Não se deve esquecer de que é preciso diferenciá-la da *astenia* e da *fadiga,* pois algumas expressões usadas pelos pacientes podem causar confusão.

Boxe

A dispneia constitui um dos sintomas mais importantes dos cardiopatas e significa a sensação consciente e desagradável do ato de respirar. Apresenta-se sob duas formas – uma subjetiva, que é a dificuldade respiratória sentida pelo paciente, e a outra objetiva, que se evidencia pelo aprofundamento ou pela aceleração dos movimentos respiratórios e pela participação ativa da musculatura acessória da respiração (músculos do pescoço na inspiração e músculos abdominais na expiração).

A dispneia no cardiopata indica congestão pulmonar decorrente da insuficiência ventricular esquerda, apresentando características próprias quanto à *duração, à evolução, à relação com esforço* e à *posição adotada pelo paciente*, que permitem reconhecer os seguintes tipos: dispneia de esforço, dispneia de decúbito, dispneia paroxística e dispneia periódica ou de Cheyne-Stokes (Figuras 6.18 e 6.19).

A *dispneia aos esforços* é o tipo mais comum na insuficiência ventricular esquerda.

A análise da relação com esforços deve levar em conta, em primeiro lugar, as atividades habitualmente exercidas pelo paciente. Isso porque, para um trabalhador braçal, exercício pesado é algo diferente do que é entendido por uma pessoa de vida sedentária. Para um lactente, um grande esforço seria a amamentação.

De conformidade com o tipo de exercício, é classificada em *dispneia aos grandes, médios* e *pequenos esforços*. A diferença fundamental entre a dispneia de esforço de uma pessoa normal e a de um cardiopata está no grau de atividade física necessária para produzir a dificuldade respiratória. Assim, quando um cardiopata relata dispneia aos grandes esforços, isso significa que passou a ter dificuldade respiratória ao executar uma

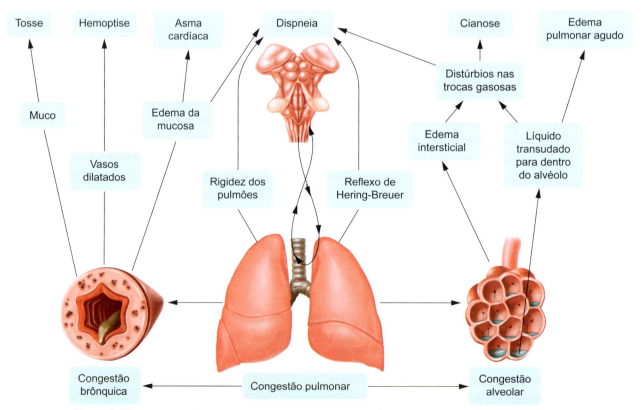

Figura 6.18 Mecanismos dos sinais e sintomas respiratórios na insuficiência cardíaca. (Adaptada de Rushmer.)

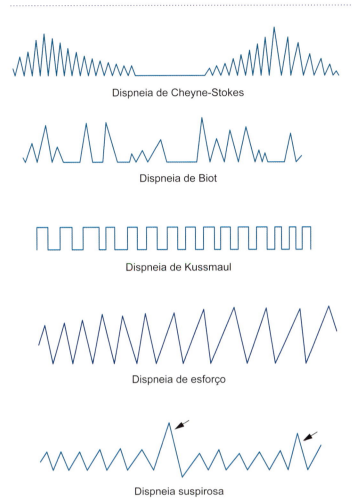

Figura 6.19 Representação esquemática dos vários tipos de dispneia.

atividade anteriormente feita sem qualquer desconforto; por exemplo, escadas que eram galgadas sem problemas passam a provocar falta de ar, não consegue andar depressa, subir uma rampa, executar trabalhos costumeiros ou praticar um esporte para o qual estava treinado.

A dispneia aos médios esforços é a que surge durante a realização de exercícios físicos de intensidade mediana, tais como andar em local plano a passo normal ou subir alguns degraus, mesmo devagar.

A dispneia aos pequenos esforços é a que ocorre ao fazer exercícios leves, como tomar banho, trocar de roupa, mudar de posição na cama. Às vezes, a dispneia é provocada por atividades que exigem mínimos esforços, como o ato de falar mais alto ou mais depressa.

A dispneia de esforço da insuficiência ventricular esquerda caracteriza-se por ser de rápida progressão, passando dos grandes aos pequenos esforços em curto período de tempo (em dias ou semanas). Este modo de evolução a diferencia da dispneia das enfermidades pulmonares e anemias, condições em que a falta de ar agrava-se lentamente (em meses ou anos) ou permanece estacionária por longo tempo.

A *dispneia de decúbito* é a que surge quando o paciente se põe na posição deitada. Para aliviá-la, o paciente eleva a cabeça e o tórax, usando dois ou mais travesseiros, chegando a adotar, consciente ou inconscientemente, a posição semissentada para dormir; em fase mais avançada, quando a dispneia se torna muito intensa, o paciente é forçado a sentar-se na beira do leito, com as pernas para fora, quase sempre fletindo a cabeça para a frente e segurando com as mãos as bordas do colchão para ajudar o trabalho da musculatura acessória da respiração – é o que se chama *ortopneia*. Explica-se a dispneia de decúbito pelo aumento da congestão pulmonar em virtude do maior afluxo de sangue proveniente dos membros inferiores e da área esplâncnica. Este tipo de dispneia se origina tão logo o paciente se deita, particularidade que permite diferenciá-la da dispneia paroxística.

A *dispneia paroxística* ocorre com mais frequência à noite, justificando, por isso, a clássica denominação de *dispneia paroxística noturna*. Sua característica principal consiste no fato de o paciente poder dormir algumas horas, após o que acorda com intensa falta de ar, acompanhada de sufocação, tosse seca e opressão torácica, que o obriga a sentar-se na beira da cama ou levantar-se e encaminhar-se até uma janela aberta para respirar. Durante a crise dispneica pode haver broncospasmo, responsável pelo aparecimento de chieira cuja causa é a congestão da mucosa brônquica. Nessas condições recebe a denominação de *asma cardíaca* (Figura 6.18).

Nas crises mais graves, além da intensa dispneia, surge tosse com expectoração espumosa, branca ou rósea, cianose, respiração ruidosa pela presença de sibilos e estertores finos. Este conjunto de sintomas caracteriza o *edema agudo do pulmão*, a condição mais grave da congestão pulmonar, que põe em risco a vida do paciente (Figura 6.18).

Os pacientes que apresentam falência ventricular esquerda aguda, consequência de crise hipertensiva ou de infarto do miocárdio, ou que têm uma obstrução da via de entrada do ventrículo esquerdo – estenose mitral – são os mais propensos a desenvolverem o quadro de edema agudo do pulmão.

Isso ocorre em consequência do aumento da pressão do átrio esquerdo, transmitida às veias pulmonares, tal como em um sistema de vasos comunicantes, que redunda em rápido aumento da pressão no leito capilar dos pulmões. Após determinado nível pressórico pode haver transudação de líquido para dentro dos alvéolos. Se isso ocorre abruptamente, desencadeia o quadro de edema agudo do pulmão.

A *dispneia periódica* ou *de Cheyne-Stokes* caracteriza-se por períodos de apneia, seguidos de movimentos respiratórios, a princípio superficiais, mas que se vão tornando cada vez mais profundos até chegar a um máximo, após o qual vão diminuindo paulatinamente de amplitude até uma nova fase de apneia; e assim sucessivamente. As pausas de apneia têm uma duração variável de 10 a 30 s, podendo atingir até 60 s. Nesses casos, o paciente pode entrar em estado de torpor, tornar-se sonolento ou inconsciente, e as pupilas se contraírem (miose), podendo surgir cianose ao término da fase de apneia. Ao terminar a fase apneica, o paciente recupera-se parcialmente (Figura 6.19).

A dispneia periódica surge não só nos portadores de enfermidades cardiovasculares, em especial a hipertensão arterial e a cardiopatia isquêmica, mas, também, em pacientes com afecções do tronco cerebroespinal, hipertensão intracraniana, hemorragia cerebral, uremia, intoxicação por barbitúricos ou opiáceos.

Lactentes e idosos podem apresentar, durante o sono, este tipo de respiração, mas sem atingir a intensidade apresentada pelos pacientes com cardiopatia ou encefalopatia. Nessas condições, não implica doença.

O mecanismo da respiração periódica é o seguinte: durante a fase de apneia ocorre uma gradativa diminuição da tensão de O_2 e um aumento da tensão de CO_2. A tensão elevada de CO_2 estimula o centro respiratório, de maneira súbita e enérgica, produzindo a hiperpneia, a qual, por sua vez, determina queda progressiva no nível de CO_2 e aumento da oxigenação arterial, até chegar a um nível insuficiente para estimular o centro respiratório, o qual deixa de gerar os estímulos responsáveis pelos movimentos respiratórios. Isso dura determinado período de tempo até que se alterem novamente os níveis de CO_2 no sangue; e assim sucessivamente.

Em todos os tipos de dispneia decorrente de insuficiência ventricular esquerda há elevação da pressão no leito vascular pulmonar, secundária ao aumento de pressão no átrio esquerdo. É a pressão elevada nos capilares pulmonares o fator responsável pela transudação de líquido para o espaço intersticial, resultando na congestão pulmonar. A congestão pulmonar, portanto, é a causa básica da dispneia dos cardiopatas (Figura 6.18).

Considerando que os pulmões se situam em uma cavidade circunscrita por paredes osteomusculares com capacidade limitada de expansão, é fácil compreender que o aumento de líquido nos pulmões determina redução do seu conteúdo aéreo, da capacidade pulmonar total e da capacidade vital.

Além disso, a congestão pulmonar provoca rigidez do parênquima pulmonar com diminuição de sua expansibilidade, o que constitui outro importante fator na fisiopatologia da dispneia cardíaca.

Cumpre ressaltar, ainda, que o edema intersticial e a congestão pulmonar crônica vão estimular a proliferação do tecido conjuntivo, diminuindo a expansibilidade pulmonar. A diminuição da expansibilidade pulmonar, por sua vez, exige maior esforço respiratório com redução da reserva ventilatória, tanto a expiratória como a inspiratória.

Há que notar, finalmente, que o edema intersticial e a fibrose difusa decorrente da congestão crônica dificultam progressivamente a difusão dos gases no nível da membrana alveolocapilar.

À dispneia dos cardíacos costuma estar associada a taquipneia, em consequência da diminuição da expansibilidade pulmonar e da exacerbação do reflexo de Hering-Breuer, em virtude de impulsos aferentes vagais originados no parênquima pulmonar congesto.

A todos estes fatores, soma-se, ainda, o trabalho exagerado da musculatura respiratória com maior consumo de oxigênio.

Intolerância aos esforços

A dispneia e a intolerância aos esforços ocorrem juntas com grande frequência, mas não são sintomas exatamente iguais. Seus mecanismos fisiopatológicos apresentam algumas diferenças significativas. A dispneia depende basicamente da congestão pulmonar, enquanto a intolerância aos esforços se relaciona diretamente com a disfunção miocárdica e, em particular, com a disfunção sistólica do ventrículo esquerdo.

Tosse e expectoração

A tosse é um sintoma frequente na insuficiência ventricular esquerda, constituindo um mecanismo de valor na manutenção da permeabilidade da árvore traqueobrônquica quando há aumento de secreções. Caracteriza-se por ser seca, mais intensa à noite, podendo ser muito incômoda, impedindo o paciente de dormir. Pode estar relacionada com os esforços físicos, como a dispneia e a palpitação.

Sua causa também é a congestão pulmonar; por isso, ela quase sempre está associada à dispneia (Figura 6.18).

Quando existe expectoração, ela é escassa, do tipo seroso, de pouca consistência, contém ar e é rica em albumina, o que lhe confere aspecto espumoso.

No edema pulmonar agudo, o líquido que inunda os alvéolos não é formado unicamente por plasma, pois contém hemácias; aí, então, a expectoração adquire aspecto róseo ou francamente hemoptoico (Figura 6.18).

A congestão pulmonar facilita a instalação de infecção bacteriana, e, quando isso ocorre, a expectoração torna-se mucopurulenta, de cor amarelada ou esverdeada, a indicar a instalação de bronquite ou broncopneumonia, complicando a congestão pulmonar.

A expectoração sanguinolenta nos pacientes cardíacos pode decorrer dos seguintes mecanismos: passagem de eritrócitos de vasos pulmonares congestos para os alvéolos, como ocorre no edema pulmonar agudo; ruptura de vasos endobrônquicos dilatados, que fazem conexão entre a circulação venosa brônquica e a pulmonar, como acontece na estenose mitral e necrose hemorrágica do parênquima nos casos de infarto pulmonar.

Nos aneurismas da aorta, na pericardite e quando há grande dilatação do átrio esquerdo, podem ocorrer acessos de tosse por compressão brônquica, irritação do vago ou do nervo recorrente (ver *Diafragma e mediastino*, neste capítulo).

Chieira

Chieira, chiado ou sibilância significa o aparecimento de um ruído sibilante junto com a respiração, quase sempre difícil. Este chiado traduz a passagem de ar, em alta velocidade, através de bronquíolos estreitados.

O sibilo é um som musical, contínuo, prolongado, predominantemente expiratório, mas que pode aparecer também na inspiração. Os sibilos são mais frequentes na asma brônquica e na bronquite crônica. Contudo, podem ser auscultados na dispneia paroxística noturna e na asma cardíaca, quando a congestão pulmonar se acompanha de broncospasmo e edema da mucosa bronquiolar (Figura 6.18). Também são comuns nos lactentes portadores de cardiopatias congênitas acianogênicas com hiperfluxo pulmonar.

> **Boxe — Asma brônquica e asma cardíaca**
>
> O aparecimento de chieira e sibilos nos obriga a distinguir entre *asma brônquica* e *asma cardíaca*, para o que se conta com os seguintes dados: a asma cardíaca costuma surgir na posição deitada e melhora quando o paciente se senta ou fica de pé; acompanha-se de taquicardia, ritmo de galope e estertores finos nas bases pulmonares; na asma brônquica a dispneia não é aliviada pela mudança de posição, os sibilos são disseminados e predominam sobre os estertores. Caso persistam dúvidas, a radiografia simples do tórax e a ultrassonografia pulmonar são recursos de grande valor, pois permitem evidenciar a congestão pulmonar, que é o substrato anatomopatológico principal da asma cardíaca, enquanto na asma brônquica o que se encontra é hiperinsuflação pulmonar.

Hemoptise e expectoração hemoptoica

Hemoptise é a eliminação de sangue puro procedente da traqueia, brônquios ou pulmões.

O sangue é eliminado pela tosse e é vermelho-vivo e arejado.

Expectoração hemoptoica significa a presença de sangue junto com secreção (serosa, mucosa ou mucopurulenta).

A hemoptise deve ser diferenciada das hemorragias provenientes do nariz (epistaxe), das gengivas (estomatorragia) e do trato gastrintestinal (hematêmese). A hematêmese pode ser em forma de sangue vivo, como ocorre nas varizes esofágicas, úlcera péptica, lesões agudas da mucosa gastroduodenal e neoplasias, ou como sangue coagulado, "digerido", que é de cor escura, podendo ter aspecto de "borra de café".

A hemoptise e a expectoração hemoptoica podem ocorrer nas doenças broncopulmonares e cardíacas, mas suas características semiológicas permitem esclarecer sua origem. Assim, quando a hemoptise é acompanhada de expectoração espumosa e rósea, a causa é edema pulmonar agudo por insuficiência ventricular esquerda (Figura 6.18); expectoração hemoptoica "cor de tijolo" indica pneumonia pneumocócica; raias de sangue recobrindo grumos de muco ocorrem nas bronquites e nas hemorragias dos tumores endobrônquiais; sangue escuro, misturado com expectoração mucosa, com o aspecto de geleia de framboesa, observa-se no infarto pulmonar e na pneumonia necrosante; hemoptise volumosa com sangue vivo, brilhante, rutilante, indica ruptura dos vasos brônquicos, devendo-se pensar em estenose mitral, bronquiectasias, tuberculose pulmonar e carcinoma brônquico.

Desmaio (síncope e lipotimia)

Desmaio é a perda súbita e transitória da consciência (*síncope*) decorrente de perfusão cerebral inadequada. Nem sempre, contudo, o desmaio ocorre em sua forma completa, podendo ser parcial a perda da consciência (*pré-síncope* ou *lipotimia*).

Pode ser de origem psicogênica (impactos emocionais, medo intenso) ou por redução aguda – mas transitória – do fluxo sanguíneo cerebral.

Quase sempre o quadro evolui rapidamente para a recuperação da consciência, pois, se não houver melhora da perfusão cerebral, sobrevirá a morte em curto período de tempo.

As causas de desmaio estão sintetizadas no Quadro 6.14.

A investigação diagnóstica de um paciente que teve desmaio compreende a análise do episódio em si – tempo de duração, ocorrência ou não de convulsão, incontinência fecal ou urinária, mordedura da língua, sudorese e palidez –, bem como dos sintomas que precedem o desmaio e as manifestações surgidas após a recuperação da consciência. É necessário também investigar as condições gerais do paciente, o tempo decorrido desde a última alimentação, o grau de tensão emocional, a posição do indivíduo no momento da crise, a execução de esforço físico ou mudança súbita na posição do corpo, a temperatura ambiente, doenças recentes ou prévias.

Entre as manifestações que podem preceder o desmaio destacam-se as palpitações, a dor anginosa, auras, paresias, parestesias, incoordenação, vertigem ou movimentos involuntários.

Quadro 6.14 Causas de desmaio.

Causas cardíacas (diminuição do fluxo sanguíneo cerebral)
- Arritmias
  - Bradiarritmias (bloqueio atrioventricular)
  - Taquiarritmias (taquicardia paroxística e fibrilação atrial paroxística)
- Diminuição do débito cardíaco
  - Insuficiência cardíaca aguda (infarto do miocárdio)
  - Obstrução do fluxo sanguíneo pulmonar
  - Tetralogia de Fallot
  - Estenose aórtica
  - Miocardiopatia hipertrófica
  - Embolia pulmonar
  - Hipertensão pulmonar primária
  - Síndrome de Eisenmenger
- Diminuição mecânica do retorno venoso
  - Mixoma atrial
  - Trombose de prótese valvar cardíaca
- Diminuição do volume sanguíneo

Causas extracardíacas
- Hipotensão postural
- Metabólicas
  - Hipoglicemia
  - Alcalose respiratória por hiperventilação
- Neurogênicas
  - Síndrome do seio carotídeo
  - Síncope pós-micção
  - Síncope pós-tosse
  - Neuralgia glossofaríngea
- Obstrução extracardíaca do fluxo de sangue
  - Trombose carotídea
  - Compressão torácica
  - Tamponamento cardíaco
  - Manobra de Valsalva
- Síncope psicogênica ou vagal (desmaio comum)
- Desmaio histérico devido ao transtorno de conversão

Na maioria das vezes o episódio sincopal se inicia com a sensação de fraqueza, tontura, sudorese, palidez; outras vezes ocorre subitamente sem manifestações prodrômicas.

Na síncope a pressão arterial baixa de modo rápido e intenso, a frequência cardíaca diminui e a respiração torna-se superficial e irregular.

No período pós-sincopal, costuma haver confusão mental, cefaleia, tonturas, mal-estar, mas o paciente pode recuperar a consciência sem sentir praticamente nada.

Causas cardíacas

As alterações na origem ou na condução do estímulo podem causar síncope quando há bradicardia com frequência inferior a 40 bpm ou taquicardia com frequência acima de 180 bpm.

Batimentos ectópicos (extrassístoles em salva) também podem acompanhar-se de perda parcial da consciência.

Um dado clínico que merece realce é o relato de palpitações imediatamente antes do desmaio.

> **Síndrome de Stokes-Adams**
>
> A síncope da bradicardia pode adquirir as características da *síndrome de Stokes-Adams*, na qual se observa perda da consciência, acompanhada de convulsões ou não. A síndrome de Stokes-Adams é mais frequente nos portadores de cardiopatia chagásica crônica e no infarto agudo do miocárdio com bloqueio atrioventricular total.
>
> A síndrome costuma iniciar com tonturas e escurecimento visual, sobrevindo logo a seguir perda da consciência, com convulsões ou não, eliminação involuntária de fezes e urina, podendo haver parada cardiorrespiratória. A função circulatória se recupera em pouco tempo, mas, caso contrário, a morte ocorre em seguida.
>
> A sequência cronológica dos eventos na síndrome de Stokes-Adams costuma ser assim: 2 a 5 s após a ocorrência da arritmia surge o escurecimento visual com tontura; 10 a 15 s após ocorre a perda da consciência. Se a parada cardíaca durar mais de 1 min, ocorre parada respiratória, sobrevindo a morte em 1 a 3 min após o início do quadro.

As taquiarritmias (fibrilação atrial e taquicardia paroxística), ao diminuir o fluxo cerebral, causam isquemia cerebral manifestada por tonturas, lipotimia, paralisias focais e transitórias e confusão mental.

Excepcionalmente, a insuficiência cardíaca é capaz de reduzir o fluxo sanguíneo cerebral a ponto de produzir sintomas cerebrais. Isto pode ocorrer na insuficiência ventricular esquerda aguda após infarto agudo do miocárdio e nos casos de insuficiência cardíaca grave. A perda da consciência pode ser resultado também da obstrução súbita de um orifício valvar por mixoma de átrio esquerdo, trombose de uma prótese valvar, embolia pulmonar ou hipertensão pulmonar muito intensa.

Na crise hipertensiva grave e na hipotensão postural pode ocorrer desmaio, especialmente quando a elevação ou a queda dos níveis tensionais se faz bruscamente.

Anoxia cerebral pode ser observada mesmo quando o fluxo cerebral é normal, bastando que a saturação de O_2 no sangue seja baixa. É o que ocorre, por exemplo, na tetralogia de Fallot, cardiopatia congênita na qual a redução do fluxo pulmonar, a mistura do sangue entre os ventrículos e a entrada de sangue venoso na aorta dextroposta reduzem intensamente o conteúdo de oxigênio no sangue que vai para os órgãos. A anoxia é desencadeada por exercícios por haver aumento da desoxigenação periférica.

Na estenose aórtica a perda da consciência é decorrente de um baixo débito cardíaco e desvio do sangue para os músculos esqueléticos. Nesses casos a síncope frequentemente está relacionada com exercício físico.

Causas extracardíacas

Incluem a síncope psicogênica, a hipotensão postural, a síndrome do seio carotídeo, a síncope pós-tosse e pós-micção, a alcalose respiratória por hiperventilação e a hipoglicemia.

A *síncope psicogênica* ou *vagal* é o tipo mais comum de desmaio (*desmaio comum*), podendo ser desencadeada por impacto emocional, visão de sangue, dor intensa, lugar fechado, ambiente quente. Uma de suas principais características é a rápida recuperação ao se colocar o paciente deitado. Em geral, dura poucos segundos e raramente prolonga-se por alguns minutos; nesses casos, não há risco de vida.

A perda da consciência pode ocorrer abruptamente ou ser precedida de sensação de mal-estar geral, fraqueza, tontura, palidez, sudorese, bocejos, desconforto abdominal ou náuseas. O pulso pode tornar-se rápido e a pressão arterial elevada, baixando gradativamente, sem chegar a níveis abaixo do normal.

Admite-se que o mecanismo básico da síncope psicogênica seja o desvio brusco do sangue para os músculos, em consequência de rápida queda da resistência periférica por vasodilatação. Do ponto de vista neurovegetativo, há inibição generalizada do tônus simpático, com aumento relativo da atividade vagal, daí a designação de síncope vasovagal.

A *hipotensão postural* e a *síncope por disfunção neurocardiogênica* caracterizam-se por rápida redução da pressão arterial quando o paciente se levanta do leito e adota a posição de pé. Pode ocorrer em indivíduos normais que permanecem de pé durante muito tempo, em uma posição fixa (desmaio de soldados e colegiais em dias de solenidades). A hipotensão pode ser observada após exercícios físicos exaustivos, inanição, enfermidades prolongadas, desequilíbrio hidreletrolítico com perda de água e depleção de sódio e potássio e volumosas varizes nos membros inferiores. Atualmente, uma causa frequente de hipotensão postural é o uso de medicamentos anti-hipertensivos, principalmente os diuréticos e os bloqueadores simpáticos e vasodilatadores. Por isso, todo paciente em tratamento de hipertensão arterial deve ter sua pressão medida na posição deitada e de pé (ver Capítulo 14, *Exame de Pressão Arterial*.)

Há um tipo especial de hipotensão postural cuja característica é ter caráter crônico e recidivante, podendo ser primária (idiopática) ou associada a várias doenças, incluindo insuficiência suprarrenal, diabetes, síndrome de má absorção, insuficiência cardíaca grave, pericardite constritiva e estenose aórtica. O quadro clínico é constituído por uma tríade: anidrose, disfunção erétil e hipotensão ortostática. É mais frequente em homens de 40 a 70 anos de idade.

A falta de suor (anidrose) pode ser parcial (em partes do corpo) ou total (no corpo todo). Nictúria e incontinência urinária acompanham a impotência sexual. Este tipo de hipotensão postural é devido a um transtorno da inervação simpática.

A *síndrome do seio carotídeo* caracteriza-se por queda da pressão arterial e acentuada bradicardia após estimulação do seio carotídeo. Clinicamente, o paciente apresenta tonturas, "escurecimento visual", cefaleia e desmaio. É mais frequente em pacientes idosos.

A *síncope pós-tosse* ocorre em pacientes com doença pulmonar obstrutiva crônica (DPOC). Sua causa seria o aumento da pressão intratorácica com redução do retorno venoso e do débito cardíaco. Elevação da pressão do liquor com diminuição da perfusão cerebral é considerada outro fator.

Na *síncope pós-micção*, a vasodilatação pode provocar hipotensão súbita e colapso durante ou depois de urinar, logo após o paciente levantar-se de decúbito prolongado. Tem sido observado que este tipo de síncope ocorre com mais frequência após exagerada ingestão de bebida alcoólica.

A *hipoglicemia* pode causar desmaio em diabéticos que receberam dose de insulina ou hipoglicemiante acima das necessidades, em portadores de tumores de células insulares (insulinoma), de cirrose hepática, hepatocarcinoma e da doença de Addison.

A hipoglicemia funcional por jejum prolongado raramente causa perda de consciência, manifestando-se por palpitações, sudorese fria, tonturas, confusão mental e comportamento anormal. Quando o intervalo entre as refeições é muito longo, mesmo os indivíduos saudáveis podem apresentar fraqueza e tremores, por hipoglicemia.

Hiperventilação com alcalose respiratória ocorre principalmente em mulheres jovens, tensas e ansiosas. Os sintomas são dormência nas extremidades e em torno da boca, confusão mental e, às vezes, tetania. O mecanismo da síncope por hiperventilação é a redução do fluxo sanguíneo cerebral por aumento do fluxo sanguíneo periférico, no território esplâncnico e muscular, em razão de uma vasodilatação, resultando em hipotensão.

O *desmaio histérico* é um tipo de transtorno de conversão que expressa por linguagem corporal uma situação inaceitável para a pessoa. Em geral, há queda ao solo, acompanhada de movimentos bizarros, porém sem ferimentos, o que o diferencia das crises convulsivas epilépticas.

Alterações do sono

A insônia é um sintoma frequente em pacientes com insuficiência ventricular esquerda, chegando a constituir um indicador de congestão pulmonar em pacientes que não fazem esforço físico e, portanto, não se queixam de dispneia (principalmente idosos). Nos pacientes com dispneia de Cheyne-Stokes, pode haver dificuldade para dormir justamente porque este tipo de dispneia predomina ou se acentua no período noturno.

A causa da insônia é a estase sanguínea encefálica, com edema cerebral e hipertensão do líquido cefalorraquidiano, além de anoxia dos neurônios cerebrais, relacionada com a diminuição do débito cardíaco.

Sono inquieto e pesadelos também podem ser observados na insuficiência ventricular esquerda.

Cianose

Cianose significa coloração azulada da pele e das mucosas, em razão do aumento da hemoglobina reduzida (desoxigenada) no sangue capilar, ultrapassando 5 g por 100 mℓ. A quantidade normal de hemoglobina reduzida é de 2,6 g. É óbvio, portanto, que os pacientes intensamente anêmicos nunca apresentam cianose, porque não haveria hemoglobina reduzida suficiente para isso. Em contrapartida, em pacientes com policitemia pode ocorrer cianose com hipoxemia leve.

Em idosos, cianose periférica pode surgir mesmo com diminuição leve do débito cardíaco ou da pressão arterial sistêmica.

O grau e a tonalidade da coloração cianótica podem ser variáveis. Em alguns pacientes, somente as mucosas tornam-se levemente azuladas, sem mudança na cor da pele; em outros, a cor dos tegumentos pode ser azul-clara ou arroxeada. Na cianose grave a pele é arroxeada e as mucosas, quase negras.

O exame do paciente deve ser feito de preferência sob luz natural ou sob foco luminoso forte, observando-se os lábios, a ponta do nariz, a região malar (bochechas), os lóbulos das orelhas, a língua, o palato, as extremidades das mãos e dos pés. Luz artificial fraca impede o reconhecimento de cianose leve.

A inspeção deve ser feita nos lugares em que a pele é mais fina e em áreas ricas de capilares sanguíneos. Nos casos de cianose intensa, todo o tegumento cutâneo adquire tonalidade azulada ou mesmo arroxeada. Quando é discreta, restringe-se a determinadas regiões.

A pigmentação e a espessura da pele modificam o aspecto da cianose, podendo mascará-la completamente. A impregnação da pele por bilirrubina (icterícia) também dificulta o reconhecimento da cianose.

Deve-se esclarecer se a cianose surgiu no nascimento, como na tetralogia de Fallot, ou após anos de evolução da cardiopatia, e se ela aparece ou piora após esforço físico.

Importa saber se se trata de *cianose generalizada ou segmentar* porque o raciocínio clínico é completamente diferente em uma situação e outra.

A cianose é generalizada quando presente no corpo todo e localizada ou segmentar quando se restringe a determinados segmentos corporais, ou seja, apenas o segmento cefálico, um dos membros superiores ou um dos membros inferiores.

Os pacientes cianóticos podem apresentar outros sintomas decorrentes da anoxia tissular, tais como irritabilidade, sonolência, torpor, crises convulsivas, angina do peito, hipocratismo digital, nanismo ou infantilismo.

Quanto à intensidade, a cianose é classificada em leve, moderada e grave.

No exame do paciente cianótico, determinadas características semiológicas são importantes para o raciocínio diagnóstico, destacando-se as que se seguem:

▸ Na história clínica é relevante a duração da cianose. Se ela existir desde o nascimento, leva-nos a pensar que seja devida a uma doença cardíaca congênita
▸ Existência ou não de hipocratismo digital, ou seja, deformidade dos dedos que se tornam globosos, lembrando a forma de baqueta de tambor com unhas convexas em todos os sentidos, como vidro de relógio.

A combinação de cianose com baqueteamento é frequente em pacientes com alguns tipos de cardiopatia congênita e nas doenças pulmonares (fibrose pulmonar, bronquiectasia, enfisema pulmonar, câncer broncogênico, fístula arteriovenosa pulmonar).

Quanto à fisiopatologia, há quatro tipos de cianose: central, periférica, mista e por alterações da hemoglobina.

A *cianose do tipo central* é a mais frequente, podendo ocorrer nas seguintes condições:

▸ Diminuição da tensão de O_2 no ar inspirado, como ocorre nas grandes altitudes
▸ Distúrbio da ventilação pulmonar, incluindo obstrução das vias respiratórias por neoplasia ou corpo estranho, aumento da resistência nas vias respiratórias, como ocorre na bronquite crônica grave, no enfisema pulmonar avançado e na asma

brônquica; paralisia dos músculos respiratórios (fármacos bloqueadores neuromusculares, miastenia *gravis*, poliomielite); depressão do centro respiratório (atribuída a medicamentos depressores centrais); respiração superficial para evitar dor (pleurites); atelectasia pulmonar (hidrotórax, pneumotórax)
◗ Distúrbio da difusão, por aumento da espessura da membrana alveolocapilar, infecções como se observa nas broncopneumonias e bronquites, fibrose pulmonar e congestão pulmonar
◗ Distúrbios na perfusão em consequência de cardiopatia congênita, grave insuficiência ventricular direita, embolia pulmonar ou destruição da árvore vascular pulmonar
◗ Curto-circuito ou *shunt* de sangue da direita para a esquerda, como se observa na tetralogia de Fallot, tronco comum, síndrome de Eisenmenger, transposição dos grandes vasos, atresia tricúspide, comunicação interatrial e interventricular com hipertensão pulmonar, fístulas vasculares pulmonares.

A *cianose do tipo periférico* ocorre em consequência da perda exagerada de oxigênio no nível da rede capilar por estase venosa ou diminuição, funcional ou orgânica, do calibre dos vasos da microcirculação. Este tipo de cianose ocorre em áreas distais, principalmente nos membros inferiores, e sempre se acompanha de pele fria.

A causa mais comum de cianose periférica é a vasoconstrição generalizada devida à exposição ao ar ou à água fria.

Pode acontecer, também, na insuficiência cardíaca congestiva grave (a estase venosa periférica retarda a circulação nos capilares que se encontram dilatados), no colapso periférico com diminuição do volume-minuto, ou pode depender de obstáculo na circulação de retorno, como ocorre na flebite ou na flebotrombose. Se o obstáculo estiver no mediastino (compressão mediastínica), haverá cianose no rosto, pescoço, braços e parte superior do tórax.

A cianose por distúrbios vasomotores ocorre na doença de Raynaud e na acrocianose (ver *Microcirculação*, neste capítulo).

A *cianose do tipo misto* é assim chamada porque se associam os mecanismos da cianose do tipo central com os do tipo periférico; exemplo típico é a cianose da insuficiência cardíaca congestiva grave, na qual, além da congestão pulmonar que impede uma oxigenação adequada do sangue, há estase venosa periférica com grande perda de oxigenação (mecanismo periférico).

A diferenciação entre cianose do tipo central e do tipo periférico pode apresentar dificuldade. A aplicação de bolsa de água quente e a elevação do membro cianótico podem fazer desaparecer a cianose periférica. A cianose central diminui ou desaparece com a inalação de O_2.

A *cianose por alteração da hemoglobina* deve-se a modificações químicas que impedem a fixação do oxigênio por este pigmento. Assim, a metemoglobina ou sulfemoglobina dificulta a oxigenação porque estes derivados da hemoglobina não são facilmente dissociáveis, pela perda de sua afinidade pelo oxigênio. Produzem uma coloração azul-acinzentada. A metemoglobina produz cianose quando atinge no sangue 20% da hemoglobina total. Esta alteração surge pela inalação ou ingestão de substâncias tóxicas que contenham nitritos, fenacetina, sulfanilamida, anilinas.

> **Boxe — Cianose e oximetria de pulso**
> A oximetria de pulso, que está se tornando de uso rotineiro, é mais sensível do que a observação de cianose para detectar insaturação de O_2. Daí sua importância para monitorar pacientes com doenças que podem se acompanhar de insaturação de O_2 arterial.

Edema

As expressões "inchaço" e "inchume" são as mais usadas pelos pacientes para relatar este sintoma. Convém relembrar que tais expressões são usadas também com significado de crescimento ou distensão do abdome ("inchaço na boca do estômago", por exemplo).

O edema é resultante de aumento do líquido intersticial, proveniente do plasma sanguíneo. Embora possa haver edema intracelular, do ponto de vista semiológico, a expressão se refere ao extracelular ou intersticial.

> **Boxe**
> Cumpre salientar que o peso corporal pode aumentar até 10% do total, sem que apareçam sinais evidentes de edema. Aliás, aumento brusco do peso corporal permite suspeitar de retenção líquida, antes de o edema tornar-se clinicamente detectável.

No edema cardíaco, o acúmulo de líquido não se restringe ao tecido subcutâneo, podendo acumular-se, também, nas cavidades serosas, seja no abdome (ascite), no tórax (hidrotórax), no pericárdio (hidropericárdio) e na bolsa escrotal (hidrocele).

A pele da região edemaciada torna-se lisa e brilhante quando o edema é recente; mas, se for de longa duração, ela adquire o aspecto de "casca de laranja", consequência de seu espessamento, com retrações puntiformes, correspondentes aos folículos pilosos.

Localiza-se primeiramente nos membros inferiores, pela ação da gravidade, iniciando-se em torno dos maléolos. À medida que progride, atinge as pernas e as coxas. Quando alcança a raiz dos membros inferiores, deve-se pensar na possibilidade de outra doença associada, como, por exemplo, varizes ou trombose venosa em uma das pernas.

Por influência da gravidade, o edema cardíaco aumenta com o decorrer do dia, atingindo máxima intensidade à tarde; daí a denominação de edema vespertino, diminuindo ou desaparecendo com o repouso noturno.

Com o agravamento da disfunção cardíaca o edema atinge o corpo todo, inclusive o rosto, quando recebe a denominação *anasarca*.

Nos pacientes que permanecem acamados ou em lactentes, o edema localiza-se predominantemente nas regiões sacral, glútea, perineal e parede abdominal.

Quando o edema é de origem cardíaca, encontram-se os outros sinais de insuficiência ventricular direita, ou seja, ingurgitamento das jugulares, hepatomegalia e refluxo hepatojugular; isso é importante no diagnóstico diferencial.

Nos casos em que há lesão da valva tricúspide e na pericardite constritiva, a ascite predomina sobre o edema das extremidades.

A fisiopatologia do edema cardíaco, como dos outros edemas, apresenta ainda aspectos não esclarecidos, embora se saiba que os mecanismos principais envolvem o equilíbrio que regula o intercâmbio de líquido, em nível capilar, entre o compartimento intravascular e o intersticial.

Como se sabe, cinco são os fatores fundamentais que regulam este equilíbrio: o primeiro é a *pressão hidrostática*, que tende a expulsar água e eletrólitos para fora do lúmen capilar; o segundo é a *pressão oncótica* das proteínas circulantes, que se opõe à pressão hidrostática e que determina a retenção de líquidos no interior do lúmen vascular; constitui o terceiro fator a *permeabilidade capilar*, a qual se comporta como membrana semipermeável, ou seja, permeável à água e aos eletrólitos e impermeável às proteínas; o *fluxo linfático* e a *osmolaridade intra e extravascular* também participam desse equilíbrio (ver *Edema* no Capítulo 10, *Exame Físico Geral*.)

Na extremidade arterial do capilar, a pressão hidrostática é maior que a pressão oncótica, de modo que o líquido intravascular passa para o espaço intersticial; em contrapartida, na extremidade venosa do capilar, sendo a pressão hidrostática menor que a pressão oncótica, ocorre reabsorção de líquido intersticial para o intravascular.

Este delicado balanço de forças faz com que haja permanente circulação de líquido do tecido intersticial em torno dos capilares, desde a extremidade arterial até a extremidade venosa.

Na insuficiência cardíaca direita, a elevação da pressão hidrostática nos capilares venosos constitui um dos fatores que aumentam a passagem de água para o interstício, no qual vai acumular-se.

Outro fator seria o aumento de produção de aldosterona, hormônio que regula a retenção de sódio e a eliminação de potássio. O aumento de pressão venosa nos rins e a diminuição da volemia, consequência da fuga de líquido do compartimento intravascular para o intersticial, constituem os estímulos para o aumento da secreção de aldosterona. Na regulação desses fenômenos participam os "receptores de volume", disseminados por toda a árvore arterial para defender o organismo exatamente contra a diminuição do volume sanguíneo. A aldosterona provoca retenção ativa de sódio pelos rins. O sódio aumenta a pressão osmótica intravascular à qual são sensíveis os osmorreceptores hipotalâmicos, que, por sua vez, provocam a produção de hormônio antidiurético, responsável pela retenção de água pelos rins para restabelecer o volume sanguíneo circulante.

Desse modo, ao lado da elevação da pressão hidrostática, tem papel importante na formação do edema cardíaco a retenção de sódio. Na verdade, o edema da insuficiência cardíaca é um mecanismo de defesa de que o organismo dispõe para garantir uma adequada perfusão dos tecidos. As alterações dinâmicas que dão início à formação do edema, à medida que a retenção de líquido aumenta, desencadeiam outras modificações do equilíbrio hidreletrolítico que culminam em um círculo vicioso que tende a aumentar cada vez mais o edema.

É necessário diferenciar o edema de origem cardíaca do postural, da obesidade, da insuficiência venosa, do renal, do medicamentoso e da hipoproteinemia.

> **Boxe — Insuficiência ventricular direita**
>
> O edema de origem cardíaca faz parte da tríade indicativa de insuficiência ventricular direita: edema, hepatomegalia dolorosa e ingurgitamento jugular.

Astenia ou fraqueza

Está presente na maioria dos pacientes com insuficiência cardíaca e infarto do miocárdio.

Na insuficiência cardíaca, a astenia se deve principalmente à diminuição do débito cardíaco, responsável pela má oxigenação dos músculos esqueléticos.

Já nos pacientes que estiveram em anasarca e apresentaram diurese abundante pela administração de diurético, a redução do volume sanguíneo pode causar hipotensão postural e grande astenia. Além disso, a depleção de sódio e potássio também determina astenia. Na hipopotassemia, além da astenia outro sintoma importante são as cãibras.

A astenia dos cardiopatas que permanecem longo tempo acamados pode estar relacionada também com a atrofia muscular devida à própria insuficiência cardíaca ou por falta de exercício físico. Por fim, a inapetência causada por medicamentos provoca diminuição de ingestão de alimentos, o que muito contribui para a astenia dos cardíacos.

Posição de cócoras (*squatting*)

Essa posição é observada nos pacientes com cardiopatia congênita cianótica com fluxo sanguíneo pulmonar diminuído (estenose e atresia pulmonar, atresia tricúspide e tetralogia de Fallot).

Tais pacientes assumem com frequência e de modo instintivo a posição de cócoras, apoiando as nádegas nos calcanhares, porque descobrem que esta posição alivia a dispneia. Muitas vezes, as mães não percebem que os filhos gostam de ficar nessa posição e, somente quando alertadas pelo médico, passam a notá-la.

Sem dúvida, a posição de cócoras alivia os sintomas do paciente cianótico porque melhora a saturação arterial de oxigênio, mas sua explicação fisiopatológica exata ainda permanece obscura.

A explicação mais aceita é a de que, nessa posição, há elevação da pressão arterial sistêmica por compressão das artérias femorais e ilíacas; além disso, ocorreria uma redução do leito arterial, com aumento da pressão na aorta e no ventrículo esquerdo, diminuindo o curto-circuito da direita para a esquerda. Haveria, também, certa congestão sanguínea venosa nos membros inferiores em consequência da compressão das veias ilíacas, determinando uma redução do retorno venoso. A diminuição do retorno venoso, por sua vez, teria como consequência a mobilização de uma quantidade menor de sangue insaturado da musculatura dos membros inferiores.

Artérias

Os principais sintomas das afecções arteriais são *dor*, *modificações da cor* e da *temperatura da pele*, *alterações tróficas* e *edema*.

Dor

A dor das doenças arteriais pode manifestar-se como formigamento, queimação, constrição, aperto, cãibras, sensação de peso ou fadiga.

A dor mais característica de enfermidade arterial isquêmica crônica é a *claudicação intermitente*, a qual surge durante a realização de um exercício (caminhar ou correr, por exemplo) e intensifica-se a tal ponto que obriga o paciente a interromper o que está fazendo. Com a interrupção do exercício a dor desaparece rapidamente, permitindo-lhe retomar a atividade por período mais ou menos igual ao anterior, após o que a dor reaparece, fazendo-o parar outra vez, e assim sucessivamente (Figura 6.20).

De início, a claudicação intermitente só surge quando o paciente faz longas caminhadas; mas, com a progressão da doença, a distância que ele consegue caminhar vai diminuindo, e, depois de algum tempo, não consegue andar sem dor nem dentro de casa.

A dor isquêmica é causada pelo acúmulo de catabólitos ácidos (ácido láctico) e produtos da degradação dos tecidos que estimulam as terminações nervosas.

Este sintoma é tão importante que sua análise correta permite avaliar o grau de comprometimento da artéria e a evolução da doença.

Quando a isquemia se agrava, ocorre outro tipo de dor que não depende da realização de exercício, sendo inclusive mais intensa quando o paciente se deita; daí receber o nome de *dor de repouso*.

É necessário, entretanto, reconhecer, antes de tudo, se a dor é, de fato, de origem isquêmica, ou se é provocada por insuficiência venosa ou se é uma dor neuropática.

A piora da dor na posição deitada é decorrência da diminuição do fluxo de sangue para os membros inferiores, que é um pouco maior na posição de pé, em virtude da ação da gravidade. Por isso, o paciente com este tipo de dor prefere dormir com o membro comprometido pendente, na tentativa de obter algum alívio; em contrapartida, em geral a dor não desaparece porque esta posição acaba provocando edema do membro afetado (edema postural), agravando ainda mais a isquemia. Aí então o paciente senta-se, coloca o pé sobre a cama e passa a afagar com delicadeza a área comprometida, cuidando para que nada, além da sua mão, a toque, pois até o roçar do lençol intensifica a dor, tornando-a intolerável.

A dor de repouso é um sintoma de extrema gravidade, pois traduz isquemia intensa com risco de gangrena, possível de ocorrer à simples diminuição da temperatura ambiente.

Modificações da cor da pele

A cor da pele depende do fluxo sanguíneo, do grau de saturação da hemoglobina e da quantidade de melanina.

No que se refere às doenças das artérias, as alterações da pele compreendem palidez, cianose, eritrocianose, rubor e o fenômeno de Raynaud.

A *palidez* aparece quando há diminuição acentuada do fluxo sanguíneo no leito cutâneo, seja por oclusão (embolia ou trombose) ou por espasmo.

Surge *cianose* quando o fluxo de sangue no leito capilar se torna muito lento, provocando o consumo de quase todo o oxigênio, com consequente aumento da concentração da hemoglobina reduzida.

A *eritrocianose,* coloração vermelho-arroxeada observada nas extremidades dos membros com isquemia intensa, aparece no estágio de pré-gangrena. Ela é atribuída à dilatação de capilares arteriais e venosos, última tentativa do organismo para suprir as necessidades de oxigênio dos tecidos.

O *rubor* ocorre principalmente nas doenças vasculares funcionais e se deve à dilatação arteriolar e capilar.

Boxe | Fenômeno de Raynaud

O *fenômeno de Raynaud* é uma alteração mais complexa, que ocorre nas extremidades, principalmente as superiores, caracterizada por palidez, cianose e rubor de aparecimento sequencial. Nem sempre, contudo, ocorrem as três fases. Podem-se observar palidez e cianose, por exemplo, ou cianose e rubor, sem palidez.

Esse fenômeno costuma ser desencadeado pelo frio e por alterações emocionais. É observado em diversas arteriopatias, nas doenças do tecido conjuntivo e do sistema nervoso, em afecções hematológicas, na compressão neurovascular cervicobraquial, em traumatismos neurovasculares e em intoxicações exógenas por metais pesados e por derivados do *ergot*, usados para tratamento da enxaqueca.

Sua fisiopatologia é a seguinte: na primeira fase há um vasospasmo com diminuição do fluxo sanguíneo para a rede capilar da extremidade, que se traduz pela palidez da pele. Na segunda fase, desaparece o espasmo das arteríolas e dos capilares arteriais e surge espasmo dos capilares venosos e vênulas, determinando estase sanguínea, que provoca maior extração de oxigênio com aumento da hemoglobina reduzida, responsável pela cianose. Na terceira fase, desaparece o vasospasmo e ocorre vasodilatação, sendo o leito capilar inundado por sangue arterializado, que torna a pele ruborizada.

O *livedo reticular* é uma alteração da coloração da pele caracterizada por uma cianose em forma de placas, circundando áreas de palidez. Nas formas mais intensas a pele adquire o aspecto de mármore, donde veio a denominação de *cutis marmorata*.

O livedo reticular e o fenômeno de Raynaud sofrem grande influência da temperatura ambiente, aumentando com o frio e diminuindo com o calor.

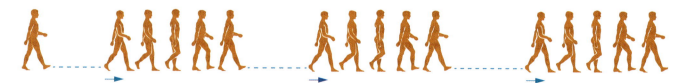

Figura 6.20 Claudicação intermitente. Após caminhar alguns metros, o paciente começa a sentir dor na panturrilha, a qual se intensifica até obrigá-lo a parar. Após algum tempo em repouso, a dor desaparece, voltando o paciente a caminhar aproximadamente a mesma distância, quando, então, a dor reaparece.

Modificações da temperatura da pele

A temperatura da pele depende, basicamente, da magnitude do fluxo sanguíneo.

Nas doenças arteriais obstrutivas, a redução do aporte de sangue provoca *frialdade da pele*.

Nos casos agudos, a interrupção abrupta do fluxo sanguíneo determina tão nítida alteração da temperatura da pele que a topografia da frialdade serve para se avaliar o nível da obstrução, o grau do vasospasmo e a magnitude da circulação colateral preexistente (Figura 6.21).

Nas obstruções crônicas, em virtude da instalação gradativa da oclusão, existe tempo para a formação de uma circulação colateral que vai suprir parcialmente as necessidades metabólicas dos tecidos, havendo, então, menor queda da temperatura da pele.

A frialdade da pele torna-se mais evidente quando cai a temperatura ambiente, pois o frio, poderoso agente vasoconstritor, vai atuar na circulação colateral, reduzindo-a.

Alterações tróficas

As alterações tróficas compreendem atrofia da pele, diminuição do tecido subcutâneo, queda de pelos, alterações ungueais (atrofia, unhas quebradiças ou hiperqueratósicas), calosidades, lesões ulceradas de difícil cicatrização, edema, sufusões hemorrágicas, bolhas e gangrena.

A maior parte das alterações tróficas ocorre nas arteriopatias crônicas. Nas oclusões agudas costumam surgir apenas bolhas, edema e gangrena.

A *pele atrófica* torna-se brilhante e lisa, rompendo-se com pequenos traumatismos. Tal alteração é comum nas extremidades e nos cotos de amputação. A atrofia da pele costuma estar associada à diminuição do tecido subcutâneo, queda de pelos e a alterações ungueais.

As *calosidades* aparecem nos pontos de apoio, geralmente na cabeça do primeiro e quinto metatarsianos, nas polpas dos pododáctilos e nos calcanhares. São muito dolorosas e podem ulcerar-se.

As *úlceras* podem ser minúsculas ou extensas, dependendo do grau de comprometimento arterial. Localizam-se de preferência nas bordas dos pés, polpas digitais, regiões periungueais, calcanhar e regiões maleolares. Surgem espontaneamente ou após traumatismos, compressão, longa permanência no leito ou enfaixamento com atadura ou gesso. São muito dolorosas. O fundo contém material necrótico e são de difícil cicatrização. Uma das características das úlceras isquêmicas é serem mais dolorosas no decúbito horizontal do que com os membros pendentes, em virtude da ausência da ação da gravidade sobre a circulação arterial naquela posição. Por este mesmo motivo, a dor é mais intensa à noite.

Nos diabéticos e nos hansenianos, as ulcerações localizam-se de preferência nas polpas digitais e nas áreas de pressão da planta dos pés. Têm contornos nítidos, bordas circulares e hiperqueratósicas. Em geral são indolores. Podem conter secreção purulenta. Este tipo de úlcera recebe o nome de *mal perfurante plantar*.

Na hipertensão arterial de longa duração e na anemia falciforme pode-se encontrar uma ulceração que se localiza preferencialmente na face lateral da perna, em seu terço inferior. É superficial, tem contorno regular, fundo necrótico e é muito dolorosa. É provocada por obstrução de arteríolas da pele (arterioloesclerose e microembolias).

As *lesões bolhosas* que aparecem nas oclusões arteriais agudas traduzem grave comprometimento da circulação. As bolhas têm vários tamanhos e surgem em áreas cianóticas. Assemelham-se às produzidas por queimadura e indicam avançado grau de isquemia.

> **Boxe**
>
> *Gangrena* é a morte de tecidos em consequência de isquemia intensa, aguda ou crônica. Pode ser desencadeada por pequenos traumatismos, compressão, infecção, micose interdigital ou surgir espontaneamente. Ela se apresenta sob duas formas – *gangrena úmida* e *gangrena seca*.
>
> A *gangrena úmida* apresenta limites imprecisos, é dolorosa, acompanha-se de edema e de sinais inflamatórios. Surge no diabetes, na tromboangiite obliterante, na trombose venosa profunda e em determinadas infecções graves da pele e do tecido subcutâneo. Acompanha-se de secreção serossanguinolenta ou purulenta de intenso mau cheiro. A pele necrosada fica escura (preta) e tem consistência elástica à palpação, deslizando facilmente sobre os planos profundos.
>
> A gangrena úmida, associada à infecção e à toxemia, pode ser fatal; é uma condição que deve ser tratada em caráter de emergência.
>
> A *gangrena seca* é assim denominada pelo fato de os tecidos comprometidos sofrerem desidratação, tornando-se secos, duros, com aspecto mumificado. A pele torna-se escura e firmemente aderida aos planos profundos. Observa-se nítida delimitação entre a parte sadia e a comprometida. Com a evolução do processo surge um sulco denominado "sulco de delimitação", no qual se origina uma secreção de odor fétido.
>
> Durante sua instalação, a gangrena seca apresenta dor; contudo, com o evoluir do processo, torna-se indolor.
>
> Este tipo de gangrena ocorre principalmente na arteriosclerose obliterante periférica, podendo ser vista também na evolução tardia das oclusões arteriais agudas.
>
> A gangrena úmida e a gangrena seca são devidas à isquemia, ou seja, dependem da deficiência do suprimento de oxigênio para os tecidos, enquanto a gangrena gasosa é causada por bactérias anaeróbicas, do gênero *Clostridium*, produtoras de exotoxinas histotóxicas. O tecido necrótico apresenta crepitação característica, pela produção de gás, e odor fétido.

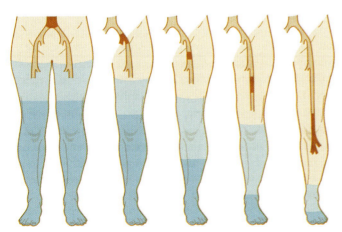

Figura 6.21 Relação entre o local de oclusão da artéria e o nível de frialdade da pele. As áreas azul-claras representam as regiões que podem ou não esfriar, variando sua extensão de acordo com a intensidade do vasospasmo e/ou da circulação colateral preexistente. (Adaptada de Wolosker.)

Edema

O edema que se observa nas doenças arteriais isquêmicas decorre de vários fatores, tais como aumento da permeabilidade capilar em razão da isquemia; tendência dos pacientes a manterem os pés pendentes para aliviar a dor, o que dificulta o retorno venoso; processo inflamatório nas artérias e, às vezes, presença de trombose venosa associada.

Veias

Os principais sintomas das doenças venosas são *dor*, *edema*, *alterações tróficas* (hiperpigmentação, eczema, úlceras e dermatofibrose), *hemorragias e hiperidrose*.

Dor

A queixa mais comum dos pacientes que têm varizes dos membros inferiores é uma dor de intensidade leve a moderada referida como peso nas pernas, queimação, ardência, cansaço, cãibras, dolorimento, fincada ou ferroada. Dor intensa, associada a edema e cianose, levanta a suspeita de trombose venosa profunda.

O mecanismo provável da dor da estase venosa é a dilatação da parede das veias.

Suas características dependem das condições psíquicas do paciente, da profissão, das atividades físicas, do tipo de varizes, do horário do dia e do grau de insuficiência venosa.

Nas microvarizes a dor costuma ser em queimação ou ardência; outras vezes adquire a sensação de peso e cansaço. As microvarizes podem ser assintomáticas, mas são muito valorizadas pelo aspecto estético.

As varizes médias e as calibrosas provocam sensação de peso, cansaço, formigamento e queimação nos pés. A dor é tanto mais intensa quanto maior a insuficiência venosa. Permanecer de pé agrava o padecimento do paciente. Nas mulheres a dor costuma ser mais frequente no período pré-menstrual e durante a menstruação.

A dor da insuficiência venosa é mais intensa no período vespertino, ao final de uma jornada de trabalho, ou após longos períodos na posição de pé. Quando a insuficiência é muito grave, a dor pode estar presente desde o momento em que o paciente se levanta da cama. Nesses casos, a sensação de intumescimento das veias e peso nas pernas e nos pés diminui quando ele começa a andar.

> **Boxe**
> Ao contrário da dor da insuficiência arterial, a da insuficiência venosa melhora com a deambulação e pode tornar-se mais intensa com a interrupção da marcha. Também, diferentemente da dor isquêmica, ela melhora com o repouso no leito com os pés elevados. Contudo, nem sempre é assim, pois alguns doentes, paradoxalmente, relatam piora, com sensação de queimação, quando se deitam. Nesses casos, o paciente não consegue ficar quieto, procurando colocar as pernas nas partes mais frias da cama (síndrome das pernas inquietas).

É frequente também o relato de dor sob a forma de cãibras noturnas.

Nas flebites superficiais ocorre dor no trajeto venoso comprometido.

Edema

O edema da insuficiência venosa crônica costuma surgir no período vespertino e desaparece com o repouso, sendo mais intenso nas pessoas que permanecem muito tempo sentadas e com os pés pendentes. Tal fato torna-se bem evidente ao final de viagens longas.

O edema é mole e depressível, localizando-se de preferência nas regiões perimaleolares, mas pode alcançar o terço proximal das pernas na insuficiência venosa mais grave. Na síndrome pós-trombótica, quando o edema torna-se permanente, há aumento global do volume do pé, da perna e até da coxa, sem que aparentem estar edemaciados.

Pode ser uni ou bilateral, predominando no lado em que o retorno do sangue estiver mais prejudicado, diferentemente do edema da insuficiência cardíaca, da hipoproteinemia e das nefropatias, que apresenta intensidade igual nas duas pernas.

Seu mecanismo de formação é o aumento da pressão hidrostática no interior das veias, das vênulas e dos capilares venosos, fenômeno que ocasiona a saída de líquido para o espaço intersticial.

À medida que o edema se torna crônico, acumulam-se substâncias proteicas no interstício do tecido celular subcutâneo. Tais substâncias desencadeiam repetidas reações inflamatórias da pele e do tecido subcutâneo, vermelhidão da pele, aumento da temperatura e dor na região correspondente. Tal quadro é denominado *celulite subaguda* ou *crônica*.

Alterações tróficas

As principais alterações tróficas das venopatias são hiperpigmentação, eczema, úlceras e dermatofibrose.

Na insuficiência venosa de longa duração podem surgir manchas acastanhadas na pele, esparsas ou confluentes, situadas no terço inferior da perna, predominantemente na região perimaleolar interna. Em alguns casos, a *hiperpigmentação* atinge toda a circunferência da perna.

A hiperpigmentação é devida ao acúmulo de hemossiderina na camada basal da derme, a qual provém das hemácias que migram para o interstício e ali são fagocitadas pelos macrófagos.

O *eczema varicoso* ou *dermatite de estase* pode apresentar-se sob a forma aguda ou crônica. Nos casos crônicos, são frequentes as reagudizações.

Na forma aguda observam-se pequenas vesículas que secretam um líquido seroso, que pode ser abundante. Acompanha-se de prurido, mais intenso no período vespertino e noturno, admitindo-se que sua causa seja a liberação de histamina das células destruídas pela anoxia secundária à insuficiência venosa.

A *úlcera* é uma complicação frequente da insuficiência venosa grave, devida a varizes ou trombose venosa profunda (síndrome pós-trombótica). Tais ulcerações podem surgir em consequência de mínimos traumatismos, como o ato de coçar em áreas correspondentes à flebite superficial ou nos locais de ruptura de varizes.

A localização principal dessas úlceras é na região maleolar interna, mas podem surgir em outras áreas. Em casos avançados atingem toda a circunferência do terço inferior da perna. (As úlceras situadas acima do terço médio da perna geralmente têm outra etiologia que não a insuficiência venosa crônica.)

As úlceras são rasas, têm bordas nítidas, apresentando uma secreção serosa ou seropurulenta. São menos dolorosas do que a úlcera isquêmica. A dor é maior quando a perna está pendente, melhorando com sua elevação, exatamente o contrário do que ocorre com a úlcera isquêmica.

Nos pacientes com insuficiência venosa crônica os repetidos surtos de celulite e a cicatrização de ulcerações acabam determinando uma *fibrose* acentuada do tecido subcutâneo e da pele (*dermatofibrose*), com diminuição da espessura da perna, que adquire o aspecto de "gargalo de garrafa". A fibrose leva à ancilose da articulação tibiotársica, prejudicando mais ainda o retorno venoso, por interferir no mecanismo da bomba venosa periférica.

Hemorragias e hiperidrose

As varizes, principalmente as dérmicas, rompem-se com relativa frequência, espontaneamente ou após traumatismo, causando hemorragias de grau variável, às vezes abundantes.

Na insuficiência venosa crônica grave de longa duração é comum o aparecimento de sudorese profusa ou hiperidrose no terço distal das pernas.

Linfáticos

Os principais sintomas das afecções dos linfáticos são *dor* e *edema* que podem ser localizados em diferentes regiões (Figura 6.22).

Dor

A dor surge somente na linfangite aguda e nas adenomegalias de crescimento rápido que acompanham os processos inflamatórios. Localiza-se no trajeto do coletor linfático ou na área em que se situa o linfonodo comprometido. É necessário estar atento para não confundir as linfangites com as flebites (inflamação da veia).

Edema

O edema linfático ou linfedema pode ser ocasionado por bloqueio ganglionar ou dos coletores linfáticos como consequência de processo neoplásico, inflamatório (linfangite) ou parasitário (filariose).

O bloqueio ganglionar ocorre com frequência nas metástases neoplásicas, acompanhando-se de edema unilateral, de evolução rápida, atingindo todo o membro. A princípio, o edema é mole, mas vai-se tornando cada vez mais duro com o passar dos dias. É frio e não regride significativamente com o repouso, mesmo quando o paciente eleva o membro comprometido.

O edema resultante do comprometimento de coletores linfáticos é de instalação insidiosa, iniciando-se pela extremidade do membro afetado, ascendendo levemente com o passar dos meses ou dos anos. É duro, não depressível, frio, leva à deformidade do membro e não diminui substancialmente com o repouso, mesmo com a elevação do membro. O edema de longa duração geralmente produz hiperqueratose da pele e lesões verrucosas que caracterizam o quadro denominado *elefantíase*.

Há vários tipos de linfedema, conforme se vê no Quadro 6.15, dependendo da etiologia, do tempo de evolução e das complicações.

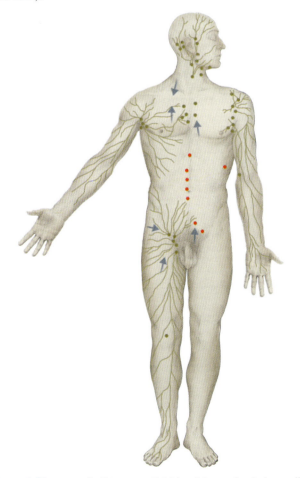

Figura 6.22 Sistema linfático superficial (verde) e profundo (vermelho). (Adaptada de Wolf-Heidegger – Atlas de Anatomia, 6ª ed., 2006.)

Quadro 6.15 Classificação do linfedema.

Primário (congênito, precoce ou tardio)

Secundário
- Por alterações dos vasos linfáticos
  - Erisipela
  - Estase venosa crônica
  - Traumatismo
  - Filariose
  - Pós-cirurgia
  - Cirurgia de varizes
  - Safenectomia para revascularização miocárdica
  - Dissecção inguinal para circulação extracorpórea
- Por alterações dos linfonodos
  - Neoplasias
  - Fibrose pós-radioterapia
  - Esvaziamento ganglionar cirúrgico
  - Tuberculose
  - Medicamentos

Microcirculação

As manifestações clínicas indicativas de distúrbios no nível da microcirculação são *alterações da coloração e da temperatura da pele*, *alterações da sensibilidade* e *edema*.

Alterações da coloração e da temperatura da pele

As alterações da coloração e da temperatura da pele – palidez, cianose, acrocianose, fenômeno de Raynaud e livedo reticular – foram vistas ao analisarmos os sintomas das doenças arteriais.

Alterações da sensibilidade

Tais alterações são representadas por *diminuição da sensibilidade* (p. ex., sensação de dedo dormente), *aumento da sensibilidade* ou *hiperestesia* e *fenômenos parestésicos* (dormência e formigamentos). São comuns nos distúrbios da microcirculação, mas precisam ser diferenciadas das afecções dos nervos periféricos. Aliás, em algumas condições tanto o sistema vascular como o sistema nervoso podem estar envolvidos concomitantemente. É o que se observa, por exemplo, na tromboangiite obliterante, na qual o processo inflamatório que começa nas artérias de pequeno calibre vai avançando e acaba englobando as veias e o nervo satélite.

Edema

O acúmulo de líquido intersticial depende de fatores gerais (hipoproteinemia, retenção de sódio) e de alterações locais, destacando-se o aumento da permeabilidade capilar e a obstrução de linfáticos.

SISTEMA DIGESTIVO

A melhor análise dos sinais e sintomas das doenças do sistema digestivo é a feita para cada órgão separadamente, mesmo sabendo que se incorrerá em repetições. Aliás, tais repetições, como já frisamos anteriormente, são necessárias para se aprender a analisar o mesmo sintoma tendo como ponto de referência órgãos diferentes.

Abordaremos, antes, as alterações do apetite. Muito embora este sintoma se deva a múltiplas causas, muitas das quais não relacionadas com o sistema digestivo, é usual incluí-lo na anamnese deste sistema.

Alterações do apetite

Apetite é o desejo de alimentar-se e corresponde a um estado afetivo-instintivo, reforçado por vivências anteriores.

Deve-se distinguir *fome* de *apetite*, porque, embora intimamente relacionados, não têm o mesmo significado. A fome corresponde a uma sensação desagradável, resultante de contrações gástricas (fome gástrica), associada a um estado geral de fraqueza (fome celular).

Em algumas doenças, como o diabetes e o hipertireoidismo, o apetite costuma estar aumentado. Diz-se, nesse caso, que existe *polifagia*, *hiperorexia* e *bulimia*. Em outras enfermidades o apetite está diminuído (*inapetência* ou *anorexia*), como nos estados infecciosos, nos transtornos depressivos, nas neoplasias malignas e em consequência do uso de medicamentos (digitálicos, diuréticos, anorexígenos).

Pode-se observar também perversão do apetite; nesse caso, o paciente demonstra desejo de ingerir substâncias não alimentícias ou que não está habituado a usar. A perversão do apetite que ocorre na gravidez recebe a denominação de *pica* e *malacia*.

Nos pacientes anemiados, com infestação por ancilostomídeos, é comum o desejo de comer terra (geofagia).

Bulimia nervosa e anorexia nervosa

É um transtorno alimentar que consiste em episódios repetidos de ingestão exagerada de alimentos que se acompanha de sentimento de perda do controle alimentar, podendo haver mecanismos compensatórios, tais como vômito autoinduzidos, jejuns e exercícios intensos, uso de laxantes ou diuréticos.

A anorexia nervosa também é um transtorno alimentar que se caracteriza por uma perturbação profunda da percepção da imagem corporal, com busca incessante de se tornar magro(a), resultando em acentuada perda de peso, que pode chegar à inanição.

REGIÃO BUCOMAXILOFACIAL

A região bucomaxilofacial é representada por um conjunto de estruturas anatômicas localizadas, na sua maioria, na região supra-hióidea que inclui: maxila, mandíbula, cavidade bucal, complexo dentoalveolar, articulação temporomandibular (ATM), músculos da mastigação, cavidades paranasais e glândulas salivares (Figuras 6.23 e 6.24).

Os principais sinais e sintomas das doenças que acometem essa região são: *dor, limitação da abertura bucal, disfunção da ATM, halitose, xerostomia, sangramento gengival* (Figura 6.25).

Os pacientes também podem relatar a existência *de ulcerações, nódulos, vesículas e bolhas, manchas* e *placas*. (Ver *Exame da região bucomaxilofacial* no Capítulo 15, *Exame de Cabeça e Pescoço*.)

Dor

Uma das dores mais comuns na cavidade bucal é a dor de dente (odontalgia), a qual se manifesta de forma bem localizada ou pode se confundir com dores provenientes de outras estruturas, como mucosa bucal, osso e estruturas adjacentes como as glândulas salivares, articulação temporomandibular, músculos da mastigação, seio maxilar (Quadro 6.16).

As causas mais comuns de odontalgia estão relacionadas a cárie dentária, alterações pulpares e dos tecidos de suporte dos dentes – o periodonto.

A perda do esmalte do dente, provocada por cárie dentária, abrasão, erosão ou traumatismo, expõe a dentina, que é muito sensível a frio, calor, ácidos e doces. A depender da extensão de dentina exposta, a dor pode ser aguda, bem localizada, de curta duração, que desaparece quando se retira o estímulo. Quando há grande perda de esmalte dentário, o estímulo constante desencadeia um processo inflamatório da polpa, chamado pulpite. Nesses casos, a dor é aguda e latejante, a princípio localizada, mas com o evoluir do processo irradia para as regiões próximas ao dente comprometido, podendo até dificultar a indicação do local exato da dor. Sua intensidade aumenta com substâncias frias, quentes, doces e ácidas e persiste após a remoção das mesmas; exacerba-se quando o paciente se deita em virtude do aumento da circulação intrapulpar.

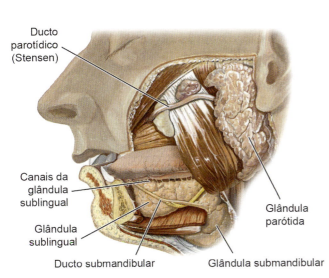

Figura 6.23 Glândulas salivares maiores da cavidade bucal. (Adaptada de Wolf-Heidegger – Atlas de Anatomia, 6ª ed., 2006.)

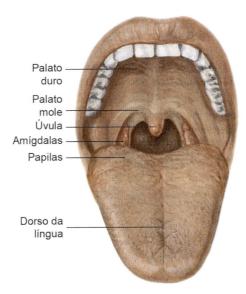

Figura 6.24 Cavidade bucal e suas principais estruturas. (Adaptada de Wolf-Heidegger – Atlas de Anatomia, 6ª ed., 2006.)

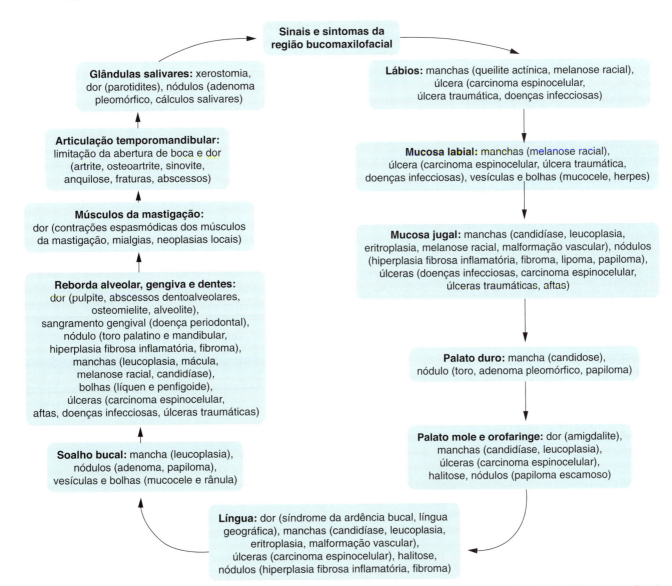

Figura 6.25 Principais sinais e sintomas da região bucomaxilofacial. Este fluxograma também sugere uma sequência sistemática para a realização do exame físico da região bucomaxilofacial. (Ver Capítulo 15, *Exame de Cabeça e Pescoço*.)

Quadro 6.16 — Dor na região bucomaxilofacial e seu diagnóstico diferencial.

Localização	Por que se confundem?	Como diferenciar
Dente + periodonto	As respostas clínicas ao estímulo ou percussão nos dentes são semelhantes nos casos de pulpite e abscessos periodontais/periapicais	Testes de sensibilidade dentária indicarão a vitalidade do dente. Palpação da gengiva pode revelar secreção purulenta nos abscessos periodontais. Imagens radiográficas podem mostrar a existência de lesões de cárie ou alterações ósseas na região periodontal
Dente + músculos + seios maxilares	Apesar de as odontalgias serem na maioria das vezes bem localizadas, dores musculares crônicas podem gerar dor secundária nos dentes. Assim, infecções sinusais podem se acompanhar de dor nos dentes, cujos ápices radiculares estejam próximos do assoalho dos seios maxilares	Testes de sensibilidade, percussão e exames radiográficos devem ser realizados para descartar origem dentária da dor. História de gripe recente, dor que se agrava ao abaixar a cabeça e palpação do seio maxilar ou transiluminação podem sugerir a existência de sinusite dos seios maxilares. Palpação muscular pode indicar a origem muscular da dor
Cabeça (cefaleias) + músculos + ATM (disfunção temporomandibular – DTM) + seios paranasais	DTM com envolvimento muscular pode ser referida como cefaleia, pois os músculos temporais se originam na fossa temporal. Dores musculares na região cervical também podem se referir para a cabeça (principalmente regiões pós-auricular, parietal e temporal). Sinusite dos seios paranasais também podem se manifestar como dor na região temporal e na região frontal	Uma história clínica detalhada, definindo localização, qualidade da dor, intensidade, duração, frequência, fatores agravantes e atenuantes, pode contribuir para o diagnóstico diferencial. Palpação dos músculos pode revelar a origem muscular da dor. Exames de imagem podem evidenciar a existência de sinusite nos seios paranasais, ou alterações intracranianas
Ouvido + ATM + músculos	Dor na região de ATM pode ser relatada como dor de ouvido, ou vice-versa. Da mesma forma, dores musculares podem ser relatadas como dores articulares	A história clínica, a palpação e os testes funcionais ajudam a diferenciar entre dor por disfunção temporomandibular (DTM) e otalgia. Porém, na maioria dos casos, as DTMs se manifestam como associação de dores musculares e articulares, o que requer exame especializado para diagnóstico e tratamento
Parótida + ATM + dentes/periodonto + músculos	O aumento de volume na região lateral da face pode ter origem em processos infecciosos. Abscessos originados em dentes ou no periodonto podem se disseminar nos espaços intramusculares causando tumefação e limitação de abertura bucal. A dor na região de parótida pode se assemelhar a dor articular, e o fato de as estruturas estarem próximas pode gerar dúvidas no diagnóstico diferencial	A história clínica pode contribuir para a identificação da estrutura acometida. É necessário fazer exame completo das estruturas intraorais (dentes/periodonto) e extraorais (músculos, articulação e glândula parótida). Dores de origem glandular geralmente são acompanhadas por dor a estímulo salivar, e diminuição do fluxo salivar
Nervos (neuralgias) + mucosites + músculos + dentes	Apesar de as dores neuropáticas comumente apresentarem características bem específicas (dor paroxística em choque, de curta duração e resposta exacerbada a estímulos), elas podem se apresentar com características semelhantes a mucosite (ardência, formigamento, queimação), odontalgia (pulsátil, aguda, constante) ou a mialgia (difusa, e resposta exarcebada a estímulo funcional)	A história clínica e exames completos extraorais e intraorais são fundamentais. Testes funcionais e palpação ajudam a identificar dores musculares. Testes a estímulos ajudam a identificar a região/estrutura e o tipo de resposta dolorosa. Testes anestésicos contribuem para o diagnóstico diferencial

Em relação aos tecidos de suporte do dente (osso alveolar, ligamento periodontal), as dores mais comuns estão relacionadas ao abscesso agudo periapical e periodontal, alveolite e osteomielite.

Os abscessos são processos inflamatórios, caracterizados pela formação de pus. Afetam as porções periapical e periodontal do dente, surgindo dor aguda, intensa, pulsátil, contínua; no início é localizada, mas geralmente evolui para dor referida a distância. Outros sinais relacionados são tumefação e extrema sensibilidade à percussão dentária (vertical/horizontal) e à palpação dos tecidos moles. O calor aplicado sobre a área aumenta a dor pela expansão de gases. Algumas vezes o frio pode dar alívio temporário.

A alveolite é a complicação mais comum após uma extração dentária difícil e traumática. É conhecida como "alvéolo seco", mas basicamente é uma osteomielite focal na qual o coágulo sanguíneo se desintegrou ou foi deslocado, resultando em odor desagradável e dor intensa, mas sem supuração.

A dor de dente pode ainda ser secundária, tendo sua origem primária em afecções dos seios paranasais (sinusite), musculatura da mastigação ou ATM. Este fato, associado a deficiências no processo de diagnóstico, tem levado a inúmeros tratamentos endodônticos e extrações dentárias desnecessários, com o agravante da não remissão da dor.

Boxe — Osteomielite

A osteomielite é um processo inflamatório agudo ou crônico nos espaços medulares ou nas superfícies corticais do osso, no caso específico do complexo maxilomandibular, o qual se estende além do sítio inicial (geralmente uma infecção bacteriana). Na grande maioria dos casos é uma complicação de infecção dentária (abscesso agudo), que se dissemina pelos espaços medulares do osso, provocando necrose. Fratura dentária e traumatismo da maxila e da mandíbula também podem causar osteomielite. Os principais sintomas são: dor intensa, febre, linfadenopatia regional, mobilidade e sensibilidade dolorosa dos dentes envolvidos, presença de fragmentos ósseos com esfoliação espontânea (sequestros). A parestesia ou anestesia do lábio inferior pode ocorrer quando o osso comprometido é a mandíbula e o canal mandibular está envolvido, onde passa o nervo alveolar inferior. A osteomielite aguda não tratada devidamente pode evoluir para a crônica, a qual pode surgir sem um episódio agudo prévio. Neste caso, tumefação, dor, fístula, secreção purulenta e sequesto ósseo são os principais sintomas. Dentre vários fatores que podem predispor à osteomielite dessa região incluem-se doenças crônicas sistêmicas, imunocomprometimento, doenças associadas com diminuição de vascularização do osso (displasias) e uso de bisfosfonados.

A dor na língua (glossalgia ou glossodina), na maioria das vezes, é descrita pelo paciente como uma sensação de queimadura, tal como acontece ao se tomar café quente. A causa mais comum são as glossites, processo inflamatório que pode ter causas locais ou sistêmicas; por isso, a avaliação semiológica não pode ficar restrita à cavidade bucal. Sem dúvida, as características da própria língua, facilmente examinada pela inspeção, trazem contribuição relevante. A causa mais frequente de ardência ou queimação na língua é higiene bucal inadequada, o que propicia acúmulo de restos epiteliais, bactérias e fungos, resultando em aspecto de placa branca e densa em toda a língua (saburra lingual). As reações de hipersenbilidade ao material utilizado para confecção de próteses, pastas dentais, enxaguatórios bucais também devem ser investigadas. Variações anatômicas da língua como as fissuras (língua fissurada) e áreas migratórias de atrofia do epitélio (língua geográfica) podem favorecer os sintomas de ardência e queimação. É necessário considerar também as doenças carenciais, especialmente deficiência da vitamina C, do complexo B e de niacina (pelagra), cirrose hepática, leucoses, colagenosas, manifestações paraneoplásicas, intoxicações exógenas (mercúrio, bismuto, chumbo), uso de medicamentos (difenil-hidantoína, penicilina), lesões locais incluindo estomatite aftosa (aftas), estomatite herpética, neoplasias. Traumatismos provocados por prótese dentária defeituosa também podem provocar dor na língua.

> **Boxe — Síndrome de ardência bucal**
>
> Alguns pacientes com distúrbios emocionais relatam sensação de dor na língua sem nenhuma evidência objetiva de inflamação como, por exemplo, na síndrome da ardência bucal (SAB).
>
> A SAB deve ser considerada no diagnóstico das queixas de queimação e ardência bucal. Neste caso, as queixas geralmente são de ocorrência contínua durante o dia, sem interferir no sono, que persistem por pelo menos 4 meses, especialmente na língua, em que não se observam alterações na mucosa e nenhuma causa local ou sistêmica é identificada. A SAB pode estar associada a xerostomia, parestesia e disgeusia. Sua possível gênese multifatorial pode ter a participação de constituintes salivares, distúrbios hormonais, alterações nervosas periféricas e centrais e fatores psicogênicos como ansiedade e depressão.

Limitação da abertura da boca (trismo)

Consiste na dificuldade ou impossibilidade temporária ou permanente de abertura da boca, que pode ter causa intra ou extra-articular (ATM). Alguns exemplos de limitação da abertura de boca são: desarranjo interno ou luxação da ATM, fratura da cabeça da mandíbula, sinovite traumática, artrite inflamatória e osteoartrite, anquilose, traumas ou fraturas de ossos da face, edema pós-cirúrgico, após o bloqueio nervoso para tratamento dentário, hematomas, infecções agudas dos tecidos orais (abscessos dentoalveolares), parotidite aguda, tétano, neoplasias malignas na região da articulação temporomandibular e contrações espasmódicas dos músculos da mastigação.

Disfunção temporomandibular (DTM)

É um termo genérico para designar um conjunto de sintomas dos músculos da mastigação (masseter, temporal, pterigóideos lateral e medial, digástrico) e ATMs, de etiologia multifatorial. O sintoma mais frequente é a dor, que pode estar associada a restrição do movimento mandibular (limitação da abertura bucal) e ruídos articulares. A dor pode estar relacionada a sobrecarga exercida durante a função da ATM: hábito como de apertamento e ranger dos dentes (bruxismo cêntrico e excêntrico); alterações nas relações entre maxila e mandíbula devido a perda dentária; má oclusão (encaixe dos dentes). Outras causas: subluxação, alterações degenerativas (osteoartrose) ou inflamatórias (artrite reumatoide). A dor se localiza na área da articulação, piora com os movimentos mastigatórios e pode irradiar ou ser referida no ouvido, na cabeça e na região cervical. As dores musculares estão associadas a processos inflamatórios e podem apresentar pontos "gatilhos", que, ao serem acionados, além de desencadear dor local, esta pode manifestar-se a distância em outros músculos e estruturas (p. ex., dente, ouvido).

Halitose (mau hálito)

É a expressão usada para definir um odor bucal desagradável, geralmente percebido pelos circunstantes e, menos frequentemente, pelo próprio paciente.

Em condições normais, o hálito humano não tem odor, sendo, no jovem, geralmente doce e agradável; no entanto, com o aumento da idade torna-se mais intenso, mas habitualmente não é desagradável.

A queixa de halitose requer exame cuidadoso, não só da cavidade bucal, mas também dos sistemas respiratório e digestivo, da pele e das mucosas. A halitose pode ser também de origem metabólica ou psicogênica.

As lesões locais representam cerca de 90% das causas da halitose, que podem ocorrer devido a uma higiene bucal inadequada (resíduos alimentares, impactação alimentar, placa bacteriana, depósitos de cálculo dentário), permitindo a fermentação ou putrefação de substâncias orgânicas; saburra lingual, língua pilosa; higiene deficiente em aparelhos protéticos; doenças gengivais e periodontais (p. ex., gengivite ulcerativa necrosante aguda); lesões abertas de cáries dentárias; lesões de tecido mole com ulcerações, hemorragia ou necrose, áreas submetidas à cirurgia ou extração dentária.

As causas gerais ou não bucais são: respiratórias (rinite crônica, gotejamento pós-nasal, pólipos, adenoidite crônica, corpo estranho, amigdalite, ozena, sinusite, laringite, bronquite, bronquiectasia, abscesso do pulmão e câncer); uso de bebidas alcoólicas; hábito de fumar ou mascar tabaco; ingestão frequente de alimentos e bebidas fortemente aromatizadas (alho, cebola); digestivas (divertículo faringoesofágico, inflamação crônica do intestino, alterações funcionais, dispepsias, obstrução intestinal, insuficiência hepática); metabólicas (diabetes, uremia); psicogênicas (ansiedade, principalmente); por jejum prolongado.

Xerostomia

A xerostomia, também conhecida como boca seca, pode ou não estar relacionada à falta de saliva, ou seja, nem sempre este sintoma indica uma real falta ou diminuição na produção de saliva. As causas mais frequentes são fatores que desidratam a boca e ressecam a mucosa bucal e dentre estes fatores incluem-se: respiração bucal e o ronco, desidratação, uso excessivo da fala, geralmente relacionada à profissão. Outras causas: doenças das glândulas salivares, como a síndrome de Sjögren, diabetes melito, radiação da cabeça e pescoço, quimioterapia e uso de alguns medicamentos.

ESÔFAGO

Os principais sintomas das doenças do esôfago são *disfagia, odinofagia, pirose, dor esofágica, regurgitação, eructação, soluço, sialose* e *hematêmese* (Figura 6.26).

Disfagia

Define-se disfagia como dificuldade à deglutição. A disfagia que ocorre nas duas primeiras fases da deglutição é chamada de orofaríngea ou alta, e a da terceira fase da deglutição, de disfagia esofágica ou baixa (Quadro 6.17).

A disfagia orofaríngea pode ser facilmente reconhecida: o alimento permanece no todo ou em parte na cavidade bucal após a tentativa de deglutição, podendo haver aspiração para a árvore traqueobrônquica, seguida de tosse, ou regurgitação nasal.

Na disfagia esofágica o paciente tem a sensação de parada do bolo alimentar no esôfago, embora não possa localizar precisamente o nível da obstrução. Pode ser devida tanto a uma obstrução de natureza orgânica, como a alterações motoras. De modo geral, a disfagia que se manifesta somente para sólidos é sugestiva de obstáculo mecânico, enquanto a que ocorre tanto com alimentos sólidos como líquidos indica alteração da motilidade esofágica.

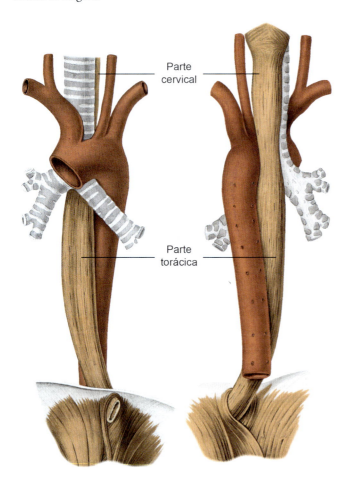

Figura 6.26 Esôfago. (Adaptada de Wolf-Heidegger – Atlas de Anatomia, 6ª ed., 2006.)

Quadro 6.17 Causas de disfagia.

Disfagia orofaríngea ou alta
- Causas mecânicas
  - Processos inflamatórios da boca e da faringe
  - Compressões extrínsecas (bócio, adenomegalias, hiperostose vertebral)
  - Divertículo de Zenker ou faringoesofágico
  - Anel esofágico superior
- Miopatias
  - Distrofia muscular
  - Dermatomiosite, polimiosite
  - Hipertireoidismo
  - Mixedema
  - Miastenia *gravis*
- Doenças do sistema nervoso central (transtornos que afetam os músculos faríngeos)
  - Acidente vascular cerebral
  - Parkinsonismo
  - Esclerose múltipla
  - Tumores cerebrais
  - Doença do neurônio motor
  - Poliomielite bulbar
  - Doenças degenerativas
- Distúrbio funcional
  - Incoordenação faringoesofágica
  - Relaxamento incompleto do esfíncter superior do esôfago
- Disfagia psicogênica
  - Globo histérico
  - Transtorno de ansiedade

Disfagia esofágica ou baixa
- Mecânicas
  - Neoplasias
  - Estenoses
  - Compressões extrínsecas
  - Anel esofágico inferior (anel de Schatzki)
  - Corpo estranho
- Motoras
  - Refluxo gastresofágico
  - Esofagopatia chagásica (megaesôfago)
  - Acalasia idiopática
  - Espasmo difuso do esôfago
  - Doenças do tecido conjuntivo
  - Esclerose sistêmica progressiva
  - Lúpus eritematoso disseminado
  - Distrofia muscular
  - Neuropatia do sistema nervoso autônomo
  - Diabetes
  - Alcoolismo
  - Síndrome de pseudo-oclusão intestinal
  - Doenças do sistema nervoso central
  - Paralisia pseudobulbar
  - Esclerose lateral amiotrófica
  - Parkinsonismo
- Outras causas
  - Amiloidose primária
  - Esofagites
  - Estenose cáustica
  - Presbiesôfago

É importante considerar a evolução da disfagia. Nas obstruções de natureza orgânica a disfagia é intermitente, como se observa nas membranas e anéis, e progressiva nas neoplasias e na estenose péptica. Nas desordens motoras do esôfago, a disfagia é intermitente. No megaesôfago, é lentamente progressiva.

Quando a disfagia tem uma longa duração – de anos – com pouco comprometimento do estado geral do paciente, trata-se, certamente, de doença benigna; quando, ao contrário, a história clínica registra início recente, com acentuada perda de peso, a hipótese diagnóstica que se impõe é a de neoplasia maligna, sobretudo se o paciente tiver mais de 40 anos de idade.

Outros sintomas associados à disfagia também contribuem para o diagnóstico. A pirose é praticamente constante na esofagite péptica no refluxo gastresofágico frequentemente associado a hérnia hiatal, enquanto a dor retroesternal acompanha com frequência os transtornos motores, especialmente o espasmo difuso.

A disfagia não deve ser confundida com a pseudodisfagia e com o chamado *globus hystericus* (globo histérico). A pseudodisfagia é a sensação de desconforto que algumas pessoas experimentam com a descida do bolo alimentar ao ingerir alimentos mal fragmentados ou quando comem apressadamente. *Globus hystericus* é a sensação de corpo estranho localizado ao nível da fúrcula esternal e que se movimenta de cima para baixo e de baixo para cima, desaparecendo completamente durante a alimentação, para reaparecer em seguida. Como o próprio nome indica, é considerado manifestação de origem psicogênica. Estudos manométricos sugerem haver nesses casos um aumento do tônus do esfíncter superior do esôfago.

Odinofagia

Corresponde à dor que surge com a ingestão de alimentos. Pode ocorrer como sintoma isolado, porém comumente está associada à disfagia. Localiza-se atrás do esterno, ora mais alta, ora mais baixa, sendo relatada como urente, em punhalada, constritiva ou espasmódica. A dor urente representa um grau mais intenso da pirose e é frequente na esofagite péptica, sendo exacerbada pela ingestão de alimentos ácidos ou condimentados. Na esofagite aguda produzida por substâncias cáusticas, como o hidróxido de sódio (soda cáustica), a deglutição é extremamente dolorosa.

Constitui sintoma predominante na candidíase do esôfago, na esofagite actínica, na esofagite herpética e nas ulcerações agudas produzidas por medicamentos que, por alguma razão, permanecem por tempo prolongado em contato com a mucosa esofágica. Dentre os medicamentos capazes de causar tais ulcerações da mucosa esofágica, destacam-se o cloreto de potássio, o brometo de emeprônio (Cetiprin®), os anti-inflamatórios e alguns antibióticos, como a doxiciclina, as tetraciclinas e a clindamicina.

Nos distúrbios motores esofágicos, a odinofagia se deve a contrações musculares de maior intensidade no esôfago distal ou a lesões associadas da mucosa.

Pirose

Comumente relatada pelo paciente como "azia", "queimor" ou "queimação", a pirose é um sintoma considerado altamente sugestivo de refluxo gastresofágico. Na maioria das vezes é de localização retroesternal, percebida no nível do apêndice xifoide, podendo propagar-se para a região epigástrica, para ambos os lados do tórax ou, mais comumente, em direção ascendente, até o nível do manúbrio esternal. Ocorre, quase sempre, após as refeições, podendo ser desencadeada por alimentos, tais como frituras, bebidas alcoólicas, café, frutas cítricas, chocolate, alimentos fermentados, ou pela posição de decúbito. Acompanha-se, às vezes, de regurgitação de pequenas quantidades de líquido de sabor azedo ou amargo.

Pirose constante sugere insuficiência do mecanismo impediente do refluxo, cujas causas mais comuns são a hérnia hiatal e a hipotonia do esfíncter inferior do esôfago; outras causas são hipersecreção e estase gástrica, operações prévias sobre a região do cárdia, como a cardiomiotomia para tratamento do megaesôfago, e alterações motoras acompanhadas de hipoperistaltismo, como ocorre na esclerose sistêmica progressiva.

Dor esofágica

A dor espontânea, que se distingue da odinofagia por não depender do ato de deglutir, mas que pode com ela coexistir, pode ser causada por mudança do pH intraluminal decorrente de refluxo gastresofágico, atividade motora anormal e processos inflamatórios ou neoplásicos da parede esofágica.

O caráter da dor varia em função da doença de base. Na esofagite péptica é comum a dor urente, que representa, na verdade, uma acentuação da pirose. Nos distúrbios motores do esôfago, especialmente no espasmo difuso e nas formas hipercinéticas da esofagopatia chagásica e da acalasia idiopática, é referida como dor em cólica, constritiva ou dilacerante. No câncer do esôfago, a dor, quando presente, é surda, contínua, indicando quase sempre extensão da neoplasia às estruturas mediastinais. Na ruptura espontânea do esôfago (síndrome de Boerhaave), assim como nas perfurações ou rupturas acidentais, a dor é de grande intensidade e se acompanha de sintomas gerais que denunciam a gravidade do quadro clínico.

Uma causa relativamente comum de dor esofágica é representada pelo chamado *esôfago quebra-nozes*, denominação dada ao esôfago com contrações peristálticas de grande amplitude e longa duração.

Boxe — Dor esofágica e dor cardíaca

A dor esofágica pode confundir-se com a dor da isquemia miocárdica. Nem sempre é fácil o diagnóstico diferencial, uma vez que ambas podem causar sensação de opressão retroesternal e irradiar para o pescoço, os ombros e membros superiores. Atenção: os vasodilatadores empregados no tratamento da dor anginosa podem aliviar certos tipos de dor esofágica. O exame clínico fornece dados importantes, e quando há referência a outros sintomas esofágicos ou cardíacos, torna-se mais fácil a distinção. Outros dados que podem auxiliar no diagnóstico diferencial são: a dor anginosa que se manifesta após exercício e atenua com o repouso, enquanto a dor esofágica ocorre comumente com o paciente deitado, em repouso, melhorando quando se põe de pé e caminha alguns passos. Mas na angina instável a dor não depende de esforço físico para surgir; o uso de antiácidos pode produzir alívio da dor esofágica, mas não da dor cardíaca. A comprovação da origem da dor quase sempre depende de exames complementares.

Regurgitação

Entende-se por regurgitação o retorno do alimento ou de secreções contidas no esôfago ou estômago à cavidade bucal, sem antecedentes de náuseas nem a participação dos músculos abdominais.

A regurgitação de pequena quantidade de líquido, pela manhã, é chamada de *pituíta*. As causas de regurgitação esofágica podem ser mecânicas ou motoras.

As causas mecânicas mais comuns são: estenoses, neoplasias, divertículo faringoesofágico (divertículo de Zenker) e obstrução do lúmen esofágico por alimento (geralmente carne).

Os distúrbios motores mais frequentes são o megaesôfago chagásico, a acalasia idiopática e, mais raramente, o espasmo difuso do esôfago.

A regurgitação de conteúdo gástrico refluído para o esôfago é comum na hérnia hiatal por deslizamento e na doença péptica ulcerosa. Os seguintes fatores favorecem a regurgitação do conteúdo gástrico: hipotonia do esfíncter inferior do esôfago, aumento da pressão intragástrica ou intra-abdominal e as mudanças posturais, como a inclinação do tronco para a frente, o decúbito dorsal e o decúbito lateral direito.

A regurgitação ocorre quase sempre após as refeições. No megaesôfago encontram-se dois tipos de regurgitação: a ativa, dinâmica ou ortostática, que surge durante ou imediatamente após as refeições, decorrente da incoordenação motora do esôfago, e a passiva, de decúbito ou clinostática, que se manifesta tardiamente, com o paciente deitado, quase sempre à noite.

> **Boxe** — Regurgitação noturna representa um grande risco, pela possibilidade de aspiração do material regurgitado para a árvore respiratória, causando repetidos surtos de broncopneumonia.

Um tipo especial de regurgitação é o representado pelo que se denomina *mericismo*, o qual consiste na volta, à boca, de pequenas quantidades de alimento que, na maioria das vezes, é novamente deglutido pelo paciente, à maneira dos ruminantes. Não tem outro significado a não ser o embaraço que pode causar ao paciente.

Eructação

A eructação não constitui sintoma próprio das doenças do esôfago e ocorre, na maioria das vezes, em consequência da ingestão de maior quantidade de ar durante as refeições, ou em situações de ansiedade.

A deglutição de grande quantidade de ar constitui a *aerofagia*, comum em pacientes ansiosos.

No megaesôfago, entretanto, a eructação pode ser considerada um sintoma esofágico. O paciente deglute propositalmente maior quantidade de ar durante as refeições com a finalidade de auxiliar a passagem do alimento para o estômago; o ar deglutido acumula-se na parte superior do esôfago, impelindo o alimento para baixo, à maneira de um êmbolo de pressão; em seguida, é expelido pela eructação.

Soluço

O soluço também não constitui sintoma específico das doenças do esôfago, nem do aparelho digestivo.

O soluço, que é causado por contrações espasmódicas do diafragma, pode ser devido a numerosas causas, tais como doenças do sistema nervoso central, irritação do nervo frênico ou do diafragma, estimulação reflexa e doenças que comprometem o mediastino, pleura e órgãos intra-abdominais. Contudo, pode ser considerado como parte da sintomatologia esofágica em duas condições: na hérnia hiatal e no megaesôfago. Na hérnia hiatal pode manifestar-se episodicamente ou tornar-se persistente e intratável pelas medidas clínicas habituais. No megaesôfago e na acalasia o soluço é relativamente frequente durante as refeições. (Ver *Diafragma e mediastino*, neste capítulo).

Sialose

A sialose, também denominada sialorreia ou ptialismo, caracteriza-se pela produção excessiva de secreção salivar, sendo observada nas esofagopatias obstrutivas de modo geral e, em particular, no megaesôfago chagásico.

A hipersalivação nesses casos se deve ao chamado reflexo esôfago-salivar de Roger, segundo o qual as glândulas salivares são estimuladas reflexamente a partir de receptores situados na parede esofágica. No megaesôfago chagásico parecem atuar outros fatores diretamente relacionados com a doença de Chagas, uma vez que a hipersalivação persiste mesmo após a remoção cirúrgica do esôfago.

A sialose é também encontrada com frequência nos pacientes hipersecretores com doença péptica ulcerosa.

Hematêmese

A hematêmese ou vômito com sangue caracteriza a hemorragia digestiva alta, assim entendida aquela em que a sede do sangramento se localiza desde a boca até o ângulo de Treitz (ângulo formado na junção entre o duodeno e o jejuno).

A causa mais comum de sangramento de origem esofágica são as varizes do esôfago. A hematêmese por ruptura das varizes é, na maioria das vezes, volumosa e contém sangue ainda não alterado por ação do suco gástrico. A hematêmese de menor volume, de origem esofágica, pode ocorrer no câncer do esôfago, nas úlceras esofágicas e em outras condições mais raras (Quadro 6.18).

Convém relembrar que a primeira tarefa do médico é diferenciar a hematêmese da hemoptise. Na maioria dos casos, isso não é difícil quando se coletam corretamente os dados clínicos (ver *Traqueia, brônquios, pulmões e pleuras*, neste capítulo).

Quadro 6.18 — Causas de hematêmese.

- Varizes esofágicas
- Hérnia hiatal
- Câncer esofágico
- Úlcera péptica
- Lesões agudas da mucosa gastroduodenal (LAMGD)
- Câncer gástrico
- Doenças hemorrágicas
- Medicamentos (ácido acetilsalicílico, corticoides, anti-inflamatórios)

ESTÔMAGO

Os principais sintomas das doenças do estômago são *dor*, *dispepsia*, *náuseas e vômitos* e *pirose* (Figura 6.27).

Dor

O sintoma mais frequente das doenças do estômago é a dor epigástrica.

A dor visceral do estômago e do bulbo duodenal é percebida na linha mediana, abaixo do apêndice xifoide. Ocorre nos pacientes com úlcera péptica, gastrite aguda e câncer gástrico.

Nos Quadros 6.19 e 6.20 estão sumarizados alguns aspectos da dor abdominal e da dor que se origina nos órgãos do sistema digestivo. Consulte ambos simultaneamente, pois a localização da dor é elemento-chave para definir sua causa.

> ### Dor abdominal aguda e crônica
> É fundamental para o raciocínio diagnóstico esclarecer se a dor abdominal é aguda ou crônica, e identificar a localização e a irradiação e as manifestações clínicas associadas, tendo em conta a projeção dos órgãos na parede abdominal (Quadros 6.19 e 6.20 e Figura 17.2).

Doenças inflamatórias ou neoplásicas que afetam a face serosa do estômago determinam dor contínua e intensa na parte alta do abdome, principalmente epigástrica. Quando uma lesão gástrica se estende a estruturas retroperitoneais, é comum a dor ser percebida na região dorsal do tronco.

A descrição clássica do quadro clínico da úlcera péptica, particularmente da úlcera duodenal, ressalta a importância de certas características semiológicas da dor epigástrica, destacando-se as variações rítmicas da dor a que se atribuía valor diagnóstico.

De fato, o alívio da dor imediatamente após ingestão de alimentos é relatado por muitos pacientes com úlcera péptica, particularmente úlcera duodenal. Assim, dor que surge ou se intensifica nos períodos pós-prandiais tardios e cessa total ou

Quadro 6.19 Causas de dor abdominal.

Órgão ou estrutura	Afecção
Parede abdominal	Hérnias, eventração, lesões traumáticas, herpes-zóster
Coração	Infarto do miocárdio
Esôfago	Esofagite de refluxo, hérnia hiatal
Pulmões e pleuras	Pneumonias, pleurites
Estômago e duodeno	Úlcera péptica, gastrites, câncer do estômago, síndrome dispéptica
Pâncreas	Pancreatites, neoplasias do pâncreas
Vesícula e vias biliares	Colelitíase, colecistite, câncer
Fígado	Congestão passiva, hepatite, câncer do fígado, abscesso hepático
Intestino delgado	Enterites, parasitoses Intestinais, obstrução intestinal
Intestino grosso e apêndice	Colites, câncer do cólon, megacólon, diverticulite, apendicite
Peritônio	Peritonite
Baço	Esplenomegalia
Vasos	Trombose mesentérica
Rins e vias urinárias	Litíase, rins policísticos, cistite
Ovário, anexos e útero	Cólica menstrual, cólica uterina, anexites
Aorta e artérias	Aneurisma, trombose arterial
Dor psicogênica	Transtorno de ansiedade e/ou depressão

Quadro 6.20 Localização da dor originada no sistema digestivo.

Localização da dor	Órgão afetado	Principais doenças
Retroesternal	Esôfago	Esofagite
Ombro direito	Vesícula biliar	Colecistite
Escápula direita	Vias biliares	Cólica biliar (colelitíase)
Epigástrica	Estômago	Úlcera péptica
	Duodeno	Úlcera péptica
	Vesícula biliar	Colecistite
	Vias biliares	Colangite
	Fígado	Hepatite/congestão passiva
	Pâncreas	Pancreatite
Dorso	Pâncreas	Pancreatite
Hipocôndrio direito	Fígado	Hepatite
	Vesícula biliar	Colecistite
Hipocôndrio esquerdo	Baço	Esplenomegalia
Umbilical	Intestino delgado	Cólica intestinal
	Apêndice	Apendicite
Hipogástrio	Cólon	Colite ulcerativa
Flancos	Cólon	Colite ulcerativa Diverticulose/diverticulite
Fossa ilíaca direita	Cólon	Colite
	Apêndice	Apendicite
Fossa ilíaca esquerda	Cólon	Colite
	Divertículo de Meckel	Diverticulite
Sacro	Reto	Proctite Abscesso perirretal

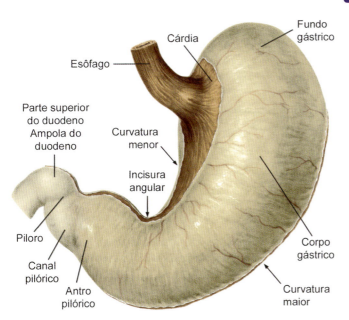

Figura 6.27 Divisão anatômica do estômago. (Adaptada de Wolf-Heidegger – Atlas de Anatomia, 6ª ed., 2006.)

parcialmente nos períodos pós-prandiais precoces seria altamente sugestiva da úlcera duodenal. Contudo, estudos clínicos rigorosos, realizados após o advento da endoscopia – por meio da qual a separação entre portadores de úlcera péptica e pacientes com dor epigástrica com estômago e duodeno normais se faz com exatidão muito maior do que pela radiografia – revelam que a ritmicidade da dor não é nem muito sensível nem específica como indicador de úlcera, o que diminuiu seu valor diagnóstico. Mas quando está presente, junto com outros dados clínicos, continua sendo útil na análise das causas de dor epigástrica.

Um contingente expressivo de pacientes cuja única ou principal queixa é a dor epigástrica, bem localizada, apresenta estômago normal à endoscopia e ausência de evidência objetiva de qualquer doença orgânica. Supõe-se que nesses casos a dor resulte de anormalidades funcionais do estômago. Elementos de ordem clínica revelam que isto ocorre junto com transtornos emocionais, reforçando a possibilidade de dor de origem psicogênica nesses casos.

> **Boxe**
> A dor do infarto agudo do miocárdio tem localização epigástrica em 25% dos pacientes. Para diferenciá-la da dor de origem gástrica são importantes as outras características semiológicas e as manifestações clínicas associadas.

Dispepsia

Dispepsia é a designação empregada para um conjunto de sintomas relacionados com a parte alta do abdome. Embora cada um desses sintomas possa manifestar-se isoladamente, frequentemente eles ocorrem juntos, o que torna o emprego do termo dispepsia mais apropriado para denotar o conjunto do que qualquer um dos sintomas em particular.

> **Boxe — Síndrome dispéptica**
> A síndrome dispéptica, portanto, compõe-se de dor ou desconforto epigástrico, seu elemento básico, acompanhado de empanzinamento, sensação de distensão do abdome por gases, pirose, saciedade precoce, náuseas com vômitos ocasionais, intolerância a alimentos gordurosos e eructações.

Conforme o quadro clínico, classifica-se a dispepsia em três tipos:

▸ **Dispepsia tipo refluxo**: o principal sintoma é o desconforto ou pirose retroesternal
▸ **Dispepsia tipo úlcera**: o sintoma predominante é a dor epigástrica
▸ **Dispepsia tipo dismotilidade**: nela prevalece a sensação de plenitude gástrica.

A patogênese deste complexo sintomático é obscura. A dispepsia ocorre, frequentemente, associada às manifestações de doenças digestivas não gástricas (hepatopatias, pancreatopatias, doenças das vias biliares) e a doenças localizadas fora do tubo digestivo (cardiopatias, insuficiência renal).

A dispepsia pode ser a expressão clínica de qualquer doença orgânica do estômago; contudo, um contingente expressivo é constituído por indivíduos nos quais a mais exaustiva investigação não revela afecção orgânica de qualquer natureza. Qualifica-se a dispepsia, nesses casos, de essencial ou funcional, sendo quase sempre expressão de somatização, no nível do estômago, de transtornos emocionais (*dispepsia psicogênica*).

> **Boxe — Sinais de alerta**
> ✔ Início acima dos 50 anos
> ✔ Vômitos persistentes
> ✔ Icterícia
> ✔ Perda de peso.

Náuseas e vômitos

Manifestações comuns de doenças do estômago e do duodeno são as náuseas e os vômitos. Frequentemente, são apenas manifestações associadas à dor: portadores de úlcera gástrica ou duodenal e gastrites podem apresentar vômitos simultaneamente com a crise dolorosa, sem que isso denote obstrução pilórica. Nesse caso, o vômito consiste em suco gástrico puro ou contendo pequena quantidade de bile; alimentos, quando presentes, são os recentemente ingeridos. Em contrapartida, vômitos contendo grande quantidade de alimentos ingeridos várias horas antes são fortemente indicativos de estase gástrica, enquanto a presença de grande quantidade de bile no vômito sugere obstrução intestinal alta.

Vômitos com sangue (hematêmese) denotam lesões a montante do ângulo de Treitz. As causas mais comuns de hematêmese são a úlcera péptica, as varizes esofágicas, as lacerações da transição esofagogástrica pelo esforço do vômito (síndrome de Mallory-Weiss), as lesões agudas da mucosa gastroduodenal (LAMGD) e o carcinoma do estômago (Quadro 6.21).

Pirose

Pirose é a sensação de queimação retroesternal. É a expressão da inflamação ou irritação da mucosa esofágica causada pelo refluxo gastresofágico, que pode ocorrer independentemente

Quadro 6.21 — Causas de vômitos.

- Síndrome dispéptica
- Gastrites
- Úlcera péptica
- Câncer gástrico
- Obstrução pilórica
- Hepatite
- Cólica biliar
- Obstrução intestinal
- Peritonite
- Labirintopatia
- Enxaqueca
- Hipertensão intracraniana
- Gravidez
- Intoxicação alcoólica
- Vômitos de origem psicogênica
- Medicamentos

de qualquer doença gástrica, mas frequentemente se associa a doença péptica e a toda condição que determine estase gástrica.

INTESTINO DELGADO

Os principais sintomas das afecções do intestino delgado são *diarreia, esteatorreia, dor, distensão abdominal, flatulência e dispepsia, hemorragia digestiva*, além de alguns *sintomas* relacionados com outros sistemas (Figura 6.28).

Diarreia

A diarreia, o sintoma mais comum nas doenças do intestino delgado, é definida como a diminuição da consistência das fezes e da quantidade de evacuações (mais de três por dia).

Pode ser decorrente de vários mecanismos:

▶ **Aumento da pressão osmótica do conteúdo intraluminal (diarreia osmótica)**: ocorre quando há acúmulo de substâncias não absorvíveis no lúmen do intestino delgado, que retardam a absorção de água e eletrólitos ou promovem a passagem de líquido para o lúmen intestinal. Constituem exemplos a diarreia secundária à ingestão de laxativos salinos não absorvíveis, como o hidróxido de magnésio, e, em particular, a diarreia provocada por defeito da digestão ou da absorção de nutrientes, como se vê nos casos de má absorção

▶ **Aumento da secreção de água e eletrólitos pela mucosa intestinal (diarreia secretora)**: é consequência do estímulo para a síntese de AMP cíclico intracelular, do que resulta secreção ativa de água e eletrólitos pela mucosa do delgado. Citam-se como exemplos a diarreia provocada por enterotoxinas bacterianas e por determinados medicamentos (teofilina, prostaglandinas)

▶ **Aumento da permeabilidade da mucosa intestinal (diarreia exsudativa)**: é observado quando o acometimento da mucosa por alterações inflamatórias, neoplásicas ou isquêmicas resulta em passagem anormal de líquidos para o lúmen do intestino delgado. São exemplos a diarreia da doença de Crohn, das enterites bacterianas ou parasitárias e dos linfomas difusos do delgado

▶ **Alterações da motilidade do intestino delgado (diarreia motora)**: decorre de modificações do trânsito nesse segmento do intestino. Em algumas condições, como no hipertireoidismo ou na diarreia funcional psicogênica, as alterações da motilidade aceleram o trânsito pelo delgado. Em outras, a diminuição da motilidade resulta em estase do conteúdo intraluminal, como ocorre na esclerose sistêmica progressiva. Nessa situação,

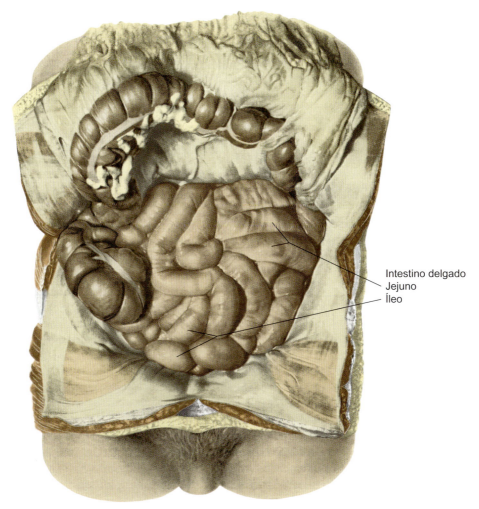

Figura 6.28 Intestino delgado. (Adaptada de Wolf-Heidegger – Atlas de Anatomia, 6ª ed., 2006.)

pode haver proliferação anormal de bactérias no intestino delgado que causam desconjugação dos sais biliares. Consequentemente, há prejuízo à digestão de gorduras, instalando-se um mecanismo "misto" na gênese da diarreia.

Informações adequadas sobre as características clínicas da diarreia são essenciais para o raciocínio diagnóstico. É necessário certificar-se, em primeiro lugar, da própria existência da diarreia. A presença de fezes líquidas, em grande volume, e um número aumentado de evacuações tornam fácil o reconhecimento da diarreia. Em alguns casos, entretanto, o aumento do teor de líquido provoca mudanças menos evidentes na consistência e no volume das fezes. Por outro lado, há condições com aumento do número diário das dejeções, como em casos de hipertireoidismo ou de ansiedade, sem que haja aumento do teor líquido das fezes.

A duração do processo diarreico é de grande ajuda no raciocínio clínico. As diarreias agudas, de poucos dias de duração (até 4 semanas), são, em geral, devidas a processos de natureza diferente dos da diarreia crônica (Quadro 6.22).

Dados quanto ao volume, consistência e aspecto das fezes, bem como a frequência das evacuações, são úteis para se caracterizar o acometimento – exclusivo ou predominante – do intestino delgado. Nesse caso, as dejeções costumam ser volumosas e amolecidas, quando não francamente líquidas ou semilíquidas. O volume aumentado das fezes pode ser aparente em cada evacuação ou quando se procura determinar o volume emitido em 24 h. O número de evacuações está aumentado, mas dificilmente alcança a grande frequência observada nas afecções inflamatórias das porções mais distais do intestino grosso. São comuns as alterações do aspecto das fezes, que podem apresentar-se mais claras, brilhantes, leves e espumosas. As evacuações podem ser acompanhadas da eliminação de grande quantidade de gases, o que confere um caráter "explosivo" às dejeções. O cheiro das fezes pode ser muito desagradável, chegando a ter caráter pútrido. As evacuações podem ser precedidas de cólicas abdominais de localização periumbilical, ou de dor difusa, predominando no hemiabdome direito. Raramente, há eliminação de sangue vivo ou ocorrência de urgência retal ou tenesmo intenso.

São comuns os restos alimentares, nas dejeções, sendo importante diferenciar se são restos de alimentos normalmente não digeríveis, como os que contêm fibras vegetais (fragmentos de verduras, "pele" de tomate, casca de feijão), ou se são restos de alimentos normalmente digeríveis, como os que contêm amido ou proteína animal (fragmentos de batata, grãos de arroz, pedaços de carne ou ovo). A presença de restos não digeríveis é inespecífica e nada mais indica do que a liquefação das fezes. Em contrapartida, o reconhecimento de restos de alimentos normalmente digeríveis é evidência forte a favor da presença de defeitos na digestão.

> **Boxe**
> Um elemento que apresenta grande especificidade, como indicador de distúrbio da digestão ou da absorção dos nutrientes, é a presença de gorduras, definidora da *esteatorreia*, conforme se verá adiante.

Dejeções de grande volume, grande teor líquido aparente, frequência moderadamente aumentada, ocasionalmente contendo restos de alimentos normalmente digeríveis ou a presença inequívoca de gordura, caracterizam o que se denomina *diarreia alta*, indicativa de comprometimento exclusivo ou predominante do intestino delgado.

Tais características contrapõem-se ao que se denomina *diarreia baixa*, que indica o comprometimento das porções mais distais do intestino grosso. Nesse caso, a diarreia apresenta-se com maior número de evacuações, nas quais há eliminação de pequena quantidade de fezes, muito frequentemente contendo muco, pus ou sangue, acompanhadas de puxo, urgência retal e tenesmo.

Estes dois padrões de diarreia não são mutuamente excludentes. Isto porque, em alguns casos de doenças do intestino delgado, a passagem para o intestino grosso de substâncias que não foram absorvidas, como ácidos graxos livres ou sais biliares, promove alterações da mucosa dos cólons, gerando condições para a instalação de uma *diarreia baixa*. Além disso, não é incomum a ocorrência de alterações inflamatórias acometendo simultaneamente a mucosa do intestino delgado e dos cólons, como se observa na doença de Crohn. Por outro lado, quando o processo patológico incide exclusiva ou predominantemente nas porções mais distais do intestino delgado, a diarreia resultante pode ter características clínicas tais que não se enquadre, perfeitamente, em nenhum destes dois padrões.

> **Boxe — Cinco perguntas-chave para a análise da diarreia**
> Diante de um paciente com diarreia, procurar responder a 5 perguntas:
> 1. Trata-se de diarreia aguda ou crônica? (Considera-se crônica quando ultrapassa 4 semanas de duração)
> 2. Há dados que permitam caracterizar diarreia alta ou diarreia baixa?
> 3. É possível caracterizar esteatorreia?
> 4. A diarreia é de causa infecciosa ou não infecciosa?
> 5. Há outras manifestações clínicas indicativas de uma condição clínica específica? (Exemplos: retocolite ulcerativa, AIDS, síndrome de má absorção, cirurgia gástrica ou intestinal.)

Ver *Síndrome diarreica e síndrome disentérica* no Capítulo 17, *Exame do Abdome*.

Quadro 6.22 — Causas de diarreia.

Diarreia aguda
- Infecções virais, bacterianas e parasitárias
- Intoxicação alimentar
- Retocolite ulcerativa
- Medicamentos
- Laxativos
- Diarreia de origem psicogênica

Diarreia crônica
- Cólon irritável
- Câncer do cólon
- Parasitoses intestinais
- Doença inflamatória do intestino (doença de Crohn)
- Retocolite ulcerativa
- Síndrome de má absorção
- Uso abusivo de laxativos
- Diabetes
- Hipertireoidismo
- Intolerância à lactose
- Síndrome de Zollinger-Ellison
- Medicamentos

Esteatorreia

É definida como o aumento da quantidade de gorduras excretadas nas fezes, as quais se tornam volumosas, amareladas ou acinzentadas, fétidas e, algumas vezes, espumosas.

Em condições normais, eliminam-se nas fezes cerca de 5% do aporte diário total de gorduras. O aumento da ingestão de lipídios não acarreta elevação da gordura fecal, graças à enorme capacidade do organismo de promover a digestão e a absorção dos nutrientes, em geral, e das gorduras, em particular. Assim sendo, a esteatorreia constitui uma das manifestações clínicas mais específicas no sentido de indicar a presença de defeito nos processos de digestão e absorção.

Do ponto de vista etiopatogênico, a esteatorreia pode ser decorrente de vários mecanismos, que implicam má absorção exclusiva do componente lipídico da dieta ou má absorção global de todos os macronutrientes: hidratos de carbono, proteínas e gorduras (Quadro 6.23).

A esteatorreia pode ser completamente inaparente, o que é mais provável de acontecer nos casos em que o aumento da excreção de gorduras seja de pouca monta. Na grande maioria das vezes, a esteatorreia associa-se à diarreia e, muito frequentemente, esta tem as características de *diarreia alta*, observando-se, então, evacuações muito volumosas e número de dejeções moderadamente aumentado, às vezes com eliminação de alimentos normalmente digeríveis. É, também, comum a concomitância de manifestações indicativas do aumento do conteúdo gasoso do intestino grosso, proveniente da digestão bacteriana de substratos não absorvidos, como cólicas periumbilicais, distensão abdominal e flatulência.

Diarreia associada à esteatorreia, tendo como mecanismo etiopatogênico o aumento da pressão osmótica intraluminal, costuma cessar ou diminuir com um período de jejum completo.

O aumento do teor fecal de gorduras pode induzir modificações nas fezes mesmo na ausência de diarreia franca. As dejeções passam a ser volumosas, brilhantes e lustrosas, com tendência a clareamento das fezes, as quais, não raro, apresentam-se flutuando na água do vaso sanitário. Esta modificação de peso relativo das fezes não é diretamente relacionada com o aumento do teor de gorduras, mas sim com o aumento do conteúdo gasoso das dejeções, que frequentemente acompanha a esteatorreia. Deve ser lembrado que fezes normais, contendo grandes quantidades de gases, flutuam na água. Outras características, como viscosidade aumentada ou formação de bolhas ("fezes pegajosas e espumosas"), podem ser relatadas pelos pacientes. É comum, também, referência a modificação do cheiro das fezes, que pode passar a ser muito desagradável, francamente pútrido, ou lembrar o cheiro de "manteiga rançosa". O aumento do teor gasoso das fezes pode gerar "evacuações explosivas" associadas à esteatorreia. Na dependência do nível de excreção fecal de gorduras, a presença de esteatorreia pode ser reconhecida pela emissão de uma substância oleosa, esbranquiçada, que se mistura ou se adiciona às fezes, ou pela formação, na água do vaso sanitário, de gotas ou placas de gordura. Em casos de aumento muito acentuado da perda intestinal de lipídios, pode haver relato de evacuações contendo exclusivamente gorduras.

Ver *Síndrome de má absorção* no Capítulo 17, *Exame do Abdome*.

Dor

A dor abdominal é um sintoma comum nas doenças do intestino delgado. Junto com a diarreia ou outro sintoma, pode compor um quadro clínico cuja análise dirige o raciocínio diagnóstico para o delgado (Quadro 6.19).

Mecanismos da dor originada no intestino delgado

A dor abdominal originada no intestino delgado pode decorrer dos seguintes mecanismos:

- **Distensão das paredes do intestino delgado**: ocorre estimulação das terminações nervosas, em consequência do acúmulo do conteúdo intraluminal, quando há má absorção de nutrientes ou secreção ou exsudação anormal para o lúmen intestinal. Este mecanismo pode também ocorrer se houver aumento anormal do conteúdo, como nos casos de esvaziamento gástrico anormalmente rápido em consequência de gastrectomia ou cirurgia bariátrica ou então quando há acúmulo do conteúdo a montante de um segmento intestinal obstruído
- **Aumento da tensão muscular das paredes do intestino**: ocorre excitação das terminações nervosas intraparietais decorrente de contrações vigorosas ou espasmódicas da musculatura do delgado. Este mecanismo pode ocorrer nos distúrbios funcionais por ação local de agentes tóxicos, químicos, biológicos ou metabólicos, na intoxicação por chumbo, na porfiria, ou na cetoacidose diabética. Contrações intensas da musculatura do

Quadro 6.23 Mecanismos etiopatogênicos de esteatorreia.

Lipólise alterada
Insuficiência pancreática (pancreatite crônica)
Deficiência de mistura da lipase com o quimo (gastrectomia, vagotomia)
pH impróprio (síndrome de Zollinger-Ellison)

Solubilização intraluminal alterada
Insuficiência hepatocelular (cirrose hepática)
Obstrução biliar (colestase intra ou extra-hepática)
Desconjugação de sais biliares (proliferação bacteriana)
Deficiência absoluta de sais biliares (doença ou ressecção)

Absorção intestinal alterada
Lesão da mucosa intestinal (doença celíaca)
Ressecções intestinais extensas
Abetalipoproteinemia

Transporte alterado
Doença dos linfáticos intestinais (linfangiectasia intestinal primária ou secundária, doenças sistêmicas e afecções torácicas)

Mecanismos mistos ou de natureza desconhecida
Ação de medicamentos (neomicina, colchicina)
Infecções e parasitoses intestinais (estrongiloidíase)
Neuropatia visceral (diabetes)
Hipogamaglobulinemia

jejuno ou íleo ocorrem na obstrução mecânica e como fenômeno reflexo, quando há inflamação da mucosa intestinal
▸ **Alterações inflamatórias ou congestivas do intestino delgado**: liberam mediadores químicos, como as cininas e as prostaglandinas, quando há inflamação ou congestão da mucosa ou de toda a parede do delgado
▸ **Isquemia intestinal**: resulta, também, na liberação de mediadores químicos, os quais, juntamente com outros metabólitos, como o ácido láctico, ocasionam estimulação das terminações nervosas intraparietais
▸ **Alterações inflamatórias do peritônio**: terminações nervosas sensoriais estão presentes nos folhetos visceral e parietal do peritônio e são sensíveis à ação dos mediadores químicos da inflamação. A extensão de processos inflamatórios do intestino delgado para regiões localizadas do peritônio visceral pode ocorrer na doença de Crohn, nas doenças infectoparasitárias e nas neoplasias. Por outro lado, instala-se peritonite generalizada quando há perfuração de um segmento do intestino, como se pode observar em qualquer doença inflamatória ou na diverticulite de Meckel.

É importante caracterizar bem a localização da dor, o que pode ser feito não só inquirindo o paciente, mas solicitando-lhe que mostre, com sua própria mão, o local e a extensão da área que dói e os sítios de irradiação da dor. Quando a dor tem origem exclusiva no intestino, sem que haja comprometimento peritoneal, a sua localização é, em geral, imprecisa, no centro do abdome, próximo da linha média. Se o processo patológico situar-se no jejuno ou no íleo proximal, possivelmente a dor será localizada na região periumbilical. Se o processo interessar os segmentos mais distais do íleo, a dor pode ser localizada um pouco abaixo da cicatriz umbilical, na linha média. Se a origem da dor for no íleo terminal, ela será provavelmente percebida no quadrante inferior direito do abdome.

Quando a dor decorre de peritonite restrita, sua localização vai corresponder à da sede do processo patológico. Muito frequentemente, as doenças do intestino delgado podem cursar com peritonite focal, como se vê na doença de Crohn, que afeta preferencialmente o íleo terminal. Desse modo, a sede da dor atribuída ao comprometimento do peritônio perivisceral é, também, no quadrante inferior direito do abdome. Quando há peritonite generalizada, a dor pode ser sentida difusamente em todo o abdome.

A irradiação da dor depende do mecanismo etiopatogênico e da sua intensidade. Quando ela é causada por distensão das paredes do intestino ou por contrações vigorosas da sua musculatura, a irradiação para o dorso somente ocorre quando o estímulo é muito intenso. Por outro lado, quando há peritonite restrita, produzindo dor localizada no quadrante inferior direito do abdome, pode haver irradiação para a base da coxa, independente da sua intensidade.

É importante verificar se houve ou não variações do local da dor na evolução do quadro clínico. Assim, se o quadro se inicia com dor abdominal, restrita à região periumbilical, mas que após algumas horas se desloca para a fossa ilíaca direita, deve-se pensar em comprometimento peritoneal perivisceral de um processo originário das paredes do intestino, uma ileíte aguda, por exemplo. Caso haja, algumas horas mais tarde, extensão da dor para o quadrante inferior esquerdo do abdome, deve-se pensar na generalização da inflamação peritoneal.

Influem na intensidade da dor o estado físico e emocional do paciente, a presença de outros sintomas e o efeito de medicamentos usados. Uma dor intensa acompanha-se de manifestações autonômicas, como náuseas, vômitos, sudorese, palidez cutânea e inquietude.

Na avaliação da dor abdominal, é necessário obter dados sobre sua qualidade ou caráter. A dor visceral originada de distensão ou da contração das paredes musculares do intestino costuma ser descrita como "distensão" ou "torção". Quando há alterações inflamatórias, congestivas ou isquêmicas, é possível que se apliquem as designações "contração" ou "peso". Sensações semelhantes a "queimação" ou "pontada" podem ser referidas para designar a participação do peritônio perivisceral no processo inflamatório.

> **Boxe — Cólica intestinal**
>
> A dor com características de cólica apresenta início relativamente abrupto, com agravamento rápido e progressivo da sua intensidade que, ao atingir o seu acme, frequentemente se associa a manifestações autonômicas. Em seguida, a dor diminui gradualmente até que se torne pouco intensa ou desapareça completamente. O reconhecimento da cólica permite atribuir a dor à distensão das paredes do intestino ou à contração de sua musculatura.

Contribuem também, para o reconhecimento das causas da dor abdominal associada às doenças do intestino delgado, as modificações do sintoma em função de mudanças de posição do paciente ou de sua movimentação. Quando a dor é gerada exclusiva ou predominantemente no intestino, sem que haja comprometimento do peritônio, há tendência do paciente em movimentar-se ativamente, a procurar posições que lhe tragam algum alívio, fletindo o tronco ou comprimindo o abdome com as mãos. Mas quando a dor provém de inflamação do peritônio, o paciente prefere ficar imóvel e quieto, pois movimentos de flexão do tronco ou compressão do abdome costumam agravar a sensação dolorosa, o mesmo acontecendo com a tosse ou movimentação brusca do corpo para sentar-se ou mudar de posição. Nos casos em que há irritação peritoneal localizada na fossa ilíaca direita, pode haver piora da dor com a extensão completa do membro inferior do mesmo lado, o que faz com que o paciente adote uma posição de semiflexão da coxa sobre o abdome, mesmo ao deambular.

Outros dados de interesse incluem a influência da alimentação e a presença de outras manifestações digestivas, como vômito, distensão abdominal, meteorismo e modificações na eliminação de gases e fezes. Quando a dor é produzida por processo envolvendo o tubo digestivo, a eliminação de gases e fezes pode desencadear a dor ou agravá-la, o que nem sempre ocorre quando a dor advém de inflamação peritoneal ou de afecção fora do tubo digestivo. Os vômitos podem fazer parte das manifestações autonômicas reflexas que acompanham qualquer tipo de dor abdominal intensa. Entretanto, quando surgem após vários minutos do pico de intensidade de uma cólica intestinal com eliminação de material muito volumoso ou de cor escura e odor fecaloide, é quase certo tratar-se de obstrução intestinal.

Nesses casos, há frequentemente distensão abdominal e redução acentuada ou mesmo parada da eliminação de gases e fezes. Do mesmo modo, cólicas intestinais acompanhadas de meteorismo intenso, seguidas de eliminação abundante de gases e fezes com melhora importante ou completa do quadro doloroso, sugerem obstrução mecânica parcial e transitória. Nesses casos, particularmente nos de evolução crônica, podem os pacientes relatar espontaneamente a percepção da formação de "caroços móveis" no abdome, que podem corresponder ao peristaltismo exacerbado.

Por fim, a presença de outras manifestações concomitantes com a dor abdominal, como febre, hemorragia digestiva, anemia, desidratação, alterações urinárias ou menstruais, vai contribuir para o diagnóstico da causa da dor abdominal.

> **Dor perineal**
>
> A localização da dor perineal indica uma causa retal, anal, escrotal ou prostática no homem; na mulher, além das doenças anorretais, a dor perineal pode estar relacionada a doenças vulvares e vaginais.
>
> Um tipo especial de dor perineal é a denominada proctalgia fugaz, relacionada a contrações espasmódicas do músculo puborretal ou de outros elementos musculares do assoalho pélvico.

Distensão abdominal, flatulência e dispepsia

Em grande número de doenças do intestino delgado, em especial naquelas em que ocorre má absorção, pode surgir um conjunto de sintomas indicativos de aumento do conteúdo gasoso do tubo digestivo. Nesses casos, observa-se distensão abdominal associada à flatulência.

A principal queixa destes pacientes é uma sensação de repleção abdominal, muitas vezes referida como "excesso de gases". Além da sensação desconfortável de repleção, pode ser relatado aumento do volume e da tensão das paredes do abdome. O paciente percebe as vibrações provocadas pela movimentação do conteúdo intraluminal, podendo também escutar os ruídos correspondentes, às vezes tão exacerbados que pessoas que convivem com o paciente os percebem. Concomitantemente, aumenta a eliminação de gases, evidenciada pelo maior número de flatos e pela quantidade maior de gases emitidos.

Dor contínua, de pequena intensidade, difusa por todo o abdome, indica a distensão das paredes do abdome. Mas, o que se observa, mais comumente, são cólicas periumbilicais, coincidentes com a percepção dos ruídos abdominais e, não raro, precedendo a eliminação de gases ou fezes, fato que alivia instantaneamente o quadro doloroso.

> Sintomas dispépticos constituem manifestação comum das afecções do intestino delgado. São sensações desagradáveis, que incluem pirose, eructações, desconforto no epigástrio, saciedade precoce, plenitude ou empachamento pós-prandial e náuseas, acompanhadas ou não de vômitos.
>
> Estes sintomas são decorrentes do aumento do conteúdo de líquido do intestino delgado, de má absorção, deficiência de propulsão e excesso de gases produzidos pela fermentação bacteriana de açúcares não absorvidos. Mas é preciso lembrar que manifestações dispépticas podem ocorrer em doenças de esôfago, estômago, duodeno, pâncreas, fígado, vesícula biliar, intestino grosso, bem como em condições clínicas sem substrato orgânico bem definido.

Deve ser esclarecido se a distensão abdominal, a flatulência e outras manifestações associadas apresentam-se isoladamente ou junto com diarreia e, em particular, com esteatorreia. Se tal acontece, deve-se pensar em processo patológico que comprometa a absorção dos nutrientes. Por outro lado, a concomitância destes mesmos sintomas com dor abdominal intensa, contínua, com exacerbações periódicas, pode indicar uma obstrução mecânica de algum segmento do tubo digestivo. Nesse caso, tem valor diagnóstico a observação dos períodos em que há diminuição ou mesmo parada da eliminação de gases e fezes.

Quando a flatulência e a distensão abdominal ocorrem isoladamente, é necessário investigar se há algum alimento ou grupo de alimentos que possam ter relação com o quadro. Em particular, por ser de ocorrência muito frequente a intolerância à lactose, é necessário inquirir detalhadamente sobre a ingestão de leite e seus derivados. É relativamente comum que os próprios pacientes com deficiência de lactase não percebam a associação da ingestão do leite com seus sintomas. O feijão, outro alimento comum em nossa alimentação e que contém determinados açúcares complexos não digeríveis, passíveis de fermentação pelas bactérias do cólon, pode ser responsável por sintomas de distensão abdominal e flatulência.

Hemorragia digestiva

A hemorragia digestiva é definida pela passagem de sangue do continente intravascular para o lúmen do tubo gastrintestinal, sendo eliminado pelo vômito (*hematêmese*) ou por defecação (*enterorragia* e *melena*) (Quadro 6.24).

As manifestações clínicas decorrentes de hemorragia no nível do intestino delgado vão depender de vários fatores, entre os quais se destacam a localização do sangramento e sua magnitude, determinada pelo volume, velocidade e duração do sangramento.

É a referência a *melena* o que mais sugere hemorragia no nível do intestino delgado, uma vez que há tempo para digestão do sangue extravasado entre o ângulo de Treitz e a válvula ileocecal. As fezes tornam-se enegrecidas, mas podem guardar uma leve tonalidade avermelhada.

Muito frequentemente, o sangramento no intestino delgado provoca aumento do teor líquido das fezes, daí ser comum a associação de melena com amolecimento das fezes e aumento do número de evacuações ou com diarreia exuberante. Junto com a mudança de cor e da consistência, costuma haver modificação do aspecto das fezes, que ficam mais viscosas e aderentes. Por isso, é comum os pacientes se referirem à eliminação de uma "graxa preta", "cola preta" ou "borra de café". Quase sempre a melena apresenta outra característica peculiar, que é o odor pútrido.

A hemorragia no intestino delgado pode expressar-se também por *enterorragia*, ou seja, eliminação de sangue vivo pelo ânus. Isto pode ocorrer em função de uma ou mais das seguintes condições: local de sangramento próximo à válvula ileocecal, perda sanguínea rápida e intensa e existência de fatores que aceleram a velocidade do trânsito intestinal. Mesmo quando o sangramento manifesta-se por enterorragia, é provável que apareça melena ou o aspecto do sangue eliminado sugira algum grau de digestão.

Quadro 6.24	Causas de hemorragia digestiva originada no intestino delgado.

Afecções de natureza inflamatória
Doença de Crohn
Tuberculose intestinal
Paracoccidioidomicose
Estrongiloidíase
Enteropatia actínica

Tumores e condições associadas
Pólipos
Tumores benignos (adenoma, leiomioma, lipoma)
Tumores malignos (linfomas, adenocarcinoma, carcinoide)

Afecções de natureza vascular
Hemangiomas
Angiodisplasias
Telangiectasia hemorrágica
Fístulas
Oclusões arteriais agudas
Vasculites

Anomalias congênitas não vasculares
Divertículo de Meckel
Diverticulose intestinal

Doenças sistêmicas
Púrpuras
Leucemias
Uremia
Síndrome de má absorção (deficiência de vitamina K)

Ação de medicamentos
Ação local (álcool, salicilatos, sais de potássio)
Ação sistêmica (corticoides, anticoncepcionais, anticoagulantes)

Muito mais rara é a possibilidade de a hemorragia do intestino delgado resultar em *hematêmese*. Isto pode ocorrer quando o local do sangramento é próximo ao ângulo de Treitz e quando a hemorragia for maciça. A associação com melena, nesses casos, é praticamente obrigatória e é também provável que o aspecto do sangue eliminado pelo vômito sugira certo grau de digestão.

Alguns sintomas das hemorragias digestivas estão relacionados com as repercussões hemodinâmicas do sangramento. Assim, quando o sangramento é intenso e rápido, observam-se manifestações indicativas de colapso circulatório. O paciente pode estar bem em repouso, mas quando fica de pé ou faz algum exercício físico apresenta tonturas, escurecimento visual, sensação de vertigem e palpitações. Quando a hemorragia é pouco intensa e de baixa velocidade, insidiosa ao longo do tempo, é possível que seja completamente inaparente do ponto de vista clínico, não havendo nem mudança das características das fezes. Os sintomas poderão ser apenas os de uma anemia de instalação lenta, às vezes detectável somente à exploração laboratorial.

Uma manifestação comum das hemorragias originadas em pontos próximos à válvula ileocecal é a febre, resultante, provavelmente, de absorção de substâncias pirogênicas produzidas pela digestão do sangue extravasado para o lúmen do tubo digestivo.

A origem no intestino delgado de uma hemorragia é sugerida quando coexistem sintomas próprios das doenças intestinais. A diarreia e a dor abdominal são os mais comuns. Mais frequentemente, cursam com sangramento a doença de Crohn, os linfomas, a tuberculose e a estrongiloidíase. Nas condições em que há má absorção, além da diarreia, pode haver esteatorreia, e o sangramento costuma ser acompanhado por hemorragia em outros órgãos, como epistaxe, gengivorragia, petéquias, equimoses e sangramento vaginal.

Ver *Hemorragia digestiva* no Capítulo 17, *Exame do Abdome*.

Outros sintomas

As afecções do intestino delgado repercutem fortemente no organismo como um todo, destacando-se perda de peso, anemia, edema, manifestações carenciais e de insuficiência endócrina.

A *perda de peso* (emagrecimento) decorre de alimentação deficiente, má absorção ou aumento do consumo metabólico.

A redução da ingestão de alimentos pode ser devida à inapetência ou à exclusão progressiva de alimentos que agravam os sintomas do paciente. No entanto, é a má absorção que costuma ser o principal mecanismo de emagrecimento.

A *anemia* pode decorrer da deficiência de ferro, vitamina B12 ou folatos, desnutrição proteica, hemorragia digestiva ou depressão tóxica da eritropoese. Em alguns casos, a anemia pode ser a única manifestação clínica associada à má absorção.

O *edema* quase sempre é a expressão clínica da redução da pressão coloidosmótica do plasma acarretada pela diminuição do nível da albumina, a qual, por sua vez, pode ser consequente à redução da ingestão proteica ou alteração da absorção de nutrientes.

As *manifestações carenciais* são múltiplas, sendo ocasionadas por ingestão alimentar insuficiente ou perturbação da absorção. Destacam-se, entre as manifestações carenciais, a xeroftalmia, a cegueira noturna e a hiperqueratose cutânea por deficiência de vitamina A; o raquitismo e a deficiência do crescimento por carência de vitamina D; as púrpuras e os sangramentos no tubo digestivo por hipovitaminose K; as queilites, a glossite, a pelagra e as parestesias por deficiência do complexo B; lesões eczematoides nas extremidades por falta de ácidos graxos essenciais.

As *principais manifestações de insuficiência endócrina* são as alterações menstruais, disfunção sexual, insuficiência suprarrenal, hipotireoidismo e hipopituitarismo. Os mecanismos envolvidos não são bem conhecidos, mas ingestão deficiente e alterações na absorção são fatores importantes. Mais recentemente, tem sido valorizada a atividade endócrina do sistema digestivo, seguramente implicada no comprometimento difuso do intestino delgado.

CÓLON, RETO E ÂNUS

Os principais sintomas das doenças do cólon, reto e ânus são *dor, diarreia, obstipação ou constipação intestinal, sangramento anal (enterorragia), prurido anal, distensão abdominal, náuseas e vômitos* e *anemia e emagrecimento* (Figura 6.29).

Capítulo 6 Sinais e Sintomas

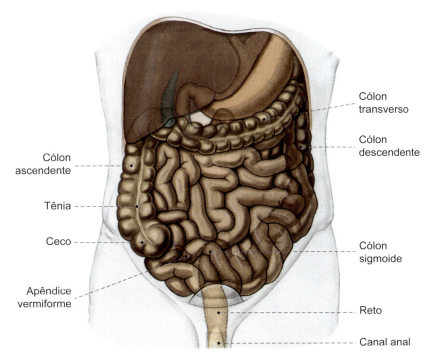

Figura 6.29 Intestindo grosso. (Adaptada de Wolf-Heidegger – Atlas de Anatomia, 6ª ed., 2006.)

Dor

A dor é o sintoma mais comum nas doenças do cólon, reto e ânus.

Localização da dor: perineal e abdominal

A *dor perineal* é mais fácil de ser avaliada porque esta região pode ser investigada diretamente pela inspeção e pela palpação, ou por meio de instrumentos simples. Além disso, na maioria das vezes a dor origina-se em lesões ali situadas, destacando-se a trombose hemorroidária, os abscessos e as fissuras. As manobras propedêuticas realizadas durante o exame agravam ou despertam dor, facilitando sua análise semiológica.

Um tipo especial de sensação dolorosa perineal é o *tenesmo*, cuja característica principal é a dor ser acompanhada de desejo imperioso de defecar. O paciente sente uma dor intensa, espasmódica, e tem a impressão de que a defecação será abundante, mas elimina apenas pequena quantidade de fezes ou muco. O tenesmo ocorre nas afecções do reto, especialmente nos processos inflamatórios agudos, e na síndrome disentérica.

A *dor abdominal* apresenta maior dificuldade de interpretação em vista do grande número de vísceras e órgãos aí situados, com os quais o intestino grosso mantém estreitas relações anatômicas. Por ser mais difícil, sua avaliação depende de anamnese cuidadosa, espírito crítico e um conhecimento maior das afecções que podem provocá-la. Um bom exemplo dessa dificuldade é a ocorrência de dor abdominal reflexa, em crianças com pneumonia. Por isso, a análise clínica tem que ser abrangente, não podendo restringir-se ao abdome o exame de um paciente que se queixa de dor aí localizada (Quadros 6.19 e 6.20 e Figura 17.2).

A dor abdominal originada no intestino grosso pode ser aguda, de instalação súbita e com pouco tempo de duração; ou crônica, persistindo dias, semanas ou meses. Nesses casos, costuma ter períodos de acalmia.

Causas da dor

A melhor referência para o raciocínio diagnóstico é a localização da dor, em virtude da projeção na parede abdominal das vísceras. Assim:

Dor no quadrante superior direito

São poucas as causas colônicas de dor nessa região, devido à localização profunda da víscera em relação à parede abdominal. Quando presente, deve-se pensar em impactação fecal alta e obstipação intestinal grave. Nessa eventualidade, a dor adquire características de cólica.

Dor no quadrante inferior direito

Nessa topografia, em razão da proximidade do cólon (ceco e início do cólon ascendente) com a parede abdominal, o quadro doloroso é mais facilmente avaliado.

Várias afecções do cólon podem causar dor nessa região, destacando-se a apendicite, o câncer do ceco, processos inflamatórios (doença de Crohn, tuberculose intestinal), invaginação, suboclusão ou oclusão por lesões benignas ou malignas.

Dor no quadrante superior esquerdo

Como causa de dor nessa área, incluem-se a diverticulite, a impactação fecal alta e a obstipação intestinal crônica. A correta interpretação da dor torna-se difícil pela presença de inúmeros órgãos nessa região (estômago, pâncreas, baço, rim) que também podem provocá-la.

Dor no quadrante inferior esquerdo

Sendo o cólon sigmoide normalmente palpável, é possível, com certa segurança, definir por manobras palpatórias a origem do quadro doloroso. A afecção que mais comumente provoca dor nessa região é a doença diverticular do cólon. Os divertículos podem inflamar-se, dando origem a diverticulite ou abscesso, às vezes com perfuração em peritônio livre e consequente peritonite. Nesses casos, inicialmente a dor é bem localizada, mas, com a evolução do processo, torna-se difusa. Além da doença diverticular, são causas de dor nessa região a obstipação crônica, processos inflamatórios ou irritação da mucosa intestinal – seguida de espasmos, como no cólon irritável – e neoplasias.

Dor abdominal difusa

Embora o paciente informe, algumas vezes, que a dor teve início em determinada região, o que caracteriza este tipo de dor é que, com o passar do tempo, ela se difunde por todo o abdome. Exemplo típico é a dor da peritonite; sua localização inicial depende da lesão que originou o comprometimento do peritônio. Assim, quando ocorre perfuração do sigmoide, como complicação de uma diverticulite, a dor inicia-se no quadrante inferior esquerdo, mas algumas horas após, à medida que o quadro se agrava, torna-se difusa. Mesmo quando a dor não é mais intensa na sua localização inicial, manobras palpatórias adequadas permitem definir com alguma precisão – e isso é fundamental no raciocínio diagnóstico – o órgão em que teve início o processo inflamatório. Em consequência da peritonite, além da sensação dolorosa, a parede abdominal torna-se endurecida, condição denominada *abdome em tábua*.

Várias afecções podem provocar dor abdominal difusa, destacando-se a colite, a obstipação intestinal e a impactação fecal.

Diarreia

A diarreia caracteriza-se pelo aumento do número de dejeções e diminuição da consistência das fezes (ver *Intestino delgado*, neste capítulo).

> **Boxe**
> *Disenteria* é uma síndrome na qual, além da diarreia, observam-se cólicas intensas e fezes mucossanguinolentas. Além disso, ao final de cada evacuação ocorre tenesmo. A síndrome disentérica pode ser de origem amebiana ou bacilar.

Algumas vezes, torna-se difícil diferenciar uma diarreia causada por afecção do intestino delgado (*diarreia alta*) de uma originada no cólon (*diarreia baixa*). É importante analisar a evolução do quadro diarreico no decorrer de um dia. Existe, inclusive, um aforisma que, embora não tenha valor absoluto, serve como fonte de referência na avaliação de uma diarreia. Costuma-se dizer que o "cólon dorme à noite"; isso significa que, em um paciente que apresenta uma diarreia contínua, dia e noite, deve-se considerar que sua origem possivelmente não é colônica ou exclusivamente colônica.

A diarreia baixa compreende dois grupos: diarreia aguda e diarreia crônica (Quadro 6.22).

Dentre as causas de diarreia aguda, sobressaem: a retocolite ulcerativa inespecífica, na qual quase sempre as fezes são amolecidas e vêm misturadas com sangue, eventualmente com muco e pus; as colites amebianas; as colites e retites actínicas; a doença de Crohn do reto e do cólon. O câncer do intestino grosso, principalmente quando localizado no cólon direito, provoca diarreia em alguma fase de sua evolução e, portanto, não deve ser esquecido no diagnóstico diferencial.

Praticamente todas estas afecções podem causar diarreia crônica. Algumas vezes por não responderem à terapêutica instituída na fase aguda, outras vezes pela própria evolução da doença. Existem, no entanto, algumas enfermidades que têm como característica clínica principal uma diarreia crônica desde o início. Entre elas destaca-se o cólon irritável, que apresenta no seu curso alternância de diarreia e obstipação.

> **Boxe**
> **Mudança do ritmo intestinal**
> Tal condição, quando presente, sempre leva a pensar em câncer do intestino grosso. Assim, um paciente que tinha um ritmo intestinal normal e passa a apresentar alternância de obstipação e diarreia obriga o médico a programar uma investigação adequada.

É preciso lembrar que tumores localizados no lado direito do cólon evoluem geralmente com diarreia, quase sempre crônica.

Obstipação ou constipação intestinal

O ritmo intestinal varia de um indivíduo para outro. Considera-se normal desde três evacuações por dia até uma evacuação a cada 2 dias, ou seja, podem ser normais intervalos de 8 a 48 h entre uma exoneração intestinal e a seguinte, desde que as fezes não sejam líquidas nem ressecadas.

Quando as fezes ficam retidas por mais de 48 h, diz-se que há obstipação ou constipação intestinal, fato designado na linguagem leiga como "prisão de ventre" ou "intestino preso". Para se caracterizar a obstipação intestinal é importante saber também a consistência das fezes, que podem ser apenas um pouco mais duras, ressecadas ou em cíbalos (fezes em pequenas bolas, como as dos caprinos).

A adequada progressão das fezes no intestino depende de muitos fatores, destacando-se a composição do bolo fecal, em especial da quantidade de fibras na alimentação, a regulação neurovegetativa, merecendo referência a integridade dos plexos intramurais, a ação de hormônios secretados no próprio aparelho digestivo ou fora dele (principalmente da tireoide) e de várias substâncias (serotonina, prostaglandinas). Têm importante papel no ritmo intestinal as condições psicológicas do paciente, pois os arcos reflexos que participam da evacuação intestinal mantêm conexões com o diencéfalo e o córtex.

A multiplicidade de fatores fisiopatológicos que participam da gênese da obstipação permite reconhecer sete grupos de causas (Quadro 6.25):

▸ **Relacionadas com a alimentação inadequada (dieta pobre em fibras)**
▸ **Mecânicas**: quando há lesões que ocluem o lúmen ou impedem a contração das paredes intestinais (malformações, oclusão tumoral, processos inflamatórios)
▸ **Neurogênicas**: há comprometimento das estruturas nervosas (aganglionose ou doença de Hirschsprung, megacólon chagásico, paraplegia, esclerose múltipla)
▸ **Metabólico-hormonais**: hipotireoidismo, uremia, hiperparatireoidismo, porfiria
▸ **Medicamentosas**: antiácidos, anticolinérgicos, opiáceos
▸ **Relacionadas com a inibição reiterada do reflexo da evacuação ("não atender ao chamado do intestino") e por hipossensibilidade senil**
▸ **Psicogênicas**: alterações emocionais, muitas vezes ligadas a traumas na infância, depressão.

Quadro 6.25 Causas de obstipação intestinal.
Alimentação deficiente em fibras
Hábitos inadequados de defecação
Impactação fecal
Doença de Hirschsprung
Megacólon chagásico
Hipotireoidismo
Hiperparatireoidismo
Diabetes
Insuficiência renal crônica
Cólon irritável
Lesões obstrutivas do cólon
Câncer do cólon
Doença de Parkinson
Lesões da medula espinal
Senilidade
Medicamentos (bloqueadores dos canais de cálcio, antidepressivos tricíclicos, suplementos de ferro, antiácidos, anticolinérgicos, opiáceos)
Transtorno depressivo

Sangramento anal (enterorragia)

É um sintoma que leva o paciente a procurar o médico sempre com apreensão. Contudo, na maioria das vezes é provocado por hemorroidas, doença benigna e de fácil solução terapêutica. Isso não significa que, mesmo diante de evidências de hemorroidas, o médico tenha o direito de dar-se por satisfeito e encerrar a investigação sumariamente. Assim procedendo, corre o risco de deixar sem diagnóstico uma lesão localizada a montante do canal anal (câncer do reto e do cólon, por exemplo) que também pode estar sangrando (Quadro 6.26).

Outra causa comum de hemorragia é a doença diverticular difusa dos cólons, na qual sempre se deve pensar quando se trata de indivíduos acima da quarta década da vida que apresentam episódios de sangramento anal.

Os pólipos também sangram com facilidade, sendo uma causa comum de hemorragia digestiva em crianças e jovens. No adulto justifica-se certa preocupação pela possibilidade de estas lesões se malignizarem, dando origem aos adenocarcinomas.

Processos inflamatórios, como as retites e as colites actínicas, também podem sangrar por lesões da mucosa.

Todo sangramento anal nos obriga a pensar também na possibilidade de uma hemorragia de partes mais altas do tubo digestivo (estômago e intestino delgado). Nesses casos, o sangue raramente é vermelho-vivo, mas, sim, escuro, em "borra de café" (melena), ou apresenta aspecto de ter sofrido certo grau de digestão. Contudo, havendo distúrbios da atividade motora do tubo digestivo (atividade mais rápida), o sangue pode ser rapidamente eliminado sob a forma de enterorragia.

Prurido anal

É manifestação clínica que ocorre em diferentes condições e pode tornar-se muito incômoda. Suas causas principais são má higiene, enterobíase (principal causa em crianças), doenças anorretais cutâneas (fissuras, eczemas, dermatite seborreica, psoríase, dermatite de contato) e doenças sistêmicas, em especial o diabetes e as hepatopatias crônicas.

Em determinados pacientes não se consegue identificar uma causa orgânica, considerando-se nesses casos possíveis causas psicogênicas.

Distensão abdominal

Caracteriza-se por aumento de volume do ventre e pode traduzir várias condições, tais como ascite, meteorismo, fecaloma, neoplasias.

Quadro 6.26	Causas de enterorragia.
	Hemorroidas
	Fissura anal
	Câncer do cólon
	Pólipos
	Diverticulose
	Retocolite ulcerativa
	Colite amebiana ou bacilar
	Proctite

Com relação ao intestino grosso, a distensão abdominal depende de dificuldade do trânsito nos cólons, ou seja, algum obstáculo que impeça a progressão de gases e fezes.

Uma causa importante de distensão aguda é o vólvulo do sigmoide (torção do cólon sigmoide sobre seu próprio eixo), uma complicação grave do megacólon chagásico. Nessa afecção é comum a formação de fecaloma resultante da estagnação fecal no cólon sigmoide ectasiado. Por vezes o fecaloma se amolda às paredes do reto, obliterando por completo o seu lúmen e produzindo um quadro de oclusão intestinal baixa com grande distensão abdominal (impactação fecal).

Outra causa é o câncer do intestino, que pode ocluir o lúmen do órgão, ocasionando acúmulo de fezes e gases a montante da neoplasia. Devem ser citadas também a estenose do cólon e do reto, bridas pós-cirurgia abdominal e dilatação aguda do cólon, presente algumas vezes no megacólon tóxico, uma das complicações da retocolite ulcerativa.

Pacientes com megacólon chagásico apresentam com certa frequência um quadro de distensão abdominal provocada pela incoordenação da atividade motora do cólon, que impede a progressão do conteúdo intestinal. No exame desses pacientes visualiza-se o relevo das alças colônicas – geralmente do cólon sigmoide – na parede abdominal, indicando as "contrações" vigorosas desse segmento do intestino.

Náuseas e vômitos

As náuseas e os vômitos não são frequentes nas afecções do intestino grosso. Contudo, nos pacientes com cólon irritável, tais manifestações são comuns durante as crises dolorosas.

Na oclusão intestinal, os vômitos surgem à medida que o quadro clínico evolui. Após determinado tempo, tornam-se fecaloides.

Anemia e emagrecimento

São as lesões neoplásicas do cólon direito as que costumam evoluir com anemia; isso porque no cólon direito há também reabsorção de ferro. As lesões aí localizadas alteram a fisiologia da mucosa intestinal, ocasionando déficit desse elemento.

Os pacientes com megacólon chagásico apresentam também, com frequência, alterações no esôfago (megaesôfago chagásico) que podem causar dificuldade para deglutir, causando emagrecimento e até caquexia.

A doença diverticular difusa dos cólons pode causar grandes hemorragias que levam à anemia aguda, porém o mais comum é a perda crônica de pequenas quantidades de sangue, imperceptíveis a olho nu, mas que também ocasionam anemia.

Em alguns pacientes com doença hemorroidária, repetidas perdas de sangue provocam anemia de certa intensidade, responsável por parte dos sintomas que os pacientes relatam.

FÍGADO, VESÍCULA E VIAS BILIARES

Os principais sintomas do fígado, da vesícula e das vias biliares são *dor*, *icterícia* e *náuseas e vômitos* (Figuras 6.30 e 6.31).

Dor

A dor originária no fígado, na vesícula e nas vias biliares localiza-se no quadrante superior direito do abdome e apresenta diferentes características, conforme a afecção que a provoca (Quadros 6.19 e 6.20).

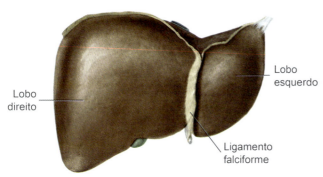

Figura 6.30 Representação esquemática da face anterior do fígado.

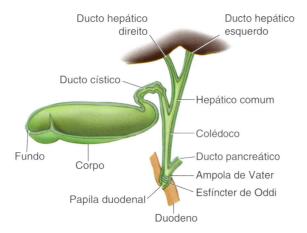

Figura 6.31 Vesícula e vias biliares extra-hepáticas.

O parênquima hepático não tem sensibilidade, mas a cápsula de Glisson, quando distendida rapidamente, ocasiona dor contínua no hipocôndrio direito, sem irradiação, que piora com a palpação e com a realização de esforço físico. Sua causa mais comum é a congestão passiva do fígado, uma das principais manifestações da insuficiência ventricular direita, constituindo o que se denomina *hepatomegalia dolorosa*. Esse tipo de dor pode ocorrer também na hepatite aguda viral e na hepatite alcoólica, quando houver rápido crescimento do fígado.

A dor do abscesso hepático pode ser muito intensa e localiza-se na área de projeção do abscesso, a qual se torna muito sensível, dificultando sobremodo a palpação da víscera.

A dor originada nas vias biliares apresenta-se de duas maneiras:

- **Cólica biliar:** início súbito, grande intensidade, localização no hipocôndrio direito e duração de várias horas; em geral, o paciente fica inquieto, nauseado, podendo apresentar vômitos. A causa mais frequente é a colelitíase. O aparecimento de icterícia após episódio de cólica biliar sugere a migração do cálculo para o colédoco
- **Colecistite aguda:** a dor é contínua, localizada no hipocôndrio direito, podendo irradiar-se para o ângulo da escápula ou para o ombro direito, via nervo frênico, quando há comprometimento do diafragma. Acompanha-se de hiperestesia e contratura muscular. A palpação da região ao fazer uma inspiração profunda desperta dor. É o que se chama *sinal de Murphy*.

O diagnóstico diferencial da dor originada no fígado e nas vias biliares inclui várias afecções, destacando-se a pancreatite aguda, a úlcera péptica perfurada, a cólica nefrética, a pleurite e, mais raramente, a isquemia miocárdica.

Icterícia

Icterícia consiste em uma coloração amarelada da pele e das mucosas, devida à impregnação dos tecidos por pigmentos biliares, quando os níveis de bilirrubina são maiores que 2 mg/dℓ (normal < 1 mg/dℓ).

Icterícia leve só é visível com boa iluminação, de preferência com luz natural.

A investigação deste sintoma inclui tempo de duração, intensidade e evolução do quadro ictérico – se foi de instalação súbita ou gradativa, se vem aumentando progressivamente ou se está havendo flutuação da intensidade. Para o raciocínio diagnóstico, interessa saber também a cor da urina, das fezes e a presença ou não de prurido.

Mecanismos: o aumento de pigmentos biliares no plasma responsável pela icterícia pode ser por destruição excessiva de hemácias (*icterícia hemolítica*), por lesão dos hepatócitos ou condutos biliares intra-hepáticos (*icterícia de origem hepática*) ou por obstrução das vias biliares extra-hepáticas (*icterícia obstrutiva*).

Outras causas de coloração amarela da pele e da esclerótica

Em algumas pessoas saudáveis a pele apresenta uma tonalidade amarelada, mas nesses casos a esclerótica não aparece pigmentada. Alguns alimentos (cenoura e mamão) e determinados fármacos, em especial os antimaláricos, contêm substâncias que podem conferir uma coloração amarelada à pele, mas nesses casos a esclerótica também mantém sua cor normal.

Em contrapartida, em afrodescendentes, pode-se perceber uma tonalidade amarelada na parte exposta da esclerótica, dada pelo acúmulo na conjuntiva de uma pequena camada gordurosa; mas, como ele não atinge toda a superfície anterior do olho, basta um exame mais detalhado dos olhos para descartar a possibilidade de icterícia.

Nos casos de icterícia obstrutiva a presença de prurido e a descoloração das fezes chamam a atenção do paciente e têm valor no raciocínio diagnóstico.

As causas mais frequentes de icterícia são: hepatite infecciosa, hepatopatia alcoólica, hepatopatia por medicamentos, cirrose hepática, leptospirose, malária, septicemias, anemias hemolíticas, cirrose biliar, coledocolitíase, neoplasias do pâncreas, pancreatite crônica e neoplasias das vias biliares. Inúmeros medicamentos podem produzir icterícia (Quadro 6.27).

Náuseas e vômitos

As náuseas frequentemente precedem os vômitos, mas algumas vezes ocorrem de forma isolada e o próprio paciente provoca o vômito na tentativa de obter alívio.

Os vômitos são manifestações frequentes das doenças hepatobiliares, ocorrendo na fase inicial da hepatite infecciosa, juntamente com anorexia, nas colecistites e na colelitíase, muitas vezes relacionados com a ingestão de alimentos gordurosos.

Capítulo 6 Sinais e Sintomas   147

Quadro 6.27 Causas de icterícia.

Fígado
Hepatite infecciosa
Hepatite alcoólica
Cirrose hepática
Anomalias genéticas
Hepatopatia por medicamentos (paracetamol, estrogênios, eritromicina, nitrofurantoína, rifampicina, AINEs, clorpromazina, valproato, clavulanato, isoniazida)

Vias biliares
Litíase do colédoco
Colangiolite
Cirrose biliar
Neoplasias da via biliar

Pâncreas
Neoplasias do pâncreas
Pancreatite crônica

Anemias hemolíticas

Doenças infecciosas e parasitárias
Leptospirose
Malária
Septicemia

Nos episódios de cólica biliar, náuseas e vômitos ocorrem quase invariavelmente.

> **Boxe:** Não tem significado especial a presença de bile no material vomitado, pois isso ocorre em quaisquer condições em que haja repetidos vômitos.

PÂNCREAS

Os principais sintomas das doenças pancreáticas são *dor, náuseas e vômitos, icterícia, diarreia e esteatorreia* e os que constituem a *síndrome de má absorção*.

Dor

A dor é o sintoma mais frequente nos processos inflamatórios da glândula (pancreatite). Geralmente é do tipo lancinante nas formas agudas ou nas reagudizações das pancreatites crônicas, mas sua intensidade varia com o tipo e a extensão da lesão.

Sua localização e irradiação dependem da região pancreática acometida. Localiza-se na região epigástrica, à direita da linha mediana, com irradiação para o dorso, quando a região acometida é a cabeça do pâncreas; na região epigástrica, à esquerda da linha mediana, no acometimento do corpo; e no hipocôndrio esquerdo, com irradiação para o dorso, quando o processo responsável pela dor atinge a cauda (Quadros 6.19 e 6.20).

A forma clássica, ou seja, dor em faixa ou em cinta, só é observada em uma pequena porcentagem de casos, quando toda a glândula é comprometida.

Náuseas e vômitos

Náuseas e vômitos estão presentes na maioria dos pacientes com processo inflamatório do pâncreas. Os vômitos geralmente são de difícil controle, podendo levar, rapidamente, a um desequilíbrio hidreletrolítico.

Icterícia

A icterícia é um sintoma comum nas doenças pancreáticas. Ela poderá ser discreta e fugaz na pancreatite aguda, principalmente na forma edematosa, sendo causada por:

▸ **Obstrução do colédoco terminal**: causadora da icterícia e da própria pancreatite
▸ **Edema do tecido pancreático**: comprime o colédoco intrapancreático, determinando a icterícia ou contribuindo para o aumento da obstrução.

Diarreia e esteatorreia

Na vigência de insuficiência pancreática a diarreia caracteriza-se por fezes volumosas, pastosas, brilhantes, de odor rançoso, coloração pálida, deixando traços ou camada oleosa sobre a água do vaso sanitário (ver *Intestino delgado*, neste capítulo).

> **Boxe: Síndrome de má absorção**
> Em consequência de deficiência das enzimas pancreáticas, a digestão e a absorção de proteínas, lipídios, vitaminas lipossolúveis e oligoelementos estão prejudicadas, o que acarreta edema tipo carencial, osteoporose e lesões dermatológicas do tipo pelagra.

RINS E VIAS URINÁRIAS

Os sintomas das doenças dos rins e das vias urinárias incluem *alterações miccionais* (hesitação – que corresponde a demora ou atraso involuntário para iniciar o ato de urinar –, urgência – que é a necessidade imperiosa de urinar –, alterações do jato urinário, retenção urinária, incontinência urinária), *alterações do volume e do ritmo urinário* (oligúria, anúria, poliúria, disúria, polaciúria, frequência, noctúria), *alterações da cor da urina* (hematúria, hemoglobinúria, mioglobinúria, porfirinúria, urina turva), *alterações do cheiro da urina, dor, edema* e *febre e calafrios* (Figura 6.32).

Alterações miccionais

Em condições normais e em clima ameno, uma pessoa adulta elimina de 800 a 2.500 mℓ de urina por dia.

A capacidade de armazenagem da bexiga é de 400 a 600 mℓ. Assim, ocorrem 2 a 4 micções por dia. Normalmente o paciente não acorda à noite para urinar ou o faz apenas uma vez, desde que não ingira muito líquido antes de deitar.

Após uma micção normal permanece na bexiga uma pequena quantidade de urina, cerca de 3 a 4 mℓ, chamada *urina residual*.

Alterações do jato urinário

Um jato urinário fraco, lento e fino no recém-nascido ou em meninos é sugestivo de fimose, estenose do meato uretral ou válvula da uretra posterior.

Hesitação, ou seja, demora para iniciar a micção, *esforço para urinar* e *diminuição da força* e do *calibre do jato urinário* são as manifestações clínicas mais comuns das uropatias obstrutivas infravesicais.

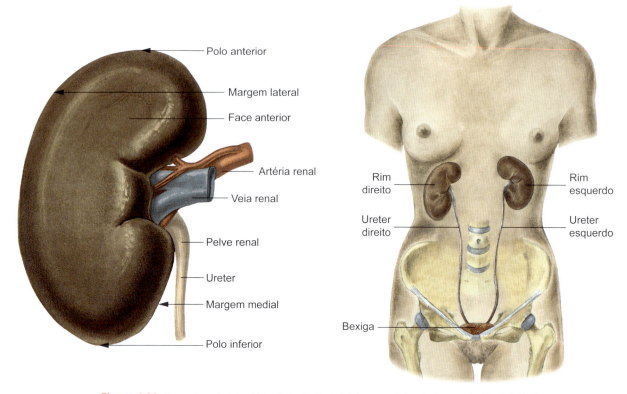

Figura 6.32 Rins e vias urinárias. (Adaptada de Wolf-Heidegger – Atlas de Anatomia, 6ª ed., 2006.)

Incontinência urinária em pessoas idosas

A incontinência urinária está incluída, juntamente com a depressão, as demências, os estados confusionais, as quedas e a síndrome dos maus-tratos, no que se convencionou chamar de *Os Gigantes da Geriatria*. São problemas complexos, muito comuns nos idosos, extremamente incapacitantes e geralmente de etiologia multifatorial. Sua avaliação demanda tempo e seu tratamento é complexo. Além disso, muitas vezes são considerados como um fenômeno normal do envelhecimento, fato que retarda a introdução de medidas terapêuticas.

Na avaliação de uma mulher idosa com incontinência deve-se ter em mente a possibilidade de incontinência de esforço por relaxamento excessivo da musculatura do assoalho pélvico e, no homem idoso, a incontinência por transbordamento em consequência de hipertrofia prostática.

Não se pode esquecer das causas transitórias de incontinência, mais comuns nos idosos em função de terem reserva funcional vesical e uretral menor, destacando-se as infecções, a uretrite atrófica (deficiência estrogênica na mulher idosa), os estados confusionais, medicamentos, imobilidade e fecaloma (ver Capítulo 9, *Exame Clínico do Idoso*).

Retenção urinária

Refere-se à incapacidade da bexiga de esvaziar-se, parcial ou completamente. É fundamental diferenciá-la da *anúria*, condição em que a bexiga se encontra vazia por interrupção do funcionamento renal.

Na retenção urinária a bexiga distendida é palpável na região suprapúbica (globo vesical). A passagem de um cateter seguida de desaparecimento do *globo vesical* sela o diagnóstico de retenção. Na anúria a bexiga está vazia e o cateterismo comprova a inexistência de urina.

A retenção urinária pode ser completa ou incompleta. Na forma completa o indivíduo é incapaz de eliminar sequer quantidades mínimas de urina. Pode ser aguda ou crônica. A retenção completa aguda geralmente é muito dolorosa. O paciente se apresenta ansioso, pálido, com sudorese, e relata um intenso desejo de urinar que se acentua a cada contração da bexiga. Ao exame físico, encontra-se massa suprapúbica, arredondada, tensa, que origina som maciço à percussão, contrastando com o ruído timpânico em torno dela. Ressalte-se que a palpação da região hipogástrica acentua a vontade de urinar.

A retenção urinária incompleta, quase sempre crônica, caracteriza-se pela permanência na bexiga de certa quantidade de urina depois de terminado o ato miccional. Se a quantidade de urina for menor do que a capacidade vesical, diz-se que há uma retenção urinária incompleta sem retenção. Se, ao contrário, a urina que permanece na bexiga, após a micção, for maior do que a capacidade vesical, surge um quadro de retenção urinária incompleta sem distensão.

Causas de retenção urinária

O diagnóstico da retenção urinária é feito, basicamente, pelo exame clínico, sendo importante tentar definir o tipo de retenção e seu agente causal. A faixa etária do paciente é um dado relevante no raciocínio diagnóstico. Em crianças, por exemplo, a retenção pode ser ocasionada por cálculo vesical impactado no colo da bexiga ou na uretra, estenose da uretra ou do meato uretral externo, fimose cerrada acompanhada de balanopostite, válvula da uretra posterior ou por disfunção neurovesical. Já em adolescentes e adultos jovens, as causas mais comuns são inflamação da glândula de Cowper de etiologia blenorrágica, prostatite, abscesso prostático, polirradiculoneurite, traumatismos uretrais ou da medula espinal. Nos indivíduos mais idosos deve-se pensar na possibilidade de crescimento prostático, benigno ou maligno, esclerose múltipla, uso de medicamentos anticolinérgicos, anti-histamínicos, tranquilizantes (ansiolíticos), antidepressivos ou relaxantes da musculatura lisa.

Na *bexiga neurogênica* a retenção urinária é consequência da incapacidade da musculatura vesical de contrair-se com força adequada, seja por haver lesões do neurônio motor superior que interferem no reflexo da micção, seja por lesões de nervos sacrais responsáveis pela inervação da bexiga.

Incontinência urinária

Quando há obstrução das vias urinárias inferiores, a bexiga não se esvazia adequadamente após cada micção, surgindo a necessidade de urinar mais vezes durante o dia e a noite, ou seja, *polaciúria* e *noctúria*. Aliás, o paciente sente que ainda ficou alguma urina na bexiga após findar a micção, fato que lhe dá a sensação de esvaziamento incompleto da mesma.

A incontinência urinária só ocorre nos casos avançados, sob a forma de incontinência, de urgência ou incontinência paradoxal, ou de transbordamento, que surge quando a pressão intravesical se iguala à resistência uretral, de modo que a urina passa a gotejar continuamente. A urina que permanece na bexiga, após a micção, é como se fosse um líquido estagnado, muito favorável à proliferação bacteriana. Instalada a infecção, surgem dor à micção, urina turva e odor desagradável.

Na incontinência urinária verdadeira, o paciente elimina urina sem perceber, quase continuamente. Isso é observado nas formas completas, na epispádia e em lesões raquimedulares.

Alterações do volume e do ritmo urinário

Oligúria e anúria

Uma dieta normal provoca a eliminação de pelo menos 800 mℓ de urina, como meio de excreção da ureia e de outros produtos resultantes do metabolismo.

Denomina-se oligúria a excreção de um volume de urina inferior às necessidades para eliminação de catabólitos. Clinicamente, convencionou-se chamar de oligúria uma diurese inferior a 400 mℓ/dia.

A oligúria geralmente decorre de redução do fluxo sanguíneo renal (insuficiência renal aguda, insuficiência cardíaca) ou da diminuição da capacidade de filtração dos glomérulos (glomerulonefrite, por exemplo).

Quando a diurese é inferior a 100 mℓ em 24 h, diz-se que há anúria, que é resultante de oclusão bilateral das artérias renais, obstrução de ambos os ureteres ou necrose cortical bilateral.

Poliúria

Corresponde a um volume urinário acima de 2.500 mℓ/dia.

Como o volume de cada micção está limitado pela capacidade vesical, verifica-se um maior número de micções, inclusive à noite. A medida do volume urinário de 24 h pode ser necessária para confirmação da presença de poliúria, pois o aumento do número de micções (polaciúria) quase sempre nos leva a pensar em aumento do volume urinário.

Existem dois mecanismos básicos de poliúria: por *diurese osmótica*, decorrente da excreção de maior quantidade de solutos, que por sua vez determina maior excreção de água, como no diabetes descompensado, ou então por *incapacidade de concentração urinária*, como se observa no diabetes insípido e na hipopotassemia.

Na insuficiência renal crônica, quando o comprometimento renal é ainda mais moderado, ocorre poliúria pela associação dos dois mecanismos: diurese osmótica, devida à uremia, e incapacidade de concentração. Há também poliúria quando a medula renal está comprometida, como se observa na pielonefrite crônica. As causas de poliúria estão descritas no Quadro 6.28.

Disúria

Disúria significa micção associada à sensação de dor, queimor ou desconforto. Ocorre na cistite, prostatite ou uretrite.

O termo disúria, etimologicamente, significa qualquer alteração da micção, incluindo frequência, hesitação, gotejamento, urgência, estrangúria; contudo, é preferível restringir sua abrangência, usando-o apenas com o significado de dor ou desconforto ao urinar.

Urgência e polaciúria

Urgência corresponde à necessidade súbita e imperiosa de urinar, podendo, mesmo, haver esvaziamento involuntário da bexiga.

Quando a necessidade de urinar ocorre repetidas vezes, com intervalo entre as micções inferior a 2 h e sem que haja concomitante aumento do volume urinário (poliúria), diz-se que o paciente está com polaciúria.

Estes sintomas são provocados por redução da capacidade de armazenagem da bexiga, dor à distensão vesical ou por comprometimento da uretra posterior. Decorrem de várias causas, tais como infecção, cálculo, obstrução, alterações neurológicas. As causas de polaciúria são apresentadas no Quadro 6.29.

A ansiedade também pode manifestar-se com polaciúria, chegando a caracterizar uma condição denominada "bexiga irritável", somatização de transtornos emocionais no aparelho urinário.

Quadro 6.28 Causas de poliúria.

Causas de poliúria
Diabetes
Diabetes insípido
Insuficiência renal crônica
Polidipsia nervosa
Medicamentos (diuréticos)

Quadro 6.29 Causas de polaciúria.

Causas de polaciúria
Cistite
Litíase vesical
Tumor vesical
Hiperplasia prostática
Câncer de próstata
Compressão extrínseca da bexiga
Doenças neurológicas
Tensão nervosa
Transtorno de ansiedade ("bexiga irritável")

Noctúria ou nictúria

Normalmente o indivíduo não acorda à noite para urinar ou o faz apenas uma vez, porque o ritmo de formação de urina decresce fisiologicamente no período noturno.

Denomina-se noctúria quando o ritmo circadiano da diurese se altera, ocasionando a necessidade de se esvaziar a bexiga durante a noite. Como exemplo, temos os pacientes com insuficiência cardíaca, renal ou hepática que retêm líquido durante o dia, principalmente nos membros inferiores. Quando eles se deitam à noite, o líquido retido no interstício retorna à circulação, resultando em aumento da diurese, com maior número de micções no período noturno. As causas de noctúria são apresentadas no Quadro 6.30.

Nos casos de insônia, pode ocorrer noctúria com pequeno volume urinário.

Quadro 6.30 — Causas de noctúria.

- Insuficiência renal crônica
- Insuficiência cardíaca
- Insuficiência hepática
- Síndrome nefrótica
- Hipertrofia prostática
- Insônia
- Ingestão de líquido à noite
- Diuréticos

Alterações da cor da urina

A urina normal é transparente, tendo uma tonalidade que varia do amarelo-claro ao amarelo-escuro, conforme esteja diluída ou concentrada. Observa-se alteração da cor na *hematúria*, na *hemoglobinúria*, na *mioglobinúria*, na *porfirinúria* e na chamada *urina turva*.

Determinados corantes e pigmentos tingem a urina de vermelho ou de marrom-avermelhado, tornando necessário fazer a diferenciação com a hematúria, por meio do exame microscópico, que confirma a hematúria pela identificação das hemácias.

Alguns medicamentos modificam a cor da urina, emprestando-lhe aspecto amarelado, azulado, alaranjado, na dependência do pigmento existente no fármaco utilizado.

Hematúria

Hematúria significa presença de sangue na urina, podendo ser macro ou microscópica, ou seja, visível a olho nu ou só detectada ao exame microscópico. Pode ser persistente ou intermitente.

O aspecto da urina depende do volume de sangue e do pH da urina. Basta um centímetro cúbico de sangue em 1,5 ℓ de urina para conferir-lhe cor avermelhada ou marrom, facilmente identificável pelo paciente (hematúria macroscópica).

Pequena quantidade de sangue confere à urina uma cor marrom-escura, se o pH for ácido. Se a urina for alcalina, a hemoglobina conserva sua cor vermelho-viva por mais tempo.

> **Boxe**
> Os sintomas que acompanham a hematúria são importantes para o diagnóstico de sua causa. Exemplos: hematúria acompanhada de febre, calafrios e disúria indica infecção urinária, enquanto a ocorrência de cólica renal sugere litíase urinária.

Pode-se ter uma ideia da origem do sangramento se o paciente souber informar o momento em que surge urina de cor vermelha ou sanguinolenta (início, meio ou final da micção), caracterizando três tipos: hematúria inicial, hematúria terminal e hematúria total.

Hematúria inicial indica origem prostática ou uretral. Isto porque o sangue acumulado na uretra é levado pelo primeiro jato de urina.

Hematúria terminal, dolorosa, às vezes com sangue rutilante, é encontrada na hiperplasia benigna da próstata, em consequência da ruptura de veias telangiectásicas do colo vesical ou da mucosa prostática quando o paciente faz esforço para urinar. No câncer da próstata a hematúria é rara e só ocorre quando o processo neoplásico invade a mucosa da bexiga ou da uretra. A hematúria terminal também pode ter origem na bexiga, quando um processo neoplásico ou a mucosa inflamada é "espremida" pela contração das fibras musculares do detrusor, na fase final da micção, ou quando cálculos vesicais lesionam a mucosa, provocando sangramento da bexiga no fim do ato miccional.

Hematúria total geralmente depende de lesões situadas acima do colo da bexiga, no ureter ou no rim, pois é necessário que haja tempo para que se misturem na bexiga o sangue e a urina. As principais causas de hematúria total são a glomerulonefrite aguda, a hipertensão arterial maligna, a necrose tubular aguda, rins policísticos, infarto renal, leptospirose, malária, tuberculose renal, síndrome de coagulação vascular disseminada, neoplasias, cálculos e uso de anticoagulantes (Figura 6.33 e Quadro 6.31).

> **Boxe — Pseudo-hematúria**
> Alguns pigmentos presentes em medicamentos e alimentos podem conferir uma cor rósea ou vermelha à urina, na ausência de hemoglobina ou hemácias.
> ✔ **Alimentos**: beterraba, frutas vermelhas, alimentos com corantes vermelhos
> ✔ **Medicamentos**: rifampicina, clorzoxazona, piridina, fenotiazina, fenitoína, doxorrubicina, daunomicina, laxativo com fenolftaleína.
> O exame do sedimento urinário identifica a hematúria verdadeira.

Hemoglobinúria, mioglobinúria e porfirinúria

Hemoglobinúria é a presença de hemoglobina livre na urina, condição que acompanha as crises de hemólise intravascular (malária, leptospirose, transfusão de sangue incompatível, icterícia hemolítica).

Mioglobinúria resulta de destruição muscular por traumatismos ou queimaduras.

Porfirinúria é consequência da eliminação de porfirinas ou de seus precursores, os quais produzem coloração vermelho-vinhosa da urina, algumas horas depois da micção (ver *Metabolismo e condições nutricionais*, neste capítulo).

Capítulo 6 Sinais e Sintomas

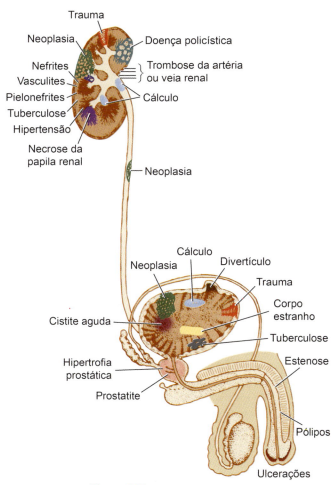

Figura 6.33 Causas de hematúria.

Quadro 6.31	Causas de hematúria.
	Litíase urinária
	Glomerulonefrite aguda
	Pielite/pielonefrite
	Tuberculose renal
	Rins policísticos
	Neoplasias benignas e malignas dos rins e vias urinárias
	Cistite
	Poliarterite nodosa
	Leucemias
	Traumatismo toracoabdominal
	Prostatite
	Doenças hemorrágicas
	Medicamentos (anticoagulantes)

Dor

A dor originada nos rins e vias urinárias pode assumir características diversas, destacando-se a *dor lombar e no flanco*, a *cólica renal ou nefrética*, a *dor vesical*, a *estrangúria ou tenesmo vesical* e a *dor perineal*.

Dor lombar e no flanco

O parênquima renal é insensível, mas a distensão da cápsula dá origem à dor que se localiza na região lombar e no flanco, por ser sua inervação relacionada com a desta parte do tronco. É descrita como profunda, de intensidade variável, fixa e persistente, que piora com a posição ortostática e se agrava no fim do dia. Lembra muito a lombalgia e dela precisa ser diferenciada (ver *Coluna vertebral*, neste capítulo).

Na síndrome nefrótica, glomerulonefrite aguda, nefrite intersticial e pielonefrite aguda, este tipo de dor geralmente está presente.

A obstrução urinária aguda devida a cálculo na pelve renal ou a obstrução ureteropélvica que causa dilatação tubular e aumento dos rins provoca também dor lombar, especialmente quando maior ingestão de líquido aumenta o fluxo urinário.

Alguns pacientes relatam dor semelhante após uso de diurético, principalmente furosemida.

Rins policísticos podem atingir grande volume sem causar dor, exceto quando algum cisto se rompe. Contudo, alguns pacientes relatam dor surda na região lombar ou no flanco.

Na inflamação perinefrética ocorre irritação da cápsula renal que causa dor intensa que aumenta com a movimentação; isso se observa na nefrite intersticial bacteriana, infarto renal, ruptura de cisto renal, quando ocorre hemorragia ou necrose tumoral, e no extravasamento de urina.

Boxe — Urina turva

Relato de urina turva significa apenas mudança da cor da urina, ocorre com frequência e tem causas diversas.

Sendo a urina uma solução supersaturada, algumas horas após emitida e guardada em um recipiente ela pode apresentar precipitação de diversos tipos de cristais (cristalúria), sendo mais frequentes os de ácido úrico, oxalato de cálcio e uratos amorfos quando a urina é ácida. Se ela for alcalina precipitam o carbonato e o fosfato de cálcio, turvando a urina. Este tipo de turvação não tem importância clínica.

Em contrapartida, urina turva, formando depósito esbranquiçado, de odor desagradável, pode ser indicativa de infecção urinária (cistite, pielonefrite, abscesso renal, perirrenal, uretral ou prostático).

Pacientes com icterícia podem relatar urina escura, cor de Coca-Cola.

Uma causa menos comum de urina turva é a obstrução de linfáticos. Nesse caso, a linfa drenada para as vias urinárias origina a *quilúria*, ficando a urina de coloração esbranquiçada, opalescente. Entre as causas de quilúria encontram-se a filariose, a tuberculose e as neoplasias.

Alterações do cheiro da urina

O cheiro *sui generis* da urina decorre da liberação de amônia.

Um simples aumento da concentração urinária pode determinar cheiro desagradável. Vários medicamentos podem modificar o cheiro da urina, destacando-se as vitaminas e os antibióticos. Porém, fetidez propriamente dita surge nos processos infecciosos, pela presença de pus ou por degradação de substâncias orgânicas.

Boxe — "Dor nos rins"

Cumpre ressaltar que toda dor lombar ou no flanco, ou mesmo nas costas, costuma ser interpretada pelos pacientes como originária dos rins. No entanto, com muita frequência, ela é de natureza extrarrenal, provocada por contratura da musculatura lombar, alterações degenerativas das vértebras (espondiloartrose) ou comprometimento de disco intervertebral. Por isso, diante da queixa "dor nos rins", deve-se estar atento para as doenças renais e para as enfermidades da coluna vertebral e anexos.

Cólica renal ou nefrética

Aplica-se esta denominação à dor decorrente de obstrução do trato urinário alto, com súbita dilatação da pelve renal ou do ureter, que se acompanha de contrações da musculatura lisa destas estruturas.

No início, pode haver apenas desconforto na região lombar ou no flanco, irradiando-se vagamente para o quadrante inferior do abdome do mesmo lado. Rapidamente esse desconforto evolui para dor de grande intensidade, acompanhada de mal-estar geral, inquietude, sudorese, náuseas e vômitos. O paciente move-se no leito ou levanta-se à procura de uma posição que lhe traga algum alívio.

A dor da cólica renal em geral começa no ângulo costovertebral, irradiando-se para a fossa ilíaca e região inguinal, alcançando o testículo e o pênis no homem e o grande lábio vaginal na mulher. O episódio doloroso pode durar horas ou dias, ocorrendo alívio espontâneo se houver desobstrução do ureter pelo deslocamento do cálculo ou coágulo. Mais comumente a dor só é aliviada após medicação analgésica ou antiespasmódica. O desaparecimento súbito da dor, ocasionado pela resolução natural da obstrução, é importante no diagnóstico diferencial.

Existem algumas variantes clínicas da cólica renal, na dependência da altura da obstrução. Assim, se a obstrução estiver na junção ureteropélvica, a dor costuma situar-se no flanco e irradiar-se para o quadrante superior do abdome ou mesmo para a região inguinal homolateral; já a obstrução ureterovesical acompanha-se de sintomas de irritação do trígono vesical, representados por disúria, urgência e polaciúria, que fazem pensar em cistite. Cálculo obstruindo o segmento final do ureter pode causar dor persistente no testículo e pênis, ou no grande lábio vaginal do mesmo lado, sem, entretanto, evidenciar sintomas de irritação vesical.

Dor vesical

A dor originada no corpo da bexiga geralmente se localiza na região suprapúbica. Quando ela decorre de irritação envolvendo a região do trígono e do colo vesical, irradia-se para a uretra e o meato externo, podendo ser relatada como uma sensação de queimor.

Estrangúria ou tenesmo vesical

Uma inflamação vesical intensa pode provocar a emissão lenta e dolorosa de urina, chamada estrangúria ou tenesmo vesical, que é decorrente de espasmo da musculatura do trígono e colo vesical.

Dor perineal

Infecção aguda da próstata causa dor perineal intensa, sendo referida no sacro ou no reto. Pode causar também estrangúria.

Edema

O edema que surge nas doenças renais resulta de diferentes mecanismos patogenéticos que lhe conferem características semiológicas próprias.

Na glomerulonefrite o edema é generalizado, mais intenso na região periorbitária pela manhã, quando o paciente acorda. No final do dia, se o paciente estiver deambulando normalmente, predomina nos membros inferiores.

Este edema decorre da retenção de sal e água em consequência das lesões glomerulares. Nas crianças, o aparecimento do edema costuma ser súbito, podendo acompanhar-se de manifestações de insuficiência cardíaca congestiva, ou seja, jugulares ingurgitadas, hepatomegalia dolorosa, dispneia e tosse, quando há comprometimento miocárdico concomitante.

Na glomerulonefrite crônica a evolução e a intensidade do edema são muito variáveis, observando-se, contudo, quase sempre o aparecimento de edema periorbitário, pela manhã. O paciente relata que acorda com os "olhos empapuçados".

O edema da síndrome nefrótica é generalizado e mais intenso que o da glomerulonefrite, podendo chegar à anasarca, especialmente em crianças. Quando o estado geral do paciente é bom e ele consegue deambular, é comum observar-se, pela manhã, intenso edema facial. No fim do dia, são as pernas que estão edemaciadas. É frequente a presença de ascite e derrame pleural. A intensidade do edema pode variar de acordo com a ingestão de sal, pois na síndrome nefrótica o mecanismo fisiopatológico básico é a redução da pressão oncótica por hipoalbuminemia, com redução do volume plasmático e passagem de água para o espaço intersticial, mas a retenção de sódio e água é um fator importante relacionado com o aumento da produção de aldosterona.

O edema da insuficiência renal crônica é muito variável, na dependência da causa determinante. Depende também da fase da doença, do grau do distúrbio funcional ou de eventuais alterações que ocasionam a descompensação clínica.

Na insuficiência renal aguda o edema decorre geralmente de hiper-hidratação.

Na pielonefrite o edema é de pequena intensidade, quase sempre restrito à localização facial pela manhã.

Febre e calafrios

As infecções urinárias altas, que comprometem os cálices, bacinetes e interstício do parênquima renal, quase sempre se acompanham de febre que pode ter início súbito, precedido de calafrios. Infecções das vias urinárias inferiores também podem provocar febre, mas nesses casos predominam as alterações miccionais.

ÓRGÃOS GENITAIS MASCULINOS

O fato de os órgãos genitais masculinos terem uma dupla função – sexual e urinária – possibilita o surgimento de distúrbios tanto miccionais quanto sexuais, isoladamente, ou de maneira associada.

Os sintomas relacionados com a função urinária já foram descritos (ver *Rins e vias urinárias*, neste capítulo) (Figura 6.34).

Os sinais e sintomas não relacionados com a função urinária são: *dor, priapismo, hemospermia, corrimento uretral, disfunções sexuais, infertilidade* e *manifestações clínicas relacionadas com a atividade endócrina dos testículos.* (Ver Capítulo 18, *Exame dos Órgãos Genitais*.)

Dor

A dor sentida nos órgãos genitais pode ter origem no próprio local ou em outros órgãos (dor referida).

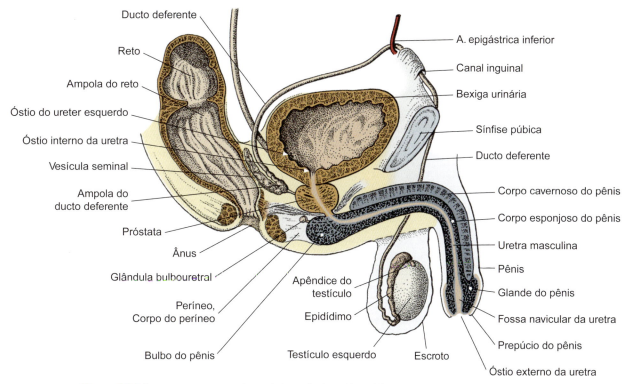

Figura 6.34 Órgãos genitais masculinos. (Adaptada de Wolf-Heiddeger – Atlas de Anatomia, 6ª ed., 2006.)

A dor testicular é ali originada e ocorre na orquite traumática ou infecciosa. A dor referida ocorre na litíase, nos cálculos localizados no terço superior da uretra. A dor é sentida no testículo por ser comum a inervação destas duas estruturas. Quando o cálculo se localiza no terço inferior da uretra, a dor é percebida na bolsa escrotal.

Tumor testicular maligno pode ser indolor ou provocar dor discreta, apenas com sensação de peso. Mas se houver uma hemorragia espontânea, a dor torna-se intensa, chegando a causar confusão diagnóstica com epididimite aguda ou com torção do cordão espermático.

Na prostatite aguda pode haver dor na região perineal ou na região sacral.

Na epididimite aguda a dor costuma ser estritamente localizada. No entanto, na fase inicial ela pode ser sentida na virilha ou no quadrante abdominal inferior do mesmo lado. Ocasionalmente, a dor de origem epididimária pode irradiar-se para o ângulo costovertebral do mesmo lado, simulando migração de um cálculo ureteral.

Priapismo

Corresponde à ereção persistente, dolorosa e prolongada do pênis, sem desejo sexual. O pênis apresenta-se ereto, aumentado de volume, formando ângulo agudo com a sínfise pubiana.

O mecanismo responsável é essencialmente vascular, mas as causas são várias – neurogênicas, químicas, medicamentosas, tóxicas, infecciosas, alérgicas, traumáticas, hematológicas (leucemia e anemia falciforme). Contudo, na maioria dos casos não se consegue determinar o fator etiológico. Nesse caso, o priapismo é considerado idiopático.

Hemospermia

Significa a presença de sangue no esperma, podendo ter diferentes causas, entre as quais se encontram a tuberculose, esquistossomose, carcinoma das vesículas seminais e da próstata, cirrose hepática com hipertensão portal, discrasias sanguíneas (púrpura, leucemia), papiloma ou lesão cística do veromontano, inflamação da próstata e das vesículas seminais, litíase prostática e hiperplasia benigna da próstata.

O sangramento pode ser discreto, deixando apenas manchas avermelhadas na cueca, ou mais intenso, com a presença de sangue no esperma.

A hemospermia pode ocorrer em pessoas com aparelho geniturinário normal e não ter significado patológico, desaparecendo espontaneamente.

Corrimento uretral

Refere-se à presença de uma secreção que sai pelo meato da uretra. As principais causas são uretrite e prostatite.

Corrimento purulento intenso, amarelado ou verde-amarelado, é o primeiro sinal de blenorragia; surge 3 a 5 dias após o contágio.

Corrimento esbranquiçado que ocorre só pela manhã ("gota matinal") é encontrado na prostatite, na uretrite traumática – indivíduos neuróticos ou hipocondríacos que espremem com frequência a uretra em busca de secreção – e nos primeiros dias ou semanas que se seguem ao tratamento das uretrites agudas, quando as glândulas de Littré estão hipersensíveis e secretam em excesso substâncias mucoides.

Corrimento uretral serossanguinolento sugere a possibilidade de estreitamento uretral, câncer da uretra ou corpo estranho na uretra.

Disfunções sexuais

As principais disfunções sexuais são *disfunção erétil (impotência sexual), ejaculação precoce, ejaculação tardia, ausência de ejaculação, dispaurenia, anorgasmia* e *diminuição ou ausência da libido*.

O advento das modernas técnicas propedêuticas e o melhor conhecimento do mecanismo eretor despertaram novo interesse pelos aspectos fisiológicos da ereção peniana. Isso não quer dizer que se devam menosprezar os aspectos psicológicos da sexualidade.

A classificação dos transtornos sexuais masculinos é apresentada no Quadro 6.32.

Disfunção erétil (impotência sexual)

A disfunção erétil ou impotência sexual pode ser *primária* – o paciente sempre foi impotente – ou *secundária*, assim chamada quando o paciente teve, antes de ficar impotente, um período de atividade sexual normal.

Suas causas podem ser de origem orgânica ou psicogênica.

A investigação clínica de um paciente com disfunção erétil é complexa, sendo indispensável começar com um exame clínico minucioso, durante o qual já podem ser descobertas condições capazes de ocasionar a disfunção, entre as quais incluem-se doenças endócrinas, geniturinárias, hematológicas, neurológicas, transtornos emocionais e uso de medicamentos.

Ejaculação precoce

É definida como a incapacidade de controlar o processo de ejaculação, durante a permanência do pênis na vagina, sem que tenha havido tempo suficiente para satisfazer a parceira e a própria pessoa; em geral é de causa psíquica.

Ejaculação tardia

Ereção normal ou prolongada, mas há demora na ejaculação.

Ausência de ejaculação

Pode ser atribuída à falha na emissão do esperma por obstrução dos canalículos ejaculatórios por processos inflamatórios ou após simpactectomia, na neuropatia diabética e após linfadenectomia retroperitoneal.

Dispaurenia

É caracterizada por dor durante a relação sexual com sensação de laceração e perda da ereção.

Anorgasmia

É a incapacidade de atingir o orgasmo durante o coito; é uma condição rara, predominantemente de origem psicogênica, mas com inúmeras causas orgânicas que precisam ser sempre investigadas.

Diminuição ou ausência da libido

A libido, ou desejo sexual, é uma atividade psíquica complexa que sofre a influência de múltiplos fatores que envolvem a fantasia, a imaginação, a memória e estímulos originados nos órgãos sensoriais.

A diminuição ou ausência da libido pode ser motivada por um processo orgânico ou por fatores psicossociais. Inibição da libido, com frequência, acompanha os estados depressivos. As principais causas orgânicas da disfunção libídica são expostas no Quadro 6.33.

> **Boxe — Infertilidade**
>
> Refere-se à incapacidade do homem de engravidar uma mulher. Diz-se que um casal é infértil quando, após 1 ano de relações sexuais normais, não ocorre gravidez. Cerca de 30% dos casos de infertilidade deve-se a um fator masculino. Entre os principais estão parotidite epidêmica com comprometimento testicular (orquite), varicoceles, exposição a raios X, cirurgias urológicas.

Manifestações clínicas relacionadas com a atividade endócrina dos testículos

Ver *Sistema endócrino*, mais adiante.

Quadro 6.32 — Tipos de disfunção sexual masculina.

Ejaculatória
- Ejaculação precoce
- Ejaculação tardia
- Ejaculação retrógrada

Orgásmica
- Anorgasmia

Libídica
- Diminuição da libido
- Ausência da libido

Disfunção erétil (impotência sexual)
- Primária ou secundária
- Psicogênica ou orgânica

Dispaurenia

Quadro 6.33 — Condições associadas a alterações da libido no homem.

- Alcoolismo
- Insuficiência suprarrenal crônica
- Doença de Parkinson
- Cirrose hepática
- Hemocromatose
- Hiperprolactinemia
- Hipotireoidismo
- Insuficiência cardíaca
- Insuficiência renal
- Síndrome de Cushing
- Tumores feminilizantes
- Tumores hipofisários
- Medicamentos: tranquilizantes (ansiolíticos), estrogênios, antiandrogênios, anti-histamínicos, hipotensores
- Causa psicogênica (transtorno depressivo)

ÓRGÃOS GENITAIS FEMININOS

Os principais sintomas das afecções dos órgãos genitais femininos são *hemorragias, alterações menstruais, dor, tumoração, corrimento, prurido, disfunções sexuais, alterações endócrinas, menopausa e climatério e infertilidade* (Figura 6.35). (Ver Capítulo 18, *Exame dos Órgãos Genitais*.)

Hemorragias

Sangramento sem as características da menstruação normal, compreendendo as hemorragias uterinas orgânicas e as funcionais ou disfuncionais.

A hemorragia uterina de causa orgânica ocorre em um grande número de enfermidades, incluindo inflamações, tumores benignos e malignos, e em afecções não ginecológicas como hepatopatias e coagulopatias.

Nesses casos a hemorragia não é um sangramento cíclico, inexistindo, portanto, ritmo ou periodicidade. É chamada de *metrorragia*.

É conveniente ressaltar que as hemorragias de origem vaginal ou vulvar decorrentes de traumatismos, ulcerações ou neoplasias podem confundir-se com a metrorragia.

> **Boxe**
> É importante a caracterização semiológica da hemorragia, bem como o tipo e o ritmo menstrual da paciente, lembrando que a associação de hemorragia com outros distúrbios menstruais pode ser decorrente de uma única enfermidade.

A perda sanguínea de pequena intensidade no período intermenstrual denuncia o fenômeno da ovulação ou o uso incorreto de anticoncepcional hormonal.

A hemorragia uterina funcional ou disfuncional é uma hemorragia que não se acompanha de tumor, doença inflamatória ou gravidez. Geralmente é causada por disfunção ovariana e ausência de ovulação, estando sempre presentes irregularidades do ciclo menstrual.

Alterações menstruais

Menstruação é o sangramento cíclico que ocorre cada 21 a 35 dias, durando de 2 a 8 dias, com uma perda sanguínea de 50 a 200 mℓ.

O ciclo menstrual pode apresentar anormalidades quanto ao intervalo entre os fluxos, à duração e à sua intensidade. Assim, temos:

- **Polimenorreia**: quando a menstruação ocorre com intervalos menores que 21 dias
- **Oligomenorreia**: quando a menstruação ocorre com intervalos maiores que 35 dias
- **Amenorreia**: falta de menstruação por um período maior do que três ciclos prévios
- **Hipermenorreia**: quando a menstruação dura mais de 8 dias
- **Hipomenorreia**: quando a menstruação dura menos de 2 dias
- **Menorragia**: quando há excessiva perda de sangue durante o período menstrual. Às vezes confunde-se com hipermenorreia
- **Dismenorreia**: dor acompanhando a menstruação.

> **Boxe — Dismenorreia**
>
> O termo dismenorreia significa "menstruação dolorosa". Dor na região hipogástrica, tipo cólica, durante a menstruação chama-se *algomenorreia*. Quando esta se acompanha de lombalgia com irradiação para o baixo ventre e para as pernas, náuseas e cefaleia, constitui a *síndrome da dismenorreia*.
>
> A dismenorreia pode ser primária ou secundária:
>
> ✔ **Dismenorreia primária**: quando ocorre sem nenhuma causa orgânica e surge desde os primeiros ciclos menstruais
> ✔ **Dismenorreia secundária**: quando relacionada com qualquer doença pélvica orgânica, como endometriose, mioma submucoso, doença inflamatória ou com a presença de DIU.
>
> Entre os mecanismos psicológicos destacam-se as atitudes negativas em relação à menstruação devidas a tabus que envolvem a sexualidade, ausência de conhecimento sobre a natureza feminina, benefícios ganhos com "chantagem emocional" por carência afetiva, aumento do desejo heterossexual que reaviva fatores edipianos, levando a sentimento de culpa, fracasso de engravidar e rejeição da feminilidade.
>
> Teorias anatomofisiológicas responsabilizam o desequilíbrio dos hormônios ovarianos (estrogênio e progesterona) influenciando processos metabólicos no endométrio, como a síntese de prostaglandinas, substâncias que, entre outras ações, estimulam a contração da musculatura lisa.
>
> A sintomatologia da síndrome dismenorreica pode ser leve, moderada ou grave.
>
> Na forma leve os sintomas são bem tolerados e cedem com medicação analgésica, sem prejuízo das atividades habituais.
>
> Na forma moderada a sintomatologia é marcante, prendendo a paciente ao leito ou impossibilitando a execução de suas obrigações.
>
> Na forma grave os sintomas não cedem com medicação analgésica, causando intenso sofrimento que incapacita a paciente periodicamente. Com o passar do tempo, transtornos emocionais associam-se à síndrome dismenorreica.

Tensão pré-menstrual (TPM)

Tensão pré-menstrual é a denominação dada a um conjunto de sintomas que surge na segunda metade do ciclo menstrual e desaparece com a vinda da menstruação. Os principais são cefaleia, mastalgia, sensação de peso no baixo ventre e nas pernas, irritação, nervosismo e insônia.

Algumas mulheres admitem que esses sintomas são manifestações "normais" da função menstrual, mas, quando alteram seus hábitos de vida, adquirem importância clínica.

Várias teorias procuram explicar sua etiopatogenia, cujo mecanismo básico é a retenção de sódio e água. Assim teríamos:

- Hiperatividade do sistema renina-angiotensina-aldosterona, com retenção de sódio e água nos tecidos. Os estrogênios aumentam a produção de renina que, por sua vez, estimula a secreção de aldosterona, responsável pela retenção de água e sódio. Estes efeitos seriam contrabalançados pela ação da progesterona, que é natriurética. Uma deficiência de progesterona explicaria alguns aspectos da síndrome de tensão pré-menstrual
- Hipoglicemia, que é comum na segunda metade do ciclo
- Aumento do hormônio antidiurético, que também estimula a retenção de água
- Hiperprolactinemia, que provoca desequilíbrio na secreção de LH/FSH, redundando em um corpo lúteo que produz menor quantidade de progesterona
- Aumento da produção de vasopressina, a qual, juntamente com a prolactina, produz retenção de líquido
- Deficiência de vitamina B6, que provavelmente atua no metabolismo estrogênico e na produção de monoaminas cerebrais.

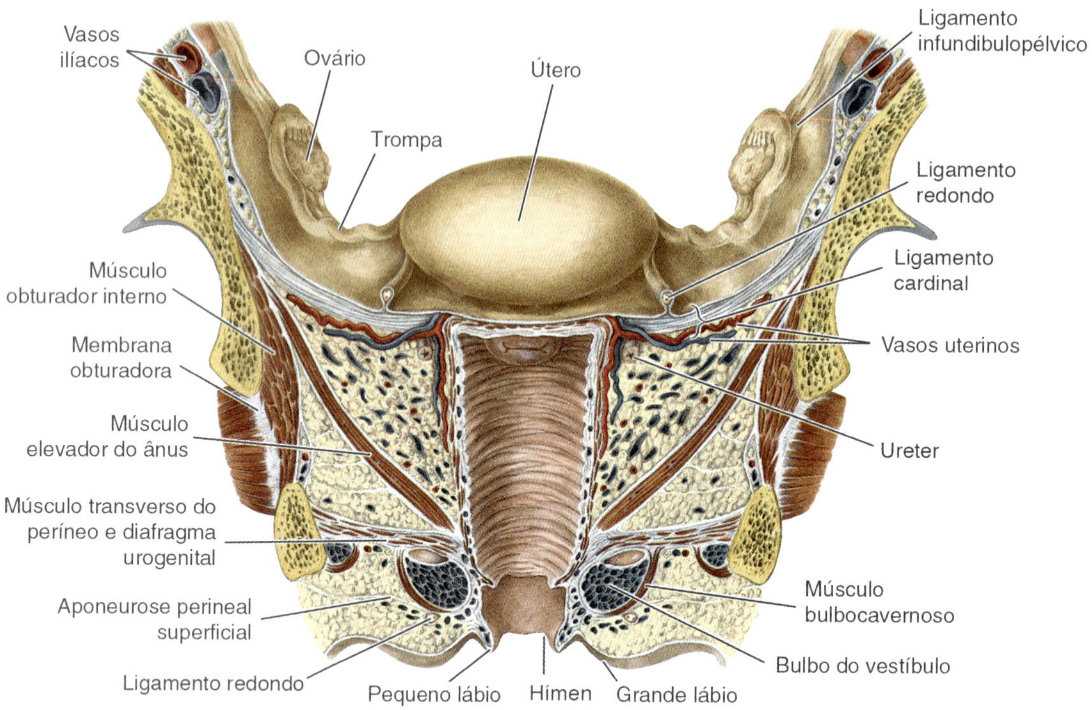

Figura 6.35 Seção frontal da pelve feminina. (Adaptada de Wolf-Heidegger – Atlas de Anatomia Humana, 6ª ed., 2006.)

Dor

A dor originada nos genitais femininos localiza-se nas regiões pélvica e lombossacra. Pode ser espontânea ou provocada pelo coito, deambulação, ortostatismo ou palpação. Pode ser contínua, paroxística ou relacionada com o ciclo menstrual.

> **Boxe**
> Para o diagnóstico diferencial é importante ter em conta causas não ginecológicas nos quadros dolorosos da pelve, regiões lombossacra e perineal, destacando-se as afecções dos órgãos do sistema urinário, digestivo e osteoarticular.
> As vias sensoriais do reto e da bexiga são as mesmas do útero e da vagina. Por isso, infecção e litíase urinária, tumores e traumatismos anorretais podem ser relatados como "dor no ovário". Não esquecer, também, que apendicite e diverticulite manifestam-se às vezes com dor no baixo ventre, com a mesma localização das doenças dos ovários e das trompas.

As principais causas da dor pélvica são os processos inflamatórios, as distopias genitais, os tumores anexiais, a prenhez ectópica e a endometriose.

Nos processos inflamatórios agudos a dor é bem localizada, aguda, contínua, espontânea, podendo, com a expansão do processo, alcançar outras regiões. *Dispareunia* é a regra, tanto nas afecções pélvicas como nas da vulva e da vagina.

As distopias genitais só provocam dor em casos excepcionais. Nas pacientes com prolapso genital pode ocorrer dor lombossacra por estiramento dos ligamentos cardinais e uterossacros. Determinadas retroversões fixas, sequela de ginecopatias anteriores, determinam dor pélvica e lombar, descontínua, crônica, que se acentua com o esforço e durante o coito.

Os tumores anexiais habitualmente não se acompanham de dor. No entanto, aderências, compressões de órgãos vizinhos e a torção dos pedículos tumorais podem desencadear sintomatologia dolorosa, de localização pélvica, contínua, espontânea ou provocada, podendo irradiar-se para o abdome superior e/ou membros inferiores. Nos traumatismos que se acompanham de torção do pedículo, surge dor intensa, espontânea e aguda.

> **Boxe**
> A gravidez ectópica, enquanto estiver íntegra, determina dor pélvica de intensidade leve a moderada, sem irradiação, surda, principalmente após esforço. Sua ruptura modifica totalmente o quadro, ocorrendo, então, dor intensa, espontânea, acompanhada de sinais de irritação peritoneal.

Na endometriose, quando as lesões são mínimas não há dor. A extensão do processo provoca sintomatologia clássica: dor periódica (dismenorreia), paroxística e progressiva. A localização geralmente é pélvica, mas pode ser também lombar ou perineal (retal), com agravamento durante a evacuação.

Tumoração

Quando uma paciente relata o aparecimento de uma "tumoração", esta queixa merece especial atenção, devendo-se esclarecer a época de seu aparecimento, localização, velocidade de crescimento, bem como a presença de outros sintomas que possam ser relacionados com a compressão de órgãos vizinhos.

São múltiplos os tipos de tumorações dos órgãos genitais femininos, incluindo tumores benignos e malignos, cistos e processos inflamatórios crônicos com formação de plastrão.

Não se esquecer de investigar sempre a possibilidade de gravidez.

Corrimento

A genitália externa da mulher no *menacme* (período da vida com atividade menstrual) é úmida, tendo a vagina um pH de 4 a 4,5 (ácido, portanto) devido ao desdobramento do glicogênio do epitélio vaginal em ácido láctico, sob a ação dos bacilos de Döderlein, na presença de estrogênios.

Considera-se como corrimento quando há alteração das características da secreção normal, que tem o aspecto de catarro fluido ou clara de ovo. A secreção aumenta sob a ação estrogênica (pico ovulatório e terapêutica hormonal). É fisiológica a secreção das glândulas vestibulares maiores (Bartholin) durante a excitação sexual, responsável pela lubrificação vaginal.

A avaliação semiológica do corrimento compreende quantidade, aspecto, odor e período do ciclo menstrual em que surge.

Um corrimento aquoso, abundante, parecido com a secreção vaginal normal, mas em grande quantidade (hidrorreia), pode indicar varicocele pélvica, retroversão uterina fixa ou uso de anticoncepcionais orais; quando for amarelo, espesso, fétido e espumoso, a causa costuma ser tricômonas e/ou gonococos; corrimento branco, em grumos, como nata de leite ou coco ralado, indica a presença de fungos do gênero *Candida*; corrimento com aspecto de água de carne é próprio dos tumores e das inflamações mais graves.

Prurido, ardência e odor fétido sempre acompanham o corrimento patológico. Além do exame direto, a fresco, da secreção, a bacterioscopia e a cultura em meios apropriados podem ser necessárias para o diagnóstico etiológico.

Prurido

O prurido como sintoma isolado é pouco frequente. Pode, entretanto, ser muito intenso e penoso para a paciente. Costuma surgir nas lesões distróficas da vulva (principalmente em pacientes idosas), nas vulvites micóticas e alérgicas. O prurido vulvar é frequente no diabetes. Não se deve esquecer que o câncer da vulva está sempre associado ao prurido.

Disfunções sexuais

O ato sexual, o orgasmo e a libido são atividades instintivas e, portanto, espontâneas, mas a vida sexual envolve aspectos que ultrapassam os limites biológicos, envolvendo aspectos culturais e espirituais.

Sabendo-se que a mulher é historicamente reprimida, torna-se fácil compreender por que é nela que repercutem com mais evidência os tabus e as distorções relacionadas com a atividade sexual.

Nos últimos anos, contudo, a mentalidade feminina vem se modificando, permitindo às mulheres levarem ao médico suas dificuldades e insatisfações sexuais, entre as quais sobressaem a *dispareunia* e a *frigidez*.

Não é necessário salientar que o questionamento deve ser hábil, delicado e mais cuidadoso do que o habitual, só possível quando apoiado em uma relação médico/paciente adequada.

Dispareunia

A dispareunia compreende os distúrbios dolorosos durante o coito, que incluem o vaginismo e a contratura dolorosa da musculatura vaginal, podendo impossibilitar inclusive a penetração do pênis. Esta é chamada *dispareunia inicial* ou *externa* (dor "por fora", como referem as pacientes). Outro tipo de dispareunia é a terminal ou interna (dor "por dentro", na linguagem leiga). Ambas podem ser relativas ou absolutas, conforme impossibilitem ou apenas dificultem o coito.

A dispareunia pode ser orgânica, decorrente de lesões do canal vaginal, ou a somatização de problemas emocionais. O vaginismo é decorrente de espasmo reflexo de lesões dolorosas de localização vulvar como ulcerações, vulvites micóticas e herpéticas, estenose, malformações, distrofias e cicatrizes dolorosas; ou vaginais, como colpites intensas, atrofias e cicatrizes.

A dispareunia *terminal* ou *interna* tem como causas principais as lesões traumáticas (coito abrupto, lacerações da vagina), as afecções inflamatórias (colpites, parametrites) e lesões tróficas (atrofia vaginal). Pode ocorrer também sem alterações orgânicas em pacientes com dificuldades emocionais.

Frigidez

Frigidez é a impossibilidade de alcançar o orgasmo durante o coito. Em sentido mais amplo, é a impossibilidade de atingir o orgasmo durante qualquer tipo de atividade sexual.

Pode ser primária ou secundária, obrigatória ou circunstancial. É obrigatória quando há incapacidade absoluta para o orgasmo e circunstancial quando for seletiva com referência ao parceiro. A frigidez de qualquer tipo, de modo geral, é de origem psicogênica, e as raras exceções são constituídas pelos casos nos quais a frigidez acompanha a dispareunia orgânica, quando a dor, embora não impeça o coito, impossibilita o orgasmo.

> **Boxe**
> A queixa de diminuição da libido é mais frequente entre as mulheres. Apesar de ser um sintoma comum durante o uso de ansiolíticos e antidepressivos, a causa mais frequente é emocional.

Menopausa e climatério

Climatério é a fase transicional entre a menopausa e a senectude. Não tem limites etários precisos, podendo ocorrer dos 35 a 40 aos 55 a 60 anos, com grandes variações individuais.

A última menstruação é a menopausa. Portanto, ela é um curto momento, apenas marca o início do climatério. Não é seu fenômeno mais importante, apenas o mais evidente. A menopausa não tem, por si, importância alguma, senão aquela que a própria mulher lhe atribui.

Sem dúvida, a expressão menopausa é mais divulgada do que climatério, sendo usadas até como sinônimos, em consequência da falsa importância que o leigo atribui ao desaparecimento das menstruações.

O climatério não é tão facilmente reconhecível como a puberdade, que se exterioriza física e psicologicamente de maneira muito nítida; contudo, é possível observá-lo nas mulheres entre 40 e 60 anos, quando cessa o fluxo menstrual e se reduz a função ovariana, tendo início a regressão dos caracteres sexuais secundários.

Por analogia com a puberdade, pensava-se que o desaparecimento da função ovariana decorresse da falência hipotálamo-hipofisária, nas suas funções gonadotróficas. O que declina são os próprios ovários, sendo esta a essência fisiológica do climatério. Hipotálamo e hipófise continuam funcionantes, com atividade até aumentada, em uma tentativa de compensar a falência ovariana.

Ao hipogonadismo hipogonadotrófico da infância sucede-se o normogonadismo normogonadotrófico da menarca. No climatério, volta a haver hipogonadismo, mas agora o hipogonadismo acompanha-se de aumento das gonadotrofinas.

As modificações dos caracteres sexuais secundários não são acentuadas na menopausa ou imediatamente após. Elas aparecem gradativamente, confundindo-se com as alterações advindas do envelhecimento.

A falência ovariana é gradual, embora seja erroneamente identificada com a última menstruação. Aliás, inicia-se anos antes e, com ela, não termina, vindo a completar-se anos depois.

Os ciclos menstruais tornam-se irregulares e anovulatórios, havendo, também, diminuição da fertilidade.

Ao tempo da última regra, há muitos folículos que continuam a produção de estrogênios, embora em menor quantidade do que na menacme. Mais tarde, os folículos desaparecem, mas o estroma ainda é capaz de produzir estrogênios ou seus precursores. Cumpre salientar que as suprarrenais também elaboram estrogênios e seus precursores, os quais se convertem em estrogênios. Muitos anos após a menopausa, estando as suprarrenais ativas, estrogênios similares aos da pré-puberdade são produzidos em quantidades não desprezíveis, mas insuficientes para manter trofismo sexual idêntico ao da menacme.

As manifestações clínicas do climatério são muito variáveis. A maioria das mulheres, inclusive, ultrapassa este período sem nada sentir.

Os sintomas mais comuns são os fogachos ou ondas de calor, localizados principalmente no tórax e no rosto, sudorese, edema que se acentua no período menstrual, quando as regras ainda persistem, a insônia e as manifestações psicológicas, com predomínio da angústia e de quadros depressivos.

Aumento de peso, diminuição da libido e ressecamento vaginal são outras manifestações frequentes.

Alterações endócrinas

Ver *Sistema endócrino*, mais adiante.

> **Boxe**
> **Infertilidade**
> A infertilidade, por causa feminina, pode resultar da incapacidade de ovular ou por função inadequada do corpo lúteo.
> Doença inflamatória pélvica (salpingo-ooforite gonocócica) pode ser causa de infertilidade por fibrose das tubas uterinas.
> Outras causas de infertilidade são o hipotireoidismo e a insuficiência hipofisária (síndrome de Sheehan).

MAMAS

Os principais sinais e sintomas das doenças das mamas são *dor, nódulos mamários, secreção papilar ou descarga papilar* e *galactorreia* (Figura 6.36).

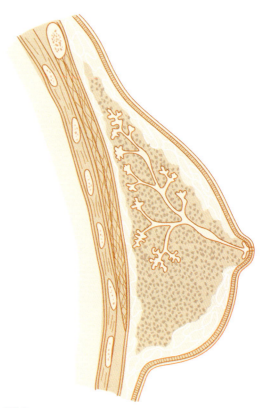

Figura 6.36 Representação esquemática da estrutura da glândula mamária.

Dor

Os principais dados semióticos relativos à dor nas mamas (mastalgia) são o caráter cíclico da sensação dolorosa e sua relação com movimentos do tórax ou dos membros superiores.

Quanto ao caráter cíclico, a dor pode surgir apenas na segunda fase do ciclo menstrual ou logo após o término da menstruação, adquirindo intensidade crescente à medida que se aproxima a fase pré-menstrual.

A relação da dor com movimentos inspiratórios profundos, elevação e abdução do membro superior, indica alterações das estruturas musculares, ósseas ou cartilaginosas, com as quais a mama apresenta estreitas relações anatômicas.

É importante observar alterações do revestimento cutâneo da mama dolorosa porque os processos inflamatórios (mastites) acompanham-se de sinais flogísticos (calor e rubor) facilmente reconhecidos à inspeção.

Nódulos mamários

Merece especial atenção a referência pela própria paciente de "caroço" ou nódulo na mama.

As principais informações a serem obtidas são: época do aparecimento do nódulo ou nódulos, se é uni ou bilateral, velocidade de crescimento e se há modificações durante o ciclo menstrual.

Afecções benignas e malignas podem apresentar-se como nódulos. Por isso, encontrar um nódulo na mama obriga a uma avaliação diagnóstica rigorosa. Quanto mais precoce o diagnóstico, melhores serão os resultados terapêuticos, tanto nas afecções benignas como malignas.

Secreção mamilar ou descarga papilar

Nos casos de secreção papilar, deve-se apurar se é espontânea, recorrente ou intermitente, uni ou bilateral, se está relacionada com o ciclo menstrual, se surgiu na vigência de gestação, aborto ou lactação recente.

Além disso, é necessário obter dados sobre traumatismos, cirurgias e uso de medicamentos (anovulatórios, clorpromazina, fenotiazina, sulpirida, antidepressivos, antipsicóticos, opioides), sementes de erva-doce, cocaína.

Secreção serosa aparece no papiloma intraductal ou durante o uso de anticoncepcionais orais. Secreção purulenta indica processo infeccioso da mama. Secreção sanguinolenta está associada a papiloma intraductal e pode ser cíclica, aparecendo durante a menstruação.

> **Boxe — Ginecomastia**
>
> É o desenvolvimento excessivo das mamas no homem, principalmente por proliferação ductal. Pode ocorrer em adolescentes com resolução espontânea, em pacientes obesos e ser secundária a distúrbios hormonais ou por ação de medicamentos (hormônios, digitálicos, espironolactona, cimetidina, cetoconazol, anti-hipertensivos, agentes citotóxicos, antidepressivos, anfetamina) ou do uso de maconha.

Galactorreia

Chama-se galactorreia a produção de leite fora do período puerperal ou de lactação. Pode ocorrer no sexo masculino.

Faz parte da síndrome hiperprolactinêmica, mas ocorre também durante o uso de alguns medicamentos (sulpirida, neurolépticos, fenotiazínicos).

SISTEMA HEMOLINFOPOÉTICO

As doenças do sistema hemolinfopoético apresentam sintomatologia muito variada, com participação de todos os outros sistemas do organismo, destacando-se *astenia ou fraqueza, hemorragias, febre, adenomegalias, esplenomegalia e hepatomegalia, dor, icterícia, manifestações cutâneas* (palidez, prurido, lesões herpéticas), *sintomas osteoarticulares* (dor, edema, deformidades), *cardiorrespiratórios* (dispneia, palpitações, tosse), *gastrintestinais, geniturinários* e *neurológicos* (Figura 6.37) (Ver Capítulo 12, *Exame dos Linfonodos*.)

Astenia ou fraqueza

A astenia ou fraqueza pode ser de aparecimento súbito ou ter instalação lenta e progressiva.

Astenia, cansaço aos esforços, tonturas ou vertigens, juntamente com palidez da pele e das mucosas, sugerem um estado

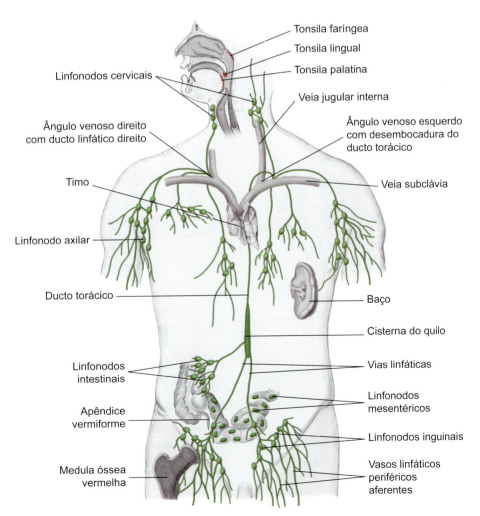

Figura 6.37 Sistema linfático.

de *anemia*. Ainda é frequente a anemia por carência de ferro na alimentação, associada ou não a infestação parasitária ou perda crônica de sangue.

Quando a astenia e a palidez estão associadas a perda progressiva de peso, deve-se suspeitar de uma hemopatia maligna. Reforça esta suspeita o relato de febre.

Hemorragia

As hemorragias na pele e nas mucosas podem ser puntiformes (*petéquias*), em placas (*equimoses*) ou formar coleções sanguíneas nas articulações (*hemartrose*) ou tecidos (*hematomas*). Podem ser espontâneas ou surgir após traumatismos, mesmo leves.

As hemorragias que aparecem nas doenças do sangue decorrem de alterações dos pequenos vasos, das plaquetas ou dos fatores da coagulação sanguínea.

Quando as paredes das arteríolas ou dos capilares estão alteradas, o sangue pode atravessá-las, causando hemorragia restrita à região perivascular. Sua expressão clínica são as petéquias na pele, mucosas ou em qualquer órgão.

Quando as plaquetas estão em número diminuído (plaquetopenia) ou funcionalmente alteradas (plaquetopatia), embora numericamente normais, pode ocorrer hemorragia através das mucosas (gengivorragia, metrorragia, enterorragia, hematúria) ou da pele. Nesse caso estarão presentes petéquias ou hemorragias mais extensas que dão ao tegumento cutâneo uma coloração azul-arroxeada (equimose).

> **Boxe**
> **Púrpura**
> Dá-se o nome de *púrpura* às doenças em que há alteração do número ou da função das plaquetas – *púrpuras plaquetárias* – ou dos vasos – *púrpuras vasculares*.

Grandes coleções de sangue em cavidades, como a cavidade peritoneal e as articulações, ou as que se localizam nos espaços intersticiais de qualquer órgão (hematomas) aparecem nas coagulopatias. Na hemofilia são frequentes as hemorragias intra-articulares que podem deixar graves sequelas.

Febre

A febre ocorre com frequência nas hemopatias, nas quais o número de leucócitos granulócitos está reduzido.

As neutropenias agudas ou crônicas quase sempre surgem com uma síndrome febril, que pode ser decorrente de infecções. Contudo, em hemopatias com crises hemolíticas ou hemorragias, comuns nos linfomas e nas leucemias, a febre nem sempre está relacionada com infecções. As próprias células malignas em proliferação são responsáveis pela produção e liberação de substâncias pirogênicas.

No linfoma de Hodgkin, com certa frequência registra-se uma curva térmica denominada "febre de Pel-Ebstein". Trata-se de febre elevada, constante, que responde mal aos antitérmicos e persiste por 5 a 10 dias, após o que a temperatura cai a níveis normais durante dias seguidos, voltando a elevar-se tempos depois.

Em caso de febre persistente e sem aparente infecção localizada, com ou sem sinais de anemia ou hemorragia, há que se pensar sempre na possibilidade de hemopatia maligna.

Adenomegalias, esplenomegalia e hepatomegalia

O crescimento de linfonodos (*adenomegalias*), do baço (*esplenomegalia*) e do fígado (*hepatomegalia*) é frequente nas hemopatias malignas linfomatosas. Nas leucemias também ocorrem estas visceromegalias, cuja causa é a proliferação de células anômalas. Nas fases avançadas das leucemias encontra-se infiltração de praticamente todos os órgãos (cérebro, coração, pulmões, baço, glândulas endócrinas, gônadas, glândulas de secreção externa, pele e músculos), com múltiplas manifestações clínicas.

Os crescimentos tumorais em casos de linfomas causam desconforto por si, mas podem, também, ser acompanhados de sintomas de compressão, dependendo dos linfonodos mais comprometidos (ver *Diafragma e mediastino*, neste capítulo).

Dor

A dor pode ser localizada na orofaringe, no tórax, no abdome ou nos membros, sendo secundária à presença de infecções, crescimento tumoral com distensão de tecidos ou compressão de raízes nervosas. Pode ter localização óssea, articular ou muscular, nos pacientes com anemia crônica, especialmente naquelas de caráter hemolítico (anemia falciforme). Dores ósseas são frequentes também no mieloma múltiplo.

Nos distúrbios da coagulação observam-se grandes hematomas que causam dor intensa, se a coleção de sangue comprimir nervos ou distender alguma cápsula articular ou serosa. As adenomegalias secundárias à infiltração de células hemopoéticas malignas não costumam acompanhar-se de dor, nem de fenômenos flogísticos. Sempre que houver dor e calor, deve-se orientar o raciocínio diagnóstico no sentido de uma causa infecciosa ou inflamatória.

Icterícia

A icterícia ocorre nas crises de hemólise quando há destruição de eritrócitos.

Nas anemias hemolíticas constitucionais é permanente, com períodos de recrudescimento, quando há, então, aumento da palidez e icterícia, pela elevação da bilirrubina indireta no sangue, além de excreção aumentada do urobilinogênio urinário e fecal.

A icterícia pode ser de origem hepática, quando houver lesão parenquimatosa por infiltração de células leucêmicas ou linfomatosas, ou secundária a lesões tóxicas dos hepatócitos provocadas por quimioterápicos utilizados no tratamento das doenças proliferativas.

Manifestações cutâneas

Além do aparecimento de *petéquias* e *equimoses*, várias outras alterações cutâneas podem ser observadas.

Palidez da pele é indicativa de anemia, relacionada com diminuição da massa eritrocitária e da hemoglobina do sangue, seja por produção inadequada de eritrócitos pela medula óssea, seja por perda ou destruição excessiva destas células já em circulação.

Como exemplo da primeira condição, destacam-se as anemias aplásicas, nas quais a medula óssea torna-se incapaz de produzir hemácias em quantidade normal. Nas leucemias agudas ou crônicas também há produção deficiente de eritrócitos em virtude da invasão da medula óssea por células leucêmicas ou malignas. Outro exemplo de anemia por falta de produção é a anemia secundária às intoxicações por agentes químicos (p. ex., benzeno).

Na segunda condição, enquadram-se as anemias pós-hemorragia, as anemias hemolíticas e as doenças próprias dos eritrócitos (eritropatias e hemoglobinopatias), nas quais, em geral, há grande fragilidade destas células por defeito congênito. Tanto nas anemias hemolíticas como nas eritropatias constitucionais, maior quantidade de eritrócitos é destruída na circulação, liberando a hemoglobina, a qual é mobilizada e transformada em bilirrubina. Este pigmento impregna a pele e as mucosas, surgindo, então, icterícia.

Outras manifestações cutâneas que podem ocorrer nas hemopatias são edema, eritemas, máculas, pápulas, bolhas e pústulas.

Pode ocorrer impregnação do derma por pigmento bilirrubínico (icterícia), ferro (hemocromatose) ou infiltração por células malignas (leucêmides), além da formação de verdadeiros tumores subcutâneos (infiltração linfomatosa e das reticuloendotelioses malignas).

A pele pode apresentar coloração avermelhada ou cianótica nas poliglobulias e na policitemia, além de descamação (micose fungoide e síndrome de Sézary).

O prurido cutâneo é observado com muita frequência nos linfomas, associado ou não a aumento da sudorese.

No linfoma de Hodgkin, o prurido é mais frequente do que nos linfomas tipo não Hodgkin. Este sintoma pode ser extremamente desagradável, só melhorando após o tratamento específico do linfoma. Sua causa não está totalmente esclarecida, parecendo coincidir, em determinados casos, com aumento da imunoglobulina tipo IgE no soro.

Outros tumores derivados da proliferação de linfócitos T também podem ocasionar prurido como sintoma inicial, sendo a micose fungoide um exemplo típico.

As leucemias linfoides raramente determinam quadro pruriginoso. As leucemias basofílicas e as mastocitoses podem apresentar um período inicial cuja única queixa é o prurido cutâneo. Nos casos de hiperplasia das células granulocíticas basófilas e de mastócitos o prurido se deve à liberação de histamina, presente nas granulações citoplasmáticas dessas células.

Nos linfomas e nas leucemias crônicas, especialmente as linfocitárias, como consequência da imunodepressão, podem ocorrer afecções virais tipos *herpes simples* ou *herpes-zóster*, que adquirem grande gravidade com rápida disseminação.

Sintomas osteoarticulares

Sintomas osteoarticulares são comuns nas anemias crônicas constitucionais.

> **Boxe — Anemia falciforme e febre reumática**
>
> A anemia falciforme caracteriza-se por dores ósseas e articulares intensas. Como esta sintomatologia vem junto com febre e leucocitose e incide em crianças de baixa idade, não é raro que seja confundida com febre reumática.

Os sintomas dolorosos osteoarticulares se devem à presença de microêmbolos e infartos causados pela aglutinação de hemácias falcizadas que surgem em decorrência de isquemia e fluxo sanguíneo lento nos pequenos vasos. Além da *dor*, pode haver *edema* da articulação. Com o aparecimento dos infartos e a substituição de tecido ósseo por tecido conjuntivo, podem advir deformidades ósseas.

A hiperplasia dos eritroblastos ou de células precursoras das hemácias, no interior dos ossos chatos do crânio e da face, pode levar a *deformidades*, como as que se observam em crianças e adultos jovens portadores de talassemia, outra forma de anemia crônica na qual há defeito na síntese de hemoglobina. A hiperplasia das células formadoras de eritrócitos na medula dos ossos ocasiona adelgaçamento das tábuas ósseas externas.

Nas leucemias e linfomas não Hodgkin, a proliferação de células malignas na região subperióstea dos ossos e junto às articulações acarreta, em determinados pacientes jovens ou em crianças, o aparecimento de dor óssea e articular, simulando, às vezes, uma afecção reumática.

Hipodesenvolvimento estatural é significativo nos portadores de anemias crônicas, em especial nas anemias constitucionais (anemias hemolíticas e hemoglobinopatias), mas também, em nosso meio, nas anemias carenciais graves.

Sintomas cardiorrespiratórios

Os sintomas cardiorrespiratórios estão sempre relacionados com um grau maior de anemia. A anemia crônica determina redução da capacidade de realizar exercícios físicos, dispneia e palpitações. Na anemia aguda, decorrente de hemorragia volumosa, há diminuição do volume de sangue circulante causando tonturas e lipotimia, principalmente quando o paciente fica de pé.

Nas anemias nutricionais por carências múltiplas, especialmente de proteínas, pode ocorrer edema dos membros inferiores e até anasarca (ver *Metabolismo e condições nutricionais*, neste capítulo).

Tosse, dificuldade respiratória e dor torácica podem surgir nos portadores de linfomas nos quais haja massas tumorais mediastinais e derrame pleural.

Sintomas gastrintestinais

Perda de sangue através da mucosa do trato gastrintestinal, desde a boca até o reto, é um sintoma gastrintestinal frequente nas leucemias agudas e nas púrpuras plaquetopênicas. Pode ser observada como pequenos sangramentos no ato de escovar os dentes, mas pode ser espontânea. Perda de sangue junto com as fezes em associação com cólicas abdominais pode ocorrer com ou sem plaquetopenia.

Fezes escuras são indicativas de hemorragia gastrintestinal alta ou excesso de urobilinogênio fecal, como ocorre nas anemias hemolíticas.

Hematêmese grave pode ocorrer nas esplenomegalias do tipo congestivo, como na esquistossomose hepatoesplênica. Nesses casos, a causa é a ruptura de varizes esofágicas, mas pode estar associada a uma plaquetopenia por hiperesplenismo. Nas púrpuras plaquetopênicas, leucemias ou anemia aplásica, vômitos com sangue podem ocorrer. O sangue geralmente provém do nariz, é deglutido e, por irritação da mucosa gástrica, é eliminado pelo vômito.

Dores abdominais em cólica ou contínuas podem estar presentes, quando há crescimento tumoral intra-abdominal. O baço aumentado de volume nas síndromes mieloproliferativas pode comprimir o estômago e ocasionar desconforto pós-prandial.

Na anemia falciforme, quando ocorre infarto do baço por aglutinação das hemácias, ocorre dor especialmente se o local infartado estiver junto ao peritônio visceral.

Na anemia hemolítica esferocítica constitucional costuma surgir, em indivíduos mais velhos, litíase biliar que pode determinar crises de cólica e icterícia obstrutiva se o cálculo ocluir o colédoco.

Sintomas geniturinários

As hemorragias são manifestações geniturinárias importantes: menorragia, metrorragia e hematúria, quase sempre causadas por plaquetopenia.

Em mulheres jovens que menstruam, estes sintomas podem ser muito graves, causando choque hipovolêmico e até morte se não for instituída reposição imediata do sangue.

Em pacientes com anemia crônica grave pode haver amenorreia.

O relato de urina escura é frequente nos episódios de hemólise das anemias hemolíticas, cuja causa é a excreção aumentada de urobilinogênio.

Determinados pacientes referem urina escura (cor de chá-mate ou Coca-Cola) pela manhã, na primeira micção, clinicamente chamada *hemoglobinúria paroxística noturna*. Outros eliminam urina escura após períodos longos na posição de pé ou após exposição ao frio.

Sintomas de insuficiência renal (edema, oligúria) podem estar presentes em casos de mieloma múltiplo, a doença proliferativa das células plasmocitárias.

Sintomas neurológicos

Os sintomas neurológicos dependem da plaquetopenia, que pode surgir nas leucemias, púrpuras e anemia aplásica.

Infiltração do sistema nervoso por células leucêmicas ou linfomatosas ou compressão da medula espinal são situações graves. As infiltrações caracterizam-se por cefaleia e vômitos (hipertensão intracraniana), e a compressão medular por diminuição da força muscular com paresia, paralisia ou mesmo tetraplegia de instalação lenta ou subaguda.

Na leucemia mieloide aguda ocorrem, embora raramente, quadros de proliferação celular no fundo das cavidades orbitárias, com lesão do nervo óptico e protrusão dos globos oculares (cloroma), com diminuição progressiva da acuidade visual.

Na policitemia vera o aumento da massa de eritrócitos e do volume sanguíneo total leva a um quadro de hiperviscosidade sanguínea com dificuldade de circulação do sangue no nível dos pequenos vasos. Daí surgem sintomas de hipertensão arterial, cefaleia, vertigens, escotomas, perturbações sensoriais e motoras nas extremidades e até alterações psíquicas.

OSSOS

Os principais sinais e sintomas das doenças ósseas são *dor* e *deformidades*, além das *manifestações gerais* (Figura 6.38).

(Ver Capítulo 19, *Exame dos Ossos, da Coluna Vertebral, das Articulações e Extremidades*.)

Manifestações gerais

Algumas doenças ósseas apresentam sintomas gerais que podem chamar mais a atenção do médico do que as manifestações locais. Na fase inicial da osteomielite, por exemplo, o quadro clínico é dominado por febre alta, anorexia e mal-estar.

No escorbuto as lesões ósseas ocorrem após um período de tempo em que predomina inapetência, dificuldade de ganhar peso, hemorragias gengivais e da pele.

Dor

A dor das afecções ósseas origina-se no periósteo ou nos tecidos circunjacentes, incluindo os ligamentos, tendões, bursas e nervos. O osso propriamente tem pouca ou nenhuma sensibilidade.

As principais causas são as lesões traumáticas, neoplasias, osteomielite e os distúrbios metabólicos (raquitismo, osteoporose, escorbuto).

De modo geral, a localização da dor corresponde à área comprometida, mas se houver comprometimento de um nervo a sensação dolorosa pode irradiar para a região inervada por ele. Isso é comum nas afecções da coluna vertebral (lombociatalgia).

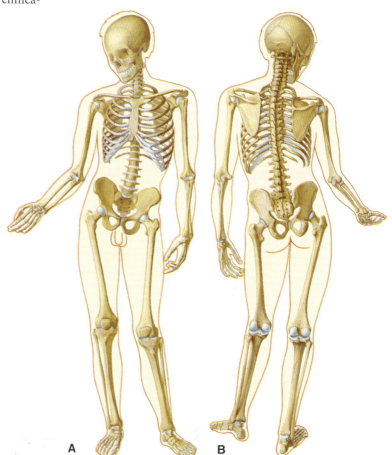

Figura 6.38 A e **B.** Vista de conjunto dos ossos e das articulações. (Adaptada de Wolf-Heidegger – Atlas de Anatomia Humana, 6ª ed., 2006.)

O caráter e a intensidade da dor dependem da rapidez com que a lesão se desenvolve. Os tumores benignos, por crescerem lentamente, podem evoluir praticamente sem dor, enquanto os malignos e as infecções provocam dor precocemente, às vezes de grande intensidade. Nos distúrbios metabólicos e na doença de Paget a dor pode estar relacionada com estiramento do periósteo, sendo mais intensa ao se comprimir a região afetada.

A dor costuma ser manifestação precoce de osteomielite.

Deformidades ósseas

As *deformidades ósseas* podem adquirir diferentes aspectos: as mais simples são constituídas por "caroços" ou "tumefações" localizadas; as menores são detectadas mais pela palpação, enquanto as maiores deformam o segmento ou área correspondente e ficam visíveis. As principais causas são as neoplasias.

Um tipo especial de deformidade é o *arqueamento do osso*, sendo exemplo típico a *tíbia em sabre*, que aparece no raquitismo, na sífilis e na doença de Paget. O alargamento das extremidades anteriores das costelas nas crianças com raquitismo determina uma deformidade que recebe o nome de *rosário raquítico*.

ARTICULAÇÕES

Os sinais e sintomas mais comuns das enfermidades articulares são *dor, rigidez pós-repouso, fraqueza muscular, sinais inflamatórios (artrite), crepitação articular* e algumas *manifestações sistêmicas*, principalmente *febre, astenia, perda de peso* e *anorexia* (Figura 6.39). (Ver Capítulo 19, *Exame dos Ossos, da Coluna Vertebral, das Articulações e Extremidades.*)

Dor

Devem-se investigar todas as características semiológicas de uma dor articular (*artralgia*), porque esse sintoma constitui a queixa principal na maioria das enfermidades das articulações e pela sua análise quase sempre é possível levantar hipóteses diagnósticas corretas (Quadro 6.34).

O estímulo doloroso, captado pelas terminações nervosas das articulações, é conduzido à medula, de onde alcança o tálamo e o córtex cerebral. Através dos arcos reflexos víscero-motores, a dor articular pode determinar espasmo da musculatura circunvizinha e atrofia.

Distúrbios vasomotores periféricos podem acompanhar as alterações articulares, saliatando-se a distrofia reflexo-simpática na síndrome ombro-mão.

A dor articular pode ser aguda (gota, bursite, osteomielite), crônica (artrite reumatoide, osteoartrose), localizada ou irradiada (cervicobraquialgia, lombociatalgia).

Por vezes junto com a dor o paciente relata parestesias (formigamento) decorrentes da compressão de raízes nervosas na coluna cervical ou lombar. A localização das parestesias permite inclusive diagnosticar o nível da compressão. Por exemplo, na compressão do nervo mediano as parestesias são percebidas na mão, enquanto na compressão no nível do punho, que ocorre na síndrome do túnel do carpo, as parestesias são percebidas nas mãos e dedos.

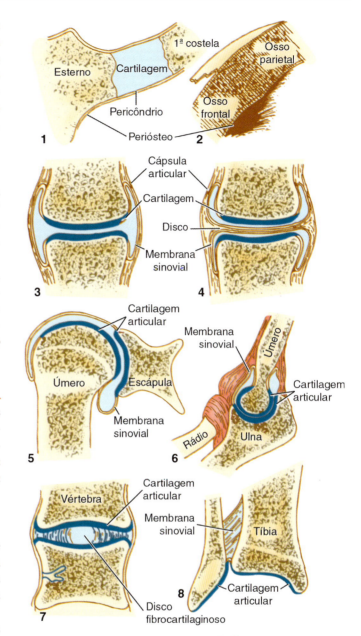

Figura 6.39 Tipos de articulações.

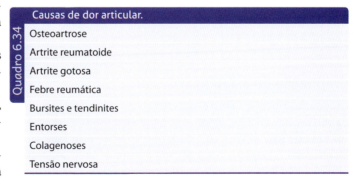

Quadro 6.34	Causas de dor articular.
	Osteoartrose
	Artrite reumatoide
	Artrite gotosa
	Febre reumática
	Bursites e tendinites
	Entorses
	Colagenoses
	Tensão nervosa

O momento do dia em que a dor é pior pode ser útil no diagnóstico. A tendinite piora durante as primeiras horas da manhã e melhora por volta da metade do dia. A osteoartrose piora com o decorrer do dia. A dor da artrite reumatoide ocorre logo pela manhã e pode causar despertar precoce.

A influência dos movimentos sobre a dor é bastante informativa. Assim, quando se faz abdução e rotação interna do braço e a dor no ombro se agrava, a primeira hipótese é de bursite ou tendinite no nível da articulação escapuloumeral.

Na febre reumática a dor costuma ter caráter migratório, ou seja, "pula" de uma articulação para outra sem deixar sequela.

Contratura da musculatura lombar, levando o paciente a se curvar para diante ou para um lado, é observada nos pacientes com hérnia discal lombar.

Dor urente, acompanhada de intumescimento da mão, é uma queixa frequente nos pacientes com distrofia reflexo-simpática das extremidades.

Na fibromialgia, ocorrem dor musculoesquelética e pontos de hipersensibilidade em múltiplos locais, principalmente nos músculos.

Rigidez pós-repouso

A rigidez pós-repouso também é chamada de rigidez ou enrijecimento matinal. Dedos duros pela manhã, acompanhados de aumento de sua espessura ("não consigo colocar meus anéis pela manhã", dizem alguns pacientes), em especial das pequenas articulações interfalangianas proximais, são queixas comuns e fazem parte dos critérios para o diagnóstico da artrite reumatoide.

Fraqueza muscular

A fraqueza muscular deve ser diferenciada da fadiga. É um sintoma diretamente relacionado com o comprometimento dos músculos (miopatias), mas, nos pacientes com alteração articular de longa duração, os músculos vão atrofiando e a fraqueza torna-se uma queixa importante.

Boxe | **Artralgia e artrite**

Artralgia significa apenas a presença de dor articular.

Artrite significa processo inflamatório da articulação, cuja base anatomopatológica é uma sinovite (inflamação da membrana sinovial) que se traduz clinicamente por aumento de volume da articulação (edema), elevação da temperatura local (calor), dor e modificações da coloração da pele circundante (rubor).

Os processos inflamatórios do aparelho locomotor (artrites) podem ser de causa traumática, imunológica, infecciosa, metabólica e neoplásica.

Artrite associada a lesões cutâneas sugere lúpus eritematoso sistêmico, artrite psoriática, artrite gonocócica, reação medicamentosa, síndrome de Reiter.

Crepitação ou estalido articular

Crepitação articular é sinal característico de comprometimento da cartilagem articular, sendo encontrada em todos os processos em que haja degeneração daquele elemento, como nas artroses e nas artropatias neurogênicas e quando há luxação do ombro, lesão do menisco do joelho e alterações na articulação temporomandibular.

Manifestações sistêmicas

As mais importantes são *febre, astenia, anorexia* e *perda de peso*. São frequentes nas mesenquimopatias difusas de natureza inflamatória e nos processos neoplásicos.

As mesenquimopatias difusas de natureza inflamatória (colagenoses) compreendem a artrite reumatoide, a moléstia reumática, o lúpus eritematoso sistêmico, a esclerose sistêmica progressiva, a dermatopolimiosite e as angiítes necrosantes.

As doenças articulares degenerativas e metabólicas raramente se acompanham de manifestações sistêmicas, pois são doenças localizadas nas próprias articulações sem comprometer o organismo como um todo.

COLUNA VERTEBRAL

Os principais sinais e sintomas das afecções da coluna vertebral são *dor* e *rigidez pós-repouso* (Figura 6.40). (Ver Capítulo 19, *Exame dos Ossos, da Coluna Vertebral, das Articulações e Extremidades*.)

Dor

A dor costuma estar localizada em um segmento da coluna vertebral (cervical, dorsal, lombossacro) ou ser mais ampla.

Os processos degenerativos (espondiloartrose) e metabólicos (osteoporose) costumam acarretar dor de pequena a média intensidade, enquanto nas afecções em que há compressão de raiz nervosa (hérnia discal e neoplasias) e nas doenças infecciosas ela costuma ser intensa.

Geralmente as dores agudas de curta duração indicam compressão, ao passo que as degenerativas ou inflamatórias caracterizam-se por dor crônica.

O segmento da coluna em que se localiza a dor pode ser característico. Assim, na doença reumatoide juvenil localiza-se

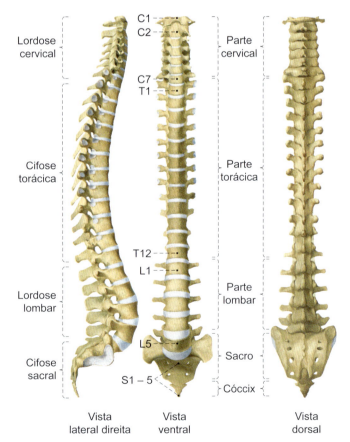

Figura 6.40 Coluna vertebral. (Adaptada de Wolf-Heidegger – Atlas de Anatomia, 6ª ed., 2006.)

no segmento cervical, na espondilite anquilosante do jovem predomina na região lombar. Nos processos degenerativos e metabólicos a dor tem diferentes localizações (cervical, dorsal e lombossacra).

Dor na coluna vertebral, principalmente nos segmentos cervical e lombossacro, que se irradia para os membros superiores ou inferiores, sugere a possibilidade de comprometimento radicular, cuja etiologia pode ser degenerativa ou compressiva (hérnia discal ou tumor).

Dor que melhora com os movimentos e piora à noite surge nas afecções inflamatórias (espondilite anquilosante). Dor contínua, mesmo em repouso, que se agrava com os movimentos ocorre na hérnia discal. Na espondiloartrose e na osteoporose a dor melhora com o repouso, piora no início dos movimentos, mas melhora com o decorrer deles.

> **Boxe — Dor referida**
> Uma dor pode ser percebida no nível da coluna vertebral, sem ser nela originada. Exemplos importantes são a dor da pancreatite aguda, que pode ser percebida na topografia da coluna toracolombar; a da úlcera duodenal, na coluna torácica; a de origem renal, na coluna lombar; e das afecções ginecológicas, no nível da coluna lombossacra.

Considerando em conjunto as características da dor e tendo como referências principais sua localização e irradiação, é possível reconhecer três síndromes: *cervicalgia, dorsalgia, lombalgia e lombociatalgia* de diferentes causas (Quadro 6.35).

O raciocínio diagnóstico apoia-se fundamentalmente no exame clínico pela detalhada investigação das características semiológicas da dor, dando-se especial atenção à localização, irradiação, sintomas acompanhantes e fatores que desencadeiam ou agravam a dor. Tem grande importância clínica o comportamento da dor durante a movimentação do tronco e dos membros.

Cervicalgia

As manifestações dolorosas originadas na coluna cervical, genericamente denominadas cervicalgias, compreendem várias síndromes: cefalalgia, cervicalgia simples, síndrome de compressão de raiz cervical e mielopatia espondilótica cervical.

Quadro 6.35 — Causas de cervicalgia, dorsalgia, lombalgia ou lombociatalgia.

- Posturas viciosas
- Desvio da posição das vértebras (cifose, escoliose)
- Degeneração discal
- Hérnia de disco
- Artrose interapofisária (espondiloartrose)
- Artrite reumatoide
- Espondilite anquilosante
- Osteoporose
- Tuberculose vertebral
- Neoplasias
- Espondilólise e/ou espondilolistese
- Causas psicogênicas

Na *cefalalgia de origem cervical* a dor tem como localização principal a região occipital ou temporal, podendo irradiar-se para as regiões frontais.

A dor é aguda, relatada como um choque ou fisgada que tem início na região occipital e se propaga para frente, às vezes até a fronte ou o olho. Geralmente, é unilateral, sendo desencadeada ou agravada pelos movimentos do pescoço e pelo esforço, mas na maioria das vezes é espontânea e evolui "em salvas". Sua causa é a compressão do nervo occipital maior, seja na sua emergência na coluna cervical ou quando ultrapassa a fáscia mais superficial.

Um dos dados clínicos mais importantes da cefalalgia de origem cervical é sua nítida relação com a posição e a movimentação do pescoço.

Em alguns pacientes a dor é contínua, confundindo-se com a cefalcia tensional, a causa mais comum de dor na região occipital e na nuca. Dores occipitonucais podem ocorrer também nos defeitos de refração ocular e na hipertensão arterial. Dor aguda na nuca pode ser parte da síndrome meníngea (meningite ou hemorragia), mas nesses casos chama a atenção a rigidez da nuca.

Na *cervicalgia simples*, a dor localiza-se na região cervical e se acompanha de contratura muscular, podendo haver torcicolo. A movimentação da coluna cervical torna-se difícil por causa do nítido agravamento da sensação dolorosa.

A causa mais comum são as alterações degenerativas da coluna (espondiloartrose), mas com frequência não se consegue definir com segurança alterações das vértebras e das estruturas circunjacentes. Má postura, posições forçadas, tensão emocional são condições estreitamente relacionadas com a cervicalgia simples.

A *síndrome de compressão de raiz cervical* ou *síndrome de radiculopatia cervical* é resultante da compressão de uma raiz nervosa na sua saída do canal raquidiano por um disco intervertebral deslocado (hérnia discal) e menos frequentemente por um tumor.

A principal manifestação clínica é a dor, tipo choque, que segue o trajeto radicular, piorando com os movimentos que distendem a raiz, como a tosse ou o espirro. Parestesias podem ocorrer principalmente na parte distal da raiz. Alterações dos reflexos, do tônus, da força ou alterações tróficas podem faltar ou ser tardias.

Dependendo da raiz comprometida, as radiculopatias cervicais podem ser sistematizadas da seguinte maneira:

▸ **Raiz C5 (entre C4 e C5):** dor no pescoço, na borda medial da escápula, ocasionalmente no quadrante anterior e superior do tórax e ombro e na face lateral do braço, ocasionalmente sobre o deltoide. Déficit motor nos músculos supraespinhoso, deltoide, bíceps. Reflexos diminuídos ou ausência do reflexo do bíceps

▸ **Raiz C6 (entre C5 e C6):** dor no pescoço, ombro, na borda medial da escápula, ocasionalmente no quadrante anterior e superior do tórax, na face lateral do braço e no dorso do antebraço. Parestesias na face lateral do antebraço, polegar e indicador (algumas vezes ausente). Déficit motor no músculo bíceps, raramente no extensor radial e ulnar do carpo. Diminuição ou ausência dos reflexos do bíceps e braquiorradial

- **Raiz C7 (entre C6 e C7)**: dor na mesma localização da dor da raiz C6. Parestesias no indicador e dedo médio (algumas vezes ausente). Déficit motor no tríceps (moderado a acentuado). Redução ou ausência dos reflexos do tríceps
- **Raiz C8 (entre C7 e T1)**: dor no pescoço, na borda medial da escápula, algumas vezes no quadrante anterior e superior do tórax, na face medial do antebraço. Parestesias no dedo anular e mínimo, ocasionalmente dedo médio. Déficit motor leve a acentuado em todos os músculos extensores do punho e dedos, com exceção do extensor radial do carpo; em todos os flexores do punho e dedos, com exceção do flexor radial do carpo e palmar longo; e em todos os músculos intrínsecos da mão. Reflexos sem alterações.

A *mielopatia espondilótica cervical* é uma afecção relativamente frequente em pessoas acima de 50 anos, quando as alterações degenerativas da coluna cervical começam a estreitar o canal raquidiano e os forames intervertebrais, comprometendo, progressivamente, a medula espinal e/ou as raízes cervicais.

O quadro clínico compõe-se de pescoço doloroso, limitação dos movimentos, cervicobraquialgia e diminuição da força dos membros superiores.

Dorsalgia

A dorsalgia costuma acompanhar a cervicalgia ou a braquialgia quando as lesões predominam nas últimas vértebras cervicais (C5, C6 e C7). Aliás, são frequentes estas associações: cervicobraquialgia, dorsobraquialgia e cervicodorsobraquialgia.

Em alguns pacientes a dor localiza-se predominantemente no dorso, especialmente na área correspondente aos metâmeros C6, C7, C8, T1, no nível dos músculos trapézio e grande dorsal.

A dor acompanha-se da contratura muscular e limitação dos movimentos.

As causas mais comuns são as alterações da mecânica da coluna (desvios), alterações degenerativas do disco intervertebral e posturas defeituosas. A tensão nervosa também pode causar dorsalgia.

Lombalgia e lombociatalgia

Duas síndromes podem ser reconhecidas – a lombalgia comum ou lumbago e a lombociatalgia ou ciática.

Em ambas, a dor tem localização lombar ou sacrolombar, quase sempre bilateral, mas predominando em um dos lados.

Na *lombalgia comum* a dor não apresenta irradiação importante, enquanto na *lombociatalgia* ela se irradia para a nádega e face posterior da coxa, podendo estender-se até o pé.

A intensidade da dor é variável, desde uma sensação de desconforto até uma dor lancinante. A movimentação da coluna agrava a dor. Quase sempre há distúrbio funcional, impedindo o paciente de trabalhar, recostar ou deitar. Em alguns casos, há completo bloqueio funcional, ficando o paciente em uma posição rígida, sem condições de exercer qualquer atividade.

A dor pode ser aguda, desencadeada por um esforço físico (levantar um peso, por exemplo) ou surgir gradativamente.

É comum a ocorrência de rigidez matinal que melhora com a movimentação. Mudanças de posição, o ato de sentar, deambulação, tosse, espirros e pequenos esforços provocam dor.

Boxe — Observa-se limitação da mobilidade da coluna, dor à palpação da região lombar, podendo haver uma área extremamente sensível. A compressão da região lombar pode despertar dor pelo trajeto do nervo ciático; a isso denomina-se *sinal da campainha*.

As lombalgias são ocasionadas por processos inflamatórios, degenerativos, por alterações da mecânica da coluna vertebral (posturas defeituosas, escoliose), malformações e sobrecarga da musculatura lombar.

Admite-se que a principal causa da lombalgia seja uma alteração do disco intervertebral, que se tornaria incapaz de amortecer as cargas que lhe são transmitidas. Mas sabendo-se que a parte central do disco não apresenta inervação sensorial, admite-se que a dor só surge quando as alterações discais atingem as lamelas superficiais e o ligamento posterior, estruturas ricamente inervadas. Quando ocorre herniação do disco, a raiz nervosa comprimida é que dá origem à dor, a qual adquire, então, as características de uma síndrome radicular.

Nos casos de lombociatalgia ou síndrome ciática, deve-se pensar em primeiro lugar em hérnia de disco intervertebral.

As lombociatalgias por hérnia discal compreendem as seguintes variedades:

- **Raiz L4** (disco herniado entre L3 e L4): dor na região lombar, face posterior da coxa, face medial da perna. Parestesia na região medial do joelho ou do pé. Deficiência do movimento de inversão do pé. Diminuição ou abolição do reflexo patelar
- **Raiz L5** (disco herniado entre L4 e L5): dor lombar, na face posterior da coxa, face lateral da perna e região maleolar externa. Parestesias no dorso do pé e hálux. Déficit motor na flexão do pé. Reflexos normais
- **Raiz S1** (disco herniado entre L5 e S1): dor lombar, na face posterior da coxa, face posterior da perna e calcanhar. Parestesias na borda lateral do pé e dois últimos pododáctilos. Déficit motor na flexão plantar do pé. Diminuição ou abolição do reflexo aquileu.

Rigidez pós-repouso

A rigidez pós-repouso, geralmente matinal, costuma ocorrer tanto nas doenças inflamatórias como nas degenerativas. Há, contudo, uma diferença que merece ser destacada. A rigidez de origem inflamatória é mais persistente, ou seja, o paciente se levanta com dor e rigidez na coluna que persiste por tempo prolongado, enquanto nos processos degenerativos o paciente pode levantar-se com rigidez, mas esta é passageira, logo desaparecendo.

BURSAS E TENDÕES

As bursas são estruturas localizadas próximo às articulações que têm como função principal permitir o deslizamento de um tecido sobre o outro, entre os quais destacam-se os tendões. Há, aproximadamente, 78 bursas em cada lado do corpo.

Os sintomas principais das bursites são *dor e limitação dos movimentos*. Na maioria dos pacientes, a causa da bursite é traumática, mas a doença reumatoide, a gota e as infecções bacterianas podem desencadear o quadro. A mais frequente é a bursite subacromial.

Outras localizações: olécrano, trocanteriana, iliopectínea, isquiática, pré-patelar e anserina.

Dor e limitação dos movimentos

A localização da dor depende da bursa ou do tendão comprometido. A dor pode ser de início súbito, de grande intensidade, praticamente sem irradiação e tem estreita relação com a movimentação e compressão da área afetada.

A limitação dos movimentos tanto pode ser um mecanismo de aliviar ou impedir o aparecimento da dor, como depender de lesões inflamatórias ou calcificação das estruturas comprometidas.

MÚSCULOS

As doenças musculares se apresentam mais frequentemente com o sintoma *fraqueza muscular*, assim relatada pelo paciente, ou com outras queixas relacionadas com o déficit motor, incluindo *dificuldade para andar*, *dificuldade para engolir* (ver *Disfagia*), *diplopia*, *quedas imotivadas* (ver *Fraqueza muscular*). Mais raramente surgem *atrofia muscular*, *dor* e *espasmos musculares* (Figura 6.41).

Fraqueza muscular

A fraqueza muscular é consequência direta do comprometimento muscular. Deve-se distingui-la da astenia, da fadiga, da simulação e da histeria. Na astenia a diminuição da força é global, mas algumas vezes atinge músculos inervados pelos nervos cranianos; o paciente se diz mais cansado do que fraco; surge nas doenças crônicas ou debilitantes, sendo comum, também, no transtorno depressivo. Por isso, quase sempre se acompanha de falta de ânimo, perda da vontade e da alegria. No transtorno de conversão a instalação é quase sempre aguda, às vezes recidivante, desencadeada por fator emocional.

Nas distrofias musculares, a fraqueza, pelo fato de atingir grupos musculares, determina quadros clínicos mais ou menos específicos. Por isso, a topografia da fraqueza muscular é um elemento fundamental no diagnóstico. Assim, quando há comprometimento de músculos oculares com ptose, diplopia, estrabismo, paralisia de movimentos oculares e pupilas normais, a miastenia é a principal causa, principalmente se os sintomas são flutuantes; mas deve ser diferenciada da distrofia oculofaríngea, a qual, juntamente com a miopatia mitocondrial, apresenta-se como uma oftalmoplegia externa crônica progressiva.

Paresia facial bilateral com fácies pouco expressiva, dificuldade para assoviar, mostrar os dentes e fechar os olhos ocorre na distrofia facioescapuloumeral e na miastenia *gravis*.

Déficit motor nas cinturas escapular e pélvica causando dificuldade para elevar os braços (como para pentear os cabelos), levantar-se de uma cadeira ou do chão e subir escadas é bastante sugestivo de distrofia das cinturas, mas pode ocorrer também em qualquer miopatia e polimiosite. Quedas frequentes, imotivadas, podem sugerir debilidade dos quadríceps.

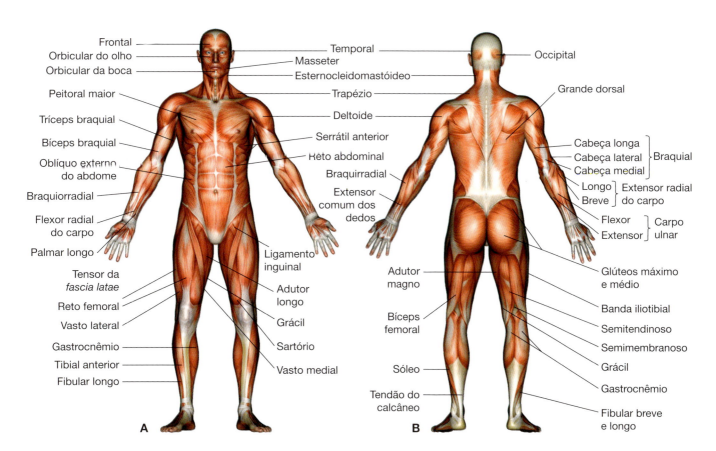

Figura 6.41 Músculos: vista anterior (**A**) e vista posterior (**B**).

Em crianças, a fraqueza muscular promove atraso no desenvolvimento motor, retardando sua capacidade para sustentar-se, levantar-se ou andar.

Fraqueza muscular associada à hipotonia torna a criança miopata flácida e fraca, sendo comparada a uma *boneca de pano* (*floppy baby*).

Dificuldade para andar

A *marcha* pode modificar-se, tornar-se difícil ou assumir aspectos peculiares e específicos (ver *Alterações da marcha* no item *Sistema Nervoso Central*, neste capítulo).

Atrofia muscular

Com a evolução das doenças musculares ocorre *atrofia da musculatura*, possibilitando confusão com as neuropatias periféricas e afecções do neurônio motor periférico. Na miopatia, a atrofia costuma ser discreta (a não ser nas formas graves), proximal, com hipotonia. A presença de fasciculações orienta para quadro neuropático.

> **Sarcopenia**
>
> Síndrome caracterizada por perda da massa muscular, associada principalmente ao envelhecimento, que dificulta a realização de tarefas cotidianas, como levantar-se da cadeira sem ajuda, subir escada, carregar compras, abrir latas e garrafas. Aumenta o risco de quedas e fraturas.
>
> É um dos fatores mais importantes para a síndrome do idoso frágil (ver Capítulo 9, *Exame Clínico do Idoso*).

Dor

Quase todas as miopatias são indolores, mas alguma sensação dolorosa pode ocorrer na polimiosite, na polimialgia reumática e em outras miosites. Dores musculares difusas costumam ocorrer em doenças infecciosas sistêmicas e nas neuropatias. Não é incomum que a mialgia difusa seja manifestação de ansiedade e especialmente de depressão. Miopatia alcoólica aguda, tóxica, osteomalacia e mioglobinúria paroxística são outros exemplos nos quais a dor pode fazer parte do quadro clínico.

Cãibras podem ser importantes nas doenças do neurônio motor, na tetania, na desidratação com perda de potássio, não sendo comuns em doenças musculares, a não ser na neuromiotonia.

A síndrome da *fibromialgia* é caracterizada por dor crônica com pontos dolorosos típicos em múltiplos locais. Além da dor, surgem rigidez musculoesquelética e fadiga (ver Capítulo 19, *Exame dos Ossos, da Coluna Vertebral, das Articulações e Extremidades*).

Dor nas pernas é uma queixa muito frequente. As principais causas são apresentadas no Quadro 6.36.

Espasmos musculares

Espasmos musculares breves ou contração sustentada (contratura) são sintomas mais comuns no tétano e na tetania do que em doenças musculares.

Dificuldade na descontração muscular é um fenômeno clínico que caracteriza a miotonia.

Quadro 6.36 Principais causas de dor nas pernas.

- **Dor musculoesquelética.** Pode ter origem nos músculos, tendões, articulações e ossos. Bem localizada na região em que se origina com hipersensibilidade na área correspondente à lesão. Piora com movimentação ativa ou passiva e com a compressão da região em que tem origem. Cãibras são um tipo especial de dor de origem muscular
  ° Causas: artrite, tendinite, osteomielite, neoplasias ósseas, miosites, lesões tráumaticas (distensão, entorse, fraturas)

- **Dor isquêmica.** Diretamente relacionada com a isquemia de grupos musculares. Piora com o caminhar quando adquire a característica de claudicação intermitente e também na posição deitada (dor isquêmica de repouso). Acompanha-se de frialdade e cianose. Em casos avançados ocorrem alterações tróficas. Diminuição ou ausência dos pulsos arteriais do(s) membro(s) afetado(s)
  ° Causas: aterosclerose de artérias periféricas, tromboangiite obliterante, trombose arterial

- **Dor da insuficiência venosa.** Sensação de peso, queimação ou dolorimento. Piora com a permanência na posição de pé por tempo prolongado. Melhora na posição deitada com as pernas elevadas. Em alguns pacientes ocorrem cãibras ou síndrome das pernas inquietas. Frequente a presença de alterações tróficas
  ° Causas: varizes, insuficiência venosa, trombose venosa profunda, síndrome pós-trombótica

- **Dor neuropática.** Dor sem localização precisa. Costuma haver sensação de formigamento, queimação
  ° Causas: neuropatia periférica, diabetes, hanseníase, poliarterite nodosa, deficiência de vitaminas B1, B6 e B12

- **Dor irradiada (ciatalgia).** Originada por compressão de raiz nervosa. Irradia no trajeto do nervo ciático (nádega, face posterior da coxa, panturrilha e dorso do pé). Piora com movimentação da coluna. A compressão da região lombar pode desencadear dor pelo trajeto do nervo ciático (sinal da campainha)
  ° Causas: hérnia de disco, espondiloartrose lombar, postura defeituosa.

SISTEMA ENDÓCRINO

As manifestações das doenças endócrinas quase sempre afetam o organismo como um todo, mas muitos sinais e sintomas dependem da glândula comprometida (Figura 6.42).

HIPOTÁLAMO E HIPÓFISE

Os principais sinais e sintomas do hipotálamo e da hipófise são *alterações do crescimento e do desenvolvimento*, *alterações do apetite e do peso*, *galactorreia*, *polidipsia e poliúria* e *falta de lactação*.

Alterações do crescimento e do desenvolvimento

As alterações do crescimento compreendem o *nanismo*, o *gigantismo* e a *acromegalia*, enquanto as do desenvolvimento compreendem a *puberdade precoce verdadeira*, a *puberdade atrasada* e o *infantilismo genital*.

As medidas exatas da estatura e do peso, bem como o registro da curva de crescimento, constituem partes essenciais na avaliação clínica de uma criança e de um adolescente (ver Capítulo 10, *Exame Físico Geral*).

O tipo da curva de crescimento permite diferenciar os vários tipos de nanismo (ver Figuras 10.2 e 10.3). Se a causa for congênita, há desde o nascimento um permanente desvio, para baixo, da curva de crescimento. As crianças com afecção adquirida seguem uma curva de crescimento normal, durante determinado

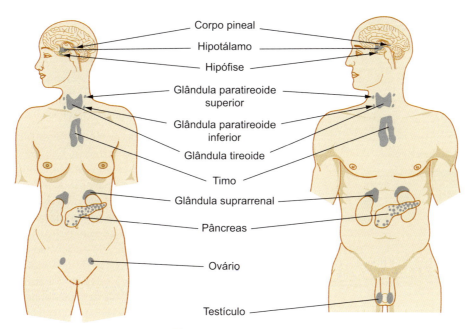

Figura 6.42 Sistema endócrino.

tempo, e só depois começam a se desviar dela. Quando se trata de alteração funcional a criança cresce a uma velocidade normal, embora a estatura fique abaixo ou acima da média, constituindo uma curva de crescimento paralela à curva padrão.

> **Velocidade do crescimento**
>
> A velocidade do crescimento varia com a idade e com o sexo. *Entre o nascimento e os 6 meses de idade*, os meninos crescem em torno de 17 cm, e as meninas, mais ou menos 16 cm; *dos 6 aos 12 meses*, as crianças de ambos os sexos crescem no mínimo 8 cm; *entre 1 e 2 anos*, crescem pelo menos 10 cm; *dos 2 aos 5 anos*, a velocidade de crescimento cai para mais ou menos 6 cm; e *dos 5 anos até o início da puberdade*, meninos e meninas crescem entre 5 e 7 cm por ano.

De modo geral, pode-se dizer que uma criança que cresce menos de 4 cm por ano apresenta, provavelmente, uma causa orgânica para o déficit do crescimento.

Geralmente os pais só percebem que a criança tem atraso no crescimento quando ela atinge 3 ou mais anos de idade.

A determinação das proporções corporais fornece informações adicionais importantes para avaliar as alterações do crescimento e do desenvolvimento (Figura 10.7).

A comparação da envergadura com a altura e as distâncias pubovértice ou craniopúbis e puboplantar são as mais úteis (Figura 10.7). Assim, evidencia-se objetivamente que os pacientes de baixa estatura em consequência de distúrbios primários dos ossos ou cartilagens (acondroplasia, por exemplo) têm extremidades curtas com uma distância pubovértice maior que a puboplantar.

As crianças de baixa estatura causada por doenças não endócrinas, deficiência de hormônio do crescimento (GH), hipotireoidismo congênito, retardo constitucional do crescimento, baixa estatura como característica familiar, com retardo intrauterino do crescimento e o nanismo psicoafetivo apresentam nanismo harmônico, ou seja, têm os diversos segmentos corporais bem proporcionados.

> **Idade óssea**
>
> A determinação do nível de maturação epifisária ou "idade óssea" também é indispensável na investigação das crianças com crescimento anormal. Está retardada em todos os pacientes com afecções endócrinas que determinam baixa estatura, no nanismo psicoafetivo, na baixa estatura constitucional e no retardo intrauterino do crescimento.
>
> No nanismo primário ou familiar a idade óssea costuma ser normal. Entretanto, a maior utilidade da idade óssea não é para o diagnóstico da causa do déficit de crescimento, mas para avaliação prognóstica e terapêutica. As crianças com baixa idade óssea, em relação à sua idade cronológica, têm melhor resposta terapêutica em relação às que apresentam idade óssea igual ou próxima da idade cronológica.

As causas funcionais respondem pela maioria das crianças com déficit de crescimento e, se somadas ao grupo de doenças não endócrinas, sobram menos de 2% para as endocrinopatias como causa de nanismo. Na verdade, a deficiência hipotalâmica de GH/RH ou a deficiência hipofisária de GH (nanismo hipotálamo-hipofisário) são causas infrequentes de déficit de crescimento.

A desnutrição, as carências de vitaminas e as doenças que se acompanham de diarreia crônica constituem um grupo importante e muito comum de baixa estatura em nosso meio (Quadro 6.37).

Nanismo hipotálamo-hipofisário

A forma mais comum de deficiência de GH é o hipopituitarismo idiopático. Grande parte das crianças com esta afecção nascem em partos complicados (distócicos, pélvicos) ou apresentam asfixia perinatal com índice de Apgar baixo. A deficiência de GH é provavelmente secundária à disfunção hipotalâmica, pois pode-se comprovar que a maioria destas crianças secreta o hormônio do crescimento em resposta ao fator liberador de GH (GH/RH).

Alguns meninos com hipopituitarismo idiopático e nanismo por déficit de GH apresentam micropênis, testículos pequenos,

Quadro 6.37 Causas de baixa estatura.

Doenças endócrinas
Hipotireoidismo
Anormalidade do cromossomo X (síndrome de Turner)
Deficiência de hormônio do crescimento (GH)
Nanismo psicoafetivo
Excesso de cortisol

Condições não endócrinas ou funcionais
Baixa estatura familiar ou genética
Retardo constitucional do crescimento
Retardo intrauterino do crescimento

Doenças crônicas não endócrinas
Cardiopatias
Pneumopatias
Doenças renais
Doenças do sistema digestivo com diarreia crônica
Hepatopatias
Neuropatias
Doenças ósseas e articulares
Desnutrição e carência de vitaminas
Verminoses
Hemopatias

Boxe | Diagnóstico precoce do hipotireoidismo

É importante fazer o diagnóstico de hipotireoidismo o mais precocemente possível, pois a reposição hormonal desde o nascimento permite um desenvolvimento praticamente normal da criança.

Gigantismo e acromegalia

A alta estatura pode depender de distúrbios endócrinos com secreção excessiva de hormônio do crescimento, maturação sexual anormal ou de condições não endócrinas (constitucional, gigantismo cerebral e síndrome de Marfan).

No tipo *constitucional*, além de os pais também serem altos, a velocidade de crescimento e a curva de crescimento são paralelas à normal, se bem que um pouco acima.

O gigantismo hipofisário e a acromegalia são provocados por tumor hipofisário secretor de quantidades excessivas de GH. Nos pacientes jovens a estatura é mais elevada que a da idade cronológica, a velocidade de crescimento está acelerada e a curva de crescimento fica acima do percentil 97%.

Além da estatura elevada, observa-se aumento da mandíbula, das mãos e dos pés.

Alterações da visão e do campo visual podem acompanhar o excesso de GH, pois os adenomas costumam estender-se além da sela túrcica.

Como no adulto, as cartilagens de conjugação ou de crescimento dos ossos longos já se ossificaram, e o excesso de hormônio do crescimento hipertrofia os ossos das extremidades (mãos e pés), a mandíbula, o osso frontal e as vértebras.

A pele torna-se espessa e com poros dilatados.

A fácies acromegálica é constituída por uma cabeça anormalmente grande, com arcadas supraorbitárias e queixo proeminentes.

O tórax assume a forma de barril, os ossos das extremidades inferiores se encurvam, os dentes se afastam uns dos outros, a língua se hipertrofia, o nariz e as orelhas alargam-se.

O paciente apresenta também sudorese excessiva de forte odor.

As dosagens de GH durante o teste oral de tolerância à glicose apresentam valores altos que não caem após 60 a 120 min após a ingestão de glicose.

No *gigantismo cerebral* ou *síndrome de Sotos* os pacientes exibem deficiência de coordenação e retardo mental.

No *gigantismo cerebral* e na *síndrome de Marfan* os níveis de GH são normais.

Puberdade precoce

A puberdade precoce caracteriza-se pelo aparecimento dos caracteres sexuais secundários e outras modificações somáticas, que ocorrem normalmente durante a puberdade, em crianças com menos de 8 anos no sexo feminino e de 9 anos no sexo masculino (Figuras 10.22 a 10.25).

Nas meninas observa-se arredondamento das formas, desenvolvimento das mamas, aparecimento de pelos axilares e pubianos e, mais raramente, menstruação.

Em meninos chama a atenção o nítido delineamento muscular, o aumento do pênis e dos testículos, além do surgimento de pelos pubianos, axilares e faciais.

---

escroto subdesenvolvido e criptorquidismo. Além disso, o crescimento dos ossos da face é retardado, originando nariz e mandíbula hipoplásicos. Podem apresentar fenda labial, dentes incisivos centrais defeituosos e voz de tonalidade aguda. Observa-se também obesidade com acúmulo de gordura nas regiões mamárias, periumbilical e suprapúbica.

A fácies infantil, a obesidade do tronco e a microgenitália lembram a figura dos "querubins", frequentes nas telas renascentistas com temas religiosos.

Desde a primeira infância, a deficiência de GH pode manifestar-se por crises de hipoglicemia matutina ou de jejum; por isso a combinação de hipoglicemia e microgenitália em recém-nascidos do sexo masculino desperta a suspeita de deficiência do GH.

Dentre as causas secundárias de deficiência de GH estão os tumores hipofisários, o craniofaringioma, os gliomas, os hamartomas, o pinealoma, as reticuloendelioses (doença de Hand-Schüller-Christian), o traumatismo cranioencefálico, as meningites (principalmente a tuberculosa), a radioterapia de neoplasias encefálicas ou cervicais e as disgenesias hipofisárias.

Nanismo por hipotireoidismo

O nanismo por hipofunção congênita da glândula tireoide se caracteriza pela falta de desenvolvimento de todas as partes do corpo, conservando-se as proporções da criança, na qual a cabeça é relativamente grande. Salienta-se que o ventre é volumoso, os lábios e as pálpebras são grossos, o nariz é chato e a pele é espessa e seca. Chama a atenção o baixo nível mental ou a franca idiotia.

O aumento do tamanho dos testículos é um dado fundamental para caracterizar a *puberdade precoce verdadeira*, em que há ativação precoce do eixo hipotálamo-hipófise-gônadas.

> **Pseudopuberdade precoce**
> Na *pseudopuberdade precoce*, causada pela secreção excessiva de esteroides sexuais pelas gônadas ou pelas suprarrenais, os testículos têm desenvolvimento proporcional à idade.

As formas mais comuns de puberdade precoce são as chamadas formas incompletas:

- **Telarca precoce**: desenvolvimento precoce das mamas nas meninas
- **Adrenarca e pubarca precoces**: aparecimento precoce dos pelos axilares e pubianos, respectivamente.

Puberdade atrasada

Quando as características sexuais secundárias não surgem até os 14 anos nas meninas ou 15 anos nos meninos, fala-se em puberdade atrasada (Figuras 10.22 a 10.25).

A forma mais comum desta síndrome é a constitucional. Os pais ou parentes próximos do paciente, comumente, também apresentaram o mesmo quadro.

A desnutrição e as doenças crônicas debilitantes podem causar atraso puberal.

Como causas endócrinas temos as de origem central ou hipotálamo-hipofisárias, em que há deficiência na produção/liberação de gonadorrelina hipotalâmica (GH/RH ou FSH/LH/RH) ou deficiência na produção/liberação de FSH e LH e pela hipófise. Este grupo constitui o chamado *hipogonadismo hipogonadotrófico*. Aqui, as dosagens de FSH/LH plasmáticos exibem valores baixos, infantis ou pré-puberais.

A falência congênita na produção de GH/RH ou de FSH/LH ou a adquirida (tumores cerebrais) respondem pela maioria dos casos. Convém lembrar que algumas síndromes genéticas, raras, acompanham-se de hipogonadismo e atraso puberal: síndrome de Kallmann (anosmia ou hiposmia com hipogonadismo) e síndrome de Lawrence-Moon-Biedl (obesidade, polidactilia e hipogonadismo).

Em outro grupo de pacientes com atraso puberal com hipogonadismo não há alteração no hipotálamo ou na hipófise mas sim nas gônadas, que estão ausentes, são malformadas ou foram destruídas. São exemplos, nas meninas, a síndrome de Turner e outras disgenesias gonadais. Nos meninos, a síndrome de Klinefelter (ginecomastia, testículos hipotróficos, azoospermia e sinais de hipogonadismo).

A anorquia congênita e a síndrome de Noonan (aspecto físico similar à síndrome de Turner das meninas) constituem os quadros mais comuns.

Nesses pacientes com hipogonadismo e alterações nas glândulas-alvo ou periféricas observam-se, no plasma, altas taxas de gonadotrofinas; daí o termo *hipogonadismo hipergonadotrófico*.

Infantilismo genital

Infantilismo genital ou sexual caracteriza-se pela falta de desenvolvimento das características sexuais secundárias após a época normal da puberdade. Faz parte do quadro de puberdade atrasada de causa constitucional ou decorrente de hipogonadismo.

Alterações do apetite e do peso

As principais alterações do apetite e do peso são a polifagia com obesidade e a anorexia nervosa.

Alterações cerebrais, congênitas ou adquiridas (transtornos psicológicos, neoplasias) podem ativar ou inibir os núcleos da fome e da saciedade, situados no hipotálamo, causando ganho de peso por excesso de apetite, como nas síndromes de Lawrence-Moon-Biedl ou de Prader-Willi. O contrário acontece na anorexia nervosa, em que há perda do apetite com magreza intensa e alterações menstruais.

A anorexia nervosa pode ser de origem emocional, mas mesmo nesses casos observam-se modificações hormonais.

Galactorreia

A produção de leite fora do período puerperal ou de lactação faz parte das chamadas síndromes hiperprolactinêmicas. Galactorreia pode ocorrer no sexo masculino, mas é mais comum no sexo feminino, comumente associada à amenorreia.

Perturbações hipotálamo-hipofisárias (síndromes de Argonz-Del Castillo ou Chiari-Frommel) ou o uso de medicamentos (fenotiazínicos, sulpirida, neurolépticos) podem produzir hiperprolactinemia. Merecem destaque os adenomas hipofisários prolactino-secretores.

A excessiva secreção de prolactina altera a produção harmoniosa de FSH/LH pelas células gonadotróficas e cria resistência nos ovários à ação gonadotrófica, responsável pela amenorreia.

Polidipsia e poliúria

Uma das manifestações das afecções hipotalâmicas é o diabetes insípido, caracterizado pela incapacidade dos rins em concentrar a urina, cuja causa é a deficiente secreção do hormônio antidiurético por lesão dos núcleos supraópticos ou paraventriculares.

Além da poliúria intensa, ocorrem sede e polidipsia.

> **Diagnóstico diferencial**
> O *diabetes insípido hipotalâmico* deve ser diferenciado do *diabetes insípido nefrogênico*, no qual se encontra incapacidade renal de concentrar a urina, apesar de concentrações plasmáticas normais de hormônio antidiurético, e da *polidipsia psicogênica*, na qual não há lesão hipotalâmica nem renal, sendo a ingestão compulsiva de água de causa psicológica.

Falta de lactação

A *síndrome de Sheehan* é uma necrose adeno-hipofisária que ocorre após um parto hemorrágico e caracteriza-se por falta de lactação, amenorreia, adinamia, hipotensão postural e sinais de hipotireoidismo. É uma forma relativamente frequente de pan-hipopituitarismo.

TIREOIDE

As afecções tireoidianas podem manifestar-se por sintomas locais (*bócio*, *dor*, *dispneia*, *disfagia* e *rouquidão*) e por sintomas e sinais de *hiper* ou *hipofunção*. (Ver Capítulo 15, *Exame de Cabeça e Pescoço*.)

Bócio

Quando a glândula tireoide aumenta de volume, tornando-se palpável ou visível, caracteriza-se a presença de bócio. Se o aumento da glândula for global, uniforme, dá-se a denominação de *bócio difuso*. A presença de nódulos caracteriza o *bócio nodular* (uni ou multinodular, conforme a presença de um ou mais nódulos). Nos bócios pequenos a glândula é apenas palpável, tornando-se visível somente com o pescoço em extensão. Em grau maior a glândula é visível com a cabeça em posição normal e à deglutição. Nos bócios mais evidentes a tireoide é facilmente visível e palpável, seja na forma difusa e nodular.

A maioria dos bócios desenvolve-se por carência de iodo na água ou nos alimentos. Outras causas de bócio são as tireoidites ou o uso de medicamentos (p. ex., amiodarona).

Dor

A dor de origem tireoidiana é localizada na face anterior do pescoço, podendo dar a impressão de estar na garganta; às vezes se irradia para os arcos mandibulares ou para os ouvidos. Pode ser espontânea ou piorar com a palpação e a deglutição.

Sua causa mais frequente é a inflamação aguda ou subaguda da glândula (tireoidite), mas é observada também na necrose hemorrágica de um nódulo preexistente ou no câncer da tireoide.

Dispneia, disfagia e rouquidão

A dispneia, a disfagia e a rouquidão são decorrentes da compressão da traqueia, esôfago ou nervo laríngeo por bócios volumosos ou de crescimento rápido (ver *Diafragma e mediastino*, neste capítulo).

Hipertireoidismo

O hipertireoidismo é uma síndrome complexa causada por níveis elevados de hormônios tireoidianos no sangue.

A intensidade dos sintomas depende não somente da doença causal, tamanho ou duração do bócio, mas também da idade e estado de saúde prévio do paciente. Um jovem pode queixar-se pouco, apesar de grave hipertireoidismo, enquanto uma pessoa idosa pode ter um quadro clínico intenso com um hipertireoidismo relativamente leve.

Três entidades clínicas são responsáveis pela maioria dos casos de hipertireoidismo: *doença de Basedow-Graves*, *doença de Plummer* ou *bócio uninodular tóxico* e *bócio multinodular tóxico*.

Doença de Basedow-Graves

A doença de Basedow-Graves é a forma mais comum. Acomete adultos jovens, preferencialmente mulheres. Trata-se de uma doença autoimune com produção de vários anticorpos, com predomínio dos dirigidos contra os receptores de TSH dos tireócitos.

A síndrome é composta por bócio difuso, alterações oculares, exoftalmia e sintomas dependentes dos níveis circulantes elevados de T3 e T4.

Geralmente o bócio, a exoftalmia e os sintomas de hipertireoidismo desenvolvem-se em tempo curto – 1 ano ou menos.

Mais raramente os pacientes apresentam mixedema prétibial e baqueteamento dos dedos.

Podem constituir manifestações importantes o nervosismo, as palpitações, os tremores finos das extremidades e o emagrecimento com preservação do apetite.

O paciente relata mudanças no aspecto dos olhos resultante da protrusão dos globos oculares (exoftalmia), edema periorbital, estrabismo ou dificuldade na movimentação ocular, fotofobia, lacrimejamento, sensação de corpo estranho, dor retro-orbital e diplopia.

> **Boxe — Exoftalmo maligno**
> Grave exoftalmia, com sinais inflamatórios intensos e progressivos, e lagoftalmia, impedindo até o fechamento completo das pálpebras, constituem o chamado *exoftalmo maligno*.

A taquicardia relatada como palpitações constitui uma queixa frequente. Episódios súbitos de taquicardia com intensa irregularidade dos batimentos cardíacos levantam a suspeita de fibrilação atrial.

A pele apresenta-se fina, úmida e quente. As unhas tornam-se finas e podem descolar do leito ungueal, mais comumente no 4º e 5º dedos das mãos. São as chamadas *unhas de Plummer*.

Nos idosos pode ocorrer um quadro clínico diferente, constituído por anorexia, perda de peso, diarreia e apatia. Nesses casos, o médico deve valorizar uma taquicardia persistente e a fraqueza muscular, principalmente nos membros inferiores, que dificulta subir escadas ou levantar da cadeira.

Perda da libido, menstruações escassas com ciclos menstruais encurtados, amenorreia, infertilidade e abortos espontâneos são frequentemente relatados.

Doença de Plummer

A doença *de Plummer* ou bócio uninodular *tóxico* caracteriza-se pelo aparecimento de um nódulo único de crescimento lento, com características de um adenoma ou neoplasia folicular benigna da tireoide. O tecido nodular é bem diferenciado e secreta os hormônios tireoidianos de forma autônoma, produzindo supressão do hormônio tireotrófico (TSH). À medida que o TSH diminui, a função do tecido tireoidiano normal vai sendo suprimida.

Em geral os pacientes referem sintomas discretos, predominantemente relacionados com o sistema cardiovascular, principalmente palpitações, frequentes ou ocasionais. Nervosismo, tremor fino das mãos, pele quente e úmida e emagrecimento completam o quadro.

Não se observa exoftalmia na doença de Plummer.

Bócio multinodular tóxico

No bócio multinodular tóxico, outra afecção responsável por hipertireoidismo, a anamnese revela a presença de bócio difuso ou nódulos durante muitos anos, antes das manifestações de hiperfunção.

Os sintomas de hipertireoidismo são discretos e predominam no sistema cardiovascular, destacando-se as palpitações com características de fibrilação atrial ou taquicardia paroxística.

No bócio multinodular tóxico também não há exoftalmia.

Hipotireoidismo

A deficiência de hormônios tireoidianos produz sinais e sintomas em vários aparelhos, configurando uma síndrome complexa.

Hipotireoidismo congênito

O hipotireoidismo congênito é relativamente raro, contudo precisa ser reconhecido logo após o nascimento para impedir o retardamento físico e mental, irreversível, destas crianças, se não forem tratadas precocemente.

Os recém-nascidos com hipotireoidismo congênito exibem fontanelas amplas, têm choro rouco, icterícia prolongada (hiperbilirrubinemia por mais de 7 dias), bócio, macroglossia, micrognatismo, pele fria e descamativa, abdome distendido, hérnia umbilical, hipotonia e hipomotilidade, dificuldade para sugar e demora na eliminação do mecônio. Contudo, somente parte das crianças com hipotireoidismo congênito apresenta todos estes sinais nos primeiros meses de idade. Por isso, deve-se valorizar a presença de qualquer um deles.

Com graves consequências para elas, a maioria das crianças só tem o hipotireoidismo diagnosticado bem mais tarde, quando se tornam evidentes os sinais de hipodesenvolvimento somático (nanismo) e neuropsicomotor.

Hipotireoidismo do adulto

As manifestações clínicas do hipotireoidismo são menos evidentes que as do hipertireoidismo. Mesmo uma deficiência relativamente grave pode passar despercebida pelo médico não atento para esta síndrome.

Os sintomas mais frequentes são palidez e edema facial (pálpebras empapuçadas), bócio, cicatriz de cirurgia tireoidiana prévia, voz rouca e grossa, pele seca, fria e descamativa, sonolência, hipersensibilidade ao frio, cãibras musculares, parestesias nas extremidades e dificuldade de memória.

A face infiltrada, pálida, inexpressiva, sem brilho no olhar, caracteriza a fácies mixedematosa, que só aparece em casos avançados. (Ver Capítulo 10, *Exame Físico Geral*.)

PARATIREOIDES

Os sintomas das doenças das paratireoides dependem do distúrbio funcional, podendo haver *hipo* ou *hiperfunção*, sendo que em ambas as condições ocorrem alterações do metabolismo do cálcio, do fósforo e das unidades metabólicas dos ossos, origem de todas as manifestações clínicas.

Hipoparatireoidismo

O hipoparatireoidismo é uma complicação relativamente comum da tireoidectomia total ou subtotal pela ligadura dos vasos paratireoidianos ou retirada inadvertida das glândulas paratireoides.

Os sintomas mais importantes são decorrentes da hipocalcemia, que provoca aumento da excitabilidade neuromuscular, clinicamente expressa por *tetania*.

A tetania caracteriza-se por contratura das extremidades – espasmo carpopodal (mão de parteiro) – que pode estender-se aos membros e ao tronco.

Quase sempre a tetania é precedida de parestesia, rigidez muscular e cãibras.

Sinal de Trousseau e sinal de Chvostek

A tetania surge espontaneamente, mas pode ser desencadeada por duas manobras clínicas:

✔ Compressão da artéria braquial pelo manguito do aparelho de pressão, mantendo-o insuflado por 3 a 10 min, 10 mm acima da pressão diastólica do paciente. Se houver hipocalcemia ocorre flexão do punho e adução do polegar com extensão dos outros dedos. É o que se chama *sinal de Trousseau*

✔ Percussão do nervo facial adiante do pavilhão auricular. Quando há hipocalcemia observa-se contração da musculatura da face e do lábio superior no lado em que se fez a percussão. É o *sinal de Chvostek*.

A tetania não é exclusiva do hipoparatireoidismo, podendo ocorrer em outras condições nas quais o nível de cálcio no sangue permanece normal, destacando-se a alcalose provocada por hiperventilação respiratória e algumas doenças infecciosas (tétano).

O paciente com hipoparatireoidismo pode ter crises convulsivas, queda de cabelo, unhas frágeis e quebradiças, dentes hipoplásicos e catarata.

Hiperparatireoidismo

Entre as manifestações de hiperfunção das paratireoides destacam-se perda de peso, fraturas espontâneas, dores *ósseas e articulares*, arritmias cardíacas, alterações gastrintestinais e urinárias, alterações psíquicas e neuromusculares.

A *perda de peso* é consequência principalmente da anorexia.

As *alterações psíquicas* mais comuns são labilidade emocional, ansiedade e depressão. Letargia e até estado de coma ocorrem nos casos mais graves.

Entre as manifestações *neuromusculares* destacam-se a astenia, parestesias, cãibras e diminuição da força muscular.

A *dor* nos *ossos* e *articulações* decorre de desmineralização por ação do paratormônio e depósito intra-articular de pirofosfato de cálcio.

As *arritmias cardíacas* são representadas pelas extrassístoles e pela taquicardia paroxística.

São múltiplas as manifestações *gastrintestinais*, incluindo inapetência, vômitos, dor abdominal e obstipação.

Poliúria, nictúria, nefrolitíase e nefrocalcinose são os sintomas que ocorrem no sistema urinário.

As *alterações ósseas* podem ter lugar de destaque no hiperparatireoidismo, compreendendo encurvamento dos ossos longos, deformidade de vértebras, fraturas espontâneas ou por traumatismos mínimos, lesões osteolíticas subperiosteais nas falanges distais dos dedos das mãos e perda da lâmina dura dos dentes. (Ver Capítulo 19, *Exame dos Ossos, da Coluna Vertebral, das Articulações e Extremidades*.)

No *hiperparatireoidismo secundário* salientam-se as alterações ósseas, representadas por raquitismo e osteomalacia. Mas são frequentes as dores ósseas, diminuição da força muscular, tetania, deformidades ósseas e dentes hipoplásicos. Tais manifestações são provocadas pela hipocalcemia decorrente da perda renal de cálcio. As paratireoides tornam-se hiperfuncionantes em resposta à diminuição dos níveis sanguíneos de cálcio.

SUPRARRENAIS

Os sinais e sintomas das doenças das suprarrenais decorrem da redução ou aumento de seus hormônios. Mais raramente, principalmente em crianças, neoplasias volumosas podem acarretar dor abdominal ou compressão de órgãos vizinhos.

As suprarrenais são constituídas histológica e funcionalmente por duas partes distintas: a *cortical*, em que são produzidos os mineralocorticoides, os glicocorticoides e os esteroides sexuais; e a *medular*, em que são secretadas as catecolaminas.

Aumento da produção de glicocorticoides (síndrome de Cushing)

Esta síndrome apresenta quatro grupos de causas:

- **Adenoma hipofisário**: capaz de secretar quantidade excessiva de ACTH, que vai produzir hiperplasia das suprarrenais, levando à hipercortisolemia: é o *Cushing hipofisário* ou *doença de Cushing*
- **Tumores da linha média do tronco (principalmente dos pulmões)**: produzem hormônio ACTH-símile, que também provoca hiperplasia das suprarrenais, com um quadro de *síndrome de Cushing*
- **Tumores benignos ou malignos das suprarrenais**: capazes de produzir autonomamente grandes quantidades de esteroides, constituindo o *Cushing suprarrenal*
- **Uso prolongado de corticoides**: é a causa mais comum (*Cushing iatrogênico*).

A principal característica da síndrome de Cushing é a obesidade centrípeta. Por não se acumular gordura nos membros superiores e inferiores, o corpo do paciente assume um aspecto característico: é um "gordo" de braços e pernas magras.

O rosto torna-se arredondado e pletórico, justificando a denominação de fácies de "lua cheia"; há acúmulo de tecido adiposo na região nucal, configurando-se uma espécie de *cupim* ou *giba de búfalo*; o abdome torna-se volumoso, às vezes dobrando-se sobre si mesmo, e recoberto por estrias vinhosas nas porções laterais.

Nas crianças o aspecto corporal é o mesmo, mas como o excesso de cortisol inibe a produção de GH, observa-se também atraso no crescimento.

A hipotrofia da musculatura dos membros inferiores causa fraqueza muscular, responsável pela dificuldade para subir degraus.

Hipertensão arterial é detectada na maioria dos pacientes.

Acne no rosto e no dorso, hirsutismo (Quadro 6.38), distúrbios menstruais ou amenorreia, equimoses, facilidade para sangramento e labilidade emocional também são frequentes.

A hipercortisolemia causa resistência insulínica e intolerância à glicose com curva glicêmica alterada na maioria dos pacientes, mas diabetes franco só ocorre em 25% dos casos.

Diminuição da produção de glicocorticoides

A redução da secreção de glicocorticoides pode estar acompanhada ou não da dos mineralocorticoides, podendo-se diferenciar clinicamente uma forma aguda e uma crônica.

Insuficiência suprarrenal aguda

Na insuficiência suprarrenal aguda (síndrome de Waterhouse-Friderichsen) ocorrem hipotensão arterial grave, anorexia, náuseas, vômitos, sufusões hemorrágicas, podendo ocorrer o óbito em curto espaço de tempo.

Insuficiência suprarrenal crônica (doença de Addison)

Na insuficiência suprarrenal crônica há redução na secreção de glico- e mineralocorticoides, responsável pela astenia, hipotensão arterial ortostática, tonturas, desmaio, inapetência, náuseas e vômitos matinais.

Um elemento que chama a atenção para a possibilidade de insuficiência suprarrenal primária é a hiperpigmentação cutânea. O próprio paciente nota um progressivo escurecimento da sua pele, principalmente nas dobras, das gengivas e das cicatrizes. Esta pigmentação é explicada pela maior produção de ACTH e pró-melanocortina pela hipófise hiperplasiada.

Constituem as principais causas da insuficiência suprarrenal crônica a doença autoimune, a tuberculose e a blastomicose sul-americana.

Os baixos níveis de cortisol plasmático e a dosagem de ACTH confirmam o diagnóstico.

As doenças hipotálamo-hipofisárias com diminuição da produção de ACTH podem causar insuficiência suprarrenal secundária. Nesse caso não ocorre hiperpigmentação cutaneomucosa e tanto o cortisol plasmático quanto o ACTH apresentam níveis baixos.

Aumento da produção de mineralocorticoides

O principal mineralocorticoide é a aldosterona. Níveis altos deste hormônio provocam *hipertensão arterial* e *hipopotassemia*.

A hipopotassemia é a causa da fraqueza muscular, adinamia, cãibras e parestesias nas extremidades. Quando a hipopotassemia for acentuada, pode ocorrer paralisia flácida.

Aumento da produção de esteroides sexuais

A hiperfunção da suprarrenal pode acompanhar-se da elevação não só dos níveis sanguíneos dos glico e mineralocorticoides, mas também dos esteroides sexuais (estrogênios e androgênios).

O excesso de esteroides androgênicos em crianças desencadeia o quadro de pseudopuberdade precoce com características isossexuais no sexo masculino (desenvolvimento do pênis, de pelos pubianos e axilares) e heterossexuais no sexo feminino (pelos pubianos e axilares e hipertrofia do clitóris).

Quadro 6.38 — Causas de hirsutismo ou virilismo.

- Doença de Cushing
- Hiperplasia da suprarrenal
- Neoplasias da suprarrenal
- Doença policística dos ovários
- Neoplasias do ovário
- Distúrbios genéticos
- Hirsutismo idiopático
- Medicamentos (minoxidil, fenitoína, ciclosporina, danazol, testosterona)

Em ambos os sexos, ocorrem aceleração da velocidade do crescimento e avanço na maturação esquelética, que podem resultar no fechamento precoce das cartilagens de conjugação epifisária, determinando baixa estatura.

Na mulher adulta, o excesso de androgênios provoca hirsutismo ou virilismo (Quadro 6.38).

> **Boxe — Hirsutismo e virilismo**
>
> ✔ **Hirsutismo**: caracteriza-se pela presença de pelos com características masculinas, ou seja, escuros, grossos e crespos, em locais de implantação dos pelos masculinos (face, tronco, pernas)
>
> ✔ **Virilismo**: além da acentuação do hirsutismo, surge recesso temporal dos cabelos ("entradas"), atrofia das mamas, engrossamento da voz, hipertrofia muscular, amenorreia, acne e hipertrofia do clitóris.

Em homens adultos o excesso de hormônios androgênicos não provoca alterações evidentes.

Aumento da produção de catecolaminas

Em geral, as manifestações decorrentes da hiperprodução de catecolaminas surgem em crises constituídas por cefaleia, sudorese excessiva, palidez, palpitações por taquicardia e hipertensão arterial.

As crises hipertensivas estão diretamente relacionadas com a secreção aumentada de catecolaminas, mas, com o passar do tempo, vão sendo substituídas por uma elevação tensional permanente. Todavia, mesmo nesses pacientes continua havendo aumentos paroxísticos da pressão arterial acompanhados das outras manifestações catecolamínicas.

A hiperprodução de catecolaminas é causada por neoplasias das células cromafins da medula da suprarrenal – o feocromocitoma.

GÔNADAS

Do ponto de vista endócrino devem-se distinguir as *alterações endócrinas testiculares* e as *ovarianas*.

Alterações endócrinas testiculares

Do ponto de vista endócrino, as principais manifestações clínicas são o hipogonadismo (síndrome de Klinefelter), caracterizado por desenvolvimento incompleto dos caracteres sexuais secundários, alteração das proporções corporais com membros inferiores anormalmente longos, ginecomastia bilateral e retardo mental.

Outra manifestação de produção insuficiente de testosterona é o atraso puberal.

Alterações endócrinas ovarianas

As principais síndromes endócrinas de origem ovariana têm como sintoma principal a *amenorreia*, que pode ser primária ou secundária:

▸ **Amenorreia primária**: é a ausência de menarca após os 16 anos. A causa mais frequente é a disgenesia gonádica, que compreende a *síndrome de Turner* e suas variantes, que se expressam por infantilismo sexual, micrognatia, epicanto, orelhas de implantação baixa, "boca de peixe" e ptose palpebral. O pescoço é dito alado e o tórax adquire o aspecto de escudo. O desenvolvimento puberal está ausente ou é incompleto

▸ **Amenorreia secundária**: é a ausência de menstruação em pacientes que tiveram catamênios anteriormente. A causa mais frequente é a síndrome de ovários policísticos, que se acompanha de produção aumentada de estrogênios. Quando há também secreção excessiva de androgênios, aparece hirsutismo ou virilismo.

METABOLISMO E CONDIÇÕES NUTRICIONAIS

O metabolismo é um conjunto de atividades bioquímicas extremamente complexas, com participação de todos os sistemas orgânicos, com múltiplos mecanismos de regulação, o que obriga o médico a ter uma visão abrangente para reconhecer as alterações metabólicas.

Do ponto de vista semiológico, é mais prático analisar os principais distúrbios metabólicos, destacando-se *diabetes*, *síndrome hipoglicêmica*, *desnutrição*, *hipovitaminoses*, *erros inatos do metabolismo proteico* (fenilcetonúria, alcaptonúria, albinismo), *gota*, *desidratação*, *porfirias*, *dislipidemias* (aterosclerose, doença de Gaucher, doença de Niemann-Pick) e *hemocromatose*.

Ver *Avaliação do estado nutricional* no Capítulo 10, *Exame Físico Geral*.

DESNUTRIÇÃO

A desnutrição deve ser conceituada como um conjunto de carências de natureza diversa, com predomínio de baixa ingestão de proteínas, daí a denominação *deficiência calórico-proteica*.

As manifestações clínicas dependem da gravidade da deficiência de nutrientes, da idade do paciente e da presença de outros fatores, direta ou indiretamente relacionados com a desnutrição, como é o caso do etilismo em adultos.

Em maior ou menor grau, todos esses pacientes apresentam astenia, irritabilidade e diminuição da atividade mental, que pode chegar à apatia.

Chama a atenção a magreza, com redução da massa muscular e do tecido celular subcutâneo, e no caso de crianças, o hipodesenvolvimento estatural que pode redundar em nanismo.

Em alguns pacientes, aparece um edema generalizado que chega a mascarar a magreza.

Lesões cutâneas, relacionadas com a deficiência de proteínas ou de vitaminas, são frequentes, salientando-se pele seca e sem brilho, dermatite com placas escuras disseminadas.

Os cabelos tornam-se quebradiços e sua coloração muda, tornando-se até avermelhados, como se observa no kwashiorkor.

Causas de desnutrição. Ver Quadro 6.39.

Ver *Avaliação do estado nutricional* no Capítulo 10, *Exame Físico Geral*.

> **Boxe — Magreza e desnutrição**
>
> Magreza não é sinônimo de desnutrição. Significa apenas que o indivíduo tem um índice de massa corporal menor que 19,0, não acompanhado de alterações indicativas de carência de nutrientes, tais como anemia, deficiência de ferro, baixos níveis proteicos, hipovitaminoses.

Quadro 6.39	Causas de desnutrição.
	Falta de alimentos (situação de miséria)
	Inapetência provocada por doenças crônicas
	Etilismo
	Diarreia crônica
	Síndrome de má absorção
	Diabetes
	Cirrose hepática
	Insuficiência cardíaca
	Hipertireoidismo
	Neoplasias malignas em fase avançada
	Dieta de emagrecimento não balanceada
	Anorexia nervosa e bulimia

Síndrome de desidratação

A desidratação é uma síndrome com múltiplas causas, salientando-se vômitos, diarreia, sudorese, poliúria e ingestão de água em quantidade inferior à que o organismo necessita (principalmente em idosos).

Os sinais e sintomas dependem da intensidade da perda de água e eletrólitos, incluindo sede intensa, astenia, alterações do comportamento, apatia e até crises convulsivas nas condições mais graves (ver Capítulo 10, *Exame Físico Geral*).

Hipovitaminoses

As carências vitamínicas produzem sinais e sintomas que permitem identificar o elemento predominantemente em falta, devendo-se, contudo, estar atento para o fato de que raramente há carência isolada de uma única vitamina.

Encontram-se manifestações clínicas em todos os sistemas, mas predominam na pele, boca, olhos, sistema hemopoético, sistema locomotor e sistema nervoso periférico, conforme se vê no Quadro 6.40.

Diabetes

O diabetes melito é uma síndrome basicamente devida à deficiência absoluta ou relativa de insulina, principal responsável pelo metabolismo dos carboidratos.

Admite-se que tal distúrbio seja de origem genética, mas desencadeado, agravado ou agudizado por diversos fatores, tais como virose na infância, obesidade, vida sedentária, estresse emocional ou físico.

Classifica-se o diabetes em tipo 1, tipo 2 e secundário. Distinguem-se destes o *diabetes gestacional* e a *tolerância diminuída à glicose*.

O diabetes pode permanecer assintomático, manifestar-se por sintomas isolados (prurido vulvar, por exemplo) ou constituir uma síndrome com *poliúria*, *polidipsia*, *polifagia* e *perda de peso* (para facilitar a memorização, poderia ser chamada síndrome dos 5 "P").

Merecem referência outras manifestações que podem predominar no quadro clínico: alterações da acuidade visual, surtos de diarreia, disfunção erétil, queilite angular, necrobiose diabética, lesões isquêmicas ou tróficas dos membros inferiores e polineuropatias, estudadas em vários outros pontos deste capítulo.

Síndrome hipoglicêmica

Sensação de fraqueza, tremor, sudorese profusa, sensação de não saber onde se encontra, transtornos do comportamento, perda da consciência e até convulsões, dependendo da maneira como se instalou o quadro, sua duração e gravidade.

Um dado clínico útil no reconhecimento da síndrome hipoglicêmica é a rápida recuperação do paciente pela ingestão de açúcar, doce ou aplicação intravenosa de glicose.

Causas de hipoglicemia. Ver Quadro 6.41.

Dislipidemias

As alterações do metabolismo dos lipídios têm como característica principal o aumento dos vários componentes deste grupo de substâncias, principalmente do colesterol e dos triglicerídios.

As manifestações mais específicas das dislipidemias – *xantomas* e *xantelasmas* – são depósitos subcutâneos de substâncias lipídicas nos cotovelos, tornozelos, mãos, tendão do calcâneo e pálpebras.

Relacionadas com as dislipidemias estão a *aterosclerose*, a *doença de Gaucher* e a *doença de Niemann-Pick*.

A aterosclerose, cuja lesão essencial é o espessamento da íntima das artérias, tem como elemento primordial a deposição de colesterol, sendo que vários outros fatores participam de sua patogênese.

Nas doenças de Gaucher e de Niemann-Pick, as alterações do metabolismo lipídico afetam o sistema reticuloendotelial com lesões em diferentes órgãos, principalmente pele, sistema nervoso central, fígado e baço (hepatoesplenomegalia).

Gota

É uma doença de caráter hereditário, decorrente de alteração do metabolismo das purinas, que se caracteriza pelo depósito de ácido úrico em várias estruturas, principalmente articulares.

O quadro clínico tem como manifestação principal a ocorrência de artrite aguda que se localiza na maioria dos casos na primeira articulação metatarsofalangiana (podagra).

A deposição de uratos pode fazer-se em outras articulações, inclusive das mãos, e em locais que não as articulações, como, por exemplo, no lobo da orelha (tofos).

Pseudogota

Processo inflamatório agudo causado pela deposição de cristais de pirofosfato de cálcio na cartilagem hialina e na fibrocartilagem das grandes articulações.

Hemocromatose

A hemocromatose é uma alteração do metabolismo do ferro, que pode ser primário ou secundário.

No tipo primário há uma anomalia genética que produz aumento da absorção com deposição de hemossiderina nos tecidos (fígado, pâncreas, coração, hipófise e suprarrenal).

Quadro 6.40 — Sinais e sintomas das carências vitamínicas (hipovitaminoses).

Vitamina	Sinais e sintomas de hipovitaminose
Vitamina A	Cegueira noturna (sintoma mais precoce), xeroftalmia, placas superficiais na conjuntiva bulbar exposta (manchas de Bitot), alterações degenerativas da retina; ulceração e necrose da córnea (pode levar a perfuração e cegueira, particularmente em crianças e jovens). Pele áspera e seca, hiperqueratose. Atraso do crescimento, inapetência, anemia, tendência a infecções respiratórias em crianças
Vitamina B1	Fadiga, irritabilidade, transtornos do sono, inapetência, desconforto abdominal e constipação intestinal. Alterações neurológicas (parestesias nos dedos dos pés, queimação nos pés (que piora à noite), cãibras nas panturrilhas, dificuldade em se levantar da posição de cócoras), alterações neuropsiquiátricas (confusão mental, afonia, confabulação, nistagmo, oftalmoplegia total), cardiovasculares (taquicardia, sudorese, pele quente [inicialmente], insuficiência cardíaca (dispneia, edema generalizado). Beribéri infantil (insuficiência cardíaca, afonia e ausência dos reflexos tendinosos profundos) ocorre em lactentes amamentados por mães com deficiência de tiamina
Vitamina B2	Estomatite angular, queilose, glossite, prurido e ardor nos olhos; fotofobia, neovascularização da córnea, ambliopia, dermatite seborreica, dermatite anogenital, ardor nos pés, anemia normocrômica e normocítica. Durante a gravidez, a deficiência resulta em anormalidades esqueléticas do feto (encurtamento dos ossos e crescimento deformado). Não há relatos de toxicidade com suplementação de riboflavina, embora a urina possa tornar-se amarelada
Vitamina B3	Pelagra (dermatose em áreas corporais expostas à luz solar, diarreia ou disfunção gastrintestinal; glossite, estomatite, vaginite e transtornos mentais iniciados por diminuição da memória, fadiga, insônia e apatia)
Vitamina B5	Irritabilidade, anorexia, dormência e formigamento nas mãos e nos pés; ardor nos pés, insônia, constipação intestinal, vômitos, náuseas, taquicardia aos esforços, cefaleia, astenia, hipotensão postural, fraqueza dos músculos extensores dos dedos
Vitamina B6	Lesões seborreicas na região nasolabial, erupção cutânea papular na face, glossite, hipertrofia das papilas gustativas, queilose, neuropatia periférica, linfopenia, convulsões em lactentes, anemia normoblástica em adultos, irritabilidade, depressão, ansiedade, cefaleia, insônia, confusão mental, maior risco de aterosclerose pelo aumento do colesterol total e do LDL-colesterol e redução do HDL-colesterol
Vitamina B7	Anorexia, depressão, náuseas, vômitos, glossite, mialgia, ataxia, hipotonia, hiperestesia, hipercolesterolemia, palidez, alopecia, unhas quebradiças, dermatite seborreica
Vitamina B9	Anemia megaloblástica, leucopenia, malformações fetais (meningomielocele e anencefalia)
Vitamina B12	Glossite com sensação de queimação; perda de peso, anorexia, constipação intestinal intermitente, diarreia, dor abdominal. Alterações neurológicas (perda de sensibilidade vibratória das extremidades inferiores, perda do sentido de posição e ataxia; reflexos hiperativos e sinal de Babinski) e psiquiátricas (irritabilidade, depressão leve ou transtornos paranoides); constipação intestinal, palpitação, hipotensão postural. Anemia
Vitamina C	Alterações gengivais e dentárias (edema, friabilidade, sangramento, infecções secundárias e queda de dentes); petéquias, equimoses e hemorragias em várias regiões e órgãos; anemia normocítica e normocrômica; eritema e queratinização folicular; cicatrização deficiente ou reabertura de feridas recentemente cicatrizadas; astenia, cefaleia, dores ósseas, transtornos emocionais (depressão, transtornos somatoformes)
Vitamina D	Em lactentes, sono inquieto; mineralização reduzida nas suturas cranianas, com atraso no fechamento da fontanela; rosário raquítico; atraso psicomotor, *genu varum* e cifoescoliose (as alterações radiológicas precedem os sinais clínicos). Nos adultos, há desmineralização da coluna vertebral, pelve e extremidades inferiores (osteomalacia), podendo levar a encurtamento das vértebras e achatamento dos ossos da pelve, fraqueza muscular
Vitamina E	Arreflexia, distúrbios da marcha, deficiência na propriocepção e da sensação vibratória, paresia do olhar; hemólise, creatinúria e deposição de ceroide no músculo; dores musculares, anemia hemolítica em prematuros, esteatose hepática
Vitamina K	Hemorragia, por deficiência de protrombina, nas gengivas, nariz, mucosa gastrintestinal e feridas cirúrgicas, hematúria, epistaxes

Quadro 6.41 — Causas de hipoglicemia.

Orgânicas

Hiperinsulinismo (adenoma ou carcinoma das células beta do pâncreas)

Nesidioblastose (proliferação de células insulinossecretoras fora das ilhotas de Langerhans)

Doença de von Gierke

Galactosemia

Funcionais

Fase inicial do diabetes

Jejum prolongado

Trabalho muscular intenso com alimentação insuficiente

Iatrogênica

Uso de insulina ou hipoglicemiante em doses inadequadas

O quadro clínico é constituído por pigmentação da pele, cianose e diabetes.

A hemocromatose secundária é consequente à excessiva introdução de ferro no organismo por via parenteral, por meio de repetidas transfusões de sangue ou terapêutica prolongada com sais de ferro.

Porfirias

As porfirias são enfermidades decorrentes de erro do metabolismo das porfirinas que resultam em superprodução e acúmulo destas substâncias na pele, causando fotossensibilidade, expressa pelo surgimento de bolhas e vesículas nas regiões expostas à luz, necrose e destruição de tecidos que culminam em mutilações nas mãos e na face. Esta forma é congênita e se denomina doença de Gunter.

Um tipo especial de porfiria é a hepática, na qual o local de superprodução de porfirinas é o fígado; manifesta-se clinicamente por crises de dor abdominal e lesões do sistema nervoso periférico, com dor, parestesias e paralisias.

Erros inatos do metabolismo proteico

Entre as afecções causadas por erro inato do metabolismo, conceituado como ausência congênita de vias metabólicas que normalmente deviam existir, destacam-se a *fenilcetonúria*, a *alcaptonúria* e o *albinismo*.

Fenilcetonúria. Ocorre acúmulo de fenilalanina no plasma e no liquor, por impossibilidade de hidrolisação da tironina, produto de sua metabolização.

As principais manifestações clínicas são dermatite, convulsões e retardo mental.

Alcaptonúria. Acumula-se no organismo o ácido homogentísico, produto do metabolismo da tirosina que não pode ser metabolizado e é excretado pela urina.

Pigmentação escura da pele, das cartilagens e tendões são as principais manifestações clínicas. A coloração cinza-castanha é visível nas escleróticas, nas orelhas e no nariz por transparência da pele.

Albinismo. O defeito está na síntese de melanina, causando hipopigmentação dos cabelos, da pele, que adquire cor leitosa, e da íris, que se torna translúcida.

Observam-se, também, fotofobia e nistagmo.

SISTEMA NERVOSO CENTRAL

Os principais sinais e sintomas das afecções do sistema nervoso central são *transtornos da consciência*, *dor de cabeça e na face*, *tontura e vertigem*, *convulsões e outros movimentos involuntários*, *ausências*, *automatismos*, *amnésia*, *distúrbios visuais*, *alterações auditivas*, *manifestações digestivas*, *alterações da sensibilidade*, *da motilidade voluntária e da marcha*, *distúrbios esfincterianos*, *transtornos do sono*, *alterações das funções cerebrais superiores* e *avaliação do estado mental* (Figura 6.43).

Ver Capítulo 20, *Exame Neurológico*.

Transtornos da consciência

A percepção consciente do mundo exterior e de si mesmo caracteriza o estado de vigília, que é resultante da atividade de diversas áreas cerebrais coordenadas pelo sistema reticulotalâmico (ver Capítulo 7, *Exame Psíquico e Avaliação das Condições Emocionais*).

Entre o estado de vigília ou plena consciência e o estado de coma profundo no qual o paciente perde completamente a capacidade de identificar seu mundo interior e os acontecimentos do meio que o circunda, é possível distinguir diversas fases intermediárias em uma graduação cujo principal elemento indicativo é o nível da consciência.

Estado de coma

Por haver dificuldade, em algumas ocasiões, para se estabelecer o limite entre o estado normal e o comprometimento da consciência, é muito usada a designação *obnubilado* quando o paciente apresenta apenas transtornos de ideação e certa confusão mental. Mas, independente desta dificuldade, deve-se lançar mão de quatro parâmetros sempre que se observar qualquer grau de alteração do nível de consciência: *perceptividade*, *reatividade*, *deglutição* e *reflexos*. (Ver Capítulo 20, *Exame Neurológico*.)

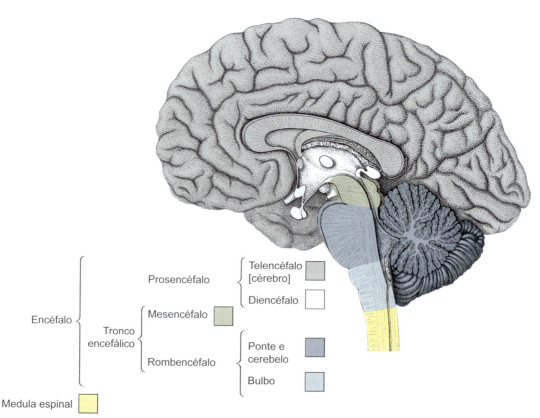

Figura 6.43 Sistema nervoso central. (Adaptada de Wolf-Heidegger – Atlas de Anatomia, 6ª ed., 2006.)

Perceptividade. Significa a capacidade para responder a perguntas simples, por exemplo, "Como vai?", ou informar coisas corriqueiras, como o nome de seus familiares, seu endereço, ou atender a ordens do tipo "Sente-se na cama", "Tire a camisa".

Reatividade. É a capacidade de reagir a estímulos inespecíficos, como desviar os olhos e a cabeça para um ponto onde se faça um barulho, enquanto o médico apenas observa, sem interferir. Mas a reatividade pode ser avaliada, também, em relação à dor. Aqui há necessidade de executar alguma manobra apropriada. Costuma-se esfregar o esterno do paciente ou comprimir a unha de um dedo da mão ou do pé com a ajuda de um objeto rombo.

A reação do paciente se faz por reclamação verbal ou pela movimentação corporal, apropriada ou não.

Deglutição. Ao se oferecer um copo d'água, fica-se atento ao comportamento do paciente, analisando-se o modo como procura o copo com suas mãos, como o leva à boca e se deglute a água normalmente.

Reflexos. Durante o exame físico, faz-se a pesquisa de alguns reflexos tendinosos (patelar, por exemplo), plantares, cutâneos abdominais e pupilar. (Ver Capítulo 20, *Exame Neurológico*.)

Classificação do estado de coma. O estado de coma pode ser tradicionalmente classificado da seguinte maneira:

- **Coma leve, vígil** ou **grau I**: é aquele no qual o comprometimento da consciência é leve, o paciente permanecendo capaz de atender às ordens do tipo "abrir e fechar os olhos", "levantar os braços" e responder a perguntas pessoais. Reage bem e de modo apropriado à estimulação dolorosa. A deglutição e os reflexos são normais
- **Coma de grau médio** ou **grau II**: a perda da consciência é quase total, estando a perceptividade do paciente bastante reduzida. Responde apenas à estimulação dolorosa enérgica e o faz desapropriadamente. A deglutição é feita com dificuldade. Continuam preservados os reflexos tendinosos, cutâneos e pupilar
- **Coma profundo, cárus** ou **grau III**: a perda da consciência é completa, o paciente não responde às solicitações externas por mais intensas que sejam, ou seja, sua perceptividade é igual a zero. Não deglute água e nenhum estímulo doloroso desperta reação. Além disso, observa-se arreflexia tendinosa, cutânea e pupilar, relaxamento completo da musculatura e incontinência esfincteriana
- **Coma *depassé*** ou **grau IV**: além dos dados presentes no coma de grau III, no coma *depassé* há comprometimento inclusive das funções vitais; vale dizer, há parada respiratória, sendo a ventilação pulmonar mantida à custa de respiradores artificiais. É quase sempre um estado irreversível, e o EEG revela silêncio elétrico cerebral. O reconhecimento deste tipo de coma adquiriu interesse após o incremento de transplantes de órgãos retirados de indivíduos acidentados. Sua conceituação tem acompanhado as discussões éticas e médico-legais sobre os conceitos de "morte clínica" e "morte cerebral".

Ainda do ponto de vista semiológico, deve ser investigada a maneira como se instalou o estado comatoso, o qual pode ter início súbito e instalação abrupta, ou ter início lento e instalação gradativa, levando horas ou dias para se definir inteiramente.

As principais causas de coma estão sumarizadas no Quadro 6.42.

Escala de Glasgow. Com o intuito de simplificar e quantificar os transtornos da consciência em pacientes com traumatismo cranioencefálico, surgiu uma escala que vem substituindo as classificações de coma.

A escala de Glasgow baseia-se em três parâmetros, facilmente compreendidos e aplicáveis à beira do leito, inclusive pelo pessoal auxiliar, constituídos pela abertura dos olhos, resposta motora e resposta verbal, cada um deles compreendendo várias alternativas que vão desde a resposta normal, própria de pacientes sem transtornos da consciência, até ausência completa de resposta, indicativa das situações mais graves.

Conforme se vê no Quadro 6.43, as alternativas de cada parâmetro recebem um valor quantitativo, que vai de 1 a 4, 1 a 5 ou 1 a 6.

Para se examinar a *abertura dos olhos*, observa-se, inicialmente, se o paciente mantém os olhos abertos espontaneamente (4 pontos), se abre os olhos quando solicitado verbalmente (3 pontos) ou só o faz após estímulo doloroso (2 pontos); quando não há resposta, computa-se 1 ponto.

A *resposta motora* corresponde à execução de movimentos por comando verbal (6 pontos) ou estímulo álgico (de 5 a 2 pontos, conforme o tipo de resposta). Sem resposta, apenas 1 ponto.

Resposta verbal significa a capacidade e a qualidade da resposta verbal que o paciente apresenta ao ser inquirido. Resposta orientada (5 pontos), desorientada ou confusa (4 pontos), se usa palavras impróprias ou inadequadas (3 pontos), se emite sons incompreensíveis (2 pontos); quando não há resposta, 1 ponto.

Terminada a avaliação, obtém-se um escore que vai de 15 a 3 pontos. Os extremos da escala, ou seja, valores próximos de 15 ou 3 pontos, caracterizam a normalidade ou o coma grave. Entre os dois extremos encontram-se vários graus que representam a transição entre o estado de consciência normal e o grau máximo de seu comprometimento. Em termos práticos, abaixo de 8 ou 7 pontos corresponde a estado de coma.

Causas (Quadro 6.42). Realizando-se um adequado exame clínico, a identificação da causa pode ser fácil. Mas, em alguns pacientes,

Quadro 6.42	Causas de coma.
	Traumatismo cranioencefálico
	Acidente vascular encefálico (isquêmico e hemorrágico)
	Tumores cerebrais
	Infecções do sistema nervoso central (encefalites, meningites e abscessos)
	Epilepsia (crises convulsivas e pós-convulsivas)
	Diabetes
	Insuficiência hepática
	Insuficiência renal
	Intoxicações exógenas (álcool, inseticidas, barbitúricos, psicotrópicos, sedativos, opioides, drogas ilícitas)
	Malária
	Septicemia

Quadro 6.43	Escala de Glasgow.	
	Abertura dos olhos	
	Espontânea	4
	Ao comando verbal	3
	À dor	2
	Sem resposta	1
	Resposta motora	
	Ao comando verbal	6
	À dor	
	• Localiza o estímulo	5
	• Flexão normal do membro estimulado	4
	• Flexão anormal	3
	• Extensão	2
	• Sem resposta	1
	Resposta verbal	
	Orientada	5
	Desorientada ou confusa	4
	Inapropriada	3
	Incompreensível	2
	Sem resposta	1

Quadro 6.44	Causas de dor de cabeça e na face.
	Febre de qualquer causa
	Enxaqueca
	Hipertensão intracraniana
	Transtornos visuais
	Glaucoma agudo
	Sinusites
	Neuralgia do trigêmeo
	Arterite temporal
	Hematoma subdural crônico
	Pós-traumatismo cranioencefálico
	Pós-convulsões
	Meningite
	Hemorragia subaracnóidea
	Tumor cerebral
	Espondiloartrose cervical
	Medicamentos (vasodilatadores, quimioterápicos)
	Tensão nervosa
	Transtorno de ansiedade

Ver *Dor*, no item Região bucomaxilofacial.

podem ser necessários exames complementares de urgência (laboratoriais, exames de neuroimagem).

Dor de cabeça

A dor de cabeça ou cefaleia é uma das queixas mais frequentes na prática médica e tem inúmeras causas (Quadro 6.44). Para bem analisá-la, é necessário reconhecer seus principais tipos.

Enxaqueca. A enxaqueca geralmente é hemicraniana (fronto-temporal), de intensidade crescente, em muitos pacientes precedida por alterações visuais transitórias (escotomas cintilantes, hemianopsias, escurecimento visual) ou por parestesias fugazes (dormência em uma das mãos, por exemplo). Quase sempre existem sintomas acompanhantes, com destaque especial para náuseas e vômitos, fotofobia, hiperacusia e irritabilidade.

Outra característica importante da cefaleia é seu caráter pulsátil, latejante, acompanhando os batimentos cardíacos.

O paciente obtém alguma melhora quando se recolhe a um quarto escuro e silencioso. A enxaqueca típica se manifesta por crises que duram de algumas horas até 1 a 2 dias, intercaladas por períodos de acalmia de duração variável.

> **Boxe**
> **Classificação da enxaqueca (Sociedade Internacional de Cefaleia)**
> ✔ Enxaqueca sem aura
> ✔ Enxaqueca com aura (visuais, sensitivas, motoras)
> ✔ Enxaqueca oftalmológica (paresia de um ou mais dos nervos oculomotores)
> ✔ Enxaqueca retiniana (escotomas ou amaurose transitória)
> ✔ Síndrome periódica da infância (sistemas recorrentes considerados como equivalentes aos da enxaqueca)

Cefaleia tipo tensão ou tensional. Este tipo de cefaleia costuma ser descrita pelos pacientes como uma dor constritiva, em aperto, às vezes como um peso no alto da cabeça. Geralmente há um fundo doloroso constante, de intensidade leve a moderada, com pioras ocasionais. Outra localização comum é nos músculos da nuca, a partir de onde se difunde para toda a cabeça. Indica contração prolongada da musculatura, em consequência de má postura, alterações da coluna cervical ou tensão psíquica.

Cefaleia em salvas. Dor de grande intensidade, unilateral fronto-orbitária, descrita como vinda detrás do olho. Distúrbios autônomos no lado da dor acompanham a crise (lacrimejamento, obstrução nasal, rinorreia, sudorese na fronte, ptose palpebral). Dura de 15 a 180 min, com frequência de um ataque a cada 2 dias. Dado importante: a inalação de O_2 corta a crise.

Hemicrania paroxística. Dor semelhante à cefaleia em salvas, mas as crises são mais curtas e mais frequentes. As manifestações autonômicas são semelhantes. Alívio rápido com indometacina.

Cefaleia pós-traumática. Instala-se após traumatismo cranioencefálico.

> **Boxe**
> **Dor de cabeça e enxaqueca**
> Enxaqueca não é sinônimo de dor de cabeça. Enxaqueca é uma doença neurológica caracterizada por um conjunto de sintomas, dentre os quais destaca-se a cefaleia.

Cefaleia da hipertensão intracraniana. O aumento da pressão no interior da caixa craniana ocasiona uma cefaleia pulsátil que toma a cabeça toda e perdura dias ou meses, cada vez mais intensa. Com o passar do tempo, torna-se resistente aos analgésicos. Quase sempre, exacerba-se pela manhã, quando passa a se acompanhar de vômitos.

Os sintomas associados mais comuns são náuseas e vômitos. Os vômitos podem ser abruptos, sem náuseas, sendo a substância vomitada projetada a distância – é o que se denomina "vômito em jato" ou "vômito cerebral". Diplopia, diminuição da acuidade visual, convulsões e alterações psíquicas que variam desde apatia e indiferença até excitação e agressividade são outras manifestações concomitantes.

Cefaleia associada a distúrbios oculares e sinusites. A cefaleia pode ser provocada por erros de refração (hipermetropia e astigmatismo), glaucoma agudo (predomina no olho e ao seu redor), inflamação dos seios paranasais.

Outros tipos de cefaleia. Cervicogênica, associada a exercício ou atividade sexual, por uso crônico de analgésicos.

Dor na face

Podem ocorrer vários tipos de *dor facial*, variando a localização, a intensidade, o caráter e a irradiação de conformidade com a etiologia, que compreende afecções odontológicas, sinusais, oftalmológicas, distúrbios da articulação temporomandibular, alterações do septo nasal (ver *Região bucomaxilofacial*, neste capítulo).

Uma dor facial muito característica, embora pouco frequente, é a *neuralgia do trigêmeo*, que se caracteriza por ser extremamente intensa, em agulhada (descrita como "choque" ou "faísca"), no território de um dos três ramos periféricos do V nervo craniano. É estritamente unilateral, podendo ser desencadeada por estimulação de uma determinada área (zona-gatilho), sendo a comissura labial o ponto mais comum, fato que obriga o paciente a não sorrir, conversar ou mastigar, com o intuito de não mover os lábios. A neuralgia do trigêmeo é mais frequente em pessoas idosas.

Tonturas e vertigem

Tontura ou tonteira, também relatada com as denominações "tontice", "zonzeira", "cabeça vazia", é uma queixa bastante frequente, observada em quase todas as faixas etárias e que apresenta inúmeras causas (Quadro 6.45).

A partir das características semiológicas, distinguem-se vários tipos de tontura:

Tontura com sensação de iminente desmaio. Nessa condição o paciente se torna pálido, com escurecimento visual e transpiração profusa. Estes sintomas regridem rapidamente quando o paciente assume a posição deitada. Quando a causa é de origem cardíaca, as manifestações surgem de modo súbito e têm curta duração. Se os sintomas tiverem instalação gradual e forem persistentes, deve-se pensar em hipoglicemia ou queda do fluxo sanguíneo cerebral. Na maioria das vezes ela é oriunda da redução do fluxo sanguíneo cerebral por arritmia cardíaca ou queda abrupta da pressão arterial, quando o paciente se levanta bruscamente (hipotensão postural).

Tontura com sensação de desequilíbrio. Este tipo de tontura só ocorre quando o paciente anda, e regride quando se senta ou se deita.

Tontura com "sensação desagradável na cabeça". É um tipo de difícil caracterização por ser mal definida e imprecisamente descrita pelos pacientes. Nessas circunstâncias, deve-se pensar em hipertensão arterial, hipotensão arterial, hiperventilação, arritmia cardíaca com baixo débito, depressão ou ansiedade.

Vertigem (tontura com sensação de rotação). O paciente tem a sensação de girar em torno do ambiente ou vice-versa. Com frequência a vertigem se instala abruptamente, acompanhada de náuseas, vômitos, desequilíbrio, palidez e sudorese. Se o paciente estiver de pé – parado ou andando – pode desabar no solo. A sensação vertiginosa independe da posição em que se encontre o paciente, mas piora com a mudança de posição. Pode ser suficientemente incômoda a ponto de obrigá-lo a permanecer imóvel no leito.

A vertigem decorre predominantemente de lesão ou disfunção das vias vestibulares, em especial de sua porção periférica (canais semicirculares e ramo vestibular do VIII nervo craniano), constituindo a síndrome vestibular periférica. Suas causas principais são infecções, intoxicações, tumores e edema do labirinto.

Um tipo especial é a vertigem postural paroxística benigna (ver *Ouvidos*, neste capítulo).

Convulsões

As convulsões são movimentos musculares súbitos e incoordenados, involuntários e paroxísticos, que ocorrem de maneira generalizada ou apenas em segmentos do corpo. Suas principais causas estão sumarizadas no Quadro 6.46.

As convulsões podem ser parciais (parciais simples e parciais complexas) ou generalizadas.

Há dois tipos fundamentais de convulsões: tônicas e clônicas, além de um tipo que soma as características de ambas – as convulsões tônico-clônicas.

Quadro 6.45 — Causas de tontura e vertigem.

- Labirintopatias
- Vertigem postural paroxística benigna (VPPB)
- Doença de Ménière
- Hipoglicemia
- Intoxicação alcoólica
- Hipertensão arterial
- Hipotensão arterial
- Hiperventilação
- Arritmia cardíaca
- Tensão nervosa

Quadro 6.46 — Causas de convulsões.

- Distúrbios de excitabilidade (epilepsia)
- Distúrbios metabólicos (hipoglicemia, hipocalcemia, hipomagnesemia, fenilcetonúria)
- Lesões cerebrais expansivas (neoplasias, hemorragia intracraniana)
- Edema cerebral (eclâmpsia, encefalopatia hipertensiva)
- Hipoxia cerebral (acidente vascular cerebral, intoxicação por monóxido de carbono, síndrome de Stokes-Adams)
- Infecções cerebrais (encefalite, meningite, malária, AIDS, raiva, tétano, neurocisticercose, toxoplasmose)
- Intoxicações exógenas (bebidas alcoólicas, cocaína, estricnina, chumbo, anfetaminas)
- Febre (convulsões febris de criança)

As convulsões *tônicas* caracterizam-se por serem sustentadas e imobilizarem as articulações.

As convulsões *clônicas* são rítmicas, alternando-se contrações e relaxamentos musculares em ritmo mais ou menos rápido.

As convulsões surgem em muitas condições clínicas, mas todas têm um denominador comum: descargas bioelétricas originadas em alguma área cerebral seguidas de estimulação motora.

O exemplo clássico são as várias formas de epilepsia. Aparecem também no tétano, crises hipoglicêmicas, intoxicações exógenas e por drogas (álcool, estricnina, inseticidas, cocaína), tumores cerebrais, neurocisticercose, meningites, síndrome de Stokes-Adams ou durante episódios febris em crianças.

> **Boxe — Crises tônico-clônicas generalizadas**
>
> O quadro mais típico se constitui de perda abrupta da consciência com queda ao solo, seguindo-se uma fase de enrijecimento global (fase tônica), seguida por contrações musculares sucessivas, generalizadas e intensas (fase clônica). Ao cabo de 2 a 5 min a crise cessa, entrando o paciente em relaxamento total e sono profundo, do qual dificilmente é despertado. Acorda após algum tempo sem ter noção do que aconteceu, confuso e atordoado. Essa descrição corresponde às crises convulsivas generalizadas do tipo "grande mal".

Há inúmeras variantes, sendo que uma das mais comuns tem início não abrupto, o que permite ao paciente perceber a instalação da crise, que se constitui de cefaleia, precedida de desconforto retroesternal, dor abdominal, parestesias, desvio forçado da cabeça e olhos para um lado. Outra variação são as crises não completas, nas quais pode faltar uma das fases descritas ou mesmo ficar restrita a um segmento ou a um dos hemicorpos. Durante o episódio convulsivo observam-se geralmente cianose, sialorreia, incontinência de esfíncteres, mordedura da língua e ferimentos diversos.

Além das convulsões, o paciente pode apresentar vários outros movimentos involuntários (*tremores, coreia, atetose, hemibalismo, mioclonias, mioquinias, asterixe, tiques, tetania e fasciculações*), estudados no Capítulo 10, *Exame Físico Geral*.

Pseudoconvulsões podem ser manifestações de transtorno de conversão. Nesses casos, os movimentos podem ser um significado simbólico pessoal e, com frequência, não seguem um padrão neuroanatômico definido. O paciente não costuma se ferir.

Ausências

As ausências correspondem a breves períodos de perda da consciência (5 a 30 s) que podem passar despercebidos ao próprio paciente e aos familiares. Ocorrem quase exclusivamente em crianças, sendo descritas como se o paciente estivesse parado como uma estátua. Às vezes, se diz que a criança fica "distraída" ou "encantada". Durante este curto período, a criança nem chega a cair, apenas interrompe brevemente suas atividades. Pode apresentar um leve tremor de pálpebras. A recuperação da consciência é rápida e a criança prossegue a atividade prévia como se nada houvesse ocorrido. Corresponde ao quadro clínico da epilepsia do tipo "pequeno mal".

Automatismos

Os automatismos caracterizam-se por fenômenos complexos em que há perda da consciência, durante a qual o paciente executa atos de modo ordenado ou desordenado. No primeiro caso os circunstantes nada percebem de anormal. Estes atos são os mais variados, indo desde pequenos gestos até uma atividade complexa, como dirigir veículos. Tais automatismos representam atividade epiléptica do lobo temporal.

Amnésia

Amnésia significa perda da memória, podendo ser permanente, como nos idosos, mas também transitória, em crises, confundindo-se, às vezes, com alguns tipos de perda da consciência. Bastante típica é a amnésia pós-traumática, quando o paciente permanece por algum tempo sem se lembrar de alguns fatos (amnésia parcial), ou mesmo de toda a sua vida pregressa (amnésia total) após traumatismo cranioencefálico. Ressalte-se que não há perda global das funções cerebrais, mas apenas perda seletiva de uma destas funções – a memória (ver Capítulo 7, *Exame Psíquico e Avaliação das Condições Emocionais*).

Distúrbios visuais

A redução da acuidade visual denomina-se *ambliopia*, e a perda total da visão, *amaurose*. Ambas podem ser uni ou bilaterais, definitivas ou transitórias, súbitas ou graduais, acompanhadas de dor ou não. Dependem de lesões da retina (oclusão da artéria central, insuficiência carotídea, coriorretinite macular), da papila ou do nervo óptico (papilite, neurite retrobulbar, tumor, hipertensão intracraniana). Podem também ser provocadas por descolamento da retina, hemorragia e glaucoma. Deve ser lembrado que a perda da visão pode estar presente em pacientes com transtorno de conversão.

Hemianopsia corresponde a um defeito campimétrico, no qual o paciente perde a visão da metade do campo visual, podendo ser homônima ou heterônima. Na hemianopsia heterônima existe lesão do quiasma óptico (tumor na região selar, aracnoidite), enquanto na homônima a lesão situa-se na via óptica retroquiasmática (distúrbios vasculares, infecções, tumores, doenças desmielinizantes).

Na *diplopia*, ou visão dupla, a pessoa vê em dobro as imagens, o que leva a fechar um dos olhos na tentativa de corrigir o defeito. Ocorre nos casos de estrabismo convergente e divergente, uni ou bilateral, indicando paresia ou paralisia de um ou mais músculos ligados aos movimentos dos olhos (ver *Olhos*, neste capítulo).

Alterações auditivas

Hipoacusia e *anacusia* expressam a diminuição e a perda total da audição. Podem ser uni ou bilaterais.

Na hipoacusia discreta, o paciente muitas vezes não se dá conta da deficiência; eventualmente, ao telefone, observa dificuldade de audição em um dos ouvidos.

Conforme a sede da lesão, as deficiências auditivas são denominadas de condução, quando localizadas nas partes externa e média do ouvido, e neurossensoriais, quando há comprometimento da cóclea e demais partes do nervo auditivo.

As causas de hipo e/ou anacusia estão relacionadas com as várias partes do aparelho auditivo: cerume, corpo estranho e atresia do ouvido externo; otite, otosclerose e colesteatoma na orelha média; defeitos neurossensoriais (congênitos, presbiacusia, tumor do ângulo pontocerebelar, síndrome de Ménière, traumatismo, labirintite, medicamentos) referentes à orelha interna.

O *zumbido* ou *tinido* (*tinnitus*), uni ou bilateral, constante ou não, deve ser entendido como um processo de estimulação anormal do ramo coclear do VIII nervo craniano, decorrente de múltiplas causas, tais como alteração vascular, infecções, intoxicação alcoólica ou medicamentosa e tumor (ver *Ouvidos*, neste capítulo).

Manifestações digestivas

As *náuseas* ou *enjoo* correspondem a uma sensação de mal-estar, tanto na região epigástrica quanto faríngea. Quando intensas, acompanham-se de palidez cutânea, bradicardia, sudorese, repulsa à ingestão de alimento e quase sempre precedem os vômitos. Ambas as manifestações são frequentes na enxaqueca e podem ser encontradas em doenças do sistema nervoso central, agudas ou crônicas, que aumentam a pressão intracraniana (meningite, neoplasias, hemorragia, traumatismo cranioencefálico). Ressalte-se, contudo, que nas encefalopatias o vômito não é precedido de náuseas. É o chamado vômito central ou cerebral, ou também, impropriamente, "vômito em jato".

A *disfagia* de causa neurológica aparece nas afecções em que há alterações dos nervos cranianos bulbares, que se acompanham de paralisia da língua (XII) e do palato faríngeo (IX e X). Ao ingerir alimentos líquidos, há tendência de refluxo pelo nariz ou de penetração na árvore traqueobrônquica. A dificuldade se exacerba quando a neuropatia for bilateral (ver *Esôfago*, neste capítulo).

Alterações da sensibilidade

As alterações subjetivas da sensibilidade são representadas pela dor, parestesias e anestesias.

Parestesias são sensações anormais, não dolorosas, descritas pelo paciente como formigamento e dormência.

Ocorrem em várias afecções do sistema nervoso periférico (polineuropatia, tabes) ou central. No acidente vascular cerebral, antes da paralisia, o paciente pode apresentar dormência na área correspondente. Na esclerose múltipla são comuns parestesias migratórias de curta duração.

Anestesia é a abolição da sensibilidade em todos os seus modos. *Hipoanestesia* é a diminuição. *Analgesia* é a perda da sensibilidade dolorosa.

Nem sempre a perda da sensibilidade é completa ou total, abrangendo todos os modos da sensibilidade. Pode ser parcial ou dissociada. Por exemplo, na siringomielia estão abolidas a sensibilidade térmica e a dolorosa, com preservação da sensibilidade tátil e profunda.

Hiperestesia é o exagero da sensibilidade. Estímulos leves provocam sensação dolorosa intensa. A hiperestesia é observada nas neuralgias e nas neuropatias (ver *Sensibilidade* no Capítulo 20, *Exame Neurológico*).

Alterações da motilidade voluntária

Denomina-se *paralisia* a perda da motilidade voluntária por interrupção funcional ou orgânica em qualquer ponto da via motora, desde o córtex cerebral até o músculo.

Quando a motilidade não está completamente abolida, mas apenas diminuída, denomina-se *paresia* ou *paralisia incompleta*.

A paralisia pode limitar-se a um só membro ou a um determinado grupo muscular, constituindo a *monoplegia*. Designa-se, também, a localização em que a motilidade está comprometida: *facial, braquial, crural* e assim por diante.

Hemiplegia é a paralisia de um lado do corpo, falando-se, então, em hemiplegia direita e hemiplegia esquerda.

Diplegia é a paralisia de partes semelhantes de ambos os lados do corpo.

Paraplegia significa paralisia dos membros inferiores, e *tetraplegia*, dos membros superiores e inferiores.

Quando a *paralisia* se acompanha de hipotonia muscular, denomina-se *paralisia flácida*. Ao contrário, quando há hipertonia trata-se de *paralisia espástica*.

Tendo em consideração a sede da lesão causadora da perda da motilidade, dividem-se as paralisias em *central* e *periférica*.

> **Boxe — Diagnóstico diferencial**
>
> A diferenciação de uma paralisia histérica de uma paralisia orgânica depende de uma avaliação clínica minuciosa, incluindo o exame neurológico completo. Alguns dados, porém, devem ser realçados. De modo geral, a paralisia histérica se instala de repente após grande contrariedade, conflitos emocionais ou outras condições que agridem o mundo afetivo do paciente. Na paralisia histérica não se observa a fixidez das paralisias orgânicas, ou seja, modificam-se em função de fatores circunstanciais representados pelo próprio exame do paciente e pelos acontecimentos ao seu redor. Quando o médico concentra sua atenção sobre ele ou se executam alguns movimentos passivos, a "paralisia" se torna mais nítida. O contrário acontece quando o paciente se distrai.
>
> Na paralisia histérica pode haver relato de episódios semelhantes que desapareceram subitamente, o que não acontece com as paralisias orgânicas que, quando regridem, isto se faz progressivamente.
>
> Ao exame físico não há alterações dos reflexos neurológicos (ver *Motricidade voluntária* no Capítulo 20, *Exame Neurológico*).

Alterações da marcha

As modificações da marcha podem depender de alterações no revestimento cutâneo dos pés (calosidades, queratoses, alterações tróficas), de distúrbios do sistema vascular (a claudicação intermitente traduz isquemia de uma extremidade e a dor se acompanha de claudicação antes de o paciente interromper a marcha), de alterações do aparelho locomotor (aqui incluindo artroses, artrodeses, encurtamento de uma perna), do sistema nervoso periférico (polineuropatia), de alterações medulares e de raízes nervosas (tabes, hérnia de disco) e do sistema nervoso central (ver *Marcha ou equilíbrio dinâmico* no Capítulo 20, *Exame Neurológico*).

Distúrbios esfincterianos

O distúrbio esfincteriano de mais interesse nas doenças do sistema nervoso é o do esfíncter vesical, cuja alteração constitui a *bexiga neurogênica*.

> **Bexiga neurogênica**
>
> A micção ocorre quando a parede da víscera se distende e estimula as raízes parassimpáticas aferentes, as quais, por sua vez, acionam o centro reflexógeno S2-S3-S4, que envia impulsos para a contração do detrusor, por meio das fibras eferentes. Trata-se, portanto, de um reflexo automático, de nível medular. Acrescente-se que a pessoa toma conhecimento desses fenômenos fisiológicos em razão das informações que chegam ao córtex por meio das vias sensoriais originadas na bexiga.
>
> As causas mais frequentes de bexiga neurogênica são: após cirurgia que envolve as raízes sensorial e motora, tumor medular, traumatismo raquimedular com lesões do centro sacral, infecções, tumor e angioma, com o comprometimento das vias suprassegmentares (ascendente e descendente), acima do centro reflexógeno, em nível medular.

Transtornos do sono

O sono pode ser definido como um estado complexo caracterizado pela suspensão parcial da percepção dos fatos ambientais e da motricidade voluntária. É um processo cerebral ativo e estado peculiar de consciência, em que há perda da consciência e da sensibilidade, por ser funcional e periódico, isto é, espontaneamente reversível e recorrente.

> **Ritmo circadiano**
>
> Intimamente ligada ao sono está a vigília. A sucessão de ambos constitui o ciclo vigília-sono, que no homem obedece a um padrão de 24 h, conhecido por *ritmo circadiano*. Está fisiologicamente estruturado nos sistemas ativador e sincronizador do tronco encefálico, com a participação de neurotransmissores e moduladores (serotonina, norepinefrina, dopamina, acetilcolina, peptídios e hormônios).

Por ser uma função orgânica de grande complexidade, podem-se observar profundas variações no ciclo vigília-sono. Em geral, o período de sono dura 6 a 8 h por dia, mas mesmo em indivíduos normais o sono pode ser mais curto (hiperativos, idosos) ou mais prolongado (hipoativos, sedentários, recém-nascidos e crianças de baixa idade).

Entre os transtornos do sono destacam-se a *insônia*, o *ronco*, a *sonolência*, o *sonilóquio*, os *pesadelos*, o *terror noturno*, o *sonambulismo*, o *briquismo*, os *movimentos rítmicos da cabeça* e a *enurese noturna*.

Insônia

A insônia é definida como dificuldade para dormir.

Pode ser inicial, intermediária ou terminal, significando, respectivamente, dificuldade para adormecer, ocorrência de vários despertares e despertar precoce.

As causas mais importantes da insônia são as modificações do ritmo circadiano (trabalho em regime de plantão, longas viagens com fusos horários diferentes, vigília prolongada voluntária), mioclonia noturna (os abalos musculares perturbam o sono), febre (supressão do sono REM), dor (intensificação do sistema ativador), insuficiência cardíaca e doença pulmonar obstrutiva crônica (ativação por anoxia da substância reticular), transtorno de ansiedade e obsessivo, psicose maníaco-depressiva, esquizofrenia (anormalidades do sistema adrenérgico central regulador do sono), distúrbios respiratórios, síndrome da apneia obstrutiva do sono, síndrome das pernas inquietas, dor crônica, medicamentos (anfetamina, alguns neurolépticos, betabloqueadores, fluoxetina, bupropiona, venlafaxina, levotiroxina) e alcoolismo.

Há um tipo de insônia em que não se consegue definir a causa principal. Nesses casos, pode predominar um fator constitucional, ou seja, tendência para dormir menos, mas isto quase sempre estaria associado a transtornos psicológicos.

Ronco

Respiração ruidosa com sons grosseiros ou desagradáveis que ocorre durante o sono. Associação entre ronco e apneia obstrutiva do sono.

Sonolência ou hipersonia

É o sono excessivo ou prolongado, acompanhado de irresistível tendência para dormir.

A sonolência pode ser o resultado de inúmeras condições clínicas, tais como tumor do hipotálamo posterior e/ou do diencéfalo, traumatismo cranioencefálico que comprometa o diencéfalo, mixedema, síndrome de Kleine-Levin (hipersonia periódica e alimentação excessiva), síndrome de Pickwick (hipoxemia e hipercapnia por hipoventilação, em paciente obeso), estados depressivos, uso de sedativos e hipnóticos, ingestão de bebidas alcoólicas, narcolepsia (hipersonia e anormalidades do sono REM, incluindo cataplexia, paralisia do sono e alucinações hipnagógicas).

Sonilóquio

Durante o transcurso do sono a pessoa pode emitir sons ou mesmo formar frases sem sentido.

O sonilóquio corre em qualquer idade ou sexo, sendo mais comum em pré-escolares.

O significado da fala está em relação direta com o estágio do sono: no estágio N-REM, bem mais frequente, o conteúdo relaciona-se com fatos reais, cotidianos, enquanto no estágio REM os fatos estão ligados mais à afetividade. Ressalte-se que, ao acordar, a pessoa desconhece por completo o ocorrido.

Pesadelos

Pesadelos são sonhos aflitivos, acompanhados de ansiedade, grande mal-estar e agitação. Em geral o indivíduo mantém viva a memória do conteúdo do sonho ao acordar, sendo capaz de relatá-lo pormenorizadamente.

Ocorre em qualquer idade, com algum predomínio na primeira década. Mais comum no estágio de sono REM, durante o qual se observa aceleração cardiorrespiratória, logo reversível após terminado o sonho ou poucos minutos depois do despertar.

O pesadelo costuma ser considerado normal, porém é mais frequente em pacientes inseguros, ansiosos, deprimidos ou agressivos e na abstinência abrupta de algumas substâncias (anfetaminas, cocaína, barbitúricos, álcool). Pode ser provocado por alguns medicamentos (p. ex., propranolol).

Terror noturno

É um transtorno que ocorre no terço inicial da noite, em pleno sono tranquilo. O paciente põe-se sentado ou de pé e movimenta-se descontroladamente. Associa-se a grunhidos, choro ou gritos, olhos arregalados como se estivesse em pânico, grande ansiedade, taquicardia, taquipneia e sudorese. Embora aparentemente acordada, a pessoa não reconhece o ambiente nem a presença de outros, responde sem muito nexo e praticamente tudo se apaga da memória após o completo despertar. Cada crise pode durar de 30 s a 20 min e termina abruptamente, voltando o paciente a dormir de forma normal.

Dentre os fatores desencadeantes do *terror noturno* incluem-se o estado de tensão emocional, os estados febris e o uso de alguns medicamentos (betabloqueadores, antidepressivos), mas na maioria das vezes é espontâneo e sem uma causa evidente.

Sonambulismo

É uma condição na qual a pessoa caminha enquanto dorme. Este fenômeno costuma ocorrer, à semelhança do terror noturno, no primeiro terço da noite, quando o paciente, de modo mais ou menos súbito, levanta-se da cama e põe-se a caminhar pela casa, podendo também fazê-lo pela rua. Há verdadeira liberação motora, com movimentos grosseiros e automáticos, podendo acontecer de o indivíduo vestir-se, comer, pentear-se, abrir os cômodos da casa, aproximar-se de janelas ou sacadas, com risco de queda.

Durante a crise de sonambulismo, a pessoa pode emitir sons incompreensíveis, não responde às perguntas ou o faz com dificuldade. Os estímulos para acordá-la podem ser infrutíferos, mas quando despertada, de nada se recorda ou sua memória é fragmentária em relação à crise. O retorno ao sono normal costuma ocorrer antes do despertar completo ou após estado de vigília parcial. É mais comum que a pessoa volte a dormir sem o acordar pleno.

O sonambulismo atinge ambos os sexos, em qualquer idade, predominando na faixa dos 5 aos 10 anos, sendo frequente o registro de casos semelhantes na família.

Ainda não estão bem esclarecidas as causas de sonambulismo. Há vários estudos que mostram que este transtorno pode surgir pela ação isolada ou conjugada de diversos fatores: psicológicos, psicóticos, imaturidade cerebral, ingestão de neurolépticos e hipnóticos. Todavia, há forte tendência em aceitar o sonambulismo como decorrente de uma perturbação do despertar ou do despertar incompleto, tal como acontece com o terror noturno. Estando nos estágios profundos do sono normal, o paciente sofreria rápida mudança do sono para os estágios mais superficiais, ocorrendo, neste momento, o início da crise. Com base nessa teoria, o sonambulismo decorreria de uma perturbação da consciência com destacada liberação motora.

Boxe — Alterações do sono em idosos

As alterações do sono são queixas frequentes dos idosos e não raro são causa de iatrogenia, pois mesmo sem avaliação adequada esses pacientes são tratados com hipnóticos, os quais podem causar desde alterações leves da memória até estados confusionais. Inúmeras pesquisas têm demonstrado que o uso desses medicamentos é um dos principais fatores que contribuem para quedas nesse grupo de pacientes.

A necessidade de sono é variável e, ao contrário do que se pensa, não diminui com a idade. O que acontece é que o padrão do sono torna-se um pouco desorganizado, o período noturno sofre um encurtamento enquanto os períodos de sonolência diurna aumentam.

Ao lado dessas alterações fisiológicas existem problemas sociais e orgânicos levando a maior prevalência de insônia na velhice. A ansiedade e a depressão são causas importantes de insônia. Não se devem esquecer as situações que levam ao despertar noturno, como dispneia, nictúria, dor, hipoglicemia, já que as doenças que causam esses sintomas também são mais frequentes entre os idosos (ver Capítulo 9, *Exame Clínico do Idoso*).

Briquismo

Também chamado *bruxismo*, consiste no ato de ranger os dentes, observado tanto em vigília quanto no sono, em pessoas de ambos os sexos, de qualquer idade, com predomínio entre crianças e adolescentes. Apresenta uma incidência familiar significativa.

Não se conhece a causa, mas observa-se a convergência de fatores que participam do seu aparecimento, tais como estado de ansiedade crônico e anormalidades dentárias (má oclusão, próteses imperfeitas).

Movimentos rítmicos da cabeça

Esta condição, classicamente denominada *jactatio capitis nocturnus*, consiste em movimentos rítmicos da cabeça no sentido lateral ou anteroposterior na transição entre sono e vigília. Os movimentos podem ser leves ou acentuados, às vezes violentos. Ocorre em ambos os sexos, preferencialmente a partir dos 7 meses de idade, desaparecendo após a idade de 2 ou 3 anos. Reconhece-se um componente familiar.

Várias causas têm sido propostas para explicar o fenômeno, sendo aceitas as que se baseiam em transtornos da esfera psicológica (tensão emocional, transtorno neurótico e expressão inconsciente de prazer).

Enurese noturna

Corresponde à emissão involuntária de urina durante o sono. Até a idade de 3 anos tal fato não tem importância clínica e é considerado normal. Acima desta idade chama a atenção dos pais e precisa ser investigado.

A enurese pode ser idiopática ou sintomática. Nesta, existem lesões orgânicas (neurológicas, urogenitais ou endócrinas) subjacentes. A forma idiopática se subdivide em primária, na qual não ocorreu ainda o controle vesical, e secundária, quando se perdeu tal controle.

A enurese predomina no sexo masculino e apresenta um componente familiar, embora não geneticamente determinado.

Admite-se atualmente que um mecanismo misto esteja envolvido na gênese do distúrbio: de um lado, fatores individuais fisiológicos e genéticos; de outro, fatores emocionais desencadeando e mantendo a anormalidade.

Alterações das funções cerebrais superiores

Dentre as funções cerebrais superiores impõe-se o conhecimento dos distúrbios da comunicação (linguagem, fala, escrita e leitura), das gnosias, das praxias e dos transtornos psíquicos (transtorno bipolar, depressivo, de ansiedade, depressivo, fóbico, do pânico, conversivos).

Distúrbios da comunicação (linguagem e fala)

Reconhece-se na linguagem um conteúdo simbólico no qual o pensamento encontra-se elaborado. Este conteúdo pode não ser exteriorizado, mas, quando ocorre, ele o faz habitualmente por meio da palavra e/ou da escrita. A linguagem, porém, pode exteriorizar-se por intermédio de sinais ou símbolos: gestos, mímica, olhar, dança, alfabeto dos cegos. A manifestação do conteúdo simbólico vai-se fazendo à medida que o sistema nervoso se modifica no processo natural de amadurecimento. A partir de determinado momento, inicia-se a palavra falada e, mais tarde, a escrita.

Os principais distúrbios de linguagem e fala são apresentados a seguir.

Disfonia. Consiste na alteração do timbre da voz, que se torna rouca ou bitonal. Depende da disfunção das cordas vocais por alterações locais ou lesão do nervo recorrente esquerdo (ver *Laringe*, neste capítulo).

Disartria. Caracteriza-se por alteração da articulação da palavra falada, decorrente de lesões centrais e/ou periféricas. Dentre as primeiras, sobressaem a paralisia pseudobulbar (misto de nasalada e explosiva), o parkinsonismo (arrastada, lenta) e a síndrome cerebelar (escandida, explosiva). A disartria por problemas periféricos decorre de lesão dos nervos cranianos VII, IX, X e XII (voz fanhosa).

Dislalia. É a perturbação da articulação da palavra falada sem que as causas estejam localizadas no sistema nervoso. Existem tipos diversos de dislalia. A fisiológica observa-se na criança até 4 anos de idade e consiste na troca ou supressão de sílabas ou letras ("papato" por sapato, "potão" por portão); a que se acompanha de retardo psicomotor, que se prolonga, em geral, até os 10 anos de idade; a secundária a lesões do palato, língua, dentes, lábios e mandíbula.

Disritmolalia. Consiste na perturbação do ritmo da fala, destacando-se a *taquilalia*, na qual se observa a alteração do ritmo da fala, que se torna imprecisa, e a *gagueira*, em que há perturbação do ritmo da fala. Considera-se gagueira fisiológica ou evolutiva até os 3 anos de idade. A que se prolonga pela idade adulta não é fisiológica.

Dislexia. Condição de natureza genética que consiste na dificuldade de aprender a leitura convencionalmente ensinada. A alteração reflete desorganização temporoespacial e a dificuldade se mostra mais na composição das palavras do que na identificação das letras isoladas. O grau máximo desta condição denomina-se *alexia*.

Disgrafia. Como indica o próprio termo, a escrita torna-se irregular, fragmentada, a ponto, muitas vezes, de ficar ilegível. Existem a disgrafia espacial ou de evolução, na qual não se observam transtornos neurológicos, e a disgrafia secundária a problemas orgânicos, como o parkinsonismo (micrografia) e a afecção cerebelar (macrografia).

Afasia. O termo afasia não corresponde rigorosamente ao que ocorre na linguagem. Melhor seria a denominação *disfasia*, mas a força do uso torna difícil restringir o vocábulo afasia apenas aos casos de perda total da linguagem.

A análise da linguagem deve envolver os transtornos da expressão verbal (fala e/ou escrita), em que se observa desintegração dos mecanismos que propiciam a palavra falada e/ou escrita; da recepção verbal (auditiva e/ou visual), nos quais são evidentes a dificuldade de compreensão das ideias-símbolos; e da atividade gestual, também denominada linguagem corporal, excluindo-se, todavia, os transtornos mentais. As mais importantes formas clínicas de afasia são:

▸ **Afasia motora ou verbal**: classicamente denominada *afasia de Broca*, é caracterizada por dificuldade para expressar-se pela fala ou pela escrita. Habitualmente associa-se a hemiparesia ou hemiplegia direita, por lesão do opérculo frontal e área motora adjacente do hemisfério esquerdo
▸ **Afasia receptiva ou sensorial**: denominada *afasia de Wernicke*, na qual o paciente apresenta de leve a extrema dificuldade para a compreensão da fala e da escrita, desacompanhada de outro déficit motor, por comprometimento do giro superior e posterior do lobo temporal esquerdo. Nessa forma clínica, o paciente pode apresentar:
  • *Parafasia*: condição em que os vocábulos ou frases são erroneamente colocados
  • *Perseveração*: repetição de um mesmo vocábulo
  • *Jargonofasia*: fala com sintaxe aparentemente normal, mas o conteúdo não faz sentido (p. ex., o amigo onde passei as férias)
▸ **Afasia global**: decorrente de lesão das duas regiões anteriormente mencionadas, constitui a forma mais importante de afasia, em virtude de sua gravidade. A compreensão e a expressão da linguagem ficam muito reduzidas. A pessoa apresenta hemiparesia ou hemiplegia à direita
▸ **Afasia de condução**: constitui-se na repetição de vocábulos (parafasia). Embora consiga ler normalmente, o paciente encontra dificuldade para a escrita. Admite-se que a lesão esteja situada no feixe de fibras que liga os dois centros da linguagem: a sensorial e a motora
▸ **Afasia amnéstica**: admite-se que esta forma decorra de lesão de pequena área na junção dos lobos parietal, temporal e occipital esquerdos. O paciente apresenta incapacidade de reconhecer o significado dos vocábulos e de nomear corretamente objetos, conservando, contudo, o conhecimento de sua finalidade. Assim, o indivíduo sabe para que se presta o pente, por exemplo, mas não consegue lembrar nem falar a palavra pente
▸ **Afasia transcortical**: trata-se de alteração da linguagem muito semelhante à do tipo motor, em que o paciente apresenta compreensão e repetição razoáveis, dificuldade para a leitura e escrita e leve incapacidade para designar o nome dos objetos. A lesão situa-se no hemisfério dominante próximo ao centro da linguagem de expressão ou área de Broca.

Alterações das gnosias

Gnosia significa reconhecimento, função específica do córtex cerebral. À sua perda dá-se o nome de *agnosia*, cujas formas mais importantes são incapacidade de reconhecimento de sons (agnosia auditiva), da visão de objetos (cegueira cortical ou psíquica), de objetos colocados na mão se os olhos estiverem fechados (estereoagnosia), do próprio corpo em relação ao espaço (somatoagnosia), da fisionomia alheia (prosopoagnosia) ou de sua própria (autoprosopoagnosia).

As lesões causadoras dos transtornos gnósticos localizam-se em áreas diversas, mas predominam no córtex dos lobos parietal, temporal e occipital. Tais lesões costumam ocorrer nos acidentes vasculares cerebrais, traumatismos cranioencefálicos e tumores.

Alterações das praxias

Praxia significa atividade gestual consciente e intencional, e a dificuldade ou incapacidade de coordenar movimentos voluntários denomina-se *apraxia*, subentendida a inexistência de paralisias, ataxias ou hipercinesias.

As formas clínicas mais frequentes são apresentadas a seguir.

Apraxia construtiva. Corresponde à perda dos gestos normalmente organizados, tais como desenhar, modelar ou copiar modelos.

Apraxia ideomotora. Reflete a dificuldade ou a incapacidade para a execução de gestos simples, permanecendo inalteradas a atividade automática e a ideia do ato a ser realizado. Assim, ordenando-se ao paciente que segure a sua orelha ou bata três vezes sobre a mesa, ele, apesar do entendimento, não consegue realizar os atos determinados ou os faz com dificuldade.

Apraxia ideatória. Consiste em que diferentes gestos simples, realizados isoladamente, ao serem reunidos em um ato mais complexo perdem ou reduzem a sua sequência lógica e harmoniosa. Dê ao paciente, por exemplo, um copo emborcado em uma bandeja com uma garrafa d'água. Ele terá dificuldade ou incapacidade para executar de maneira lógica todos os atos, ou seja, virar o copo, despejar a água, levar o copo à boca e beber a água.

Apraxia de vestir. Caracteriza-se pela dificuldade ou incapacidade para executar os atos habituais de despir-se ou vestir-se.

O paciente apresenta dificuldade para abotoar as roupas, vestir a manga da camisa, dar o nó na gravata, ou coloca-a antes da camisa. Nesses casos, as lesões localizam-se na região retrorrolândica direita.

Apraxia da marcha. Causada pela lesão frontal de ambos os hemisférios, que provoca o aparecimento de dificuldade da marcha, em especial o seu início.

Apraxia bucolinguofacial. Consiste na alteração dos gestos da mímica facial, da boca e da língua, permanecendo inalterado o automatismo. Decorre de lesões frontais e do hemisfério esquerdo. O paciente não consegue realizar adequadamente atos simples, como mostrar a língua ou os dentes, colocar a língua em diversas posições, reproduzir a mímica de sorrir, chorar ou beijar.

De modo geral, admite-se que a topografia das lesões nas apraxias situa-se nos lobos frontal e parietal do hemisfério dominante, mas outras regiões, tais como o corpo caloso, lobos temporais do mesmo lado ou do lado não dominante, também podem produzir alguns tipos de apraxia.

Movimentos involuntários

Os movimentos involuntários abrangem:

- **Coreia**: movimentos involuntários rápidos, breves, entrecortados que podem acometer os membros, o tronco e a face
- **Distonia**: contrações musculares mantidas que levam a posturas anormais e movimentos repetitivos, quase sempre acompanhados de dor (Figura 6.44)
- **Mioclonias**: movimentos involuntários breves e rápidos de grupos musculares. Podem ser de origem central, espinal e periférica (ver *Movimentos involuntários* no Capítulo 10, *Exame Físico Geral*)
- **Tremor**: são movimentos ritmados, alternados, entre músculos agonistas e antagonistas
- **Fasciculações**: são movimentos involuntários de feixes de fibras musculares visíveis sob a pele. Só deslocam o segmento correspondente se ocorrem em músculos dos quirodáctilos

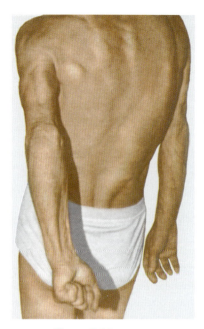

Figura 6.44 Distonia.

- **Mioquinias**: movimentos musculares involuntários, mais lentos, mais grosseiros e mais duradouros que as fasciculações. Provocam ondulações de grupos musculares, visíveis sob a pele
- **Pseudoatetose**: movimentos incoordenados, lentos e de grande amplitude, principalmente nas extremidades (mãos, pés) e face. São semelhantes à atetose. A pseudoatetose é relacionada à lesão do corpo estriado.

Avaliação do estado mental

A avaliação das funções psíquicas faz parte do exame neurológico (ver Capítulo 7, *Exame Psíquico e Avaliação das Condições Emocionais*).

Trata-se aqui de uma adaptação do *Mini Mental State Examination (MMSE)*, universalmente adotado, por ser fácil de se aplicar.

Consiste em fazer uma avaliação superficial da orientação, memória e linguagem. O teste fornece respostas quantitativas, útil para avaliações evolutivas (Quadro 6.47):

- **Orientação**: são feitas perguntas simples, cada uma valendo 1 ponto, sobre o ano, a estação climática, o mês, o dia da semana, para orientação no tempo. Sobre o país, o estado, a cidade, o hospital e o leito, para orientação espacial
- **Memória**: o examinador diz o nome de três objetos e o paciente deve repeti-los. Outra prova é, a partir de 100, diminuir 7 gradativamente (100 – 7 = 93; 93 – 7 = 86; 86 – 7 = 79 etc.), por cinco vezes. Ao final desta prova, pede-se ao paciente para lembrar-se do nome dos três objetos que gravou
- **Linguagem**: mostram-se ao paciente dois objetos para ele dizer o nome (caneta e relógio, por exemplo). Pede-se para ele repetir uma frase (trezentos e trinta e três – 333 – é a mais usada, porque serve também para se observar a pronúncia). Para a prova dos três comandos, pede-se ao paciente para tomar uma folha de papel, dobrá-la em três e colocá-la em local determinado. Em um papel escrito "feche os olhos", o paciente tem que

Quadro 6.47 Avaliação do estado mental (*Mini Mental State Examination*).

Funções psíquicas a serem examinadas		Valores máximos	Paciente	Comentários
Orientação	Ano, estação, mês, dia do mês e da semana	5		
	País, estado, cidade, hospital, nº do leito	5		
Memória	Repetir nomes de 3 objetos	3		
	Diminuir 7		5	
	Repetir os 3 objetos acima	3		
Linguagem	Nomear caneta e relógio	2		
	Repetir um conjunto de palavras (333)	1		
	Prova dos 3 comandos	3		
	Ler e executar "Feche os olhos"	1		
	Escrever uma frase	2		
Função visuoespacial	Copiar um desenho			
Total				(Normal: 27 a 30)

ler esta frase sem falar, e depois executar a ordem. A seguir deve escrever uma frase qualquer. Por fim, deve copiar um desenho simples (flor, casa, árvore).

Normalmente qualquer pessoa tem um escore final de 27 a 30 pontos. Abaixo de 23 é considerado anormal. Para os analfabetos devem-se dispensar as provas que exigem saber ler e escrever.

É sempre conveniente, durante o exame neurológico, observar as condições psíquicas do paciente e anotá-las no final do roteiro do exame neurológico (normal, inquieto, apático, deprimido, exaltado, agressivo, instável).

Orientação direita/esquerda e a dominância manual (destro, canhoto, ambidestro) são dados que podem interessar na avaliação neurológica final.

SISTEMA NERVOSO PERIFÉRICO

O sistema nervoso periférico (SNP) é constituído por todos os componentes nervosos que se localizam fora do sistema nervoso central e dos nervos cranianos, à exceção do segundo (nervo óptico), incluindo também os componentes simpático e parassimpático do sistema nervoso autônomo (SNA), as raízes nervosas, os nervos espinais, os nervos periféricos mistos, motores e sensoriais e dos fusos musculares, das glândulas e vasos sanguíneos e os receptores de estímulos periféricos, nas porções distais das fibras nervosas sensoriais.

Qualquer doença que comprometa algum componente do sistema nervoso periférico recebe a denominação de neuropatia periférica.

São inúmeras as causas de neuropatia periférica, incluindo ação de agentes físicos (radiação ionizante, choque elétrico, resfriamento, vibrações), alterações genéticas, doenças infecciosas (herpes, hanseníase, difteria), colagenoses (poliarterite nodosa, artrite reumatoide, lúpus eritematoso disseminado), doenças sistêmicas (diabetes, alcoolismo, amiloidose, porfiria), deficiência nutricional (hipovitaminoses principalmente de vitamina B12), doenças imunológicas (síndrome de Guillain-Barré) e medicamentos (nitrofurantoína, vincristina, isoniazida, hidralazina, dissulfiram, dapsona, amitriptilina); pode estar associada a ingestão de metais pesados (arsênio, chumbo, tálio, mercúrio), neoplasias malignas (síndrome paraneoplásica), e a insuficiência renal.

As manifestações clínicas das neuropatias periféricas são *dor, alterações da sensibilidade, movimentos involuntários* e *ataxia sensorial*.

Dor

A dor neuropática decorre de lesão do sistema nervoso periférico ou central. A maioria dos pacientes apresenta déficit sensorial clinicamente detectável. A localização da dor tende a sobrepor a área de perda sensorial.

A dor pode adquirir diferentes características semiológicas, incluindo:

» **Alodinia**: sensação dolorosa desencadeada por estímulos táteis (ao toque ou às roupas) ou térmicos (frios ou quentes)
» **Hiperalgesia**: sensação dolorosa mais intensa do que a resposta normal a um estímulo doloroso
» **Causalgia**: dor contínua com características de queimadura que piora aos estímulos táteis, mesmo leves. Acompanha-se de distúrbios vasomotores no mesmo território da dor
» **Cãibras**: sensação dolorosa que acompanha contrações musculares involuntárias, circunscrita a um músculo ou grupo muscular sinérgico.

Alterações da sensibilidade

As alterações da sensibilidade compreendem:

» **Anestesia ou hipoestesia**: ausência ou diminuição da sensibilidade dolorosa
» **Hiperestesia**: exagero da sensibilidade
» **Parestesias**: sensação de formigamento, dormência ou picadas sem estímulos desencadeantes
» **Disestesias**: alterações da qualidade da percepção.

Boxe — Ataxia sensorial

Refere-se à incapacidade de coordenar movimentos voluntários e que não está relacionada com deficiência motora. Manifesta-se quando o paciente fica de pé ou se põe a andar. A ataxia sensorial, relacionada com neuropatias periféricas, é dependente da lesão de fibras nervosas grossas que conduzem impulsos das sensibilidades discriminativas (vibratória, cinético-postural e discriminatória entre dois pontos). Diferencia-se da ataxia cerebelar pela nítida acentuação quando o paciente fecha os olhos.

Roteiro pedagógico para análise do sintoma dor

Este roteiro está disponível para *download* em www.grupogen.com.br. Neste mesmo *site*, com o título *Habilidades clínicas*, encontram-se vídeos com as várias etapas do exame clínico.

Identificação do paciente:

Características semiológicas da dor

Localização:

Irradiação:

Qualidade:

Intensidade:

Duração:

Evolução:

Relação com funções orgânicas:

Fatores desencadeantes ou agravantes:

Fatores atenuantes:

Manifestações concomitantes:

Tipos de dor

Dor somática superficial ( )   Dor somática profunda ( )   Dor visceral ( )

Dor neuropática ( )   Dor psicogênica ( )

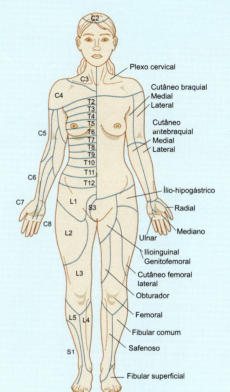

Escala descritiva simples de intensidade da dor

| Sem dor | Dor leve | Dor moderada | Dor intensa | Dor muito intensa | Pior dor possível |

Escala analógica visual de 0 a 10 de intensidade da dor

| 0 | 1 | 2 | 3 | 4 | 5 | 6 | 7 | 8 | 9 | 10 |
| Sem dor | | Dor leve | | Dor moderada | | Dor intensa | | Dor muito intensa | | Pior dor possível |

Escala facial de expressão de intensidade da dor

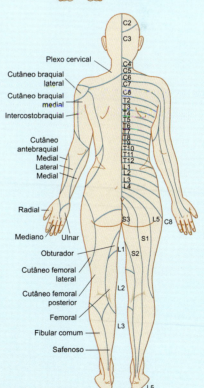

Capítulo 7

Sinais e sintomas   Promoção da saúde   Fadiga
Otorragia   Exame clínico   Entrevista   Verr
Febre   Prurido   Astenia
Identificação   Relação médico-paciente   Cons
Anamnese   Queixa principal   Exame

Exame Psíquico e Avaliação das Condições Emocionais

Marco Antonio Alves Brasil
José Reinaldo do Amaral
Celmo Celeno Porto

- Introdução   *192*
- Sistematização do exame psíquico   *192*
- Roteiro pedagógico para o exame psíquico e avaliação das condições emocionais   *201*

INTRODUÇÃO

O exame psíquico e a avaliação das condições emocionais do paciente são etapas fundamentais do exame clínico.

Significativa parcela dos pacientes que procuram atenção médica apresenta tão somente problemas emocionais, muitos deles somatizados nos mais diversos órgãos sob a condição de dor ou outras manifestações clínicas. A incapacidade de fazer uma avaliação clínica adequada quase sempre leva o médico a solicitar diversos exames complementares que se mostram inúteis; além de dispendiosos, alguns apresentam certo risco e, pior ainda, redundam em tratamentos inadequados e até cirurgias malsucedidas.

> **Boxe** — Quando não consegue identificar uma lesão orgânica, cria-se no médico uma frustração, justamente porque ele não está preparado para investigar, compreender e tratar os transtornos psíquicos e emocionais.

É preciso ressaltar, também, que mesmo nos pacientes com lesões orgânicas é comum o aparecimento concomitante de manifestações de fundo psicogênico. O desconhecimento deste lado da medicina é uma das deficiências mais visíveis na formação do médico. Talvez isso aconteça porque, na era das máquinas e dos aparelhos, os médicos almejem ser sempre "objetivos". O interesse pelos problemas dos pacientes torna-se diretamente proporcional à possibilidade de se "fotografar", "dosar" ou "radiografar" as *queixas* por eles relatadas. Se isso não for possível, o médico não sabe o que fazer, rotula o paciente de "neurótico" ou diz a ele que "não tem nada" ou que os seus "exames estão normais"; depois disso, dá sua tarefa por terminada. É claro que tal conduta é muito prejudicial ao paciente e uma das causas da perda de prestígio do médico e da medicina.

É preciso ficar claro que o exame psíquico e a avaliação das condições emocionais como aqui propomos não são um *exame psiquiátrico*, da mesma maneira que medir a pressão arterial não é um *exame cardiológico*. Por que será que o médico, ao fazer o exame clínico, sente-se comprometido com a medida da pressão, mas deixa de lado, como se não tivesse importância, o exame psíquico? É apenas um tabu a ser superado? Incorporar o exame psíquico e a avaliação das condições emocionais do paciente ao exame clínico é uma necessidade inadiável.

Não saber se um paciente está deprimido ou vivendo uma tristeza normal, compreensível diante das limitações e dos sofrimentos impostos por uma doença qualquer, pode ser tão grave quanto confundir *angina do peito* com *dispepsia*, por exemplo. Deixa-se de realizar os exames necessários e a terapêutica instituída é inútil e ineficaz, obviamente. Além disso, o paciente passa a correr risco de morte por falha de uma orientação correta; e isso é um erro médico: por negligência, se ele não soube avaliar o psiquismo do paciente, ou por imperícia, se não foi bem manejado terapeuticamente.

Tão logo começa a anamnese, o médico analisa o nível de atenção, a capacidade de dialogar, de recordar fatos, de fazer indagações, o comportamento, como o paciente se deita (se estiver acamado) ou se senta, como se movimenta, os gestos, a maneira de levantar-se, de andar, presta atenção na expressão facial, especialmente o olhar e os traços fisionômicos.

Uma das maneiras de incluir na prática médica o exame psíquico é sistematizando-o de maneira simples e objetiva, como se faz no exame físico geral (ver *Transtornos da consciência* e *Avaliação do estado mental* no Capítulo 6, *Sinais e Sintomas*, e Capítulo 20, *Exame Neurológico*).

SISTEMATIZAÇÃO DO EXAME PSÍQUICO

A avaliação do estado mental e das condições psicológicas deve ser feita pela investigação dos seguintes itens:

- Impressão geral
- Consciência
- Atenção
- Orientação
- Sensopercepção
- Memória
- Inteligência
- Pensamento
- Afetividade, humor e condições emocionais
- Vontade
- Psicomotricidade.

Impressão geral

Observa-se o paciente desde o primeiro momento, atento para as seguintes questões: Como se apresenta? Faz o contato inicial com desembaraço ou de maneira tímida, amedrontada, desconfiada, relutante, hostil ou arrogante? Mostra-se indiferente ao ambiente? Senta-se espontaneamente ou espera que seja convidado a fazê-lo? Como se senta? Joga-se na cadeira, de maneira confortável, ou senta-se de maneira tensa (na "ponta da cadeira")? Permanece sentado na mesma posição ou se movimenta constantemente? Com o decorrer da entrevista, sua atitude e postura sofrem modificações? Tranquiliza-se? Permanece inquieto? Como são suas vestes? Encontram-se limpas e em alinho? Como está seu asseio corporal? Apresenta barba por fazer? Está penteado? Usa maquiagem? Mostra-se silencioso ou falante? Qual o ritmo, a intensidade e o tom de sua voz? Fala espontaneamente ou só responde às perguntas? Como responde? Monossilabicamente, lentamente, de maneira clara, confusa, prolixa? Quais as características de sua expressão fisionômica? Expressa tristeza, alegria, indiferença, medo, ansiedade, desconfiança? Apresenta rigidez facial ("face de cera")? Toma a iniciativa de cumprimentar o médico ou aguarda que ele o faça? Como é seu aperto de mão (firme, vacilante, oferece as pontas dos dedos)? Apresenta sudorese palmar? Mãos trêmulas? Mãos frias ou quentes? Olha o médico frontalmente ou de soslaio? Adota atitude sedutora, irônica, desrespeitosa, hostil ou cooperativa?

Se o médico estiver atento a todas essas questões, ele será capaz de fazer uma avaliação das condições psíquicas e emocionais, bem como obter uma *impressão geral*, formulando algumas possibilidades básicas.

Uma das possibilidades é que tudo lhe pareça normal, apenas uma ou outra particularidade que pode merecer registro. Outra possibilidade é levantar a suspeita de que algo diferente está se passando com o paciente. Algumas vezes, a alteração psíquica ou emocional fica logo evidente; em outras ocasiões, apenas uma suspeita pode ser levantada a necessitar de mais aprofundamento que o próprio médico pode fazer, apoiando-se em outros parâmetros analisados a seguir.

Consciência

Chama-se *consciência* o conhecimento que temos de nós mesmos e do mundo externo. O ciclo vigília-sono encerra as variações normais, fisiológicas, da consciência. Assim, dentro desse ciclo, temos os diferentes níveis ou graus de consciência. O nível de consciência refere-se ao estado de alerta e de consciência do indivíduo em relação ao meio ambiente. Nos extremos, apresentam-se os estados de: sono profundo, sem sonho e acordado pleno. Como níveis intermediários, apresentam-se: sono com sonho (quando existe contato com o mundo interior) e sonolência do despertar e do adormecer.

> **Boxe**
> O significado clínico da palavra inconsciência é a ausência de consciência, o que é diferente do termo inconsciente no sentido freudiano.

Para se fazer a exploração do nível de consciência, recorre-se à observação de determinados aspectos objetivos, mais ou menos evidentes em cada caso, que são os seguintes: expressão fisionômica sonolenta, com tendência a fechar os olhos; desinteresse frente ao mundo externo; dificuldade de manter a atenção; diminuição da capacidade de concentração; desorientação; incoerência das ideias; incapacidade de memorizar (memória de fixação); incapacidade de raciocinar; pensamento lento. A estes dados objetivos somam-se os subjetivos, ou seja, o paciente queixa-se de "cabeça oca", de estar "tonto" e de ver as coisas de maneira confusa.

Verificar se o paciente está obnubilado ou torporoso. *Obnubilação* corresponde a um estado de apatia, estando o paciente com pensamento lento e obscuro; *torpor* é uma condição em que o paciente apresenta sonolência patológica com prejuízo importante da consciência, mas da qual o paciente pode ser despertado.

> **Boxe**
> **Estados crepusculares e confusão mental**
>
> *Estados crepusculares* constituem um modo de alteração da consciência na qual a atividade mental permanece enfocada em um objeto ou grupo de objetos, e tudo o mais fica esmaecido e sem relevo. O paciente atua como um autômato, com olhar vago, respondendo de maneira semicoerente e, em geral, com esquecimento quase total do que realizou nesse período. Pode surgir e desaparecer abruptamente, tendo duração variável (horas ou semanas).
>
> *Confusão mental* ocorre nos quadros de *delirium*, quando, além da diminuição do nível de consciência, há alucinações e ilusões, provocando um estado parecido com o sonho, em que se misturam percepções reais com ideias fantásticas, podendo ser acompanhada de grande ansiedade, desorientação temporoespacial, agitação psicomotora, com flutuação ao longo do dia, em geral com piora ao anoitecer.

Ver *Roteiro pedagógico para avaliação do exame psíquico e avaliação das condições emocionais.*

Atenção

É a capacidade de concentrar a atividade psíquica, durante determinado período, em uma tarefa ou atividade.

Costuma-se comparar a consciência à luz que incide sobre um palco. Sua intensidade é o nível de consciência, e a área iluminada, o campo da consciência.

Atenção seria, então, a capacidade de a pessoa dirigir e concentrar o foco de luz sobre um determinado ponto do palco.

O paciente pode estar tão voltado para sua vida interior que atende com dificuldade (ou não atende) aos estímulos exteriores; pode estar desviando sua atenção de um ponto para outro, sem conseguir fixar-se em nenhum; ou pode ainda concentrar-se em determinado ponto, mas por apenas poucos minutos. Em todos esses casos, dizemos que há uma *diminuição da atenção*.

Nos estados maníacos, tudo desperta a atenção do paciente, mas sua capacidade de concentração encontra-se bastante diminuída. No caso do paciente deprimido, ocorre o contrário: apresenta-se distante (os estímulos externos não lhe despertam a atenção), tão voltado que está para suas ideias depressivas.

A avaliação da atenção é feita basicamente pelo comportamento do paciente durante a entrevista, observando se ele consegue concentrar-se nas perguntas que lhe são feitas ou se ele se distrai com facilidade diante dos estímulos ambientais.

O médico pode recorrer a testes simples, como, por exemplo, solicitar ao paciente que diga os meses do ano e os dias da semana em ordem inversa, mas as perguntas habituais da anamnese permitem avaliar o nível de atenção do paciente.

> **Boxe**
> **Transtorno de déficit de atenção e hiperatividade**
>
> Alteração do desenvolvimento caracterizada por um nível de desatenção impróprio para a idade, com ou sem hiperatividade e impulsividade, por um período mínimo de 6 meses. Tem início na infância e a maioria destas crianças apresenta alguns sintomas na vida adulta.

Orientação

É a capacidade de uma pessoa saber quem ela é (orientação autopsíquica) e de localizar-se no tempo e no espaço (orientação temporoespacial).

Na exploração da *orientação*, o comportamento e as informações que o paciente fornece ao longo da entrevista costumam ser suficientes, sem necessidade de um questionamento direto. Havendo dúvidas, solicita-se ao paciente que informe, por exemplo, de onde veio e como chegou ao local do exame. Perguntas diretas, como "O senhor sabe onde está?", "Que lugar é este aqui?", "Que dia é hoje?", devem ser evitadas, podem ser impertinentes ou fornecer uma ideia errônea sobre a orientação do paciente.

Geralmente, a capacidade de *orientação temporal* é a primeira a ser comprometida. No entanto, sua avaliação deve ser feita com cuidado, pois, mesmo em situações normais, pode-se esquecer o dia do mês e da semana em que se encontra, simplesmente por não se estar atento a isso.

Situação semelhante, mas já em nível patológico, ocorre com pacientes geralmente deprimidos, que, por apatia, podem não saber o dia, o mês ou, mesmo, o ano em que estão, ou para onde foram levados.

Quando há *desorientação espacial*, geralmente, além de não saber em que local se encontra, o paciente desconhece por que está ali e, paralelamente à desorientação espacial, pode tomar pessoas desconhecidas por conhecidas, ou, ao contrário, desconhecer familiares e amigos próximos. Às vezes, ele pode perceber sua desorientação e tentar justificá-la (como nos casos iniciais de demência e na síndrome de amnésia alcoólica), mas geralmente suas argumentações são frágeis.

A *orientação psíquica*, em geral, é a última a ser comprometida. O paciente não consegue informar seus dados pessoais, e, nem mesmo, seu nome. Isso pode ocorrer de maneira transitória (traumatismo cranioencefálico, estado crepuscular epiléptico e em quadros funcionais – transtorno de conversão, estados agudos de ansiedade e choques emocionais graves).

Em pacientes esquizofrênicos, pode ocorrer o *fenômeno da dupla orientação*; ao mesmo tempo que o paciente fornece corretamente seus dados de identidade, afirma, por exemplo, que é presidente da República; embora saiba o nome do hospital no qual se encontra e, nele, se oriente sem dificuldades, pode afirmar que aquele lugar não é um hospital, mas sim seu palácio presidencial.

Denomina-se *despersonalização* quando o paciente, ainda que sabendo quem ele é, sente-se estranho, mudado, diferente. Não consegue explicar por que isso está acontecendo. Passa a olhar-se no espelho de modo diferente, tocando no seu rosto, como se estivesse procurando reconhecer sua própria imagem.

Esse estado de estranheza pode ser projetado no mundo externo, constituindo o chamado "sentimento de desrealização". O paciente vê lugares conhecidos como estranhos. As coisas e as pessoas parecem-lhe mudadas, diferentes. Há a impressão de distanciamento: "Ando pelas ruas e vejo as pessoas distantes, como se eu estivesse vendo um filme ou sonhando."

O sentimento de estranheza do "eu" pode evoluir para uma completa *perda de identidade*. O paciente já não é mais ele, é outra pessoa. Quando essa perda é parcial, fazendo com que o paciente reconheça como própria apenas parte de sua personalidade, ocorre o fenômeno do *desdobramento da personalidade*. O paciente vivencia, concomitantemente, duas pessoas, duas personalidades, a sua e uma estranha. Fenômeno diverso é a chamada *personalidade alternante*, em que o paciente pode apresentar outra personalidade, durante estados crepusculares epilépticos ou histéricos. Não há aqui superposição de personalidade, mas duas personalidades que se alternam. O desdobramento da personalidade e a personalidade alternante são fenômenos bastante raros.

Perda do sentimento de existência pode ocorrer quando o paciente acha que as partes do seu corpo não existem – "não tenho mais estômago", "retiraram meu cérebro", "estou completamente vazio" –, podendo chegar até a um sentimento de inexistência completa – "eu estou morto, o que parece ser o meu corpo é ar". Esses sintomas ocorrem, particularmente, nos casos graves de psicose esquizofrênica.

Perda do controle da atividade do "eu" e do limite entre o "eu" e o mundo externo é quando o paciente tem a impressão, vivida com angústia, de não controlar as suas funções psíquicas. Isso é expresso de diferentes modos: seus pensamentos, sua fala, seus movimentos são feitos, controlados ou influenciados por pessoas ou aparelhos. Os pacientes acreditam que lhes roubaram o pensamento, introduzindo-lhes ideias que não são suas. Pode haver a impressão de "pensar alto" – tudo o que se pensa é ouvido pelos outros. Isso faz com que um paciente possa ficar calado diante de uma pergunta do examinador, para, logo depois, dizer: "Você já sabe de tudo, por que me pergunta?"

As noções de "eu psíquico" e "eu físico" estão indissoluvelmente unidas. Quando há alteração patológica de um deles, o outro é afetado em maior ou menor grau. No entanto, em alguns transtornos o que é primordialmente afetado é o "eu psíquico" (como na maioria dos exemplos até agora citados), enquanto, em outros, é a representação mental do próprio corpo – essa representação é denominada "imagem corporal".

A imagem corporal pode estar comprometida em várias doenças neurológicas e psiquiátricas. Um paciente pode perceber em seu corpo "partes" que na realidade não existem. É o caso do chamado *membro-fantasma* – pacientes que perderam um membro (ou parte dele) porque foi amputado continuam a "senti-lo".

As alterações da imagem corporal vão desde sua valorização exageradamente positiva (falsa ideia de beleza, vigor físico) ou negativa (impressão irreal de obesidade, magreza, pênis pequeno), de pacientes neuróticos, até as distorções grosseiras de pacientes psicóticos delirantes.

Algo semelhante é o significado simbólico que nossos órgãos adquirem em nossa mente em função de nossas crenças e características culturais. O significado simbólico do coração, por exemplo, está relacionado com o amor, a paixão, os sentimentos e as emoções. Este é um dado importante para compreendermos a somatização de distúrbios emocionais. É o que acontece, por exemplo, quando uma pessoa sofre uma decepção amorosa. Ao lado das manifestações de tristeza ou mesmo de depressão, podem aparecer sintomas de sofrimento do coração simbólico, manifestado como precordialgia e palpitações.

Sensopercepção

É a capacidade de uma pessoa apreender as impressões sensoriais, conferindo-lhes um significado. Essa apreensão depende do tipo do estímulo, da higidez dos órgãos sensoriais e da integridade do sistema nervoso central, sendo também influenciada por várias funções psíquicas, como a vontade, a afetividade e a inteligência.

Os principais transtornos da *sensopercepção* são as *ilusões* e as *alucinações*.

Ilusões são percepções deformadas. Ocorrem comumente em situações normais (p. ex., uma pessoa, a partir de um som, tem a impressão de ter sido chamada; ou ver, momentaneamente, uma pessoa conhecida na figura de um desconhecido).

Os estados de exaustão podem propiciar ilusões. Situação comum é a ilusão de uma pessoa amedrontada que confunde, principalmente à noite, um tronco de madeira com uma pessoa ou animal. São ilusões sem significado patológico.

Nos estados de tensão emocional podem surgir as chamadas ilusões catatímicas, nas quais o objeto percebido é deformado por influência das emoções. Por exemplo, uma pessoa com medo pode "ver", na sombra de um galho de árvore sobre a janela, o braço de um ladrão.

As ilusões podem estar aumentadas em frequência e intensidade. No entanto, elas têm pouco valor diagnóstico.

Alucinações são percepções sem objeto, ou seja, ouvir vozes que ninguém em volta está ouvindo, ver objetos ou figuras que não estão presentes, e assim por diante, em relação a todas as funções sensoperceptivas.

Alucinações auditivas podem consistir em ouvir apenas ruídos (alucinações elementares) ou podem ser complexas (ouvir palavras, frases ou diálogos). Geralmente ocorrem em pacientes esquizofrênicos, mas podem também ocorrer nos transtornos bipolares do humor, nas síndromes orgânicas e no transtorno de conversão.

Pacientes podem relatar que estão escutando o seu próprio pensamento (eco do pensamento); vozes que comentam o seu comportamento (p. ex., um paciente, intensamente angustiado, reclama que tem uma voz que diz tudo que ele está fazendo: "Se saio de casa, a voz diz *"saiu de casa"*; se vou ao banheiro, *"entrou no banheiro"*. A alucinação pode acontecer sob a forma de diálogos, com referências ao paciente na terceira pessoa (p. ex., "O que vamos fazer com ele?"). Esses tipos de alucinações estão incluídos nos chamados "sintomas de primeira ordem" no diagnóstico da esquizofrenia.

Alucinações visuais são mais características de transtornos orgânicos, ocorrendo especialmente nos quadros agudos. Elas podem coexistir com alucinações auditivas e ter caráter aterrorizante, como no *delirium tremens* (alcoolismo grave, síndrome de abstinência) e na intoxicação por cocaína. Elas não são específicas da esquizofrenia, podendo ocorrer no luto normal (a visão do parente morto), na psicose depressiva (ver a si próprio dentro de um caixão) e em episódios psicóticos reativos.

As *alucinações hipnagógicas* são experiências visuais que podem ocorrer nas fases de transição entre a vigília e o sono (especialmente na fase do adormecer). Embora possam ocorrer em pessoas normais (enxergar um vulto dentro do quarto), essas experiências, quando repetidas, podem estar ligadas a transtornos do sono.

Outras circunstâncias que podem provocar alucinações visuais incluem a privação sensorial (p. ex., depois de uma operação de catarata ou em pessoas com perda total de visão), o *delirium* e outros distúrbios orgânicos, quadros nos quais o que se encontra são ilusões, ligadas às fantasias do paciente de modo bastante evidente.

Essas alterações visuais devem ser distinguidas de um tipo especial de ilusão em que os objetos podem parecer maiores e mais próximos (macropsia) ou menores e distantes (micropsia), que podem ocorrer no deslocamento da retina, transtornos da acomodação visual, lesões temporais posteriores, auras epilépticas e intoxicações por alucinógenos.

Outro tipo de alucinação visual observado, ainda que raramente, é a chamada *autoscopia* – o paciente visualiza sua própria imagem projetada no espaço. Pode ocorrer no transtorno de conversão, na depressão e na esquizofrenia.

Alucinações olfatórias e *gustativas* podem ocorrer em quadros orgânicos (p. ex., gostos e cheiros estranhos como auras epilépticas) ou como parte de um quadro delirante (p. ex., o paciente percebe gostos e cheiros ruins, denunciadores de que seus inimigos envenenaram os alimentos e a atmosfera).

Alucinações táteis podem ser vividas como insetos que caminham pela pele, sendo características da intoxicação cocaínica, psicose anfetamínica e do *delirium tremens* (alcoolismo).

As alucinações táteis devem ser distinguidas da hiperestesia (extrema sensibilidade tátil) e da hipoestesia (diminuição do tato), que podem ocorrer nas doenças neurológicas e no transtorno de conversão.

Alucinações extracampinas são alucinações em que o paciente "percebe" um objeto fora do seu campo perceptivo (p. ex., um paciente esquizofrênico afirmava que estava vendo a figura do diabo na sala ao lado de onde se encontrava).

Memória

Memória é a capacidade de recordar, ou seja, de reviver estados de consciência anteriores, de reconhecê-los como tais e de localizá-los no tempo e no espaço.

> A anamnese, como mostra a própria origem da palavra, significa trazer de volta à mente os fatos relacionados com a doença e com a pessoa doente.

A memória é dividida em: *memória de fixação* – capacidade de registrar e fixar fatos e informações – e *memória de evocação*, que é a capacidade de retornar à consciência o que foi aprendido e conservado. Utiliza-se também a divisão segundo o tempo de duração da lembrança – *memória recente* (para fatos recentes, ocorridos há minutos, dias ou semanas) e *remota* (para fatos ocorridos há meses ou anos).

Os transtornos quantitativos da memória compreendem *hipermnésia* e *amnésia*.

Hipermnésia é o aumento da memória que tem pouco valor semiológico, podendo, eventualmente, ocorrer em estados crepusculares epilépticos, na mania e em outros estados de exaltação emocional (condições que põem em risco a vida da pessoa, como desastres, pós-operatório de grandes cirurgias, doenças súbitas), nos quais geralmente as representações afluem em grandes quantidades, perdendo, no entanto, em clareza e precisão.

Denomina-se *amnésia de fixação* a incapacidade de recordar fatos recentes. O paciente pode esquecer o que fez minutos antes, fazendo com que não saiba onde se encontra, o que acabou de fazer, levando-o a uma desorientação temporoespacial. *Amnésia de evocação* é a incapacidade de recordar fatos vivenciados há meses ou, sobretudo, anos.

Geralmente, a memória para os fatos recentes é comprometida em primeiro lugar, permanecendo preservadas as lembranças mais remotas. Pacientes na fase inicial do processo demencial podem apresentar apenas amnésia de fixação.

A *amnésia lacunar* caracteriza-se pelo esquecimento do ocorrido em determinado período de tempo, com boa capacidade de evocação para os acontecimentos anteriores e posteriores a esse período; pode ser de origem orgânica (traumatismo cranioencefálico) ou psicogênica (transtorno de conversão).

As alterações qualitativas da memória incluem o fenômeno do "já visto", em que o paciente, diante de um fato novo (cena, filme, música), tem a clara impressão de tê-lo vivido anteriormente, ocorrendo em estados de ansiedade, crises epilépticas, embora possa ocorrer também em situações normais; e a *confabulação*, em que o paciente toma como recordação verdadeira sonhos ou fantasias.

Durante toda a entrevista, o médico deve estar atento à rapidez, precisão e orientação cronológica das informações fornecidas pelo paciente. O retorno a tópicos já tratados anteriormente permite avaliar a memória de fixação (pacientes com amnésia de fixação, sem perceber, repetem o que disseram no início da entrevista).

A todo o momento, o médico depende da memória do paciente, não só para confiar no relato de seus padecimentos, mas também para avaliar sua capacidade de reter as informações que passa para ele com relação a dietas, medicamentos e vários outros aspectos de interesse recíproco. Detectando alterações da memória, o médico se adapta à situação, simplificando suas recomendações, ou escrevendo tudo o que achar que não pode ser esquecido.

> **Memória da pessoa idosa**
>
> A diminuição da memória é queixa muito frequente entre as pessoas idosas. Quase sempre atribuída ao processo de envelhecimento. Não há dúvida de que pode ocorrer uma diminuição da memória para fatos recentes, mas nunca de intensidade suficiente para perturbar as atividades do paciente e sua relação com os familiares. Quando isso ocorre, a queixa precisa ser valorizada e bem avaliada. As causas vão desde problemas potencialmente reversíveis, como o hipotireoidismo e deficiência de algumas vitaminas, até doenças neurodegenerativas, como a doença de Alzheimer, que costuma levar o paciente a extrema dependência.

Inteligência

É a capacidade de adaptar o pensamento às necessidades do momento presente ou de adquirir novos conhecimentos. Essa capacidade pressupõe três tipos: *inteligência abstrata* – capacidade de compreender e lidar com ideias abstratas e símbolos; *inteligência mecânica* – capacidade de compreender, inventar e manipular aparelhos; e *inteligência social* – capacidade de atuar adequadamente nas relações humanas e situações sociais.

A inteligência do paciente pode ser avaliada, sumariamente, pela maneira como ele responde às perguntas do médico, por seus conhecimentos gerais, seu vocabulário (número de palavras e de que maneira as emprega), sempre de acordo com sua idade, nível de escolaridade e condições socioculturais.

Observando um déficit intelectual, procuram-se dados, no sentido de esclarecer se tal deficiência sempre existiu (oligofrenia) ou se surgiu na fase adulta (demência). O nível de escolaridade atingida pelo paciente, sua *performance* profissional e social anteriores ajudam a esclarecer essa questão.

Pensamento

O *pensamento* é um conjunto de funções integrativas capazes de associar conhecimentos novos e antigos, de integrar os estímulos internos e externos, de analisar, abstrair, sintetizar, bem como criar.

No funcionamento do pensamento, outras funções psíquicas estão envolvidas – consciência, orientação, atenção, memória, inteligência e percepção –, e qualquer alteração em uma delas acarreta consequências ao funcionamento global do pensamento.

Os transtornos do pensamento são observados por meio da linguagem, que não é nada mais do que uma expressão simbólica do pensamento destinada à comunicação. Evidentemente, nada têm a ver com alterações do pensamento as perturbações da linguagem resultantes de lesão cerebral (afasias, agrafias, alexias e suas variantes), as dificuldades de articulação da fala (disartrias), as afonias e disfonias, resultantes de problemas da laringe.

O pensamento que predomina em uma pessoa normal é o *pensamento realista*, caracterizado por partir de diretrizes básicas ou tendências determinantes que servem de "guia" para ideias, associadas entre si por vínculos de significado no tempo e no espaço.

> São inúmeras as alterações do pensamento, a maioria surgindo nos quadros psicóticos. É necessário que todo médico tenha a capacidade de reconhecer tais alterações ao fazer o exame clínico, mas a investigação detalhada desses transtornos só será possível com conhecimentos especializados.

Ao pensamento realista contrapõe-se o *pensamento fantástico*, modo de pensar que não segue a lógica e a realidade, podendo ser comparado à "arte de construir castelos no ar". O pensamento fantástico encontra-se presente especialmente em crianças e adolescentes, e, durante toda a vida, nos tímidos e inseguros, embora também ocorra, em menor grau, em qualquer pessoa. Quando essa fantasia ocupa grande parte da vida de um indivíduo e o leva a aceitá-la como realidade (como um ator que vive como realidade o seu papel), caracteriza-se um transtorno psicopatológico.

O *pensamento acelerado* ou maníaco é um pensamento com um ritmo muito acelerado, que muda com frequência a diretriz básica, sem aparente motivo para fazê-lo.

O *pensamento inibido* ou *depressivo* apresenta características opostas ao pensamento acelerado, ou seja, alentecimento, falta de material associativo, adesão pertinaz a um mesmo tema ideativo e dificuldade de desviar a atenção para estímulos exteriores. O paciente utiliza poucas palavras e fala geralmente de maneira muito lenta.

A *desagregação do pensamento* consiste na associação de ideias sem vínculos de sentido entre si, o que dá a aparência de um pensamento ilógico ou pouco lógico. Um modo ligeiro de desagregação é o *pensamento paralógico*, em que o paciente diz uma série de frases, aparentemente relacionadas, mas que nada dizem.

O *concretismo reificante* é uma modalidade particular do pensamento em que as expressões abstratas permanecem, mas são utilizadas de maneira concreta. Um paciente esquizofrênico, ao falar da beleza de uma moça, diz: "ela é linda, uma deusa", vivenciando esta última palavra de maneira concreta, uma real divindade.

Na *interceptação* ou *bloqueio do pensamento*, há uma interrupção súbita do curso do pensamento. Às vezes, o paciente não retorna ao tema anterior, passando a falar de assunto completamente diferente, configurando o sintoma denominado *descarrilamento*.

Ambivalência é a coexistência de dois pensamentos contraditórios e inclusive antagônicos. Além da ambivalência ideativa, há a afetiva e a volitiva (dois sentimentos e dois desejos em um só tempo).

A *perseveração* ou *iteração de ideias* caracteriza-se pela repetição frequente das mesmas ideias ou palavras. Nos estados esquizofrênicos de agitação catatônica, a repetição das mesmas palavras ou frases é incessante.

Pensamentos subtraídos caracterizam-se pela vivência de influência externa sobre o pensamento, como ocorre igualmente em relação aos atos, sentimentos e vontade. Este transtorno de pensamento é considerado altamente sugestivo de esquizofrenia.

Na *sonorização do pensamento*, o paciente relata que todas as suas ideias têm um eco que chega aos demais. Fenômenos afins são a difusão e o roubo do pensamento. O que caracteriza esses transtornos é que a comunicação dos pensamentos próprios, diretamente ou mediante algum artifício, chega ao conhecimento dos demais.

O *pensamento incoerente* não se distingue do pensamento esquizofrênico desagregado. A associação de ideias desprovidas de lógica e sentido é característica de ambos. Quando isso ocorre com a consciência diminuída – torpor (lentidão psíquica, sonolência, falta de capacidade para concentrar-se e orientar-se) – ou confusa – *delirium* (presença de alucinações e ilusões) –, denomina-se pensamento incoerente, reservando-se o termo desagregação para quando há lucidez de consciência.

O *pensamento prolixo* caracteriza-se unicamente pelo exagero de dados desnecessários e acessórios. Isto se deve à incapacidade de sintetizar, ou seja, de distinguir o essencial do acessório. Esse modo de pensamento é frequente entre os deficientes mentais leves, nos quadros iniciais de demência e na epilepsia.

O *pensamento oligofrênico* caracteriza-se pela pobreza de vocabulário. É estritamente limitado às situações mais imediatas e concretas. As atividades de generalização, abstração, síntese e diferenciação conceitual entre o real e o imaginário, entre causa e efeito, entre as partes, estão realmente ausentes no pensamento oligofrênico.

O *pensamento demencial* decorre da deterioração intelectual. O pensamento é vago e inadequado. Isso se reflete na insuficiente compreensão dos conceitos, juízos e raciocínios que ficaram ou ainda estão preservados. Os pacientes com demência incorrem, frequentemente, em erros grosseiros ao tentar aplicar suas ideias a uma situação ou raciocínio.

> **Boxe**
>
> ### Ideias delirantes
>
> As *perturbações do conteúdo do pensamento* compreendem as ideias delirantes, sendo de utilidade diagnóstica a separação entre ideias delirantes primárias e ideias delirantes secundárias.
>
> *Ideia delirante primária* é toda ideia ou juízo patologicamente falso, com as seguintes características: (a) convicção extraordinária, sendo o paciente tomado de uma certeza subjetiva incomparável; (b) impossibilidade de dados da realidade e do raciocínio lógico moverem aquela certeza; (c) impossibilidade do conteúdo.
>
> As ideias delirantes primárias não são passíveis de serem seguidas psicologicamente, do ponto de vista fenomenológico, ou seja, são incompreensíveis. Não são ideias compartilhadas por outras pessoas do mesmo meio cultural, diferenciando-se assim da superstição.
>
> O delírio pode surgir a partir de uma súbita intuição (cognição ou intuição delirante). Por exemplo, um paciente, de súbito, sente-se detentor de poderes especiais e que é Jesus Cristo. É uma convicção irresistível que o domina completamente. Pode aparecer a partir de uma determinada percepção (percepção delirante), que passa a ter um sentido completamente novo. O paciente confere um significado singular, aparentemente absurdo, a uma frase que ouviu, a um movimento de uma pessoa (mímica, gesto, maneira de cumprimentar), a uma notícia de jornal.
>
> O paciente pode construir a partir de um delírio toda uma história ou trama delirante. Diz-se então que o delírio é sistematizado. O paciente passa a fazer interpretações de fatos, comentários, gestos, de acordo com seu delírio – são as interpretações delirantes. Por exemplo, um paciente diz-se vítima de um complô, que uma quadrilha internacional de traficantes de drogas quer exterminá-lo, usando os mais diversos métodos. Quando o médico oferece-lhe um copo d'água, o paciente passa a incluí-lo entre seus perseguidores, achando que ele quer envenená-lo.
>
> *Ideia delirante secundária* é aquela que tem as características de ideia falsa patológica, irredutível à argumentação lógica, mas é secundária a algum acontecimento da vida do paciente ou a algum outro sintoma. Ao lado do caráter de ser derivada, ela é compreensível psicologicamente. Fala-se que uma ideia ou grupo de ideias é compreensível psicologicamente quando o observador, uma vez diante da história do paciente, "compreende" o que ocorre com ele, suas ideias têm uma lógica ligada a vivências atuais e anteriores e a sua aparente absurdidade deve-se ao fato de partir de premissas falsas, mas que, se fossem corretas, as ideias seriam pertinentes. Por exemplo, um paciente deprimido com ideias de autorreprovação, sentimento de culpa intenso, acredita que poderá ser preso a qualquer momento, pois a polícia está à sua procura, por ter cometido uma irregularidade em uma transação comercial feita há 20 anos. A autorrecriminação por essa irregularidade adquiriu uma dimensão delirante e atual, por meio do medo da perseguição policial.

Fobia

É um medo irracional e persistente, advindo de algum estímulo fóbico específico, com as consequentes manobras para evitá-lo. Medo de baratas, ratos e outros insetos é uma situação bastante comum, sem significado clínico; contudo, quando tais medos impedem um funcionamento social normal passam a constituir uma *fobia*. Um incontável número de objetos e situações podem funcionar como estímulo fóbico – lugares altos, abertos, fechados, elevadores, túneis, trovões, água, sangue, sujeira, cadáver, escuro, doença, medo de ser enterrado vivo, ser envenenado, de animais, principalmente cães.

O paciente fóbico pode ficar imobilizado por seu medo, mas poderá vencê-lo quando acompanhado por uma pessoa confiável (denominado "companheiro fóbico"). As fobias podem estar associadas a ataque de pânico (sensação crescente de medo e perda de autocontrole). Esses ataques são imprevisíveis, podendo ocorrer nos mais variados locais, fazendo com que o paciente tenha medo de sair de casa.

Obsessões e compulsões

Obsessões são pensamentos, sentimentos ou impulsos desagradáveis, irresistíveis, que não podem ser eliminados da consciência por meio da vontade e do raciocínio lógico. O paciente tem consciência de que os pensamentos são seus, embora apareçam contra sua vontade. Geralmente, ele se sente compelido a realizar atos ritualizados ou estereotipados, denominados compulsões, com o objetivo de diminuir o desconforto provocado pelas ideias obsessivas. As compulsões adquirem frequentemente a forma de "dúvida imotivada" sobre algo que pode ser importante, como, por exemplo, se fechou a porta da frente, o gás etc. – após confirmar o fechamento, minutos depois, é tomado da mesma dúvida, obrigando-o a nova confirmação. Isto é feito inúmeras vezes, apesar da indignação e exasperação do paciente.

Afetividade, humor e condições emocionais

O ser humano é uma unidade constituída por dois componentes que se completam – o físico e o psíquico –, e isso não pode ser esquecido durante o exame clínico, ato médico fundamental sobre o qual se apoia tudo o que o médico faz.

O sistema nervoso central tem como função mais nobre a criação dos processos psíquicos, no plano consciente e no inconsciente, além de ser o responsável pela coordenação entre os diversos órgãos do corpo e a integração entre a pessoa e o meio ambiente.

A *afetividade*, um dos processos psíquicos essenciais, abrange o humor ou estado de ânimo, os sentimentos, as emoções e as paixões; constitui, na verdade, a essência da vida humana, pois regula a qualidade e a quantidade de energia psíquica que entra em jogo em qualquer ato que praticamos, com profundos reflexos em todo o organismo.

Dos constituintes da afetividade, os mais elementares são as emoções que se manifestam no comportamento, na postura, na expressão facial e na maneira de falar, ao mesmo tempo que determinam reações neurofisiológicas importantes no nível das glândulas, vísceras e músculos.

Por isso, é indispensável a qualquer médico saber avaliar as condições emocionais do paciente. Às vezes, basta entabular uma conversa amena sobre assuntos triviais para se vencer uma inibição inicial, criando, em seguida, um clima favorável para a entrevista ou os procedimentos diagnósticos; outras vezes, ao constatar transtornos emocionais com repercussão no organismo inteiro, o médico saberá valorizá-los, não só para definir sua maneira de agir, como também para interpretar os dados que encontrar no paciente.

Todos os componentes da esfera afetiva estão sempre presentes em nós e são decisivos na caracterização de nossa personalidade, mas um traço ou outro costuma aparecer como característica predominante; outras vezes, permanece em "estado de latência", manifestando-se apenas diante de situações ou acontecimentos estressantes, incluindo as doenças de uma maneira geral e alguns procedimentos diagnósticos. Até o exame clínico pode representar um acontecimento relevante que atinge o lado emocional em maior ou menor grau, em função de fatores pessoais ou culturais.

As principais alterações da afetividade são a *ansiedade*, a *depressão*, a *euforia*, a *indiferença*, a *labilidade afetiva*, a *incongruência afetiva* e a *incontinência afetiva*.

As expressões *angústia* e *ansiedade* ora são usadas como sinônimos, ora adquirem significados diversos. *Angústia* é mais referida na linguagem leiga para traduzir uma sensação psíquica desagradável, quase sempre acompanhada de opressão precordial, enquanto o termo *ansiedade* é mais corrente na linguagem científica e inclui um conjunto de manifestações psíquicas e somáticas – uma verdadeira síndrome – com características especiais. A tendência atual, entretanto, é considerá-las como sinônimos, sendo a angústia a expressão subjetiva da ansiedade.

Admite-se que certa dose de ansiedade ou angústia – angústia existencial, como se costuma dizer – faz parte da natureza humana e seria até indispensável à plenitude existencial. Permanece, no entanto, a dificuldade de se estabelecer a linha divisória entre o normal e o patológico, entre ansiedade *normal* e ansiedade *patológica*.

A ansiedade pode ser considerada uma sensação próxima ao medo, mas que se aplica a um perigo vago, não concreto, inespecífico. Em grau moderado, faz parte da vivência normal de todos nós; porém, quando passa a interferir no bem-estar da pessoa, pela sua maior ou menor duração ou intensidade, perturba as funções do organismo, expressando-se por meio de alterações neurovegetativas, como sensação de aperto no peito ou dificuldade respiratória, opressão precordial, palpitações, boca seca, sudorese, mãos frias e sudorentas, podendo, inclusive, adquirir a forma de alguns transtornos, como a *síndrome do pânico*.

A *depressão* constitui o outro transtorno básico da afetividade e caracteriza-se essencialmente por uma tristeza profunda e sem motivo aparente, a qual se acompanha de inibição ou lentidão dos processos psíquicos. As manifestações somáticas da depressão compreendem pobreza de movimentos, mímica apagada, conversa lenta e, às vezes, sussurrada. Podem ocorrer, também, inapetência, obstipação intestinal, despertar precoce, astenia, palidez da face e respiração lenta.

Pode-se caracterizar o transtorno depressivo como a *doença das perdas* (perda da alegria, perda do interesse, perda do sono, perda do apetite, perda da atenção, perda até da vontade de viver), não necessitando que estejam todas juntas ao mesmo tempo.

Denomina-se *humor ou estado de ânimo* a tonalidade afetiva básica, ou seja, o estado afetivo predominante. Considera-se humor normal o observado em pessoas que não exibem variações afetivas persistentes e polarizadas. Nos estados patológicos, o humor pode estar alterado em duas direções opostas – em um polo estão a tristeza, a ansiedade, o tédio e a inibição; no outro, a alegria, o entusiasmo e a exaltação.

Em condições normais, ficamos entre os dois polos, dependendo dos acontecimentos de nossa vida, mas os estados patológicos precisam ser reconhecidos pelo médico durante o exame clínico, o que é de indiscutível importância na prática médica.

Na exaltação do humor – *euforia* –, o paciente encontra-se excessivamente alegre, otimista, com profunda sensação de bem-estar, mas esta alegria é imotivada e sem razão. Paradoxalmente, este estado pode ser acompanhado de episódios de irritabilidade, chegando, em seus paroxismos, a momentos de fúria. Ocorre tipicamente na fase maníaca do transtorno bipolar do humor, mas pode ocorrer em outros transtornos mentais (demência, reações medicamentosas, uso de drogas psicoativas). Um tipo especial de euforia é o denominado *moria*, em que o paciente apresenta uma expressão de alegria estúpida, ri por motivos pueris, absurdos. Tal alteração costuma indicar lesões do lobo frontal.

Humor depressivo caracteriza-se por tristeza, desânimo e pessimismo, enquanto no humor ansioso o paciente é tomado por um temor – "sem saber a quê" –, que o leva a um estado de tensão.

Indiferença ou *ausência de resposta afetiva* ocorre em pacientes deprimidos, que podem chegar ao completo desinteresse pelo mundo externo – tudo lhes é indiferente, nada os mobiliza emocionalmente.

Situações diversas, mas que também podem levar à indiferença afetiva, ocorrem na demência e em casos graves de esquizofrenia, em que há um esvaziamento afetivo progressivo, levando inclusive à perda das ligações afetivas mais sólidas. A indiferença afetiva pode aparecer no transtorno de conversão, sendo denominada, pelos franceses, com certa dose de ironia, como "*la belle indifférence*". O paciente mostra-se indiferente, por exemplo, diante da paralisia de suas pernas.

Labilidade emocional significa rápidas mudanças de um estado afetivo para outro. Ocorre no transtorno de conversão, nos estados mistos dos transtornos bipolares do humor (em que o paciente alterna gargalhadas com choro) e nas doenças agudas, nas quais o humor pode mudar da ansiedade para o terror ou pânico. A labilidade afetiva ou instabilidade emocional é comum em pacientes que sofreram uma doença que pôs em risco a vida (infarto agudo do miocárdio, acidente vascular cerebral, traumatismo cranioencefálico). Pode aparecer, também, em pessoas idosas sem motivo aparente.

Incongruência afetiva ocorre quando há uma resposta emocional inadequada a um relato ou situação (o paciente ri enquanto relata a cena trágica de um desastre). Pode levantar a suspeita de esquizofrenia. Deve ser diferenciada do chamado "riso nervoso", que pode ocorrer em pessoas sem comprometimento psicológico em situações de grande tensão emocional.

Incontinência afetiva apresenta-se quando o paciente ri ou chora por longos períodos, sem controle, diante de um pequeno, ou nenhum, estímulo. Sugere lesões orgânicas, como a demência "multi-infarto", decorrente de repetidos episódios isquêmicos, ou esclerose múltipla.

A procura de uma sintonização efetiva por parte do médico é fundamental à compreensão do estado do paciente. Considera-se incompreendido ou até hostilizado se for perguntado como se sente, quando ele sabe que sua fisionomia já o demonstra. Sendo assim, o médico deve mostrar que já percebeu o distúrbio sobre o qual deseja obter informação. Por exemplo: "Há quanto tempo sente-se triste?", "Por que está triste (ou irritado, alegre, preocupado, desconfiado)?", "A que atribui a sua tristeza (ou irritação, entusiasmo)?" Os termos "depressão" e "ansiedade" devem ser evitados. Se o paciente os utiliza, deve-se procurar saber o que ele está querendo dizer (já que pode empregá-los com significados diversos).

Vontade

Vontade é a disposição que uma pessoa tem para a ação, a partir de uma escolha ou decisão sua.

O paciente deprimido relata, comumente, uma *perda da vontade*. Nada lhe interessa; sente-se, às vezes, incapaz de realizar as mais simples tarefas (tomar banho, trocar de roupa). Por mais que seja estimulado, permanece sem disposição para qualquer ação. Em pacientes esquizofrênicos, a vontade pode estar comprometida em nível da iniciativa (pragmatismo). Embora possam realizar tarefas, quando ordenadas e supervisionadas, não conseguem por iniciativa própria começá-las ou sustentá-las por muito tempo.

Negativismo é um termo que denomina as situações em que o paciente não atende ao que lhe é pedido. Esta oposição pode ser de maneira ativa, quando tende a fazer o contrário daquilo que lhe é pedido – por exemplo, solicitado a abrir a boca, cerra os lábios – ou de forma passiva, quando simplesmente abstém-se de colaborar. Pode ocorrer em diversos transtornos, como esquizofrenia, depressão, mania, síndromes cerebrais orgânicas, neurose e simulação.

Pacientes esquizofrênicos podem ainda apresentar outros transtornos da vontade, bastante sugestivos da doença, que são: *automatismo ao comando* – o paciente obedece instantaneamente ao que lhe é ordenado, como um autômato, sem o controle de sua vontade; *ecolalia* – repete por imitação todas as palavras que lhe são dirigidas (p. ex., às perguntas "você está melhor?", "já almoçou?", responde "você está melhor?", "já almoçou?"). Esta imitação pode também ocorrer em relação a gestos – *ecopraxia*.

Aumento da vontade ocorre, sobretudo, na fase maníaca do transtorno bipolar do humor, quando o paciente experimenta uma grande disposição para realização de tarefas, mas as concretiza de maneira desordenada e sem persistência.

Atos impulsivos são aqueles que não passam pela vontade do paciente ou, em que pese a sua intervenção, não consegue controlá-los. Podem ser impulsos aparentemente imotivados, súbitos, como os impulsos auto e heteroagressivos de pacientes esquizofrênicos ou em estado confusional, ou podem ser impulsos sistematizados, como os atos compulsivos do transtorno obsessivo-compulsivo. O paciente sente-se pressionado pelas suas ideias obsessivas a realizar inúmeras vezes um mesmo ato, de modo estereotipado; por exemplo, lavar as mãos, confirmar se as luzes estão apagadas e o gás desligado. Outros atos impulsivos sistematizados são a necessidade incontrolável de realizar pequenos furtos (cleptomania), participar de jogos de azar ou usar bebidas alcoólicas ou drogas ilícitas.

Psicomotricidade

A vida psíquica do paciente tem a expressão objetiva no conjunto de seus gestos e movimentos, a que se denomina *psicomotricidade*.

O aumento da psicomotricidade pode ocorrer em situações normais, como a atividade frenética de uma pessoa dinâmica, passando pela inquietação do ansioso, até as graves situações dos pacientes psicóticos.

A diminuição da psicomotricidade oferece, por sua vez, um quadro exatamente oposto – ao contrário de uma mímica rica, alternante, há uma expressão pobre, parada. A imobilidade contrasta com a mudança constante de posições do paciente inquieto ou com a tempestade de movimentos do agitado. Um grau extremo de diminuição da psicomotricidade é o *estupor*, em que, além de inibição completa da psicomotricidade, há uma diminuição da resposta aos estímulos dolorosos. Nesses casos a expressão facial tem grande valor semiológico: sonolência e torpor no paciente orgânico, tristeza no paciente deprimido e alheamento no esquizofrênico.

O examinador pode notar em algumas situações que os gestos do paciente "não lhe dizem nada", ou seja, carecem de conteúdo afetivo, que não têm as características de uma expressão normal, tendo um caráter afetado e antinatural. Pode ocorrer na esquizofrenia, no transtorno de conversão e nos transtornos de personalidade. Quando a essa afetação de gestos e posturas somam-se movimentos absurdos e reiterados, falamos de *estereotipias*. Se a repetição é de uma expressão facial (fechar os olhos, torcer a boca para um lado), denomina-se mímica estereotipada. Na ausência de causa neurológica (tiques faciais), estereotipias podem sugerir esquizofrenia.

> **Boxe — Exame psíquico do paciente idoso**
>
> O processo de envelhecimento influi na função mental dos idosos, em função da diminuição do número de células do córtex cerebral e de alterações histológicas e bioquímicas dos neurônios, de comprometimento da visão e de outros fatores, tais como morte de entes queridos, aposentadoria, perda de renda e diminuição da capacidade física.
>
> Muitos idosos reclamam de perda da memória, com dificuldade para recordar nome de pessoas ou objetos, e manifestam receio de estar sofrendo da doença de Alzheimer, que apresenta essa alteração entre seus principais sintomas.
>
> Para se interpretarem os dados do exame psíquico de um idoso, é necessário fazer a diferenciação entre as mudanças relacionadas com a idade e as manifestações de distúrbios mentais específicos, principalmente demência.
>
> As pessoas idosas podem apresentar confusão mental como parte do quadro clínico de diferentes enfermidades, tais como infecções (pneumonia, infecção urinária), infarto agudo do miocárdio, insuficiência cardíaca (ver Capítulo 9, *Exame Clínico do Idoso*).

Roteiro pedagógico para o exame psíquico e avaliação das condições emocionais

Este roteiro está disponível para *download* em www.grupogen.com.br. Neste mesmo *site*, com o título *Habilidades clínicas*, encontram-se vídeos com as várias etapas do exame clínico.

Identificação do paciente:

Impressão geral. Aspecto geral, fácies, expressão fisionômica, apresentação, cuidados pessoais (roupas, adornos), porte, colaboração, desconfiança, hostilidade, dificuldade de contato

Consciência. Alerta, atento, lúcido, obnubilado, torpor, confusão mental, estado crepuscular, dissociação, transe, estado hipnótico, estado comatoso (ver no *Roteiro pedagógico para exame neurológico – Miniexame do estado mental –* no Capítulo 20, *Exame Neurológico*.)

Atenção. Atento, capacidade de concentração, desatento, indiferente

Orientação. Orientado (nome, idade, sexo, profissão, estado civil), tempo e espaço, despersonalização, perda de identidade, desdobramento da personalidade, imagem corporal

Sensopercepção. Estabilidade, ilusões, manias, alucinações (auditivas, visuais, olfatórias, gustativas, táteis, hipnagógicas), pseudoalucinações, autoscopia, *delirium*

Memória. Fatos recentes e antigos, amnésia (de fixação, de evocação), episódica, operacional, fenômeno do "já visto", confabulação, rememorações delirantes, hipermnésia

Psicomotricidade. Gesticulação, mímica, hiperatividade, agitação, inquietude, discinesias, estereotipias, maneirismos, movimentos repetitivos, tiques, estupor

Vontade. Perda da vontade (hipo e abulia), negativismo, atos impulsivos, atos compulsivos, pragmatismo, ecolalia, ecopraxia, automatismo ao comando

Linguagem. Afasia, mutismo, gaguejante, solilóquios, ecolalia, coprolalia

Pensamento. Alentecimento, aceleração, desagregação, desorganização, ambivalência, roubo de pensamento, descarrilhamento, perseveração, logorreia, ideias delirantes, fobias, obsessões, lacônico, persecutório, depreciativo

Inteligência. Nível de compreensão, capacidade de abstração, desconexão do pensamento

Afetividade e humor. Irritável, triste, depressão, euforia, disforia, ansiedade, labilidade afetiva, dissociação afetiva, indiferença, labilidade emocional, incongruência afetiva, incontinência afetiva, ambivalência (amor/ódio)

Capítulo 8

Sinais e sintomas   Promoção da saúde   Fadiga
Otorragia   Exame clínico   Entrevista   Ver
Febre   Prurido   Astenia
Identificação   Relação médico-paciente   Cons
Anamnese   Queixa principal   Exame

Médicos, Pacientes e Famílias

Celmo Celeno Porto
Célia Maria Ferreira da Silva Teixeira

- Introdução *204*
- Médicos *204*
- Pacientes *205*
- Famílias *209*

INTRODUÇÃO

Os componentes essenciais do encontro clínico são o médico e o paciente, mas não se pode desconhecer que algum membro da família sempre está presente, introduzindo nesta relação dual novos e importantes elementos (Ver Capítulo 1, *Iniciação ao Exame Clínico*).

MÉDICOS

A dinâmica do encontro clínico depende do padrão de comportamento dos que dele participam. O médico se coloca nesta relação de acordo com sua disponibilidade interna, fruto de questões conscientes e inconscientes, mecanismos de defesa e, mais do que tudo isso, dos traços dominantes de sua personalidade.

Os padrões de comportamento mais comuns são: paternalista, autoritário, agressivo, inseguro, "frustrado", tecnicista, otimista, pessimista, rotulador, além de outro que pode ser denominado "sem vocação".

Padrão paternalista. O médico assume a posição de pai, adota atitudes protetoras, trata o paciente como criança, como se não tivesse condições de participar das decisões relacionadas com o tratamento, é receptivo ao relato de acontecimentos da vida pessoal do paciente, mas dá "conselhos" ou ordens como se somente ele soubesse o que é o certo e o errado.

Este tipo de comportamento, ainda que justificável em várias situações, principalmente quando o paciente se mostra muito inseguro, pode conflitar com o princípio da autonomia. É necessário saber identificar os momentos em que possa ser benéfico.

Padrão autoritário. O médico sempre procura impor suas decisões, não aceita nem analisar com o paciente as prescrições que faz para ele. Sente-se ofendido por qualquer tipo de questionamento feito pelo paciente ou seus familiares. Acredita ser o "dono da verdade"! Considera que o paciente deve ser submisso, obediente e humilde. O autoritarismo cria relações frágeis e pouco duráveis, principalmente nas doenças de longa duração que exigem uma permanente troca de opiniões entre médico e paciente. O comportamento autoritário frequentemente se associa ao paternalista.

Padrão agressivo. Por temperamento ou como consequência de condições profissionais inadequadas – excesso de trabalho, baixa remuneração, por exemplo –, o médico transforma o paciente em "bode expiatório". A agressividade pode ser aberta, por meio de palavras ou atitudes ofensivas, ou disfarçada, por meio de mau atendimento, frieza no relacionamento, atos como não olhar no rosto do paciente, tom de voz grosseiro. Algumas maneiras simbólicas de agressividade incluem a prescrição de medicamentos injetáveis no lugar dos medicamentos por via oral, quando não há uma razão científica para isso, prescrições de regimes alimentares desnecessários ou até proibições de atividades sexuais, sem que haja nenhuma justificativa para isso. Este padrão de comportamento jamais se justifica.

Padrão inseguro. A insegurança, tal como a agressividade, pode ser um traço da personalidade ou ter origem em uma formação profissional deficiente. Conhecimentos insuficientes, incapacidade de fazer um exame clínico adequado, dúvidas na interpretação de exames complementares e na prescrição terapêutica, desenvolvem no médico mecanismos de defesa para disfarçar sua insegurança. O paciente acaba percebendo isso e perde a confiança no profissional, que pode tornar-se hostil, criando péssimas condições para o relacionamento entre ambos.

Padrão tecnicista. Em geral, o médico tecnicista apenas se interessa pela doença, deixando a condição humana do paciente em segundo plano ou até descartando-a.

Dá excessivo valor às "máquinas" de fazer diagnósticos ou tratamentos. Adota o mesmo comportamento de um mecânico que conserta ou troca peças de uma máquina e não tem o mínimo interesse pelo seu dono. Não dá valor à relação médico-paciente por não conseguir ver o doente como pessoa. Costuma ser um médico sem vocação para a profissão ou frustrado por não estar fazendo o que desejava em sua vida.

Para se sentir realizado na profissão é mais conveniente atuar em uma área da medicina em que não precise ter relação direta com pacientes.

Padrão otimista. Não vê dificuldade em nada, tudo lhe parece simples e sem gravidade, não sabe – ou não consegue – reconhecer os casos de prognóstico ruim. Falta-lhe precaução, não tem noção do imprevisto, antevê sempre sucesso em suas ações e costuma fazer promessas vãs em situações de dificuldades.

Sente-se como herói e, quando algo não dá certo, procura transferir para outros ou para fatores imponderáveis a culpa pela não concretização de suas expectativas.

Padrão pessimista. Tende a ver maior gravidade nas doenças do que a real, expressa desânimo e desesperança mesmo antes de conhecer o diagnóstico e deixa de tomar decisões diagnósticas ou terapêuticas porque, de antemão, em seu íntimo, não acredita na possibilidade de bons resultados.

O pessimista agrava a angústia do paciente e pode levá-lo ao pânico. Tranquilizar e alimentar a esperança do paciente não significa que se deve falsear a verdade e esconder a realidade; entre o otimismo inconsequente e o pessimismo descabido é que deve se enquadrar o comportamento do médico.

Os pacientes com doenças de prognóstico reservado sofrem muito com o médico pessimista.

Padrão rotulador. O médico com este padrão de comportamento tem sempre pronto um "rótulo diagnóstico" que agrade o paciente. Dá impressão de competência e segurança, mas, na verdade, o que o "rotulador" procura é recobrir suas deficiências e limitações. O "rótulo" quase sempre é um engodo, uma tapeação, uma maneira de enganar os pacientes mais crédulos.

Padrão "frustrado". A frustração pode começar durante o curso de medicina, quando o estudante percebe que há uma enorme distância entre as fantasias juvenis que podem ter influenciado a escolha da carreira e a realidade. Começa a reconhecer as limitações da medicina e verifica que suas possibilidades são menores que as sonhadas por ele. Outra fonte mais séria de frustração é a má qualidade do curso.

Perder um ente querido por limitações da medicina ou, pior ainda, por mau atendimento pode se transformar em profunda decepção cuja repercussão no mundo emocional do estudante ou do médico pode ser significativa.

A impossibilidade de atingir um ideal, longamente acalentado, é outra causa de frustração e até de revolta, quando um médico não consegue um trabalho digno ou recebe baixos salários para exercer tarefas exaustivas, como, por exemplo, dar inúmeros plantões para sobreviver.

Um estudante de medicina ou um médico frustrado quase sempre vai ficando cada vez mais pessimista e chega a tornar-se agressivo com os pacientes. No entanto, sua principal característica é a frieza na relação com o paciente. Mostra-se indiferente ao relato de sintomas que trazem profundo sofrimento para o paciente. Dissocia totalmente seu "eu pessoal" do "eu profissional". Examina mal os pacientes, passa a trabalhar com má vontade e pressa, não tem interesse pelos resultados do tratamento que institui, perde o entusiasmo pelo estudo, não se importa de ficar desatualizado, distanciando-se cada vez mais dos progressos científicos.

Padrão "sem vocação". A falta de vocação gera graves consequências principalmente quando o médico se dedica a atividades clínicas que exigem disposição espiritual e emocional para uma boa relação com os pacientes.

O médico sem vocação – aliás, isso já é perceptível desde o curso de medicina – desenvolve mecanismos para se distanciar do paciente. Algumas vezes, esses mecanismos ficam camuflados sob atitudes racionalizadas que podem ser enganadoras; outras vezes, o médico hostiliza aberta ou veladamente os pacientes.

Permanecer no curso ou no exercício da profissão médica é profundamente nocivo para o estudante ou para o médico e para os pacientes. A atitude mais sensata para aqueles que não têm vocação para a medicina é dedicar-se a outra profissão.

PACIENTES

Ao adoecer, o indivíduo quase sempre enfrenta novas situações, acentuando alguns traços de sua personalidade: os pessimistas passam a ver os fatos sempre pelo lado pior; os inseguros tornam-se completamente dependentes e ficam sem iniciativa; os agressivos perdem o controle de seus impulsos reprimidos.

A gama de comportamentos é extremamente vasta, e somente as vivências conferem ao médico a capacidade de reconhecer cada um deles.

Resumiremos, a seguir, os "tipos de paciente" que até certo ponto correspondem a padrões de comportamento mais comuns e algumas orientações que podem ser úteis para se relacionar com cada um deles.

Os dados obtidos no exame psíquico, analisado no Capítulo 7, *Exame Psíquico e Avaliação das Condições Emocionais*, são fundamentais para reconhecê-los.

Paciente ansioso. Os transtornos da ansiedade apresentam vários modos de manifestação clínica, incluindo ansiedade generalizada, síndrome do pânico, agorafobia, transtorno do estresse agudo, transtorno obsessivo-compulsivo e transtorno do estresse pós-traumático.

Quase toda enfermidade ou o medo de estar doente provoca certo grau de ansiedade, e, em muitas ocasiões, é a própria ansiedade que leva o indivíduo ao médico.

A ansiedade é "contagiosa" e envolvente, passando facilmente para os familiares, provocando, por meio de um mecanismo de círculo vicioso, maior ansiedade no paciente.

> **Boxe**
> O reconhecimento da ansiedade se faz pelas manifestações psíquicas e somáticas que a acompanham: inquietude, voz embargada, mãos frias e sudorentas, taquicardia e boca seca. Alguns pacientes esfregam as mãos sem interrupção, enquanto outros as apresentam trêmulas. Bocejos repetidos ou fumar um cigarro atrás do outro também indicam o desejo inconsciente de o paciente reforçar suas defesas psicológicas.

Reconhecida a ansiedade, o estudante deve preparar-se psicologicamente para enfrentar a situação. Em primeiro lugar, há que demonstrar segurança e tranquilidade, conduzindo a entrevista sem precipitar a indagação dos fatos que possam intensificar ainda mais a ansiedade do paciente.

É preferível gastar alguns minutos conversando sobre fatos aparentemente desprovidos de valor, de modo a dar tempo para certo relaxamento da tensão.

Em contrapartida, não são corretas nem surtem efeito as tentativas de "acalmar" o paciente, exortando-o a ficar tranquilo e dizendo, de antemão, quando ainda não há uma decisão diagnóstica, que ele não tem nada ou que sua doença não é grave.

O estudante deve estar prevenido de que a própria ansiedade poderá ser responsável por todas as queixas relatadas pelo paciente. Essa condição, designada *transtorno de ansiedade*, é muito comum na prática médica.

Outras vezes, as manifestações ansiosas se expressam em algum órgão e, aí, então, passam a predominar os sintomas relativos a ele (p. ex., palpitações, dispneia suspirosa e precordialgia podem caracterizar a somatização do transtorno de ansiedade ou depressivo no coração).

Mesmo que a ansiedade seja o único ou o principal problema, sempre será necessário reconhecê-la, porquanto o comportamento do médico é muito influenciado por esta situação.

> **Boxe — Reconhecendo a ansiedade (Bird)**
> "Certa vez, tive ocasião de estar junto ao leito de uma paciente que estava sendo preparada para uma operação muito arriscada. Os médicos que a rodeavam foram amáveis, gentis e sinceros, procurando tranquilizá-la; afirmavam que nada sentiria e que despertaria, completamente bem, em sua cama. Percebi que ela estava tão ansiosa que não podia ouvir e entender absolutamente nada do que lhe estava sendo explicado com todo interesse por aqueles médicos, os quais também notaram sua ansiedade, o que os levou a lhe reassegurarem que nada havia a temer. Neste momento, entrou o cirurgião, um homem atarefado e um tanto seco. Pensei: 'Oh! Deus, que acontecerá agora?'. Contudo, o médico ignorou todos nós e foi direto à paciente. Apresentou-se, apertou-lhe a mão e disse: 'Você parece estar terrivelmente assustada.' A mulher prorrompeu em lágrimas e se agarrou a ele, que a enlaçou em um afetuoso abraço. Por alguns instantes, esteve parado ali em completo silêncio, mas a eloquência do silêncio nunca foi mais claramente tão evidenciada. Havia dito mais do que era necessário dizer e depois de um minuto retirou-se, sorrindo e dizendo-lhe que a veria na manhã seguinte para operá-la. Então, e somente então, pôde a paciente relaxar e começar a escutar e a compreender as explicações dos outros médicos."

O ato do cirurgião tem valor científico, e não foi uma simples amabilidade. Conscientemente ou não, comportou-se como se soubesse que aquela paciente, tomada de tamanha ansiedade, nada podia ver ou ouvir e que a melhor maneira de se relacionar com ela era reconhecendo sua ansiedade e permitindo que a expressasse da maneira que pudesse; no caso, foi pelo choro.

Por outro lado, não se pode negligenciar a ansiedade dos próprios médicos ou, o que é mais evidente ainda, dos estudantes de medicina quando estão iniciando o aprendizado clínico. A principal causa é a insegurança, associada muitas vezes ao receio de estar importunando o paciente. Esses sentimentos são normais e são superados à medida que o estudante aprende os fundamentos da relação médico-paciente. Se a ansiedade, em vez de diminuir, aumentar, será necessário fazer uma avaliação mais profunda da situação.

Paciente deprimido. O paciente deprimido aparenta desinteresse por si mesmo e pelas coisas que acontecem ao seu redor, tem forte tendência a se isolar e, durante a entrevista, pode ter dificuldade em descrever seus padecimentos, ignorando ou respondendo pela metade às nossas perguntas.

É comum que se ponha cabisbaixo, tenha os olhos sem brilho e exprima tristeza, não sendo raro que caia em pranto durante o exame. Relata choro fácil e imotivado, despertar precoce, inapetência, redução da capacidade de trabalho/perda da vontade de viver. Entristecimento e perda gradativa do prazer em geral são sintomas essenciais para o diagnóstico.

De maneira geral, a primeira tarefa do examinador é conquistar sua atenção e sua confiança. Só se consegue isso demonstrando sincero interesse pela sua pessoa. Moderada dose de otimismo pode transparecer na linguagem e no comportamento do médico.

A anamnese, nesses casos, pode ser difícil em razão da dificuldade do paciente em manifestar claramente seus sentimentos, ou por estar francamente desesperançado. Ouvir e perguntar no ritmo do paciente é um meio de conseguir uma boa relação e uma futura adesão ao tratamento. Dar atenção ao familiar acompanhante e pedir sua colaboração complementa as informações necessárias para uma boa sintonia entre o médico, o paciente e a família.

A depressão é uma das patologias psiquiátricas mais conhecidas e faladas entre os leigos, levando várias pessoas a identificarem seus sintomas como depressivos, sem que isso tenha comprovação médica. Socialmente, é comum que as pessoas digam que passaram a semana ou o dia deprimidas, ao passo que o que sentiam era apenas uma grande tristeza ou aborrecimento por alguma causa social ou familiar. Assim, é importante que o médico esteja atento para os sintomas que se apresentam no paciente internado no hospital geral ou no ambulatório, para diferenciá-los dos quadros depressivos verdadeiros.

A *depressão unipolar* hoje é reconhecida como uma doença biológica, resultante de uma predisposição genética, de aspectos constitucionais da pessoa e do ambiente em que ela está inserida.

Assim, um episódio depressivo pode acontecer sem motivo aparente, após uma situação traumática ou até secundário a uma doença física. Da mesma maneira pode apresentar-se inicialmente com sintomas somáticos que não são correlacionados com sintomas depressivos e evoluir para um quadro mais grave, com ideias suicidas e desesperança.

A *depressão bipolar* tem características semelhantes à unipolar, mas cursa em ciclos com estados eufóricos, chamados de maníacos, e que são parte do transtorno bipolar do humor.

Ambas as formas de depressão são graves e exigem medidas urgentes e enérgicas, pois, além de causarem intenso sofrimento pessoal e aos familiares, podem incapacitar o paciente de modo acentuado para o desempenho das suas atividades, podem levá-lo ao suicídio.

Paciente que chora. Não é raro que o paciente caia em pranto durante a entrevista médica; outras vezes, percebe-se que o paciente está prestes a chorar. Ambas as situações provocam mal-estar no médico, mais ainda no estudante de medicina. Em primeiro lugar, deve-se deixar claro que não há nada demais no paciente chorar; quase sempre ele está precisando aliviar uma tensão que vem crescendo junto com sua doença. O primeiro a ser feito é deixá-lo chorar sem indagação e sem consolo com palavras vazias ou exortações inúteis. Os pacientes quase sempre se sentem constrangidos quando acabam de chorar, mas confessam estar aliviados, fazendo com que a entrevista seja retomada até com mais facilidade. As lágrimas podem representar o início de uma relação médico-paciente em nível mais profundo e, portanto, de melhor qualidade. Pequenos gestos – um leve toque na mão do paciente –, palavras de compreensão ou mesmo um silêncio respeitoso podem ajudar o paciente a sair daquela situação, que não deve prolongar-se demasiadamente. Às vezes, o paciente pode desejar interromper a anamnese, e o estudante deve respeitar sua vontade, voltando algum tempo depois, no mesmo dia ou no dia seguinte.

Paciente que demonstra medo. Aquele que tem medo exagerado de tudo. Seus receios são relacionados com a própria doença ou com exames aos quais será submetido.

Uma palavra de esclarecimento pode ser suficiente para vencer esses temores, e, nos momentos precisos, há que mostrar firmeza e energia para que o paciente supere sua pusilanimidade.

Paciente verborreico. Aquele que fala muito, com irresistível tendência para descrições minuciosas e cheias de interpretações pessoais a respeito de fatos relacionados com a sua doença e com episódios de sua vida.

Este tipo de paciente precisa ser reconduzido, a todo momento, ao relato de seus sintomas, pois mostra forte inclinação para divagações e longos rodeios. Impaciência por parte do examinador só servirá para inibi-lo. Consegue-se uma atitude correta juntando compreensão e firmeza, que irão conter o paciente dentro de certos limites, sem, no entanto, provocar inibições.

Paciente hostil. A hostilidade pode ser percebida à primeira vista, após as primeiras palavras, ou pode ser velada, traduzida em respostas reticentes e insinuações mal disfarçadas.

É comum percebermos que a agressividade disfarça ou é uma defesa contra a ansiedade.

Muitas situações podem determinar esse comportamento. Doenças incuráveis ou estigmatizantes costumam induzir, gradativamente, uma atitude de hostilidade contra o médico ou contra a medicina de maneira geral. Operações malsucedidas, complicações terapêuticas ou decisões errôneas de outros médicos podem provocar um comportamento hostil que o paciente não é capaz de esconder diante de qualquer médico; na verdade, ele perde a crença na medicina. Determinadas condições, como o etilismo crônico e o uso de drogas ilícitas, por si mesmas capazes de despertar sentimento de autocensura, reforçadas por atitudes recriminatórias dos familiares, determinam também o surgimento de hostilidade. Paciente inevitavelmente hostil é aquele cuja consulta foi determinada à sua revelia, por insistência dos familiares. O trabalho apressado, o exame feito às pressas, a pouca atenção dispensada ao paciente, tudo isso vai levando-o a sentir-se desprezado. Daí, surge uma hostilidade que, às vezes, é específica, mas que pode se tornar genérica contra todos os médicos.

Os estudantes, por sua vez, podem ser alvo de uma hostilidade por parte dos pacientes dos hospitais de ensino, pelo fato de serem muito solicitados e nem sempre se sentirem dispostos a atender tais solicitações.

São inúmeras as fontes de hostilidade, e o examinador tem obrigação de reconhecê-las para assumir uma atitude correta diante desses pacientes.

A pior conduta consiste em adotar uma posição agressiva, revidando com palavras ou atitudes a hostilidade do paciente. Serenidade e autoconfiança são as qualidades básicas do examinador.

Paciente agitado. A agitação pode ser leve, traduzida apenas pelo fato de o paciente não conseguir ficar deitado ou sentado, ou intensa, quando, então, torna-se inquieto, reclamando em voz alta, não aceitando que seja examinado ou medicado, podendo chegar à agressividade.

> **Boxe — Agitação psicomotora**
> A agitação psicomotora tem diferentes causas, incluindo ansiedade, ingestão de bebidas alcoólicas, uso de drogas ilícitas, insuficiência hepática, quadros psicóticos.

Na agitação leve, a maneira como o médico se comporta pode ser suficiente para acalmar o paciente; nos casos mais graves, o paciente fica inacessível e não é possível dominá-lo, sendo necessário lançar mão de processos de contenção. A melhor alternativa, desde que não haja contraindicação, é sedar o paciente com um tranquilizante, por via oral, ou, se necessário, injetável.

Paciente eufórico. O paciente eufórico fala e movimenta-se exageradamente. Sente-se muito forte e sadio e faz referências às suas qualidades. Seu pensamento é rápido, e ele muda de assunto inesperadamente, podendo haver dificuldade de ser compreendido. O médico faz uma pergunta, ele inicia a resposta, mas logo desvia seu interesse para outra questão e continua falando.

A euforia pode aparecer após ingestão de bebida alcoólica ou uso de droga estimulante (anfetamina ou cocaína ou ainda durante a fase maníaca do transtorno bipolar do humor). Há um tipo de exaltação do humor que aparece em quadros psicóticos.

Paciente com déficit de inteligência ou com retardo mental. É fácil reconhecer esse tipo de paciente, e é preciso fazê-lo para que se adote um raciocínio mais simples e linguagem adequada, no nível da compreensão do doente. Do contrário, ele irá se retrair ou dará respostas simplesmente despropositadas, pelo simples fato de não estar compreendendo a conversa. Prefere retrair-se a deixar transparecer a incapacidade de nos entender.

Perguntas simples e diretas, usando apenas palavras corriqueiras, ordens precisas e curtas, bem como muita paciência são os componentes para se conseguir um bom relacionamento com esse tipo de paciente.

Paciente hipocondríaco. É o que tem o hábito de estar sempre queixando-se de alguma doença e até gosta de relatar seus padecimentos. São pessoas muito sugestionáveis, e é preciso cuidado na maneira de falar com elas, pois, a partir de uma explicação mal compreendida, desenvolvem novas fantasias que vão juntar-se às que elas próprias engendraram.

O hipocondríaco sempre tem alguns diagnósticos a oferecer à guisa de queixas. O estudante deve estar prevenido, e, quando o paciente disser, por exemplo, que sofre de "hemorroidas", pode ser que seu problema seja apenas "constipação intestinal", mas que, em sua imaginação, foi transformado em um diagnóstico taxativo.

Contradizê-lo não ajuda em nada. Ridicularizá-lo só trará dificuldades no estabelecimento de uma boa relação médico-paciente. Ouvi-lo com paciência e compreensão e atitudes firmes bem fundamentadas são as qualidades necessárias no relacionamento com o paciente hipocondríaco.

Paciente surdo. A comunicação entre o médico e um paciente que não escuta depende do interesse do primeiro e da inteligência do segundo.

Quase sempre alguma pessoa da família faz o papel de intérprete, e, nesse caso, a entrevista assume características idênticas às que exigem a participação de uma terceira pessoa que pode ser um intérprete que domine a Língua Brasileira de Sinais (Libras).

Em tais situações, é óbvio, a anamnese terá de ser resumida aos dados essenciais, e suas possibilidades de ajuda no diagnóstico terão sido irremediavelmente restringidas; contudo, as poucas informações que se conseguem poderão ser cruciais para a correta orientação diagnóstica.

A capacidade de ser médico pode ser avaliada exatamente nestas condições em que se torna mais difícil a relação médico-paciente.

Paciente psicótico. Reconhecer o paciente psicótico ou com transtorno mental costuma ser difícil para o estudante ou até mesmo para o médico pouco experiente nesta área.

As principais alterações mentais são a confusão mental, as alucinações, os delírios, a desagregação do pensamento, a depressão, a excitação patológica do humor e as alterações do juízo crítico que levam à alteração do comportamento.

No paciente psicótico, ao exame clínico, consegue-se, geralmente com o auxílio da família, delimitar o início da doença, que é marcado pela interrupção do sentido da continuidade existencial. É a pessoa que tinha uma vida normal e, a partir de um determinado momento, passa a apresentar uma das alterações anteriormente referidas. O psicótico vive em um mundo incompreensível do ponto de vista fenomenológico.

Paciente em estado grave. O paciente em estado grave não quer ser perturbado por ninguém, e o exame não deixa de ser um incômodo para ele.

É necessário ser objetivo e só fazer o que for estritamente necessário para coletar os dados que permitirão o diagnóstico.

As perguntas têm de ser diretas e objetivas, pois a capacidade de colaborar está reduzida, e todas as manobras devem ser feitas com a preocupação de não aumentar o sofrimento do paciente.

Paciente terminal ou sem possibilidade terapêutica. Conceituar esse tipo de paciente é uma tarefa difícil. Em senso estrito, paciente terminal ou sem possibilidade terapêutica, como tem sido a denominação preferida, atualmente, é o que sofre de uma doença incurável em fase avançada e para o qual não há recursos médicos capazes de alterar o prognóstico de morte a curto prazo. Os exemplos mais frequentes são as neoplasias malignas avançadas, as cardiopatias graves, as nefropatias com insuficiência renal avançada, a síndrome da imunodeficiência adquirida (AIDS).

> **Boxe**
> Não se deve confundir o conceito de paciente em estado grave com paciente terminal. Por mais graves que sejam as condições de um paciente, quando há possibilidade de reversão do quadro clínico, as reações psicológicas do paciente e os mecanismos psicodinâmicos da relação médico-paciente são diferentes dos que ocorrem quando não há esperança de recuperação.

A relação médico-paciente nos casos terminais costuma ser difícil e causar perturbação emocional para o médico. Muitos médicos têm grande dificuldade de se relacionar com esses pacientes.

Contribuição relevante nesta área foi dada por Kübler-Ross (1987). Após conviver com centenas de pacientes terminais, ela pôde distinguir cinco fases pelas quais passam estas pessoas, ao terem consciência de que caminham para a morte. Aliás, cumpre ressaltar que os conhecimentos obtidos por esta psiquiatra são válidos para qualquer paciente. O que acontece no paciente terminal é apenas uma amplificação dos fenômenos psicológicos que fazem parte do sentir-se doente.

A primeira fase é a de *negação*. O paciente usa todos os meios para desconhecer o que está acontecendo com ele. É comum que se expresse assim: "Não, não é possível que isto esteja acontecendo comigo!" Quase sempre a família e o próprio médico reforçam esta negação – a família escondendo todas as informações que lhe são fornecidas e o médico dando ao paciente uma ideia falsamente otimista de seu estado de saúde. A fase de negação é mais evidente nas pessoas que estão vivendo um momento de grandes responsabilidades, prestígio e poder. Não adianta o médico enfrentar a negação do paciente com exortações ou levantando falsas esperanças. É mais conveniente calar-se e deixá-lo vivenciar sua frustração, só falando o essencial e respondendo às questões de maneira sincera e serena.

A segunda fase é a de *raiva*. A pessoa, que até então negava sua realidade, começa a aceitá-la como concreta, mas passa a agredir os familiares e os profissionais que lhe prestam assistência. Alguns se revoltam contra Deus, expressam desencanto, proferem blasfêmias. Nesta fase, a relação médico-paciente apresenta suas maiores dificuldades, uma vez que o paciente quase sempre mostra decepção com a medicina, e o médico pode ser o alvo de suas palavras de desespero e raiva. Nestes momentos, é fundamental o sentimento de compaixão, acompanhado de compreensão e tolerância.

A terceira fase é a de *barganha* ou *negociação*. Depois de negar e protestar, o paciente descobre que a negação e a raiva de nada adiantam e passa a procurar uma solução para o seu problema. Promessas de mudança de vida, reconciliação com pessoas da família e busca a Deus são os meios encontrados pelo doente nesta fase de negociação, na qual o médico pode ter papel muito ativo, apoiando e conversando abertamente com o paciente.

A quarta fase é a de *depressão*. Nesta fase, o paciente questiona toda sua vida, seus valores, suas aspirações, seus desejos, suas ambições, seus sonhos. O paciente costuma manifestar vontade de ficar só e em silêncio. Deixa de ter interesse pelos assuntos corriqueiros e cotidianos – negócios, problemas familiares –, aos quais dava grande importância. A revolta e a raiva cedem lugar a um sentimento de grande perda. Muito influem na depressão as alterações físicas, representadas por emagrecimento acentuado, queda de cabelos, cirurgias mutiladoras. Nessa fase, o papel do médico pode ser decisivo para o paciente vencer suas angústias e aliviar sua decepção. Nunca é necessário falar palavras duras, mas a verdade precisa imperar na relação do médico com o paciente e a família. Medidas paliativas que aliviem o sofrimento e melhorem a qualidade de vida contribuem para o paciente superar esta fase.

A quinta fase é a de *aceitação*. Perceber a realidade não é desistir da luta ou sentir-se derrotado. É a plena consciência de um fato – a morte próxima – como parte de seu ciclo vital. Muito influem para a entrada nesta fase os valores, as crenças e as ideias daquela pessoa ao longo de sua vida, antes de adoecer. Aqueles que tiveram formação religiosa ou um desenvolvimento espiritual mais avançado são mais capazes de aceitar a morte do que as pessoas que se apoiam apenas em objetivos materiais para viver.

> **Boxe**
> É lógico que, na prática, os fatos não se passam de maneira tão esquemática. O processo é muito complexo e a descrição didática proposta por Kübler-Ross (1987) é válida por ter referências facilmente compreensíveis dentro da complexidade desses fenômenos. Nem sempre as fases se sucedem na ordem referida. Às vezes, o paciente, em vez de avançar na busca da aceitação, regride às fases de negação ou de raiva. De qualquer modo, é necessário reconhecê-las, porque o médico deve procurar adotar as atitudes mais adequadas para cada uma delas.

Os estudantes que iniciam sua formação clínica se deparam com frequência com pacientes terminais, pois são comuns estes casos nas enfermarias dos hospitais universitários. Sem dúvida, é um momento muito difícil para eles. São vivências sofridas e que deixam marcas profundas. Ali, aprendem que reconhecer as limitações da medicina é tão importante quanto saber usar as possibilidades que ela nos dá para o controle ou cura das doenças. Naqueles momentos, a referência mais útil que o estudante pode ter é nossa condição humana, tudo mais se torna secundário.

Crianças e adolescentes

O comportamento das crianças varia conforme a idade, e o examinador deve adaptar-se para conseguir estabelecer uma boa relação com o pequeno paciente.

Comumente, as crianças têm medo do médico e dos aparelhos. Este receio é lógico porque a criança teme o desconhecido.

Talvez a qualidade mais importante para lidar com elas seja a bondade, traduzida na atenção, no manuseio delicado e no respeito pela sua natural insegurança. Conquistar a confiança e a simpatia de uma criança doente é mais do que um ato profissional: é um ato de amor cujo significado será facilmente percebido pelo estudante sensível.

O adolescente apresenta muitas particularidades. Sua luta pela conquista da própria identidade inclui necessariamente conflitos com o mundo adulto, representado por sua família. O médico é visto pelo adolescente como parte desse mundo, às vezes como um representante da própria família. Alguns médicos se equivocam ao acharem que, para um bom relacionamento com adolescentes, devem comportar-se como um deles; essa postura tem efeito negativo. O estudante de medicina, muitas vezes ainda adolescente, fica em posição inversa com os pacientes adultos, mas ele não pode se esquecer de que está exercendo o papel de médico junto ao paciente, seja qual for sua idade.

Idosos

O envelhecimento é um processo inexorável, o qual só não será vivenciado por aqueles que morrerem jovens.

O processo de envelhecimento é complexo e o comportamento que cada indivíduo vai apresentar na velhice dependerá das alterações biológicas inerentes a esse processo, mas principalmente de sua personalidade, suas vivências e condições sociais e culturais.

Os idosos estão sujeitos às mesmas alterações de comportamento que os mais jovens. A irritabilidade, o pessimismo, a sensação de menos-valia, as inúmeras queixas orgânicas, a falta de interesse por suas atividades normais não devem ser considerados comportamentos normais dos velhos. Na verdade, podem ser sintomas de doenças psíquicas, como a depressão, que também ocorrem nessa faixa etária.

O que se observa, no entanto, é que a civilização ocidental tende a considerar o envelhecimento como um sinônimo de perdas e limitações. Isso se deve à valorização excessiva da capacidade de produção e de consumo. Como os velhos são considerados pouco produtivos e, consequentemente, pouco consumistas, eles perdem sua importância social. Muitos idosos assimilam esse preconceito e consideram-se incapazes e limitados. Isso, ao contrário do que se pensa, não os torna poliqueixosos, mas faz com que eles aceitem ter sintomas e sofrer em silêncio, dificultando o diagnóstico de suas doenças.

Antes de cuidar de um idoso, o médico deve estar ciente de tudo isso; mais ainda, precisa aprender a ver a velhice como mais uma etapa da vida, pela qual todos nós deveremos e gostaríamos de passar (ver Capítulo 9, *Exame Clínico do Idoso*).

FAMÍLIAS

A participação das famílias em tudo o que se refere ao paciente é um direito inquestionável e precisa ser levado em conta pelo médico e pelos demais profissionais da saúde.

> A família é coadjuvante em tempo integral, cabendo-lhe transformar em ações concretas as prescrições e as recomendações dadas pelo médico. É obrigação do medico explicar corretamente o diagnóstico e sua repercussão no contexto familiar.

Com relação à decisão terapêutica, praticamente sempre há envolvimento familiar. Cumpre salientar que a família tem interesse especial em tudo o que se refere ao prognóstico. Momento difícil na prática médica é a comunicação de um diagnóstico de doença incurável ou de um prognóstico reservado; mais delicado ainda é informar aos familiares um fracasso terapêutico ou, pior que isso, o desenlace do paciente. É um aprendizado doloroso, porém indispensável, pois não se pode excluir a família, ou um membro dela, em tudo que diz respeito ao paciente.

O médico é a figura de maior destaque no cenário em que um paciente em estado grave ou em fase terminal ocupa a posição central. Não é apenas em sua condição de um profissional com domínio do lado científico das doenças; cabem a ele compreender e atuar em tudo que possa ter influência na recuperação e bem-estar do paciente.

> Nunca é demais repetir que o paciente não é uma "simples máquina" que apresenta uma "peça danificada". Mais do que isso: além de sua individualidade, ele está inserido no seio de uma família. A compreensão destes aspectos humanos é um dos principais componentes da medicina de excelência.

Não resta dúvida de que uma rede familiar e social estável e sensível protege a pessoa contra doenças. Ao contrário, a presença de doença em uma pessoa compromete a qualidade de sua interação na família e na rede social mais próxima. São inter-relações complexas e com múltiplas facetas, nem sempre devidamente valorizadas pelos médicos. Valendo-se dos conhecimentos sobre a repercussão das doenças físicas e mentais sobre a família, o médico tem o dever de reconhecer a dimensão relacional entre o paciente, sua família e o contexto no qual vive.

Um aspecto a ser ressaltado é que os pacientes, hospitalizados ou não, que recebem apoio de seus familiares e de seus amigos, que não se isolam, beneficiam-se desses contatos, o que atenua as reações emocionais desencadeadas pelas doenças. Pacientes que sofreram infarto do miocárdio, por exemplo, e que contam com o acompanhamento de seus familiares, tendem a se recuperar mais rapidamente que aqueles que são mantidos isolados, distantes da família. O afastamento de uma criança doente de sua família tem graves consequências na evolução da doença. A presença da mãe pode fazer grande diferença na recuperação de uma criança.

Na ausência de familiares, como mecanismo de defesa, não é incomum o paciente hospitalizado desenvolver laços afetivos com outros pacientes internados, com fragilidade física ou emocional. Um exemplo que ilustra tal aspecto é o caso de

Joana, 57 anos, internada na enfermaria de um Hospital Universitário, que assim se expressou:

"Sabe, eu não me sinto muito só aqui. Minha família não vem me visitar porque reside em outra cidade, mas, quando eu olho de um lado e de outro e encontro pessoas para conversar, aí me sinto bem. É como se elas fossem minha família."

O médico precisa reconhecer que sempre há uma relação entre a enfermidade e o estado emocional do paciente. A existência de uma doença grave ou debilitante produz impacto não só sobre a pessoa doente, mas também sobre sua família, amigos e colegas de trabalho.

Não é raro ocorrer um distanciamento por parte da família e dos amigos de uma pessoa doente, tendo em vista as dificuldades que se instalam no processo de internação. Visitar um parente ou amigo em estado grave, ou em estado terminal, acompanha-se de dor e sofrimento psíquico. Daí serem frequentes as condutas de evitação. Fato é que se visita os doentes cada vez menos. As notícias sobre ele passam a ser obtidas, muitas vezes, apenas por meio do boletim médico ou de algum parente.

É importante que os profissionais que trabalham com pacientes graves ou terminais e convivem com suas famílias tenham uma compreensão sobre um tipo de luto, denominado *luto antecipatório*, de modo que possam ajudá-los neste momento difícil. O processo do luto começa antes da morte e envolve vários aspectos inerentes à vivência do luto.

A família, por ser o grupo mais próximo do indivíduo, vive muitas vezes o luto antecipatório. O luto ocorre antes de acontecer a perda real, mas apresenta as mesmas características e manifestações do processo de luto normal.

Pessoas com doenças terminais influem na natureza dos sentimentos vividos por seus familiares neste período. É frequente ocorrer ambivalência de sentimentos dos familiares que é transferida ao paciente que ainda vive. Sentimentos de culpa e reações de negação podem ser observados nos familiares. Também podem surgir comportamentos de esquiva em permanecer ao lado do paciente, impedindo, assim, que os membros da família entrem em contato com sinais de agravamento do quadro clínico do paciente.

Um período muito longo de luto antecipatório pode desencadear muitas dificuldades: a família pode regredir emocionalmente muito cedo, antes mesmo de a pessoa falecer, o que pode estabelecer uma relação inadequada. Eis um exemplo:

A mãe de Renato estava morrendo de uma doença degenerativa progressiva. Ele, bem como as outras pessoas da família, "anteciparam" a sua morte. Todos se despediram e organizaram os preparativos. Contudo, a mãe continuava viva, embora muito mal. O filho conversou com o médico que acompanhava o caso, mostrando-se confuso e com uma grande dúvida: sairia de férias, como era de costume acontecer todos os anos, naquela época? Sentia-se angustiado por não poder continuar a fazer planos enquanto ela estivesse viva. Renato se sentia culpado e indigno ao pensar que, se ela morresse, tudo estaria resolvido.

Este é um dos modos de luto antecipatório que ocorre quando um familiar sente-se exigido a dar inteira atenção, cuidando de uma pessoa que, a cada dia, piora fisicamente e se encontra ausente psicologicamente. Ao contrário, há casos em que os membros da família se aproximam mais da pessoa que está morrendo. Eles ficam muito próximos no intuito de resolver sentimentos de culpa e perda e, nesses casos, podem querer lidar de maneira intensa e excessiva com o paciente, exigindo mais atenção e presença da equipe médica ou buscando tratamentos não tradicionais, o que pode se tornar um problema não só para o paciente, mas, também, para a equipe médica.

Outro aspecto importante refere-se ao conhecimento de que o período que precede a morte pode ser utilizado de modo positivo, significando uma singular oportunidade para os familiares enlutados expressarem e comunicarem coisas que devem ser ditas antes de a pessoa morrer. O médico pode ajudá-los a aproveitar os momentos que antecedem a morte de um familiar.

As pessoas que estão morrendo podem sentir o luto antecipatório, embora isso aconteça de maneira um pouco diferente das pessoas de sua família. Estas estão perdendo apenas uma pessoa querida. A pessoa que está morrendo geralmente tem muitas ligações na vida; neste sentido, estará perdendo muitas pessoas significativas de uma só vez. A antecipação da perda que o paciente vivencia o faz recuar diante do tratamento, levando-o a não cooperar. Uma das maneiras de fazer isso é voltar seu rosto para a parede, recusando-se a se comunicar.

Outro aspecto importante que auxilia na compreensão do luto familiar refere-se a três áreas citadas por Worden (1998). A primeira diz respeito à posição funcional ou o papel que a pessoa doente ocupa na família. A proximidade da morte vai criar mudanças no equilíbrio funcional da família. A segunda área refere-se à integração emocional da família. Membros de uma família bem integrada conseguem ajudar uns aos outros a lidar com a proximidade da morte, possibilitando a expressão livre de sentimentos diante da perda, evitando que se instalem, posteriormente, comportamentos vivenciados como sintomas, físicos ou emocionais, consequência da não elaboração do luto. A terceira área diz respeito à maneira como as famílias facilitam ou dificultam a expressão emocional. Falar e chorar são comportamentos esperados e que, facilitados na sua manifestação, poderão evitar o estabelecimento de um luto problemático.

Existem manifestações de luto que evoluem de maneira complicada. É importante que o médico os conheça, como, por exemplo, reações de luto mascaradas. Isso acontece quando uma pessoa não expressa seus sentimentos abertamente, por não se encontrar suficientemente capaz de manifestar a dor diante da perda.

Ao médico importa saber que uma pessoa da família pode apresentar sintomas similares àqueles que a pessoa que faleceu apresentava ou outro tipo de queixa psicossomática; por exemplo, a dor frequentemente pode significar um luto reprimido. Entre as outras manifestações que podem ser mascaradas por sintomas psiquiátricos, está a depressão.

Uma família que perdeu um ente querido por suicídio pode apresentar em seus membros sobreviventes reações distintas, em diferentes momentos. A culpa é um sentimento comum entre os familiares enlutados por uma vítima de suicídio. Pais que perderam um filho nessa condição querem assumir a responsabilidade pelo ato ocorrido, evoluindo para condutas inexplicáveis. Em decorrência da intensidade da culpa podem sentir a necessidade de serem punidos ou de se autoagredirem. Uma doença física ou mental pode surgir como modo de efetivar tal desejo.

O sentimento de culpa pode ter variadas consequências, podendo desencadear na família diferentes comportamentos, como superproteção, afastamento, aparecimento de doenças em outros membros, entrega precoce da pessoa à morte.

É muito difícil para a equipe de saúde compreender a reação de afastamento dos familiares na iminência da morte de um membro da família. Por outro lado, a pessoa gravemente enferma pode não se sentir mais com direito à vida, já que sua família encontra-se sofrendo. Dessa maneira, poderá responder debilmente aos estímulos, mostrando-se apática, chegando a recusar a medicação e a alimentação.

Em situações de maior gravidade, a família, com poucos recursos internos, lança mão de mecanismos de defesa para se proteger do aniquilamento. Como exemplo, temos a reação de negação da família frente ao diagnóstico de uma doença grave e a possibilidade da morte. Os profissionais de saúde devem compreender e aceitar essa reação. Contudo, reações extremas como descontrole, angústia ou reações irreais e maníacas de otimismo exigem intervenção da equipe, pois tais comportamentos dificultam o contato da família com a realidade.

Segundo Kübler-Ross (1987), a família, ao receber a notícia de um diagnóstico de doença grave ou incurável, tal como o paciente, pode passar pelos estágios de negação, raiva, barganha ou negociação, depressão e aceitação.

Cuidar de um paciente, em sua integridade, implica atenção aos seus familiares. Ante o impacto causado pela enfermidade de um de seus membros, a família deve ser reconhecida como capaz de fornecer dados importantes à equipe médica.

Ignorar os sentimentos da família ou não reconhecer a necessidade de cuidados que o grupo familiar demanda constitui uma grande falha. Manter a família distante das informações e dos profissionais que cuidam do paciente somente contribui para o aumento da ansiedade e do estresse. O envolvimento dos familiares no tratamento torna-se fator relevante à medida que podem ajudar o paciente na travessia de sua doença, atenuando a carga emocional, o medo e a insegurança que o invadem e as incertezas diante da fragilidade de viver. Quando a interação médico-paciente-família é plena, nascem laços e forças essenciais para que os componentes dessa tríade exerçam da melhor maneira possível o papel de cada um.

Exame Clínico do Idoso

Elisa Franco de Assis Costa
Siulmara Cristina Galera
Celmo Celeno Porto
Claudio Henrique Teixeira

- Introdução *214*
- Anamnese do paciente idoso *215*
- Modificações decorrentes do envelhecimento *216*
- Avaliação funcional do idoso *217*
- Considerações finais *223*
- Roteiro pedagógico para exame clínico do idoso e avaliação geriátrica ampla *223*

INTRODUÇÃO

A Organização Mundial da Saúde (OMS), com base em fatores socioeconômicos, considera idoso todo indivíduo com 65 anos ou mais; porém, nos países com expectativa média de vida ao nascer mais baixa do que a de países desenvolvidos, pode-se reduzir o limite para 60 anos. No Brasil, em outubro de 2003 foi instituído o Estatuto do Idoso, destinado a regular os direitos assegurados às pessoas com idade igual ou superior a 60 anos (Lei nº 10.741/2003).

Do ponto de vista biológico, conceitua-se o envelhecimento como um fenômeno caracterizado pela perda progressiva da reserva funcional, que torna o indivíduo mais propenso a ter doenças e aumenta a chance de óbito.

> **Boxe**
> Costuma-se dividir os idosos em grupos conforme a faixa etária; no Brasil, os limites são:
> - **Idosos jovens:** 60 a 69 anos
> - **Idosos velhos:** 70 a 79 anos
> - **Muito idosos:** 80 anos ou mais.

Convém ressaltar que o grupo dos "muito idosos" é o que mais cresce proporcionalmente no país e também o grupo que engloba os indivíduos mais frágeis e portadores de incapacidade funcional. De acordo com os dados do Instituto Brasileiro de Geografia e Estatística (IBGE), a população brasileira total cresceu, em 10 anos (1997-2007), 21,6%, ao passo que a população com 60 anos ou mais cresceu 47,8% e aquela com 80 anos ou mais, 65%. A previsão é de que esse grupo de "muito idosos" cresça, até 2050, o dobro da população de 60 a 79 anos.

> **Boxe**
> Muito mais importante é a classificação do envelhecimento em três tipos:
> - **Bem-sucedido:** quando predominam as modificações fisiológicas do envelhecimento (senescência), sem perdas funcionais significativas
> - **Malsucedido:** quando predominam as alterações provocadas por doenças (senilidade) associadas a perdas funcionais significativas
> - **Envelhecimento usual:** situa-se entre os dois polos, com doenças interagindo com as perdas funcionais.

As condutas e os procedimentos a serem executados dependem dessa classificação e do exame clínico global do idoso, os quais vão ditar as intervenções diagnósticas e terapêuticas.

O exame clínico é o único método que possibilita uma avaliação global do paciente idoso. Sua estrutura geral e as técnicas básicas são as mesmas usadas para qualquer paciente, mas é necessário levar em conta as modificações anatômicas e funcionais que acompanham o processo de envelhecimento a fim de se realizar um exame clínico adequado e interpretar corretamente os dados obtidos.

No atendimento de um idoso (seja no consultório, no hospital, no pronto-socorro, no asilo ou no domicílio), é frequente a presença de um ou mais acompanhantes, e o médico deve estar preparado para ouvi-los, levar em conta as suas informações, e, se for o caso, discutir com eles o prognóstico e as decisões diagnósticas ou terapêuticas, porém sem alijar o idoso dessa relação, por mais frágil e incapacitado que ele seja.

A presença de muitos acompanhantes certamente diminuirá o tempo de que o médico dispõe para conversar com o paciente, mas, nos casos de pacientes com deficiência cognitiva ou sensorial, eles podem ser fontes valiosas de informações e estímulo à adesão ao plano terapêutico. Entretanto, em alguns casos, o acompanhante pode querer tomar o lugar do paciente durante a entrevista, respondendo por ele todas as perguntas. Cabe ao médico, então, intervir para garantir os direitos do paciente no que se refere ao relato de seus padecimentos e sua privacidade e autonomia. Nas consultas podemos ter familiares, cuidadores e outros tipos de acompanhantes.

Os cuidadores são as pessoas que assistem o idoso em suas atividades da vida diária e podem ser especialmente contratados para essa finalidade, sendo então chamados de cuidadores formais.

Não raro ocorrem divergências entre os acompanhantes durante a consulta, podendo o médico ter de contorná-las e buscar o consenso. Por fim, convém ressaltar que a presença de qualquer acompanhante deve ser autorizada pelo paciente quando for capaz de tomar essa decisão ou por seu responsável legal quando não for.

> **Boxe**
> **Como o médico pode atuar para melhorar a relação com o paciente e o cuidador**
> - Estabelecer uma boa relação sem preconceitos e estereótipos
> - Não infantilizar o idoso
> - Estar sempre ciente de que os valores com os quais os idosos foram educados são muito diferentes dos atuais
> - Avaliar todos os aspectos da capacidade funcional do paciente
> - Conversar sobre expectativas e medos do paciente e do cuidador
> - Dar atenção às informações de cuidadores e familiares, mas, de modo algum, alijar o paciente idoso, mesmo aquele com problemas de comunicação
> - Estar disponível
> - Estar preparado para múltiplas queixas, muitas vezes inespecíficas
> - Ficar atento e contornar barreiras que dificultem a obtenção de uma boa história clínica, com os déficits cognitivo e afetivo
> - Simplificar a abordagem e os regimes terapêuticos
> - Orientar e educar sobre a doença
> - Valer-se da equipe multiprofissional
> - Recomendar a divisão de tarefas entre familiares e cuidadores
> - Recomendar grupos de apoio.

> **Boxe**
> **Tipos de cuidadores e acompanhantes dos idosos à consulta**
> - Cuidadores formais:
>   - Totalmente leigos
>   - Com curso de cuidador
>   - Auxiliares e técnicos de enfermagem
> - Outros possíveis acompanhantes:
>   - Empregados (muito comumente o motorista ou a empregada doméstica)
>   - Amigos e/ou vizinhos
>   - Outros profissionais de saúde que assistem o idoso (fisioterapeuta, fonoaudiólogo, terapeuta ocupacional)
>   - Intérpretes (p. ex., no caso de estrangeiros)
>   - Assistentes sociais
>   - Funcionários de instituições de longa permanência (asilos)
>   - Advogados

✔ Familiares que podem ser os cuidadores, só acompanhantes ou mesmo os responsáveis legais pelo paciente:
  ✔ Cônjuge, filhos, noras ou genros, netos, irmãos
  ✔ Outros.

ANAMNESE DO PACIENTE IDOSO

A anamnese é, e sempre será, a base para se cuidar de um paciente. No caso dos idosos, não é diferente.

A relação médico-paciente surge durante o exame clínico. Se este for bem conduzido, a relação cresce e se fortalece; caso contrário, o paciente vai se desligando do médico ainda durante o exame clínico. Além disso, o principal fator que faz o paciente seguir as recomendações – fazer exercícios físicos, modificar hábitos alimentares – e as prescrições é a boa relação médico-paciente. Quando se consegue despertar confiança no paciente, inicia-se o que se chama de aliança terapêutica, indispensável para prestar o cuidado adequado aos pacientes idosos.

As particularidades mais comuns da anamnese do paciente idoso são:

- O paciente informa pouco sobre sua doença, seja porque a aceita como inevitável, seja por considerar seus sintomas uma consequência natural do processo de envelhecimento
- O paciente fica intimidado pela pressa manifestada pelo médico
- O paciente esconde os sintomas ou nega a doença por não querer fazer exames ou ser internado, ou até por receio de ter gastos
- O processo de envelhecimento pode alterar as manifestações clínicas de muitas doenças, por exemplo: diminuição do limiar da dor nos casos de infarto do miocárdio, abdome agudo e fratura óssea
- Em indivíduos muito idosos ou frágeis, várias doenças podem manifestar-se de maneira atípica, inclusive em condições agudas que demandem atendimento de urgência. Os tipos mais comuns de apresentações atípicas são o *delirium* (confusão mental aguda), as quedas e a perda funcional. As doenças que mais se manifestam de maneira atípica são as infecções (pneumonias, infecções urinárias), os efeitos adversos de medicamentos (principalmente psicotrópicos) e as doenças cardiovasculares (insuficiência cardíaca, infarto agudo do miocárdio)
- Múltiplas doenças – o que é frequente em idosos – interagem entre si, tornando mais complexa a elaboração da história clínica, mascarando sintomas e dificultando o raciocínio diagnóstico. Ter conhecimento das doenças preexistentes facilita a compreensão das manifestações clínicas, que podem ser atípicas quando ocorrem complicações ou novas afecções
- Nunca deixar de tomar conhecimento dos medicamentos em uso pelo paciente, inclusive os usados por conta própria (automedicação é muito comum em idosos). Tanto podem interferir nas manifestações clínicas como ser responsáveis principais pelos sintomas relatados pelo paciente. Faça um inventário rigoroso e, se possível, verifique pessoalmente as embalagens dos medicamentos, anotando as doses e os horários em que são usados.

Boxe | Inventário medicamentoso

Essa verificação é chamada de "teste da sacola de remédios" (Figura 9.1). Não é raro verificarmos o uso de um tranquilizante pela manhã, causando sonolência ao longo do dia, ou de um diurético à noite, responsável pela "insônia" do paciente, já que ele precisa levantar-se várias vezes para ir ao banheiro. Mas ainda: não é infrequente o uso de medicamentos com nomes diferentes, mas com o mesmo fármaco.

A anamnese deve ser realizada pesquisando todos os sistemas orgânicos como no adulto jovem. Enfatizam-se, porém, os seguintes aspectos:

- Deficiência de memória imediata, recente e remota
- Deficiência auditiva
- Deficiência visual
- Transtornos do comportamento, como agressividade, irritabilidade, desinibição, atitude sexual ou social inapropriada, deambulação compulsiva, apatia, isolamento
- Alterações da marcha e necessidade de uso de dispositivos auxiliares como bengala e andador
- Alterações da mobilidade, flexibilidade e força muscular em membros e tronco
- Tontura, vertigem e síncope
- Episódios de quedas, avaliando o número e as situações facilitadoras ou desencadeadoras
- Traumatismos
- Alterações do nível de consciência

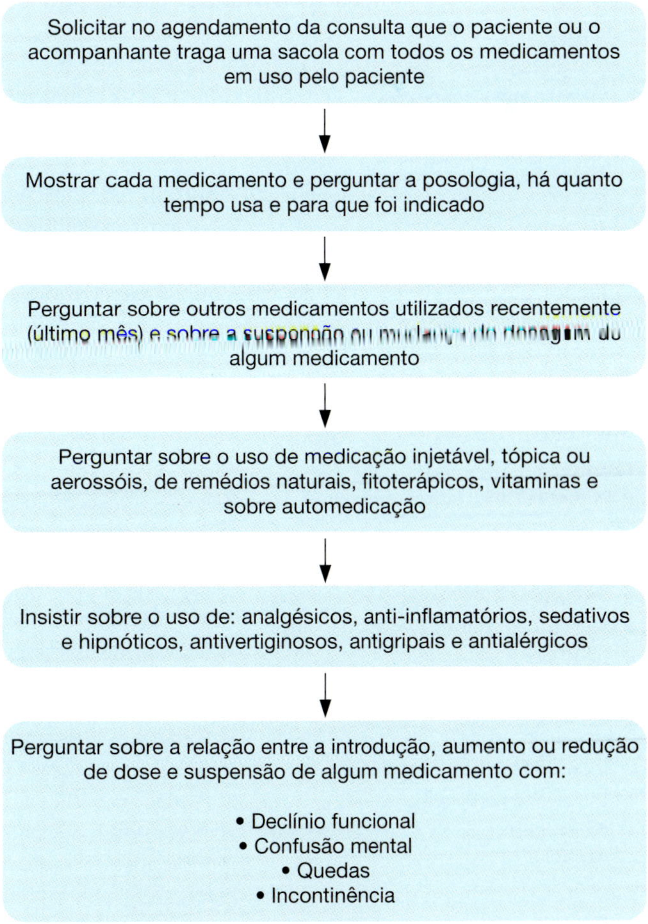

Solicitar no agendamento da consulta que o paciente ou o acompanhante traga uma sacola com todos os medicamentos em uso pelo paciente

↓

Mostrar cada medicamento e perguntar a posologia, há quanto tempo usa e para que foi indicado

↓

Perguntar sobre outros medicamentos utilizados recentemente (último mês) e sobre a suspensão ou mudança de dosagem de algum medicamento

↓

Perguntar sobre o uso de medicação injetável, tópica ou aerossóis, de remédios naturais, fitoterápicos, vitaminas e sobre automedicação

↓

Insistir sobre o uso de: analgésicos, anti-inflamatórios, sedativos e hipnóticos, antivertiginosos, antigripais e antialérgicos

↓

Perguntar sobre a relação entre a introdução, aumento ou redução de dose e suspensão de algum medicamento com:

- Declínio funcional
- Confusão mental
- Quedas
- Incontinência

Figura 9.1 Teste da sacola de remédios.

- Afecções da cavidade oral, estado de conservação dos dentes, alterações de gengivas e mucosas, presença e adaptação de próteses, ferimentos, tumores, úlceras, dor e dificuldade ao mastigar
- Distúrbios alimentares
- Necessidade de dietas especiais
- Perda ou ganho de peso
- Modificações no padrão do sono: sonolência diurna; insônia inicial, intermediária ou final; agitação noturna; terror noturno; perambulação noturna; apneia do sono; pernas irrequietas; sono não restaurador
- Fadiga crônica
- Disfunções sexuais
- Incontinência urinária
- Incontinência fecal
- Sintomas depressivos
- Sintomas de ansiedade
- Úlceras de pressão (escaras).

MODIFICAÇÕES DECORRENTES DO ENVELHECIMENTO

A pele torna-se flácida, formando pregas nos braços, nas coxas e no abdome. Na nuca pode ficar mais evidente o quadriculado normal da pele, alteração denominada *cútis romboidal*. Em virtude da redução do número das glândulas sudoríparas e sebáceas, a pele torna-se rugosa e seca.

É comum o aparecimento de manchas hipercrômicas, planas e lisas, principalmente na face e no dorso das mãos (*melanose senil*).

Os pelos do corpo diminuem, os cabelos embranquecem, podendo surgir calvície.

As unhas passam a crescer mais lentamente do que nos jovens e tornam-se espessas e curvas, de modo que as unhas dos pés podem adquirir formato irregular e tamanho excepcional (*onicogrifose*).

Os ossos, as articulações e os músculos sofrem modificações importantes, incluindo perda de tecido ósseo (*osteoporose*), desgaste dos ossos maxilares e da mandíbula, ancilose das articulações costocondrais, fazendo com que a caixa torácica perca sua elasticidade e mobilidade. As curvaturas da coluna vertebral acentuam-se em virtude da diminuição da espessura dos discos intervertebrais. Ocorrem, também, perdas dos arcos dos pés. Essas alterações resultam em diminuição da estatura.

As alterações esqueléticas podem acentuar a curvatura dorsal da coluna torácica e produzir cifose, com consequente aumento no diâmetro anteroposterior do tórax, podendo atingir o que se chama *tórax em tonel*, mas com pouca repercussão sobre a função respiratória. Os pulmões perdem a capacidade de retração elástica; os músculos atrofiam, com substituição das fibras musculares por fibras colágenas, enquanto os ligamentos perdem parte de sua força de tensão.

Os pavilhões auriculares aumentam com a idade pelo crescimento de cartilagens e acúmulo de gordura. A acuidade auditiva vai se reduzindo, predominando para sons agudos (*presbiacusia*).

Observam-se, com frequência, hiperpigmentação, edema das pálpebras inferiores e queda das superiores (*ptose palpebral*).

O processo de envelhecimento afeta os tecidos oculares e em torno dos olhos. O globo ocular pode afundar um pouco na órbita. A pálpebra inferior pode afastar-se ou sofrer uma eversão, resultando no que se chama *ectrópio*. Há diminuição da secreção lacrimal com ressecamento ocular.

No sistema cardiovascular, também ocorrem modificações que precisam ser identificadas no exame físico, destacando-se endurecimento e tortuosidade de veias e artérias, alterações que não podem ser confundidas com aterosclerose. Em virtude do aumento do diâmetro anteroposterior do tórax, fica mais difícil detectar o *ictus cordis*.

O envelhecimento espessa a base das cúspides aórticas, a expensas de aumento do tecido fibroso, seguindo-se de calcificação, originando vibrações audíveis (sopro sistólico). No início, não há prejuízo do fluxo sanguíneo, mas, com a evolução do processo, pode surgir uma estenose aórtica verdadeira com obstrução ao fluxo de sangue.

As alterações bucais são comuns, principalmente quando não foram cultivados hábitos adequados de higiene. A perda de dentes é quase inevitável nestes casos. A doença periodontal é frequente, sendo a principal causa de halitose nos idosos.

As glândulas submandibulares ficam mais fáceis de palpar.

Pode haver reabsorção óssea e alterações degenerativas da articulação temporomandibular (ATM), facilitando o deslocamento da mandíbula.

Boxe | Manifestações atípicas das doenças nos idosos

Fatores predisponentes	Formas mais comuns	Doenças que comumente podem manifestar-se de modo atípico
✔ Idade avançada	✔ Piora do estado mental (*delirium*)	✔ Pneumonias
✔ Diminuição da reserva funcional	✔ Quedas	✔ Infecções urinárias
✔ Incapacidade de manter a homeostase	✔ Imobilidade e alterações inexplicáveis de capacidade funcional	✔ Efeitos adversos de medicamentos (principalmente psicotrópicos)
✔ Percepções equivocadas sobre o envelhecimento	✔ Início ou intensificação de incontinência urinária e/ou fecal	✔ Meningite
✔ Síndrome do idoso frágil	✔ Astenia	✔ Tuberculose
✔ Presença de múltiplas doenças crônicas (multimorbidade)	✔ Perda de peso ou dificuldade em aumentá-lo	✔ Infarto agudo do miocárdio
✔ Incapacidade funcional prévia	✔ Dores generalizadas e mal definidas	✔ Insuficiência cardíaca
✔ Deficiência cognitiva	✔ Pressão arterial instável	✔ Tromboembolismo pulmonar
✔ Polifarmácia (uso de 4 ou mais medicamentos)	✔ Taquicardia e taquipneia	✔ Hematoma subdural crônico
	✔ Febre ausente ou de valor inferior à gravidade do processo infeccioso	✔ Acidente vascular encefálico
		✔ Hipotireoidismo
		✔ Hipertireoidismo
		✔ Depressão

À medida que se envelhece, a tireoide sofre atrofia, com substituição do tecido glandular por tecido fibroso e gordura.

Os órgãos genitais femininos sofrem modificações mais acentuadas do que os masculinos. A função ovariana começa a diminuir durante a quinta década de vida da mulher, e os ciclos menstruais cessam entre 45 e 50 anos de idade.

As mamas tornam-se flácidas e pendentes, e o tecido glandular é substituído por tecido fibroso, mudando sua textura.

Os lábios e o clitóris ficam menores. A vagina diminui em comprimento e largura, sua mucosa atrofia e torna-se fina e ressecada. Os ligamentos que sustentam o útero afrouxam-se, favorecendo a ptose do órgão.

No homem, observa-se diminuição dos testículos – que pendem em uma região mais baixa da bolsa escrotal –, das vesículas seminais e das dimensões do pênis, que perde sua elasticidade. O volume prostático aumenta na maioria dos idosos, mas suas glândulas atrofiam-se.

O sistema nervoso sofre alterações progressivas com a idade. Às vezes, é difícil distinguir as alterações decorrentes do envelhecimento normal daquelas associadas às doenças mais comuns nesta fase da vida. Os reflexos podem diminuir de intensidade, e o tremor é comum.

Critérios de gravidade de uma doença

É importante ressaltar que os critérios de gravidade de uma doença não diferem entre adultos jovens e idosos. Os valores indicativos de gravidade na avaliação das frequências cardíaca (< 50 bpm ou > 120 bpm) e respiratória (< 10 irpm ou > 29 irpm), da pressão arterial (sistólica < 90 mmHg) e da saturação de oxigênio (< 93% no ar ambiente e na ausência de DPOC), assim como da escala de Glasgow (< 12 pontos) para avaliação da consciência, são iguais nos idosos. Entretanto, é essencial que o médico, ao atender o idoso com um problema agudo ou subagudo, tenha em mente que o principal fator determinante do prognóstico é a sua capacidade funcional prévia; por isso, a avaliação funcional é parte importante do exame clínico do idoso, inclusive na urgência.

Exame físico do idoso

O exame físico deve ser realizado de maneira sistematizada e completa, abrangendo todos os segmentos do corpo, como no adulto jovem. Os seguintes aspectos devem ser enfatizados:

- ✔ Avaliação da postura
- ✔ Tipo de marcha
- ✔ Equilíbrio
- ✔ Modo de realizar transferência de um lugar para outro
- ✔ Hidratação
- ✔ Condição da pele e das mucosas
- ✔ Índice de massa corpórea
- ✔ Medida da pressão arterial e frequência cardíaca nas posições de decúbito e ortostática
- ✔ Avaliação da força muscular em graus, mobilidade e flexibilidade dos membros e do tronco
- ✔ Palpação dos pulsos nos membros
- ✔ Palpação e ausculta de pulsos no pescoço e no trajeto da aorta abdominal
- ✔ Ausculta das carótidas
- ✔ Palpação suprapúbica cuidadosa
- ✔ Toque retal
- ✔ Avaliação criteriosa de mãos e pés – deformidades, mobilidade, ferimentos, trofismo muscular, sinais de inflamação e isquemia, tremores
- ✔ Avaliação dos nervos cranianos, reflexos, sinais piramidais e extrapiramidais.

AVALIAÇÃO FUNCIONAL DO IDOSO

É importante ressaltar que não se pode separar a *avaliação funcional do idoso* de uma cuidadosa avaliação clínica. Tudo começa pela anamnese, sendo que muitas vezes um cuidador ou familiar deve ser solicitado a fornecer informações ou completar as do paciente.

É fundamental o reconhecimento de que existe uma enorme heterogeneidade entre os idosos, sem se esquecer de que a idade cronológica não guarda relação com o prognóstico do paciente. Na verdade, os principais determinantes de melhor evolução na história natural das doenças dos idosos são o seu estado funcional e o contexto social em que vivem.

Muitos gerontes padecem de doenças crônicas que resultam em graus variáveis de incapacidade. Sem dúvida, o número de idosos com algum grau de incapacidade aumenta em razão da idade, e cerca de 50% daqueles com mais de 80 anos apresentam limitações em suas atividades diárias. Contudo, alguns indivíduos, mesmo em idade muito avançada, mantêm-se vigorosos em todos os aspectos de sua vida, o que é chamado de *envelhecimento bem-sucedido*.

Os objetivos da avaliação funcional são:

- Melhorar a precisão diagnóstica
- Determinar o grau e a extensão da incapacidade (motora, mental e cognitiva)
- Servir de guia para a escolha de medidas que visam restaurar e preservar a saúde (farmacoterapia, fisioterapia, terapia ocupacional, psicoterapia)
- Identificar fatores que predispõem à iatrogenia e estabelecer medidas para sua prevenção
- Estabelecer critérios para a indicação de internação e institucionalização.

Parâmetros da avaliação funcional do idoso

Na avaliação funcional do idoso, os seguintes parâmetros devem ser avaliados:

- Força muscular
- Função cognitiva
- Condições emocionais
- Disponibilidade e adequação de suporte familiar e social
- Condições ambientais
- Capacidade para executar as atividades da vida diária
- Capacidade para executar as atividades instrumentais da vida diária.

Força muscular

Antes de iniciar a avaliação funcional, deve-se quantificar a força muscular, que pode ser a causa de alterações do equilíbrio, mobilidade e dificuldade para execução de atividades da vida diária:

- **Grau 0**: nenhum movimento do músculo
- **Grau 1**: esboço de contração muscular
- **Grau 2**: movimento completo, mas não vence a força da gravidade
- **Grau 3**: movimento completo que vence a força da gravidade

▸ **Grau 4**: movimento que vence certa resistência imposta pelo examinador
▸ **Grau 5**: força normal.

Equilíbrio e mobilidade. Podem-se avaliar a mobilidade e o equilíbrio do paciente por meio de um exame bastante simples conhecido como Teste do levantar e andar (*Get up and go test*) (Figura 9.2), indispensável naqueles que sofrem quedas com frequência. Durante a realização do teste, observa-se a base do paciente, se há instabilidade postural, o tipo de marcha e o tempo de execução do teste. Idosos normais levantam-se da cadeira, caminham 3 metros e voltam em 10 s. Um teste com 30 s ou mais de duração está relacionado com incapacidade moderada e alto risco de quedas.

Pode-se executar a *prova de Romberg* antes de o paciente caminhar (ver *Equilíbrio estático* no Capítulo 20, *Exame Neurológico*) e solicitar a ele que, de olhos abertos, sustente o peso de seu corpo primeiro nos calcanhares e, depois, na ponta dos pés. Avaliam-se, assim, o equilíbrio e a mobilidade do paciente.

Função cognitiva

As doenças que causam limitações da função cognitiva constituem um dos maiores problemas dos pacientes idosos, pois resultam em perda da autonomia e grande sobrecarga para os familiares e cuidadores.

Há vários testes para a avaliação da função mental dos idosos, com o objetivo de detectar alterações precoces e determinar a extensão das limitações em função do planejamento terapêutico. Alguns testes são extremamente complexos e demorados, cabendo a profissionais especializados aplicá-los; servem para esclarecer os casos duvidosos e determinar melhor o grau e a extensão da deficiência. No entanto, há testes simples e rápidos que duram 5 a 10 min e podem ser aplicados no consultório médico. O mais utilizado é o Miniexame do estado mental (ver Capítulo 20, *Exame Neurológico*).

A pontuação máxima é 30, sendo normal acima de 26 pontos. Valores abaixo de 24 indicam comprometimento cognitivo (demência) e valores entre 24 e 26 são considerados limítrofes.

É importante lembrar que os resultados são influenciados pela escolaridade do paciente. São necessários pelo menos 8 anos de escolaridade para que o teste tenha valor, pois um idoso com menos de 8 anos de escolaridade pode obter uma pontuação baixa apenas por não ter conhecimentos suficientes e não porque esteja com deterioração da função mental. Isso é um fator limitante no nosso meio, no qual o analfabetismo e a baixa escolaridade são muito prevalentes. Nesses casos, sugere-se o Questionário resumido do estado mental (Quadro 9.1).

Para cada resposta errada conta-se 1 ponto. O máximo são 10 pontos, e a avaliação é a seguinte:

▸ **0-2**: estado mental intacto
▸ **3-4**: dano intelectual leve
▸ **5-7**: dano intelectual moderado
▸ **8-10**: dano intelectual grave.

Quadro 9.1 Questionário resumido do estado mental (Pfeiffer, 1974).

	Certo	Errado
1. Que dia é hoje? (dia/mês/ano)		
2. Qual é o dia da semana?		
3. Qual é o nome deste lugar?		
4. Qual é o número do seu telefone? (Se não tiver telefone, qual é o seu endereço?)		
5. Quantos anos você tem?		
6. Qual é a sua data de nascimento?		
7. Quem é o atual presidente do seu país?		
8. Quem foi o presidente antes dele?		
9. Como é o nome de solteira de sua mãe?		
10. Subtraia 3 de 20 e continue subtraindo até o número final.		

Por se tratar de um teste muito simples, os casos indicativos de dano intelectual devem ser submetidos a uma avaliação mais aprofundada. É importante lembrar que, mesmo em teste simples como esse, há influências da escolaridade.

Condições emocionais

Os distúrbios do humor, a angústia, a ansiedade e o luto podem contribuir para a diminuição da capacidade funcional. Para isso, são necessárias uma boa relação médico-paciente e a disponibilidade do médico para observar as reações do seu paciente (ver Capítulo 7, *Exame Psíquico e Avaliação das Condições Emocionais*).

A depressão merece atenção especial, por ser um problema muito prevalente entre os idosos e, na maioria das vezes, manifestar-se de maneira atípica, o que dificulta o diagnóstico. O idoso deprimido costuma apresentar mais alterações de memória, fadiga crônica, perda do interesse pelas atividades habituais, irritabilidade, afastamento social e somatização do que as queixas clássicas de depressão representadas por tristeza, choro fácil, pessimismo, desesperança e desejo suicida. Por isso, é importante pesquisar depressão em todos os pacientes idosos, e um dos instrumentos mais utilizados é a Escala de depressão geriátrica de Yessavage (Quadro 9.2).

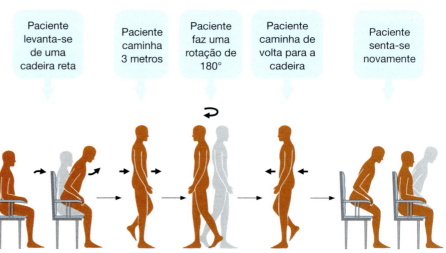

Figura 9.2 Teste do levantar e andar.

A avaliação é feita da seguinte maneira:

- Verifica-se a resposta de cada pergunta
- Os pontos das duas colunas são somados
- Compara-se com a seguinte escala de valores:
  - Até 5: *normal*
  - 7 ou mais: *depressão*
  - 11 ou mais: *depressão grave*.

Disponibilidade e adequação de suporte familiar e social

A falta de suporte e de adequação do idoso à vida familiar e social é um dos fatores que contribuem negativamente para as suas condições de saúde e seu estado funcional. Cabe ao médico avaliar esses parâmetros por meio de perguntas direcionadas tanto ao paciente como aos familiares. É importante indagar:

- O paciente sente-se satisfeito e pode contar com familiares para ajudá-lo a resolver seus problemas?
- O paciente participa da vida familiar e oferece seu apoio quando os outros membros têm problemas?
- Há conflitos entre as gerações que compõem a família?
- As opiniões emitidas pelo paciente são acatadas e respeitadas pelos membros do núcleo familiar?
- O paciente aceita e respeita as opiniões dos demais membros da família?
- O paciente participa da vida comunitária e da sociedade em que vive?
- O paciente tem amigos e pode contar com eles nos momentos difíceis?
- O paciente apoia os seus amigos quando eles têm problemas?

Um grave problema relaciona-se aos "maus-tratos" infligidos por familiares ou outras pessoas da sua convivência. Trata-se de uma questão complexa, que contribui para o agravamento das condições clínicas do paciente, e, em muitos países, inclusive no Brasil, pode configurar crime. O médico tem a obrigação de reconhecer os tipos de maus-tratos (Quadro 9.3), quais situações sugerem que o paciente está sendo vítima dessa síndrome (Quadro 9.4) e os fatores de risco (Quadro 9.5).

Condições ambientais

A residência do paciente deve ser visitada, ou pelo menos algumas informações de como ele vive devem ser obtidas. Ambientes inadequados contribuem para diminuição da capacidade funcional do idoso. É necessário avaliar a possibilidade de introduzir modificações que podem tornar a casa mais conveniente às limitações do paciente, procurando garantir para ele o máximo de autonomia possível. Como exemplo, pode-se lembrar o fato de que um paciente com comprometimento motor pode não usar o vaso sanitário por não conseguir sentar-se e levantar-se (a simples elevação do assento resolve o problema); ou o de que um paciente cai com frequência e se torna cada vez mais dependente porque as escadas e o piso de sua residência são inadequados (basta eliminar esses problemas para melhorar o seu estado funcional).

Quadro 9.2 — Escala de depressão geriátrica de Yessavage.

	Sim	Não
1. Em geral, você está satisfeito com sua vida?	0	1
2. Você abandonou várias de suas atividades ou interesses?	1	0
3. Você sente que sua vida está vazia?	1	0
4. Você se sente aborrecido(a) com frequência?	1	0
5. Você está de bom humor durante a maior parte do tempo?	0	1
6. Você teme que algo de ruim aconteça com você?	1	0
7. Você se sente feliz durante a maior parte do tempo?	0	1
8. Você se sente desamparado(a) com frequência?	1	0
9. Você prefere ficar em casa a sair e fazer coisas novas?	1	0
10. Você acha que apresenta mais problemas com a memória do que antes?	1	0
11. Atualmente, você acha maravilhoso estar vivo(a)?	0	1
12. Você se considera inútil da forma em que se encontra agora?	1	0
13. Você se sente cheio de energia?	0	1
14. Você considera a situação em que se encontra sem esperança?	1	0
15. Você considera que a maioria das pessoas está melhor do que você?	1	0

Quadro 9.3 — Tipos de maus-tratos.

Abuso físico
Tapas, beliscões, contusões, queimaduras, contenção física

Abuso psíquico
Insultos, humilhações, tratamento infantilizado e amedrontador

Abuso material
Apropriação indevida de proventos, de dinheiro, bens e propriedades

Abuso sexual
Contato sexual de qualquer tipo, sem consentimento

Negligência
Não fornecer os cuidados de que a pessoa necessita

Quadro 9.4 — Situações que sugerem maus-tratos.

Lesões físicas (contusões, lacerações, hematomas, feridas cortantes, queimaduras, fraturas inexplicáveis)

Descuido com a higiene

Desidratação e desnutrição difíceis de serem explicadas

Explicações vagas de ambas as partes

Diferenças entre a história contada pelo paciente e a contada pelo familiar ou cuidador

Demora entre o aparecimento dos sintomas ou da lesão e a solicitação de atendimento médico

Visitas frequentes ao médico em razão da piora de uma doença crônica apesar de tratamento correto

Quadro 9.5 — Fatores de risco para maus-tratos em idosos.

Do idoso
Doença e diminuição da capacidade funcional (fragilidade), alteração cognitiva, transtorno de comportamento, incontinência, transtorno do sono

Do cuidador
Toxidependência, alcoolismo, transtorno mental, dependência material em relação à vítima, ignorância e incapacidade, sobrecarga

Do ambiente
Carência de recursos, isolamento social, ambiente violento

Capacidade para executar as atividades da vida diária

Englobam todas as tarefas que uma pessoa precisa realizar para cuidar de si própria. A incapacidade de executar essas tarefas implica alto grau de dependência (Quadro 9.6).

Quadro 9.6	Atividades da vida diária.
	Cuidados
	Comer, tomar banho, vestir-se, ir ao banheiro
	Mobilidade
	Deambulação com ou sem ajuda, transferência da cama para a cadeira, mobilidade na cama
	Continência urinária, fecal

Utilizam-se escalas para avaliar as AVD; embora existam inúmeras, nenhuma é completa. A escala de Barthel é de fácil aplicação e permite uma ampla graduação, entre máxima dependência (0 ponto) e máxima independência (100 pontos). Pacientes com pontuação abaixo de 70 necessitam de supervisão (Quadro 9.7).

Capacidade para executar as atividades instrumentais da vida diária

Compreendem a habilidade do idoso para administrar o ambiente em que vive, incluindo procurar e preparar comida, lavar as roupas, cuidar da casa, movimentar-se fora de casa para fazer compras, ir ao médico e comparecer aos compromissos sociais.

Quadro 9.7 Escala de Barthel.

Pontuação	Atividade
Alimentação	
10 pontos	Independente – Ser capaz de usar qualquer talher; comer em tempo razoável.
5 pontos	Ajuda – Necessitar de ajuda para cortar, passar manteiga etc.
0 ponto	Dependente
Banho	
5 pontos	Independente – Ser capaz de lavar-se por completo sem ajuda; entrar e sair da banheira.
0 ponto	Dependente
Vestuário	
10 pontos	Independente – Vestir-se, despir-se e arrumar a roupa sem ajuda; amarrar os sapatos.
5 pontos	Ajuda – Necessitar de ajuda, mas realizar pelo menos metade das tarefas em tempo razoável.
0 ponto	Dependente
Higiene pessoal	
5 pontos	Independente – Ser capaz de lavar o rosto e as mãos, escovar os dentes, barbear-se e usar a tomada sem problemas.
0 ponto	Dependente
Evacuações	
10 pontos	Continente – Não apresentar episódios de incontinência. Ser capaz de colocar, sozinho, enemas e supositórios.
5 pontos	Incontinente ocasional – Apresentar episódios ocasionais de incontinência ou necessitar de ajuda para a aplicação de enemas ou supositórios.
Micção	
10 pontos	Continente – Não apresentar episódios de incontinência. Tomar suas próprias providências quando faz uso de sondas ou de outro dispositivo.
5 pontos	Incontinente ocasional – Apresentar episódios de incontinência ou necessitar de ajuda para o uso de sonda ou outro dispositivo.
0 ponto	Incontinente
Uso do vaso sanitário	
10 pontos	Independente – Ser capaz de usar o vaso ou o urinol; sentar-se e levantar-se sem ajuda, mesmo usando barras de apoio; limpar-se e vestir-se sem ajuda.
5 pontos	Ajuda – Necessitar de ajuda para manter o equilíbrio, limpar-se e vestir-se.
0 ponto	Dependente
Passagem cadeira-cama	
15 pontos	Independente – Não necessitar de ajuda. Ser capaz de fazer tudo sozinho, se utiliza cadeira de rodas.
10 pontos	Ajuda mínima – Necessitar de pequena ajuda ou supervisão.
5 pontos	Grande ajuda – Ser capaz de sentar-se, mas necessitar de ajuda total para a mudança para a cama.
0 ponto	Dependente
Deambulação	
15 pontos	Independente – Ser capaz de caminhar pelo menos 50 metros, mesmo com bengalas, muletas, prótese ou andador.
10 pontos	Ajuda – Ser capaz de caminhar pelo menos 50 metros, mas necessitar de ajuda ou supervisão.
5 pontos	Independente em cadeiras de rodas – Ser capaz de movimentar-se na sua cadeira de rodas por pelo menos 50 metros.
0 ponto	Dependente
Escadas	
10 pontos	Independente – Ser capaz de subir ou descer escadas sem ajuda ou supervisão, mesmo com muletas ou bengalas.
5 pontos	Ajuda – Necessitar de ajuda física ou de supervisão.
0 ponto	Dependente
Total de pontos	

Marcar com um "×" se o paciente é independente, necessita de ajuda ou é dependente e somar os pontos.
Atividades para as quais é totalmente dependente:

Na avaliação das AIVD, é importante a informação de familiares e cuidadores, pois, além de determinar se o paciente é ou não capaz de executar tais tarefas, é preciso estabelecer o grau de supervisão ou ajuda de que ele necessita quando for incapaz de executá-las sozinho (Quadro 9.8).

Sugerimos utilizar para esta avaliação a escala de Lawton, por ser de fácil aplicabilidade, variando de 8 pontos (total incapacidade para AIVD) até 24 pontos (total independência para AIVD) (Quadro 9.9).

Quadro 9.8 Atividades instrumentais da vida diária.

Dentro de casa
Preparar a comida, fazer o exercício doméstico, lavar e cuidar do vestuário, executar trabalhos manuais, manusear a medicação, usar o telefone

Fora de casa
Manusear dinheiro, fazer comprar (alimentos, roupas), usar os meios de transporte, deslocar-se (ir ao médico, compromissos sociais e religiosos)

Objetivo principal da avaliação funcional do idoso

O principal objetivo da avaliação funcional do idoso (Figura 9.3) é identificar as limitações e incapacidades que ele apresenta, quantificá-las e, com isso, identificar os idosos de alto risco para se estabelecerem medidas preventivas, terapêuticas e reabilitadoras.

A diminuição da reserva funcional do processo de envelhecimento torna o idoso mais vulnerável às agressões; entretanto, alguns idosos são muito mais vulneráveis que outros e sujeitos a desfechos desfavoráveis como quedas, declínio funcional (diminuição da capacidade para executar as atividades da vida diária), iatrogenias, alterações da função mental, hospitalizações e morte. Convém ter em mente que as condições que aumentam a vulnerabilidade de idosos podem se sobrepor. É importante que o médico identifique esses idosos vulneráveis e atue em conjunto com a equipe multiprofissional para minimizar seus riscos (Figura 9.4).

CONSIDERAÇÕES FINAIS

Ao realizar o exame clínico de uma pessoa, quase sempre conseguimos identificar mais de uma doença, além de aventarmos a possibilidade de várias outras. Isto porque o surgimento de múltiplas enfermidades faz parte do envelhecimento. Todas podem ter importância para se cuidar bem de uma pessoa idosa, mas, do ponto de vista prático, deve-se fazer três perguntas: (1) o que mais o incomoda?; (2) o que está interferindo em sua capacidade funcional?; (3) o que põe em risco sua vida?

Este é um bom ponto de partida para a escolha dos exames complementares, quase sempre necessários, e para a definição da proposta terapêutica.

As três perguntas não são excludentes; pelo contrário, elas se completam. Ao respondê-las, o médico terá elementos para planejar suas ações, não sendo omisso, nem exagerando, ao solicitar exames ou prescrever medicamentos, ou seja, vai encontrar o ponto de equilíbrio na difícil tarefa de cuidar de pessoas idosas.

A implantação da Caderneta de Saúde do Idoso na Atenção Primária poderá ser um instrumento de grande utilidade para bem cuidar destas pessoas.

Quadro 9.9 Escala de Lawton.

Atividade	Pontuação de cada item	Pontos do paciente
Preparo das refeições		
Ser capaz de organizar e preparar as refeições sem ajuda ou supervisão	3	
Necessitar de ajuda ou supervisão para organizar e/ou preparar as refeições	2	
Ser completamente incapaz de organizar e/ou preparar refeições	1	
Tarefas domésticas		
Ser capaz de realizar sozinho todo o trabalho doméstico, mesmo os mais pesados (esfregar o chão, limpar banheiros)	3	
Ser capaz de realizar apenas o trabalho doméstico leve (lavar louça, fazer a cama)	2	
Ser incapaz de realizar qualquer trabalho doméstico	1	
Lavar a roupa		
Ser capaz de lavar toda a sua roupa sem ajuda ou supervisão	3	
Ser capaz de lavar apenas peças pequenas	2	
Ser incapaz de lavar qualquer peça de roupa	1	
Manuseio da medicação		
Ser capaz de tomar toda e qualquer medicação na hora e nas doses corretas sem supervisão	3	
Necessitar de lembretes e de supervisão para tomar a medicação nos horários e nas doses corretas	2	
Ser incapaz de tomar a medicação	1	
Capacidade para usar o telefone		
Ser capaz de utilizar o telefone por iniciativa própria	3	
Ser capaz de responder as ligações, porém, com ajuda ou aparelho especial para discar	2	
Ser completamente incapaz para o uso do telefone	1	
Manuseio de dinheiro		
Ser capaz de administrar seus assuntos econômicos, pagar contas, manusear dinheiro, preencher cheques	3	
Ser capaz de administrar seus assuntos econômicos, porém, necessitar de ajuda para lidar com cheques e pagamentos de contas	2	
Ser incapaz de lidar com dinheiro	1	
Compras		
Ser capaz de realizar todas as compras necessárias sem ajuda ou supervisão	3	
Necessitar de supervisão para fazer compras	2	
Ser completamente incapaz de fazer compras, mesmo com supervisão	1	
Uso de meio de transporte		
Ser capaz de dirigir carros ou viajar sozinho de ônibus, trem, metrô e táxi	3	
Necessitar de ajuda e/ou supervisão quando viajar de ônibus, trem, metrô e táxi	2	
Ser incapaz de utilizar qualquer meio de transporte	1	
Total de pontos		

Atividades para as quais é totalmente dependente:

Idoso frágil e já portador de incapacidades
Idosos de risco: viúvos, que moram sozinhos, portadores de múltiplas doenças crônicas, muito velhos (> 85 anos)
Idoso no qual se detectou um novo fator de risco (p. ex., etilismo)
Idoso com um ou mais dos "gigantes da geriatria": depressão, distúrbio cognitivo, quedas, imobilidade, incontinência
Idoso no qual se detectou deterioração nas condições de saúde ou novas alterações nos exames complementares
 (p. ex., fratura vertebral na radiografia de coluna)

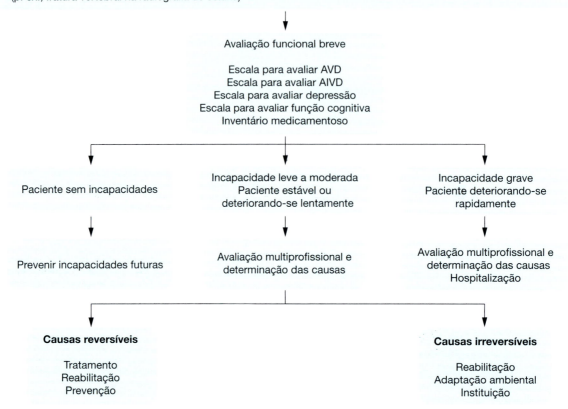

Figura 9.3 Avaliação funcional do idoso. (Adaptada de Rubenstein e Rubenstein, 1998.)

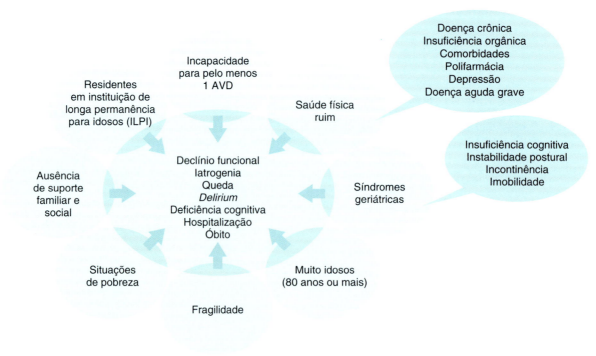

Figura 9.4 Identificação do idoso vulnerável.

Roteiro pedagógico para exame clínico do idoso e avaliação geriátrica ampla

Este roteiro está disponível para *download* em www.grupogen.com.br. Neste mesmo *site*, com o título *Habilidades clínicas*, encontram-se vídeos com as várias etapas do exame clínico.

Identificação do paciente

Nome: Idade: Sexo: Religião:

Escolaridade: Situação conjugal: Ocupação: Renda:

Local residência: Companhia residência: Cuidador/tipo:

Dados antropométricos

Peso: kg Altura: m IMC: kg/m^2

Circunferência abdominal: cm Circunferência da panturrilha: cm

Circunferência do braço: cm Altura do joelho: cm

Dobra cutânea subescapular: cm

Sinais vitais

Frequência cardíaca: bpm Frequência respiratória: ipm

Temperatura: °C PA deitado: mmHg Sentado: mmHg De pé: mmHg

Pulsos periféricos:

Mobilidade

Acamado: ( ) Sim ( ) Não

Cadeira de roda: ( ) Sim ( ) Não

Faz transferência: ( ) Sim ( ) Não

Instrumento auxiliar de marcha: ( ) Sim ( ) Não Qual?

Postura:

Marcha:

Exame físico geral

Estado geral:

Hidratação:

Pele e mucosas:

Úlceras por pressão: ( ) Sim ( ) Não Estádio: Sinais de infecção: ( ) Sim ( ) Não

Cabeça e pescoço

Fácies:

Orofaringe:

Dentes:

Otoscopia:

Pescoço e carótidas:

Exame do tórax

Ectoscopia:

Ausculta pulmonar:

Ausculta cardíaca:

Exame do abdome

Ectoscopia:

Palpação:

Ausculta:

Toque retal:

Exames dos membros

Ectoscopia:

Tremores: ( ) Sim   ( ) Não   Descrever:

Edema: ( ) Sim ( ) Não Localização:					Intensidade:

Rigidez: ( ) Sim ( ) Não Localização:					Intensidade:

Mobilidade articular:

Deformidades:

Exame neurológico

Consciência:

Orientação:

Pares cranianos:

Reflexos (cutaneoabdominais, patelares, aquileus e cutaneoplantares):

Sensibilidade:

Motricidade e tônus muscular:

Observações:

Avaliação geriátrica ampla

1. Estado funcional	Escores do paciente	Interpretação	
1.1 Equilíbrio e mobilidade		Risco baixo de quedas	☐
		Risco aumentado de quedas	☐
"Teste do levantar e andar" (GUG)		1. Normal	☐
		2. Anormalidade leve	☐
		3. Anormalidade média	☐
		4. Anormalidade moderada	☐
		5. Anormalidade grave	☐
1.2 Atividades Básicas de Vida Diária		Independente	☐
		Dependente	☐
Escala de Barthel para avaliação funcional		< 20 – Dependência total	☐
		20 a 35 – Dependência grave	☐
		40 a 55 – Dependência moderada	☐
		60 a 95 – Dependência leve	☐
		= 100 – Independente	☐
Atividades instrumentais de vida diária		Independente	☐
		Dependente	☐
Questionário de Pfeffer para atividades funcionais		< 6 pontos – Normal	☐
		≥ 6 pontos – Comprometido	☐
2. Cognição		Normal	☐
		Déficit	☐
Miniexame do estado mental		Pontuação normal para escolaridade	☐
		Pontuação alterada para escolaridade	☐
Fluência verbal (categoria semântica)		Pontuação normal para escolaridade	☐
		Pontuação diminuída para escolaridade	☐
3. Humor		Normal	☐
		Alterado	☐
Escala de depressão geriátrica de Yesavage (versão 15 itens)		≤ 5 pontos – Normal	☐
		≥ 7 pontos – Depressão	☐
		≥ 11 pontos – Depressão moderada a grave	☐
4. Estado nutricional		Ausência de risco nutricional	☐
		Presença de risco nutricional	☐
Miniavaliação nutricional de Guigóz		< 17 pontos – Desnutrido	☐
		17 a 23,5 pontos – Risco de desnutrição	☐
		≥ 24 pontos – Nutrido	☐
5. Suporte social: Apgar da família e dos amigos		< 3 pontos – Acentuada disfunção	☐
		4-6 pontos – Moderada disfunção	☐
		> 6 pontos – Leve disfunção	☐

6. Outras avaliações

7. Outras informações Número de quedas no último ano: Atividade física:
Órtese: Prótese:

8. Observações

Capítulo 10

Sinais e sintomas Promoção da saúde Fadiga
Otorragia Exame clínico Entrevista Ver
Febre Prurido Astenia
Identificação Relação médico-paciente Cons
Anamnese Queixa principal Exame

Exame Físico Geral

Fábia Maria Oliveira Pinho
Rita Francis Gonzalez y Rodrigues Branco
Paulo Sérgio Sucasas da Costa
Érika Aparecida da Silveira
Marianne de Oliveira Falco
Delson José da Silva
Arnaldo Lemos Porto
Celmo Celeno Porto

- Introdução *228*
- Semiotécnica *228*
- Roteiro pedagógico para exame físico geral *276*
- Roteiro pedagógico para avaliação nutricional *277*

INTRODUÇÃO

Terminada a anamnese, inicia-se o exame físico; contudo o examinador deve continuar suas indagações, complementando pontos não muito bem esclarecidos durante a anamnese. O contrário também ocorre, ou seja, começa-se o exame físico tão logo se encontra com o paciente, observando-o cuidadosamente. Em outras palavras: não pode haver uma rígida separação entre a anamnese e o exame físico.

O exame físico pode ser dividido em duas etapas: a primeira constitui o que se costuma designar *exame físico geral, somatoscopia ou ectoscopia*, por meio do qual são obtidos dados gerais, independentemente dos vários sistemas orgânicos ou segmentos corporais, o que possibilita uma visão do paciente como um todo; a segunda etapa corresponde ao exame dos diferentes sistemas ou segmentos corporais, com metodologia própria, a qual será estudada em capítulos subsequentes.

> **Boxe**
> Preliminares para um adequado exame físico: *local adequado, iluminação correta* e *posição do paciente*. Além disso, a parte a ser examinada deve estar descoberta, sempre se respeitando o pudor do paciente (ver Capítulo 5, *Técnicas Básicas do Exame Físico*).

SEMIOTÉCNICA

O paciente deve ser examinado nas posições de decúbito, sentada, de pé e andando.

Para conforto do paciente a melhor sequência é: primeiro, deve-se examiná-lo sentado na beira do leito ou da mesa de exame, a menos que ele seja incapaz de permanecer nessa posição. O examinador deve ficar de pé, em frente ao paciente, deslocando-se para os dois lados, conforme necessário. Todavia, pode-se iniciar o exame com o paciente deitado, caso essa posição seja mais confortável para ele.

Algumas etapas do exame físico exigem que o paciente fique em outras posições, inclusive de pé ou andando.

> **Boxe**
> O exame físico geral inclui:
> - Avaliação do estado geral
> - Avaliação do nível de consciência
> - Fala e linguagem
> - Avaliação do estado de hidratação
> - Altura e outras medidas antropométricas
> - Avaliação do estado nutricional
> - Desenvolvimento físico
> - Fácies
> - Atitude e decúbito preferido no leito
> - Mucosas
> - Pele, fâneros (ver Capítulo 11, *Exame da Pele, das Mucosas e dos Fâneros*)
> - Tecido celular subcutâneo e panículo adiposo (ver Capítulo 11, *Exame da Pele, das Mucosas e dos Fâneros*)
> - Musculatura
> - Movimentos involuntários
> - Enfisema subcutâneo
> - Exame dos linfonodos (ver Capítulo 12, *Exame dos Linfonodos*)
> - Veias superficiais (ver Capítulo 13, *Exame dos Pulsos Radial, Periféricos e Venoso*)
> - Circulação colateral
> - Edema
> - Temperatura corporal
> - Postura ou atitude na posição de pé
> - Biotipo ou tipo morfológico
> - Marcha.

Avaliação do estado geral

É uma avaliação subjetiva com base no conjunto de dados exibidos pelo paciente e interpretados de acordo com a experiência de cada um.

Para descrever a impressão obtida, usa-se a seguinte nomenclatura:

- Estado geral bom
- Estado geral regular
- Estado geral ruim.

A avaliação do estado geral tem utilidade prática, principalmente para se compreender até que ponto a doença comprometeu o organismo, visto como um todo.

Serve ainda de alerta para o médico nos casos com escassos sinais ou sintomas indicativos de uma determinada enfermidade, obrigando-o a aprofundar sua investigação diagnóstica na busca de uma afecção que justifique a deterioração do estado geral.

Situação inversa também pode ocorrer, ou seja, a manutenção de um estado geral bom, na presença de uma doença sabidamente grave. Isso indica uma boa capacidade de reação do organismo que tem, inclusive, valor prognóstico.

Avaliação do nível de consciência

A avaliação do nível de consciência e do estado mental implica dois aspectos da mesma questão: a avaliação neurológica e a psiquiátrica.

A percepção consciente do mundo exterior e de si mesmo caracteriza o estado de vigília, que é resultante da atividade de diversas áreas cerebrais coordenadas pelo sistema reticular ativador ascendente.

Entre o estado de vigília ou plena consciência e o estado comatoso, no qual o paciente perde completamente a capacidade de identificar seu mundo interior e os acontecimentos do meio que o circunda, é possível distinguir diversas fases intermediárias em uma graduação cujo principal indicador é o *nível de consciência*. Quando a consciência é comprometida de modo pouco intenso, mas seu estado de alerta é moderadamente comprometido, chama-se *obnubilação*. Na *sonolência*, o paciente é facilmente despertado, responde mais ou menos apropriadamente e volta logo a dormir. A *confusão mental* configura-se por perda de atenção, o pensamento não é claro, as respostas são lentas e não há percepção normal do ponto de vista temporoespacial, podendo surgir alucinações, ilusão e agitação. Se a alteração de consciência for mais pronunciada, mas o paciente ainda for despertado por estímulos mais fortes, tiver movimentos espontâneos e não abrir os olhos, caracteriza-se o *torpor* ou *estupor*. Se não há despertar com estimulação forte, e o paciente está sem movimentos espontâneos, caracteriza-se o estado de *coma*.

Atualmente, usa-se a escala de coma de Glasgow (EG) para se avaliar alterações do nível de consciência. Tal avaliação consiste na análise de três parâmetros: abertura ocular, reação motora e resposta verbal, obtidos por vários estímulos, desde a atividade espontânea e estímulos verbais até estímulos dolorosos (Quadro 10.1). (Ver Capítulo 20, *Exame Neurológico*.)

Quadro 10.1 Escala de coma de Glasgow.

Parâmetro	Resposta observada	Escore
Abertura ocular	Abertura espontânea	4
	Estímulos verbais	3
	Estímulos dolorosos	2
	Ausente	1
Melhor resposta verbal	Orientado	5
	Confuso	4
	Palavras inapropriadas	3
	Sons ininteligíveis	2
	Ausente	1
Melhor resposta	Obedece a comandos verbais	6
	Localiza estímulos	5
	Retirada inespecífica	4
	Padrão flexor	3
	Padrão extensor	2
	Ausente	1

Pontuação de 3 a 15. Interpretação: 3 – coma profundo (vegetativo); 4 – coma profundo; 7 – coma intermediário; 11 – coma superficial; 15 – normalidade.

Fala e linguagem

Durante a entrevista, o examinador deve prestar atenção à linguagem do paciente, particularmente na linguagem falada (fala).

A fala depende de mecanismos bastante complexos que compreendem o órgão fonador (laringe), os músculos da fonação e a elaboração cerebral (ver Capítulo 7, *Exame Psíquico e Avaliação das Condições Emocionais*).

As alterações da fala classificam-se da seguinte maneira:

- **Disfonia ou afonia**: é uma alteração do timbre da voz causada por algum problema no órgão fonador. A voz pode tornar-se rouca, fanhosa ou bitonal
- **Dislalia**: é o termo que se usa para designar alterações menores da fala, comuns em crianças, como a troca de letras ("tasa" por "casa"). Uma forma especial é a *disritmolalia*, que compreende distúrbios no ritmo da fala, tais como a gagueira e a taquilalia
- **Disartria**: decorre de alterações nos músculos da fonação, incoordenação cerebral (voz arrastada, escandida), hipertonia no parkinsonismo (voz baixa, monótona e lenta) ou perda do controle piramidal (paralisia pseudobulbar)
- **Disfasia**: aparece com completa normalidade do órgão fonador e dos músculos da fonação e depende de uma perturbação na elaboração cortical da fala. Há diversos graus de disfasia, desde alterações mínimas até perda total da fala. A disfasia pode ser de recepção ou sensorial (o paciente não entende o que se diz a ele), ou de expressão ou motora (o paciente entende, mas não consegue se expressar), ou ainda do tipo misto, que é, aliás, o mais frequente. A disfasia traduz lesão do hemisfério dominante: o esquerdo no destro, e vice-versa, mas não chega a ter valor localizatório muito preciso
- **Outros distúrbios**: deve-se ter em mente ainda outros distúrbios, como, por exemplo, o *retardo do desenvolvimento da fala* na criança, que pode indicar alguma anormalidade neurológica. Cite-se, por fim, a *disgrafia* (perda da capacidade de escrever) e a *dislexia* (perda da capacidade de ler).

Avaliação do estado de hidratação

O estado de hidratação do paciente é avaliado tendo-se em conta os seguintes parâmetros:

- Alteração abrupta do peso
- Alterações da pele quanto à umidade, à elasticidade e ao turgor
- Alterações das mucosas quanto à umidade
- Alterações oculares
- Estado geral
- Fontanelas (no caso de crianças).

Um paciente estará normalmente hidratado quando a oferta de líquidos e eletrólitos estiver de acordo com as necessidades do organismo e quando não houver perdas extras (diarreia, vômitos, febre, taquipneia, sudorese excessiva) sem reposição adequada.

> **Boxe | Estado de hidratação normal**
>
> Em pessoas de cor branca, a pele é rósea com boa elasticidade e com leve grau de umidade, as mucosas são úmidas, não há alterações oculares nem perda abrupta de peso.
>
> No caso de crianças, as fontanelas são planas e normotensas, e o peso mantém curva ascendente, a criança se apresenta alegre e comunicativa, bem como sorri facilmente.

Desidratação, como o próprio nome indica, é a diminuição de água e eletrólitos totais do organismo, caracterizando-se pelos seguintes elementos:

- Sede
- Diminuição abrupta do peso
- Pele seca, com elasticidade e turgor diminuídos
- Mucosas secas
- Olhos afundados (enoftalmia) e hipotônicos
- Estado geral comprometido
- Excitação psíquica ou abatimento
- Oligúria
- Fontanelas deprimidas no caso de crianças.

Todas as alterações enumeradas variam de acordo com o grau de desidratação (Figura 10.1).

A desidratação pode ser classificada segundo dois aspectos: a intensidade e a osmolaridade.

A classificação de acordo com a intensidade baseia-se na perda de peso:

- **Leve ou de 1º grau**: perda de peso de até 5%
- **Moderada ou de 2º grau**: perda de peso de 5 a 10%
- **Grave ou de 3º grau**: perda de peso acima de 10%.

Para se classificar a desidratação quanto à osmolaridade, característica útil para reposição de água e eletrólitos, toma-se como elemento-guia o nível sanguíneo de sódio. Assim (Quadro 10.2):

- **Isotônica**: quando o sódio está nos limites normais (130 a 150 mEq/ℓ)
- **Hipotônica**: quando o sódio está baixo (< 130 mEq/ℓ)
- **Hipertônica**: quando o sódio está acima dos limites normais (> 150 mEq/ℓ)

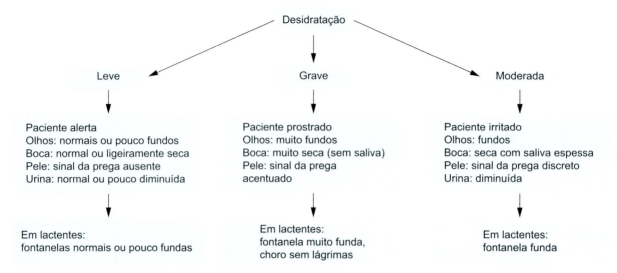

Figura 10.1 Sinais e sintomas da desidratação.

Síndrome de desidratação: oferta deficiente ou perda excessiva

A falta de oferta é importante em recém-nascidos cujas mães não são devidamente orientadas e para os idosos que geralmente não ingerem água em quantidade suficiente.

O excesso de perdas quase sempre se relaciona com diarreia, vômitos e febre.

Em crianças assume importância especial a diarreia, cujas causas podem ser agrupadas da seguinte maneira:

- Diarreia de causa neuropsicomotora (incluindo reflexo gastrocólico exaltado e diarreia por transtorno emocional)
- Diarreia por infecção enteral (vírus, colibacilos, shigelas e salmonelas) e parenteral (otite média)
- Diarreia por enteroparasitoses (amebíase, giardíase e estrongiloidíase)
- Diarreia por perturbações primárias da digestão e/ou absorção (intolerância a dissacarídios, monossacarídios e glúten)

Quadro 10.2 Sinais e sintomas da desidratação isotônica, hipotônica e hipertônica.

Parâmetros	Isotônica (perda de água proporcionalmente igual à de sal)	Hipertônica (perda de água proporcionalmente maior que a de sal)	Hipotônica (perda de água proporcionalmente menor que a de sal)
Pele			
Cor	Pálida	Pálida	Acinzentada
Temperatura	Normal ou elevada	Elevada	Baixa
Turgor	Diminuído	Regular	Muito diminuído
Umidade e textura	Seca	Engrossada	Viscosa
Mucosas	Secas	Muito secas	Viscosas
Fontanelas	Deprimidas	Deprimidas	Deprimidas
Globo ocular	Afundado	Afundado	Afundado
Psiquismo	Apatia	Agitação, hiperirritabilidade	Coma
Sede	Intensa	Muito intensa	Discreta ou ausente
Pulso	Rápido	Ligeiramente alterado	Acelerado
Pressão arterial	Baixa	Normal	Muito baixa

Avaliação antropométrica

Existem várias medidas antropométricas de utilidade prática, incluindo altura ou estatura, peso, circunferências, dobras cutâneas e índices como o índice de massa corporal (IMC).

Altura/estatura

A altura ou estatura expressa o crescimento linear. Existem diferentes formas para determinar a altura ou métodos para estimá-la em pacientes em condições especiais.

Quando o paciente é capaz de ficar em posição ortostática, a altura é aferida em balança com estadiômetro ou com fita métrica inextensível com precisão de 0,1 cm, afixada em superfície lisa, vertical e sem rodapé. Para uma medida precisa é importante que cinco pontos anatômicos estejam próximos à parede ou ao estadiômetro: calcanhares, panturrilha, glúteos, escápulas e ombros. Os joelhos devem estar esticados, os pés juntos e os braços estendidos ao longo do corpo. A cabeça deve estar erguida, formando um ângulo de 90° com o solo, e os olhos mirando um plano horizontal à frente. Em seguida, o estadiômetro é baixado até que encoste na cabeça, com pressão suficiente para comprimir o cabelo. (O cabelo não pode estar preso por tiaras ou outros adornos, pois podem comprometer a acurácia da medida.)

Em crianças até 2 anos de idade, recomenda-se medir a altura (comprimento) com ela deitada, utilizando uma régua antropométrica que possui uma base fixa no zero e um cursor. Após essa faixa etária, mede-se a altura (estatura) da criança em pé, comparado-se a altura obtida com tabelas pediátricas para a idade e sexo (Figuras 10.2 a 10.5).

Nos primeiros anos de vida é muito importante verificar se a criança está atingindo o padrão de crescimento esperado para idade e sexo. Deve-se marcar o ponto na curva de crescimento que existe na *caderneta de saúde da criança*, que está disponível no *site* do Ministério da Saúde e também nas unidades de saúde do SUS e nas maternidades (Quadros 10.3 e 10.4).

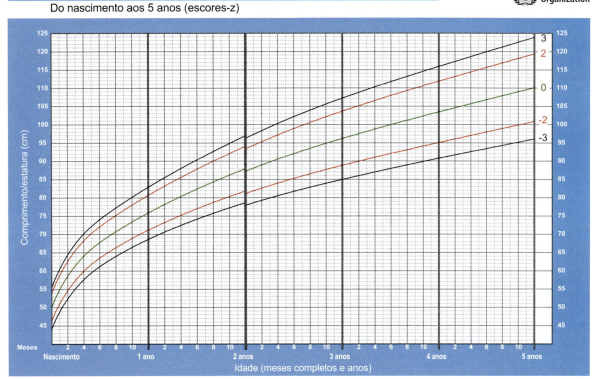

Figura 10.2 Curva de crescimento (comprimento/estatura por idade) para meninos de 0 a 5 anos com base em escores-z (WHO).

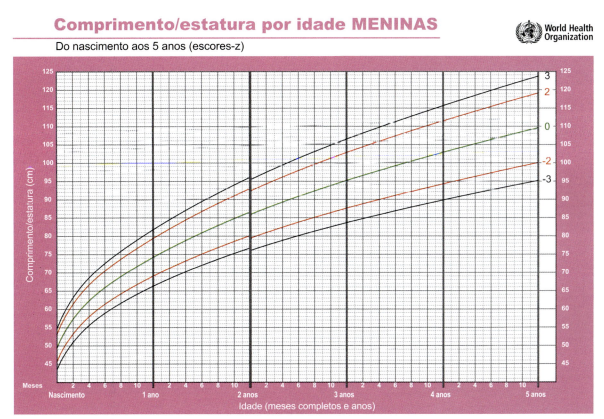

Figura 10.3 Curva de crescimento (comprimento/estatura por idade) para meninas de 0 a 5 anos com base em escores-z (WHO).

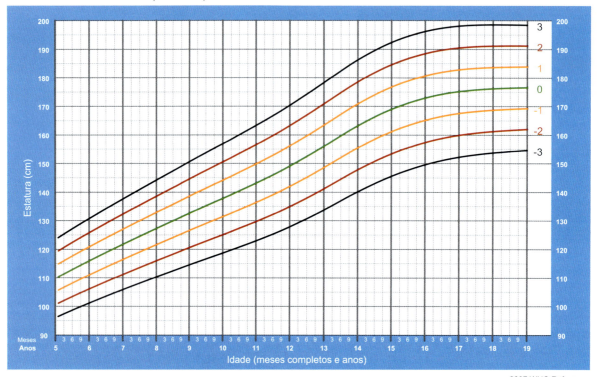

Figura 10.4 Curva de crescimento (estatura por idade) para meninos de 5 a 19 anos com base em escores-z (WHO).

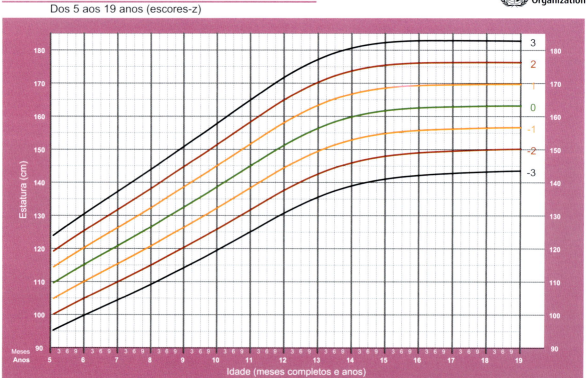

Figura 10.5 Curva de crescimento (estatura por idade) para meninas de 5 a 19 anos com base em escores-z (WHO).

Quadro 10.3 Classificação do estado nutricional de crianças menores de cinco anos para cada índice antropométrico.

Valores críticos		Índices antropométricos para menores de 5 anos			
		Peso-para-idade	Peso-para-estatura	IMC-para-idade	Estatura-para-idade
< Percentil 0,1	< Escore-z –3	Muito baixo peso para a idade	Magreza acentuada	Magreza acentuada	Muito baixa estatura para a idade
≥ Percentil 0,1 e < Percentil 3	≥ Escore-z –3 e < Escore-z –2	Baixo peso para a idade	Magreza	Magreza	Baixa estatura para a idade
≥ Percentil 3 e < Percentil 15	≥ Escore-z –2 e ≤ Escore-z –1	Peso adequado para a idade	Eutrofia	Eutrofia	Estatura adequada para a idade
≥ Percentil 15 e ≤ Percentil 85	≥ Escore-z –1 e ≤ Escore-z +1		Risco de sobrepeso	Risco de sobrepeso	
> Percentil 85 e ≤ Percentil 97	> Escore-z +1 e ≤ Escore-z +2				
> Percentil 97 e ≤ Percentil 99,9	> Escore-z +2 e ≤ Escore-z +3	Peso elevado para a idade	Sobrepeso	Sobrepeso	
> Percentil 99,9	> Escore-z +3		Obesidade	Obesidade	

Adaptado de OMS, 2006.

Quadro 10.4 Classificação do estado nutricional de crianças de 5 a 10 anos para cada índice antropométrico.

Valores críticos		Índices antropométricos para crianças de 5 a 10 anos		
		Peso-para-idade	IMC-para-idade	Estatura-para-idade
< Percentil 0,1	< Escore-z –3	Muito baixo peso para a idade	Magreza acentuada	Muito baixa estatura para a idade
≥ Percentil 0,1 e < Percentil 3	≥ Escore-z –3 e < Escore-z –2	Baixo peso para a idade	Magreza	Baixa estatura para a idade
≥ Percentil 3 e < Percentil 15	≥ Escore-z –2 e < Escore-z –1	Peso adequado para a idade	Eutrofia	Estatura adequada para a idade
> Percentil 15 e < Percentil 85	≥ Escore-z –1 e < Escore-z +1			
≥ Percentil 85 e ≤ Percentil 97	> Escore-z +1 e ≤ Escore-z +2		Sobrepeso	
> Percentil 97 e ≤ Percentil 99,9	> Escore-z +2 e ≤ Escore-z +3	Peso elevado para a idade	Obesidade	
> Percentil 99,9	> Escore-z +3		Obesidade grave	

Adaptado de OMS, 2006.

Em adultos, não sendo possível aferir a altura, pode-se perguntar se ele sabe a medida, pois alguns estudos já mostraram a validade da altura referida. Em homens, a precisão é maior, principalmente se a medida tiver sido feita na época em que se alistou no exército.

Medida da altura do idoso

No idoso, observa-se diminuição na altura com o passar dos anos devido ao encurtamento da coluna vertebral, em virtude da redução dos corpos vertebrais e dos discos intervertebrais. Além disso, há aumento da curvatura e/ou osteoporose. Dessa forma, para o idoso é mais adequado fazer a medida da altura, uma vez que a referida será quase sempre maior que a atual.

Há algumas equações para estimar a altura a partir de medidas de segmentos corporais, tais como altura do joelho, da envergadura ou semienvergadura.

Altura do joelho. A estimativa da estatura por meio da altura do joelho é a forma mais utilizada, pois não se altera com o aumento da idade. O paciente deve estar sentado, com os pés no chão. Contudo, nas situações em que não haja possibilidade de sentá-lo, ele deve ser disposto no leito em posição supina com a perna colocada perpendicularmente ao colchão. A medida é realizada tomando como referência o ponto ósseo externo, logo abaixo da rótula (cabeça da tíbia), até a superfície do chão ou colchão. Preferencialmente a medida deve ser realizada na parte interna da perna (Figura 10.6).

Após a mensuração da altura do joelho, pode-se estimar a altura do paciente usando as fórmulas no Quadro 10.5, que contemplam diferentes faixas etárias, sexo e etnias. Cumpre salientar que essas fórmulas não foram desenvolvidas para a população brasileira, mas algumas pesquisas com amostras de idosos ou grupos de pacientes realizadas no Brasil encontraram boa correlação entre a altura real e a estimada pelas fórmulas de Chumlea.

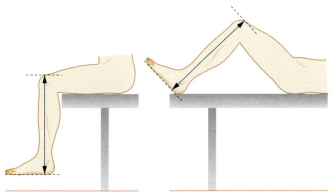

Figura 10.6 Técnica de mensuração da altura do joelho.

Quadro 10.5	Equações para estimativa da altura pela altura do joelho e idade.		
	População	Sexo masculino	Sexo feminino
	Crianças	64,19 – (0,04 × id) + (2,02 × AJ)	84,88 – (0,24 × id) + (1,83 × AJ)
	Adultos brancos (18 a 60 anos)	71,85 + (1,88 × AJ)	70,25 + (1,87 × AJ) – (0,06 × id)
	Adultos negros (18 a 60 anos)	73,42 + (1,79 × AJ)	68,10 + (1,86 × AJ) – (0,06 × id)
	Idosos brancos	78,31 + (1,94 × AJ) – (0,14 × idade)	82,21 + (1,85 × AJ) – (0,21 × idade)

id: idade em anos; AJ: altura do joelho em centímetros. Fonte: Chumlea et al., 1985.

Envergadura e semienvergadura do braço. Outra alternativa para estimar a altura é pela medida da envergadura ou semienvergadura do braço. Para isso, o paciente não pode estar com vestimentas que dificultem a total extensão do braço (Figura 10.7). Com o paciente de frente para o avaliador, em posição ereta, recostado na parede, tronco reto, ombros nivelados, braços abertos em abdução de 90°, mede-se a semienvergadura com uma fita métrica inextensível paralelamente à clavícula, verificando a distância entre o ponto médio do esterno e a falange distal do terceiro quirodáctilo. A medida da semienvergadura vezes dois corresponde à estatura real, obtida de acordo com a fórmula de Rabito.

> **Fórmula de Rabito**
>
> Recomenda-se o uso dessa fórmula para estimar a altura em adultos e idosos hospitalizados, usando a medida da semienvergadura:
>
> Altura (cm) = 63,525 – (3,237 × sexo*) – (0,06904 × idade) + (1,293 × SE)
>
> *Fator de multiplicação de acordo com o sexo: 1 para o sexo masculino e 2 para o sexo feminino. SE = semienvergadura.

Para a envergadura, mede-se toda a extensão de uma ponta a outra da falange distal. A medida da envergadura é similar à altura real (Figura 10.7).

Altura recumbente

Embora a altura recumbente possa superestimar a altura real (aproximadamente 3 cm no sexo masculino e 4 cm no sexo feminino), essa é uma opção para pacientes acamados em virtude de politrauma ou outras condições que inviabilizem a medida da altura do joelho e/ou da semienvergadura ou da envergadura.

Semiotécnica. Com o paciente em posição supina, o leito em posição horizontal completa, a cabeça em posição reta, realizam-se as medidas pelo lado direito do corpo por meio da marcação no lençol na altura do topo da cabeça e da base do pé (pode ser utilizado um triângulo). Em seguida, mede-se o comprimento entre as duas marcas com fita métrica inextensível (Figura 10.8).

Peso

O peso corporal é a soma de todos os componentes da composição corporal: água e tecidos adiposo, muscular e ósseo. Sua avaliação é útil para determinar e monitorar o estado nutricional, utilizado como marcador indireto da massa proteica e reserva de energia.

Peso atual. Utiliza-se uma balança mecânica tipo plataforma ou digital. Antes da aferição, é necessário sempre calibrar a balança. O paciente deve ser pesado descalço, com a menor quantidade de roupa possível, posicionado no centro da balança, com os braços ao longo do corpo. A leitura do peso é realizada com o avaliador à frente da balança e à esquerda do paciente.

> **Determinação do peso de paciente acamado**
>
> Em paciente incapacitado de se colocar em posição ortostática ou de deambular, o peso pode ser aferido em cama-balança ou em balança para pesagem em leito, que não é muito usada pelo alto custo. É importante ressaltar que no momento da pesagem, algumas variáveis podem interferir, como: colchão casca de ovo ou pneumático, coxim, lençóis, cobertores, excesso de travesseiros, hastes para soro e medicamentos, bomba de infusão, bolsa para coleta de urina, entre outras. Se possível, a fim de evitar um peso superestimado, considerar apenas o peso da cama contendo um colchão comum, um travesseiro, um lençol e uma fronha.

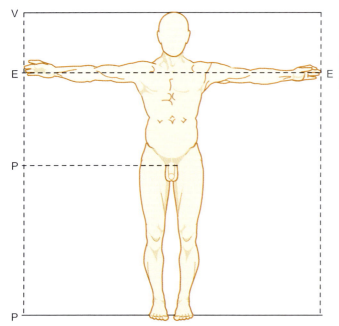

Figura 10.7 Medidas antropométricas. PV = distância pubovértice; PP = distância puboplantar; EE = envergadura.

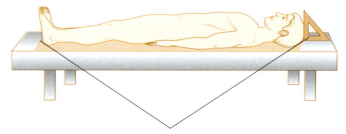

Figura 10.8 Técnica de mensuração da altura recumbente.

Para recém-nascidos, utiliza-se a balança pediátrica. A criança deve estar sem fraudas e outras vestimentas, pois pequenos gramas podem resultar em alteração significativa na classificação do peso. Uma criança que nasce a termo deve ter peso superior a 2,5 kg. Se estiver abaixo desse valor é considerada de baixo peso e deve receber os cuidados específicos para ganhar peso.

> **Perda de peso fisiológica**
>
> Após o nascimento pode ocorrer perda fisiológica de 3 a 5% do peso corporal e algumas mães podem se assustar ao levar a criança à consulta de 1 semana. É muito importante que se explique isso para os pais dos recém-nascidos, pois esta perda fisiológica pode provocar ansiedade e até levar ao abandono do aleitamento materno, uma vez que a mãe pode pensar que a perda de peso decorreu da amamentação. Essa crença deve ser desfeita e o estímulo ao aleitamento materno, sempre reforçado. Após 7 a 10 dias, a criança recupera o peso.

Em relação à criança, vale o mesmo já mencionado sobre o uso da caderneta de saúde e uso das curvas de peso para acompanhar o ganho de peso até os 10 anos de idade (Figuras 10.9 a 10.12). Deve-se sempre explicar para os pais ou responsáveis como está a curva de peso para a idade da criança em relação às linhas coloridas:

- A linha verde significa a média
- Se a criança estiver entre a linha vermelha e a preta abaixo da média, está com baixo peso
- Se estiver entre a linha vermelha e a preta acima da média, está com sobrepeso
- Quanto mais perto os dados estiverem da linha vermelha, é necessário tomar as devidas providências, investigando as condições familiares e sociais, o aleitamento, a alimentação e os sinais e sintomas de problemas de saúde.

Peso usual/habitual. Utilizado como referência na avaliação das mudanças recentes de peso e em casos de impossibilidade de medir o peso atual. Geralmente é o peso que se mantém por maior período de tempo.

Peso ideal/desejável/teórico. É o peso definido de acordo com alguns parâmetros, tais como idade, biótipo, sexo e altura. Devido a variações individuais no adulto, o peso ideal pode variar 10% para abaixo ou para cima do peso teórico. A utilização do peso ideal no cálculo calórico do suporte nutricional para pacientes gravemente desnutridos deve ser individualizada, pois podem ser "superalimentados", originando complicações respiratórias, metabólicas e hepáticas. Além disso, obesos podem ser "subalimentados". Nos casos extremos de desnutrição é aconselhável a utilização do peso ideal ou atual estimado, enquanto nos obesos mórbidos, o peso ideal deve ter o seu valor ajustado (Quadros 10.6 a 10.9).

O peso ideal pode ser calculado a partir do IMC, pela seguinte fórmula:

$$\text{Peso ideal} = \text{altura}^2 \times \text{IMC médio}$$

IMC ideal: homens: 22 kg/m²; mulheres: 21 kg/m².

Peso ajustado. É estimado a partir do peso atual (PA) e do ideal (PI). É bastante utilizado para realizar prescrições de dietas em pacientes ambulatoriais ou para suporte nutricional em pacientes hospitalizados.

Peso ajustado para obesidade:

$$\text{Peso ajustado} = (\text{PA} - \text{PI}) \times 0{,}25 + \text{PI}$$

Peso ajustado para desnutrição:

$$\text{Peso ajustado} = (\text{PI} - \text{PA}) \times 0{,}25 + \text{PA}$$

Peso corrigido. Deve ser utilizado para pacientes amputados (Quadro 10.10).

$$\text{Peso corrigido} = \frac{(\text{peso antes da amputação} \times 100)}{(100\% - \% \text{ de amputação})}$$

Peso estimado. É o peso obtido a partir de fórmulas ou tabelas. É utilizado quando inexiste a possibilidade de obtenção do peso atual ou quando não se pode pesar o indivíduo. A fórmula mais aplicada é a que utiliza a altura do joelho e a circunferência do braço (Quadro 10.11).

A circunferência do braço é aferida no ponto médio entre o acrômio e o olécrano, com o braço estendido lateralmente ao tronco. Para encontrar o ponto médio, o cotovelo deve estar fletido em 90°.

Peso seco. O peso corporal seco é o peso descontado de edema e ascite. O valor a ser descontado depende do local e grau do edema. A classificação do edema e a estimativa de correção de peso de edema/ascite estão mostradas nos Quadros 10.12 a 10.14.

Índice de massa corporal

O índice de massa corporal (IMC) é amplamente utilizado como indicador do estado nutricional, por ser obtido de forma rápida e de fácil interpretação (Quadros 10.15 e 10.16). É expresso pela fórmula: IMC = peso atual (kg)/altura² (m).

Cumpre salientar que o IMC não distingue massa gordurosa de massa magra; assim, um paciente musculoso pode ser classificado com "excesso de peso". Deve-se ainda estar atento ao biótipo do paciente. Um IMC entre 17 e 19 não necessariamente é indicativo de desnutrição, pois outros aspectos devem ser considerados no exame físico e na anamnese, como o histórico de evolução do peso.

O IMC também é utilizado para crianças e adolescentes, conforme Figuras 10.13 a 10.16. Para adolescentes a partir de 15 anos é necessário avaliar o estágio de maturação sexual e se o mesmo já passou pela fase do estirão, ou seja, rápido crescimento em estatura (ver *Desenvolvimento físico*, neste capítulo).

Circunferência da cintura

A circunferência da cintura (CC) é utilizada para o diagnóstico de obesidade abdominal e reflete o conteúdo de gordura visceral, ou seja, aquela aderida aos órgãos internos, como intestinos e fígado. Essa gordura apresenta grande associação com a gordura corporal total, sendo o tipo de obesidade mais comumente associada à síndrome metabólica e às doenças cardiovasculares.

Semiotécnica. A medida da CC é determinada com uma fita métrica inextensível, em centímetros, posicionada no ponto entre a última costela e a crista ilíaca, sem fazer pressão, em plano horizontal. Indivíduos com CC muito aumentada têm maior risco cardiovascular e são classificados como apresentando obesidade abdominal (OA) (Quadro 10.17).

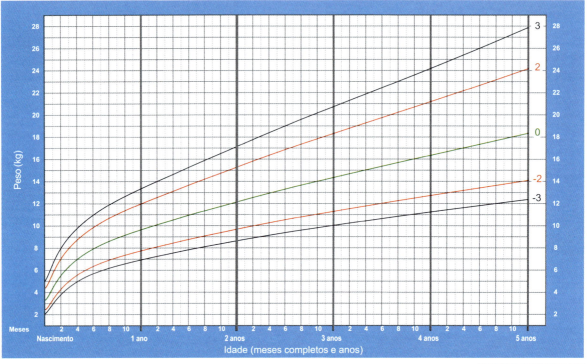

Figura 10.9 Curvas de crescimento (peso por idade) para meninos de 0 a 5 anos com base em escores-z (WHO).

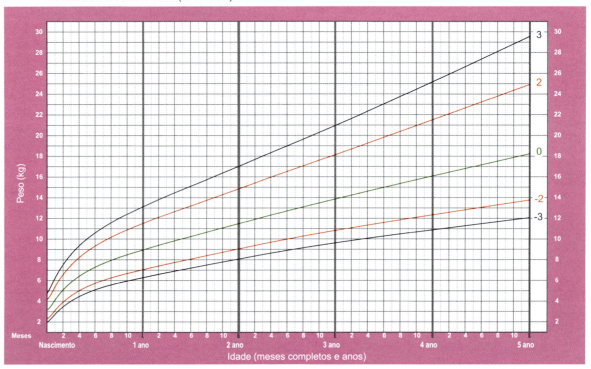

Figura 10.10 Curvas de crescimento (peso por idade) para meninas de 0 a 5 anos com base em escores-z (WHO).

Capítulo 10 Exame Físico Geral 237

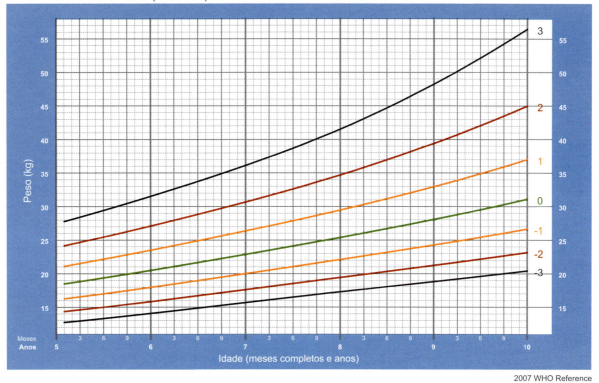

Figura 10.11 Curvas de crescimento (peso por idade) para meninos de 5 a 10 anos com base em escores-z (WHO).

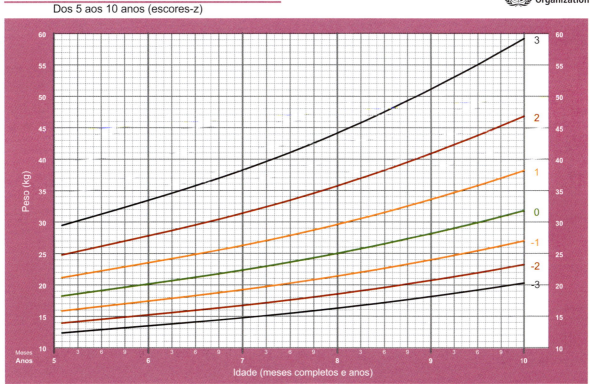

Figura 10.12 Curvas de crescimento (peso por idade) para meninas de 5 a 10 anos com base em escores-z (WHO).

Quadro 10.6 Altura e peso em relação à idade (até 20 anos).

Idade	Altura (cm) Masc. Mín.	Altura (cm) Masc. Máx.	Altura (cm) Fem. Mín.	Altura (cm) Fem. Máx.	Peso (kg) Masc. Mín.	Peso (kg) Masc. Máx.	Peso (kg) Fem. Mín.	Peso (kg) Fem. Máx.
Recém-nascido	49	53,5	48	53	2,812	3,900	2,900	3,900
6 meses	64,5	69,5	63,5	66,5	6,900	8,800	6,450	8,200
1 ano	72	77,5	71	76	8,500	10,800	8,000	10,150
1½	78	84	77	82,5	9,900	12,400	9,300	11,700
2	83	89	82	86	11,000	13,650	9,380	12,900
2½	87,5	93,5	86	92	11,800	14,650	11,200	13,900
3	91,5	98	90	96,5	13,000	16,000	12,000	15,000
3½	95	102	93,5	100,5	13,800	17,000	12,900	16,000
4	98,5	105,5	97,5	104	14,400	17,800	12,800	17,000
4½	102,5	109	100,5	107,5	15,300	18,800	14,700	18,100
5	104,5	112,5	103,5	111	15,900	19,700	15,300	18,900
5½	107,5	115,5	106,5	114	16,900	21,000	16,300	20,200
6	110,5	118	109,5	117	17,800	22,000	17,000	21,000
6½	113	121	112,5	120	18,600	23,000	17,800	22,100
7	116	124	115	123	19,500	24,100	19,100	23,700
7½	118,5	126,5	117,5	125,5	20,400	25,100	20,000	24,900
8	120,5	129,5	120	128,5	21,400	26,500	21,000	26,100
8½	123	132	122,5	131	22,300	27,800	22,000	27,500
9	125,5	134,5	125	133,5	23,400	29,200	23,100	28,900
9½	128	137	127	136,5	24,600	30,800	24,300	30,500
10	130,5	139,5	130	139	25,900	32,500	25,500	32,200
10½	133	142	133	142	27,200	34,200	26,900	34,000
11	135,5	145	135,5	145,5	28,500	36,000	28,900	36,800
11½	138,5	147,5	138,5	148,5	30,000	37,700	30,300	38,800
12	140	150	142	151,5	31,500	39,500	32,000	41,000
12½	142	152,5	144	154	33,000	41,400	33,800	43,400
13	144,5	154,5	146,5	156,5	34,400	43,400	35,700	45,900
13½	147	157	146,5	159,5	36,000	45,500	37,900	46,600
14	149	159,5	150,5	161,5	36,800	46,700	40,500	51,500
14½	151	162	152	163	38,500	49,000	41,900	52,900
15	153	164	153,5	164	40,500	51,500	43,400	54,300
15½	155	166	154,5	165	41,500	52,700	44,900	55,700
16	157	168	155	166	43,500	55,300	44,900	55,700
16½	158,5	170	156	166,5	44,500	56,700	46,500	57,100
17	160,5	171,5	156,5	167	47,000	59,700	47,000	57,400
17½	162	173	157	167,5	48,400	61,300	48,100	58,500
18	163,5	174,5	157,5	168	49,800	63,000	49,000	59,000
18½	165	176	158	170	51,400	64,600	50,000	60,000
19	166	177	158,5	173	63,100	66,000	58,000	62,000
19½	166,5	180	159	175	66,100	67,300	54,000	68,000
20	167	190	160	180	66,500	80,000	55,000	75,000

Quadro 10.7 — Altura e envergadura em relação à idade e ao sexo.

Idade	Altura (cm) Masc. Mín.	Altura (cm) Masc. Máx.	Altura (cm) Fem. Mín.	Altura (cm) Fem. Máx.	Envergadura (cm) Masc. Mín.	Envergadura (cm) Masc. Máx.	Envergadura (cm) Fem. Mín.	Envergadura (cm) Fem. Máx.
Recém-nascido	49	53,5	48	53	46	51	46	50,5
6 meses	64,5	69,5	63,5	68,5	61,5	67,5	60,5	65,5
1 ano	72	77,5	71	76	69	74,5	67,5	73
1½	78	84	77	82,5	75	81,5	73,5	79
2	83	89	82	88	80	86	78,5	84,5
2½	87,5	93,5	86	92	83,5	90	82,5	88,5
3	91,5	98	90	96,5	88,5	95,5	86	92,5
3½	95	102	93,5	100,5	92,5	99,5	89,5	96,5
4	98,5	105,5	97,5	104	95	102,5	93	100,5
4½	102,5	109	100,5	107,5	99	106	97	104,5
5	104,5	112,5	103,5	111	101	109	99,5	107
5½	107,5	115,5	106,5	114	105	113	103,5	111,5
6	110,5	118	109,5	117	107,5	116	106	114
6½	113	121	112,5	120	110	119	109	117
7	116	124	115	123	113	121,5	112,5	121
7½	116,5	126,5	117,5	125,5	115,5	124,5	115,5	124
8	120,5	129,5	120	128,5	119	128	118	126,5
8½	123	132	122,5	131	122	131	120,5	130
9	125,5	134,5	125	133,5	124,5	134,5	123,5	132,5
9½	128	137	127	136,5	128	137,5	126	135,5
10	130,5	139,5	130	139	130,5	140,5	129	138,5
10½	133	142	133	142	133,5	143,5	131,5	141,5
11	135,5	145	135,5	145,5	136	146,5	135,5	145,5
11½	138,5	147,5	138,5	148,5	138,5	149,5	137,5	146,5
12	140	150	142	151,5	141,5	152,5	140,5	151,5
12½	142	152,5	144	154	144,5	155,5	143	154
13	144,5	154,5	146,5	156,5	147,5	158,5	146,5	157
13½	147	157	148,5	159,5	150	161,5	149	160
14	149	159,5	150,5	161,5	151,5	163	150	161,5
14½	151	162	152	163	154	166	153	164
15	153	164	153,5	164	156,5	169	154	166
15½	155	166	154,5	165	158	170,5	155,5	167,5
16	157	168	155	166	161	173	155,5	168
16½	158,5	170	156	166,5	162	175	156	169
17	160,5	171,5	156,5	167	165	178	157	169,5
17½	162	173	167	167,5	166,5	179,5	158,5	170,5
18	163,5	174,5	168	168	169	180,5	159	171
18½	165	176	168,5	168,5	169	182,5	160	171,5
19	166	177	169	169	170,5	184	161	172
19½	166,5	178	169,5	169,5	172	185,5	161,5	172,5
20	167	179	170	170	173	185,5	162	173

Quadro 10.8 — Peso ideal para homens acima de 20 anos em relação à idade e à altura.

Altura (cm)	155	160	165	170	175	180	185	190	195
Idade (anos)				Peso (kg)					
20	53,9	56,7	59,9	63,5	67,1	70,8	75,3	79,8	84,4
21	54,4	57,1	60,8	69,9	67,6	71,2	75,7	80,3	84,8
22	54,9	57,6	61,2	64,4	68,1	71,7	76,2	80,7	85,3
23	55,4	58,1	61,7	64,9	68,5	72,1	76,6	81,6	86,2
24	55,8	58,5	62,1	65,3	68,9	72,6	77,6	82,5	87,1
25	56,2	58,5	62,1	65,7	69,4	73,5	78,5	83,5	87,9
26	56,7	58,9	62,6	66,2	69,8	73,9	78,9	84,4	88,9
27	57,1	59,4	62,6	66,2	69,8	73,9	79,4	84,8	89,4
28	57,6	59,9	63,1	66,7	70,3	74,4	79,8	85,3	89,8
29	58,1	60,3	63,5	67,1	70,8	74,8	80,3	85,7	90,3
30	58,1	60,3	63,5	67,1	70,7	75,3	80,7	86,2	91,2
31	58,5	60,8	63,9	67,6	71,2	75,7	81,2	86,6	91,6
32	58,5	60,8	63,9	67,6	71,7	76,2	81,6	87,1	92,1
33	58,5	60,8	63,9	67,6	72,1	76,7	82,1	87,5	92,5
34	58,9	61,2	64,4	68,0	72,6	77,1	82,5	88,0	93,4
35	58,9	61,2	64,4	68,0	72,6	77,1	82,5	88,4	93,9
36	59,4	61,7	64,8	68,5	73,0	77,6	83,0	88,9	94,3
37	59,4	61,7	65,3	68,9	73,5	78,0	83,5	89,4	94,8
38	59,9	62,1	65,3	68,9	73,5	78,5	83,9	89,8	95,3
39	59,9	62,1	65,3	68,9	73,5	78,5	83,9	90,3	95,7
40	60,3	62,6	65,8	69,4	73,9	78,9	84,4	90,7	96,2
41	60,3	62,6	65,8	69,4	73,9	78,9	84,4	90,7	96,6
42	60,8	63,1	66,2	69,8	74,4	79,4	84,8	91,2	97,2
43	60,8	63,1	66,2	69,8	74,4	79,4	84,8	91,2	97,2
44	61,2	63,5	66,7	70,3	74,8	79,8	85,3	91,6	97,5
45	61,2	63,5	66,7	70,3	74,8	79,8	85,3	91,6	97,5
46	61,7	63,9	67,1	70,8	75,3	80,3	85,7	92,1	97,9
47	61,7	63,9	67,1	70,8	75,3	80,3	86,2	92,5	98,4
48	61,7	63,9	67,1	70,8	75,3	80,3	86,2	92,5	98,4
49	61,7	63,9	67,1	70,8	75,3	80,3	86,2	92,5	98,4
50	61,7	63,9	67,1	70,8	75,3	80,3	86,2	92,5	98,4
51	62,1	64,4	67,6	71,2	75,7	80,7	86,6	92,9	98,9
52	62,1	64,4	67,6	71,2	75,7	80,7	86,6	92,9	98,9
53	62,1	64,4	67,6	71,2	75,7	80,7	86,6	92,9	98,9
54	62,1	64,4	67,6	71,7	76,2	80,7	86,6	92,9	99,3
55	62,1	64,4	67,6	71,7	76,2	80,7	86,6	92,9	99,3

Boxe — Circunferência da cintura e circunferência abdominal

É muito importante não confundir a medida da circunferência da cintura (CC) com a medida da circunferência abdominal (CA), que é mensurada ao nível da maior extensão abdominal, a qual não possui pontos de corte de classificação como a CC (Quadro 10.17), não podendo, portanto, ser utilizada para diagnóstico de obesidade abdominal. No entanto, a CA pode ser utilizada para acompanhamento da redução de medidas da circunferência abdominal em um mesmo paciente.

Circunferência da panturrilha

A circunferência da panturrilha (CP) é uma medida importante para acompanhar o estado nutricional de pacientes hospitalizados, principalmente os acamados, pois permite avaliar a depleção da massa muscular. É utilizada também no rastreamento de sarcopenia em idosos, por ser a medida mais sensível e de fácil aplicação para avaliar massa muscular. É útil também para indicar depleção de massa muscular em processo de desnutrição.

A *caderneta de saúde do idoso* incorporou a medida da CP entre as avaliações antropométricas, baseando-se no estudo de Pagotto e Silveira (2013).

Pontos de corte de CP para idosos brasileiros:

- Menor que 35 cm, deve-se realizar acompanhamento de rotina
- De 31 a 34 cm, exige vigilância nutricional ao idoso (atenção)
- Menor que 31 cm caracteriza depleção de massa muscular (sarcopenia) (necessária intervenção).

Quadro 10.9 — Peso ideal para mulheres acima de 20 anos em relação à idade e à altura.

Altura (cm)	155	160	165	170	175	180	185
Idade (anos)				Peso (kg)			
20	48,9	50,8	52,6	55,3	58,1	61,7	64,9
21	49,4	51,3	53,1	55,8	58,5	62,1	65,3
22	49,4	51,3	53,1	55,8	58,5	62,1	65,8
23	49,9	51,7	53,5	56,2	58,9	62,6	66,2
24	50,3	52,2	53,9	56,2	58,9	62,8	66,2
25	50,3	52,2	53,9	56,2	59,4	63,1	66,7
26	50,8	52,6	54,4	56,7	59,4	63,1	66,7
27	50,8	52,6	54,4	56,7	59,9	63,5	67,1
28	51,3	53,1	54,8	57,1	60,3	63,9	67,6
29	51,3	53,1	54,8	57,1	60,3	63,9	67,6
30	51,7	53,5	55,3	57,6	60,8	64,4	68,1
31	52,2	53,9	55,8	58,1	61,2	64,9	68,5
32	52,2	53,9	55,8	58,1	61,7	65,3	68,9
33	52,6	54,4	56,2	58,5	62,1	65,8	68,4
34	53,1	54,9	56,7	58,9	62,6	66,2	69,8
35	53,1	54,9	56,7	58,9	62,6	66,2	69,8
36	53,5	55,3	57,1	59,4	63,1	66,7	70,3
37	53,5	55,3	57,1	59,9	63,5	67,1	70,8
38	53,9	55,8	57,6	60,3	63,9	67,6	71,2
39	54,4	56,2	58,1	60,8	64,4	68,1	71,1
40	54,9	56,7	58,5	61,2	64,4	68,1	71,7
41	55,3	57,1	58,9	61,7	64,9	68,5	72,1
42	55,3	57,1	58,9	61,7	64,9	68,5	72,1
43	55,8	57,6	59,4	62,1	65,3	68,9	72,6
44	56,2	58,1	59,9	62,6	65,8	69,4	73,1
45	56,2	58,1	59,9	62,6	65,8	69,4	73,1
46	56,6	58,5	60,3	63,1	66,2	69,8	73,5
47	56,6	58,5	60,3	63,1	66,2	70,3	73,9
48	57,1	58,9	60,8	63,5	66,7	70,7	74,4
49	57,1	58,9	60,8	63,5	66,7	70,8	74,8
50	57,6	59,4	61,2	63,9	67,1	70,8	74,8
51	57,6	59,4	61,2	63,9	67,1	71,2	75,3
52	57,6	59,4	61,2	63,9	67,1	71,2	75,3
53	57,6	59,4	61,2	63,9	67,7	71,2	75,3
54	57,6	59,4	61,2	63,9	67,1	71,7	75,7
55	57,6	59,4	61,2	63,9	67,1	71,7	75,7

Quadro 10.10 — Percentuais de peso das partes do corpo para cálculos após amputação.

Membro amputado	Proporção de peso (%)
Tronco sem membros	50,0
Mão	0,7
Antebraço com mão	2,3
Antebraço sem mão	1,6
Parte superior do braço	2,7
Braço inteiro	5,0
Pé	1,5
Perna abaixo do joelho com pé	5,9
Coxa	10,1
Perna inteira	16,0

Fonte: Osterkamp, 1995.

Semiotécnica. A medida da CP deve ser feita com o indivíduo sentado, com os pés aproximadamente a 20 cm do corpo, joelho em ângulo de 90°, sendo considerada a medida mais larga da panturrilha da perna esquerda (Figura 10.17).

Perímetro cefálico

O perímetro cefálico (PC) é outra importante medida antropométrica, realizada logo após o nascimento, e importante para acompanhamento da criança até 2 anos de idade. Em crianças com algum déficit, deve ser medido até os 5 anos de idade. É um dado importante para o diagnóstico de algumas condições clínicas (microcefalia e macrocefalia) e não pode faltar no exame físico da criança. Para diagnóstico da microcefalia, o valor do PC deve ser inferior a 33 cm na criança a termo (Figura 10.18).

Quadro 10.11 — Equações para estimativa de peso corporal pela altura do joelho.

Raça	Idade	Sexo masculino	Sexo feminino
Branca	19 a 59	(AJ × 1,19) + (CB × 3,21) − 86,82	(AJ × 1,01) + (CB × 2,81) − 66,04
	60 a 80	(AJ × 1,10) + (CB × 3,07) − 75,81	(AJ × 1,09) + (CB × 2,68) − 65,51
Negra	19 a 59	(AJ × 1,09) + (CB × 3,14) − 83,72	(AJ × 1,24) + (CB × 2,97) − 82,48
	60 a 80	(AJ × 0,44) + (CB + 2,86) − 39,21	(AJ × 1,50) + (CB × 2,58) − 84,22

AJ: altura do joelho; CB: circunferência do braço; ambas em centímetros (cm). Fonte: Chumlea, 1988.

Quadro 10.12 — Classificação de edema para avaliar o peso seco.

Edema +	Depressão leve (2 mm). Contorno normal. Associado com volume de líquido intersticial > 30%
Edema ++	Depressão mais profunda (4 mm). Contorno quase normal. Prolonga mais que edema +1
Edema +++	Depressão profunda (6 mm). Permanece vários segundos após a pressão. Edema de pele óbvio pela inspeção geral
Edema ++++	Depressão profunda (8 mm). Permanece por tempo prolongado após a pressão. Inchaço evidente. Presença de sinal de cacifo

Adaptado de Heyward e Stolarczyk, 2000.

Quadro 10.13 — Estimativa de peso em pacientes edemaciados.

Edema	Localização	Excesso de peso hídrico (kg)
+	Tornozelo	1
++	Joelho	3 a 4
+++	Base da coxa	5 a 6
++++	Anasarca	10 a 12

Fonte: Materese, 1997.

Quadro 10.14 — Estimativa de peso em pacientes com ascite.

Edema	Peso da ascite (kg)	Edema periférico (kg)
Leve	2,2	1,0
Moderado	6,0	5,0
Grave	14,0	10,0

Fonte: James, 1989.

Quadro 10.15 — Classificação do índice de massa corporal para adultos.

IMC	Estado nutricional
< 16,00	Magreza grau III
16,00 a 16,99	Magreza grau II
17,00 a 18,49	Magreza grau I
18,50 a 24,99	Eutrófico (normal)
25,00 a 29,99	Sobrepeso
≥ 30,0	Obesidade

Fonte: WHO, 1995.

Quadro 10.16 — Classificação do índice de massa corporal para idosos.

IMC	Estado nutricional
< 22	Baixo peso
22 a 27	Eutrófico
> 27	Excesso de peso

Fonte: Lipschitz, 1994.

Semiotécnica. A medida do PC é realizada com fita inextensível, observando os pontos anatômicos das bordas supraorbitárias (arco das sobrancelhas) e a proeminência occipital em seu ponto mais saliente, na parte posterior (Figura 10.19).

Boxe — Perímetro cefálico no primeiro ano de vida para crianças nascidas a termo

- 0 a 3 meses: 2 cm por mês
- 3 a 6 meses: 1 cm por mês
- 6 a 9 meses: 0,5 cm por mês
- 9 a 12 meses: 0,5 cm por mês

Avaliação do estado nutricional

Na avaliação do estado nutricional, é necessário obter informações corretas, a fim de se identificar distúrbios e/ou agravos ligados à alimentação e à doença de base.

A avaliação nutricional é um processo dinâmico, feito por meio de comparações entre os dados obtidos no paciente e os padrões de referência, sendo importante a reavaliação periódica do estado nutricional no curso da doença. Ver *Metabolismo e condições nutricionais* no Capítulo 6, *Sinais e Sintomas*.

Sobrepeso e obesidade

Boxe
Sobrepeso e obesidade são definidos como o acúmulo excessivo de gordura corporal, condição que acarreta prejuízos à saúde global, além de favorecer o surgimento de enfermidades como dislipidemias, doenças cardiovasculares, diabetes tipo 2 e hipertensão arterial.

A Organização Mundial da Saúde considera a obesidade um dos maiores problemas de saúde pública no mundo. No Brasil, em 2014, segundo dados do Ministério da Saúde, 52,5% dos adultos apresentavam excesso de peso e 17,9% eram obesos.

O excesso de peso tem caráter multifatorial, com interações entre genética, meio ambiente e comportamento. Dentre esses fatores, destacam-se aumento da ingestão de alimentos, com elevado aporte energético, e redução da prática de atividade física, com baixo gasto energético. Esse desequilíbrio no balanço energético leva à obesidade, pois ocorre uma grande oferta de energia e um baixo gasto, resultando em energia não utilizada, que é depositada na forma de gordura corporal nos adipócitos. Além destes fatores, é importante considerar na gênese da obesidade fatores ambientais desfavoráveis, neuroendócrinos, emocionais e/ou psiquiátricos.

Capítulo 10 Exame Físico Geral 243

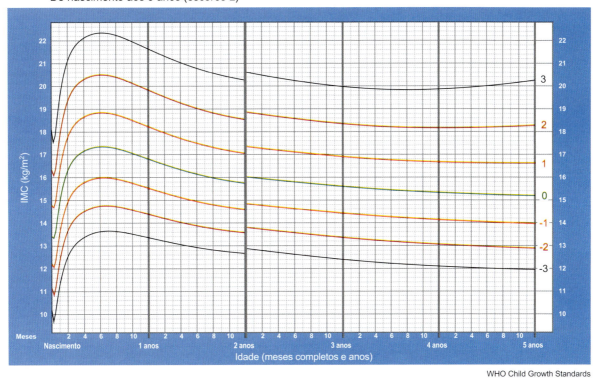

Figura 10.13 Curvas de IMC (índice de massa corporal por idade) para meninos de 0 a 5 anos com base em escores-z (WHO).

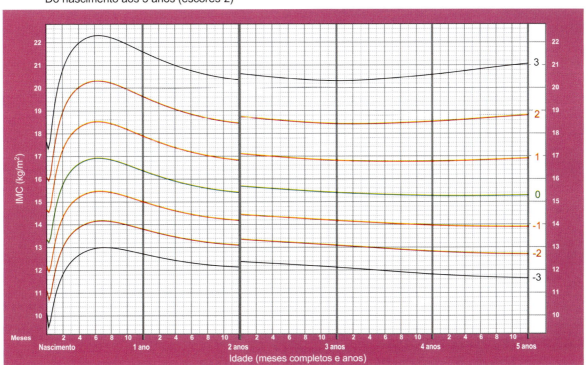

Figura 10.14 Curvas de IMC (índice de massa corporal por idade) para meninas de 0 a 5 anos com base em escores-z (WHO).

244 Exame Clínico

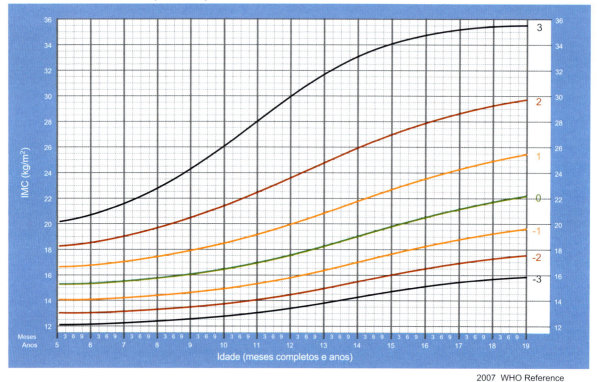

Figura 10.15 Curvas de IMC (índice de massa corporal por idade) para meninos de 5 a 19 anos com base em escores-z (WHO).

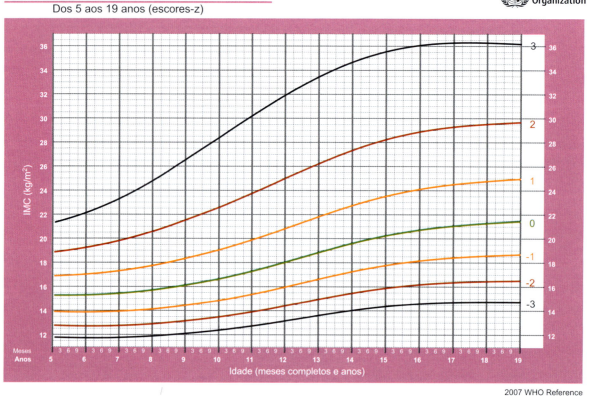

Figura 10.16 Curvas de IMC (índice de massa corporal por idade) para meninas de 5 a 19 anos com base em escores-z (WHO).

Quadro 10.17	Classificação da circunferência da cintura (cc).			
	Sexo	Normal	Aumentada	Muito aumentada
	Masculino	< 94 cm	94 a 102 cm	≥ 102 cm
	Feminino	< 80 cm	80 a 88 cm	≥ 88 cm

Fonte: WHO, 1998.

Para avaliação de sobrepeso e obesidade, o IMC é um indicador prático, de baixo custo e com boa validade diagnóstica (Quadro 10.18).

Cumpre ressaltar, contudo, que atletas que possuem elevado percentual de massa muscular podem ser considerados com sobrepeso ou obesos, o que seria um falso-positivo (Figura 10.20). Para indivíduos com esse perfil, o mais adequado seria realizar uma análise de composição corporal por bioimpedância tetrapolar ou densitometria corporal total. Contudo, esses exames requerem aparelhos específicos, não fazendo parte do exame físico padrão. Como alternativa a esses métodos complexos, pode-se utilizar protocolos com a utilização do adipômetro para mensurar a gordura subcutânea em diversos pontos anatômicos, tais como: bíceps, tríceps, suprailíaca, subescapular, coxa. Com esses dados e utilizando tabelas, é possível estimar o percentual de gordura corporal. Esses protocolos são mais comumente aplicados por nutricionistas e profissionais de educação física.

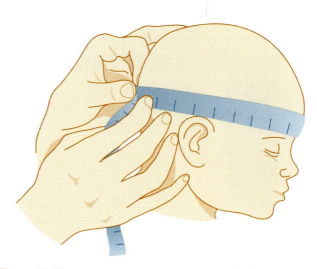

Figura 10.18 Posicionamento correto para a medida do perímetro cefálico do bebê.

> **Obesidade central e obesidade periférica**
>
> A obesidade abdominal está associada a: dislipidemia, diabetes tipo 2, resistência insulínica, hipertensão arterial, infarto agudo do miocárdio. Este tipo de obesidade está associado a maior risco de mortalidade.
>
> De maneira representativa, a obesidade abdominal ou central, também denominada obesidade androide, configura forma de maçã ao corpo, na qual a gordura se concentra mais na região do tórax e abdome, sendo mais comum em homens. A deposição de gordura é visceral.
>
> Na obesidade periférica ou ginecoide, mais frequente em mulheres, o acúmulo de gordura predomina nos quadris e nas coxas. O corpo lembra o formato de uma pera. A deposição de gordura predominante é a subcutânea (Figura 10.21).

Desnutrição

A American Dietetics Association (ADA) e a American Society of Parenteral and Enteral Nutrition (ASPEN) recomendam um conjunto de parâmetros para identificar a desnutrição em adultos na prática clínica, fazendo-se necessária a presença de dois ou mais dos seguintes elementos:

- Ingestão insuficiente de energia
- Perda de peso
- Perda de gordura subcutânea
- Perda de massa muscular
- Acúmulo de líquido localizado ou generalizado, que, em algumas ocasiões, pode mascarar a perda de peso
- Capacidade funcional diminuída, medida pela força do aperto de mão, com uso de dinamômetro.

A ingestão insuficiente de alimentos pode estar relacionada a: inanição, áreas de insegurança alimentar, pobreza, anorexia, dependência do idoso, como incapacidade de sair de casa para comprar alimentos e/ou de cozinhar, condição patológica, como doença pulmonar obstrutiva crônica (DPOC) avançada, qualquer acometimento inflamatório da boca ou esôfago.

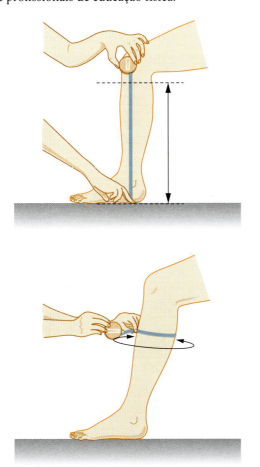

Figura 10.17 Técnica de medida da circunferência da panturrilha.

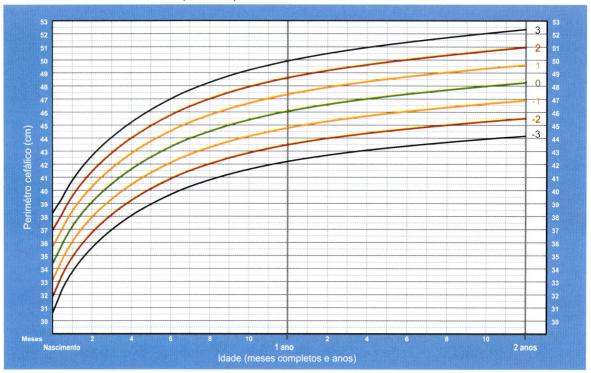

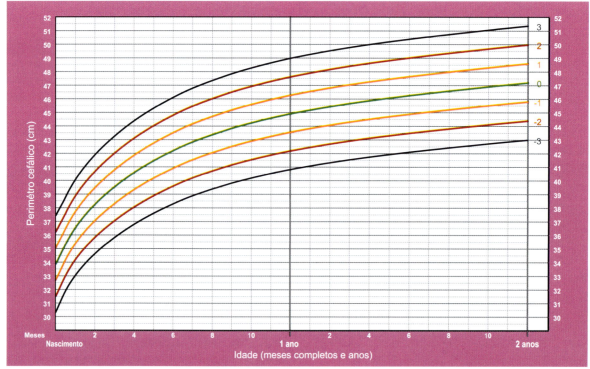

Figura 10.19 Curvas de crescimento (perímetro cefálico por idade) em crianças de 0 a 2 anos com base em escores-z (WHO). A linha verde significa os valores médios do PC, onde se espera encontrar os valores das medidas da criança ao longo do tempo. Valores na linha vermelha inferior indicam microcefalia e na linha vermelha superior, macrocefalia.

Quadro 10.18	Classificação de sobrepeso e obesidade em adultos pelo IMC.
IMC	Estado nutricional
25,00 a 29,99	Sobrepeso
30,00 a 34,99	Obesidade grau I
35,00 a 39,99	Obesidade grau II ou obeso grave
40 a 49,9	Obesidade grau III ou obesidade mórbida
≥ 50	Superobesidade

Fonte: Renquist, 1998.

A avaliação é verificada pela perda de peso ponderal, a qual se refere à porcentagem de perda de peso tendo como base o peso usual (PU). Seu grau é estimado, conforme o Quadro 10.19. Para isso, deve-se obter o PU ou o peso máximo do paciente há 6 meses e seu peso atual (PA).

Há instrumentos que facilitam o diagnóstico de desnutrição em adultos e idosos. A avaliação subjetiva global (Detsky *et al.*), utilizada para adultos, é um método simples de avaliação nutricional, que consta de um questionário sobre a história clínica, o exame físico e a capacidade funcional do paciente, sendo mais utilizada no ambiente hospitalar. Classifica-se o estado nutricional do paciente em bem nutrido, moderadamente desnutrido ou suspeito de desnutrição e gravemente desnutrido (ver *Roteiro pedagógico para avaliação nutricional*.)

A Miniavaliação Nutricional, validada para a população idosa brasileira, é um instrumento multidimensional de avaliação nutricional que permite o diagnóstico da desnutrição e do risco de desnutrição nesta faixa etária, de modo a permitir intervenção nutricional multidisciplinar precoce quando necessário (http://www.mna-elderly.com/forms/mna_guide_portuguese.pdf).

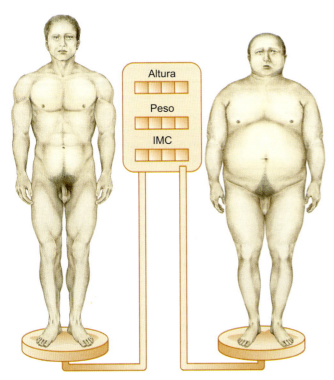

Figura 10.20 Comparação do IMC em indivíduos com diferentes perfis de composição corporal.

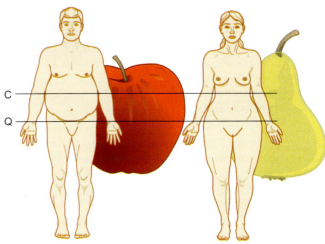

Figura 10.21 Relação cintura-quadril. Obesidade tipo androide (forma de maçã) e tipo ginecoide (forma de pera). C = cintura; Q = quadril. (Porto, 2001.)

Quadro 10.19	Classificação do percentual de perda de peso conforme tempo.	
Tempo	Perda significativa (%)	Perda grave (%)
1 semana	1 a 5	> 2
1 mês	5	> 5
3 meses	7,5	> 7,5
6 meses	10	> 10

Fonte: Blackburn *et al.*, 1977.

A perda de gordura subcutânea e a massa magra devem ser avaliadas, sendo importante a observação, durante o exame físico, de todos os parâmetros expostos no Quadro 10.20.

A avaliação da presença de edema deve ser criteriosa em pacientes com distúrbios venosos, linfáticos, insuficiência cardíaca, hepatopatias, síndrome nefrótica. Além dessas condições clínicas, o decúbito do paciente pode influenciar a avaliação. Em pacientes que ficam muito tempo em posição ereta ou sentada, deve-se investigar a presença de edema nos membros inferiores, começando pelo tornozelo, enquanto nos que permanecem acamados o local a ser examinado é a região lombossacra.

Capacidade funcional diminuída está associada à desnutrição grave e à redução das atividades da vida diária. Pode ser avaliada por dinamômetro, pela força do aperto de mão ou, ainda, pode-se solicitar que o paciente segure uma folha de papel e a tracione. Pacientes com déficit funcional deixam a folha escorregar por entre os dedos facilmente.

Outros sinais clínicos de desnutrição e hipovitaminoses estão descritos no Quadro 10.21 (ver *Metabolismo e condições nutricionais* no Capítulo 6, *Sinais e Sintomas*.)

> **Boxe — Desnutrição e morbimortalidade**
>
> A desnutrição aumenta a morbimortalidade de pacientes institucionalizados, incluindo risco de infecções, úlceras por pressão e complicações pós-cirúrgicas. As hipovitaminoses também são frequentes e muitas vezes passam despercebidas nestes pacientes. Assim, identificar precocemente desnutrição e hipovitaminoses promove ganhos na saúde e na qualidade de vida dos pacientes, bem como redução de custos nos sistema de saúde.

Quadro 10.20 Avaliação do estado nutricional segundo gordura subcutânea e massa muscular.

Área corporal	Dicas	Estado nutricional		
		Desnutrição grave	Desnutrição leve/moderada	Bem nutrido
Gordura subcutânea				
Abaixo dos olhos	–	Círculos escuros, depressão, pele solta e flácida, "olhos fundos"	–	Depósito de gordura visível
Face	Observar bochechas bilateralmente	Perda da bola gordurosa de Bichat	Depressão leve	Bola gordurosa de Bichat preservada
Região do tríceps e bíceps	Cuidado para não prender o músculo ao pinçar o local, movimentar a pele entre os dedos	Pouco espaço de gordura entre os dedos ou os dedos praticamente se tocam	–	Tecido adiposo abundante
Abdome	Observar região supraumbilical	Umbigo em forma de chapéu	Umbigo em forma de chapéu, pouco evidente	Não há alteração
Massa muscular				
Têmporas	Observar de frente, olhar os dois lados	Depressão. Sinal da "asa quebrada" quando em associação à perda da bola gordurosa de Bichat	Depressão leve	Músculo bem definido
Clavícula	Observar se o osso está proeminente	Osso protuberante	Osso levemente proeminente	Osso não proeminente
Ombros	O paciente deve posicionar os braços ao lado do corpo: procurar por ossos proeminentes	Ombro em forma quadrada (formando ângulo reto), ossos proeminentes	Acrômio levemente protuberante	Formato arredondado na curva da junção do ombro com o pescoço e do ombro com o braço
Escápula	Procurar por ossos proeminentes; o paciente deve estar com o braço esticado para a frente e a mão encostada em uma superfície sólida	Ossos proeminentes, visíveis, depressão entre a escápula, as costelas, o ombro e a coluna vertebral	Depressão leve ou ossos levemente proeminentes	Ossos não proeminentes, sem depressão significativa
Músculo paravertebral	Observar redução de sustentação do tronco e exposição de arcos costais	Arcos costais proeminentes e presença de cifose	Depressão leve ou arcos costais levemente proeminentes	Arcos costais são proeminentes
Abdome	Observar abdome bilateralmente	Abdome escavado	Pode não apresentar alterações	Abdome sem alterações
Músculo interósseo	Observar no dorso da mão o músculo entre o polegar e o indicador quando esses dedos estão unidos e/ou separados	Área entre o dedo indicador e o polegar achatada ou com depressão	Depressão leve	Músculo proeminente
Quadríceps	Pinçar e sentir o volume do músculo	Parte interna da coxa com depressão	Depressão leve	Sem depressão
Músculo da panturrilha	Com o paciente em posição supina, erguer sua perna	Panturrilha solta	Panturrilha levemente solta	Musculatura aderida à ossatura

Fonte: Kamimura et al., 2006.

A desnutrição infantil não pode ser negligenciada, pois ainda há muitas crianças em situação de risco alimentar, e não deve ser avaliada apenas pela determinação do peso. Devem ser incluídas medidas antropométricas, dados clínicos e exames laboratoriais. Pode ser leve, moderada ou grave. Em qualquer grau aumenta o risco de infecções de diversas naturezas, com elevado índice de mortalidade.

O kwashiorkor e o marasmo são formas clínicas especiais, relacionadas a baixa ingestão de proteínas.

Avaliação do consumo de alimentos

Ver *Alterações do peso* no Capítulo 6, *Sinais e Sintomas*.

Desenvolvimento físico

Uma determinação exata requer um estudo antropométrico rigoroso. Contudo, na prática, é suficiente uma avaliação simplificada, levando-se em conta a idade e o sexo. Para isso, tomam-se como elementos básicos a altura e a estrutura somática.

Em primeiro lugar, compara-se a altura encontrada com as medidas constantes das tabelas de valores normais.

Para avaliação da estrutura somática, não se dispõe de tabelas. É feita pela inspeção global, acrescida de informações a respeito do desenvolvimento osteomuscular.

Os achados podem ser enquadrados nas seguintes alternativas:

- Desenvolvimento normal
- Hiperdesenvolvimento
- Hipodesenvolvimento
- Hábito grácil
- Infantilismo.

Hábito grácil corresponde à constituição corporal frágil e delgada, caracterizada por ossatura fina, musculatura pouco

Quadro 10.21 Sinais físicos indicativos ou sugestivos de desnutrição.

Área corporal	Aparência normal	Sinais associados com desnutrição	Doença possível ou deficiência de nutriente
Cabelo	Firme, brilhante, difícil de arrancar	Perda do brilho natural; seco e feio Fino e esparso Seroso e quebradiço; fino Despigmentado Sinal da bandeira Fácil de arrancar (sem dor)	Kwashiorkor e, menos comum, marasmo
Face	Cor da pele uniforme; lisa; rósea; aparência saudável; sem edema	Seborreia nasolabial (pele estratificada em volta das narinas) Face edemaciada (face em lua cheia) Palidez	Riboflavina Ferro Kwashiorkor
Olhos	Brilhantes; claros; sem feridas nos epicantos; membranas úmidas e róseas; sem vasos proeminentes ou acúmulo de tecido esclerótico	Conjuntiva pálida Membranas vermelhas Manchas de Bitot Xerose conjuntival (secura) Xerose córnea (secura) Queratomalacia (córnea adelgaçada) Vermelhidão e fissuras nos epicantos Arco córneo (anel branco ao redor do olho) Xantelasma (pequenas bolsas amareladas ao redor dos olhos)	Anemia (ferro) Vitamina A Riboflavina, piridoxina Hiperlipidemia
Lábios	Lisos sem edemas ou rachaduras	Estomatite angular (lesões róseas ou brancas nos cantos da boca) Escaras no ângulo Queilose (avermelhamento ou edema dos lábios e boca)	Riboflavina
Língua	Aparência vermelha profunda; não edemaciada ou lisa	Língua escarlate e inflamada Língua magenta (púrpura) Língua edematosa Papila filiforme (atrofia e hipertrofia)	Ácido nicotínico Riboflavina Niacina Ácido fólico Vitamina B_{12}
Dentes	Sem cavidades; sem dor; brilhantes	Esmalte manchado Cáries (cavidades) Dentes faltando	Flúor Açúcar em excesso
Gengivas	Saudáveis; vermelhas; não sangrantes e sem edema	Esponjosas, sangrando Gengiva vazante	Vitamina C
Pele	Sem erupções; edema ou manchas	Xerose (secura) Hiperqueratose folicular (pele em papel de areia) Petéquias (pequenas hemorragias na pele) Dermatose pelagra (pigmentação edematosa avermelhada nas áreas de exposição ao sol) Equimoses em excesso Dermatose cosmética descamativa Dermatoses vulvar e escrotal Xantomas (depósitos de gordura sob a pele e ao redor das articulações)	 Vitamina A Vitamina C Ácido nicotínico Vitamina K Kwashiorkor Riboflavina Hiperlipidemia
Unhas	Firmes; róseas	Colloníquia (forma de colher) Quebradiças; rugosas	Ferro

Fonte: Vannucchi, Unamuno e Marchini, 1996.

desenvolvida, juntamente com uma altura e um peso abaixo dos níveis normais. É uma condição constitucional, sem significado patológico.

Infantilismo refere-se à persistência anormal das características infantis na idade adulta.

Hiperdesenvolvimento é praticamente sinônimo de *gigantismo*.

Hipodesenvolvimento confunde-se com *nanismo*. Todavia, não são condições absolutamente iguais, havendo entre um e outro diferenças de grau e qualidade.

O reconhecimento do nanismo e do gigantismo tem na altura um elemento fundamental. Não se pode esquecer, contudo, de que os limites máximos e mínimos aceitos como normais variam conforme a etnia e em função de muitos outros fatores, entre os quais se destacam as condições nutricionais.

> **Boxe — Altura normal**
>
> No Brasil, aceitam-se os seguintes limites máximos de altura para indivíduos adultos normais: 1,90 m para o sexo masculino e 1,80 m para o feminino. Como altura mínima normal para ambos os sexos, 1,50 m. Para crianças, ver Figuras 10.2 a 10.5.

O desenvolvimento na sua fase embrionária e fetal parece ser primariamente regulado por fatores nutricionais e hereditários. Entretanto, alguns hormônios têm ação na diferenciação de determinados tecidos. Com relação ao crescimento linear *in utero*, a insulina talvez funcione como "hormônio de crescimento", haja vista a criança de mãe diabética. O hormônio tireoidiano é necessário para a manutenção normal do cérebro e dos ossos fetais, enquanto os androgênios determinam a diferenciação sexual masculina.

Após o nascimento, o desenvolvimento físico resulta do processo de crescimento e de maturação musculoesquelética. Eventos patológicos que, porventura, acometam o indivíduo nessas etapas podem levar a deficiências no seu desenvolvimento global. Esse fato é nitidamente observado nos portadores de doenças crônicas, carências nutricionais graves, como também nas deficiências hormonais.

O crescimento das diferentes dimensões do corpo (estatura, segmento superior e segmento inferior) depende do crescimento do esqueleto, o qual determina o crescimento total e as proporções corporais. As doenças ósseas congênitas e adquiridas rompem o equilíbrio dessas dimensões.

No que se refere aos aspectos do desenvolvimento sexual de caráter eminentemente funcional, duas etapas são marcantes. Na primeira, que corresponde à fase embrionária e fetal, ocorre diferenciação das gônadas, formação da genitália interna e externa. Alterações em nível cromossômico, por deficiência de hormônios hipotalâmicos ou hipofisários, defeito de síntese, uso de medicamentos, drogas e neoplasias produtoras de hormônios, podem ser a causa de genitália ambígua, com virilização ou feminilização, levando a quadros de pseudo-hermafroditismo masculino ou feminino. A segunda etapa ocorre na puberdade, por ocasião do aparecimento dos caracteres sexuais secundários. Nos adolescentes do sexo masculino, é comum o aparecimento de ginecomastia puberal. No sexo feminino, anormalidades do ciclo menstrual, com hiperprodução de androgênios e aparecimento de hirsutismo, podem ter início nesta fase.

Os distúrbios originados na etapa embrionária e fetal tornam-se mais evidentes por ocasião da puberdade.

Durante a adolescência, utilizam-se os critérios de Tanner para avaliação da maturidade sexual (Figuras 10.22 a 10.25).

Outros aspectos do desenvolvimento não podem ser considerados isoladamente, como psicomotor, intelectual, afetivo e social. O próprio desenvolvimento físico encontra-se sob estreita dependência de fatores emocionais e sociais. Prova disso é a *síndrome de privação materna*, interferindo no crescimento da criança, fato observado em orfanatos e instituições similares. Do mesmo modo, distúrbios no desenvolvimento físico e sexual podem acarretar sérias consequências na esfera emocional, como se observa nos adolescentes com ginecomastia, nas moças com hirsutismo e em pacientes com nanismo.

Outro aspecto relevante é o da proporcionalidade entre os diversos segmentos do corpo. Pacientes portadores de gigantismo, hipogonadismo hipergonadotrófico (eunuco), apresentam envergadura maior que a altura.

Distúrbios do desenvolvimento físico e sexual

✔ **Gigantismo acromegálico:** decorre de hiperfunção do lóbulo anterior da hipófise. Além da estatura elevada, a cabeça é maior, as arcadas supraorbitárias, os malares e o mento são proeminentes. Nariz aumentado de tamanho, pele grossa, mãos e pés enormes completam o quadro.

✔ **Gigantismo infantil:** caracteriza-se por apresentar extremidades inferiores muito longas, lembrando o aspecto dos eunucos. Dependem de hiperfunção da hipófise anterior que tenha começado antes da soldadura das epífises. Persistindo o hiperfuncionamento da hipófise depois da união epifisária, instala-se a acromegalia.

✔ **Nanismo acondroplásico:** chama a atenção a nítida desigualdade entre o tamanho da cabeça e do tronco e o comprimento dos membros. A cabeça e o tronco têm dimensões aproximadas às do adulto normal, enquanto as pernas são curtas e arqueadas. A musculatura é bem desenvolvida, e os órgãos genitais são normais.

✔ **Cretinismo:** o nanismo por hipofunção congênita da glândula tireoide caracteriza-se pela falta de desenvolvimento de todos os segmentos do corpo – cabeça, tronco e membros. Conservam-se as proporções da criança, na qual a cabeça é relativamente grande. Salienta-se o ventre volumoso, os lábios e as pálpebras são grossos, o nariz é chato, e a pele grossa e seca. Os cretinos são sempre de baixo nível mental e chegam, com frequência, à idiotia.

✔ **Nanismo hipofisário:** tem a cabeça e o tronco normalmente proporcionados, mas pequenos. A falta do crescimento é geral, mas acaba por ter os membros desproporcionalmente longos em relação ao resto do corpo, ou seja, a envergadura é maior que a altura. Os órgãos genitais são hipodesenvolvidos. Estes indivíduos adquirem precocemente aspecto senil, a que se denomina *progeria*.

✔ **Nanismo do raquitismo:** depende fundamentalmente de mau desenvolvimento e deformidades da coluna e dos ossos longos, destacando-se a escoliose e o encurvamento dos ossos das pernas. Observam-se ainda tórax cariniforme, rosário raquítico e outras anormalidades.

Fácies

É o conjunto de dados exibidos na face do paciente. É a resultante dos traços anatômicos mais a expressão fisionômica. Não apenas os elementos estáticos, mas, e principalmente, a expressão do olhar, os movimentos das asas do nariz e a posição da boca.

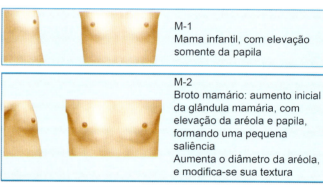

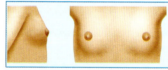

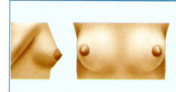

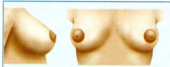

Figura 10.22 Critérios de Tanner para avaliação da maturidade sexual. Desenvolvimento mamário feminino.

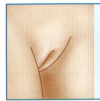

P-1
Ausência de pelos pubianos. Pode haver uma leve penugem semelhante à observada na parede abdominal

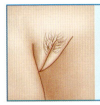

P-2
Aparecimento de pelos longos e finos, levemente pigmentados, lisos ou pouco encaracolados, ao longo dos grandes lábios

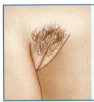

P-3
Maior quantidade de pelos, agora mais grossos, escuros e encaracolados, espalhando-se esparsamente pela sínfise púbica

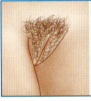

P-4
Pelos do tipo adulto, cobrindo mais densamente a região púbica, mas ainda sem atingir a face interna das coxas

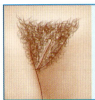

P-5
Pilosidade pubiana igual à do adulto, em quantidade e distribuição, invadindo a face interna das coxas, que assume tamanho e forma adulta

Figura 10.23 Critérios de Tanner para avaliação da maturidade sexual. Desenvolvimento puberal feminino.

G-1
Pênis, testículos e escroto de tamanho e proporções infantis

G-2
Aumento inicial do volume testicular (> 4 mℓ). Pele escrotal muda de textura e torna-se avermelhada
Aumento mínimo ou ausente do pênis

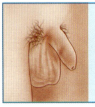

G-3
Crescimento peniano, principalmente em comprimento
Maior crescimento dos testículos e escroto

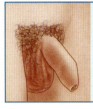

G-4
Continua crescimento peniano, agora principalmente em diâmetro, e com maior desenvolvimento da glande
Maior crescimento dos testículos e do escroto, cuja pele se torna mais pigmentada

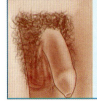

G-5
Desenvolvimento completo da genitália

Figura 10.24 Critérios de Tanner para avaliação da maturidade sexual. Desenvolvimento genital masculino.

Certas doenças imprimem na face traços característicos, e, algumas vezes, o diagnóstico nasce da simples observação do rosto do paciente (Figura 10.26).

Os principais tipos de fácies são:

▸ **Fácies normal ou atípica**: comporta muitas variações, facilmente reconhecidas por todos, mas é preciso ensinar o *olho a ver*, conforme disse William Osler. Mesmo quando não há traços anatômicos ou expressão fisionômica para caracterizar um dos tipos de fácies descrito a seguir, é importante identificar, no rosto do paciente, sinais indicativos de tristeza, ansiedade, medo, indiferença, apreensão (ver Capítulo 7, *Exame Psíquico e Avaliação das Condições Emocionais*)

▸ **Fácies hipocrática**: olhos fundos, parados e inexpressivos chamam logo a atenção do examinador. O nariz afila-se, e os lábios se tornam adelgaçados. "Batimentos das asas do nariz" também costumam ser observados. Quase sempre o rosto está coberto de suor. Palidez cutânea e uma discreta cianose labial completam a fácies hipocrática. Esse tipo de fácies indica doença grave e quase nunca falta nos estados agônicos das afecções que evoluem de modo mais ou menos lento (Figura 10.27)

▸ **Fácies renal**: o elemento característico desse tipo de fácies é o edema que predomina ao redor dos olhos. Completa o quadro a palidez cutânea. É observada nas doenças dos rins, particularmente na síndrome nefrótica e nas glomerulonefrites

▸ **Fácies leonina**: as alterações que a compõem são produzidas pelas lesões do mal de Hansen. A pele, além de espessa, é sede de grande número de lepromas de tamanhos variados e confluentes, em maior número na fronte. Os supercílios caem, o nariz se espessa e se alarga. Os lábios tornam-se mais grossos e proeminentes. As bochechas e o mento se deformam pelo aparecimento de nódulos. A barba escasseia ou desaparece. Essas alterações em conjunto conferem ao rosto do paciente um aspecto de cara de leão, origem de sua denominação

▸ **Fácies adenoidiana**: os elementos fundamentais são o nariz pequeno e afilado e a boca sempre entreaberta. Aparece nos indivíduos portadores de hipertrofia das adenoides, as quais dificultam a respiração pelo nariz ao obstruírem os orifícios posteriores das fossas nasais

P-1
Ausência de pelos pubianos. Pode haver uma leve penugem semelhante à observada na parede abdominal

P-2
Aparecimento de pelos longos e finos, levemente pigmentados, lisos ou pouco encaracolados, principalmente na base do pênis

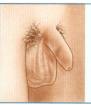
P-3
Maior quantidade de pelos, agora mais grossos, escuros e encaracolados, espalhando-se esparsamente pela sínfise púbica

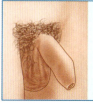
P-4
Pelos do tipo adulto, cobrindo mais densamente a região púbica, mas ainda sem atingir a face interna das coxas

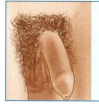
P-5
Pilosidade pubiana igual à do adulto, em quantidade e distribuição, invadindo a face interna das coxas, que assume tamanho e forma adulta

Figura 10.25 Critérios de Tanner para avaliação da maturidade sexual. Desenvolvimento puberal masculino.

▸ **Fácies parkinsoniana, cérea ou em máscara**: caracteriza-se por ser inexpressiva, com rigidez facial (Figura 10.28). A fácies parkinsoniana é observada na síndrome ou na doença de Parkinson
▸ **Fácies basedowiana**: seu traço mais característico reside nos olhos, que são salientes (exoftalmia) e brilhantes, destacando-se sobremaneira no rosto magro. A expressão fisionômica indica vivacidade. Contudo, às vezes, tem um aspecto de espanto e ansiedade. Outro elemento que salienta as características da fácies basedowiana é a presença de um bócio. Indica hipertireoidismo (Figura 10.29)
▸ **Fácies mixedematosa**: constituída por um rosto arredondado, nariz e lábios grossos, pele seca, espessada e com acentuação de seus sulcos. As pálpebras tornam-se infiltradas e enrugadas. Os supercílios são escassos e os cabelos secos e sem brilho. Além dessas características morfológicas, destaca-se uma expressão fisionômica indicativa de desânimo, apatia e estupidez (Figura 10.26). Esse tipo de fácies aparece no hipotireoidismo ou mixedema
▸ **Fácies acromegálica**: caracterizada pela saliência das arcadas supraorbitárias, proeminência das maças do rosto e maior desenvolvimento do maxilar inferior, além do aumento do tamanho do nariz, lábios e orelhas. Nesse conjunto de estruturas hipertrofiadas, os olhos parecem pequenos (Figura 10.30)
▸ **Fácies cushingoide ou de lua cheia**: como a própria denominação revela, chama a atenção de imediato o arredondamento do rosto, com atenuação dos traços faciais (Figura 10.31). Secundariamente, deve ser assinalado o aparecimento de acne. Este tipo de fácies é observado nos casos de síndrome de Cushing por hiperfunção do córtex suprarrenal. Pode ocorrer também nos pacientes que fazem uso prolongado de corticoides
▸ **Fácies mongoloide**: está na fenda palpebral seu elemento característico: é uma prega cutânea (epicanto) que torna os olhos oblíquos, bem distantes um do outro, lembrando o tipo de olhos dos chineses. Acessoriamente, nota-se um rosto redondo, boca quase sempre entreaberta e uma expressão fisionômica de

A
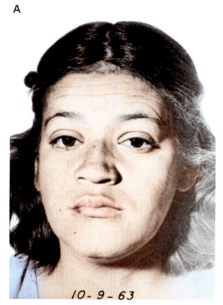

B
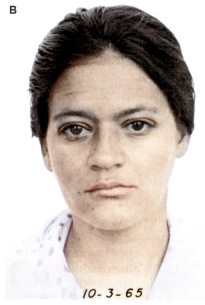

Figura 10.26 Duas fotografias de uma mesma pessoa mostrando como certas doenças imprimem na face traços característicos de grande valia no diagnóstico. Em **A**, são visíveis os elementos que caracterizam a fácies mixedematosa, ao passo que em **B** a paciente já apresenta fácies normal após tratamento adequado.

Capítulo 10 Exame Físico Geral 253

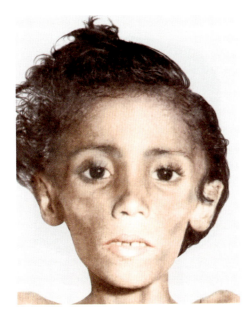

Figura 10.27 Fácies hipocrática.

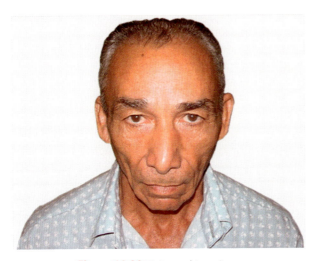

Figura 10.28 Fácies parkinsoniana.

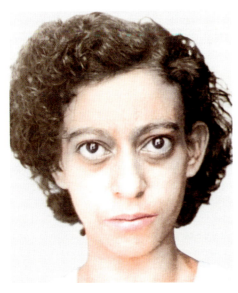

Figura 10.29 Fácies basedowiana.

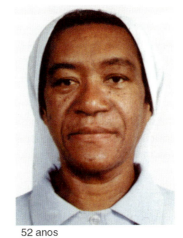

52 anos

Figura 10.30 Fácies acromegálica.

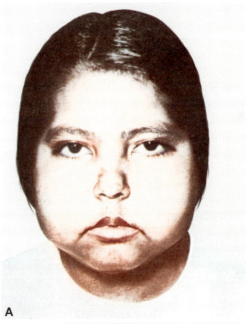

A

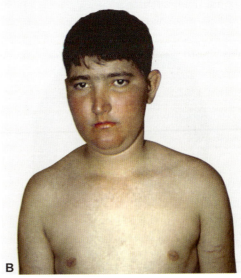

B

Figura 10.31 Fácies cushingoide ou de lua cheia. **A.** Por hiperfunção do córtex suprarrenal. **B.** Iatrogênica (tratamento com corticoide), observando-se, além da forma em lua cheia, o rubor facial.

pouca inteligência ou mesmo de completa idiotia. É observada no mongolismo ou trissomia do par 21 ou síndrome de Down, que é tradução de um defeito genético (Figura 10.32)

▶ **Fácies de depressão**: as características desse tipo de fácies estão na inexpressividade do rosto. O paciente apresenta-se cabisbaixo, os olhos com pouco brilho e fixos em um ponto distante. Muitas vezes o olhar permanece voltado para o chão. O sulco nasolabial se acentua, e o canto da boca se rebaixa. O conjunto fisionômico denota indiferença, tristeza e sofrimento emocional. Esse tipo de fácies é observado na síndrome de depressão

▶ **Fácies pseudobulbar**: tem como principal característica súbitas crises de choro ou riso, involuntárias, mas conscientes, que levam o paciente a tentar contê-las, dando um aspecto espasmódico à fácies. Aparece geralmente na paralisia pseudobulbar

▶ **Fácies da paralisia facial periférica**: é bastante comum. Chama a atenção a assimetria da face, com impossibilidade de fechar as pálpebras, repuxamento da boca para o lado são e apagamento do sulco nasolabial

▶ **Fácies miastênica ou de Hutchinson**: caracterizada por ptose palpebral bilateral que obriga o paciente a franzir a testa e levantar a cabeça. Ocorre na miastenia *gravis* e em outras miopatias que comprometem os músculos da pálpebra superior (Figura 10.33)

▶ **Fácies do deficiente mental**: é muito característica, mas de difícil descrição. Os traços faciais são apagados e grosseiros; a boca constantemente entreaberta, às vezes com salivação. Hipertelorismo e estrabismo, quando presentes, acentuam essas características morfológicas. Todavia, o elemento fundamental desse tipo de fácies está na expressão fisionômica. O olhar é desprovido de objetividade, e os olhos se movimentam sem se fixarem em nada, traduzindo um constante alheamento ao meio ambiente. É comum que tais pacientes tenham sempre nos lábios um meio sorriso sem motivação e que se acentua em resposta a qualquer solicitação. Acompanha tudo isso uma voz grave percebida por um falar de meias-palavras, às vezes substituído por um simples ronronar

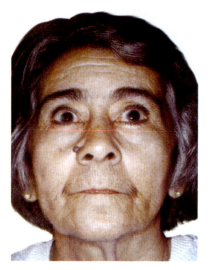

Figura 10.33 Fácies miastênica.

▶ **Fácies etílica**: chamam a atenção os olhos avermelhados e certa ruborização da face. O hálito etílico, a voz pastosa e um sorriso meio indefinido completam a fácies etílica

▶ **Fácies esclerodérmica**: denominada também *fácies de múmia*, justamente porque sua característica fundamental é a quase completa imobilidade facial. Isso se deve às alterações da pele, que se torna apergaminhada, endurecida e aderente aos planos profundos, com repuxamento dos lábios, afinamento do nariz e imobilização das pálpebras. A fisionomia é inexpressiva, parada, imutável, justificando a comparação com múmia.

Atitude e decúbito preferido no leito

Para facilitar a compreensão, é conveniente analisar conjuntamente "atitude" e "decúbito preferido", definindo-se atitude como a posição adotada pelo paciente no leito ou fora dele, por comodidade, hábito ou com o objetivo de conseguir alívio para algum padecimento.

Algumas posições são conscientemente procuradas pelo paciente (voluntárias), enquanto outras independem de sua vontade ou são resultantes de estímulos cerebrais (involuntárias).

Só têm valor diagnóstico as atitudes involuntárias ou as que proporcionam alívio para algum sintoma. Se isso não for observado, pode-se dizer que o paciente não tem uma atitude específica ou que ela é indiferente.

A classificação mais objetiva é a que separa as atitudes em *voluntárias* e *involuntárias*.

Atitudes voluntárias

As atitudes voluntárias são as que o paciente adota por sua vontade e compreendem a *ortopneica*, a *genupeitoral*, a *posição de cócoras*, a *parkinsoniana* e os *diferentes decúbitos*.

Atitude ortopneica (ortopneia). O paciente adota essa posição para aliviar a falta de ar decorrente de *insuficiência cardíaca*, *asma brônquica* e *ascite volumosa*. Ele permanece sentado à beira do leito com os pés no chão ou em uma banqueta, e as mãos apoiadas no colchão para melhorar um pouco a respiração, que se faz com dificuldade.

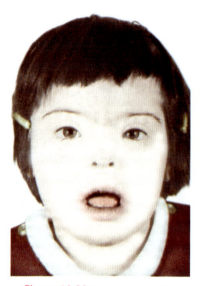

Figura 10.32 Fácies mongoloide.

> Nos pacientes em estado grave, costuma-se ver uma posição ortopneica diferente, quando, então, o paciente permanece deitado com os pés estendidos ao longo da cama, mas recosta-se com a ajuda de dois ou mais travesseiros, na tentativa de colocar o tórax o mais ereto possível.

Atitude genupeitoral (ou de "prece maometana"). O paciente posiciona-se de joelhos com o tronco fletido sobre as coxas, enquanto a face anterior do tórax (peito) põe-se em contato com o solo ou colchão. O rosto descansa sobre as mãos, que também ficam apoiadas no solo ou colchão. Essa posição facilita o enchimento do coração nos casos de derrame pericárdico (Figura 10.34).

Atitude de cócoras (*squatting*). Esta posição é observada em crianças com *cardiopatia congênita cianótica*. Os pacientes descobrem, instintivamente, que ela proporciona algum alívio da *hipoxia generalizada*, que acompanha essas cardiopatias, em decorrência da diminuição do retorno venoso para o coração (Figura 10.35).

Atitude parkinsoniana. O paciente com doença de Parkinson, ao se pôr de pé, apresenta semiflexão da cabeça, tronco e membros inferiores e, ao caminhar, parece estar correndo atrás do seu próprio eixo de gravidade.

Atitude em decúbito. A palavra decúbito significa "posição de quem está deitado". Decúbito preferido, portanto, indica como o paciente prefere ficar no leito, desde que o faça conscientemente, seja por hábito, seja para obter alívio de algum padecimento. Os tipos de decúbito são:

- **Decúbito lateral (direito e esquerdo)**: é uma posição que costuma ser adotada quando há dor de origem pleurítica. Por meio dela, o paciente reduz a movimentação dos folhetos pleurais do lado sobre o qual repousa. Ele se deita sobre o lado da dor
- **Decúbito dorsal**: com pernas fletidas sobre as coxas e estas sobre a bacia, é observado nos *processos inflamatórios pelviperitoneais*
- **Decúbito ventral**: é comum nos portadores de *cólica intestinal*. O paciente deita-se de bruços e, às vezes, coloca um travesseiro debaixo do ventre.

> **Lombalgia**
>
> *Decúbitos* com variados graus de *flexão da coluna* são observados nas lombalgias (posição antálgica).

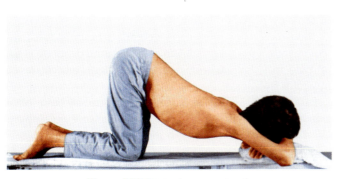

Figura 10.34 Atitude genupeitoral.

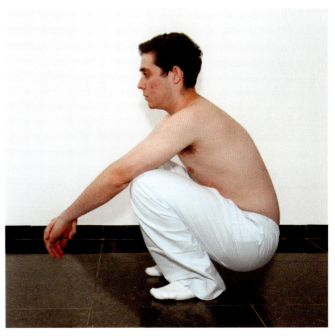

Figura 10.35 Atitude de cócoras.

Atitudes involuntárias

As atitudes involuntárias independem da vontade do paciente e incluem a *atitude passiva*, o *ortótono*, o *opistótono*, o *emprostótono*, o *pleurostótono* e a *posição em gatilho* e *torcicolo e mão pêndula da paralisia radial*.

Atitude passiva. Quando o paciente fica na posição em que é colocado no leito, sem que haja contratura muscular. É observada nos pacientes inconscientes ou comatosos.

Ortótono (*orthos* = reto; *tonus* = tensão). Atitude em que todo o tronco e os membros estão rígidos, sem se curvarem para diante, para trás ou para um dos lados.

Opistótono (*opisthen* = para trás; *tonus* = tensão). Atitude decorrente de contratura da musculatura lombar, sendo observada nos casos de *tétano* e *meningite*. O corpo passa a se apoiar na cabeça e nos calcanhares, emborcando-se como um arco.

Emprostótono (*emprosthen* = para diante; *tonus* = tensão). Observada no *tétano*, na *meningite* e na *raiva*, é o contrário do opistótono, ou seja, o corpo do paciente forma uma concavidade voltada para diante.

Pleurostótono (*pleurothen* = de lado; *tonus* = tensão). É de observação rara no *tétano*, na *meningite* e na *raiva*. O corpo se curva lateralmente.

Posição em gatilho. Encontrada na *irritação meníngea*, é mais comum em crianças e caracteriza-se pela hiperextensão da cabeça, flexão das pernas sobre as coxas e encurvamento do tronco com concavidade para diante.

Torcicolo e mão pêndula da paralisia radial. São atitudes involuntárias relacionadas a determinados segmentos do corpo (Figura 10.36).

Exame das mucosas

As mucosas facilmente examináveis a olho nu e sem auxílio de qualquer aparelho são as *mucosas conjuntivais* (olhos) e as *mucosas labiobucal, lingual* e *gengival*. (Ver Capítulo 11, *Exame da Pele, das Mucosas e dos Fâneros*.)

O método de exame é a inspeção, coadjuvado por manobras singelas que exponham as mucosas à visão do examinador. Assim, no caso das mucosas orais, solicita-se ao paciente que abra a boca e ponha a língua para fora.

É indispensável uma boa iluminação, de preferência com luz natural, complementada com o emprego de uma pequena lanterna.

Os seguintes parâmetros devem ser analisados:

- Coloração
- Umidade
- Presença de lesões.

Coloração

A coloração normal é róseo-avermelhada, decorrente da rica rede vascular das mucosas. A nomenclatura habitual é *mucosas normocoradas* (ver *Mucosas* no Capítulo 11, *Exame da Pele, das Mucosas e dos Fâneros*).

As alterações da coloração são apresentadas a seguir.

Descoramento das mucosas. É a diminuição ou a perda da cor róseo-avermelhada. Designa-se este achado *mucosas descoradas* ou *palidez das mucosas*. Procura-se fazer também uma avaliação quantitativa usando-se a escala de uma a quatro cruzes (+, + +, + + + e + + + +).

Mucosas descoradas (+) significam leve diminuição da cor normal, enquanto mucosas descoradas (+ + + +) indicam desaparecimento da coloração rósea. As mucosas tornam-se, então, brancas como uma folha de papel. As situações intermediárias (+ + e + + +) vão sendo reconhecidas pela experiência.

O encontro de mucosas descoradas é um achado semiológico de grande valor prático, pois indica a existência de anemia.

Anemia

Anemia é uma síndrome de grande importância prática. Há muitos tipos de anemia, e cada uma pode ser determinada por várias causas. O denominador comum é a diminuição das hemácias e da hemoglobina no sangue circulante, responsável pelo descoramento das mucosas. Além de *mucosas descoradas*, fazem parte desta síndrome os seguintes sintomas e sinais: *palidez da pele, fatigabilidade, astenia, palpitações*. Em função do tipo de anemia, outros sinais e sintomas vão se associando. Assim, nas *anemias hemolíticas* observa-se icterícia, nas *anemias megaloblásticas* aparecem alterações nervosas localizadas nos membros inferiores, e assim por diante.

Desde já, o estudante deve aprender os passos a serem dados quando se depara com um paciente portador de anemia. Os achados semiológicos não são suficientes para reconhecer o tipo de anemia. O hemograma é indispensável em todos os pacientes e, quando necessário, são feitos outros exames, tais como testes de resistência das hemácias, teste de falcização, chegando até ao mielograma em alguns casos especiais.

Mucosas hipercoradas. Significam acentuação da coloração normal, podendo haver inclusive mudança de tonalidade, que passa a ser vermelho-arroxeada. *Mucosas hipercoradas* traduzem aumento das hemácias naquela área, como ocorre nas inflamações (conjuntivites, glossites, gengivites) e nas policitemias.

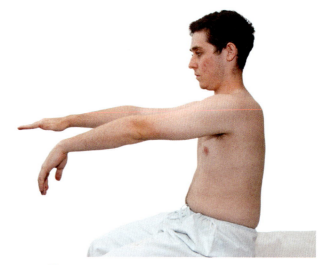
Figura 10.36 Mão pêndula da paralisia radial.

Poliglobulia

Poliglobulia pode ser observada em diversas condições: poliglobulia secundária a algumas doenças respiratórias, poliglobulia compensadora das grandes altitudes, policitemia vera de causa desconhecida, considerada o processo neoplásico da série eritrocitária.

Cianose. Consiste na coloração azulada das mucosas cujo significado é o mesmo da cianose cutânea analisada posteriormente.

Icterícia. As mucosas tornam-se amarelas ou amarelo-esverdeadas; da mesma maneira que na pele, resulta de impregnação pelo pigmento bilirrubínico aumentado no sangue.

Os locais mais adequados para detectar icterícia são a mucosa conjuntival, a esclerótica e o freio da língua. As icterícias mais leves só são perceptíveis nessas regiões. Nas pessoas negras, a esclerótica costuma apresentar uma coloração amarelada, que não deve ser confundida com icterícia.

Umidade

Em condições normais são úmidas, especialmente a lingual e a bucal, traduzindo bom estado de hidratação. Podemos ter: *umidade normal* ou *mucosas secas*.

As *mucosas secas* perdem o brilho, os lábios e a língua ficam pardacentos, e todas essas mucosas adquirem aspecto ressequido.

Musculatura

Para a investigação semiológica da musculatura, utilizam-se a *inspeção* e a *palpação* (Figura 10.37).

Todos os grupos musculares devem ser examinados. Existem doenças que comprometem a musculatura de modo generalizado, mas algumas acometem apenas grupos musculares ou músculos isolados.

Para a inspeção não se exige técnica especial; basta olhar atentamente a superfície corporal com o paciente em repouso, observando o relevo das massas musculares mais volumosas.

A palpação é feita com as polpas digitais colocadas em forma de pinça, com o polegar em oponência aos demais dedos da mão.

Capítulo 10 Exame Físico Geral   257

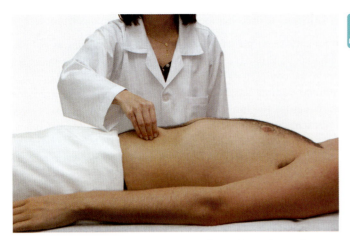

Figura 10.37 Palpação de musculatura abdominal usando o polegar e o indicador, formando uma "pinça" para verificação de tônus muscular.

> **Classificação da musculatura**
>
> Quanto à troficidade:
> ✔ Musculatura normal
> ✔ Musculatura hipertrófica: aumento da massa muscular
> ✔ Musculatura hipotrófica: diminuição da massa muscular.
>
> Quanto à tonicidade:
> ✔ Tônus normal
> ✔ Hipertonicidade, espasticidade, musculatura espástica ou rigidez: nota-se um estado de contração ou semicontração do músculo, mesmo em repouso, evidenciado pelo relevo muscular e aumento da consistência à palpação
> ✔ Hipotonicidade ou flacidez: significa que o tônus está diminuído ou ausente, com perda do contorno da massa muscular e diminuição da consistência.

De início, palpa-se o músculo ou o grupo muscular em estado de repouso e, em seguida, solicita-se ao paciente que faça uma leve contração do segmento que está em exame para se investigar o músculo em estado de contração (Figura 10.38).

Assim procedendo, conseguem-se informações quanto à:

- **Troficidade**: corresponde à massa do próprio músculo
- **Tonicidade**: é o estado de semicontração própria do músculo normal.

As alterações encontradas devem ser descritas topograficamente. Exemplos de alterações da musculatura: nas hemiplegias, encontra-se espasticidade da musculatura correspondente; nas lesões extrapiramidais, é típico o aumento da tonicidade sem alterações da troficidade; os atletas e os trabalhadores braçais desenvolvem os grupos musculares mais diretamente relacionados com seu trabalho, que se tornam hipertróficos; os idosos e os pacientes acamados durante longo tempo ficam com a musculatura hipotrófica (sarcopenia) e flácida.

Nas crianças e nas mulheres, há normalmente certo grau de hipotonia.

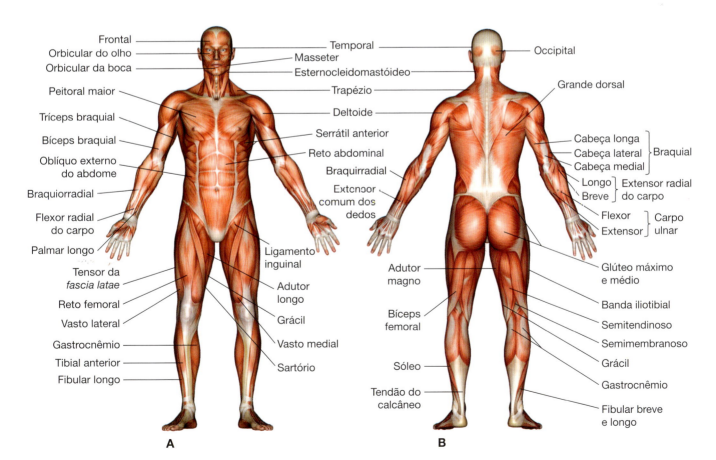

Figura 10.38 Músculos. **A.** Vista anterior. **B.** Vista posterior.

Em idosos é importante o reconhecimento de avaliação da massa muscular. (Ver *Músculos* no Capítulo 6, *Sinais e Sintomas*.)

> **Rigidez muscular**
>
> É expressa pela resistência aumentada à movimentação passiva e que afeta a musculatura estriada.
>
> Na rigidez parkinsoniana, o exagero dos reflexos tônicos de postura determina o aparecimento do "sinal da roda dentada".

Movimentos involuntários

Enquanto o paciente estiver na presença do médico, este estará atento para surpreender movimentos anormais ou involuntários (ver Capítulo 6, *Sinais e Sintomas*.)

Alguns movimentos involuntários são constantes, ao passo que outros ocorrem periodicamente ou em crises.

Os principais são:

- Tremores
- Movimentos coreicos (coreia)
- Movimentos atetósicos (atetose)
- Pseudoatetose
- Hemibalismo
- Mioclonias
- Mioquinias
- Asterix (*flapping*)
- Tiques
- Convulsões
- Tetania
- Fasciculações
- Bradicinesia
- Discinesias orofaciais
- Distonias.

Tremores

São movimentos alternantes, mais ou menos rápidos e regulares, de pequena ou média amplitude, que afetam principalmente as partes distais dos membros.

Utilizam-se duas manobras para a pesquisa dos tremores:

- Solicita-se ao paciente que estenda as mãos com as palmas voltadas para baixo e com os dedos separados. Essa manobra pode ser completada colocando-se uma folha de papel sobre o dorso de uma das mãos. Isso provocará uma ampliação dos movimentos (Figura 10.39)
- Ordena-se que o paciente leve um copo, com uma das mãos, da mesa à boca. Pode ser substituído pela execução de um movimento, qual seja tocar o próprio nariz com a ponta do indicador. Essa manobra é indispensável para caracterizar os tremores de repouso e os de ação.

> **Classificação dos tremores**
>
> ✓ **Tremor de repouso:** surge durante o repouso e desaparece com os movimentos e o sono; é um tremor oscilatório, em regra mais evidente nas mãos, simulando o gesto de "enrolar cigarro". Ocorre no parkinsonismo. Pode ser pesquisado com o paciente sentado ou deitado.
>
> ✓ **Tremor de atitude ou postural:** surge quando o membro é colocado em uma determinada posição, não sendo muito evidente no repouso ou no movimento. Ocorre no pré-coma hepático, quando é designado *flapping* ou *asterix*, e na doença de Wilson. Contudo, o tremor de atitude mais frequente é o *tremor familiar*, que é regular, não muito grosseiro, acentuado pelas emoções e, como sua própria designação indica, acomete vários membros de uma família.
>
> ✓ **Tremor discinético ou intencional:** é o que surge ou se agrava quando um movimento é executado. Aparece nas doenças cerebelares.
>
> ✓ **Tremor vibratório:** é fino e rápido como se fosse uma vibração. Pode surgir no hipertireoidismo, no alcoolismo e na neurossífilis, mas a grande maioria é de origem emocional.

Movimentos coreicos (coreia)

São movimentos involuntários, amplos, desordenados, de ocorrência inesperada e arrítmicos, multiformes e sem finalidade. Localizam-se na face, nos membros superiores e inferiores.

Quando muito frequentes, são surpreendidos sem dificuldade pelo examinador, mas em algumas ocasiões são raros, e o próprio paciente procura escondê-los ou disfarçá-los.

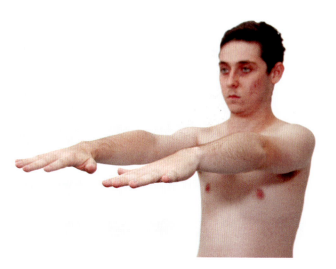
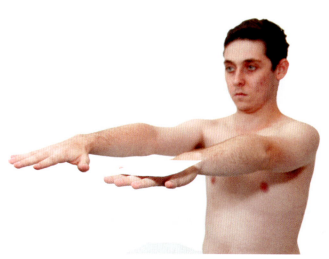

Figura 10.39 Manobras para pesquisa de tremores.

Para melhor observá-los, solicita-se ao paciente que se deite o mais relaxado possível ou que fique sentado à beira do leito com as pernas pendentes. Devem ser diferencias de tiques.

> **Síndrome coreica**
>
> Os movimentos coreicos são as manifestações principais da *síndrome coreica*.
>
> ✔ **Coreia de Sydenham:** também denominada coreia infantil ou dança de São Guido, tem etiologia infecciosa e relaciona-se estreitamente com a moléstia reumática.
> ✔ **Coreia de Huntington:** é um distúrbio neurológico hereditário raro que se caracteriza por movimentos corporais anormais e incoordenação, também afetando habilidades mentais e aspectos de personalidade.

Movimentos atetósicos (atetose)

São movimentos involuntários que ocorrem nas extremidades e apresentam características muito próprias: são lentos e estereotipados, lembrando movimentos reptiformes ou os movimentos dos tentáculos do polvo. Podem ser uni ou bilaterais (Figura 10.40).

Determinam a atetose as lesões dos núcleos da base. Frequentemente ocorrem como sequela de impregnação cerebral por hiperbilirrubinemia do recém-nascido (*kernicterus*).

Pseudoatetose

Movimentos incoordenados, lentos e de grande amplitude, nas mãos, nos pés, na face. São relacionados à lesão do corpo estriado.

Hemibalismo

São movimentos abruptos, violentos, de grande amplitude, rápidos e geralmente limitados a uma metade do corpo. São extremamente raros e decorrem de lesões extrapiramidais.

Mioclonias

São movimentos involuntários breves, rítmicos ou arrítmicos, localizados ou difusos, que acometem um músculo ou um grupo muscular. Geralmente são relatados como "abalos", "choques", "sacudidas" e "trancos". Podem ser de origem central, espinal e periférica.

Devem-se a descargas de neurônios subcorticais e podem ocorrer em diversas situações patológicas.

Mioquinias

São contrações fibrilares de tipo ondulatório que surgem em músculos íntegros, principalmente no orbicular das pálpebras, quadríceps e gêmeos ("tremor na carne").

Não apresentam significado patológico, surgindo em pessoas normais, talvez com maior frequência nos pacientes neuróticos e em pessoas fatigadas.

Asterix (flapping)

São movimentos rápidos, de amplitude variável, que ocorrem nos segmentos distais e apresentam certa semelhança com o bater de asas das aves.

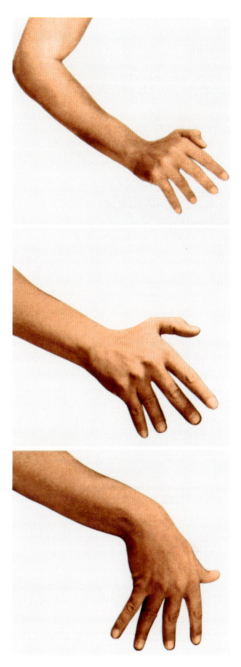

Figura 10.40 Movimentos atetósicos.

Para melhor notar o *flapping*, deve-se realizar a seguinte manobra: o paciente estende os braços e superestende as mãos de modo a formar um ângulo de quase 90° com o antebraço. A manobra é completada pelo médico, que, com suas mãos, força para trás as mãos do paciente.

Este tipo de movimento involuntário é frequente na insuficiência hepática, mas pode ser encontrado também no coma urêmico.

Tiques

São movimentos involuntários que aparecem em determinado grupo muscular, repetindo-se sucessivamente. São domináveis pela vontade. Podem ser funcionais ou orgânicos.

> **Classificação dos tiques**
>
> ✔ **Tiques motores**:
>   ✔ *Simples*: envolvem grupos musculares isolados, resultando em piscamentos, abertura da boca, balanceio da cabeça e pescoço para os lados e para trás, elevação dos ombros ou fechamento dos punhos
>   ✔ *Complexos*: caracterizam-se por padrões elaborados de movimento (contrações faciais bizarras, desvios oculares, dar pequenos pulos durante a marcha, tocar ou cheirar objetos, gesticulação obscena). A síndrome de Tourette é um transtorno neuropsiquiátrico caracterizado por tiques complexos (pelo menos um tique vocal)
> ✔ **Tiques vocais**:
>   ✔ *Simples*: incluem-se ato de limpar a garganta, grunhidos, estalos com lábios ou língua
>   ✔ *Complexos*: abrangem palavras ou fragmentos de palavras, frases curtas, elementos musicais, repetição da última palavra ouvida do interlocutor ou repetição da última palavra emitida pelo próprio paciente.

Convulsões

As convulsões são movimentos musculares súbitos e incoordenados, involuntários e paroxísticos, que ocorrem de maneira generalizada ou apenas em segmentos do corpo.

> **Classificação das convulsões**
>
> ✔ **Tônicas**: caracterizam-se por serem mantidas por longo tempo e imobilizarem as articulações
> ✔ **Clônicas**: são rítmicas, alternando-se contrações e relaxamentos musculares em ritmo mais ou menos rápido
> ✔ **Tônico-clônicas**: esse tipo soma as características de ambas.

As convulsões surgem em muitas condições clínicas, mas todas têm um denominador comum: descargas bioelétricas originadas em alguma área cerebral com imediata estimulação motora.

O exemplo clássico são as várias formas de *epilepsia* (grande mal, pequeno mal, psicomotora, Bravais-jacksoniana). Aparecem também no tétano, estados hipoglicêmicos, intoxicações exógenas (álcool, estricnina, inseticidas), tumores cerebrais, meningites, síndrome de Adams-Stokes ou durante episódios febris em crianças.

Tetania

É uma forma particular de movimentos involuntários e caracteriza-se por crises exclusivamente tônicas quase sempre localizadas nas mãos e pés, por isso denominados "espasmos carpopodais".

A tetania pode ocorrer independentemente de qualquer manobra; porém, às vezes, é necessário usar um artifício para desencadeá-la, o que é feito com a compressão do braço com o manguito do esfigmomanômetro. A compressão adequada corresponde a um nível pressórico intermediário entre a pressão máxima e a mínima, ou seja, se a pressão arterial do paciente é de 140/90 mmHg, insufla-se o manguito até 110 mmHg durante 10 min, ao fim dos quais poderá aparecer um movimento involuntário naquela extremidade, o qual nada mais é do que um "espasmo carpal". É chamado "mão de parteiro", e o fenômeno em sua totalidade recebe a designação de *sinal de Trousseau* (Figura 10.41).

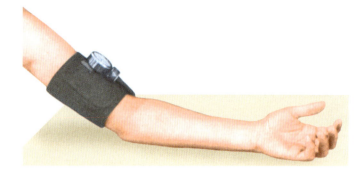
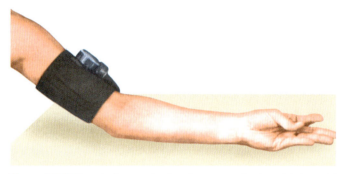

Figura 10.41 Tetania desencadeada pela compressão da artéria braquial (sinal de Trousseau).

A tetania ocorre nas hipocalcemias (p. ex., hipoparatireoidismo) e na alcalose respiratória por hiperventilação.

Fasciculações

São contrações breves, arrítmicas e limitadas a um feixe muscular. Não devem ser confundidas com as mioquinias.

Discinesias

São alterações dos movimentos voluntários que podem adquirir a forma coreiforme, atetoide ou movimentos rítmicos em determinadas regiões corporais que diminuem com os movimentos voluntários da parte afetada.

As discinesias tardias relacionam-se ao uso crônico de antipsicóticos.

Bradicinesia refere-se à lentidão de movimentos apresentada pelos pacientes com doença de Parkinson, que pode ser detectada de diferentes maneiras.

Discinesias orofaciais

São movimentos rítmicos, repetitivos e bizarros, que comprometem, principalmente, a face, a boca, a mandíbula e a língua, sendo expressos sob a forma de caretas, franzir dos lábios, protrusão da língua, abertura e fechamento da boca e desvios da mandíbula. Ocorrem em psicoses de longa evolução, uso prolongado de fenotiazinas e em pessoas idosas, em geral desdentadas.

Distonias

São contrações musculares mantidas que levam a posturas anormais e movimentos repetitivos, quase sempre acompanhados de dor (Figura 10.42).

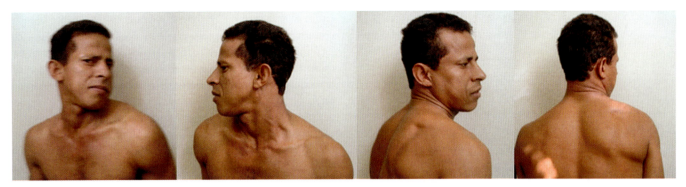

Figura 10.42 Distonia cervical (torcicolo espasmódico).

Enfisema subcutâneo

A presença de bolhas de ar debaixo da pele recebe a denominação de enfisema subcutâneo.

A técnica para reconhecê-lo é a palpação, deslizando-se a mão sobre a região suspeita. A presença de bolhas de ar proporcionará ao examinador uma sensação de crepitação muito característica.

O ar pode ser procedente do tórax, em decorrência de um pneumotórax, ou ter origem em processo local por ação de bactérias produtoras de gás; isso é o que ocorre nas gangrenas gasosas.

Circulação colateral

Circulação colateral, do ponto de vista semiológico, significa a presença de circuito venoso anormal visível ao exame da pele.

Em pessoas de cor branca e de pele clara e delgada (crianças, velhos, pacientes emagrecidos), pode-se ver com certa facilidade uma rede venosa desenhada no tronco ou nos membros. Isso não é circulação colateral; trata-se, simplesmente, do que se pode designar desenho venoso (Figuras 10.43 a 10.46).

Distinguir *desenho venoso* de *circulação colateral* é fácil na maioria das vezes: a rede visível está na topografia normal, simétrica, não é intensa, e as veias não são sinuosas.

Circulação colateral indica dificuldade ou impedimento do fluxo venoso através dos troncos venosos principais (cava inferior, cava superior, tronco venoso braquicefálico, ilíacas primitivas, veia cava). Por causa desse obstáculo, o sangue se desvia para as colaterais previamente existentes, tornando-se um caminho vicariante capaz de contornar o local ocluído, parcial ou totalmente.

A circulação colateral deve ser analisada sob os seguintes aspectos:

- Localização
- Direção do fluxo sanguíneo
- Presença de frêmito e/ou sopro.

Localização. Tórax, abdome, raiz dos membros superiores, segmento cefálico; estas são as regiões em que se pode encontrar circulação colateral e que serão analisadas com mais detalhes quando se descreverem os principais tipos.

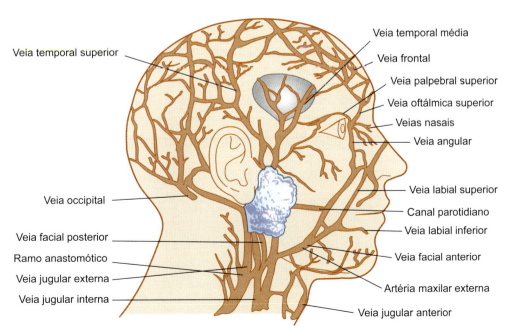

Figura 10.43 Veias superficiais da cabeça e do pescoço.

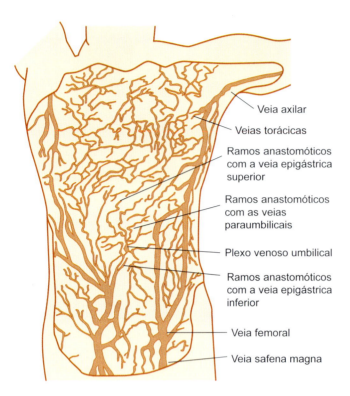

Figura 10.44 Veias superficiais do abdome e do tórax.

Direção do fluxo sanguíneo. É determinada com a seguinte técnica: comprime-se com as polpas digitais dos dois indicadores, colocados rentes um ao outro, um segmento da veia a ser analisada; em seguida, os dedos vão se afastando lentamente, mantida constante a pressão, de modo a deslocar a coluna sanguínea daquele segmento venoso (Figura 10.47).

Quando os indicadores estão separados cerca de 5 a 10 cm, são imobilizados e se assegura se realmente aquele trecho da veia está exangue. Se estiver, executa-se a outra parte da manobra, que consiste em retirar um dos dedos, permanecendo comprimida apenas uma extremidade. Feito isso, procura-se observar o reenchimento daquele segmento venoso. Se ocorrer o enchimento imediato da veia, significa que o sangue está fluindo no sentido do dedo que permanece fazendo a compressão. Permanecendo colapsado o segmento venoso, repete-se a manobra, agora descomprimindo-se a outra extremidade e verificando se houve enchimento do vaso. A manobra deve ser repetida 2 ou 3 vezes para não haver dúvida, e, ao terminá-la, o examinador terá condições de saber em que sentido corre o sangue. Este fenômeno se registra usando-se as seguintes expressões:

- Fluxo venoso abdome-tórax
- Fluxo venoso ombro-tórax
- Fluxo venoso pelve-abdome.

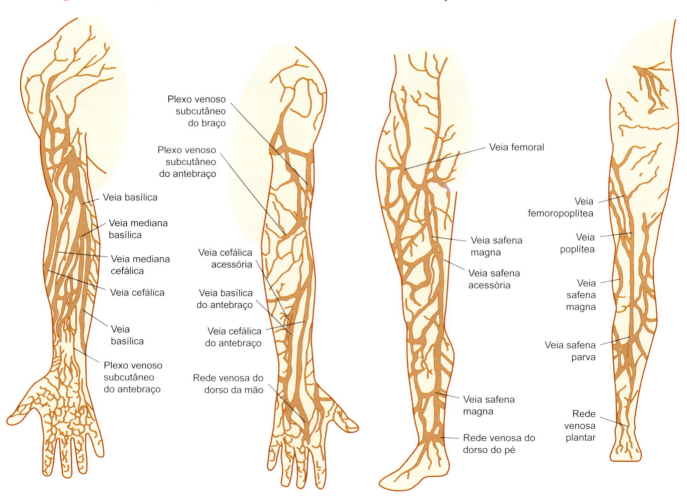

Figura 10.45 Veias superficiais dos membros superiores.

Figura 10.46 Veias superficiais dos membros inferiores.

Presença de frêmito e/ou sopro. A presença de *frêmito*, perceptível pelo tato, ou *sopro*, perceptível pela ausculta, necessita ser pesquisada. A única condição em que se costuma perceber frêmito e/ou sopro é quando há recanalização da veia umbilical (síndrome de Cruveillier-Baumgarten).

> **Tipos fundamentais de circulação colateral**
>
> ✔ **Tipo braquicefálica**: caracteriza-se pelo aparecimento de veias superficiais ingurgitadas em ambos os lados da parte superior da face anterior do tórax, com o sangue fluindo de fora para dentro, na direção das veias mamárias, toracoaxilares e jugulares anteriores. Esse tipo de circulação colateral pode apresentar variações, na dependência do tronco venoso comprometido. Assim, se o obstáculo estiver no tronco braquicefálico direito em decorrência de adenomegalia ou aneurisma do joelho anterior da crossa da aorta, haverá estase na veia jugular externa direita, que permanece não pulsátil. Se o obstáculo estiver no tronco braquicefálico esquerdo em consequência de adenomegalia ou aneurisma da convexidade da crossa da aorta, surgirão os seguintes sinais: jugular esquerda túrgida e não pulsátil e empastamento da fossa supraclavicular esquerda
>
> ✔ **Tipo cava superior**: a rede venosa colateral vai se distribuir na metade superior da face anterior do tórax; às vezes, também na parte posterior, nos braços e no pescoço. A direção do fluxo sanguíneo é toracoabdominal, indicando que o sangue procura alcançar a veia cava inferior através das veias xifoidianas e torácicas laterais superficiais (Figuras 10.48 a 10.50). Além da rede de veias, costumam surgir os seguintes sinais: estase jugular bilateral não pulsátil, cianose e edema localizado na porção superior do tronco, pescoço e face. Esse tipo de circulação colateral se instala quando há um obstáculo na veia cava superior, seja compressão extrínseca por neoplasias ou outras alterações mediastinais, principalmente do mediastino superior
>
> ✔ **Tipo porta**: o obstáculo pode estar situado nas veias supra-hepáticas (síndrome de Budd-Chiari), no fígado (cirrose hepática) ou na veia porta (pileflebite) (Figura 10.51). A rede venosa vicariante localiza-se na face anterior do tronco, principalmente nas regiões periumbilical, epigástrica e face anterior do tórax. A direção do fluxo sanguíneo será de baixo para cima, do abdome para o tórax, à procura da veia cava superior através das veias xifoidianas e torácicas laterais. Quando a circulação colateral se torna mais intensa, podem-se ver vasos nos flancos e fossas ilíacas. Neste caso, a direção da corrente sanguínea é de cima para baixo, do abdome para os membros inferiores, à procura da veia cava inferior. Outras vezes, a rede venosa colateral se concentra na região umbilical, de onde se irradia como os raios de uma roda, ou, melhor comparando, como as pernas de aranha que se destacam de um corpo central – o umbigo –, recebendo o nome de circulação colateral tipo "*cabeça de Medusa*"
>
> ✔ **Tipo cava inferior**: o obstáculo situa-se na veia cava inferior, e a circulação colateral vai se localizar na parte inferior do abdome, região umbilical, flancos e face anterior do tórax. O sangue fluirá no sentido abdome-tórax à procura da veia cava superior (Figura 10.52). A causa mais frequente desse tipo de circulação colateral é compressão extrínseca por neoplasias intra-abdominais.

Edema

É o excesso de líquido acumulado no espaço intersticial ou no interior das próprias células (edema intracelular). Pode ocorrer em qualquer sítio do organismo, mas, do ponto de vista semiológico, interessa-nos apenas o edema cutâneo, ou seja, a infiltração de líquido no espaço intersticial dos tecidos que constituem a pele e o tecido celular subcutâneo.

As coleções líquidas nas cavidades serosas são fenômenos fisiopatologicamente afins ao edema e é comum que sejam vistas associadas no mesmo paciente; contudo, os derrames cavitários (hidrotórax, ascite, hidropericárdio e hidrartrose) serão estudados na semiologia dos diferentes aparelhos.

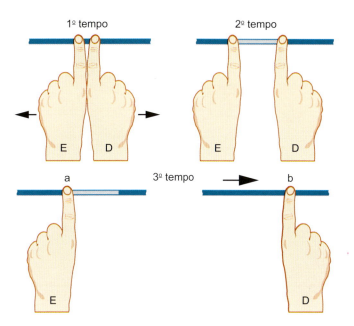

Figura 10.47 Manobra para determinar a direção do fluxo sanguíneo. No 1º tempo aplicam-se sobre um segmento de veia as polpas digitais dos indicadores justapostos. No 2º tempo, os dedos se afastam um do outro enquanto comprimem o vaso, que vai se tornando exangue. O 3º tempo consiste na retirada da compressão: em *a* retirou-se a mão direita, e o vaso permaneceu vazio; em *b* foi retirada a mão esquerda e aí, então, ocorreu o reenchimento da veia. Pode-se concluir que o sangue está fluindo da esquerda para a direita.

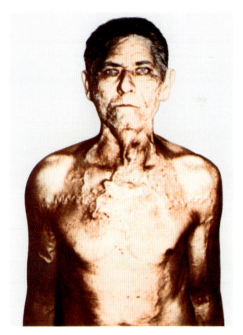

Figura 10.48 Circulação colateral tipo cava superior.

A investigação semiológica do edema tem início na anamnese, quando se indaga sobre *tempo de duração*, *localização* e *evolução*.

No exame físico completa-se a análise, investigando-se os seguintes parâmetros:

▸ Localização e distribuição
▸ Intensidade

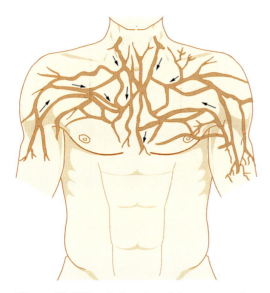

Figura 10.49 Circulação colateral tipo cava superior.

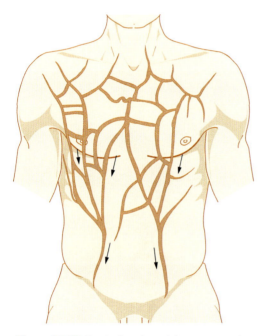

Figura 10.50 Circulação colateral tipo cava superior.

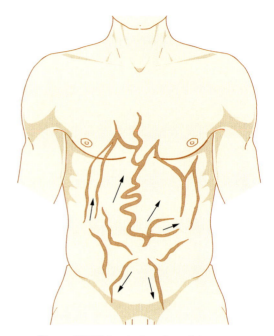

Figura 10.51 Circulação colateral tipo porta.

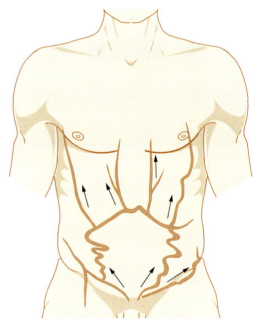

Figura 10.52 Circulação lateral tipo cava inferior.

- Consistência
- Elasticidade
- Temperatura da pele circunjacente
- Sensibilidade da pele circunjacente
- Outras alterações da pele adjacente

Localização e distribuição. A primeira grande distinção a ser feita é se o edema é *localizado* ou *generalizado* (Figuras 10.53 a 10.56).

O edema localizado restringe-se a um segmento do corpo, seja a um dos membros inferiores, seja a um dos membros superiores, seja a qualquer área corporal.

Excluída essa possibilidade, consideramos o edema como generalizado mesmo que aparentemente se restrinja a uma parte do organismo.

É nos membros inferiores que mais frequentemente se constata a existência de edema; todavia, duas outras regiões devem ser sistematicamente investigadas: *face* (especialmente regiões palpebrais) e *região pré-sacra*, esta particularmente nos pacientes acamados, recém-natos e lactentes.

Intensidade. Para determinar a intensidade do edema, emprega-se a seguinte técnica: com a polpa digital do polegar ou do indicador, faz-se uma compressão, firme e sustentada, de encontro a uma estrutura rígida subjacente à área em exame, seja a tíbia, o sacro ou os ossos da face.

Havendo edema, ao ser retirado o dedo vê-se uma depressão, no local comprimido, chamada de fóvea. Estabelece-se a

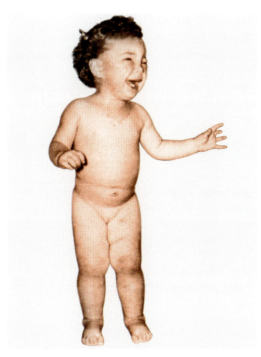

Figura 10.53 Edema generalizado ou anasarca (síndrome nefrótica).

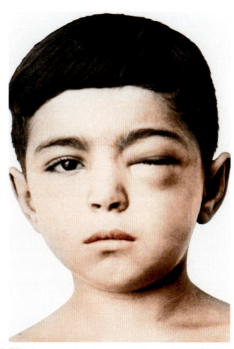

Figura 10.55 Edema localizado em uma das regiões orbitárias (caso agudo de doença de Chagas com sinal de Romaña).

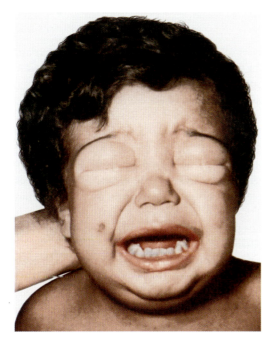

Figura 10.54 Edema facial muito acentuado nas regiões periorbitárias.

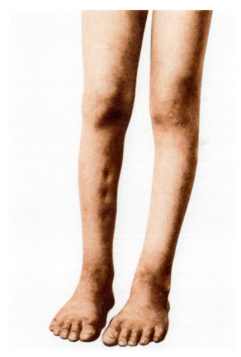

Figura 10.56 Edema dos membros inferiores. Em uma das pernas podem ser vistas as depressões provocadas por digitopressão.

intensidade do edema referindo-se à profundidade da *fóvea* graduada em cruzes (+, + +, + + + e + + + +). Com a experiência, vai sendo adquirida capacidade de estabelecer o grau do edema.

Duas outras maneiras podem ser usadas para avaliar a magnitude da retenção hídrica:

▸ Pesando-se o paciente diariamente, pela manhã ou à noite. Variações muito acentuadas do peso traduzem retenção ou eliminação de água. Todo paciente que apresenta edema deve ser pesado diariamente

▸ Medindo-se o perímetro da região edemaciada, como se pode fazer no caso do edema de membros inferiores, e comparando-se um lado com o outro em dias sucessivos.

Consistência. A mesma manobra adotada para avaliar a intensidade serve também para investigar a consistência do edema, a qual pode ser definida como o grau de resistência encontrado ao se comprimir a região edemaciada.

Classificação

- **Edema mole**: é facilmente depressível. Observado em diferentes condições, significa apenas que a retenção hídrica é de duração não muito longa, e o tecido celular subcutâneo está infiltrado de água
- **Edema duro**: nesse tipo de edema, depara-se com maior resistência para obter a formação da fóvea. Traduz a existência de proliferação fibroblástica que ocorre nos edemas de longa duração ou que se acompanharam de repetidos surtos inflamatórios. O mais típico é o que se observa na *elefantíase*, uma síndrome caracterizada por hiperplasia cutânea regional em decorrência de obstrução da circulação linfática, com represamento de linfa (linfedema) e proliferação fibroblástica intensa. Acomete comumente os membros inferiores. As principais causas são filariose e erisipela.

Elasticidade. Ao se avaliar a intensidade e a consistência, verifica-se, também, a elasticidade. Esta é indicada não só pela sensação percebida pelo dedo que comprime, mas principalmente observando-se a volta da pele à posição primitiva quando se termina a compressão.

Dois tipos são encontrados:

- **Edema elástico**: a pele retorna imediatamente à sua situação normal, ou seja, a fóvea perdura pouquíssimo tempo. O edema elástico é típico dos edemas inflamatórios
- **Edema inelástico**: é aquele cuja pele comprimida demora a voltar à posição primitiva, ou seja, a depressão persiste por certo tempo.

Temperatura da pele circunjacente. Usa-se o dorso dos dedos ou as costas das mãos, comparando-se com a pele da vizinhança e da região homóloga.

Há três possibilidades:

- **Pele de temperatura normal**: frequentemente a temperatura na região edemaciada não se altera, o que é desprovido de qualquer significado especial
- **Pele quente**: significa edema inflamatório
- **Pele fria**: traduz comprometimento da irrigação sanguínea daquela área.

Sensibilidade da pele circunjacente. Para apreciação da sensibilidade, aproveita-se uma vez mais a manobra inicialmente descrita: digitopressão da área que está sendo investigada.

Doloroso é o edema cuja pressão desperta dor, e *indolor*, quando tal não ocorre. Edema doloroso é o inflamatório.

Outras alterações da pele adjacente. A primeira a ser investigada consiste na mudança de coloração. Pode-se notar palidez, cianose ou vermelhidão. A palidez atinge maior intensidade nos edemas que se acompanham de transtorno da irrigação sanguínea. A cianose é indicativa de perturbação venosa localizada, mas pode ser parte de uma cianose central ou mista. Vermelhidão indica processo inflamatório.

Deve-se observar, ainda, a textura e a espessura da pele: pele lisa e brilhante acompanha o edema recente e intenso; pele espessa é vista nos pacientes com edema de longa duração; pele enrugada aparece quando o edema está sendo eliminado.

Fisiopatologia e causas

A formação do edema depende de vários fatores, incluindo alteração da pressão hidrostática, da pressão oncótica das proteínas, do fluxo linfático, da permeabilidade capilar e do balanço hidrossalino, em especial retenção de sódio. Dependendo da causa, predomina um ou mais destes fatores no aparecimento de edema.

Causas de edema

- Síndrome nefrítica
- Síndrome nefrótica
- Pielonefrite
- Insuficiência cardíaca
- Cirrose hepática
- Hepatite crônica
- Desnutrição proteica
- Fenômenos angioneuróticos (edema alérgico)
- Gravidez
- Toxemia gravídica
- Obesidade
- Edema pré-menstrual
- Climatério
- Medicamentos (corticosteroides, anti-inflamatórios, antagonistas do cálcio, estrogênios, esteroides anabolizantes, interleucina 2, pramipexol, docetaxel).

Qualquer que seja a causa do edema, há sempre participação de dois ou mais mecanismos, quase sempre com predomínio de um ou outro. No entanto, a retenção de sódio e água constitui fator importante em todo edema generalizado.

Engloba-se sob a designação de *edema renal* o que se observa na *síndrome nefrítica*, na *síndrome nefrótica* e na *pielonefrite*.

Embora se diferencie nos seus mecanismos fisiopatológicos, o edema renal, seja qual for a causa, apresenta características semiológicas comuns. É um edema generalizado, predominantemente facial, acumulando-se de modo particular nas regiões subpalpebrais. Tal fato torna-se mais evidente no período matutino, e os pacientes costumam dizer que "amanhecem com os olhos inchados ou empapuçados".

Na síndrome nefrótica, o edema é intenso (+ + + a + + + +) e se acompanha frequentemente de derrames cavitários. Já na síndrome nefrítica e na pielonefrite, é discreto ou moderado (+ a + +). Além disso, o edema renal é mole, inelástico, indolor, e a pele adjacente mantém temperatura normal ou discretamente reduzida.

Na formação do edema da síndrome nefrítica, além da retenção de sódio e água por desequilíbrio glomerulotubular, outro fator que se destaca é o aumento da permeabilidade capilar.

De outra parte, os grandes edemas da síndrome nefrótica encontram no hiperaldosteronismo secundário e na hipoproteinemia sua principal explicação fisiopatológica.

O edema constitui um dos *sinais cardiais* da insuficiência cardíaca congestiva e se caracteriza por ser generalizado, predominando nos membros inferiores. Diz-se que é vespertino por ser mais observado no período da tarde após o paciente manter-se de pé por várias horas. Tanto é assim, que nos pacientes acamados a retenção hídrica se acumula na região pré-sacra. O edema cardíaco varia de intensidade (+ a + + + +), é mole, inelástico, indolor, e a pele adjacente pode apresentar-se lisa e brilhante.

Decorre, sobretudo, do aumento da pressão hidrostática associado à retenção de sódio e água. É provável que haja, também, aumento da permeabilidade capilar em consequência da ação do fator natriurético atrial. Em uma primeira fase esse distúrbio hidrossalino se deve à estase renal e à diminuição do débito cardíaco. Posteriormente, passa a ter importância um aumento secundário da produção de aldosterona.

O aumento da pressão hidrostática, por sua vez, reflete o aumento da pressão venosa, que é o denominador comum de todos os sinais de insuficiência ventricular direita.

Na *cirrose hepática*, o edema é generalizado, mas quase sempre discreto (+ a + +). Predomina nos membros inferiores, sendo habitual a ocorrência de ascite concomitante. É mole, inelástico e indolor.

Além da hipoproteinemia consequente ao transtorno no metabolismo proteico, admite-se que participe de modo relevante da sua formação um hiperaldosteronismo secundário, responsável pela retenção de sódio e água, e a hipoalbuminemia.

O *edema da desnutrição proteica*, também chamado edema carencial ou discrásico, é generalizado, predominando nos membros inferiores. É mole, inelástico, indolor e não costuma ser de grande intensidade (+ a + +).

Considera-se fator primordial na sua produção a diminuição da pressão osmótica das proteínas plasmáticas, decorrência da ingestão reduzida dessas substâncias. Por isso, é designado também edema da fome crônica.

O *edema alérgico* acompanha os fenômenos angioneuróticos, e o fator principal na sua formação é o aumento da permeabilidade capilar. Da reação antígeno-anticorpo surgem diferentes substâncias, entre as quais a histamina e as cininas que, agindo no nível do capilar, alteram sua permeabilidade. Tal alteração permite a passagem de água para o interstício entre as células.

Esse tipo de edema pode ser generalizado, mas costuma restringir-se a determinadas áreas, principalmente a face. Instala-se de modo súbito e rápido, e a pele, por esse motivo, torna-se lisa e brilhante, podendo também apresentar-se com temperatura aumentada e coloração avermelhada. Trata-se de um edema mole e elástico.

A causa principal do *edema medicamentoso* é a retenção de sódio. Predomina nos membros inferiores, mas, quando é mais intenso, pode ser facial.

Na *gravidez* normal, não é raro aparecer um discreto edema, principalmente nos membros inferiores. Todavia, nas toxemias gravídicas o edema quase sempre é intenso, e sua explicação fisiopatológica reside nas alterações renais – nefropatia gravídica – combinadas com as modificações hormonais advindas da própria gravidez.

Por fim, cumpre lembrar o *edema pré-menstrual*, que surge na semana que antecede a menstruação, e o edema que acompanha as alterações que advêm no *climatério*.

Edema localizado

Antes de analisar as características semiológicas e os mecanismos de formação dos edemas localizados, é necessário relacionar suas principais causas:

- Varizes
- Flebites e trombose venosa
- Processos inflamatórios
- Afecções dos linfáticos
- Postura.

O edema observado nos portadores de varizes – edema varicoso – localiza-se nos membros inferiores, preponderando em uma ou outra perna: acentua-se com a longa permanência na posição de pé; não é muito intenso (+ a + +); a princípio é de consistência mole, porém, nos casos muito antigos, torna-se cada vez mais duro; é inelástico, e, com o passar do tempo, a pele vai alterando sua coloração, até adquirir tonalidade castanha ou mais escura. Pode tornar-se espessa e de textura grosseira.

O edema da trombose venosa é mole, chega a ser intenso, e a pele costuma estar pálida. Em certos casos, adquire tonalidade cianótica. Classicamente essas condições são chamadas *flegmasia alba dolens* e *flegmasia alba cerulea*.

O mecanismo básico na formação do edema varicoso e da trombose venosa encontra-se no aumento da pressão hidrostática, seja por insuficiência das valvas das veias, seja por oclusão do próprio vaso.

O edema da flebite em parte decorre do componente inflamatório que aumenta a permeabilidade capilar e também das alterações já assinaladas no caso de varizes e de tromboses venosas.

Como os demais edemas inflamatórios, caracteriza-se por ser localizado, de intensidade leve a mediana (+ a + +), elástico, doloroso, com a pele adjacente se apresentando lisa, brilhante, vermelha e quente.

O edema postural é o que ocorre nos membros inferiores das pessoas que permanecem por longo tempo na posição de pé ou que ficam com as pernas pendentes por várias horas, como acontece em viagens longas. Decorre de aumento da pressão hidrostática. É localizado, discreto (+ a + +), mole, indolor e desaparece rapidamente na posição deitada. A obesidade predispõe à formação do edema postural.

> ### Boxe — Linfedema e mixedema
>
> ✓ **Linfedema**: é a designação que se dá ao edema originado nas afecções dos vasos linfáticos. Depende da obstrução dos canais linfáticos (pós-erisipela, filariose) e caracteriza-se semiologicamente por ser localizado, duro, inelástico, indolor, e com francas alterações da textura e da espessura da pele, que se torna grossa e áspera. Nos casos avançados, configura o quadro chamado de elefantíase (Figura 10.57).
>
> ✓ **Mixedema**: é uma forma particular de edema observado na hipofunção tireoidiana. Não se trata de uma retenção hídrica conforme ocorre nos edemas de maneira geral. No mixedema, há deposição de substância mucopolissacarídica (glicoproteínas) no espaço intersticial e, secundariamente, retenção de água. É um edema pouco depressível, inelástico, não muito intenso, e a pele apresenta as alterações próprias da hipofunção tireoidiana.

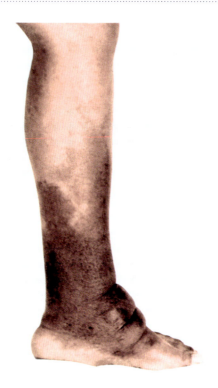

Figura 10.57 Linfedema de longa duração com hiperpigmentação e alteração da textura e espessura da pele, configurando o que se chama de elefantíase.

Temperatura corporal

A temperatura do interior do corpo permanece quase constante, com uma variação de no máximo 0,6°C, mesmo quando se fica exposto a extremos de frio ou de calor, graças ao aparelho termorregulador. A temperatura da parte externa do corpo, ao contrário, está sujeita às variações das condições ambientais.

Pequenas variações na temperatura normal são observadas, de pessoa a pessoa, e em uma mesma pessoa, em diferentes regiões do corpo.

Os valores térmicos estão aumentados em certas condições, tais como refeições copiosas, exercícios físicos intensos, gravidez ou ovulação. Na mulher sadia, a ovulação exerce um efeito tão característico sobre a temperatura corporal que é possível determinar a época da ovulação durante os ciclos menstruais. A temperatura baixa 24 a 36 h antes do início da menstruação e continua nesse nível durante o período menstrual. Coincidindo com a ovulação, a temperatura se eleva, mantendo-se até 1 ou 2 dias antes da menstruação seguinte. Como a diferença entre esses níveis térmicos raramente ultrapassa 1°C, a temperatura deve ser medida em condições basais, ou seja, pela manhã, antes de se levantar e de realizar qualquer atividade.

Locais de verificação da temperatura e valores normais

A temperatura corporal é verificada por intermédio do termômetro clínico, que no Brasil é graduado em graus Celsius (°C). Os termômetros clínicos registram temperaturas entre 35°C e 42°C. Os termômetros eletrônicos têm como limites 32°C e 43°C.

A temperatura corporal pode apresentar variações na dependência do local em que seja procedida sua mensuração. Pode ser: axilar, oral, retal, timpânico, arterial pulmonar, esofágico, nasofaringiano e vesical.

No Brasil, o local habitual é o oco axilar. Para utilização correta desse método é necessária a higiene da axila e do termômetro, evitando-se a presença de umidade no local.

A mensuração da temperatura na cavidade oral, bastante comum em outros países, é feita pela colocação do termômetro na região sublingual. Para isso, são necessários termômetros individuais.

A temperatura retal é feita pela aplicação do termômetro na ampola retal. Nesse caso, além do uso de termômetros individuais, há uma diferença no modelo de termômetro, visto que seu bulbo é redondo.

A membrana timpânica é o local de eleição para mensuração da temperatura central; contudo, não tem grande aplicação na prática clínica.

É importante conhecer as diferenças fisiológicas existentes entre os três locais – oco axilar, boca e reto –, porque, em determinadas situações patológicas (abdome agudo, afecções pélvicas inflamatórias), devem ser medidas as temperaturas axilar e retal, tendo valor clínico uma diferença maior que 0,5°C, assim:

- **Temperatura axilar**: 35,5 a 37°C, com média de 36 a 36,5°C
- **Temperatura bucal**: 36 a 37,4°C
- **Temperatura retal**: 36 a 37,5°C, ou seja, 0,5°C maior que a axilar.

Febre

Significa temperatura corporal acima da faixa da normalidade.

Pode ser causada por transtornos no próprio cérebro ou por substâncias tóxicas que influenciam os centros termorreguladores.

Muitas proteínas ou seus produtos de hidrólise, além de outras substâncias tóxicas, como toxinas bacterianas, podem provocar elevação do ponto de ajuste do termostato hipotalâmico. As substâncias que causam esse efeito são chamadas pirogênios.

Os pirogênios são secretados por bactérias ou liberados dos tecidos em degeneração. Quando o ponto de ajuste do termostato hipotalâmico é elevado a um nível mais alto que o normal, todos os mecanismos de regulação da temperatura corporal são postos em ação, inclusive os mecanismos de conservação e de aumento da produção de calor. Poucas horas depois de o termostato ter sido ajustado a um nível mais alto, a temperatura corporal se aproxima desse nível.

A regulação da temperatura corporal requer um equilíbrio entre produção e perda de calor, cabendo ao hipotálamo regular o nível em que a temperatura deve ser mantida. Na febre, este ponto está elevado. A produção de calor não é inibida, mas a dissipação do calor está ampliada pelo fluxo sanguíneo aumentado através da pele e pela sudorese.

A febre pode ser resultado de infecções, lesões teciduais, processos inflamatórios e neoplasias malignas, além de outras condições.

Há evidências de que endotoxinas bacterianas (lipopolissacarídios provenientes da parede celular) estimulam a síntese e a liberação de um pirogênio endógeno ao agir sobre os neutrófilos.

Uma vez liberado dentro da circulação geral, o pirogênio alcança o sistema nervoso central e estimula a liberação de prostaglandinas no cérebro, em particular na área pré-óptica hipotalâmica. Este último estágio é sensível a substâncias como o ácido acetilsalicílico. (Ver *Febre* no Capítulo 6, *Sinais e Sintomas*.)

Significado biológico da febre

A febre é benéfica ao paciente? Pode-se dizer que, em algumas infecções, a hipertermia parece ser nitidamente benéfica. É o caso da neurossífilis, das infecções gonocócicas e da brucelose crônica. Algumas outras doenças, tais como a artrite reumatoide e a uveíte, às vezes melhoram após piretoterapia. Não obstante, na imensa maioria das doenças infecciosas não há razão para se acreditar que a hiperpirexia acelere a fagocitose, a formação de anticorpos ou quaisquer outros mecanismos de defesa. Assim sendo, a febre é mais um sinal de alerta do que um mecanismo de defesa.

Além disso, a febre apresenta alguns aspectos nocivos; desse modo, a maior velocidade de todos os processos metabólicos acentua a perda de peso, e a espoliação do nitrogênio aumenta o trabalho e a frequência do coração. A sudorese agrava a perda de líquidos e eletrólitos. Pode haver mal-estar consequente à cefaleia, fotofobia, indisposição geral ou uma desagradável sensação de calor. Os calafrios e os suores profusos das febres sépticas são particularmente penosos para o paciente.

Sintomas subjetivos da febre

Varia muito entre as pessoas a percepção do estado febril. Muitos pacientes são capazes de avaliar com precisão as elevações térmicas de seu organismo, enquanto outros, com temperaturas elevadas, nada sentem. Quando a temperatura se eleva subitamente, o paciente pode mesmo sentir frio ou, mais frequentemente, calafrios. Por vezes, ele não se dá conta de que está febril porque outros sintomas dominam o quadro clínico.

Síndrome febril

A febre não é apenas um sinal, constituindo, na verdade, parte de uma síndrome (síndrome febril) na qual, além de elevação da temperatura, ocorrem vários outros sintomas e sinais, cujo aparecimento e intensidade variam em relação direta com a magnitude da hipertermia, destacando-se a astenia, inapetência, cefaleia, taquicardia, taquipneia, taquisfigmia, oligúria, dor no corpo, calafrios, sudorese, náuseas, vômitos, delírio, confusão mental e até convulsões, principalmente em recém-nascidos e crianças.

Características semiológicas da febre

Devem ser analisadas as seguintes características semiológicas da febre:

- Início
- Intensidade
- Duração
- Modo de evolução
- Término.

Início. Pode ser súbito ou gradual. No primeiro caso, instala-se de um momento para outro a elevação da temperatura. Nesse caso, acompanha-se quase sempre dos sinais e sintomas que compõem a síndrome febril. É frequente a sensação de calafrios nos primeiros momentos da hipertermia.

A febre pode instalar-se de maneira gradual e o paciente nem perceber seu início. Em algumas ocasiões, predomina um ou outro sintoma da síndrome febril, prevalecendo a cefaleia, a sudorese e a inapetência.

Conhecer o modo de início da febre tem utilidade prática. Em algumas afecções, a instalação é súbita, enquanto, em outras, é gradual, levando dias ou semanas para caracterizar-se o quadro febril.

Intensidade. Aplica-se a seguinte classificação, tomando por referência o nível da temperatura axilar:

- **Febre leve ou febrícula**: até 37,5°C
- **Febre moderada**: de 37,6° a 38,5°C
- **Febre alta ou elevada**: acima de 38,6°C.

A intensidade da febre depende da causa e da capacidade de reação do organismo. Pacientes em mau estado geral, os indivíduos em choque e as pessoas idosas podem não apresentar febre ou ter apenas uma febrícula quando acometidos de processos infecciosos.

Duração. A duração da febre é uma característica de grande relevância, influindo inclusive na conduta do médico, que é diferente nos casos cuja febre se instalou há poucos dias em relação a outros que vêm apresentando febre por tempo prolongado.

Por isso, tem-se procurado estabelecer um conceito de *febre prolongada*, mas não existe consenso quanto ao tempo mínimo de duração para que se aplique esta designação; em geral, ela é usada quando a febre permanece por mais de 1 semana, tenha ou não caráter contínuo.

Esse conceito é prático e conveniente, pois é possível fazer-se uma lista relativamente curta das principais doenças que causam febre prolongada, destacando-se: *tuberculose, septicemia, malária, endocardite infecciosa, febre tifoide, colagenoses, linfomas, pielonefrite, brucelose* e *esquistossomose*.

Modo de evolução. A rigor, só se poderá saber o modo de evolução da febre por meio da análise de um quadro térmico, mas a simples informação obtida da anamnese pode servir de base para se conhecer essa característica.

O registro da temperatura em uma tabela, dividida no mínimo em dias, subdivididos em 4 ou 6 horários, compõe o que se chama *gráfico* ou *quadro térmico*, elemento indispensável para se estabelecer com rigor o tipo de evolução da febre. Unindo-se por uma linha os valores de temperatura, fica inscrita a curva térmica do paciente (Figura 10.58).

A anotação costuma ser feita 1 ou 2 vezes/dia, mas, em certos casos, registra-se a temperatura de 4 em 4 ou de 6 em 6 h.

O mais comum é a mensuração de temperatura pela manhã e à tarde.

Classicamente descrevem-se os seguintes tipos evolutivos de febre:

- **Febre contínua**: aquela que permanece sempre acima do normal com variações de até 1°C e sem grandes oscilações; por exemplo, febre tifoide, endocardite infecciosa e pneumonia (Figura 10.59)
- **Febre irregular ou séptica**: registram-se picos muito altos intercalados por temperaturas baixas ou períodos de apirexia. Não há qualquer caráter cíclico nestas variações. Mostram-se

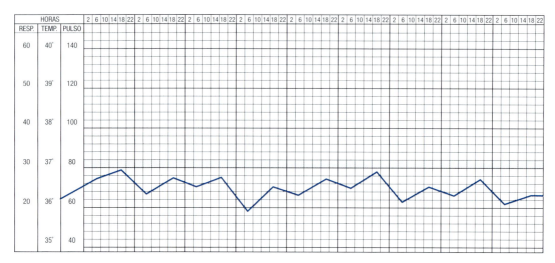

Figura 10.58 Gráfico ou quadro térmico normal.

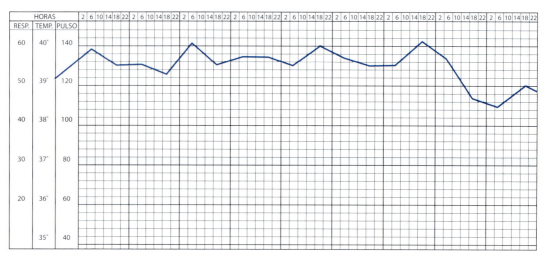

Figura 10.59 Febre contínua. A temperatura permanece acima do normal, com variações de até 1°C, mas sem grandes oscilações.

totalmente imprevisíveis e são bem evidenciadas quando se faz a tomada da temperatura várias vezes ao dia; um exemplo típico é a septicemia. Aparece também nos abscessos pulmonares, no empiema vesicular, na tuberculose e na fase inicial da malária (Figura 10.60)
- **Febre remitente**: há hipertermia diária, com variações de mais de 1°C e sem períodos de apirexia. Ocorre na septicemia, pneumonia, tuberculose (Figura 10.61)
- **Febre intermitente**: nesse tipo, a hipertermia é ciclicamente interrompida por um período de temperatura normal; isto é, registra-se febre pela manhã, mas esta não aparece à tarde; ou então, em 1 dia ocorre febre, no outro, não. Por vezes, o período de apirexia dura 2 dias. A primeira se denomina *cotidiana*, a segunda *terçã* e a última *quartã*. O exemplo mais comum é a malária. Aparece também nas infecções urinárias, nos linfomas e nas septicemias (Figura 10.62)
- **Febre recorrente ou ondulante**: caracteriza-se por período de temperatura normal que dura dias ou semanas até que sejam interrompidos por períodos de temperatura elevada. Durante a fase de febre não há grandes oscilações; por exemplo: brucelose, doença de Hodgkin e outros linfomas.

Término. É clássico conceituar o término da febre em:
- **Crise**: quando a febre desaparece subitamente. Neste caso costumam ocorrer sudorese profusa e prostração. Exemplo típico é o acesso malárico
- **Lise**: significa que a hipertermia vai desaparecendo gradualmente, com a temperatura diminuindo dia a dia, até atingir níveis normais. Observado em inúmeras doenças, é mais bem reconhecido pela análise da curva térmica.

Febre e antibióticos

Deve ser ressaltado que não são somente as doenças infecciosas as causadoras de elevação térmica. Todavia, no trabalho cotidiano do médico, é nos germes e nos parasitos que se encontram as causas mais frequentes de febre. Com grave prejuízo para os pacientes, assiste-se com frequência a um erro elementar, qual seja o uso de antibióticos, indiscriminadamente, em todo paciente febril, sem a preocupação de estabelecer o agente responsável pelo processo infeccioso. Os antibióticos são uma das maiores conquistas da ciência médica. Não saber usá-los corretamente constitui erro imperdoável do médico com muitas consequências práticas, incluindo o desenvolvimento de cepas resistentes.

Capítulo 10 Exame Físico Geral 271

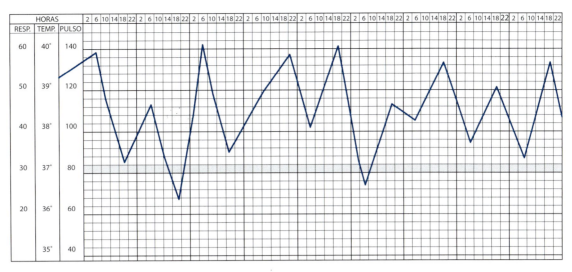

Figura 10.60 Febre irregular ou séptica. Registram-se picos muito altos intercalados por temperaturas baixas ou períodos de apirexia.

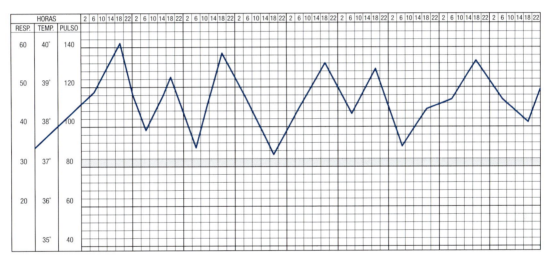

Figura 10.61 Febre remitente. Hipertermia diária com variações de mais de 1°C, sem períodos de apirexia.

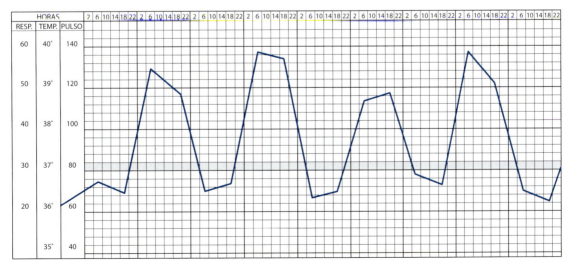

Figura 10.62 Febre intermitente. A hipertermia é interrompida por um período de temperatura normal. Neste caso configura-se o tipo terçã, ou seja, em 1 dia ocorre febre e no outro não.

Causas de febre

As doenças causadoras de febre podem ser divididas em três grupos:

◆ Por aumento da produção de calor, como ocorre no hipertireoidismo (atividade aumentada da glândula tireoide)
◆ Por bloqueio na perda de calor, como acontece na insuficiência cardíaca congestiva, na ausência congênita das glândulas sudoríparas (produtoras de suor) e em certas doenças da pele (p. ex., ictiose)
◆ Por lesão dos tecidos, grupo no qual se inclui a maioria das doenças febris, ou seja:
   • Todas as infecções por bactérias, riquétsias, vírus e outros microrganismos
   • Lesões mecânicas, como nos processos cirúrgicos e nos esmagamentos
   • Neoplasias malignas
   • Doenças hemolinfopoéticas
   • Afecções vasculares, incluindo infarto do miocárdio, hemorragia ou trombose cerebral e trombose venosa
   • Distúrbios dos mecanismos imunitários ou doenças imunológicas: colagenoses, doença do soro e febre resultante da ação de medicamentos
   • Doenças do sistema nervoso central.

Doenças do sistema nervoso. Quase sempre há febre após *lesão cerebral*, e o nível da temperatura pode ter algum valor na avaliação prognóstica. Nos casos mais graves, quase sempre a febre é elevada, podendo haver rápida ascensão da temperatura antes do óbito.

O *acidente vascular cerebral* é acompanhado de febre moderada, de 37,5°C a 38,5°C. Nas grandes hemorragias pode surgir temperatura muito elevada.

Na *hipertermia neurogênica*, a temperatura pode elevar-se após intervenções cirúrgicas na região da fossa hipofisária e no 3º ventrículo. A hipertermia pode ser grave.

A *lesão da medula* acompanha-se de grave distúrbio da regulação da temperatura. Lesões da medula cervical inferior produzem temperatura corporal muito baixa, enquanto as pessoas com lesão da parte alta da medula cervical apresentam com frequência febre elevada. A causa dessa perturbação da temperatura é, talvez, a interrupção de feixes aferentes e eferentes do hipotálamo.

Neoplasias malignas. As neoplasias malignas quase sempre causam febre.

No *carcinoma broncogênico*, a febre pode ser o resultado de infecção associada; porém, muito comumente, o próprio tumor parece ser o responsável.

Hipernefroma e *carcinoma primitivo ou metastático do fígado* com frequência determinam febre prolongada.

Acredita-se que a causa da febre seja a liberação de substâncias pelas células neoplásicas ou produtos do tecido destruído pelo tumor. Contudo, há pouca correlação entre o grau de febre e a extensão da necrose tecidual. Na verdade, a infecção secundária é a principal causa da febre nas doenças malignas. A febre não apresenta aspecto característico, embora a febre baixa ou recidivante seja mais comum em neoplasias não associadas à infecção.

Nos *linfomas*, a febre é quase constante, sendo frequentemente o primeiro sintoma.

A *leucemia aguda* geralmente é uma enfermidade febril, mesmo quando não há infecção.

Anemias hemolíticas e púrpura. Algumas anemias hemolíticas são associadas à febre, especialmente as de causa imunológica, e as crises de hemólise na anemia falciforme.

Também as doenças hemorrágicas (púrpura trombocitopênica, hemofilia e escorbuto) provocam febre se houver hemorragia nos tecidos.

Doenças infecciosas e parasitárias. A febre está quase sempre presente nas infecções virais, bacterianas e por protozoários e nos processos inflamatórios de fundo imunoalérgico (artrite reumatoide, lúpus eritematoso).

Na maior parte das doenças infecciosas e parasitárias, a febre logo se acompanha de sinais e sintomas indicativos do órgão afetado, facilitando o reconhecimento da enfermidade. Exemplos: febre e dor de garganta nas *amigdalites*; febre, dor pleurítica e tosse com expectoração hemoptoica nas *pneumonias*; febre, náuseas e icterícia na *hepatite infecciosa*; febre e lesões cutâneas na *erisipela*; febre, dor abdominal e contratura da parede no *abdome agudo*.

Contudo, o paciente com febre pode ser visto pelo médico antes do aparecimento de sintomatologia específica da enfermidade. Nesses casos, dados epidemiológicos podem colocar o médico de sobreaviso.

Há um grupo de doenças infecciosas que têm como uma de suas características o aparecimento de febre prolongada, nem sempre acompanhada de sintomatologia indicativa da enfermidade responsável por ela.

Neste grupo destacam-se as seguintes afecções:

◆ **Tuberculose**: a tuberculose é capaz de provocar quadros febris desorientadores, com frequência surpreendente, apesar de que uma simples radiografia de tórax costuma ser suficiente para elucidar sua forma mais comum – a tuberculose pulmonar. Nas outras localizações, principalmente a intestinal e a geniturinária, pode haver maior dificuldade diagnóstica
◆ **Endocardite infecciosa**: na forma subaguda clássica da doença, quase sempre está presente um sopro cardíaco; contudo, a ausência de um sopro não elimina a possibilidade de estar em causa esta doença. O diagnóstico torna-se difícil quando se trata de pessoas idosas, porquanto em tais casos pode-se deixar de dar a devida importância à presença de um sopro cardíaco
◆ **Brucelose**: essa infecção deve ser levada em consideração sempre que se trate de fazendeiros, veterinários ou pessoas que trabalham em matadouros. Existe uma concepção errônea de que a brucelose sempre se acompanha de artrite. Ela de fato determina com frequência artralgias e mialgias, porém é muito raro que haja um processo inflamatório com rubor e intumescimento articular
◆ **Salmonelose**: a febre tifoide apresenta grandes variações clínicas, podendo determinar uma febre que dura semanas praticamente sem outros sintomas
◆ **Infecções piogênicas**: certas localizações inflamatórias podem ser relativamente assintomáticas, estando enquadrados neste grupo a osteomielite vertebral e dos ossos pelvianos, certos abscessos, as colangites e as bronquiectasias infectadas

▸ **Amebíase**: geralmente a colite amebiana provoca sintomas que indicam tratar-se de uma doença do cólon. Em contrapartida, o comprometimento hepático pode não oferecer um quadro clínico característico e a febre prolongada pode ser sua principal manifestação
▸ **Esquistossomose**: as pessoas que vivem em regiões endêmicas podem apresentar febre prolongada decorrente dessa parasitose. A diarreia, a hepatoesplenomegalia e a anemia são sugestivas
▸ **Malária**: a malária é uma causa frequente de febre em várias regiões do país. Antes de adquirir o caráter intermitente, a febre é contínua ou irregular, podendo causar alguma dificuldade diagnóstica
▸ **Doença de Chagas aguda**: febre de duração prolongada é um dos principais sintomas da fase aguda da doença de Chagas.

Outras causas de febre

Podem apresentar quadro febril as *colagenoses* (lúpus eritematoso disseminado, artrite reumatoide, periarterite nodosa, moléstia reumática), as *crises hemolíticas* que ocorrem em alguns tipos de anemia, a *tromboflebite*, a *arterite temporal*, a *sarcoidose*, além do uso de alguns medicamentos, inclusive antibióticos.

Hipotermia

Consiste na diminuição da temperatura corporal abaixo de 35,5°C na região axilar ou de 36°C no reto.

Pode ser induzida artificialmente quando se vai submeter o paciente a determinados tipos de cirurgia ou pode ser consequente a congelamento acidental, choque, síncope, doenças consuntivas, hemorragias graves e súbitas, coma diabético e nos estágios terminais de muitas doenças.

Controle da temperatura e envelhecimento

Os pacientes idosos apresentam alterações no sistema de regulação da temperatura corporal responsáveis não só pela ausência de febre, quando acometidos por doenças infecciosas, como também os predispõem a um maior risco de apresentar hipotermia ou hipertermia em situações de frio ou calor extremos.

A fisiopatologia do descontrole de temperatura no idoso pode ser assim sumarizada:
✔ **Hipotermia**:
  ✔ Sensação de frio diminuída
  ✔ Capacidade de perceber as alterações da temperatura diminuída
  ✔ Resposta autonômica vasoconstritora ao frio anormal
  ✔ Resposta de calafrios diminuída
  ✔ Termogênese diminuída.
✔ **Hipertermia**:
  ✔ Limiar central de temperatura elevado
  ✔ Sudorese diminuída ou ausente
  ✔ Capacidade de percepção do calor diminuída
  ✔ Resposta vasodilatadora ao calor diminuída
  ✔ Reserva cardiovascular diminuída.

Quanto à febre, é importante lembrar que podem apresentar infecções sem resposta febril, sendo a ausência desta um sinal de mau prognóstico. Podem apresentar, com mais frequência, confusão mental, delírios e alucinações quando têm elevação da temperatura.

Postura ou atitude na posição de pé

Deve-se observar a atitude ou posição do paciente não apenas no leito, mas também quando ele se põe de pé.

Uma postura defeituosa pode ser consequência de mau costume ou de afecção da coluna vertebral.

Entre as queixas mais comuns na prática médica estão a *dorsalgia* e a *lombalgia*, que, em muitos casos, advêm de má postura.

Classificação

A postura pode ser classificada da seguinte maneira (Figura 10.63)
✔ **Boa postura**:
  ✔ Cabeça ereta ou ligeiramente inclinada para diante
  ✔ Peito erguido, fazendo adiantar ao máximo essa parte do corpo
  ✔ Abdome inferior achatado ou levemente retraído
  ✔ Curvas posteriores nos limites normais
✔ **Postura sofrível**:
  ✔ Cabeça levemente inclinada para diante
  ✔ Peito achatado
  ✔ Abdome algo protruso, passando a ser a parte mais saliente do corpo
  ✔ Curvas posteriores exageradas
✔ **Má postura**:
  ✔ Cabeça acentuadamente inclinada para diante
  ✔ Peito deprimido
  ✔ Abdome saliente e relaxado
  ✔ Curvas posteriores extremamente exageradas.

Essas posturas guardam certa relação com o biótipo da pessoa. Assim, os longilíneos frequentemente reúnem as características de má postura.

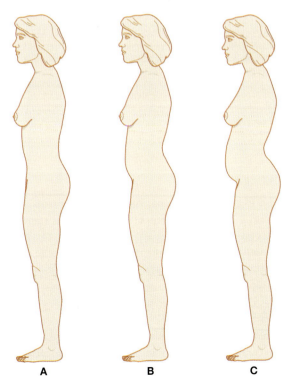

Figura 10.63 Postura ou atitude na posição de pé de pessoa jovem. **A.** Boa postura. **B.** Postura sofrível. **C.** Má postura.

Uma atitude muito típica pode ser vista nos parkinsonianos e é determinada pela rigidez muscular generalizada. O paciente permanece com o tronco ligeiramente fletido para a frente, os membros superiores igualmente fletidos, enquanto as mãos e os dedos se movem continuamente, tomados de um tremor lento e de amplitude sempre igual.

Outras atitudes – da síndrome cerebelar, da síndrome de Little, das hemiplegias – serão vistas no Capítulo 20, *Exame Neurológico*.

Cifose, lordose e escoliose

As afecções da coluna costumam acompanhar-se de alterações da posição, cabendo referências a:

- **Cifose**: é uma alteração da forma da coluna dorsal com concavidade anterior, vulgarmente designada "corcunda". A causa mais comum é o vício de postura. Pode ser consequência de tuberculose da coluna (mal de Pott), osteomielite, neoplasias, ou ser de origem congênita
- **Lordose (cervical ou lombar)**: é o encurvamento da coluna vertebral, formando concavidade para trás. Decorre de alterações de vértebras ou de discos intervertebrais, podendo ser citada como exemplo a espondilite reumatoide
- **Escoliose**: é o desvio lateral da coluna em qualquer segmento vertebral, sendo mais frequente na coluna lombar ou lombodorsal. Pode ser de origem congênita ou secundária a alterações nas vértebras ou dos músculos paravertebrais.

É frequente a combinação de desvio lateral com encurvamento posterior que se denomina *cifoescoliose*. (Ver Capítulo 19, *Exame dos Ossos, da Coluna Vertebral, das Articulações e Extremidades*.)

> **Boxe — Postura e envelhecimento**
>
> Está claro que um idoso nunca é igual ao outro, pois existe uma grande variabilidade no processo de envelhecimento. Contudo, algumas alterações na postura podem ser consideradas típicas da velhice, mas variam a época e a velocidade em que essas alterações vão ocorrer e até que ponto elas serão influenciadas pelas doenças, tratamentos e sequelas apresentadas pelos pacientes.
>
> Com o avançar da idade, a cabeça desloca-se para a frente e ocorre uma diminuição da lordose lombar normal (Figura 10.64). (Ver Capítulo 9, *Exame Clínico do Idoso*.)

Instabilidade postural

O equilíbrio postural é a capacidade do ser humano de manter-se ereto e executar movimentos do corpo sem apresentar oscilações ou quedas.

A instabilidade postural é manifestação importante da doença de Parkinson e pode ser avaliada pelo *Pull test* ou teste de retropulsão (Figura 10.65).

Biótipo ou tipo morfológico

O biótipo, também denominado tipo morfológico, é o conjunto de características morfológicas apresentadas pelo indivíduo. Não confundir *biótipo* com *altura*. Conquanto haja certa correlação entre a altura e o tipo constitucional, são conceitos diferentes.

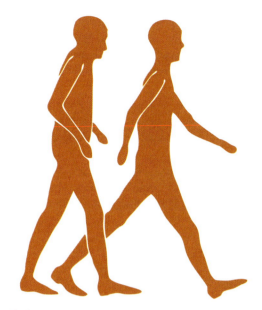

Figura 10.64 Postura e marcha do idoso (à esquerda) em comparação com a do jovem.

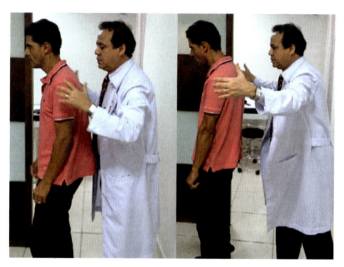

Figura 10.65 *Pull test* ou teste de retropulsão. O examinador se posiciona por trás do paciente e puxa os ombros dele em sua direção. Caso o paciente dê mais de dois passos ou apresente perda dos reflexos posturais, o resultado do teste será considerado positivo.

> **Boxe — Classificação**
>
> ✔ **Brevilíneo**: frequentemente comparado à figura de Sancho Pança, apresenta as seguintes características (Figura 10.66A):
>   ✔ Pescoço curto e grosso
>   ✔ Tórax alargado e volumoso
>   ✔ Membros curtos em relação ao tronco
>   ✔ Ângulo de Charpy (costal) maior que 90°
>   ✔ Musculatura desenvolvida e panículo adiposo espesso
>   ✔ Tendência para baixa estatura
>
> ✔ **Mediolíneo**: é o tipo intermediário e caracteriza-se pelos seguintes elementos (Figura 10.66B):
>   ✔ Equilíbrio entre os membros e o tronco
>   ✔ Desenvolvimento harmônico da musculatura e do panículo adiposo
>   ✔ Ângulo de Charpy (costal) em torno de 90°

✔ **Longilíneo**: classicamente comparado a D. Quixote, apresenta como características os seguintes elementos (Figura 10.66C):
  ✔ Pescoço longo e delgado
  ✔ Tórax afilado e chato
  ✔ Membros alongados com franco predomínio sobre o tronco
  ✔ Ângulo de Charpy (costal) menor que 90°
  ✔ Musculatura delgada e panículo adiposo pouco desenvolvido
  ✔ Tendência para estatura elevada.

A determinação do biótipo encontra sua principal utilidade para a correta interpretação das variações anatômicas que acompanham cada tipo morfológico, pois há uma relação entre a forma exterior do corpo e a posição das vísceras. Assim, a forma do coração e a localização do *ictus cordis* serão diferentes nos três tipos. A forma do estômago, por sua vez, está estreitamente relacionada com a morfologia externa do indivíduo, conforme mostra a Figura 10.67.

Marcha

O modo de andar do paciente poderá ser de grande utilidade diagnóstica, especialmente nas afecções neurológicas.

Deve ser analisada solicitando-se ao paciente que caminhe certa distância (acima de 5 m), descalço, de preferência com calção, com olhos abertos e fechados, indo e voltando sob a observação do examinador.

A marcha normal pode sofrer variações em relação a particularidades individuais ("cada pessoa tem seu jeito característico de andar"), ou em razão de transtornos do aparelho locomotor.

Marcha e envelhecimento

Com o envelhecimento, a marcha também pode alterar-se, mesmo na ausência de qualquer doença. A marcha senil caracteriza-se por aumento da flexão dos cotovelos, cintura e quadril. Diminuem também o balanço dos braços, o levantamento dos pés e o comprimento dos passos, podendo adquirir as características da "marcha de pequenos passos" ou "marcha senil", indicativa de envelhecimento cerebral (Figura 10.64).

Essas alterações são consideradas consequência fisiológica do envelhecimento; porém, não estão presentes em todos os idosos. Alguns indivíduos podem atingir idades muito avançadas sem apresentar essas alterações. Em outros, podem ocorrer precocemente.

É importante lembrar que o envelhecimento caracteriza-se por diminuição da reserva funcional, o que predispõe o idoso a inúmeras afecções; portanto, a marcha do idoso pode estar alterada pela presença de doenças neurológicas e/ou osteomusculares. Antes de rotular a marcha do paciente como "marcha senil", é preciso afastar todas as doenças que podem alterá-la. (Ver Capítulo 9, *Exame Clínico do Idoso*.)

Marchas anormais

Marcha helicópode, ceifante ou hemiplégica. Ao andar, o paciente mantém o membro superior fletido em 90° no cotovelo e em adução, e a mão fechada em leve pronação. O membro inferior do mesmo lado é espástico, e o joelho não flexiona. A perna se arrasta pelo chão, descrevendo um semicírculo quando o paciente troca o passo.

Marcha anserina. Para caminhar, o paciente acentua a lordose lombar e inclina o tronco para a direita ou para a esquerda, lembrando o andar de um pato.

Marcha parkinsoniana. O paciente anda como um bloco, enrijecido, sem movimento dos braços.

Marcha claudicante. Ao caminhar, o paciente "manca" para um dos lados.

Outros tipos de marcha anormal serão detalhados no Capítulo 20, *Exame Neurológico*. Detalhes sobre o exame da marcha no paciente idoso podem ser vistos no Capítulo 9, *Exame Clínico do Idoso*.

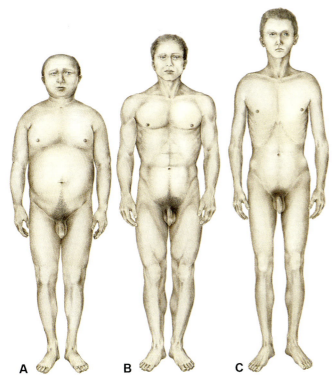

Figura 10.66 Tipos morfológicos. **A.** Brevilíneo. **B.** Mediolíneo. **C.** Longilíneo.

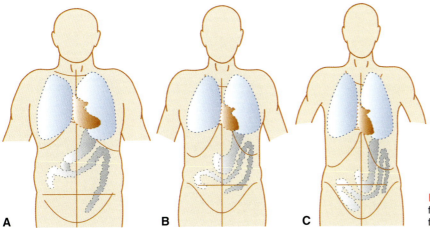

Figura 10.67 Os esquemas mostram as variações de forma e posição das vísceras em relação aos tipos morfológicos. **A.** Brevilíneo. **B.** Mediolíneo. **C.** Longilíneo.

Roteiro pedagógico para exame físico geral

Este roteiro está disponível para *download* em www.grupogen.com.br. Neste mesmo *site*, com o título *Habilidades clínicas*, encontram-se vídeos com as várias etapas do exame clínico.

Identificação do paciente:

Estado geral (BEG, REG, MEG):

Fácies (atípica/típica – qual):

Nível de consciência:

Estado de hidratação (hidratado/desidratado):

Mucosas (coradas/hipocoradas/hipercoradas):

Respiração (eupneico/dispneico):

Atitude (ativa/passiva):

Postura (boa/sofrível/má):

Movimentos involuntários (ausentes/presentes – tipo):

Biotipo (brevilíneo, mediolíneo ou longilíneo):

Peso: kg

Altura: cm

IMC (índice de massa corporal):

CC (circunferência da cintura):   cm

CA (circunferência abdominal):   cm

Temperatura axilar: °C

Panículo adiposo (normal/aumentado/diminuído):

Musculatura (tônus e trofismo):

Desenvolvimento físico (normal/nanismo/gigantismo):

Pele (cor, umidade, textura, turgor, elasticidade, sensibilidade, lesões):

Fâneros (unhas, cabelos, cílios, supercílios, pelos do corpo):

Estado nutricional (nutrido/desnutrido):

Veias superficiais (ausentes/presentes – varizes e simetria):

Circulação colateral (ausente/presente – tipo):

Edema (local, intensidade, elasticidade, temperatura, sensibilidade, consistência):

Fala e linguagem:

Marcha:

Observações:

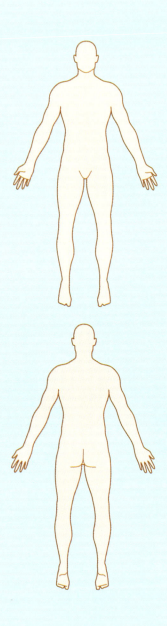

Roteiro pedagógico para avaliação nutricional

Este roteiro está disponível para *download* em www.grupogen.com.br. Neste mesmo *site*, com o título *Habilidades clínicas*, encontram-se vídeos com as várias etapas do exame clínico.

Identificação do paciente:

História

Peso

Peso habitual: kg

Perdeu peso nos últimos 6 meses: ( ) Sim   ( ) Não

Quantidade perdida: kg

Percentual de perda de peso em relação ao peso habitual: %

Alteração nas últimas suas semanas: ( ) Aumento   ( ) Sem alteração   ( ) Diminuição

Ingestão alimentar em relação ao habitual: ( ) Sem alterações   ( ) Com alterações

Se houve alterações, há quanto tempo: dia(s)

Se houve, para que tipo de dieta:

( ) Sólida subótima   ( ) Líquida completa   ( ) Líquidos hipercalóricos   ( ) Inanição

Sintomas gastrintestinais presentes há mais de 15 dias

( ) Nenhum   ( ) Náuseas   ( ) Vômitos   ( ) Diarreia   ( ) Anorexia

Capacidade funcional

( ) Sem alterações da capacidade funcional

( ) Com alterações da capacidade funcional (disfunção)

Se disfunção, há quanto tempo: dia(s)

Que tipo: ( ) Trabalho subótimo   ( ) Em tratamento ambulatorial   ( ) Acamado

Doença principal e sua correlação com necessidades nutricionais

Diagnóstico:

Demanda metabólica (estresse): ( ) Baixo   ( ) Moderado   ( ) Elevado

Exame físico

(para cada item dê um valor: 0 = normal, 1 = perda leve, 2 = perda moderada, 3 = perda importante)

( ) Perda de gordura subcutânea (tríceps e tórax)

( ) Perda muscular (quadríceps e deltoides)

( ) Edema de tornozelo

( ) Edema sacral

( ) Ascite

Avaliação subjetiva

( ) Nutrido

( ) Moderadamente desnutrido

( ) Gravemente desnutrido

Observações

Capítulo 11

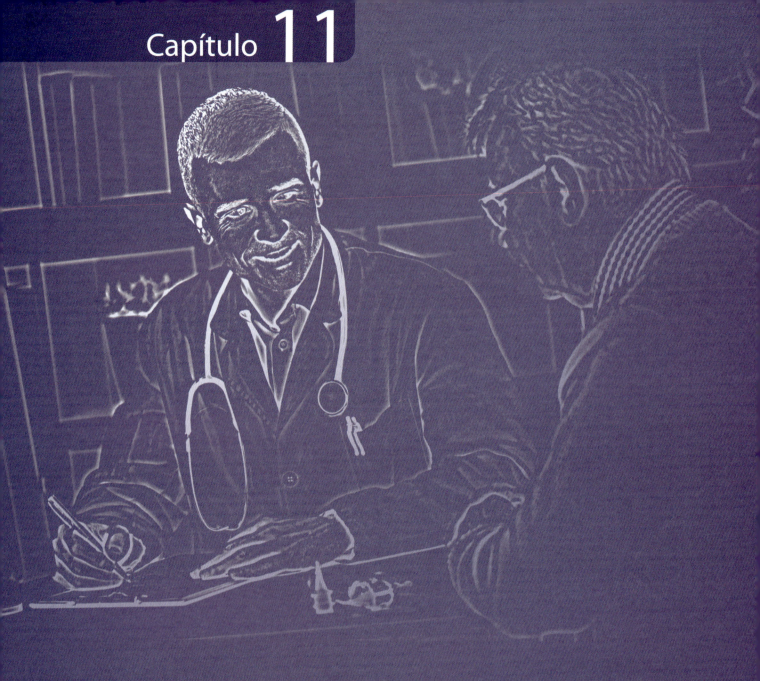

Exame da Pele, das Mucosas e dos Fâneros

Aiçar Chaul
Fernanda Rodrigues da Rocha Chaul
Marco Henrique Chaul

- Pele *280*
- Mucosas *299*
- Fâneros *300*
- Roteiro pedagógico para exame físico da pele *303*

PELE

A pele, o maior órgão do corpo, é um dos melhores indicadores de saúde geral. Além disso, a aprendizagem do exame da pele é a maneira mais eficiente de "treinar a visão a identificar alterações que vão alimentar o raciocínio diagnóstico".

A pele ou tegumento cutâneo é constituída por três camadas (Figura 11.1):

- Epiderme ou camada externa
- Derme ou córion
- Tecido celular subcutâneo.

A pele exerce importantes funções (revestimento, regulação da temperatura corporal, contato com o meio ambiente, isolamento do corpo, reserva alimentar) e reflete, de maneira acentuada, muitas das modificações sofridas pelo organismo.

Epiderme ou camada externa. A *epiderme* ou *camada externa* consiste na camada fina e mais externa da pele, sendo constituída por células epiteliais escamosas dispostas em camadas e que estão em contínuo processo de renovação. Não tem vascularização, e suas atividades metabólicas dependem da difusão de líquidos e nutrientes. As terminações nervosas e os corpúsculos sensoriais situam-se na camada basal.

A camada basal é a camada mais profunda da epiderme. Suas células são entremeadas por melanócitos que produzem melanina, substância que confere cor à pele.

Derme ou córion. A *derme* ou *córion* inclui tecido conjuntivo rico em vasos sanguíneos, linfáticos, nervos, receptores sensoriais, fibras elásticas, glândulas sebáceas, glândulas sudoríparas, elementos celulares e corpúsculos de Merkel, Pacini, Meissner e Krause.

Denomina-se plexo venoso subpapilar a rede de capilares venosos localizada logo abaixo da camada papilar.

Tecido celular subcutâneo. *Tecido celular subcutâneo* ou *panículo adiposo* ou, ainda, *tecido areolar* é um conjunto de elementos situados entre a derme e as estruturas mais profundas, tais como a fáscia profunda e o tecido muscular.

No tecido celular subcutâneo alojam-se os folículos pilosos, parte das glândulas sudoríparas e sebáceas, vasos sanguíneos e abundantes células adiposas. O tecido subcutâneo, com exceção da região palmar, da plantar e dos dedos, é relativamente frouxo, permitindo que a pele seja movimentada, pinçada e levantada.

Semiotécnica

Pela sua acessibilidade aos dois métodos mais simples do exame físico – a inspeção e a palpação –, pode servir, do ponto de vista semiológico, como modelo para o aprendizado desses métodos.

As condições básicas para o exame da pele são:

- Iluminação adequada, preferencialmente a luz natural
- Desnudamento ou exposição adequada das partes a serem examinadas
- Conhecimento prévio dos procedimentos semiotécnicos. Ver Capítulo 3, *Método Clínico*.

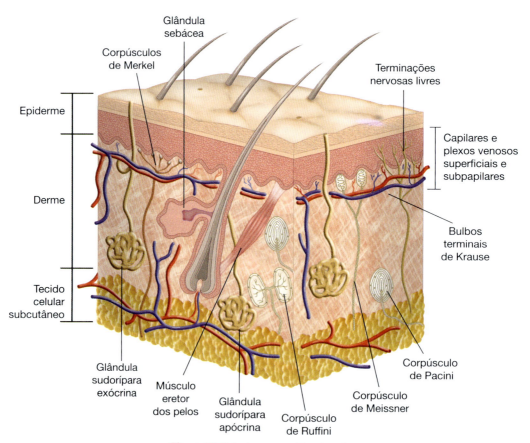

Figura 11.1 Corte esquemático da pele.

Serão sistematicamente investigados os seguintes elementos:

- Coloração
- Continuidade ou integridade
- Umidade
- Textura
- Espessura
- Temperatura
- Elasticidade e mobilidade
- Turgor
- Sensibilidade
- Lesões elementares.

Coloração

Relembrar que a "cor da pele", como um todo, foi anotada na identificação do paciente. Esse dado influi de modo considerável na apreciação das modificações da coloração.

Nos indivíduos de cor branca e nos pardo-claros observa-se uma coloração levemente rosada que é o aspecto normal em condições de higidez. Este róseo-claro é dado pelo sangue que circula na rede capilar cutânea e pode sofrer variações fisiológicas, aumentando ou diminuindo de intensidade, tal como se observa ao se expor ao frio, permanecer ao sol ou após emoções. Situações patológicas, como o colapso periférico, também alteram a coloração da pele; nesta condição, ela perde seu aspecto róseo.

Nas pessoas de pele escura, é mais difícil avaliar as alterações de coloração.

> **Boxe**
> **Avaliação clínica do fluxo sanguíneo na pele**
> ✔ Pressionar a polpa do polegar de encontro ao esterno durante alguns segundos, com o objetivo de expulsar o sangue que flui naquela área
> ✔ Retirar o dedo rapidamente e observar o local que esteve comprimido.
> Em condições normais, o tempo necessário para que seja recuperada a cor rósea, indicadora do retorno do fluxo sanguíneo, é menos de um segundo. Em caso de choque, a volta à coloração normal é nitidamente mais lenta.

Alterações da coloração da pele

As principais alterações da coloração da pele são: palidez, vermelhidão ou eritrose, cianose, icterícia, albinismo, bronzeamento da pele, dermatografismo e fenômeno de Raynaud.

Palidez. Significa atenuação ou desaparecimento da cor rósea da pele. Iluminação adequada, de preferência com luz natural, é indispensável para uma avaliação correta.

A palidez deve ser pesquisada em toda a extensão da superfície cutânea, inclusive nas regiões palmoplantares. Nas pessoas de cor parda ou preta só se consegue identificar palidez nas palmas das mãos e nas plantas dos pés.

Tipos de palidez:

- **Palidez generalizada**: observada em toda a pele, traduzindo diminuição das hemácias circulantes nas microcirculações cutânea e subcutânea. Pode decorrer de dois mecanismos:
  - Vasoconstrição generalizada em consequência de estímulos neurogênicos ou hormonais, como se vê nas grandes emoções ou nos sustos, nas crises dolorosas excruciantes, nos estados nauseosos intensos, nas crises do feocromocitoma, no choque e nos estados lipotimossincopais
  - Redução real das hemácias, vale dizer de hemoglobina, que é, em última instância, a responsável pela coloração rosada da pele. Ocorre nas anemias, de um modo geral
- **Palidez localizada ou segmentar**: constatada em áreas restritas dos segmentos corporais, sendo a isquemia a causa principal. Assim, a obstrução de uma artéria femoral acompanha-se de palidez do membro inferior respectivo, bastando comparar um lado com o outro. Aliás, essa recomendação deve ser bem fixada: sempre se comparam regiões homólogas para reconhecer diferenças segmentares de coloração (ver *Síndrome isquêmica* no Capítulo 13, *Exame dos Pulsos Radial, Periféricos e Venoso*.)

Vermelhidão ou eritrose. Significa exagero da coloração rósea da pele e indica aumento da quantidade de sangue na rede vascular cutânea, seja decorrente de uma vasodilatação ou do aumento de sangue.

Pode ser generalizada ou localizada:

- **Vermelhidão generalizada**: observada nos pacientes febris, nos indivíduos que ficaram expostos ao sol, nos estados policitêmicos e em algumas afecções que comprometem a pele em sua totalidade (escarlatina, eritrodermia, pênfigo foliáceo)
- **Vermelhidão localizada ou segmentar**: pode ter caráter fugaz quando depende de um fenômeno vasomotor (ruborização do rosto por emoção, "fogacho" do climatério), ou ser duradoura.

Enquadram-se aqui o *eritema palmar*, de fundo constitucional ou acompanhante das hepatopatias crônicas (especialmente a cirrose), e a *acrocianose*, que é uma afecção caracterizada por frialdade persistente e cianose em extremidades. A acrocianose não deve ser confundida com o fenômeno de Raynaud, dele se diferenciando por sua natureza constante.

> **Boxe**
> Vermelhidão acompanha os processos inflamatórios, sendo um dos quatro sinais cardinais que caracterizam um processo inflamatório, ou seja: *dor*, *calor*, *rubor* (vermelhidão) e *tumor* (significando existência de um intumescimento da área).

Cianose. Significa cor azulada da pele e das mucosas. Manifesta-se quando a hemoglobina reduzida alcança no sangue valores superiores a 5 mg/100 m.

A cianose deve ser pesquisada no rosto, especialmente ao redor dos lábios, na ponta do nariz, nos lobos das orelhas e nas extremidades das mãos e dos pés (leito ungueal e polpas digitais). Nos casos de cianose muito intensa, todo o tegumento cutâneo adquire tonalidade azulada ou mesmo arroxeada.

Quanto à localização, a cianose diferencia-se em:

- **Cianose generalizada**: a cianose é vista na pele toda, embora predomine em algumas regiões
- **Cianose localizada ou segmentar**: apenas segmentos corporais adquirem coloração anormal. Significa sempre obstrução de uma veia que drena uma região, enquanto a cianose generalizada ou universal pode ser atribuída a diversos mecanismos, como se verá adiante.

É importante saber se a cianose é generalizada ou segmentar porque o raciocínio clínico é completamente diferente em uma ou outra situação.

Quanto à intensidade, a cianose é classificada em três graus: leve, moderada, intensa.

Não há parâmetros que nos permitam estabelecer uma orientação esquemática para caracterizar os vários graus de cianose. Somente a experiência dará ao examinador capacidade para dizer com segurança em qual grau uma cianose se enquadra.

Caracterizada uma cianose generalizada ou localizada, procura-se definir o tipo de cianose em questão. Há quatro tipos fundamentais:

> **Cianose central**: nesses casos, há insaturação arterial excessiva, permanecendo normal o consumo de oxigênio nos capilares. Ocorre principalmente nas seguintes situações:
> - Diminuição da tensão do oxigênio no ar inspirado, cujo exemplo é a cianose observada nas grandes altitudes
> - Hipoventilação pulmonar na qual o ar atmosférico não chega em quantidade suficiente para que se faça a hematose, por obstrução das vias respiratórias, diminuição da expansibilidade toracopulmonar, aumento exagerado da frequência respiratória ou por diminuição da superfície respiratória (atelectasia, pneumotórax) (ver Capítulo 21, *Sinais Vitais*)
> - Curto-circuito (*shunt*) venoarterial, como se observa em algumas cardiopatias congênitas (tetralogia de Fallot e outras) (Figura 11.2)

> **Cianose periférica**: aparece em consequência de perda exagerada de oxigênio no nível da rede capilar. Isso pode ocorrer por estase venosa ou diminuição funcional ou orgânica do calibre dos vasos da microcirculação

> **Cianose mista**: assim chamada, quando se associam mecanismos responsáveis por cianose central e por cianose periférica. Exemplo típico é a cianose da insuficiência cardíaca congestiva grave, na qual se encontram congestão pulmonar, impedindo adequada oxigenação do sangue, e estase venosa periférica, com perda exagerada de oxigênio

> **Cianose por alteração da hemoglobina**: alterações bioquímicas da hemoglobina podem impedir a fixação do oxigênio por este pigmento. O nível de insaturação eleva-se até atingir valores capazes de ocasionar cianose. É o que ocorre nas metemoglobinemias e sulfemoglobinemias provocadas por ação medicamentosa (sulfas, nitritos, antimaláricos) ou por intoxicações exógenas.

Boxe — Esquema prático para diferenciar os tipos de cianose

✔ A cianose segmentar é sempre periférica
✔ A cianose universal pode ser periférica, por alteração da hemoglobina ou por alteração pulmonar ou cardíaca
✔ A oxigenoterapia é eficaz na cianose central e não influi na periférica; melhora tambem a cianose do tipo mista
✔ Cianose periférica diminui ou desaparece quando a área é aquecida
✔ Cianose das unhas e calor nas mãos sugerem que a cianose é central.

Icterícia. Consiste na coloração amarelada da pele, mucosas visíveis e esclerótica e é resultante de acúmulo de bilirrubina no sangue. A icterícia deve ser distinguida de outras condições em que a pele, *mas não as mucosas*, pode adquirir coloração amarelada: uso de determinadas substâncias que impregnam a pele

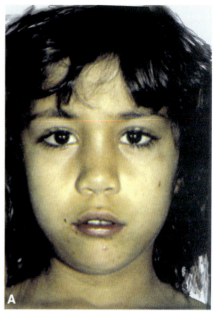

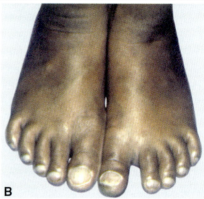

Figura 11.2 Cianose tipo central em criança com cardiopatia congênita (tetralogia de Fallot). **A.** Face. **B.** Extremidades inferiores, vendo-se também hipocratismo e unhas em "vidro de relógio".

(p. ex., quinacrina), uso excessivo de alimentos ricos em carotenos (cenoura, mamão, tomate).

A coloração ictérica pode ir desde amarelo-claro até amarelo-esverdeado.

As principais causas são: hepatite infecciosa, hepatopatia alcoólica, hepatopatia por medicamentos, leptospirose, malária, septicemias, lesões obstrutivas das vias biliares extra-hepáticas (litíase biliar, câncer da cabeça do pâncreas) e algumas doenças que se acompanham de hemólise (icterícias hemolíticas).

Albinismo. É a coloração branco-leitosa da pele em decorrência de uma síntese defeituosa da melanina. Pode afetar os olhos, a pele e os pelos (albinismo oculocutâneo) ou apenas os olhos (albinismo ocular).

Bronzeamento da pele. Só possível de ser visto em pessoas de cor branca. Na maior parte das vezes é artificial, por ação dos raios solares na presença de substâncias químicas bronzeadoras. Pele bronzeada naturalmente pode ser vista na doença de Addison e na hemocromatose por distúrbios endócrinos que alteram o metabolismo da melanina.

Dermatografismo. Também chamado *urticária fictícia*. Se a pele é levemente atritada com a unha ou um objeto (lápis, estilete, abaixador de língua), aparece uma linha vermelha ligeiramente elevada que permanece por quatro a cinco minutos. Trata-se de uma reação vasomotora.

> **Boxe — Fenômeno de Raynaud**
>
> É uma alteração cutânea que depende das pequenas artérias e arteríolas das extremidades e que resulta em modificações da coloração. Inicialmente observa-se palidez; em seguida, a extremidade torna-se cianótica, e o episódio costuma terminar com vermelhidão da área. Trata-se de fenômeno vasomotor que pode ser deflagrado por muitas causas (costela cervical, tromboangiite obliterante, lúpus eritematoso sistêmico, esclerodermia, policitemia, intoxicação medicamentosa, em particular derivados do *ergot* utilizados para tratamento de enxaqueca).

Continuidade ou integridade

A perda de continuidade ou integridade da pele ocorre na erosão ou exulceração, na ulceração, na fissura ou rágade (ver *Lesões elementares*, neste capítulo).

Umidade

A apreciação da umidade começa à inspeção, mas o método adequado é a palpação com as polpas digitais e com a palma da mão. Por meio da sensação tátil, pode-se avaliar a umidade da pele com razoável precisão.

Encontra-se uma das seguintes possibilidades:

- **Umidade normal**: normalmente a pele apresenta certo grau de umidade que pode ser percebido ao se examinarem indivíduos hígidos
- **Pele seca**: a pele seca confere ao tato uma sensação especial. É encontrada em pessoas idosas, em algumas dermatopatias crônicas (esclerodermia, ictiose), no mixedema, na avitaminose A, na intoxicação pela atropina, na insuficiência renal crônica e na desidratação (ver *Avaliação do estado de hidratação* no Capítulo 10, *Exame Físico Geral*)
- **Umidade aumentada ou pele sudorenta**: pode ser observada em alguns indivíduos normais ou pode estar associada a febre, ansiedade, hiperidrose primária, hipertireoidismo e doenças neoplásicas. Em mulheres na menopausa, a umidade excessiva da pele (sudorese) costuma estar associada às ondas de calor.

Textura

Textura significa trama ou disposição dos elementos que constituem um tecido.

A textura da pele é avaliada deslizando-se as polpas digitais sobre a superfície cutânea, sendo possível constatar uma das seguintes alternativas:

- **Textura normal**: desperta uma sensação própria que a prática vai proporcionando, e é encontrada em condições normais
- **Pele lisa ou fina**: observada nas pessoas idosas, no hipertireoidismo e em áreas recentemente edemaciadas
- **Pele áspera**: observada nos indivíduos expostos às intempéries e que trabalham em atividades rudes, tais como lavradores, pescadores, garis e foguistas, e em algumas afecções como mixedema e dermatopatias crônicas

- **Pele enrugada**: que se nota nas pessoas idosas, após emagrecimento rápido, ou quando se elimina o edema.

Espessura

Para se avaliar a espessura da pele faz-se o pinçamento de uma dobra cutânea usando-se o polegar e o indicador. Há de se ter o cuidado de não englobar o tecido celular subcutâneo. Em outras palavras: pinçam-se apenas a epiderme e a derme (Figura 11.1).

Essa manobra deve ser feita em várias e diferentes regiões, tais como antebraço, tórax e abdome.

Podem-se encontrar:

- **Pele de espessura normal**: é a observada em indivíduos hígidos; seu reconhecimento depende de aprendizado prático, sendo inevitável um componente subjetivo
- **Pele atrófica**: acompanha-se de certa translucidez que permite ver a rede venosa superficial. É observada nos idosos, nos prematuros e em algumas dermatoses
- **Pele hipertrófica ou espessa**: é vista nos indivíduos que trabalham expostos ao sol. A esclerodermia é uma colagenose que tem no espessamento do tegumento cutâneo uma de suas características clínicas mais fáceis de observar.

Temperatura

Antes de tudo, deve-se chamar atenção para não se confundir temperatura corporal com temperatura da pele. São coisas diferentes, embora com certa frequência estejam intimamente relacionadas.

Para avaliação da temperatura da pele usa-se a palpação com a face dorsal das mãos ou dos dedos, comparando-se com o lado homólogo cada segmento examinado.

A temperatura da pele varia entre amplos limites, conforme mostra a Figura 11.3. Nas extremidades essas variações são mais acentuadas. É muito influenciada pela temperatura do meio ambiente, emoção, ingestão de alimentos, sono e outros fatores.

> **Boxe**
>
> Diferenças de temperatura em regiões homólogas adquirem significado semiológico especial, pois discrepâncias de até 2°C podem ser detectadas pela palpação e indicam distúrbios da irrigação sanguínea (a área isquêmica é mais fria).

Podemos encontrar:

- Temperatura normal
- Temperatura aumentada
- Temperatura diminuída.

O aumento da temperatura da pele pode ser universal ou generalizado, e aí, então, trata-se da exteriorização cutânea do aumento da temperatura corporal (febre).

Aqui nos interessa mais o aumento da temperatura em áreas restritas ou segmentos corporais. A causa principal são os processos inflamatórios. A presença de calor e rubor é suficiente para o reconhecimento de um processo inflamatório. A dor pode ocorrer apenas quando provocada, e nos processos inflamatórios mais profundos praticamente não há intumescimento da área circunjacente.

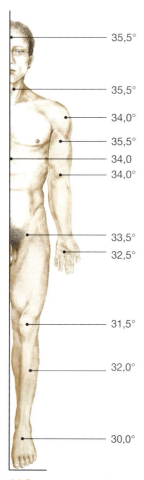

Figura 11.3 Temperatura cutânea normal.

> **Dor, calor e rubor (exemplo de raciocínio diagnóstico)**
>
> Queixa comum na prática é "dor nas juntas". Toda vez que se vai desenvolver um raciocínio diagnóstico a partir desta queixa, têm-se em vista duas alternativas: existindo apenas dor, ou seja, apenas *artralgia*, o significado clínico da queixa é menor; porém, constatada a existência de dor, calor, rubor (com ou sem aumento da articulação), estaremos diante de uma *artrite* com significado clínico muito mais importante, a partir do qual se desenvolverá o raciocínio que leva ao diagnóstico (ver boxe *Artralgia versus artrite* no Capítulo 19, *Exame dos Ossos, da Coluna Vertebral, das Articulações e Extremidades*).

A diminuição da temperatura da pele pode ser generalizada, e sua interpretação já foi feita quando se tratou da hipotermia corporal.

A hipotermia localizada ou segmentar traduz quase sempre redução do fluxo sanguíneo para uma determinada área. Isso decorre, muitas vezes, de oclusão arterial. Quase sempre a frialdade se acompanha de palidez, e os dois sinais juntos se reforçam e se valorizam.

> Um tipo especial de frialdade nas extremidades é observado nos pacientes portadores de ansiedade. Caracteriza-se por ser bilateral (ambas as mãos), com participação concomitante das extremidades inferiores. Nesta situação, costuma haver sudorese abundante nas mãos e nos pés, que muito incomoda o paciente, o que ocorre também na hiperidrose primária.

O registro exato da temperatura da pele é feito pela termometria cutânea, que não tem aplicação clínica rotineira.

Elasticidade e mobilidade

As duas características descritas a seguir devem ser analisadas e interpretadas simultaneamente.

Elasticidade é a propriedade de o tegumento cutâneo se estender quando tracionado; *mobilidade* refere-se à sua capacidade de se movimentar sobre os planos profundos subjacentes.

Para avaliar a elasticidade, pinça-se uma prega cutânea com o polegar e o indicador, fazendo, em seguida, certa tração, ao fim da qual se solta a pele. Para a pesquisa da mobilidade, emprega-se a seguinte manobra: pousa-se firmemente a palma da mão sobre a superfície que se quer examinar e movimenta-se a mão para todos os lados, fazendo-a deslizar sobre as estruturas subjacentes (ossos, articulações, tendões, glândula mamária etc.).

Do ponto de vista da elasticidade, pode-se ter:

- **Elasticidade normal**: observada na pele de indivíduos hígidos
- **Elasticidade aumentada ou hiperelasticidade**: lembra as características da borracha. Ao se efetuar uma leve tração, a pele se distende duas a três vezes mais que a pele normal. Tem como exemplo mais demonstrativo a síndrome de Ehlers-Danlos, na qual está presente um distúrbio do tecido elástico cutâneo
- **Elasticidade diminuída ou hipoelasticidade**: reconhecida pelo fato de a pele, ao ser tracionada, *voltar vagarosamente à posição primitiva*, ou seja, a prega cutânea, feita para executar a manobra, vai-se desfazendo lentamente, enquanto nas pessoas com elasticidade normal a prega se desfaz prontamente.

A diminuição da elasticidade é observada nas pessoas idosas, nos pacientes desnutridos, no abdome das multíparas e, principalmente, na desidratação.

Quanto à mobilidade, pode-se verificar:

- **Mobilidade normal**: a pele normal apresenta certa mobilidade em relação às estruturas mais profundas com as quais se relaciona
- **Mobilidade diminuída ou ausente**: a mobilidade está diminuída quando não se consegue deslizar a pele sobre as estruturas vizinhas. Isso ocorre em área-sede de processo cicatricial, na esclerodermia, na elefantíase e nas infiltrações neoplásicas próximas à pele, cujo exemplo típico são as neoplasias malignas da glândula mamária
- **Mobilidade aumentada**: é observada na pele das pessoas idosas e na síndrome de Ehlers-Danlos.

Turgor

Avalia-se o turgor, pinçando com o polegar e o indicador uma prega de pele que engloba tecido celular subcutâneo (Figura 11.1).

O turgor diferencia-se em:

- **Turgor normal**: quando o examinador obtém uma sensação de pele suculenta em que, ao ser solta, observa a prega se desfazer rapidamente. Indica conteúdo normal de água, ou seja, a pele está hidratada
- **Turgor diminuído**: sensação de pele murcha e uma prega que se desfaz lentamente. Turgor diminuído indica desidratação.

Sensibilidade

Podem ser analisados os seguintes tipos de sensibilidade:

- **Sensibilidade dolorosa**: esse tipo de sensibilidade foi abordado no Capítulo 6, *Sinais e Sintomas*, no item sobre dor, devendo ser acrescentados os seguintes tópicos:
  - *Hipoalgesia* ou *analgesia*: pode ser percebida pelo paciente que nota ausência de dor ao contato com algo aquecido ou ao se ferir. Semiologicamente, é pesquisada tocando-se a pele com a ponta de uma agulha. Exemplo importante é a perda da sensibilidade dolorosa na hanseníase
  - *Hiperestesia*: é a sensação contrária, ou seja, até os toques mais leves e suaves despertam nítida dor. Tal fenômeno aparece no abdome agudo, na síndrome isquêmica das extremidades inferiores, em neuropatias periféricas
- **Sensibilidade tátil**: tem como receptores os corpúsculos de Meissner, os de Merkel e as terminações nervosas dos folículos pilosos. Para pesquisá-la, usa-se a fricção leve com uma mecha de algodão.

Anestesia ou hipoestesia refere-se à perda ou à diminuição da sensibilidade tátil
- **Sensibilidade térmica**: os receptores específicos são os bulbos terminais de Krause, para as temperaturas frias, e os corpúsculos de Ruffini, para as quentes. Pesquisa-se a sensibilidade térmica com dois tubos de ensaio, um com água quente e outro com água fria (Figura 11.4).

Lesões elementares

Denominam-se lesões elementares as modificações do tegumento cutâneo determinadas por processos inflamatórios, degenerativos, circulatórios, neoplásicos, distúrbios do metabolismo ou por defeito de formação.

Sendo externas, portanto, muito acessíveis aos métodos mais simples do exame clínico, seu estudo é um excelente meio para o estudante exercitar sua capacidade de observação.

Para avaliação de lesões elementares, empregam-se a inspeção e a palpação. O uso de uma lupa capaz de ampliar a superfície da pele e as próprias lesões é vantajoso.

As lesões elementares classificam-se em:

- Alterações de cor
- Elevações edematosas
- Formações sólidas
- Coleções líquidas
- Alterações da espessura
- Perda e reparações teciduais.

Alterações de cor (mancha ou mácula)

A mancha ou mácula corresponde a uma área circunscrita de coloração diferente da pele que a circunda, no mesmo plano do tegumento e sem alterações na superfície. A própria definição mostra que o correto reconhecimento de uma *mácula* não se faz apenas pela inspeção. É pela palpação – deslizando-se as polpas digitais dos dedos indicador, médio e anular sobre a área alterada e sua vizinhança – que melhor se pode constatar qualquer elevação da pele e eventuais alterações da superfície (Figura 11.5).

As manchas ou máculas dividem-se em:

- **Manchas pigmentares**: quando decorrem de alterações do pigmento melânico. Subdividem-se em três tipos:
  - *Hipocrômicas* e/ou *acrômicas*: resultam da diminuição e/ou ausência de melanina. Podem ser observadas no vitiligo, pitiríase alba, hanseníase; algumas vezes são congênitas, como no nevo acrômico e no albinismo (Figura 11.6)
  - *Hipercrômicas*: dependem do aumento de pigmento melânico. Exemplos: pelagra, melasma ou cloasma, manchas hipercrômicas dos processos de cicatrização, manchas hipercrômicas da estase venosa crônica dos membros inferiores, nevos pigmentados, melanose senil (Figuras 11.7 e 11.8)
  - *Pigmentação externa*: substâncias aplicadas topicamente que produzem manchas do cinza ao preto. Exemplos: alcatrões, antralina, nitrato de prata, permanganato de potássio.
- **Manchas vasculares**: decorrem de distúrbios da microcirculação da pele. São diferenciadas das manchas hemorrágicas por desaparecerem após compressão (digitopressão, quando se comprime a região com a polpa digital; vitropressão,

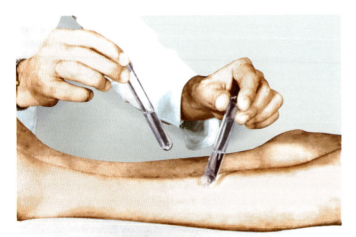

Figura 11.4 Pesquisa de sensibilidade térmica, usando-se um tubo de ensaio com água quente e outro com água fria.

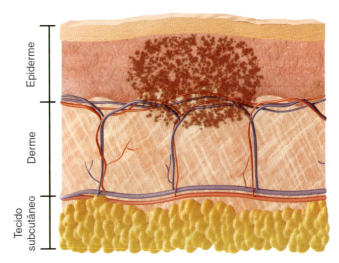

Figura 11.5 Corte esquemático de mácula, mostrando derrame pigmentar na derme superficial e média.

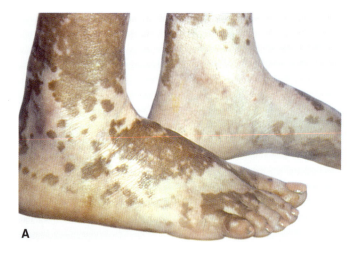

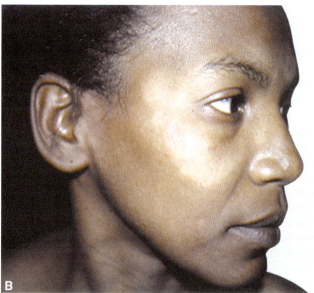

Figura 11.6 Mancha: acrômica (vitiligo) (**A**); hipocrômica (pitiríase alba) (**B**).

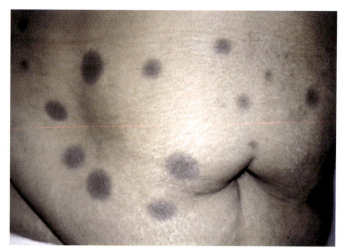

Figura 11.7 Mancha hipercrômica (eritema fixo medicamentoso).

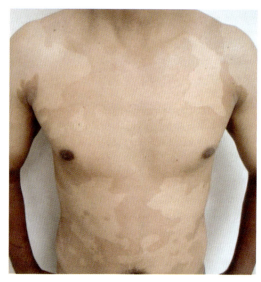

Figura 11.8 Mancha hipercrômica extensa (pitiríase versicolor).

quando a compressão é feita com uma lâmina de vidro transparente; e puntipressão, quando se emprega um objeto pontiagudo) (Figura 11.11). As manchas vasculares subdividem-se em:

- *Telangiectasias*: são dilatações dos vasos terminais, ou seja, arteríolas, vênulas e capilares.

    As *telangiectasias venocapilares* são comuns nas pernas e nas coxas das pessoas do sexo feminino e se denominam varículas ou microvarizes. Podem ser vistas, também, no tórax de pessoas idosas (Figura 11.9).

    Outro tipo de telangiectasia são as chamadas *aranhas vasculares*, que têm este nome porque sua forma lembra a desses aracnídeos (um corpo central do qual emergem várias pernas em diferentes direções). Localizam-se no tronco, e para fazê-las desaparecer basta fazer uma *puntipressão* exatamente sobre seu ponto mais central. Desaparecem porque esta manobra oclui a arteríola central, alimentadora dos vasos ectasiados. Há outros tipos de telangiectasias, tais como os nevos vasculares de origem congênita

- *Mancha eritematosa* ou *hiperêmica*: decorre de vasodilatação, tem cor rósea ou vermelho-viva e desaparece à digitopressão ou à vitropressão. É uma das lesões elementares mais encontradas na prática (Figura 11.10).

    Podem ser simples, ou seja, sem outra alteração da pele ou, ao contrário, acompanhar-se de outras lesões: pápula, vesícula, bolha. Costumam ser de variados tamanhos; ora são esparsas, ora confluentes, ou seja, fundem-se por estarem muito próximas umas das outras. Surgem nas doenças exantemáticas (sarampo, varicela, rubéola), na escarlatina, na sífilis, na moléstia reumática, nas septicemias, nas alergias cutâneas e em muitas outras afecções.

▸ **Manchas hemorrágicas**: são também chamadas "sufusões hemorrágicas" e, como já foi assinalado, não desaparecem pela compressão, o que as diferencia das manchas eritematosas. Não desaparecem por se tratar de sangue extravasado. De acordo com a forma e o tamanho, subdividem-se em três tipos (Figura 11.11):

- *Petéquias*: quando são puntiformes (Figura 11.12A), e com até 1 cm de diâmetro

Capítulo 11 Exame da Pele, das Mucosas e dos Fâneros 287

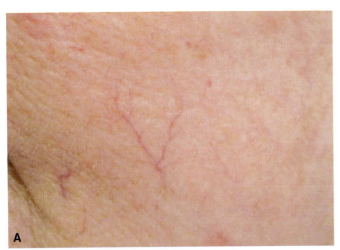

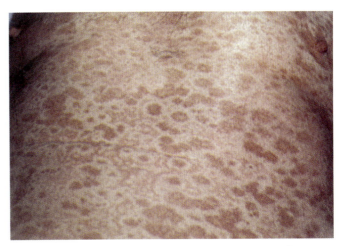

Figura 11.10 Manchas eritematosas (eritema polimorfo).

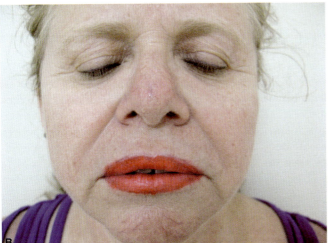

Figura 11.9 Telangiectasia (pele senil).

- *Víbices*: quando tomam a forma linear. Esse termo também é empregado para lesão atrófica linear
- *Equimoses*: quando são em placas (Figura 11.12B), maiores que 1 cm de diâmetro.

A coloração das manchas hemorrágicas vai do vermelho-arroxeado ao amarelo, dependendo do tempo de evolução, dado muito usado em medicina legal para se avaliar o tempo decorrido entre o aparecimento da lesão e o momento do exame.

Nas grandes e médias equimoses, as mudanças de coloração se fazem nos seguintes períodos:
- Até 48 h são avermelhadas
- De 48 a 96 h tornam-se arroxeadas
- Do 5º ao 6º dia ficam azuladas
- Do 6º ao 8º dia passam a ser amareladas
- Após o 9º dia a pele volta à coloração normal.

Nas pequenas equimoses o tempo de duração é menor. Deve-se ressaltar que as grandes e médias equimoses são visíveis mesmo nas pessoas com a pele mais pigmentada.

As manchas hemorrágicas são causadas por traumatismos, alterações capilares e discrasias sanguíneas. Nas duas últimas condições recebem a designação de púrpura.

Se o extravasamento sanguíneo for suficiente para produzir elevação da pele, é designado *hematoma*. Equimose e hematoma se associam frequentemente
- *Deposição pigmentar*: pode ser por deposição de hemossiderina, bilirrubina (icterícia), pigmento carotênico (ingestão exagerada de mamão, cenoura), corpos estranhos (tatuagem) e pigmentos metálicos (prata, bismuto).

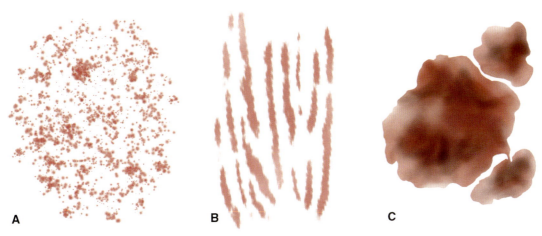

Figura 11.11 Manchas hemorrágicas: petéquias (A); víbices (B); equimoses (C).

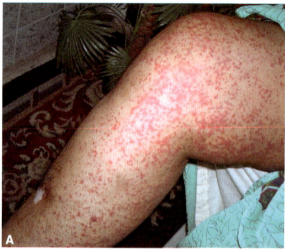

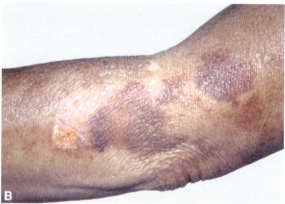

Figura 11.12 Manchas hemorrágicas: petéquias em membros inferiores (**A**); equimose e exulceração da pele (púrpura senil) (**B**).

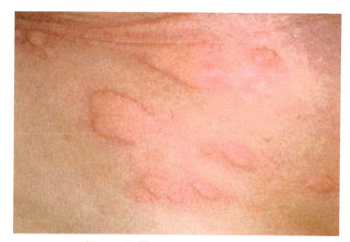

Figura 11.13 Lesão urticada (urticária).

> ### Tatuagens
>
> As *tatuagens* são marcas indeléveis criadas na pele pela introdução de pigmentos, geralmente, formando desenhos, figuras, nomes, datas ou frases. As tatuagens, em princípio, sempre foram consideradas como manifestação cultural, presentes desde longa data, nos mais diversos agrupamentos populacionais, sendo a pele utilizada para expressar sentimentos, posições políticas, religiosas ou, simplesmente, para acompanhar um "modismo". No entanto, podem constituir problema clínico, pela possibilidade de transmissão de hepatite e AIDS, ou dermatológico, quando há o desejo de removê-las. Podem, também, dar origem a conflitos familiares e sociais, quando agridem valores morais. De qualquer maneira, não podem ser ignoradas ao se fazer o exame da pele.

Elevações edematosas

São elevações causadas por edema na derme ou hipoderme.

Aqui se enquadra a lesão urticada ou tipo urticária, que corresponde a formações sólidas, uniformes, de forma variável (arredondadas, ovalares, irregulares), frequentemente eritematosas e quase sempre pruriginosas, resultando de um edema dérmico circunscrito.

A afecção mais frequentemente responsável por este tipo de lesão é a própria urticária (Figura 11.13).

Formações sólidas

As formações sólidas abrangem *pápulas*, *tubérculos*, *nódulos*, *nodosidade e goma* e *vegetações*.

Pápulas. São elevações sólidas da pele, de pequeno tamanho (até 1,0 cm de diâmetro), superficiais, bem delimitadas, com bordas facilmente percebidas quando se desliza uma polpa digital sobre a lesão. Podem ser puntiformes, um pouco maiores ou lenticuladas, planas ou acuminadas, isoladas ou coalescentes, da cor da pele circundante ou de cor rósea, castanha ou arroxeada. Inúmeras dermatoses se evidenciam por lesões papulares; exemplos: picada de inseto, leishmaniose, blastomicose, verruga, erupções medicamentosas, acne, hanseníase (Figuras 11.14 e 11.15).

Tubérculos. São elevações sólidas, circunscritas, de diâmetro maior que 1,0 cm, situadas na derme. A consistência pode ser mole ou firme. A pele circunjacente tem cor normal ou pode estar eritematosa, acastanhada ou amarelada (Figura 11.16); geralmente evoluem formando cicatriz. São observadas na sífilis, tuberculose, hanseníase, esporotricose, sarcoidose e tumores.

Nódulos, nodosidade e goma. São formações sólidas localizadas na hipoderme, mais perceptíveis pela palpação do que pela inspeção (Figura 11.17). Quando de pequeno tamanho – grão de ervilha, por exemplo – são os *nódulos*. Se mais volumosas, são as *nodosidades*. *Gomas* são nodosidades que tendem ao amolecimento e ulceração com eliminação de substância semissólida. Os limites dessas lesões em geral são imprecisos, e a consistência pode ser firme, elástica ou mole. Ora estão isoladas, ora agrupadas ou mesmo coalescentes. Podem ser dolorosas ou não. A pele circundante estará normal, eritematosa ou arroxeada.

São muitas as dermatoses que se traduzem por nódulo ou nodosidade; exemplos: furúnculo, eritema nodoso, hanseníase, cistos, epiteliomas, sífilis, bouba, cisticercose. As gomas aparecem na sífilis, na tuberculose e nas micoses profundas.

Vegetações. São lesões sólidas, salientes, lobulares, filiformes ou em couve-flor, de consistência mole e agrupadas em maior ou menor quantidade.

Muitas dermatoses se evidenciam por vegetações: verrugas, bouba, sífilis, leishmaniose, blastomicose, condiloma acuminado, tuberculose, granuloma venéreo, neoplasias (Figura 11.18) e dermatites medicamentosas.

Quando a camada córnea é mais espessa, a lesão apresenta consistência endurecida e recebe o nome de verrucosidade; exemplos: verrugas vulgares, cromomicose.

Capítulo 11 Exame da Pele, das Mucosas e dos Fâneros 289

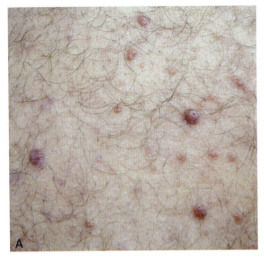

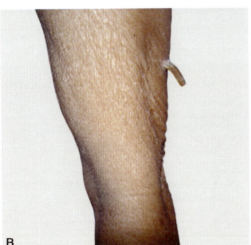

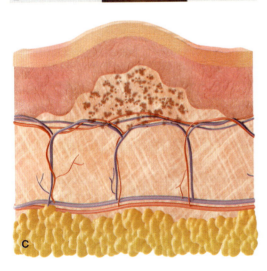

Figura 11.14 A. Pápulas eritematosas. **B.** Pápula verrucosa. **C.** Pápula em corte esquemático mostrando infiltrado celular na derme.

Coleções líquidas

As coleções líquidas incluem *vesícula*, *bolha*, *pústula*, *abscesso* e *hematoma*.

Vesícula. É uma elevação circunscrita da pele que contém líquido em seu interior (Figura 11.19). Seu diâmetro não ultrapassa

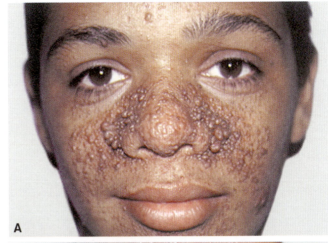

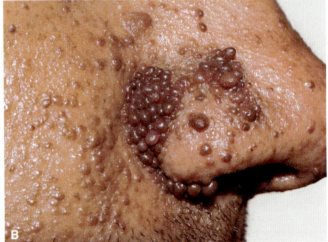

Figura 11.15 Pápulas agrupadas (esclerose tuberosa).

1,0 cm. Diferença fundamental entre pápula e vesícula: a primeira é uma lesão sólida, e a segunda é constituída por uma coleção líquida. Às vezes, para se dirimir dúvida punciona-se a lesão. O encontro de substância líquida caracteriza a existência de vesícula. É observada na varicela, no herpes-zóster, nas queimaduras, no eczema e nas tinhas (micoses superficiais).

Bolha. Também é uma elevação da pele contendo uma substância líquida em seu interior. Diferencia-se da vesícula pelo tamanho. A bolha tem diâmetro maior que 1,0 cm. É encontrada nas queimaduras, no pênfigo foliáceo, em algumas piodermites e em alergias medicamentosas (Figura 11.19).

As bolhas podem ter conteúdo claro, turvo amarelado (bolha purulenta) ou vermelho-escuro (bolha hemorrágica).

Pústula. É uma vesícula de conteúdo purulento. Surge na varicela, no herpes-zóster, nas queimaduras, nas piodermites, na acne pustulosa (Figura 11.19).

Abscessos. São coleções purulentas, mais ou menos proeminentes e circunscritas, de proporções variáveis, flutuantes, de localização dermo-hipodérmica ou subcutânea. Quando acompanhados de sinais inflamatórios são chamados *abscessos quentes*. A ausência de sinais flogísticos caracteriza os *abscessos frios*. Exemplos: furunculose, hidradenite, blastomicose, abscesso tuberculoso (Figura 11.20).

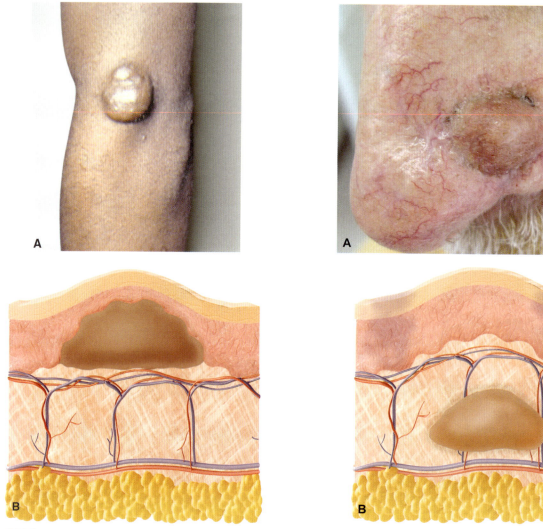

Figura 11.16 A. Tubérculo (fibroma). **B.** Tubérculo em corte esquemático mostrando proliferação celular na derme.

Figura 11.17 Teleangiectasias. **A.** Nódulo eritematoso em região nasal. **B.** Nódulo em corte esquemático, mostrando lesão sólida em derme profunda.

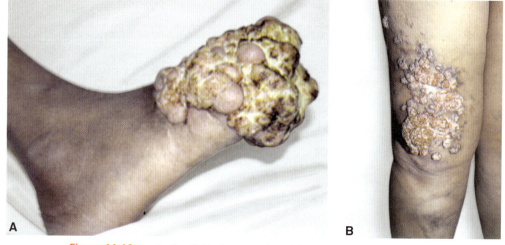

Figura 11.18 Vegetações. **A.** Carcinoma espinocelular avançado. **B.** Cromomicose.

Capítulo 11 Exame da Pele, das Mucosas e dos Fâneros 291

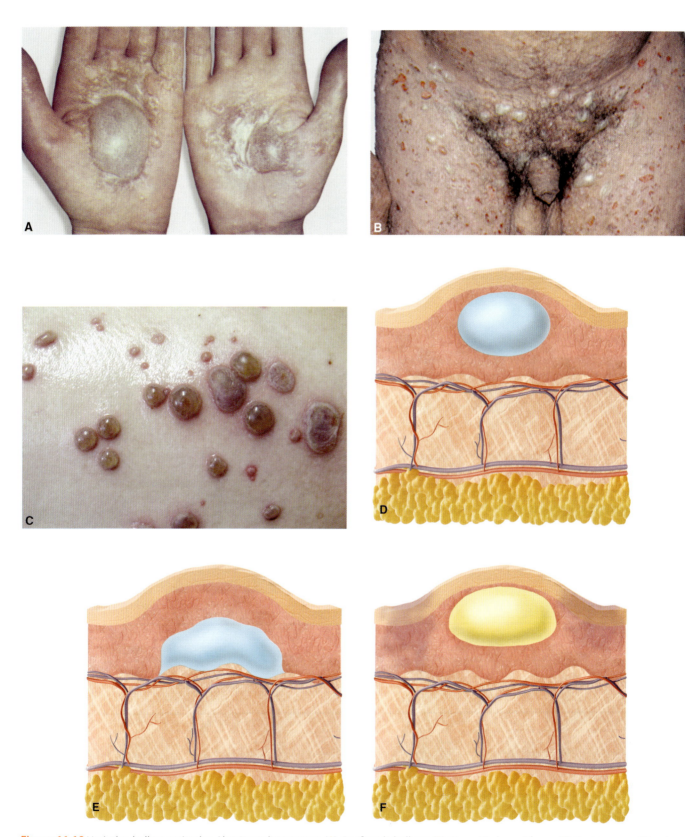

Figura 11.19 Vesículas, bolhas e pústulas. Alergia medicamentosa (A). Penfigoide bolhoso (B). Dermatite herpetiforme (C). Corte esquemático de: vesícula mostrando coleção líquida intraepidérmica (D), bolha mostrando coleção líquida entre epiderme e a derme (E), e pústula mostrando coleção de líquido purulento em epiderme (F).

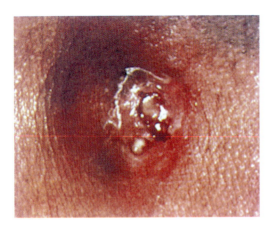

Figura 11.20 Abscesso (furúnculo).

Hematomas. São formações circunscritas, de tamanhos variados, decorrentes de derrame de sangue na pele ou tecidos subjacentes.

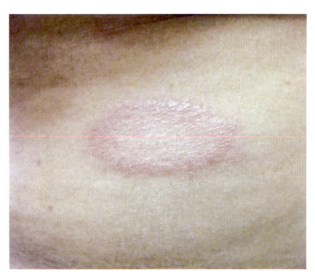

Figura 11.22 Lesão infiltrada (hanseníase).

Alterações da espessura

As alterações da espessura abrangem *queratose, espessamento ou infiltração, liquenificação, esclerose, edema* e *atrofias*.

Queratose. É modificação circunscrita ou difusa da espessura da pele, que se torna mais consistente, dura e inelástica, em consequência de espessamento da camada córnea.

O exemplo mais comum é o calo. Quando se localiza nas palmas das mãos e nas plantas dos pés chama-se, respectivamente, queratose palmar e plantar.

Principais afecções que se acompanham dessa lesão: queratose senil, queratodermia palmoplantar, ictiose (Figura 11.21).

Espessamento ou infiltração. Traduz-se por aumento da consistência e da espessura da pele que se mantém depressível, menor evidência dos sulcos da pele, limites imprecisos. O exemplo mais sugestivo é a hanseníase virchowiana (Figura 11.22).

Liquenificação. Consiste no espessamento da pele com acentuação das estrias, resultando em um quadriculado em rede como se a pele estivesse sendo vista através de uma lupa. A pele circundante torna-se, em geral, de cor castanho-escura (Figura 11.23).

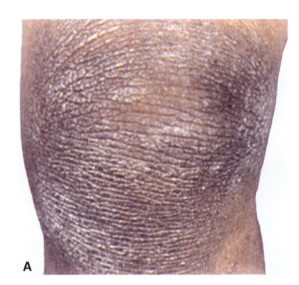

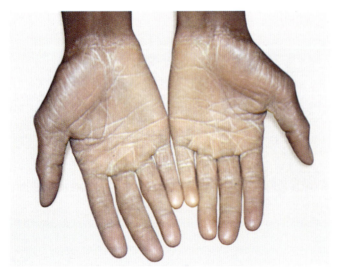

Figura 11.21 Queratose (queratodermia palmar).

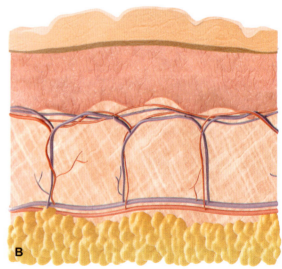

Figura 11.23 Liquenificação. **A.** Líquen simples e espessamento da pele no joelho. **B.** Corte esquemático de liquenificação mostrando espessamento das camadas da pele.

É encontrada nos eczemas liquenificados ou em qualquer área sujeita a coçaduras constantes.

Esclerose. Evidencia-se por aumento da consistência da pele, que se torna mais firme, aderente aos planos profundos e difícil de ser pregueada entre os dedos. Exemplo típico é a esclerodermia.

Edema. Consiste em acúmulo de líquido no espaço intersticial. A pele torna-se lisa e brilhante (Figura 11.24). O edema deve ser analisado conforme o roteiro para o exame da pele, das mucosas e dos fâneros.

Atrofias. São adelgaçamentos da pele, a qual torna-se fina, lisa, translúcida e pregueada.

Podem ser fisiológicas, como na atrofia senil, ou determinadas por agentes mecânicos ou físicos (estrias atróficas, radiodermite) (Figura 11.25).

As *estrias* são linhas de atrofia de cor acinzentada ou róseo-avermelhada. Aparecem em qualquer parte do corpo na qual a pele tenha sido mecanicamente forçada. São observadas no abdome de mulheres grávidas e em pessoas cuja parede abdominal esteve distendida (ascite, obesidade).

Perdas e reparações teciduais

São lesões oriundas da eliminação ou destruição patológicas e de reparações dos tecidos cutâneos. Abrangem: escama, erosão ou exulceração, úlcera ou ulceração, fissura ou rágade, crosta, escara e cicatriz.

Escamas. São lâminas epidérmicas secas que tendem a desprender-se da superfície cutânea. Se apresentarem o aspecto de farelo são denominadas *furfuráceas*, e, quando em tiras, *laminares* ou *foliáceas* (Figura 11.26).

Muitas afecções se acompanham de descamação, podendo citar-se como exemplo a caspa, a pitiríase versicolor, a psoríase e a queimadura da pele por raios solares.

Erosão ou exulceração. É o simples desaparecimento da parte mais superficial da pele, atingindo apenas a epiderme (Figura 11.27). Pode ser traumática, quando recebe o nome de *escoriação*, ou não traumática. Neste caso, são secundárias à ruptura de vesículas, bolhas e pústulas. Ao regenerar-se não deixam cicatrizes.

Úlcera ou ulceração. É a perda delimitada das estruturas que constituem a pele e que chega a atingir a derme. Tal fato a diferencia da escoriação. Outra diferença entre essas duas lesões é que a ulceração deixa cicatriz. Exemplos: úlcera crônica, lesões malignas da pele, leishmaniose (Figura 11.28).

Fissuras ou rágades. São perdas de substância linear, superficial ou profunda, e não determinada pela interveniência de qualquer instrumento cortante. Comprometem a epiderme e a derme e situam-se mais frequentemente no fundo de dobras cutâneas ou ao redor de orifícios naturais (Figura 11.29).

Crosta. É uma formação proveniente do ressecamento de secreção serosa, sanguínea, purulenta ou mista que recobre uma área cutânea previamente lesada. Algumas vezes é de remoção fácil e em outras está firmemente aderida aos tecidos subjacentes. Encontram-se crostas na fase final dos processos de cicatrização, impetigo, pênfigo foliáceo e nos eczemas (Figura 11.30).

Escara. Escara é uma porção de tecido cutâneo necrosado, resultante de pressão isolada ou combinada com fricção e/ou cisalhamento. A área mortificada torna-se insensível, de cor escura e está separada do tecido sadio por um sulco. O tamanho é muito variável, desde o da cabeça de alfinete até placas enormes. Ocorre principalmente em idosos e imobilizados (Figura 11.31).

Cicatriz. É a reposição de tecido destruído pela proliferação do tecido fibroso circunjacente. Os tamanhos e as formas das cicatrizes são os mais variados. Podem ser róseo-claras, avermelhadas, ou adquirir uma pigmentação mais escura do que a pele ao seu redor. Podem ser deprimidas ou exuberantes. As exuberantes são representadas pela cicatriz hipertrófica e pelo queloide (Figura 11.32).

Resultam de traumatismos ou de qualquer lesão cutânea que evolua para a cura.

Queloide é uma formação fibrosa rica em colágeno saliente, de consistência firme, róseo-avermelhada, bordas nítidas, frequentemente com ramificações curtas (Figura 11.33).

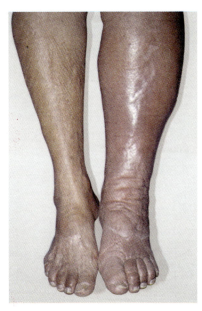

Figura 11.24 Edema e eritema nos pés e na perna (erisipela).

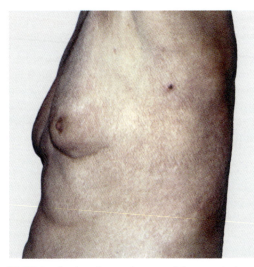

Figura 11.25 Atrofia da pele, vendo-se também uma lesão eritemato-crostosa decorrente da biopsia da pele.

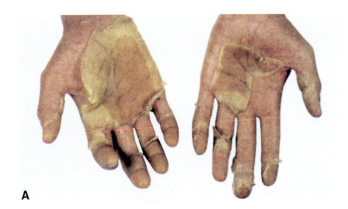
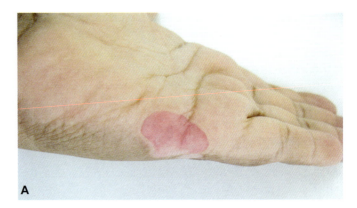
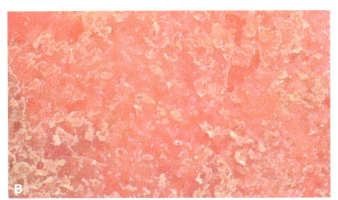
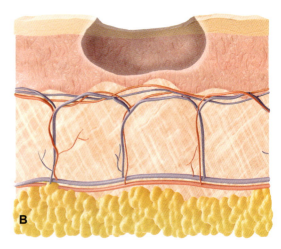

Figura 11.27 A. Exulceração. **B.** Corte esquemático de exulceração mostrando perda tecidual da epiderme.

> **Lesões elementares associadas**
>
> É frequente a associação de lesões elementares. É comum o aparecimento de mancha eritematosa com vesícula, pápula ou bolha – designadas, respectivamente, lesão eritematovesicular, eritematopapular e eritematobolhosa. É o caso da varicela, cuja lesão inicial é uma mancha eritematosa, mas no seu centro logo eclode uma vesícula. Na *acne vulgar*, popularmente designada "espinhas", muito frequente na adolescência, as lesões são eritematopapulares ou eritematopustulosas; às vezes formam-se nódulos e cistos.

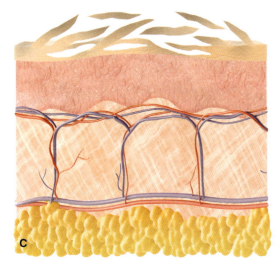

Figura 11.26 Escamas. **A.** Alergia a medicamento (em fase regressiva). **B.** Eritrodermia. **C.** Corte esquemático de escama mostrando desprendimento de lâminas corticais.

Fotossensibilidade e fotodermatoses

As radiações solares que nos alcançam situam-se na faixa de 290 a 700 nm – espectro fotobiológico –, uma vez que a ionosfera (camada de ozônio) impede a chegada da radiação ultravioleta de comprimento de onda inferior a 290 nm. O espectro fotobiológico é essencial à vida, sendo responsável pela melanogênese, percepção visual, síntese da vitamina D_3, fotossíntese e outras reações fotoquímicas de interesse biológico.

O resultado da interação luz-pele são as chamadas reações de fotossensibilidade, cujas primeiras alterações são o *eritema* e a *pigmentação imediata*, embora não esteja ainda perfeitamente definida a resposta que seria considerada fisiológica ou "normal". O eritema ocorre 4 a 8 h após a exposição solar e tem seu pico em 12 a 14 h, desaparecendo gradativamente. Tais fenômenos se devem à ação das prostaglandinas, liberação de histamina e de substâncias eritrogênicas.

Pode ser espontâneo ou, o que é mais frequente, secundário a qualquer agressão à pele (intervenção cirúrgica, queimadura e ferimentos).

> **Pele senil**
>
> Na pele do paciente idoso, observa-se diminuição da elasticidade, do turgor, da espessura, das glândulas sudoríparas e sebáceas, decorrente de alterações do próprio envelhecimento e da ação ambiental, principalmente dos raios ultravioleta, que provocam zonas de hipo e hiperpigmentação e de hiperqueratinização. São frequentes, também, telangiectasias, equimoses e melanoses.

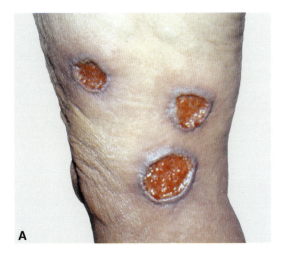
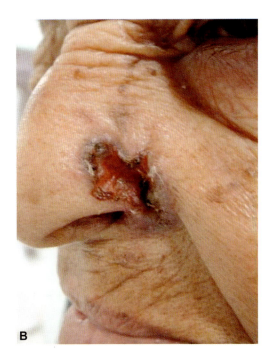
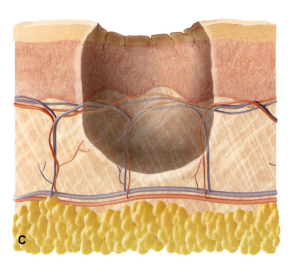

Figura 11.28 Ulcerações. **A.** Leishmaniose tegumentar americana. **B.** Neoplasia ulcerada em asa nasal. **C.** Corte esquemático de ulceração mostrando perda tecidual atingindo a derme.

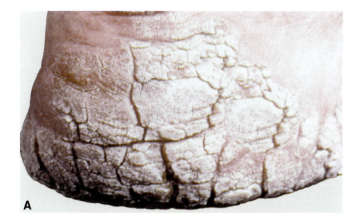
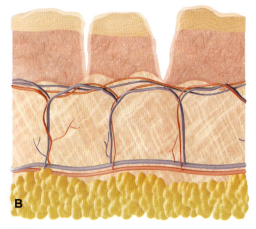

Figura 11.29 Fissura e queratose. **A.** Queratodermia plantar em caso de psoríase. **B.** Corte esquemático de fissura mostrando perda linear na epiderme e derme superficial.

A capacidade de desenvolver eritema não guarda relação apenas com a dose de radiação, mas, também, com a pigmentação melânica da pele, havendo dois tipos:

- **Pigmentação intrínseca**: geneticamente determinada, imutável, que dá cor à pele
- **Pigmentação facultativa**: decorrente da ação dos raios solares ou ultravioleta artificialmente produzidos e dos hormônios, conhecida pelo nome de bronzeamento. Distinguem-se duas categorias:
  - *Bronzeamento imediato*: decorrente da melanização, ou seja, da oxidação da melanina previamente existente
  - *Bronzeamento tardio*: inicia-se 2 a 3 dias após a irradiação e é decorrente da melanogênese, perdurando semanas a meses.

Além do eritema e da pigmentação, a pele reage às radiações solares, tornando-se mais espessa. Nos dois primeiros dias à custa de edema inter e intracelular; mas, a partir do terceiro dia, há hiperplasia das camadas da epiderme, exceto a basal. A cada exposição, ocorre maior espessamento, e o retorno à normalidade pode demorar alguns meses.

Classificação da fotossensibilidade e dermatoses fotoinduzidas (Fitzpatrick, 1997):

- **Formas agudas**
  - Queimadura solar
  - Fototoxicidade
    - Farmacogênica
    - Induzida por vegetais (fitofotodermatite)

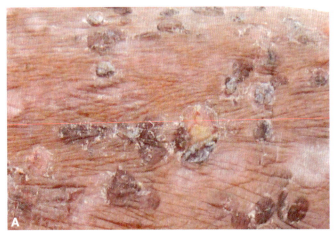
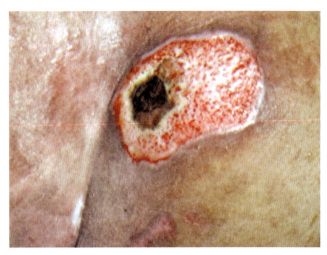

Figura 11.31 Escara.

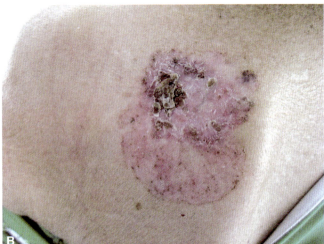

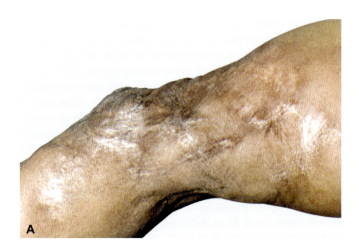

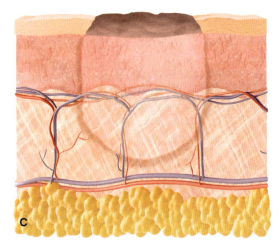

Figura 11.30 A. Crostas (pênfigo foliáceo). B. Crosta melicérica (carcinoma de Bowen). C. Corte esquemático de crosta mostrando exsudato na epiderme.

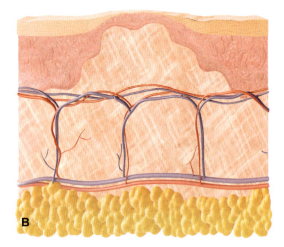

Figura 11.32 A. Cicatriz atrófica. B. Corte esquemático de cicatriz mostrando proliferação de tecido fibroso.

- Fotoalergia
  - Farmacogênica
  - Urticária solar
- Idiopática ou de causa desconhecida
  - Erupção polimorfa à luz
  - Prurigo actínico

▸ Formas crônicas
  - Dermato-heliose ("fotoenvelhecimento")
  - Dermatite actínica crônica
  - Lentigo solar
  - Queratose solar

Capítulo 11 Exame da Pele, das Mucosas e dos Fâneros

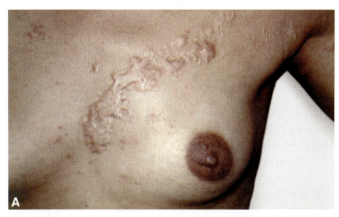
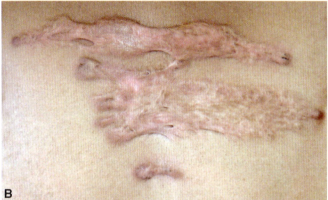
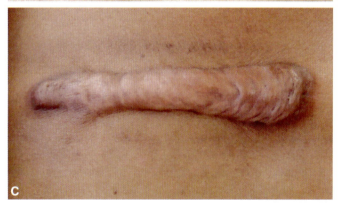

Figura 11.33 Queloide: pós-herpes-zóster (**A**); pós-trauma (**B** e **C**).

- Câncer de pele
  - Carcinoma basocelular
  - Carcinoma espinocelular
  - Melanoma
- **Formas agudas e/ou crônicas**
  - Porfiria cutânea tardia
  - Protoporfiria eritropoética
  - Xeroderma pigmentoso
  - Pelagra.

Formas agudas

Queimadura solar

A queimadura solar (lesão solar aguda) é uma resposta inflamatória aguda e transitória da pele, que se desenvolve após exposição à radiação ultravioleta, proveniente da luz solar ou de fontes artificiais. Difere das queimaduras em geral por não atingir estruturas profundas (queimadura de 3º grau).

Na queimadura solar de 1º grau, há apenas eritema e edema das áreas expostas, com desconforto relativo; o prurido pode ser intenso mesmo nas queimaduras solares leves; dor e hiperestesia surgem nas queimaduras graves. Algumas pessoas têm cefaleia e mal-estar, mesmo depois de exposições curtas.

Na queimadura solar de 2º grau, o edema é tão intenso que ocorre formação de bolhas, as quais, ao se romperem, eliminam grande quantidade de eletrólitos e proteínas. Uma queimadura solar "exagerada" pode ocorrer em pessoas que estão em uso de medicamentos fototóxicos: sulfonamidas (clorotiazida, furosemida), tetraciclinas (doxiciclina), fenotiazinas, ácido nalidíxico, amiodarona, naproxeno. O lúpus eritematoso sistêmico pode causar um eritema semelhante à queimadura solar. Dependendo da extensão e/ou intensidade do processo, ocorrem sintomas gerais: febre, náuseas, calafrios, taquicardia, *delirium*, prostração, podendo evoluir para choque. Nos climas quentes, a exposição exagerada ao sol pode levar à hiperidrose, com grande perda de água e eletrólitos, com grave repercussão no equilíbrio térmico e hidreletrolítico.

Queimaduras solares com "formação de bolhas" na juventude representam um comprovado fator de risco para o desenvolvimento do melanoma cutâneo nos anos subsequentes. Com o tempo, as queimaduras solares repetidas causam dermato-heliose ou "fotoenvelhecimento" (Figura 11.34).

Fototoxicidade

As reações fototóxicas caracterizam-se por uma hipersensibilidade cutânea à radiação não ionizante, *sem participação imunológica*, ou seja, apenas algumas pessoas reagem de maneira anômala, e independe do tipo de pele, mas, sim, de alterações moleculares induzidas por substâncias químicas em conjunto com fótons. É provável que haja um fator genético que faça com que a substância química altere sua reatividade.

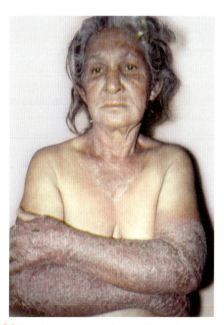

Figura 11.34 Fotodermatose, vendo-se lesões eritematocrostosas com descamação nas áreas expostas ao sol (face, pescoço e braços).

Essas reações surgem ao primeiro contato do indivíduo com uma substância fotossensibilizante, existentes em vários produtos de uso cotidiano, tais como medicamentos (farmacogênica), plantas (fitofotodermatite), inseticidas, cosméticos, roupas, conservantes de alimentos.

O quadro clínico das reações fototóxicas caracteriza-se por prurido, sensação de queimadura e eritema imediato; em torno de 2 a 6 h, o eritema já é bastante acentuado e acompanha-se de edema; 12 a 24 h após podem surgir vesículas e bolhas; nos dias subsequentes, há regressão dessas lesões com tendência à instalação de hiperpigmentação residual, persistente. As lesões estão restritas às áreas irradiadas. Este tipo imediato de fototoxicidade ocorre, com mais frequência, após a ingestão de sulfa, tetraciclina, griseofulvina, hipoglicemiantes, fenotiazina, sulfonilureia.

A fototoxicidade retardada, ou seja, aquela em que o início das manifestações ocorre 6 a 12 h após exposição aos raios solares, atingindo seu máximo após 48 h, está relacionada, geralmente, com as substâncias chamadas *furocumarinas*, existentes em determinadas plantas, e com perfumes que contêm óleo essencial de bergamota, donde a expressão *dermatite berloque*, que se apresenta em forma de gota ou em disposição linear.

Outro tipo de fototoxicidade é a *fitofotomelanose* que pode surgir em indivíduos que espremem frutas cítricas (limão, laranja) e se expõem ao sol; aparecem lesões erráticas (antebraços, coxas, tronco) de morfologia bizarra, na maioria das vezes puntiformes ou comprometendo áreas maiores.

Fotoalergia

As manifestações clínicas da *fotoalergia* estão subordinadas a mecanismos biológicos em que a radiação luminosa exerce papel desencadeante do processo. A reatividade da pele, de caráter imunoalérgico, é relacionada a antígenos formados pela interação da luz com substâncias químicas ou proteínas teciduais. Algumas substâncias podem agir como fototóxicas e/ou fotoalérgicas. Qualquer substância fototóxica pode tornar-se fotoalérgica, porém o inverso não é verdadeiro.

Basicamente, ocorre um quadro de eczema, com eritema, edema, vesiculação e mesmo exsudação, ou seja, um fotoeczema de contato. Manifesta-se 24 a 48 h após exposição solar. Os agentes químicos produtores de fotoalergia podem atuar por via tópica – contatantes exógenos (sulfas, anti-histamínicos, protetores solares tipo benzofenonas, substâncias antimicóticas, inseticidas) – ou por via sistêmica – contatantes endógenos (sulfas, clorpromazina, griseofulvina, anticonceptivos). A reação não depende da quantidade da substância química desencadeadora, bastando quantidades mínimas.

A *urticária solar* é uma forma rara de urticária. Desenvolve-se 30 a 60 min após exposição solar. Não há evidência de qualquer mecanismo metabólico, imunológico ou de toxicidade. Entretanto, a urticária solar pode ser secundária, relacionada à porfiria e ao lúpus eritematoso. Caracteriza-se pelo desenvolvimento de vesículas, às vezes pápulas (típica urticária), podendo acompanhar-se de prurido, mal-estar e cefaleia.

Idiopática ou de causa desconhecida

A *erupção polimorfa à luz* é uma afecção relacionada com exposição à luz solar e que acomete mais frequentemente mulheres jovens. Manifesta-se preferencialmente no verão ou durante as primeiras exposições ao sol. As manifestações clínicas surgem 1 a 4 dias após a exposição. O prurido, que é constante, pode ser o primeiro sintoma. Posteriormente, surge erupção eritematopapulosa de tamanho variável, às vezes vesículas, e, mais tarde, liquenificação. Geralmente a região mentoniana, a pálpebra superior e o lábio superior são poupados.

O *prurigo actínico*, também chamado prurigo estival ou de verão ou prurigo de Hutchinson, é considerado uma forma de erupção polimorfa à luz. Ocorrem pápulas e lesões papulovesiculosas, róseas ou eritematosas, duras, com superfície achatada. Localiza-se, sobretudo, no dorso das mãos, antebraços e pernas, porém, em muitos casos, as lesões surgem em áreas não expostas, como as nádegas. Na face podem aparecer lesões, tipo escoriações, e pápulas ligeiramente amareladas. É mais frequente na primeira década de vida.

Formas crônicas

Dermato-heliose ("fotoenvelhecimento")

Corresponde a um conjunto de alterações cutâneas resultantes da ação crônica de radiações não ionizantes de efeitos cumulativos em função de décadas de exposição. Seu aparecimento é tanto mais frequente quanto mais clara for a pele. O quadro mais comum é o da elastose solar, na qual a pele se apresenta espessada, atrófica, coriácea (aspecto de couro), amarelada, apergaminhada, com a superfície sulcada. A elastose pode estar acompanhada de cistos e comedões gigantes nas regiões periorbitárias (elastose cística e comedônica) ou aparece solitária na nuca (cútis romboidal da nuca). Outras manifestações podem ser identificadas isoladamente ou combinadas em um mesmo indivíduo, compondo a senescência cutânea.

Dermatite actínica crônica

É uma condição clínica observada, também, em idosos. Caracteriza-se por lesões eritematosas e infiltradas, estritamente limitadas às superfícies expostas à luz, mas que poupam as dobras da pele protegidas da luz. O prurido é persistente e pode levar à liquenificação.

Lentigo solar

Manifesta-se como mácula escura, irregularmente pigmentada, como gota de tinta. Pode ocorrer na região superior do dorso. É uma lesão benigna.

Queratose solar

Também denominada queratose actínica ou senil, caracteriza-se por apresentar lesões queratósicas, rugosas, com escamas amarelas ou acastanhadas, finas, aderentes, secas, podendo apresentar discreto eritema. Ocorre no dorso das mãos, face, antebraços, pescoço e colo, orelha externa, couro cabeludo, em indivíduos calvos, ou seja, nas áreas expostas. A queratose solar é considerada lesão pré-cancerígena.

Câncer de pele

Carcinoma basocelular. É a neoplasia maligna cutânea mais frequente; em geral, é agressiva apenas localmente. Ocorre geralmente após os 40 anos de idade, em pessoas de pele clara, em áreas fotoexpostas cronicamente, o que sugere a importância da interação de dose cumulativa de radiação solar e predisposição individual. Pode ter diversos aspectos; um dos mais comuns é o de pápula ou nódulo liso, translúcido, brilhante (aspecto perláceo), com telangiectasias na superfície. Os nódulos podem ulcerar, originando as formas *nódulo-ulcerativas*. Há a variedade *superficial* ou *pagetoide*, cuja lesão é uma placa pouco infiltrada, eritematosa, descamativa e crostosa, por vezes com bordas finas, levemente elevadas, sendo comum no tronco de homens. O carcinoma basocelular *vegetante* é uma lesão verrucosa, por vezes ulcerada.

Carcinoma espinocelular. Ocupa o segundo lugar em frequência entre as neoplasias malignas da pele. É mais agressivo que o basocelular, tanto localmente, quanto na capacidade de metastatizar. Ocorre na pele de pessoas claras, cronicamente expostas à luz solar, atestando a existência de predisposição individual associada à ação da luz solar na gênese desta neoplasia.

É característica a lesão hiperqueratósica, em placa ou nodular, crescente, com escamas aderentes, eritema variável e, algumas vezes, acastanhadas. Existem as variedades *vegetante* e *verrucosa*, esta última vinculada à infecção pelo HPV (papilomavírus humano).

Melanoma. É considerada a mais grave neoplasia maligna da pele. Embora vários fatores etiológicos sejam relacionados com o melanoma (genético, hormonal, ocupacional, trauma mecânico), a radiação ultravioleta, em longas exposições, seria o fator mais importante no seu desencadeamento.

Outros tipos de lesões

Porfiria cutânea tardia

Caracteriza-se por lesões vesiculares, erosões e fragilidade cutânea, simetricamente distribuídas no dorso das mãos. Geralmente é acompanhada de hipertricose ao longo da região frontal e nas orelhas.

Protoporfiria eritropoética

Faz parte de um grupo de doenças com alterações do metabolismo das porfirinas e seus precursores, cujo quadro cutâneo é desencadeado e agravado pela luz solar. O quadro clínico é representado por eritema, vesículas e bolhas tensas com escoriações e cicatrizes varioliformes nas áreas expostas.

Xeroderma pigmentoso

É uma lesão em que a sensibilidade extrema aos raios ultravioleta é resultante de um defeito hereditário recessivo de enzimas envolvidas no reparo do DNA. Na maioria dos pacientes surge entre 1 e 4 anos de idade, ocorrendo inicialmente formação de eritema e edema à mínima exposição à luz solar.

Pelagra

Está relacionada com deficiência proteica, lipídica, de ácido nicotínico e de oligoelementos. A luz solar é o fator desencadeante das lesões cutâneas nas áreas expostas. Em geral, ocorre uma erupção eritematoescamosa, em cuja periferia surge tonalidade acastanhada. A erupção geralmente acomete a área em torno da base do pescoço, na região do decote, recebendo a denominação de "colar de Casal". As áreas extensoras dos antebraços, pernas e dorso dos pés podem também ser afetadas.

MUCOSAS

As mucosas facilmente examináveis a olho nu e sem auxílio de qualquer aparelho são:

- Conjuntivas oculares
- Mucosas labiobucal, lingual e gengival.

O método de exame é a inspeção, coadjuvado por manobras singelas que exponham as mucosas à visão do examinador. Assim, no caso das mucosas bucais solicita-se ao paciente que abra a boca e ponha a língua para fora (ver *Exame da cavidade bucal* no Capítulo 15, *Exame de Cabeça e Pescoço*).

É indispensável uma boa iluminação, de preferência com luz natural complementada com o emprego de uma pequena lanterna.

Os seguintes parâmetros devem ser analisados:

- Coloração
- Umidade
- Existência de lesões.

Coloração

A coloração normal é róseo-avermelhada, decorrente da rica rede vascular das mucosas. A nomenclatura habitual é *mucosas normocoradas*.

As alterações da coloração são *descoramento das mucosas*, *mucosas hipercoradas*, *cianose*, *icterícia* e *leucoplasia*.

Descoramento das mucosas

Consiste na diminuição ou perda da cor róseo-avermelhada. Designa-se esse achado *mucosas descoradas* ou *palidez das mucosas*. Procura-se fazer também uma avaliação quantitativa, usando-se a escala de 1 a 4 cruzes (+, + +, + + + e + + + +).

Mucosas descoradas (+) significam uma leve diminuição da cor normal, enquanto mucosas descoradas (+ + + +) indicam o desaparecimento da coloração rósea. As mucosas tornam-se, então, brancas como uma folha de papel. As situações intermediárias (+ + e + + +) vão sendo reconhecidas à medida que se ganha experiência.

> **Boxe — Exame das mucosas das vísceras ocas**
>
> Para o exame das mucosas das vísceras ocas, são usados aparelhos apropriados (rinoscópio, laringoscópio, broncoscópio, esofagoscópio, gastroscópio, colonoscópio, retossigmoidoscópio, anuscópio, uretroscópio, cistoscópio).
>
> A designação genérica é *endoscopia*, que é um método de exame que vem adquirindo progressiva importância após a descoberta da fibra óptica, a qual possibilitou a construção de aparelhos flexíveis, os *fibroendoscópios* e os *videoendoscópios*.

O encontro de mucosas descoradas é um achado semiológico de grande valor prático, pois indica a existência de anemia.

Anemia é uma síndrome de grande importância prática. Há muitos tipos de anemia, e cada uma pode ser determinada por várias causas. O denominador comum é a diminuição das hemácias e da hemoglobina no sangue circulante, alterações responsáveis pelo descoramento das mucosas. Além de *mucosas descoradas*, fazem parte dessa síndrome os seguintes sintomas e sinais: *palidez da pele, fatigabilidade, astenia, palpitações*. Em função do tipo de anemia, outros sinais e sintomas vão se associando. Assim, nas *anemias hemolíticas* observa-se icterícia; nas anemias megaloblásticas aparecem distúrbios nervosos localizados nos membros inferiores.

Os achados semiológicos não são suficientes para reconhecer o tipo de anemia. O hemograma é indispensável em todos os casos e quando necessário são feitos outros exames, tais como testes de resistência das hemácias, teste de falcização, eletroforese da hemoglobina, chegando até o mielograma em alguns casos especiais.

Mucosas hipercoradas

Consiste na acentuação da coloração normal, podendo haver inclusive mudança de tonalidade, que passa a ser vermelho-arroxeada. *Mucosas hipercoradas* traduzem aumento das hemácias naquela área, como ocorre nas inflamações (conjuntivites, glossites, gengivites) e nas poliglobulias.

Poliglobulia pode ser observada nas seguintes condições: secundárias a algumas doenças respiratórias, compensadora das grandes altitudes ou *policitemia vera* de causa desconhecida.

Cianose

Coloração azulada das mucosas cujo significado é o mesmo da cianose cutânea analisada anteriormente.

Icterícia

As mucosas tornam-se amarelas ou amarelo-esverdeadas; da mesma maneira que na pele, resulta de impregnação pelo pigmento bilirrubínico aumentado no sangue.

As regiões mais adequadas para se detectar icterícia são a mucosa conjuntival e o freio da língua. As icterícias mais leves só são perceptíveis nesses locais. Nas pessoas de pele pigmentada, a esclerótica costuma apresentar uma coloração amarelada, causada por deposição de gordura, que não deve ser confundida com icterícia.

Leucoplasia

São áreas esbranquiçadas, às vezes salientes, nas mucosas, por espessamento do epitélio (queratose, paraqueratose, hiperplasia, neoplasia), diminuição da vascularização e/ou fibroesclerose da lâmina própria.

Umidade

Em condições normais são úmidas, especialmente a lingual e a bucal, traduzindo bom estado de hidratação.

Podemos ter:

▸ **Umidade normal**: as mucosas apresentam discreto brilho indicativo de tecidos hidratados

▸ **Mucosas secas**: as mucosas perdem o brilho, os lábios e a língua ficam pardacentos, adquirindo aspecto ressequido. Na maioria das vezes, indicam desidratação (ver *Avaliação do estado de hidratação* no Capítulo 10, *Exame Físico Geral*).

Existência de lesões

Ver *Exame dos lábios*, *Exame da cavidade bucal* e *Mucosa jugal* no Capítulo 15, *Exame de Cabeça e Pescoço*.

FÂNEROS

Os fâneros compreendem cabelo, pelos e unhas.

Cabelo

O cabelo deve ser analisado quanto às seguintes características:

▸ Tipo de implantação
▸ Distribuição
▸ Quantidade
▸ Coloração
▸ Outras características (brilho, espessura, consistência).

Tipo de implantação

O tipo de implantação varia de acordo com o sexo. Na mulher, têm uma implantação mais baixa e formam uma linha de implantação característica, enquanto nos homens é mais alta e existem as "entradas" laterais. Diversos distúrbios endócrinos acompanhados de hipogonadismo no homem determinam implantação feminoide dos cabelos. Alterações endócrinas na mulher com hiperprodução de substâncias androgênicas invertem o tipo de implantação dos cabelos.

Distribuição

A distribuição é uniforme e, quando aparecem áreas desprovidas de pelos, são denominadas *alopecia*, cujas causas são múltiplas.

Uma alteração comum é a *calvície*, que pode ser parcial ou total; as calvícies parciais assumem diferentes formas e podem ser de vários graus.

Quantidade

A quantidade varia de um indivíduo para outro, e, com o avançar da idade, os cabelos vão se tornando mais escassos. Do ponto de vista semiológico, a constatação de queda de cabelos é um dado de interesse.

Coloração

A coloração varia com a etnia e em função de características geneticamente transmitidas. As cores básicas são: cabelos pretos, castanhos, louros e ruivos. As modificações da coloração podem ser artificiais ou consequentes a enfermidades. Uma alteração interessante é a que se observa nos meninos com desnutrição proteica grave, nos quais os cabelos se tornam ruivos.

Outras características (brilho, espessura, consistência)

Muitas vezes, os cabelos podem perder o brilho e ficar quebradiços e secos. Essas alterações ocorrem no mixedema, nos estados carenciais e em várias outras afecções.

Pelos

Estão contidos nos folículos pilossebáceos, que, por sua vez, resultam de invaginação da epiderme.

Até a puberdade os pelos são finos, escassos e de cor castanho-clara ou mesmo amarelados. Com a instalação da puberdade, por ação dos hormônios sexuais, os pelos vão adquirir as características e a distribuição do adulto, próprias de cada sexo, havendo grandes variações raciais e individuais.

No *homem* aparecem barba, pelos nos troncos, e os pelos pubianos tomam a forma de losango.

Na *mulher* não aparecem barba, nem pelos no tronco; os pelos pubianos se implantam na forma de triângulo de vértice voltado para baixo.

Quanto a espessura, consistência, brilho e comprimento, da mesma maneira que os cabelos, podem tornar-se secos, quebradiços e sem brilho, pelos mesmos motivos assinalados (ver *Desenvolvimento físico* no Capítulo 10, *Exame Físico Geral*).

As alterações de distribuição e de quantidade costumam ocorrer associadamente e obedecem aos mesmos mecanismos.

O principal achado clínico é a *hipertricose* e o *hirsutismo*:

- **Hipertricose**: consiste no aumento exagerado de pelos terminais, sexuais e bissexuais ou não sexuais, em relação ao indivíduo. Pode ser congênita ou adquirida, difusa ou localizada
- **Hirsutismo**: é o aumento exagerado de pelos sexuais masculinos, na mulher. Pode ser constitucional, idiopático e androgênico.

No hirsutismo provocado por níveis elevados de testosterona, observam-se implantação tipo masculina e calvície temporal.

Ainda quanto à distribuição há que se referir ao tempo de aparecimento da pilosidade adulta, que pode ser *precoce* ou *com atraso*.

Todas essas alterações (hirsutismo, atraso ou precocidade no aparecimento de pelos) costumam estar relacionadas com distúrbios endócrinos, seja da suprarrenal, dos testículos, do ovário, da hipófise ou metabólicos.

A *virilização* é o hirsutismo associado ao aprofundamento da voz e aumento do clitóris. O aumento da produção de androgênios pelas suprarrenais ou ovários pode ser responsável por estes fenômenos. Os tumores do ovário estão geralmente associados à amenorreia, com hirsutismo e virilização.

Não se esquecer de que os pelos finos e em pequena quantidade no lábio superior, nas regiões genianas, área intermamária e periareolar, linha média abdominal e nos membros superiores e inferiores podem ocorrer em mulheres saudáveis.

Referência à parte precisa ser feita à *queda dos pelos*, especialmente os axilares e os pubianos. Tal informação aparece na anamnese e deve ser comprovada ao exame físico. As condições mais frequentemente causadoras da queda de pelos são: desnutrição, hepatopatias crônicas, mixedema, colagenoses, quimioterapia e certas dermatoses.

Unhas

Formadas de células queratinizadas que se originam na matriz, são constituídas de epiderme com as suas diversas camadas, exceto a granular.

As seguintes características devem ser analisadas:

- Forma ou configuração
- Tipo de implantação
- Espessura
- Superfície
- Consistência
- Brilho
- Coloração.

A unha normal implanta-se formando um ângulo menor que 160°, apresenta apenas uma curvatura lateral nítida, a superfície é lisa, brilhante, tem cor róseo-avermelhada, a espessura e a consistência são firmes. No hipocratismo digital, o ângulo de implantação é de cerca de 180° (Figura 11.35). As unhas dos pés têm configuração variada.

Quanto à coloração, podem apresentar-se pálidas (anêmicas), ou adquirir uma tonalidade azulada, ou seja, cianótica.

A superfície pode tornar-se irregular, a espessura aumentar ou diminuir, o brilho pode desaparecer e a consistência estar diminuída.

A ocorrência de manchas brancas é comum em pessoas sadias e são chamadas *leuconíquias*.

As unhas podem apresentar-se parcialmente descoladas do leito, denotando onicólise. São as *unhas de Plummer*, observadas no hipertireoidismo.

Unhas distróficas são espessadas, rugosas e de forma irregular. Frequentes em pessoas que trabalham descalças, sujeitas a repetidos traumatismos, em portadores de isquemia crônica dos membros inferiores ou de onicomicose (Figura 11.36).

Alterações da forma podem ser notadas em estados carenciais, onicomicoses (Figura 11.36), nefropatias crônicas, hepatopatias crônicas, psoríase e em pessoas que lidam com substâncias cáusticas (pedreiros, lavadeiras).

Coiloníquia ou unha em colher é um estado distrófico no qual a placa ungueal torna-se fina e desenvolve-se uma depressão.

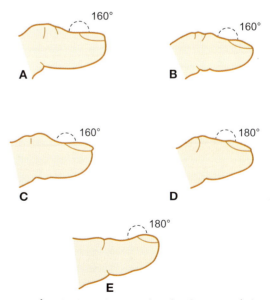

Figura 11.35 Ângulo de implantação da unha. Conquanto haja pequenas diferenças entre os dedos vistas em **A**, **B** e **C**, todos são normais, estando o ângulo de implantação em torno de 160°. No hipocratismo digital, em **D** e **E**, o ângulo está em torno de 180°.

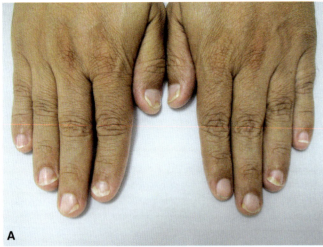

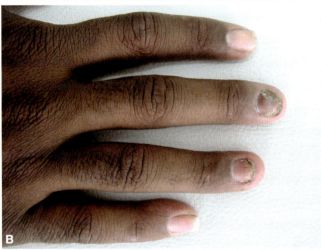

Figura 11.36 A. Onicólise em unha das mãos. **B.** Onicodistrofia.

Tais alterações ocorrem na anemia ferropriva grave e são provocadas por irritantes locais.

Observar também as regiões que rodeiam as unhas, pois processos inflamatórios de origem micótica aí se assestam com frequência. São as paroníquias, muito comuns nas pessoas que têm as mãos em constante contato com água (lavadeiras, cozinheiras).

Por fim, deve-se observar se há sinais indicativos do hábito de roer unhas (onicofagia), que é indicativo de ansiedade.

Os tipos especiais de alterações das unhas são apresentados no Quadro 11.1.

Quadro 11.1 Tipos especiais de alterações das unhas.

Unhas em "vidro de relógio"	A implantação da unha forma uma angulação maior que 160°, e a unha torna-se convexa em todos os sentidos, lembrando o vidro de relógio (Figura 11.35). Pode ser observada em pessoas hígidas da raça negra. Faz parte do hipocratismo digital. *Causas*: cardiopatias congênitas, bronquiectasia
Linhas de Beau	São sulcos transversais à lúnula. *Causas*: doenças renais e hepáticas
Faixas de Mee	Faixas transversais brancas. *Causas*: doença sistêmica aguda e intoxicação por arsênico
Unhas de Plummer	Unhas parcialmente descoladas do leito ungueal. *Causa*: hipertireoidismo
Unhas de Lindsay	A porção proximal da unha é esbranquiçada e a distal, avermelhada ou rósea. *Causa*: insuficiência renal crônica com uremia
Unhas de Terry	Faixa esbranquiçada a 1 a 2 mm da borda distal da unha. *Causa*: hipoalbuminemia

Roteiro pedagógico para exame físico da pele

Este roteiro está disponível para *download* em www.grupogen.com.br.
Neste mesmo *site*, com o título Habilidades clínicas, encontram-se vídeos com as várias etapas do exame clínico.

Identificação do paciente:

Pele

Coloração:

Continuidade:

Umidade:

Textura:

Espessura:

Temperatura:

Elasticidade:

Mobilidade:

Turgor:

Sensibilidade:

Lesões elementares:

Mucosas

Coloração:

Umidade:

Lesões:

Cabelos

Tipo de implantação:

Distribuição:

Quantidade:

Coloração:

Outras características:

Pelos

Distribuição:

Características:

Unhas

Forma ou configuração:

Tipo de implantação:

Espessura:

Superfície:

Consistência:

Brilho:

Coloração:

Tipos especiais:

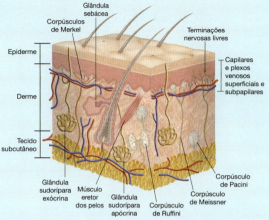

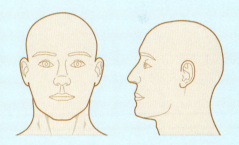

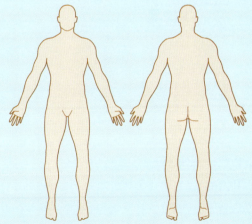

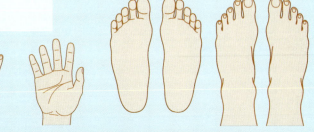

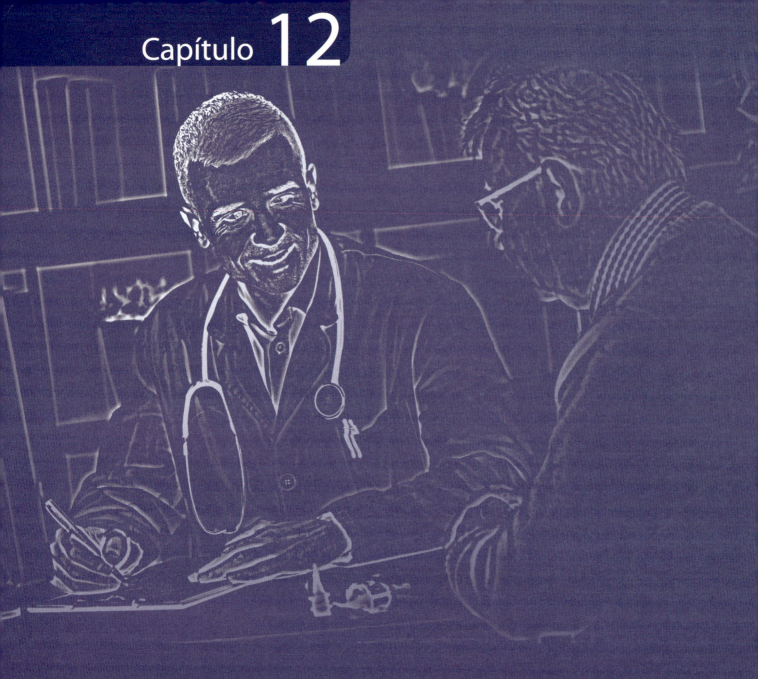

Capítulo 12

Exame dos Linfonodos

Maria do Rosário Ferraz Roberti
Rejane Faria Ribeiro-Rotta
Nádia do Lago Costa
Diego Antônio Arantes
Danilo Rocha Dias
Fernanda Tenório Lopes Barbosa
Celmo Celeno Porto

- Introdução *306*
- Exame dos linfonodos *306*
- Semiotécnica *306*
- Características semiológicas *310*
- Exame do baço *312*
- Adenomegalias e esplenomegalia *312*
- Roteiro pedagógico para exame dos linfonodos *313*

INTRODUÇÃO

O sistema linfático inicia-se no espaço intersticial, em formações lacunares, drenando parte do produto oriundo da atividade celular para estruturas vasculares, denominadas capilares linfáticos, que se anastomosam, tornando-se progressivamente mais calibrosos, até se constituírem em vasos linfáticos aferentes do linfonodo (Figura 12.1). Esse sistema consiste em ductos coletores da linfa, linfonodos, baço, timo, amígdalas palatinas, adenoides e placas de Peyer. O sistema linfático transporta um líquido claro, denominado linfa, que contém as células imunes, os linfócitos, que, por sua vez, nos protegem contra antígenos estranhos ao nosso organismo.

Os linfonodos recebem a linfa trazida pelos ductos coletores das várias regiões do organismo. A linfa alcança o sistema circulatório pelos troncos linfáticos e ducto torácico.

Os linfonodos organizam-se em grupos superficiais e profundos: os superficiais estão localizados no tecido celular subcutâneo; os profundos situam-se abaixo da fáscia dos músculos e dentro das várias cavidades do corpo.

As manifestações clínicas das doenças que acometem o sistema linfático estão relacionadas com o organismo como um todo (ver *Sistema hemolinfopoético* no Capítulo 6, *Sinais e Sintomas*).

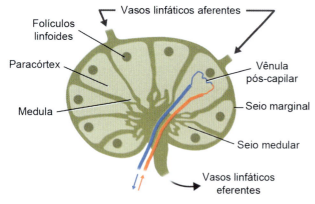

Figura 12.1 Linfonodo.

EXAME DOS LINFONODOS

O exame físico geral inclui a investigação sistemática dos linfonodos superficiais. A avaliação dos linfonodos profundos só é possível com exames de imagem.

Na Figura 12.2, observa-se a distribuição dos linfonodos superficiais e profundos.

▸ **Grupo ganglionar da cabeça e do pescoço**: os linfonodos da cabeça e do pescoço são aproximadamente 300 e correspondem a 30% do total dos linfonodos do corpo humano. Dividem-se segundo sua localização topográfica. Na região cervical, os linfonodos são classificados em seis níveis, dentro dos triângulos anatômicos do pescoço. Na região da base do crânio e na face estão localizadas as seguintes cadeias ganglionares: occipital, pré-auricular, retroauricular, parotídea e faciais/bucais (Figura 12.3). O Quadro 12.1 apresenta a descrição da localização dos grupos de linfonodos, as estruturas/regiões para as quais drenam cada grupo e as principais de linfadenopatias de cada grupo.

▸ **Grupo ganglionar dos membros superiores** (Figura 12.4):
  • Linfonodos axilares
  • Linfonodos epitrocleanos
▸ **Grupo ganglionar dos membros inferiores** (Figura 12.5):
  • Linfonodos das virilhas
  • Linfonodos poplíteos
▸ **Grupo ganglionar do tórax**
▸ **Grupo ganglionar do abdome**.

O conhecimento da drenagem linfática das cadeias ganglionares da cabeça e do pescoço é de suma importância, quando avaliamos massas ou tumorações cervicais, assim como dos outros segmentos corporais.

SEMIOTÉCNICA

O exame dos linfonodos se faz por meio da inspeção e da palpação, um método completando o outro. A inspeção deve seguir a regra de ser feita sempre com boa iluminação, abrangendo homogeneamente a região examinada, que deve estar despida. O lado contralateral deve ser sempre comparado.

A palpação é realizada com as polpas digitais e a face ventral dos dedos médio, indicador e polegar; no caso da extremidade cervical, ajusta-se a cabeça em uma posição que relaxe os músculos do pescoço, inclinando levemente a cabeça para o lado que se deseja examinar.

Os linfonodos cervicais são mais facilmente palpáveis com o examinador posicionado atrás do paciente (Figura 12.6).

Os linfonodos da cadeia jugular são mais bem examinados apreendendo-se o músculo esternocleidomastóideo entre o polegar e os dedos indicador e médio de uma das mãos (Figura 12.6C).

Complementa-se o exame utilizando as polpas digitais da mão direita para a palpação dos linfonodos do nível I, conforme mostra a Figura 12.6A e B. Para o exame dos grupos ganglionares do nível V, com a mão esquerda segura-se delicadamente a cabeça do paciente, em ligeira rotação, utilizando-se as polpas digitais da mão direita executando-se movimentos circulares, delicadamente, na região correspondente aos linfonodos, como apresentado na Figura 12.6D.

A palpação dos linfonodos das cadeias bucal, parotídea, pré-auricular, retroauricular e occipital deve ser feita por compressão bidigital, utilizando a polpa dos dedos indicador e médio, executando-se movimentos giratórios (Figura 12.6E e F).

> **Boxe | Diagnóstico diferencial entre adenomegalias e outras estruturas da cabeça e do pescoço**
>
> Ao se fazer o exame dos linfonodos da cabeça e do pescoço, é necessário estar atento às outras estruturas desta região, em especial as glândulas salivares parótidas e submandibulares, cuja forma e localização podem causar alguma confusão. É importante diferenciar a técnica de palpação dos linfonodos das cadeias ganglionares cervicais, da utilizada na palpação dos músculos dessa região. Para a palpação das cadeias ganglionares, deve-se trazer os tecidos moles contra uma estrutura mais rígida (cadeia cervical superficial: apoia-se o polegar no músculo esternocleidomastóideo e com os quatro dedos movimentam-se os tecidos moles contra o músculo; cadeia submandibular e submental: com os quatro dedos movimentam-se os tecidos da região contra a base da mandíbula).
>
> Diferente da palpação dos linfonodos, a palpação muscular deve ser feita "em garra" ao longo do músculo e bidigital na origem.

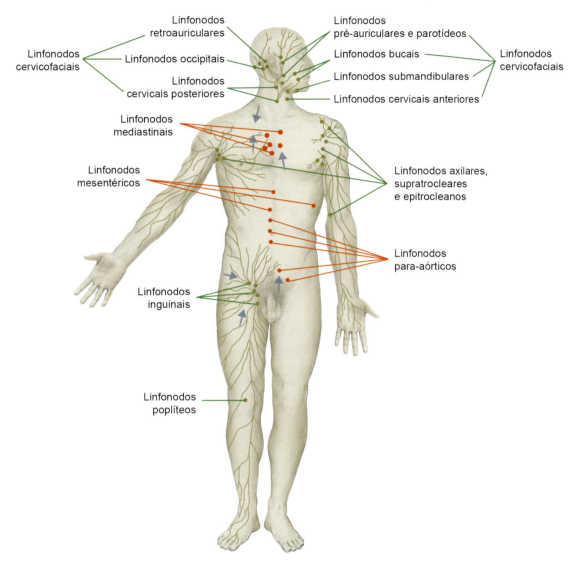

Figura 12.2 Sistema linfático superficial (*verde*) e profundo (*vermelho*). (Adaptada de Wolf-Heidgger – Atlas de Anatomia Humana, 6ª ed., 2006.)

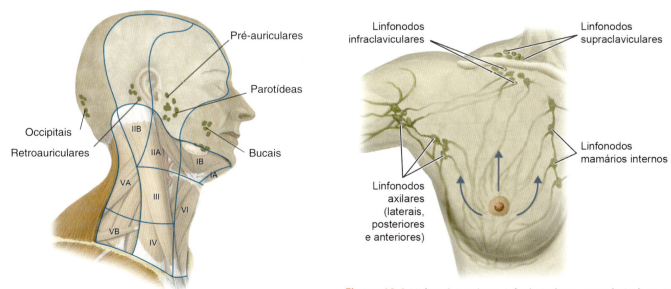

Figura 12.3 Níveis anatômicos dos linfonodos da cabeça e do pescoço. (Adaptada de Wolf-Heidgger – Atlas de Anatomia Humana, 6ª ed., 2006.)

Figura 12.4 Linfonodos axilares, infraclaviculares, supraclaviculares e mamários internos. (Adaptada de Wolf-Heidgger – Atlas de Anatomia Humana, 6ª ed., 2006.)

Quadro 12.1 Localização dos grupos de linfonodos, áreas de drenagem e as principais causas que levam às linfadenopatias de cada grupo.

Grupo ganglionar da cabeça e pescoço	Área de drenagem (mais comum)	Causas
Nível I Situa-se entre mandíbula, músculos digástricos e osso hioide. Trígono submentual (IIA); trígono submandibular (IIB). Inclui linfonodos submentuais e submandibulares	Cavidade oral (dentes, gengiva, palato, língua, soalho bucal), lábios, glândula submandibular, glândula sublingual, seios paranasais, face	Infecções virais do trato respiratório alto, infecções bacterianas, infecções por micobactérias, toxoplasmose, citomegalovirose, rubéola, infecções dentárias e periodontais, mononucleose. Neoplasias da cabeça e do pescoço, leucemias e linfomas
Nível II Corresponde ao terço superior, situando-se entre o estilo-hioide e a bifurcação da artéria carótida (esta última corresponde à projeção do osso hioide). Inclui: linfonodos jugulares altos (jugulocarotídeos), jugulodigástricos e linfonodos posteriores próximos ao XI par craniano	Couro cabeludo, pele, nasofaringe, faringe, parótida, laringe supraglótica	Infecções no couro cabeludo, infecções por micobactérias. Neoplasias da pele, linfomas, carcinoma escamoso da cabeça e do pescoço
Nível III Localiza-se abaixo da bifurcação (clinicamente corresponde à projeção do hioide), separado inferiormente no ponto onde o músculo omo-hióideo cruza a veia jugular interna (externamente visualizado como a borda inferior da cartilagem cricoide). Contém os linfonodos jugulares médios	Tireoide, laringe, gengiva maxilar, porção posterior do palato, raiz e borda lateral da língua, soalho bucal, glândulas submandibulares e sublinguais, região anterior do pescoço, esôfago, mamas, pulmão e tireoide	Infecções virais do trato respiratório alto, infecções dentárias, toxoplasmose, citomegalovirose, rubéola, monocucleose. Neoplasias da cabeça e do pescoço, leucemias e linfomas
Nível IV Compreende os linfonodos jugulares inferiores, os escalenos e os supraclaviculares, que estão abaixo do terço inferior do músculo esternocleidomastóideo até a clavícula		
Nível V Linfonodos ao longo do nervo acessório, contidos no trígono cervical posterior	Couro cabeludo, parte superior do tórax, nasofaringe e faringe, esôfago, tireoide, pulmão, mamas	Infecções no couro cabeludo, infecções da pele. Neoplasias da pele, linfomas, carcinoma escamoso da cabeça e do pescoço
Nível VI Situam-se entre as duas carótidas, com o osso hioide superiormente e a fúrcula inferiormente. Inclui os linfonodos paratraqueais e pré-traqueais, peritireoidianos e pré-cricoides	Trato gastrintestinal, trato geniturinário, pulmão, laringe e tireoide	Neoplasias intra-abdominais, torácicas, doenças da laringe, da tireoide, infecções fúngicas e micobacterioses
Occipitais Estão dispostos na superfície dos processos occipitais externos	Drenam a parte posterior do couro cabeludo e pescoço	Infecções do couro cabeludo, rubéola, linfomas
Pré-auriculares e parotídeos Situam-se anteriormente à orelha e em associação com as artérias temporal superficial e facial transversa, na superfície e profundamente nas glândulas parótidas (intra e extraglandular). Das glândulas salivares maiores, a parótida é a única a apresentar linfonodos intraglandulares	Drenam porção superior da face, região temporal, glândulas parótidas, parte posterior das bochechas e parte do couro cabeludo	Infecções da orelha externa e ATM; infecções das glândulas parótidas. Carcinoma escamoso do lábio, linfomas
Retroauriculares (mastóideos) Posteriormente à orelha, próximo à fixação do músculo esternocleidomastóideo	Drenam a metade posterolateral do couro cabeludo	Infecções
Bucais Linfonodos localizados na superfície do músculo bucinador, próximo à comissura labial e asa do nariz	Drenam a zona intermediária da face (entre maxila e mandíbula, acompanhando a artéria e a veia facial)	Infecções
Linfonodos infraclaviculares	Mamas e parte superior do braço	Linfoma não Hodgkin Neoplasias da mama
Linfonodos axilares	Mama, braço e parede torácica	Infecções da pele, doença da arranhadura do gato, tularemia, esporotricose, sarcoidose, sífilis, brucelose, leishmaniose, hanseníase. Neoplasias da mama e da pele, linfomas, leucemias, sarcoma de Kaposi
Linfonodos epitrocleanos	Forame ulnar e mão	Infecções da pele, hanseníase, linfoma, neoplasias da pele
Linfonodos inguinais	Genitália, períneo, ânus, órgãos genitais internos e membros inferiores	Infecções cutâneas, doenças sexualmente transmissíveis, adenopatia reacional benigna. Linfoma, neoplasia do pênis, da vulva e do ânus, neoplasia de tecidos moles, sarcoma de Kaposi
Linfomas poplíteos	Pernas e pés	Infecções

Capítulo 12 Exame dos Linfonodos

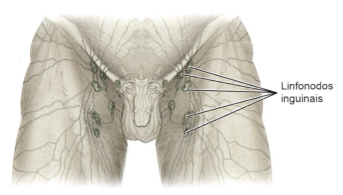

Figura 12.5 Linfonodos inguinais (crurais). (Adaptada de Wolf-Heidgger – Atlas de Anatomia Humana, 6ª ed., 2006.)

Para a palpação dos linfonodos axilares, retropeitorais e epitrocleanos, o examinador deve se colocar à frente do paciente. Com o paciente sentado ou de pé, o examinador segura gentilmente o membro superior do lado a ser examinado, ligeiramente fletido, com a mão heteróloga. A fossa axilar será examinada com a mão heteróloga, em posição de garra. Deve-se executar deslizamento suave com a pele contra o gradil costal da região axilar e infra-axilar, na região anterior, medial e posterior da fossa axilar (Figura 12.7A).

A palpação dos linfonodos retropeitorais é realizada com o examinador em frente ao paciente, e, com a mão em pinça, procede-se à compressão e ao deslizamento em toda a face posterior acessível do músculo grande peitoral (Figura 12.7B).

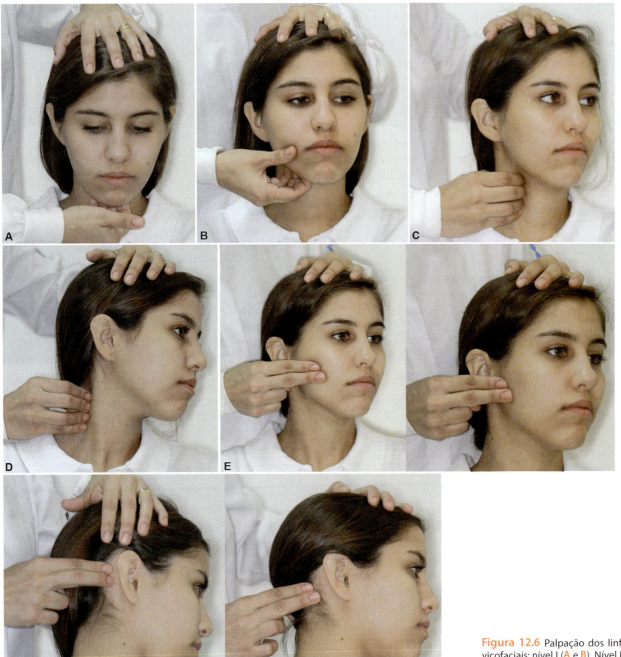

Figura 12.6 Palpação dos linfonodos cervicofaciais: nível I (A e B). Nível III (C), nível V (D), bucal, pré-auriculares e parotídeos. (E), retroauriculares e occipital (F).

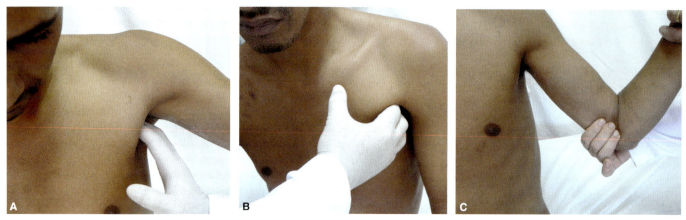

Figura 12.7 Palpação dos linfonodos: axilares (A), retropeitorais (B) e epitrocleanos (C).

A palpação dos linfonodos epitrocleanos se faz em continuação à palpação dos linfonodos axilares e retropeitorais. Para isso, mantém-se o membro superior do paciente em flexão, segurando o antebraço com a mão heteróloga. Com a mão contrária, em posição de "pinça", procede-se à compressão e ao deslizamento da goteira epitrocleana. Geralmente, apenas um linfonodo é palpável neste local (Figura 12.7C).

O paciente deve estar deitado, com a região a ser examinada despida (Figura 12.8), sendo a palpação dos linfonodos inguinais ou crurais feita com os dedos do examinador em extensão, deslizando suavemente, em movimentos circulares ou lineares.

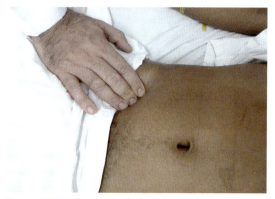

Figura 12.8 Palpação dos linfonodos inguinais ou crurais.

A palpação dos linfonodos poplíteos é realizada com o paciente em decúbito ventral, com a perna semifletida. O examinador mantém os dedos estendidos ou em garra. Cumpre ressaltar que os linfonodos desta região raramente são palpáveis (Figura 12.9).

Completa-se a investigação examinando o trajeto dos linfáticos. Havendo *linfangite*, surgem na pele finas estrias vermelhas.

Os linfonodos profundos raramente são palpáveis, exceto quando hipertrofiados, formando blocos ganglionares. Podem ser avaliados pelos exames de imagem (Figura 12.10).

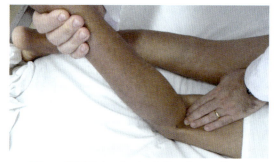

Figura 12.9 Palpação dos linfonodos poplíteos.

CARACTERÍSTICAS SEMIOLÓGICAS

Em condições normais, os linfonodos são individualizados, móveis, indolores, e têm consistência borrachosa. As características descritas a seguir devem ser analisadas.

- **Localização**: necessário saber-se não apenas a localização com referência aos grupamentos ganglionares, mas na própria cadeia ganglionar quais linfonodos estão comprometidos, pois o reconhecimento do linfonodo alterado permite ao médico deduzir as áreas drenadas ou órgãos afetados (Figura 12.11)
- **Tamanho ou volume:** descreve-se esta característica estimando o seu diâmetro em centímetros. Normalmente, os linfonodos variam de 0,5 a 2,5 cm de diâmetro. Linfonodos palpáveis podem ser normais em adultos. Nestes casos são bem individualizados, móveis e indolores

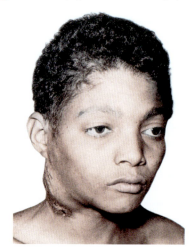

Figura 12.10 Linfonodos cervicais hipertrofiados com fistulização em paciente com blastomicose sul-americana.

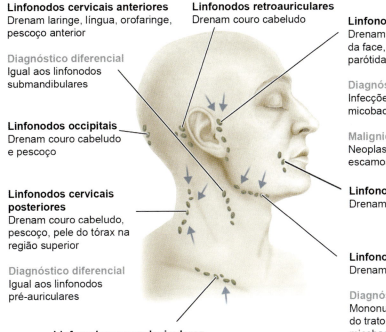

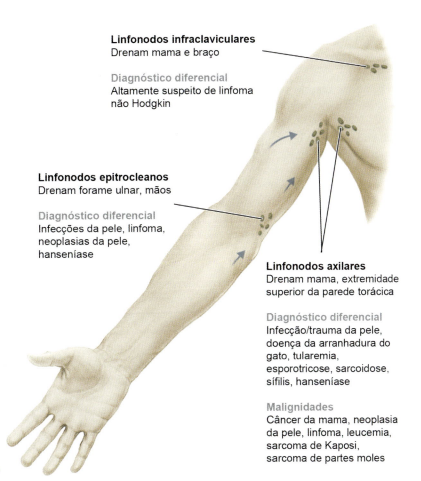

Figura 12.11 Localização e drenagem dos linfonodos cervicais (A) e axilares (B). (Adaptada de Wolf-Heidgger – Atlas de Anatomia Humana, 6ª ed., 2006.)
(*continua*)

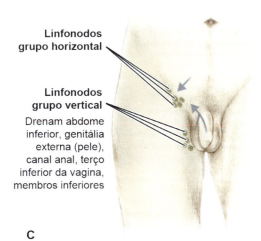
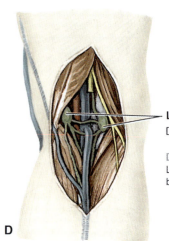

Figura 12.11 (*Continuação*) Localização e drenagem dos linfonodos inguinais (C) e poplíteos (D). (Adaptada de Wolf-Heidgger – Atlas de Anatomia Humana, 6ª ed., 2006.)

- **Coalescência**: é a junção de dois ou mais linfonodos, formando massa de limites imprecisos. A coalescência é determinada por processo inflamatório ou neoplásico da cápsula dos linfonodos acometidos, que os une firmemente, indicando certa duração na evolução da doença
- **Consistência**: o linfonodo pode estar endurecido ou amolecido, com flutuação ou não. A primeira é própria dos processos neoplásicos ou inflamatórios com fibrose. Quando mole e/ou com flutuação, indica, em geral, processo inflamatório e/ou infeccioso com formação purulenta
- **Mobilidade**: com palpação deslizante ou, se possível, fixando-o entre o polegar e o indicador, procura-se deslocar o linfonodo, o qual pode ser móvel ou estar aderido aos planos profundos. Esses caracteres indicam comprometimento capsular com as estruturas adjacentes
- **Sensibilidade**: o linfonodo pode estar doloroso ou não. Geralmente, as adenopatias infecciosas bacterianas agudas são dolorosas, podendo acompanhar-se de outras características inflamatórias. São pouco dolorosos nos processos infecciosos crônicos e, em geral, indolores nas infecções virais e nos processos parasitários. Os linfonodos metastáticos, além de consistência pétrea, são indolores. Os linfonodos leucêmicos ou linfomatosos são indolores ou levemente doloridos
- **Alteração da pele**: observar a presença de sinais flogísticos (edema, calor, rubor e dor), e de fistulização, descrevendo-se o tipo de secreção que flui pela fístula.

EXAME DO BAÇO

O baço é um órgão com múltiplas funções, tendo papel ativo na hemopoese e vigilância imune (Ver *Palpação do baço* no Capítulo 17, *Exame do Abdome*).

ADENOMEGALIAS E ESPLENOMEGALIA

O encontro de linfonodos hipertrofiados – adenomegalia – merece sempre uma investigação criteriosa, pois podem aparecer em doenças banais e em doenças graves, e só o exame minucioso dos linfonodos e do paciente como um todo possibilitará distinguir uma possibilidade da outra, levando-se sempre em conta a idade do paciente.

> O tecido linfático apresenta uma hipertrofia na infância, sendo normal encontrarmos linfonodos cervicais e submandibulares palpáveis, de pequeno tamanho, em crianças.
>
> Em adultos, encontra-se com frequência algum linfonodo palpável em região inguinal, axilar, cervical ou submandibular, de pequeno tamanho, secundários a processos inflamatórios e/ou infecções pregressas, sem significado patológico.

O primeiro passo consiste em analisar as características semiológicas dos linfonodos alterados, das quais podem ser feitas deduções importantes para o diagnóstico. Por exemplo, sinais flogísticos na pele circunjacente associados à sensibilidade aumentada em relação a um linfonodo aumentado e aderido aos planos superficiais indicam processo inflamatório (adenites). A constatação de fístula sugere a possibilidade de micose ou tuberculose (ver Figura 12.10). Linfonodos muito volumosos levantam a suspeita de linfomas ou leucoses. Linfonodos duros e fixos sugerem neoplasia maligna, assim como linfonodos coalescentes.

O segundo passo é determinar se o comprometimento dos linfonodos é *localizado*, ou seja, apenas um ou mais linfonodos de um grupo apresentam sinais de anormalidades, ou se é *generalizado* (nesse caso, três ou mais grupos de linfonodos são palpáveis). Nessas situações, deve-se considerar infecções graves, doenças autoimunes, neoplasias e doenças linfoproliferativas (Quadro 12.1).

Embora uma das características das doenças sistêmicas seja o comprometimento generalizado dos linfonodos, é preciso ter em mente que, nas fases mais precoces, costuma-se constatar o infartamento de um linfonodo apenas ou de um grupo ganglionar.

> ### Esplenomegalia associada a adenomegalias
>
> As principais causas de esplenomegalia associada a adenomegalias são: doenças infecciosas (infecções bacterianas e virais, malária, calazar, doença de Chagas aguda), doenças linfoproliferativas (linfomas, leucemias, síndrome mielodisplásica), doenças de depósito (doenças de Gaucher, doença de Niemann-Pick), medicamentos (rifampicina, hidroxiureia).

Roteiro pedagógico para exame dos linfonodos

Este roteiro está disponível para *download* em www.grupogen.com.br. Neste mesmo *site*, com o título *Habilidades clínicas*, encontram-se vídeos com as várias etapas do exame clínico. Havendo mais de uma cadeia ganglionar comprometida, anote em cada célula correspondente a sequência da observação, separando-as com "/".

Identificação do paciente:		
Linfonodos da cabeça e do pescoço	**Direito**	**Esquerdo**
Nível: I ( ), II ( ), III ( ), IV ( ), V ( ), VI ( )		
Tamanho:		
Consistência:		
Coalescência:		
Mobilidade:		
Sensibilidade:		
Sinais flogísticos:		
Fístula:		
Linfonodos axilares	**Direito**	**Esquerdo**
Axilar ( ), infraclavicular ( ), supraclavicular ( )		
Tamanho:		
Consistência:		
Coalescência:		
Mobilidade:		
Sensibilidade:		
Sinais flogísticos:		
Fístula:		
Linfonodos epitrocleares	**Direito**	**Esquerdo**
Tamanho:		
Consistência:		
Coalescência:		
Mobilidade:		
Sensibilidade:		
Sinais flogísticos:		
Fístula:		
Linfonodos inguinais	**Direito**	**Esquerdo**
Tamanho:		
Consistência:		
Coalescência:		
Mobilidade:		
Sensibilidade:		
Sinais flogísticos:		
Fístula:		
Linfonodos poplíteos	**Direito**	**Esquerdo**
Tamanho:		
Consistência:		
Coalescência:		
Mobilidade:		
Sensibilidade:		
Sinais flogísticos:		
Fístula:		

Capítulo 13

Exame dos Pulsos Radial, Periféricos e Venoso

Celmo Celeno Porto
Arnaldo Lemos Porto
Abrahão Afiune Neto
Aguinaldo Figueiredo de Freitas Jr.
Edvaldo de Paula e Silva
Yosio Nagato

- Introdução *316*
- Pulso radial *316*
- Pulsos periféricos *318*
- Síndrome isquêmica *321*
- Pulso capilar *322*
- Pulso venoso, turgência ou ingurgitamento jugular *322*
- Roteiro pedagógico para exame dos pulsos radial, periféricos e venoso *324*

INTRODUÇÃO

O aparelho circulatório e o próprio funcionamento do coração podem ser avaliados pela análise das pulsações arteriais, venosas e capilares. Para isso é necessário examinar sistematicamente os seguintes pulsos:

- Pulso radial
- Pulsos periféricos
- Pulso capilar
- Pulso venoso.

PULSO RADIAL

A tomada do pulso radial é um ato simples, porém rico de significação. Além de propiciar ao médico informações semióticas, simboliza a relação médico-paciente, constituindo com frequência o primeiro contato direto entre estes.

Semiotécnica

Habitualmente, a artéria radial situa-e entre a apófise estiloide do rádio e o tendão dos flexores. Para palpá-la, empregam-se as polpas dos dedos indicador e médio, variando a força de compressão até obter-se impulso máximo. O polegar fixa-se delicadamente no dorso do punho do paciente. O examinador usa a mão direita para examinar o pulso esquerdo do paciente e vice-versa. Além disso, a mão do paciente deve repousar no leito ou na mesa de exame em completa supinação.

Características semiológicas do pulso radial

- Estado da parede arterial
- Frequência
- Ritmo
- Amplitude ou magnitude
- Tensão ou dureza
- Tipos de onda
- Comparação com o lado homólogo.

Estado da parede arterial

Em condições normais, percebe-se uma parede lisa, sem tortuosidades e que se deprime facilmente. Quando se nota uma parede vascular endurecida, irregular e tortuosa, às vezes comparada a "traqueia de passarinho", é sinal de uma vasculopatia que se denomina genericamente de *arteriosclerose*. No caso da artéria radial, a afecção que a torna dura e tortuosa é a *mediosclerose de Mönckeberg*, que não deve ser confundida com a aterosclerose. São duas patologias distintas, sem qualquer relação entre uma e outra, cumprindo ressaltar que *mediosclerose* na radial não indica aterosclerose em outras artérias (coronárias e cerebrais, por exemplo).

A mediosclerose de Mönckeberg é uma esclerose da camada média das artérias de médio calibre, principalmente braquiais, radiais, ulnares, femorais, tibiais, uterinas e dos órgãos genitais que pode culminar em calcificação. Era uma afecção considerada sem importância clínica por não se acompanhar de redução da luz do vaso. Contudo, tem sido considerada como responsável pelo registro de pseudo-hipertensão arterial em pessoas idosas. Por isso, quando se observa uma artéria radial endurecida, deve-se valorizar este achado para interpretar corretamente os valores da pressão arterial (ver Capítulo 14, *Exame da Pressão Arterial*).

Manobra de Osler e pseudo-hipertensão arterial

Esta manobra baseia-se na palpação da artéria radial após insuflação do manguito acima da pressão sistólica. Diz-se que a manobra de Osler é positiva quando a artéria permanece palpável, mas sem pulsações. Frequentemente, esta manobra é positiva em idosos. Classicamente, é considerada uma indicação de pseudo-hipertensão arterial; no entanto, a sensibilidade e a especificidade desta manobra são baixas.

Frequência

É necessário contar sempre o número de pulsações durante um minuto inteiro, comparando-se estes valores com o número de batimentos cardíacos. A frequência do pulso varia com a idade e com diversas outras condições fisiológicas. Em pessoas adultas, considera-se normal a frequência de 60 a 100 bpm, em repouso. Acima de 100 pulsações designa-se *taquisfigmia* ou, como é mais usado na linguagem comum, *taquicardia*. Em várias condições fisiológicas, como exercício, emoção e gravidez, ocorre taquicardia, a qual pode ser observada também em estados febris, hipertireoidismo, insuficiência cardíaca, taquicardia paroxística, miocardite, colapso periférico e hipovolemia; *bradisfigmia* ou *bradicardia* significa menos de 60 pulsações por minuto. Não é raro tal achado em pessoas saudáveis, especialmente atletas, contudo a bradicardia costuma indicar anormalidade cardíaca ou extracardíaca. Entre as causas extracardíacas estão algumas enfermidades infecciosas (febre tifoide e viroses), hipertensão intracraniana e icterícia. As causas principais de bradicardia são as afecções cardíacas com lesões do sistema excitocondutor, seja por comprometimento do nó sinoatrial (bradicardia sinusal), seja por transtorno na condução do estímulo (bloqueio atrioventricular).

Déficit de pulso

Significa que o número de batimentos cardíacos é maior que o número das pulsações na artéria radial. Decorre do fato de algumas contrações ventriculares serem ineficazes, ou seja, não impulsionarem sangue para a aorta e, *ipso facto*, não determinarem onda de pulso. A extrassistolia ventricular e a fibrilação atrial constituem as principais causas de déficit de pulso.

Ritmo

É dado pela sequência das pulsações. Se elas ocorrem a intervalos iguais, diz-se que o ritmo é *regular*. Se os intervalos são variáveis – ora mais longos ora mais curtos –, trata-se de ritmo *irregular* (Figura 13.1A-C).

A irregularidade do pulso indica alteração do ritmo cardíaco – arritmia –, que pode ser fisiológica ou patológica.

As principais arritmias são: *arritmia sinusal, extrassistolia, fibrilação atrial* e *bloqueio cardíaco*.

Arritmia sinusal. Consiste na alternância de pulsações, ora mais rápidas ora mais lentas, variações essas quase sempre relacionadas com a respiração. Na inspiração, as pulsações sucedem-se mais rapidamente, enquanto, na expiração, ocorre o contrário.

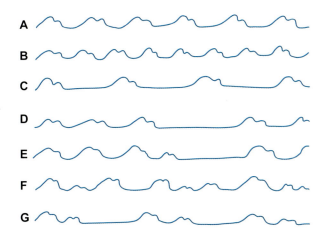

Figura 13.1 Ritmo do pulso: ritmo regular (**A**), taquicardia (**B**), bradicardia (**C**), extrassístole traduzida apenas pela pausa compensadora (**D**), extrassístole com percepção de uma onda prematura (**E**), fibrilação atrial (**F**), bigeminismo extrassistólico (**G**).

A arritmia sinusal é comum e mais intensa em crianças e adolescentes, sendo, portanto, um fenômeno fisiológico na maioria dos casos.

Deve-se a variações da influência vagal sobre o nó sinusal, que está estreitamente relacionada com a respiração.

Pode ser encontrada também em algumas situações patológicas, como na hipertensão intracraniana e na cardiopatia isquêmica.

A ausculta cardíaca cuidadosa permite reconhecer corretamente a arritmia sinusal.

Extrassistolia. É a arritmia mais comum, e não indica, obrigatoriamente, a presença de lesão cardíaca. O que se nota no pulso radial são falhas na sequência das pulsações; em outras palavras, não são as contrações extras que mais chamam a atenção do examinador; na verdade, o que se percebe são as pausas compensadoras que se seguem às contrações prematuras (Figura 13.1D). As extrassístoles propriamente costumam ser imperceptíveis no pulso porque, se ocorrem antes de o coração estar cheio de sangue, não se acompanham, obviamente, de uma onda no pulso. Todavia, às vezes, pode-se perceber uma pulsação prematura, quase sempre de pequena amplitude, que corresponde à contração extrassistólica (Figura 13.1E).

Do ponto de vista semiológico, as extrassístoles podem ser classificadas, tendo em conta suas relações com a sequência das pulsações, da seguinte maneira: se ocorrem vez por outra, entre pulsações normais, são ditas *extrassístoles isoladas*; se aparecem alternadamente a cada pulsação, denomina-se *pulso bigeminado* ou *bigeminismo extrassistólico* (Figura 13.1G); quando ocorre uma extrassístole após duas pulsações normais, fala-se em *pulso trigeminado* ou *trigeminismo extrassistólico*.

Há interesse, também, em determinar o número de extrassístoles por minuto, pois este dado nos fornece uma ideia da frequência com que aparecem as contrações prematuras. Quanto mais frequentes, maior o significado clínico.

Fibrilação atrial. Nesta arritmia, chama a atenção do examinador a completa e constante irregularidade do pulso. Os intervalos entre as pulsações variam de uma para a outra, e a amplitude das ondas modifica-se a todo momento. Esta arritmia não deve ser confundida com a *arritmia sinusal* ou com *extrassístoles* frequentes. Na vigência de fibrilação atrial, costuma-se observar déficit de pulso, principalmente quando a frequência cardíaca é alta (Figura 13.1F).

Bloqueio cardíaco. O bloqueio atrioventricular que determina irregularidade do pulso é o de segundo grau. Isso porque, no bloqueio atrioventricular de primeiro grau, há apenas retardo na condução do estímulo sem que haja perda de nenhum; vale dizer que não se observam falhas no pulso. No bloqueio de terceiro grau ou bloqueio atrioventricular completo, todos os estímulos sinusais são bloqueados, resultando um pulso lento, porém regular. Já no bloqueio de segundo grau tipo Wenckebach, alguns estímulos originados no nó atrial não alcançam os ventrículos, o que determina falhas na sequência das pulsações, semelhantes às pausas compensadoras das extrassístoles.

Amplitude ou magnitude

Esta característica é avaliada pela sensação captada em cada pulsação e está diretamente relacionada com o grau de enchimento da artéria durante a sístole e seu esvaziamento durante a diástole.

Quanto à amplitude, classifica-se o pulso em *amplo*, *mediano* e *pequeno*. Bom exemplo de pulso amplo é o da insuficiência aórtica. Na estenose aórtica, observa-se o contrário, ou seja, o pulso é pequeno. Na hipotensão arterial, a amplitude do pulso também é pequena, podendo ser quase imperceptível.

Tensão ou dureza

Avalia-se a tensão ou dureza do pulso pela compressão progressiva da artéria. Se a pressão necessária para interromper as pulsações for pequena, caracteriza-se o *pulso mole*. Ao contrário, se a interrupção da onda sanguínea exigir forte pressão, trata-se de *pulso duro*. Denomina-se a situação intermediária *pulso de tensão mediana*.

A dureza do pulso depende da pressão diastólica e não deve ser confundida com endurecimento da parede arterial. Pulso duro indica hipertensão arterial; o contrário, hipotensão arterial.

Tipos de onda

Com algum treino consegue-se reconhecer os principais tipos de onda pulsátil (Figura 13.2):

▸ **Onda de pulso normal**: suas características serão aprendidas pelo exame de pacientes saudáveis (Figura 13.2A)
▸ **Pulso célere ou em martelo d'água**: sua característica fundamental é que aparece e some com rapidez, lembrando a sensação tátil provocada pelo martelo d'água. (O martelo d'água é um aparelho de física que consiste em um tubo de vidro com água, que ocupa metade de seu espaço e do qual se retirou o ar; quando se inverte o tubo, a água cai como um corpo sólido, provocando um golpe breve e seco que pode ser percebido pela mão que segura o tubo.).

Este pulso decorre do aumento da pressão diferencial e, por isso, é observado na insuficiência aórtica, nas fístulas arteriovenosas, nas anemias graves e no hipertireoidismo.

Para melhor percepção do pulso célere (Figura 13.2B), adota-se uma técnica especial: o braço do paciente é levantado acima de sua cabeça, tendo sua mão segura pela mão esquerda do examinador, enquanto a face anterior do punho do paciente é envolvida pela mão direita do médico. O polegar fecha a pinça, apoiando-se no dorso do punho. Nessa técnica, a percepção do pulso não se faz com as polpas digitais, mas, sim, com toda a face ventral dos dedos e a parte palmar da mão

- **Pulso pequeno ou *parvus*:** a tensão do pulso apresenta-se diminuída, e o pulso parece fraco e pequeno, o contrário do pulso célere. A ascensão da onda de pulso é lenta, e o pico é prolongado. É observado na estenose aórtica grave, na insuficiência cardíaca e na hipovolemia (Figura 13.2C)
- **Pulso filiforme:** é um tipo de pulso ao mesmo tempo de pequena amplitude e mole. Indica quase sempre colapso circulatório periférico. Não confundir com pulso parvus
- **Pulso alternante:** percebe-se de modo sucessivo uma onda ampla seguida de outra mais fraca (Figura 13.2D). A compressão da artéria deve ser calculada para a percepção da onda mais débil. O pulso alternante constitui sinal de insuficiência ventricular esquerda, e não deve ser confundido com o pulso bigeminado.

É mais bem detectado durante a medida da pressão arterial, usando-se a seguinte técnica: ao desinsuflar o manguito, fica-se atento à intensidade dos primeiros ruídos que surgem (fase I da escala de Korotkoff), pois o pulso alternante se expressa neste momento pela alternância de um ruído mais forte e um mais fraco. Se deixarmos o manguito insuflado neste nível, o mesmo fenômeno é percebido no pulso radial, ou seja, é possível sentir uma onda de pulso mais fraca após uma mais forte, com intervalos iguais entre elas, o que diferencia o pulso alternante do pulso bigeminado

- **Pulso paradoxal:** descrito em 1873 por Kussmaul, ao observar acentuada redução inspiratória da amplitude do pulso na pericardite constritiva e no tamponamento cardíaco. Pode ocorrer, também, no derrame pericárdico volumoso e no enfisema pulmonar.

Foi subsequentemente estabelecido que o declínio inspiratório não é "paradoxal", mas, sim, um exagero da redução normal da pressão sistólica durante a inspiração, em virtude da redução do retorno venoso com diminuição do débito cardíaco, que se reflete perifericamente por uma pulsação mais fraca. De modo similar ao pulso alternante, é por meio da medida da pressão arterial pelo método auscultatório que é possível detectar com mais facilidade e precisão o pulso paradoxal. Assim, o encontro de uma diminuição de 10 mmHg na pressão sistólica durante a inspiração profunda sugere pulso paradoxal

- **Vários outros tipos de pulso são descritos** (porém, com o advento dos modernos recursos propedêuticos, praticamente perderam o valor clínico):
  - *Dicrótico*: quando se percebe uma dupla onda em cada pulsação (Figura 13.2E)
  - *Anacrótico*: caracteriza-se por uma pequena onda inscrita no ramo ascendente da onda pulsátil
  - *Bisferiens* (Figura 13.2F): nele, percebem-se duas ondulações no ápice da onda de pulso, sendo observado na dupla lesão aórtica.

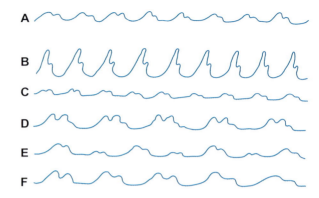

Figura 13.2 Tipos de onda de pulso: onda de pulso normal (**A**), pulso célere ou em martelo d'água (**B**), pulso pequeno ou *parvus* (**C**), pulso alternante (**D**), pulso dicrótico (**E**), pulso *bisferiens* (**F**).

Comparação com o lado homólogo

Averigua-se a igualdade ou a desigualdade dos pulsos radiais palpando-se simultaneamente as duas artérias radiais. Procura-se, desse modo, comparar a amplitude das pulsações. A desigualdade dos pulsos aparece nas afecções da crossa aórtica ou dos vasos que dela emergem quando são sede de constrições ou oclusões, congênitas ou adquiridas.

PULSOS PERIFÉRICOS

O exame dos outros pulsos periféricos tem por finalidade analisar comparativamente artérias homólogas no que se refere à presença ou ausência de pulso e à amplitude da onda pulsátil, além da avaliação do estado da parede vascular.

Os seguintes pulsos devem ser examinados (Figura 13.3): carotídeo, temporal superficial, subclávio, axilar, braquial, cubital, radial, aórtico abdominal, ilíaco, femoral, poplíteo, tibial anterior, pedioso ou dorsal do pé e tibial posterior.

Semiotécnica

Para examinar as *artérias carotídeas*, o médico fica de frente para o paciente, que deve estar de pé ou sentado. O pulso carotídeo direito é sentido pela polpa do polegar esquerdo que afasta a borda anterior do esternocleidomastóideo ao mesmo tempo em que procura as pulsações perceptíveis um pouco mais profundamente (Figura 13.4). As polpas dos dedos médio e indicador fixam-se sobre as vértebras cervicais mais inferiores. Para o lado esquerdo, usa-se a mão direita.

Não confundir as pulsações carotídeas com o pulso venoso, lançando mão dos elementos semióticos que permitem a diferenciação entre esses dois tipos de pulsação (ver *Pulso venoso, turgência ou ingurgitamento jugular*, neste capítulo e Capítulo 15, *Exame de Cabeça e Pescoço*.)

As *artérias temporais* são facilmente localizáveis na região frontal, logo acima da arcada supraorbitária, e devem ser palpadas com as polpas dos dedos indicador e médio.

A *artéria subclávia* é palpada com o paciente sentado, fazendo leve flexão da cabeça para o lado a ser examinado. O médico posiciona-se à frente, ao lado ou atrás do paciente e procura sentir a subclávia com os dedos indicador, médio e anular, na fossa supraclavicular, profundamente e posterior à clavícula (Figura 13.5A).

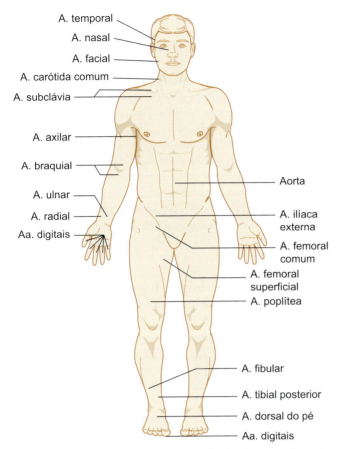

Figura 13.3 Representação esquemática dos locais nos quais se deve fazer a palpação das artérias periféricas.

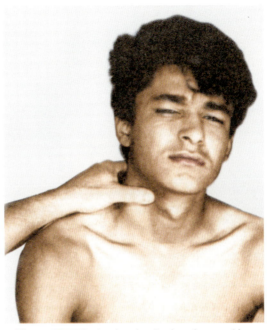

Figura 13.4 Técnica de palpação do pulso carotídeo.

A *palpação do pulso axilar* é obtida afundando-se a mão no oco axilar. Para palpar a artéria axilar direita, o examinador emprega a mão esquerda; a axilar esquerda é examinada com a mão direita.

As *artérias cubitais* são palpadas com o paciente sentado ou em decúbito dorsal. O médico posiciona-se na frente ou ao lado do paciente, conforme ele esteja sentado ou deitado. Com a mão homolateral, segura a mão do paciente, fazendo leve flexão nela, e, com os dedos indicador, médio e anular da mão contralateral, procura sentir as pulsações da artéria, situada entre os músculos flexor superficial dos dedos e o flexor ulnar do carpo, utilizando o polegar como ponto de apoio no dorso do punho (Figura 13.5C).

Para o exame das *artérias braquiais*, o examinador deve ficar de pé do lado que estiver sendo palpado, mantendo-se o paciente em decúbito dorsal ou sentado. Assim se procede para o exame de artéria braquial direita: com a mão direita, o examinador sustenta a mão direita do paciente ao mesmo tempo em que o braço é levantado e mantido em leve flexão. A mão esquerda do examinador abarca a parte média do braço imediatamente abaixo do músculo deltoide. O polegar funciona como ponto de fixação, enquanto as pontas dos dedos médio e indicador se insinuam por baixo do bíceps até encontrarem a artéria braquial. Para o exame da artéria braquial esquerda, basta fazer a necessária adaptação (Figura 13.5B).

A posição do paciente para se palpar a *aorta abdominal* é o decúbito dorsal, fazendo-se leve flexão das coxas sobre a bacia. O médico situa-se à direita do paciente e, com sua mão direita, procura a aorta no espaço compreendido entre o apêndice xifoide e a cicatriz umbilical, pressionando-a contra a coluna vertebral. A mão esquerda deve apoiar-se sobre a direita para ajudar na compressão. A palpação da aorta abdominal é difícil nos pacientes obesos e musculosos (Figura 13.6).

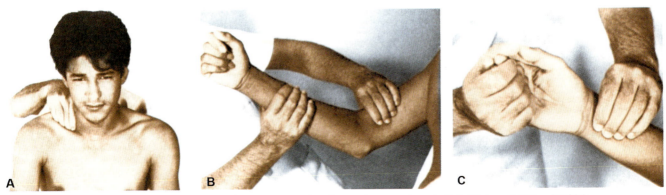

Figura 13.5 Técnica de palpação dos principais pulsos do membro superior: subclávio (**A**), braquial (**B**), cubital (**C**).

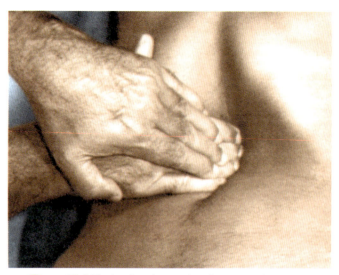

Figura 13.6 Técnica de palpação do pulso aórtico abdominal.

de pé, ao seu lado. Usam-se as polpas dos dedos indicador, médio e anular. A mão que palpa repousa na raiz da coxa (Figura 13.7A).

As *pulsações das artérias poplíteas* costumam ser mais difíceis de serem detectadas do que os demais pulsos periféricos, pois são mais profundas e produzem uma sensação mais difusa à palpação. Na primeira técnica, o paciente posiciona-se em decúbito dorsal com o joelho ligeiramente fletido; com a perna relaxada, posicionam-se as polpas digitais das duas mãos na linha média por trás do joelho e realiza-se uma compressão profunda para dentro da fossa poplítea. Na segunda técnica, o paciente adota a posição de decúbito ventral com a perna semifletida para a palpação da poplítea direita. O examinador posiciona-se do lado direito, segurando com a mão esquerda a perna do paciente. Enquanto o polegar de sua mão direita se aprofunda no oco poplíteo para a palpação da artéria, a pinça é fechada pelos outros dedos que se fixam na face anterior da coxa (Figura 13.7B e C). Encurvam-se os dedos por trás e ligeiramente abaixo do maléolo medial do tornozelo.

As *artérias tibiais anteriores* são palpadas no terço distal da perna, entre os músculos extensor no hálux e extensor ao longo dos dedos. O paciente deve estar em decúbito dorsal com leve flexão do joelho. O médico posiciona-se do lado do membro em exame, firmando o pé do paciente, em dorsiflexão, com uma das mãos. Com os dedos indicador, médio e anular da mão contralateral, procura sentir as pulsações da artéria.

As *artérias pediosas* são palpadas da seguinte maneira: para a pediosa direita, o examinador usa a mão esquerda, fixando o polegar na planta do pé, enquanto as polpas dos dedos indicador, médio e anular procuram no dorso do pé e artéria ali situada. Para o exame do lado esquerdo, faz-se a adaptação conveniente (Figura 13.7D).

As *artérias ilíacas externas* e *comuns* podem ser palpadas com o paciente em decúbito dorsal com as coxas levemente fletidas sobre a bacia. O médico posiciona-se do lado a ser examinado e, com os dedos indicador, médio e anular da mão do mesmo lado, comprime a parede abdominal ao longo da linha que vai da cicatriz umbilical à parte média do ligamento inguinal. A mão oposta pode apoiar-se sobre a outra, auxiliando a compressão. Esses pulsos costumam ser difíceis de ser palpados nos indivíduos obesos e musculosos.

As *artérias femorais* são palpadas nas regiões inguinais, logo abaixo do ligamento inguinal ou ligamento de Poupart. O paciente deve permanecer em decúbito dorsal, e o examinador, sentado ou

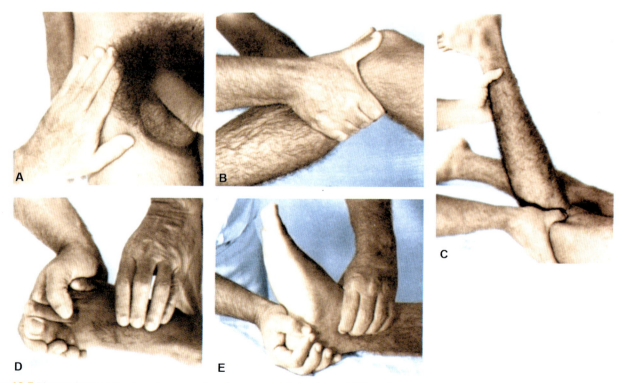

Figura 13.7 Técnica de palpação dos principais pulsos do membro inferior: femoral (A), poplíteo – primeira técnica (B), poplíteo – segunda técnica (C), pedioso (D), tibial posterior (E).

As *artérias tibiais posteriores* localizam-se imediatamente atrás do maléolo interno. Aqui também as pulsações são percebidas pelas polpas digitais do indicador, médio e anular (Figura 13.7E).

Manobras especiais

Manobra de Allen. Tem por objetivo detectar oclusão da artéria ulnar ou da radial, sendo realizada em quatro tempos:

- **1º tempo**: paciente sentado com os membros superiores estendidos à sua frente, mantendo as palmas voltadas para cima
- **2º tempo**: o médico palpa a artéria radial com o polegar
- **3º tempo**: enquanto comprime a artéria radial, o médico solicita ao paciente fechar a mão com força, de modo a esvaziá-la de sangue, o que provoca palidez de sua mão
- **4º tempo**: mantendo-se a artéria radial comprimida, solicita-se ao paciente que abra a mão. Em condições normais, há uma rápida volta da coloração da mão e dos dedos. Havendo oclusão da artéria ulnar, o retorno da coloração é mais demorado e não é uniforme, formando placas.

Para o diagnóstico de oclusão da artéria radial, usa-se a mesma manobra, de modo que, no 3º e 4º tempos, a artéria comprimida é a ulnar.

Manobra de Adson. É utilizada para o diagnóstico de compressão da artéria subclávia e do plexo braquial pelo músculo escaleno anterior, pela costela cervical, pelo processo transverso longo da 7ª vértebra cervical ou pelas bridas fibróticas, sendo realizada em dois tempos:

- **1º tempo**: paciente permanece sentado com os membros superiores apoiados sobre os joelhos, após o que o médico palpa o pulso radial e ausculta a região supraclavicular
- **2º tempo**: solicita-se ao paciente que faça uma inspiração profunda ao mesmo tempo em que gira a cabeça e estende a coluna cervical para o lado que está sendo examinado. Se houver compressão da artéria subclávia, o pulso radial diminui ou desaparece, e surge um sopro na região supraclavicular (o sopro desaparece se a manobra provocar oclusão total da artéria subclávia). Pode-se observar também palidez na região palmar.

Manobra costoclavicular. É utilizada para detectar compressão da artéria subclávia no nível de sua passagem pelo espaço costoclavicular, sendo realizada em dois tempos:

- **1º tempo**: paciente sentado com as mãos apoiadas sobre os joelhos, o médico palpa a artéria radial e ausculta a região supra ou infraclavicular na junção do terço médio com o terço externo da clavícula
- **2º tempo**: solicita-se ao paciente que faça uma inspiração profunda ao mesmo tempo em que joga os ombros para trás como na posição de sentido (exagerada) dos militares. Se houver compressão da artéria subclávia, o pulso radial desaparece ou diminui, e surge um sopro na região infra ou supraclavicular.

Manobra de hiperabdução. Esta manobra serve para detectar compressão da artéria subclávia pelo tendão do músculo pequeno peitoral. É realizada em dois tempos:

- **1º tempo**: o paciente se mantém sentado com os membros superiores apoiados sobre os joelhos. Neste momento, o médico palpa o pulso radial do lado do exame
- **2º tempo**: ao mesmo tempo em que o médico palpa o pulso radial, o paciente faz uma hiperabdução do braço, colocando a mão acima da cabeça. Se houver compressão, o pulso diminui ou desaparece, e, à ausculta da região axilar, pode-se perceber um sopro.

Manobra da isquemia provocada para avaliação do fluxo arterial nos membros inferiores. Esta manobra é realizada em três tempos:

- **1º tempo**: com o paciente em decúbito dorsal, o médico observa a coloração das regiões plantares
- **2º tempo**: solicita-se ao paciente que eleve os membros inferiores até um ângulo de 90°, mantendo-os nesta posição durante 1 min com a ajuda das mãos do médico colocadas na face posterior das coxas; em seguida, observa-se a coloração das regiões plantares. Em condições normais, não há alteração da coloração ou, se houver, será discreta. Havendo isquemia, aparece palidez da região plantar do membro comprometido. Nos casos duvidosos, solicita-se ao paciente executar extensão e flexão dos pés durante 3 min, em uma frequência de 30 movimentos por minuto. Se houver isquemia, a palidez plantar torna-se mais nítida
- **3º tempo**: os membros voltam à posição inicial e observa-se o tempo necessário para o retorno da coloração normal. Em pessoas normais, isso ocorre em 5 a 12 s, se não houver isquemia. Aliás, quando há isquemia, a região plantar adquire um tom vermelho-arroxeado, fenômeno que se denomina "hiperemia reativa".

> **Boxe — Dados semiológicos mais importantes da palpação das artérias periféricas**
>
> ✔ A comparação da amplitude de dois pulsos homólogos é o principal parâmetro a ser avaliado no exame dos pulsos periféricos porque nos permite avaliar o fluxo sanguíneo naquele segmento. Diminuição da amplitude ou ausência do pulso, comparativamente com o pulso homólogo, significa quase sempre oclusão parcial ou total de uma artéria (atualmente, dispõe-se de aparelhos simples e sensíveis para fazer a mensuração do fluxo sanguíneo, mas a avaliação clínica à beira do leito continua útil no raciocínio diagnóstico.)
> ✔ A presença de frêmito – correspondente tátil do sopro – indica semioclusão da artéria ou fístula arteriovenosa
> ✔ Paredes endurecidas e tortuosas são indicativas de arteriosclerose, que nestes casos corresponde à mediosclerose de Mönckeberg.

SÍNDROME ISQUÊMICA

Quando a quantidade de sangue que chega a uma área é menor do que a necessária para adequada nutrição dos tecidos, instala-se um conjunto de sinais e sintomas denominado *síndrome isquêmica*, que pode ser aguda ou crônica (ver *Artérias* no Capítulo 6, *Sinais e Sintomas*).

Síndrome isquêmica aguda

A síndrome isquêmica aguda surge em consequência da interrupção brusca de sangue para um segmento do organismo.

A etiologia é variável, destacando-se a embolia, a trombose, os traumatismos, a dissecção aórtica (aneurisma dissecante) e a ligadura inadvertida de uma artéria.

Síndrome isquêmica aguda dos membros

O quadro clínico da isquemia aguda dos membros é caracterizado por dor, alteração da cor e da temperatura da pele, contratura muscular, bolhas e ausência de pulsos periféricos distalmente à oclusão arterial.

A dor pode ser de instalação súbita ou insidiosa, e comumente é precedida da sensação de formigamento e dormência. Com a evolução do processo isquêmico, instala-se uma dor constritiva de forte intensidade que se acompanha de incapacidade funcional.

Quando a dor é muito intensa, o paciente pode apresentar sudorese profusa e choque neurogênico. A dor é de menor intensidade ou ausente quando a oclusão ocorre em leito arterial previamente comprometido, com circulação colateral presente.

A pele adquire, de início, uma palidez intensa. A palidez surge vários centímetros abaixo do nível da oclusão. Com o evoluir do processo isquêmico, se não ocorrer irrigação por intermédio de colaterais, a pele vai tornando-se cianótica, difusamente, ou em placas. A cianose é indicativa de isquemia acentuada, sem grandes possibilidades de recuperação, podendo ocorrer necrose (Figura 13.8).

A diminuição da temperatura da pele é um sinal característico da redução do fluxo arterial. Em geral, tal como a palidez, a frialdade instala-se alguns centímetros abaixo do nível da oclusão e sua intensidade é maior nas partes mais distais do membro.

Quando a isquemia é acentuada, os músculos sofrem uma contratura intensa, chamada *contratura isquêmica de Volkmann*, além de ficarem muito dolorosos à palpação e à mobilização.

As bolhas ou flictenas surgem na isquemia grave; em geral, nas áreas cianóticas.

Os pulsos periféricos desaparecem distalmente à oclusão. Proximalmente o pulso pode estar diminuído, em razão do espasmo arterial. A palpação dos pulsos deve ser feita atentamente, pois, às vezes, tem-se a sensação de palpar um pulso, quando na verdade o que se está percebendo é a transmissão da onda de um pulso proximal.

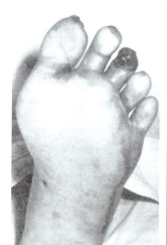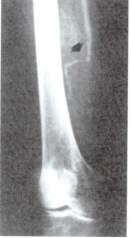

Figura 13.8 Obstrução arterial, radiologicamente evidenciada em um paciente que apresentou sinais e sintomas de insuficiência arterial aguda de um dos membros inferiores que culminou com necrose de dois dedos do pé.

Síndrome isquêmica crônica

A síndrome isquêmica crônica é de aparecimento insidioso, por diminuição progressiva da irrigação sanguínea, o que pode ser mais bem evidenciado pela manobra de isquemia provocada.

É ocasionada pela diminuição da luz de uma artéria, fato que pode ocorrer em inúmeras afecções, destacando-se a aterosclerose, as arterites, as fístulas arteriovenosas, a compressão extrínseca por costela cervical e por tumores.

Síndrome isquêmica crônica dos membros

Na síndrome isquêmica crônica dos membros inferiores, a sintomatologia depende do grau de comprometimento da artéria, da localização da lesão e do grau de desenvolvimento da circulação colateral.

Nas oclusões da aorta terminal, o paciente relata dor tipo claudicação, localizada nas nádegas e nas coxas, impotência sexual e hipotrofia dos músculos das coxas e das pernas. Quando a oclusão se propaga distalmente, comprometendo a circulação colateral, o paciente pode apresentar queda de pelos, úlceras periungueais, onicogrifose, gangrena de pododáctilos e dor em repouso.

As lesões arteriais mais distais podem provocar claudicação da perna ou apenas do pé (ver Figura 6.20 no Capítulo 6, *Sinais e Sintomas*.)

Na isquemia grave, ocorre dor em repouso, e, em geral, a extremidade adquire uma coloração vermelho-cianótica. É frequente o aparecimento de áreas necróticas, bastando para isso um pequeno traumatismo ou a diminuição da temperatura ambiental. O diagnóstico de estenose ou oclusão é suspeitado clinicamente pela diminuição ou desaparecimento dos pulsos da região afetada.

PULSO CAPILAR

Pulso capilar é o rubor intermitente e sincrônico com o pulso radial que se observa em determinadas regiões da pele ou das mucosas.

Semiotécnica

Faz-se uma leve compressão sobre a borda de uma unha até ver uma zona pulsátil que marca a transição da cor rósea para a pálida. Observando com boa iluminação e atentamente, pode-se verificar nítida pulsação nos casos de aumento da pressão diferencial, como ocorre na insuficiência aórtica, na fístula arteriovenosa, no hipertireoidismo e na anemia intensa. Em condições normais, a zona pulsátil é muito discreta, às vezes imperceptível.

PULSO VENOSO, TURGÊNCIA OU INGURGITAMENTO JUGULAR

Ao se examinar o pescoço, deve-se avaliar o estado de turgência ou ingurgitamento das jugulares externas e a presença de frêmito ou sopro nos vasos do pescoço.

Em condições normais, as jugulares tornam-se túrgidas apenas quando o paciente se encontra em decúbito; na posição semissentada e, principalmente, na de pé ou sentada, as veias jugulares ficam colabadas, restando visível apenas o pulso venoso (Figuras 13.9A e 13.10).

Se as veias jugulares permanecem túrgidas quando o paciente adota a posição semissentada (formando um ângulo de 45° entre o dorso e o leito) ou sentada, caracteriza-se o que se denomina *turgência* ou *ingurgitamento jugular*. Este achado traduz

Capítulo 13 Exame dos Pulsos Radial, Periféricos e Venoso 323

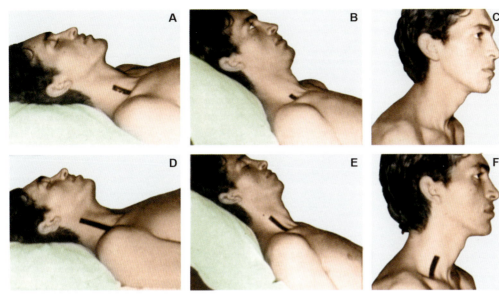

Figura 13.9 Montagem fotográfica para mostrar como interpretar a turgência das jugulares. Em **A** a **C**, está configurado um caso normal, ou seja, sem hipertensão venosa, podendo-se ver que, na posição deitada, a jugular está túrgida; na posição semissentada apenas na raiz do pescoço ainda se vê um pequeno segmento deste vaso; e na posição sentada, a veia fica totalmente colabada. A sequência **D** a **F** mostra o "ingurgitamento jugular"; nas posições semissentada e sentada, a jugular continua túrgida, o que indica aumento da pressão venosa.

hipertensão venosa no sistema da veia cava superior e manifesta-se quando há compressão desta veia, insuficiência ventricular direita e pericardite constritiva (Figura 13.9D-F).

Pulso venoso são pulsações observadas na base do pescoço, dependentes das modificações de volume que ocorrem nas veias jugulares internas. O pulso venoso reflete a dinâmica do coração direito, e as várias ondas que o constituem expressam as modificações pressóricas do átrio direito durante o ciclo cardíaco.

O pulso venoso não deve ser confundido com as pulsações carotídeas (ver Capítulo 15, *Exame de Cabeça e Pescoço*.)

Pulso venoso e pulsações carotídeas

✔ **Pulso venoso**
  ✔ Pulsações suaves, ondulantes, mais visíveis do que palpáveis
  ✔ As pulsações são mais nítidas na posição deitada, desaparecendo ou diminuindo na posição sentada
  ✔ As pulsações desaparecem pela compressão leve da veia, logo acima da extremidade esternal da clavícula
✔ **Pulsações carotídeas**
  ✔ Onda mais vigorosa, com um único componente, nitidamente palpável
  ✔ A intensidade das pulsações não se altera com modificações da posição do paciente
  ✔ As pulsações não são eliminadas por essa compressão.

Semiotécnica

Para o exame do pulso venoso, o paciente deve permanecer deitado em uma posição que propicie máximas pulsações venosas. Quando a pressão venosa for normal, o paciente deve ficar em posição quase horizontal em relação à cama, mas se houver hipertensão venosa, ele deve estar recostado no leito, em um ângulo de cerca de 45°. Consegue-se esta posição pelo levantamento da cabeceira da cama ou usando dois travesseiros para sustentação da cabeça do paciente.

Cada lado do pescoço é inspecionado com a cabeça ligeiramente voltada para o lado oposto.

As pulsações são procuradas na parte mais inferior do pescoço; às vezes, são mais bem percebidas entre as duas inserções do esternocleidomastóideo.

Como passo preliminar, cumpre distinguir as pulsações venosas das pulsações arteriais, lançando mão de dados obtidos na inspeção e na palpação.

O pulso venoso é constituído de três ondas (A, C e V) e duas deflexões (X e Y), podendo-se reconhecer suas principais alterações mediante atenta inspeção (Figura 13.10).

Pulso carotídeo

Os *frêmitos* e os *sopros* observados no pescoço podem ter origem nas carótidas, nas jugulares e na tireoide ou podem ser irradiados do precórdio. Para interpretá-los, duas características semiológicas são indispensáveis: a topografia e a situação no ciclo cardíaco (sistólico, diastólico ou contínuo). Os mais comuns são o frêmito e o sopro sistólico, causados pelo estreitamento da carótida ou irradiados de uma estenose aórtica, e os tireoidianos. Os dois sopros contínuos mais importantes são o *rumor venoso* e os *provocados pelas fístulas arteriovenosas*. (Ver Capítulo 15, *Exame de Cabeça e Pescoço*.)

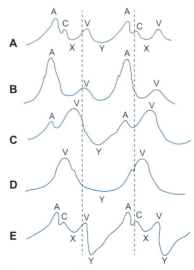

Figura 13.10 Pulso venoso ou flebograma. **A.** Flebograma normal, vendo-se as ondas A, C e V e as deflexões X e Y. À inspeção do pescoço, observam-se uma onda diastólica positiva e uma onda sistólica negativa. **B.** Onda A gigante, encontrada na estenose tricúspide, na atresia tricúspide na estenose pulmonar e quando há hipertensão pulmonar grave. **C.** Onda V proeminente é sinal de insuficiência tricúspide com fibrilação atrial. **D.** Pulso venoso positivo, por ausência de deflexão X, aparece na fibrilação atrial. **E.** Depleção Y profunda, caracterizando-se, à inspeção do pescoço, pelo súbito colapso diastólico do pulso venoso que ocorre quando a pressão venosa é muito elevada, observada na pericardite constritiva e no derrame pericárdico.

Roteiro pedagógico para exame dos pulsos radial, periféricos e venoso

Este roteiro está disponível para *download* em www.grupogen.com.br. Neste mesmo *site*, com o título *Habilidades clínicas*, encontram-se vídeos com as várias etapas do exame clínico.

Identificação do paciente:

Pulso radial

Estado da parede arterial:

Frequência:

Ritmo:

Amplitude:

Tensão:

Tipo de onda:

Comparação com o lado homólogo:

	(Amplitude)	
Pulsos periféricos	Direita	Esquerda
Artérias temporais		
Artérias subclávias		
Artérias braquiais		
Artérias cubitais		
Artéria abdominal		
Artérias femorais		
Artérias poplíteas		
Artérias pediosas		
Artérias tibiais posterior		

Pulso capilar

Pulso venoso	Direito	Esquerdo
Ingurgitamento jugular		
Frêmito		
Sopro		

Observações:

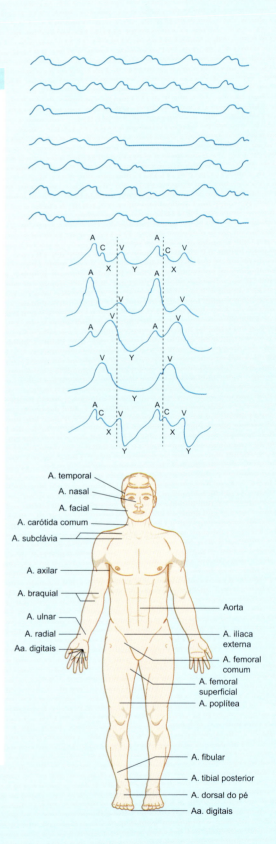

Capítulo 14

Sinais e sintomas   Promoção da saúde   Fadiga
Otorragia   Exame clínico   Entrevista   Ver
Febre   Prurido   Astenia
Identificação   Relação médico-paciente   Cons
Anamnese   Queixa principal   Exame

Exame da Pressão Arterial

Arnaldo Lemos Porto
Paulo Cesar Brandão Veiga Jardim
Thiago de Souza Veiga Jardim

- Introdução   *328*
- Histórico   *328*
- Fatores determinantes da pressão arterial   *328*
- Regulação da pressão arterial   *329*
- Determinação da pressão arterial   *331*
- Problemas mais comuns na medida da pressão arterial   *332*
- Pressão diferencial   *333*
- Valores normais da pressão arterial e variações fisiológicas   *333*
- Hipertensão arterial   *334*
- Hipotensão arterial   *336*
- Roteiro pedagógico para avaliação da pressão arterial   *337*

INTRODUÇÃO

Pressão arterial é a força exercida pelo sangue sobre as paredes dos vasos. Sofre variações contínuas, dependendo da posição da pessoa, das atividades e das situações em que se encontra.

Tem por finalidade promover uma boa perfusão dos tecidos e, com isso, possibilitar as trocas metabólicas. Está relacionada com o trabalho do coração e traduz o sistema de pressão vigente na árvore vascular arterial.

A pressão ou tensão arterial é um parâmetro fisiológico indispensável na investigação diagnóstica, e o registro dos níveis pressóricos é parte obrigatória do exame clínico.

Deve ser medida em todas as idades. Apesar das dificuldades técnicas, deve ser realizada mesmo em recém-nascidos e crianças menores.

Cumpre enfatizar, desde logo, a necessidade de se realizar a aferição da pressão de modo adequado e de se interpretarem corretamente os dados fornecidos pelo aparelho de pressão. Mal utilizados, podem causar danos e malefícios em vez de contribuírem para o bom atendimento dos pacientes.

HISTÓRICO

Apesar de o interesse pela pulsação dos vasos ser muito antigo, remontando a mais de 300 a.C., a aferição da pressão arterial só foi conseguida em 1733, em Middlessex, na Inglaterra, pelo reverendo inglês Stephen Hales (1677-1761). Hales mediu a pressão de uma égua, inserindo uma cânula conectada a um tubo de vidro na artéria crural, observando que o sangue elevou-se a 2,5 m no tubo. Comprovou, também, as variações provocadas pela movimentação do animal e pela saída do sangue.

O método utilizado foi a medida direta, intra-arterial da pressão, que é até hoje o padrão-ouro neste procedimento, apesar dos inconvenientes para executá-lo.

Do experimento de Hales até os dias atuais, já se passaram mais de 250 anos. Foram utilizados manômetros com água, sangue e, posteriormente, de mercúrio, restritos inicialmente a laboratórios de pesquisa antes de passarem para a prática clínica.

Em 1828, Jean Léonard Marie Poiseuille desenvolveu o primeiro esfigmomanômetro de mercúrio utilizando um tubo em "U". Em 1847, Karl Ludwig construiu em seu laboratório um quimógrafo capaz de registrar continuamente a pressão por meio de uma cânula intra-arterial, obtendo, pela primeira vez, um gráfico das ondas de pulso. Posteriormente, em 1881, Basch e Rabinowitz adaptaram um balão inflável a um manguito com água, e, em dezembro de 1896, Riva-Rocci apresentou seu modelo de esfigmomanômetro, que se assemelha ao equipamento que usamos atualmente. Nesta época, utilizava-se somente o método palpatório, que permite determinar apenas a pressão sistólica.

Em 1904, o médico russo Nicolai S. Korotkoff introduziu o método auscultatório para a medida da pressão arterial. Ele teve a ideia de colocar o estetoscópio na fossa antecubital, abaixo do manguito do esfigmomanômetro, com o que pôde perceber o aparecimento de sons à medida que desinsuflava o manguito. Reconheceu as várias fases que levam seu nome. A partir daí, tornou-se possível a determinação das pressões sistólica e diastólica.

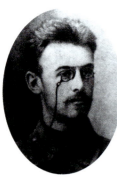
Korotkoff

FATORES DETERMINANTES DA PRESSÃO ARTERIAL

A pressão arterial (PA) é determinada de maneira simplista pela relação:

$$PA = DC \times RPT$$

Em que: DC = débito cardíaco; RPT = resistência periférica.

Cada um desses fatores sofre influência de vários outros. Além do débito cardíaco e da resistência periférica, a pressão arterial depende da elasticidade da parede dos grandes vasos, da viscosidade sanguínea e da volemia.

Débito cardíaco

O débito cardíaco (DC) é a resultante do volume sistólico (VS) multiplicado pela frequência cardíaca (FC), expresso na seguinte fórmula:

$$DC = VS \times FC.$$

No ser humano, em repouso e em condições normais, o débito cardíaco alcança aproximadamente cinco a seis litros por minuto.

As variações do débito cardíaco são muito grandes. Durante o exercício muscular, por exemplo, pode chegar a 30 ℓ por minuto. Relaciona-se diretamente com a capacidade contrátil do miocárdio e com o retorno venoso, influindo de modo apreciável na pressão sistólica. Isso explica por que o exercício físico e as emoções fazem subir predominantemente a pressão sistólica.

Em contrapartida, nas afecções em que existe comprometimento do miocárdio com redução de sua capacidade contrátil, verifica-se redução dos níveis pressóricos, particularmente da pressão sistólica, em decorrência da diminuição do volume sistólico.

Resistência periférica

É representada pela vasocontratilidade da rede arteriolar, sendo este o fator mais importante na manutenção e regulação da pressão diastólica. Tal fato decorre de as arteríolas terem abundantes fibras musculares em sua camada média, proporcionalmente muito mais desenvolvidas do que nas outras artérias. Os esfíncteres pré-capilares também contribuem na gênese da resistência periférica.

A resistência periférica depende, em parte, da ação do sistema nervoso simpático, por meio dos receptores alfa (vasoconstritores) e beta (vasodilatadores). Também é importante a influência humoral sobre a resistência periférica, representada pela angiotensina e pelas catecolaminas, que interferem na vasoconstrição, e pelas prostaglandinas e cininas, que agem na vasodilatação.

Elasticidade da parede dos grandes vasos

Grande distensibilidade é uma das características dos grandes vasos, principalmente a aorta, em cujas paredes predominam amplamente as fibras elásticas. Essa propriedade é fundamental para contrabalançar as consequências do funcionamento descontínuo do coração. Em cada sístole o sangue é impulsionado para a aorta de maneira intermitente, acompanhando-se de uma apreciável energia cinética que, em parte, é absorvida pela parede deste vaso. Tal energia promove o retorno da aorta à sua posição basal, fazendo a corrente sanguínea progredir de modo contínuo e não intermitente, como é o funcionamento do coração.

Deste mecanismo participam a aorta e os grandes vasos que dela emergem. A elasticidade das grandes artérias influi decisivamente na pressão sistólica. Diminuição da elasticidade da aorta, como ocorre nas pessoas idosas, resulta em aumento da pressão sistólica sem elevação concomitante da diastólica.

Volemia

O volume de sangue contido no sistema arterial interfere de maneira direta e significativa nos níveis das pressões sistólica e diastólica.

Ao se reduzir a volemia, como ocorre na desidratação e nas hemorragias, observa-se redução da pressão arterial, que pode chegar a níveis extremamente baixos. Na glomerulonefrite aguda, por exemplo, observa-se o oposto. Nesta condição, além da secreção de renina, ocorre uma hipervolemia que também participa da gênese da hipertensão arterial.

Viscosidade sanguínea

A influência deste fator é relativamente pequena, embora participe tanto da determinação da pressão sistólica quanto da diastólica. Contudo, nas anemias graves, a diminuição da viscosidade sanguínea pode ser o fator responsável por níveis pressóricos baixos. Ao contrário, nas policitemias, o aumento da viscosidade do sangue pode acompanhar-se de elevação da pressão arterial.

REGULAÇÃO DA PRESSÃO ARTERIAL

A multiplicidade de fatores que influenciam a pressão arterial cria a necessidade de existirem mecanismos reguladores – capazes de integrar e harmonizar a atuação dos vários elementos que agem por via neurogênica ou humoral. Deles participam o córtex cerebral, o hipotálamo, os centros vasomotores, o sistema nervoso autônomo – por meio de seus componentes simpático e parassimpático –, as suprarrenais, os rins, os barorreceptores e algumas vias nervosas especiais, como o nervo de Cyon e o de Hering.

O sistema humoral, a cargo dos rins e das suprarrenais, é mediado por várias substâncias – renina, aldosterona, angiotensina, prostaglandinas, vasopressina, desoxicorticosterona e glicocorticoides.

Os mecanismos nervosos e humorais influenciam todos os fatores que determinam a pressão arterial, mas é sobre a reatividade vascular que se faz sentir de maneira acentuada esta ação reguladora.

Vale ressaltar que os fatores determinantes e os mecanismos reguladores da pressão arterial influenciam-se reciprocamente, interagindo uns sobre os outros, todos atuando com o objetivo de conferir aos tecidos uma adequada perfusão de sangue.

Compreender a complexidade desta regulação, conhecendo os elementos fundamentais que dela participam, é de suma importância, não só para o diagnóstico das alterações da pressão arterial, como também para manusear de modo correto os vários recursos diagnósticos e terapêuticos disponíveis.

> **Boxe**
>
> #### Recomendações para aferir a pressão arterial
>
> Estas recomendações baseiam-se nas VI Diretrizes Brasileiras de Hipertensão Arterial, publicadas em 2010.
>
> De início, deve ser claramente admitido que as pressões arteriais não podem ser determinadas com absoluta precisão por meio de esfigmomanômetros. O registro direto das pressões por meio de manômetros intra-arteriais tem mostrado que, mesmo durante a respiração normal ou ligeira arritmia sinusal, as pressões sistólica e diastólica sofrem oscilação de vários mmHg e que essas diferenças são grandemente intensificadas quando se respira profundamente ou durante a ocorrência de arritmias. Além disso, o nível da pressão sistólica por ausculta da artéria braquial é, em média, 3 a 4 mmHg mais baixo que o obtida por medida intra-arterial.
>
> Em suma, na mensuração clínica da pressão arterial, é razoável admitir um erro de mais ou menos 8 mmHg para as pressões sistólica e diastólica. É importante assinalar, por fim, que as deficiências próprias deste método não devem ser aumentadas por erros adicionais ligados ao aparelho ou à técnica do examinador.
>
> Diversos são os métodos existentes para determinar a pressão, sendo o *método indireto*, apesar de falho, o de mais fácil execução. A maioria das informações sobre morbimortalidade cardiovascular é também definida a partir deste método, apesar dos problemas que podem advir de uma aferição sem precisão.
>
> Rigor e cuidados na medida da pressão arterial são fundamentais, pois podem significar exclusão ou confirmação do diagnóstico de hipertensão arterial. Um paciente erroneamente rotulado de hipertenso será induzido a seguir um tratamento desnecessário, enquanto pacientes hipertensos não diagnosticados podem estar sendo excluídos dos benefícios do tratamento.

Equipamentos para aferir a pressão arterial

Esfigmomanômetro

O aparelho de pressão ou esfigmomanômetro é formado por um manguito, constituído por uma tira de tecido com mecanismo capaz de fixá-lo no braço ou na coxa e que contém uma câmara de borracha, a qual se comunica com uma pera ligada a um dispositivo valvular e ao manômetro (Figura 14.1). O manguito deve ser de tamanho adequado ao diâmetro do braço do paciente. Caso seja mais estreito, o valor da pressão arterial registrado será equivocadamente mais alto. A circunferência do braço do paciente, e não simplesmente sua idade, determinará a largura do manguito, o qual deve ser 20% mais largo que o diâmetro do braço (Quadro 14.1).

Merecem destaque as seguintes particularidades:

- **Manguito de tamanho adequado**: 2/3 do comprimento do braço (80% do comprimento e 40% da circunferência)
- **Padrão**: 12 a 14 cm de largura × 23 cm de comprimento
- **Manguito para coxa**: 14 a 20 cm de largura × 35 a 40 cm de comprimento
- **Pacientes obesos**: aferir com manguito específico, ou, com o padrão, aferir no antebraço (apenas a pressão sistólica pelo método palpatório), utilizando a palpação da artéria radial.

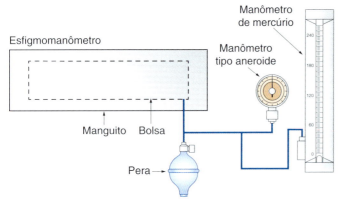

Figura 14.1 Componentes do esfigmomanômentro.

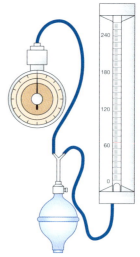

Figura 14.2 Método recomendado para verificação da calibração de manômetro aneroide utilizando conexão em Y e um manômetro de mercúrio.

Manômetro

São utilizados habitualmente três tipos de sistema para registro da pressão arterial: coluna de mercúrio, aneroide e eletrônico (Quadro 14.2).

O *manômetro de coluna de mercúrio* representa o padrão-ouro para o registro indireto da pressão, sendo os demais métodos aferidos a partir dele. O principal cuidado com este tipo de manômetro é evitar a perda de mercúrio. A quantidade de mercúrio no reservatório deve ser suficiente para que o menisco esteja exatamente no marco zero. A coluna do manômetro deve estar na vertical para uma leitura correta. O tubo no qual fica o mercúrio deve ser mantido limpo para evitar oxidação.

O *tipo aneroide* deve ser calibrado semestralmente ou mais frequentemente, caso necessário. A calibração do aneroide é feita com o auxílio de um esfigmomanômetro tipo coluna de mercúrio, pela adaptação de um tubo em Y, que conecta os dois aparelhos (Figura 14.2).

O *manômetro eletrônico* ou *semiautomático* fornece as medidas em um marcador digital. Utiliza-se método auscultatório ou oscilométrico. Seu grande inconveniente é a perda frequente da calibração e a dificuldade para se recuperar a precisão. Por isso, caso sejam utilizados, devem ser frequentemente aferidos. Sua vantagem é afastar o erro de medida introduzido pelo observador.

Monitoramento ambulatorial da pressão arterial (MAPA)

Este equipamento permite medidas da pressão arterial nas 24 h, com o paciente em suas atividades habituais. Possibilita a avaliação da pressão no período noturno, estabelece relação de sintomas com as atividades do paciente e os níveis pressóricos. Tem boa correlação com os valores da pressão intra-arterial. Os dados existentes com relação à utilidade clínica do monitoramento mostram maior correlação dos níveis tensionais com lesão de órgãos-alvo. Atualmente, ainda utilizamos como parâmetros de referência os valores obtidos na medida casual da pressão.

O uso do MAPA está especialmente indicado em situações especiais, incluindo hipertensão do avental branco, hipertensão limítrofe ou lábil, hipertensão resistente, hipotensão ortostática, avaliação terapêutica e em pesquisas.

São consideradas anormais as médias de PA de 24 h > 125 × 75 mmHg, vigília > 130 × 85 mmHg e sono > 110 × 70 mmHg.

Automedida da pressão arterial (AMPA)

É feita com medidas da pressão arterial no domicílio e/ou trabalho pelo próprio paciente ou por um familiar. Podem ser utilizados, nesse caso, aparelhos aneroides ou semiautomáticos calibrados. Pode ser bastante útil na confirmação ou não de hipertensão arterial, para afastar hipertensão do avental branco e no controle de tratamento. Os aparelhos semiautomáticos de braço, com capacidade de armazenar dados em sua memória, são os dispositivos mais recomendados, pela sua facilidade de manejo e confiabilidade. Valores superiores a 130 × 85 mmHg, pela AMPA, devem ser considerados alterados.

Quadro 14.1 Dimensões da bolsa de borracha para diferentes circunferências de braço em crianças e adultos.

Denominação do manguito	Circunferência do braço (cm)	Bolsa de borracha (cm) Largura	Bolsa de borracha (cm) Comprimento
Recém-nascido	≤ 10	4	8
Criança	11 a 15	6	12
Infantil	16 a 22	9	18
Adulto pequeno	20 a 26	10	17
Adulto	27 a 34	12	23
Adulto grande	35 a 45	16	32

Quadro 14.2 Tipos de aparelho para verificação da pressão arterial.

Tipo de manômetro	Vantagens	Desvantagens
Coluna de mercúrio	Grande precisão Não requer calibração posterior Fácil manutenção	Tamanho grande Peças de vidro frágeis Deve ser mantido em posição vertical durante o uso
Aneroide	Fácil transporte	Requer frequente calibração
Eletrônico	Fácil manuseio Elimina o erro do observador	Reparos na fábrica Dificuldades em manter calibração

Monitoramento residencial da pressão arterial (MRPA)

É o registro da pressão arterial durante a vigília, no domicílio ou no trabalho, pelo próprio paciente ou por outra pessoa capacitada. Difere da AMPA por seguir uma padronização de horários para as medidas. Pode ser realizada obtendo-se três medidas pela manhã, antes do desjejum e da tomada de medicamentos, e três à noite, antes do jantar, durante 5 dias, ou ainda duas medidas em cada sessão durante 7 dias.

Apesar de não haver um consenso na literatura em relação a critérios de normalidade, são consideradas anormais medidas de PA > 130 × 85 mmHg.

Métodos para aferir a pressão arterial

Os seguintes métodos são utilizados: *direto* e *indireto*.

Método direto. Fornece a pressão direta ou intra-arterial. Por ser um procedimento invasivo e exigir equipamento mais sofisticado, é reservado para pesquisa.

Método indireto. Rotineiramente, utiliza-se a técnica auscultatória com estetoscópio. Apesar de relativamente impreciso, todos os dados clínicos atuais e os estudos populacionais que relacionam mortalidade ou morbidade pela hipertensão arterial foram obtidos por este método. Quando se utiliza a técnica palpatória, registra-se apenas a pressão sistólica. Cumpre ressaltar que a pressão diastólica obtida pelo método indireto é menor do que a diastólica intra-arterial.

Técnica

▶ **Paciente**
- Repouso mínimo de 3 min
- Local tranquilo e, preferencialmente, sem ruídos que possam interferir na ausculta
- Posição do paciente: podem ser utilizadas as posições sentada, deitada ou em pé. Em qualquer posição, deve-se manter a artéria braquial ao nível do coração (4º espaço intercostal), tomando-se o cuidado de deixar o paciente em posição confortável, com o braço ligeiramente flexionado, apoiado sobre uma superfície firme, estando a palma da mão voltada para cima. Deve-se anotar a posição do paciente em que foi efetuada a medida da pressão. Por ocasião da primeira avaliação e em alguns casos (idosos, controle de terapêutica, suspeita de hipotensão postural), deve-se efetuar a medida nas várias posições e nos quatro membros, sendo sempre precedida de palpação dos pulsos periféricos. Ressalta-se, no caso de gestantes, preferir o decúbito lateral esquerdo ou o decúbito dorsal

▶ **Aparelho**
- Calibrado
- Manômetro em plano perpendicular ao plano visual

▶ **Observador**
- Pessoa treinada
- Posição confortável, evitando-se baixar a cabeça (a congestão dos vasos do ouvido pode prejudicar a ausculta)
- Colocação do diafragma do estetoscópio exatamente sobre a artéria braquial

▶ **Procedimento**
- Localizar as pulsações da artéria braquial
- Colocar o manguito 2 cm acima da fossa cubital
- Palpar o pulso radial (pode também ser feito na artéria braquial)
- Inflar o manguito até o desaparecimento do pulso radial; em seguida, desinsuflar o manguito lentamente. Quando reaparecer o pulso, será obtido o valor da pressão sistólica
- Colocar o estetoscópio sobre a artéria braquial e insuflar o manguito cerca de 30 mmHg acima do valor encontrado para a pressão sistólica pelo método palpatório
- Soltar o ar, de maneira contínua, à razão de 2 a 3 mmHg/segundo, até o completo esvaziamento da câmara
- Caso os ruídos estejam sendo percebidos com dificuldade, aumentar o ângulo entre o braço e o tórax, retificando a artéria, pois isso pode facilitar a ausculta dos sons.

Fases de Korotkoff

À medida que se desinsufla o manguito, volta a ocorrer a passagem do sangue pela artéria antes colabada, surgindo os ruídos chamados *sons de Korotkoff*, classificados em cinco fases (Figura 14.3):

▶ **Fase I** (surgimento de sons): o primeiro som é claro como uma pancada. O peso da onda sistólica é maior do que a pressão do manguito e o sangue na artéria. A clareza do batimento depende da força, velocidade e quantidade de sangue.

O pulso arterial não se manifesta inicialmente, pois a quantidade de sangue na porção distal do manguito ainda é insuficiente

▶ **Fase II** (batimentos com sopro): com a dilatação da artéria pressionada, a contracorrente reverbera e cria sopros na parede dos vasos sanguíneos

▶ **Fase III** (sopro desaparece): os batimentos passam a ser mais audíveis e mais acentuados. A artéria que sofreu constrição continua a se dilatar com a redução da pressão do manguito

▶ **Fase IV** (abafamento dos sons): os batimentos repentinamente tornam-se menos acentuados. Há, portanto, um abafamento dos sons

▶ **Fase V** (desaparecimento de sons): restabelece-se o calibre normal da artéria e o sangue não mais provoca ruídos perceptíveis à ausculta da artéria radial

▶ **Hiato auscultatório**: é o desaparecimento dos sons, durante a última parte da fase I e na fase II. O hiato pode cobrir uma faixa de 30 a 40 mmHg, podendo, desse modo, ser causa de se subestimar o nível da pressão sistólica ou superestimar o nível da pressão diastólica. O modo de evitá-lo é realizar sempre o método palpatório antes do auscultatório. Cumpre ressaltar que isso constitui fonte comum de erro na medida da pressão arterial, principalmente em idosos (Figura 14.3).

DETERMINAÇÃO DA PRESSÃO ARTERIAL

▶ **Pressão arterial sistólica**: aparecimento do primeiro ruído (fase I)

▶ **Pressão arterial diastólica**: desaparecimento dos sons (fase V).

Nos casos em que os ruídos persistirem até o total esvaziamento da câmara, deve-se considerar a pressão diastólica na fase IV de Korotkoff – abafamento dos sons – e registrar três valores. Exemplo: 150 × 70 × 0 mmHg.

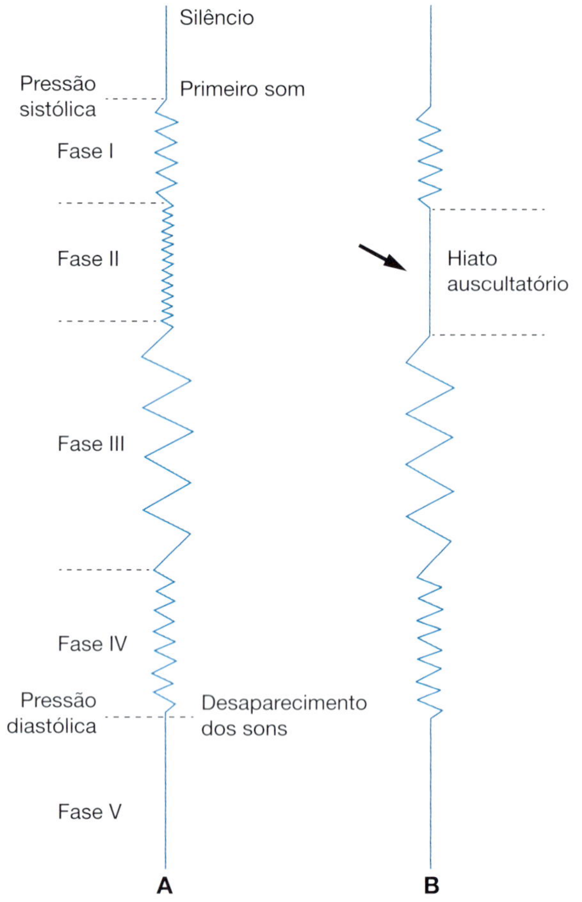

Figura 14.3 Esquema mostrando a escala de Korotkoff normal (A) e quando ocorre o hiato auscultatório (B), representado pela ausência da fase II, que é substituída por um intervalo silencioso.

> **Pressão arterial média**
>
> Os valores de pressão arterial média são obtidos por medida direta da pressão por intermédio de cateteres intra-arteriais. São utilizados em procedimentos invasivos (cirurgias de grande porte e/ou exames, como no cateterismo cardíaco) para o monitoramento contínuo da pressão. Reflete também a perfusão tecidual, e seu valor corresponde média entre a pressão sistólica e a diastólica.

Verificação da pressão arterial em crianças

Os seguintes cuidados são necessários:

- Manguito adequado ao comprimento e à largura do braço (Quadro 14.1)
- A técnica é a mesma para adulto, tendo-se o cuidado de procurar diminuir os movimentos da criança durante a medida da pressão, desviando sua atenção para outras coisas
- Evitar aferir a pressão quando a criança estiver chorando, pois isso pode elevar sua pressão em até 50 mmHg
- Em crianças muito pequenas, o método palpatório é frequentemente utilizado para determinação da pressão sistólica, mesmo sabendo-se que pode representar um valor 5 a 10 mmHg abaixo do nível obtido pelo método auscultatório
- Em razão da dificuldade de ouvir os ruídos em crianças, muitas vezes a pressão diastólica é determinada pela fase IV de Korotkoff.

Verificação da pressão arterial em idosos

É necessário levar em conta as seguintes particularidades:

- Em razão da frequência de hipotensão postural nessa faixa etária, é recomendado que sempre se faça a medida em duas posições diferentes (sentada ou deitada e de pé)
- A palpação de pulsações na artéria radial mesmo com o manguito insuflado a ponto de ocluir a braquial indica endurecimento da artéria (sinal de Osler)
- Esclerose, calcificação e endurecimento da artéria braquial podem levar ao aparecimento de "pseudo-hipertensão", condição em que os valores reais da pressão arterial são menores que o obtido pelo esfigmomanômetro.

Verificação da pressão arterial em gestantes

Cumpre observar que:

- A partir do terceiro trimestre, a posição da mulher pode afetar a pressão arterial. As aferições devem ser feitas com a mulher em decúbito lateral esquerdo, com o braço no nível do coração
- Frequentemente, é possível ouvir os sons até o nível zero; nesses casos, faz-se o registro dos valores obtidos nas fases IV e V.

> **Pressão arterial central**
>
> A pressão arterial central pode ser determinada por método direto (invasivo), utilizando cateteres intra-arteriais, e indireto (não invasivo) utilizando métodos que registram as ondas de pressão a partir das artérias distantes da aorta (carótida, braquial e radial) por meio de tonometria de aplanação.
>
> A medida da pressão arterial não faz parte da avaliação clínica, ainda estando restrita à pesquisa cardiovascular.

PROBLEMAS MAIS COMUNS NA MEDIDA DA PRESSÃO ARTERIAL

Os problemas podem ser relacionados com o observador, o equipamento, o paciente e com alguns fatores que podem provocar variações da pressão arterial.

- **Observador**
  - Falta de acuidade visual e auditiva
  - Repetição das medidas sem intervalo entre as mesmas. É necessário desinsuflar o manguito completamente, aguardar 1 a 3 min e só então repetir a medida, mesmo em caso de dúvida quanto aos valores
  - Aferição da pressão arterial por cima da roupa do paciente, condição que "produz uma dupla câmara pneumática". Não se deve apenas arregaçar a manga do vestido ou camisa, pois podem produzir pressão adicional sobre o braço
  - Não saber determinar a pressão sistólica pelo método palpatório e não reconhecer a fase I
  - Preconceitos do observador: subestimar ou superestimar os valores da pressão, predileção pelos valores 5 ou 0, com tendência a anotar valores como 120 × 95; 165 × 105
  - Colocação inadequada do manguito (frouxo, dobras no tecido)
- **Equipamento**
  - Não calibrado

- Deficiência no sistema de circulação de ar (válvulas defeituosas ou vazamentos)
- Colocação inadequada do estetoscópio (sob o manguito)
- Inadequação do manguito à circunferência do braço

▸ **Paciente**
- Posição desconfortável
- Obesidade
- Dor de qualquer tipo
- Atividade física
- Estresse
- Consumo de cigarro, café ou bebida alcoólica na última hora antes da aferição da pressão arterial
- Bexiga cheia

▸ **Fatores de variação da pressão arterial**
- A pressão arterial aferida pelo médico é frequentemente mais elevada do que quando aferida por outro profissional de saúde
- Índices pressóricos aferidos no final de uma consulta habitualmente são inferiores aos do início da mesma consulta; por isso, deve-se repetir a medida em vários momentos durante a consulta (começo, meio e fim)
- Elevação transitória da pressão após as refeições em decorrência da elevação do débito cardíaco e da vasodilatação esplâncnica
- Redução fisiológica da pressão arterial durante o período de sono (20 a 40 mmHg na sistólica e 10 a 15 mmHg na diastólica)
- Elevação da pressão arterial nas primeiras horas da manhã (ao acordar)
- Na posição deitada, os níveis pressóricos são sempre mais elevados, pois não há estímulo para os barorreceptores
- Na posição em pé, há uma discreta redução da pressão sistólica, em razão do estímulo dos pressorreceptores carotídeos e uma ligeira elevação na pressão diastólica, devido ao aumento da resistência periférica.

Boxe | Pulso alternante e pulso paradoxal

Durante a verificação da pressão arterial, pode-se reconhecer o pulso alternante e o pulso paradoxal, ambos mais evidentes quando estamos atentos à intensidade dos ruídos na fase I da escala de Korotkoff (ver Capítulo 13, *Exame dos Pulsos Radial, Periféricos e Venoso*).

PRESSÃO DIFERENCIAL

Pressão diferencial é a diferença entre as pressões sistólica e diastólica. Como não se podem estabelecer cifras exatas para a pressão diferencial, as fórmulas propostas para calcular seus valores normais não entraram na rotina.

Na maioria das vezes, os valores da pressão diferencial estão entre 30 e 60 mmHg.

Durante o sono, há um pequeno decréscimo da pressão diferencial, mas há alguns estados mórbidos em que este fato torna-se mais evidente: doenças que determinam hipotensão arterial aguda, estenose aórtica, derrame pericárdico, pericardite constritiva e insuficiência cardíaca grave. Fala-se, então, em *pressão convergente*.

A situação contrária, ou seja, o aumento da pressão diferencial, encontra-se nas síndromes hipercinéticas (hipertireoidismo, fístula arteriovenosa, insuficiência aórtica) e na fibrose senil dos grandes vasos. A isso se denomina *pressão divergente*.

VALORES NORMAIS DA PRESSÃO ARTERIAL E VARIAÇÕES FISIOLÓGICAS

A pressão arterial é uma variável fisiológica contínua. A exemplo da frequência respiratória e da temperatura corpórea, a pressão arterial sofre variações constantes, dependendo de estímulos externos (exercício físico, uso de tabaco, ruído, estresse) e internos (vigília ou sono, dor, postura, respiração, digestão) sempre no sentido de manter a pressão arterial em valores adequados para uma boa perfusão tissular. Por aí se vê que os valores da pressão arterial de um indivíduo não são fixos, havendo variações ao longo dos minutos, das horas, dos dias ou dos anos. No período de 24 h, acompanha o ritmo circadiano tal como outras funções orgânicas.

Devemos pensar não em um valor da pressão, mas em uma curva pressórica. Assim fazendo teremos valores tão mais próximos do real quanto maior o número de medidas que obtivermos.

Mesmo que se adotem várias mensurações da pressão para separar indivíduos considerados hipertensos de normotensos, ainda existe o risco de uma definição inadequada. Exemplo disso é o estudo feito na Austrália, no qual 37% dos pacientes classificados como hipertensos após duas visitas iniciais tiveram, no período do acompanhamento, valores de pressão inferiores aos considerados como de hipertensão (*Australian Trial*, 1982).

Os níveis da pressão arterial (sistólica ou diastólica) na população obedecem a uma distribuição gaussiana, sendo a definição de normalidade absolutamente arbitrária.

Ao longo dos anos foram sendo modificadas as cifras consideradas normais (Quadro 14.3), e o que se busca na definição destes valores é correlacioná-lo de alguma forma com risco cardiovascular (VII Joint, 2003; VI Diretrizes Brasileiras, 2010) (Quadro 14.4).

De maneira prática, para indivíduos adultos, aceitam-se atualmente como valores normais as cifras de PA < 140 × 90 mmHg. As pessoas com valores iguais ou superiores a estes são consideradas como hipertensas.

Quadro 14.3 Valores sugeridos ao longo do tempo para definir hipertensão arterial.

Ponto de corte (mmHg)	Autor	Data
140/80	Ayman	1934
120/80	Robinson & Brucer	1939
180/100	Burgess	1948
180/110	Evans	1956
160/95	OMS	1959, 1962, 1978
160/100	OMS	1986
140/90	OMS	1993
105 diastólica	I JOINT	1977
160/90	II JOINT	1980
160/90	I e II CBHA	1990 e 1994
140/90	III CBHA e IV DBHA	1998 e 2002
140/90	III IV, V, VI, VII JOINT	1984, 1988, 1992, 1997 e 2003
140/90	OMS	1999

Quadro 14.4 Classificação da pressão arterial de acordo com a medida casual no consultório (>18 anos) (VI Diretrizes Brasileiras de Hipertensão Arterial, 2010).		
Classificação	Pressão sistólica (mmHg)	Pressão diastólica (mmHg)
Ótima	< 120	< 80
Normal	< 130	< 85
Limítrofe*	130 a 139	85 a 89
Hipertensão estágio 1	140 a 159	90 a 99
Hipertensão estágio 2	160 a 179	100 a 109
Hipertensão estágio 3	≥ 180	≥ 110
Hipertensão sistólica isolada	≥ 140	< 90

Quando as pressões sistólica e diastólica situam-se em categorias diferentes, a maior deve ser utilizada para classificação da pressão arterial.

*Pressão normal-alta ou pré-hipertensão são termos que se equivalem na literatura.

Na verdade, a definição de hipertensão arterial, que é consequentemente arbitrária, leva em consideração valores a partir dos quais os riscos de tratamento são menores que os riscos de uma conduta expectante, ou seja, a relação custo × benefício é favorável a alguma forma de intervenção.

Ao longo do tempo, à medida que nossos conhecimentos aumentam, tanto do ponto de vista epidemiológico como terapêutico, os valores considerados normais ou elevados podem sofrer novas modificações no sentido de se adotarem medidas que beneficiem de maneira mais efetiva as pessoas diretamente interessadas.

> **Boxe**
> As pessoas leigas acham que existe um valor fixo para a pressão arterial, sendo "12/8" as cifras mais aceitas e referidas por elas. Isso, entretanto, não corresponde à realidade.

As principais variáveis são:

▸ **Idade**: no recém-nascido, em crianças e nos adolescentes os níveis tensionais são inferiores aos encontrados nos adultos, devendo-se adotar tabelas apropriadas (Quadro 14.5)

▸ **Sexo**: Na mulher as cifras tensionais são um pouco mais baixas do que no homem, mas, para fins práticos, adotam-se os mesmos valores para ambos os sexos

▸ **Etnia**: existem diferenças quando se comparam grupos étnicos muito distintos. Por certo, ao lado do fator racial, muitos outros agrupados sob a designação de fator ambiental (condições culturais e alimentação, por exemplo) podem ser os responsáveis por estas diferenças. Como regra, nos grupos étnicos mais primitivos encontram-se cifras mais baixas do que nas populações "ditas civilizadas". Os ensaios terapêuticos com diferentes medicamentos hipotensores têm mostrado que o fator racial tem participação na fisiopatologia da hipertensão arterial, principalmente em relação à raça negra. Mas na prática diária, entretanto, estes fatos ainda não são levados em consideração

▸ **Sono**: durante o sono há uma queda de aproximadamente 10 a 12% nos níveis das pressões sistólica e diastólica

▸ **Emoções**: durante as emoções, há aumento das pressões sistólica e diastólica; mas é mais nítida a elevação da pressão sistólica. Por esse motivo, não se devem valorizar pequenos aumentos tensionais encontrados no primeiro exame de um paciente, pois, nesta situação, é habitual que ele esteja tomado de certa emoção. A hipertensão do avental branco pode ter relação com este fator

▸ **Exercício muscular**: um exercício intenso provoca significativa elevação da pressão arterial. Isso se deve tanto ao aumento do débito cardíaco, com repercussão sobre a pressão sistólica, quanto da resistência periférica, que por sua vez eleva a diastólica. Existem curvas normais de elevação da pressão arterial durante o exercício físico, já bem estabelecidas nos testes ergométricos. Resposta hipertensiva ou hipotensiva aos esforços tem significado clínico

▸ **Alimentação**: após as refeições, discreto aumento da pressão arterial pode ser observado. Contudo, essas variações não têm significado prático.

HIPERTENSÃO ARTERIAL

Quando os níveis tensionais ultrapassam os valores considerados normais, fala-se em hipertensão arterial.

Quadro 14.5 Classificação da hipertensão de crianças por grupo etário.			
	Percentil (mmHg)		
Idade da criança	Limítrofe (borderline) 90 a 94	Hipertensão significativa 95 a 99	Hipertensão grave > 99
Recém-nascidos 7 dias	–	PAS 96 a 105	PAS ≥ 106
8 a 30 dias	–	PAS 104 a 109	PAS ≥ 110
Crianças com menos de 2 anos	PAS 104 a 111 PAD 70 a 73	PAS 112 a 117 PAD 74 a 81	PAS ≥ 118 PAS ≥ 82
Crianças de 3 a 5 anos	PAS 108 a 115 PAD 70 a 75	PAS 116 a 123 PAD 76 a 86	PAS ≥ 123 PAS ≥ 184
Crianças de 6 a 9 anos	PAS 114 a 121 PAD 74 a 77	PAS 122 a 129 PAD 78 a 85	PAS ≥ 130 PAS ≥ 86
Crianças de 10 a 12 anos	PAS 122 a 125 PAD 78 a 81	PAS 126 a 133 PAD 82 a 89	PAS ≥ 134 PAS ≥ 90
Crianças de 13 a 15 anos	PAS 130 a 135 PAD 80 a 85	PAS 136 a 143 PAD 86 a 91	PAS ≥ 144 PAS ≥ 92
Adolescentes de 16 a 18 anos	PAS 136 a 141 PAD 84 a 91	PAS 142 a 149 PAD 92 a 97	PAS ≥ 150 PAS ≥ 98

Adaptado do Report of the Second Task Force on Blood Control in Children, 1987.

> Antes de mais nada é necessário prevenir-se contra a pressa em se estabelecer o diagnóstico de hipertensão. São necessários cuidados nas técnicas de medidas da pressão e a repetição destas medidas em ocasiões diferentes para confirmação diagnóstica. Tanto os pacientes quanto os médicos são afoitos em estabelecer o diagnóstico de pressão alta e isto pode prejudicar o paciente, que muitas vezes recebe prescrição de medicamentos desnecessariamente.

É consenso que qualquer valor da pressão é arbitrário e todas as classificações são inadequadas. Contudo, há necessidade de sistematização e definição de critérios operacionais para separar indivíduos sãos dos "doentes".

São igualmente importantes os valores da pressão sistólica e os da pressão diastólica. Nos idosos, os valores da sistólica são até mais importantes no que diz respeito à morbimortalidade.

Consideramos atualmente portadores de *hipertensão arterial* os indivíduos maiores de 18 anos com PA maior ou igual a 140 × 90 mmHg (Quadro 14.4).

Na classificação de hipertensão arterial, são considerados tanto os valores de pressão sistólica quanto da pressão diastólica e há coincidência dos valores propostos pelas diversas agências reguladoras (VI Diretrizes Brasileiras de Hipertensão Arterial, VII Joint e OMS).

Toda vez que se registrarem níveis tensionais altos, o médico tem obrigação de procurar esclarecer as causas desta anormalidade, tendo sempre em mente que a hipertensão arterial nada mais é do que uma síndrome que pode ter diversas causas.

A principal causa de hipertensão arterial sistólica isolada é a fibrose senil da aorta – patologia incluída na designação genérica de arteriosclerose –, mas pode ser encontrada também na insuficiência aórtica, no bloqueio atrioventricular total, no hipertireoidismo e na fístula arteriovenosa.

> **Hipertensão como fator de risco cardiovascular**
>
> Informações trazidas por grandes estudos populacionais comprovaram a importância dos chamados fatores de risco, os quais aumentam de maneira significativa o risco do aparecimento de alguma doença cardiocirculatória.
>
> Podem ser classificados da seguinte maneira:
> - ✓ **Fatores não modificáveis:** hereditariedade, idade, sexo
> - ✓ **Fatores modificáveis:** hipertensão arterial, tabagismo, colesterol sérico elevado, hipertrofia ventricular esquerda, diabetes, sedentarismo, estresse, fibrinogênio sérico, obesidade, homocisteína, ingestão de bebidas alcoólicas.
>
> Cumpre salientar que a associação de fatores de risco multiplica a probabilidade de aparecimento de doença cardiovascular em progressão quase geométrica.
>
> O conhecimento desses fatos trouxe resultados práticos do ponto de vista de saúde pública. A mudança de comportamento da população gerou nítidas alterações nas taxas de morbimortalidade. Nos EUA, por exemplo, entre 1972 e 1990 houve uma redução significativa na mortalidade por doenças cardiovasculares (50% de queda para doença coronariana e 57% para acidentes vasculares cerebrais), com um decréscimo de apenas 10% na mortalidade não relacionada com doenças cardiovasculares (V Joint, 1993).
>
> As mudanças de estilo de vida (interrupção do tabagismo e diminuição do consumo de gordura saturada, aumento de atividade física e hábitos alimentares mais saudáveis) contribuíram com 50% do declínio. A outra parcela se deveu a outros fatores, como o tratamento da hipertensão, utilização rotineira das unidades coronarianas e melhora do tratamento clínico e cirúrgico dos pacientes com eventos cardiovasculares.
>
> Em outros países (Europa Oriental), onde não houve modificações favoráveis nos hábitos de vida, a morbimortalidade cardiovascular continua inalterada.

Vale lembrar que a hipertensão arterial aparece isoladamente em apenas 30% dos casos, ou seja, na maioria das vezes está associada a outros fatores de risco, como dislipidemia, obesidade, tabagismo, sedentarismo, diabetes e, eventualmente, a própria doença arterial coronária.

O novo paradigma da abordagem ao paciente hipertenso é considerá-lo como portador de uma síndrome cujos valores numéricos da pressão representam apenas uma parte do problema a ser enfrentado pelo médico.

Conhecer o paciente como um todo, sujeito aos diversos fatores de risco para as doenças cardiocirculatórias, fornece ao profissional de saúde instrumentos para atuar de maneira global, orientando e intervindo para a adoção de hábitos de vida saudáveis. Da mesma maneira, a terapêutica farmacológica, quando necessária, será orientada para o uso de medicamentos mais adequados a cada tipo de paciente, evitando-se os fármacos que possam ser inconvenientes em relação a fatores de risco coexistentes.

Tratar hipertensão arterial é, portanto, intervir nos fatores de risco cardiovasculares.

Todo esforço individual e coletivo deve ser feito buscando maior interação entre os profissionais de saúde e os pacientes, oferecendo a estes o maior número possível de informações e intervindo energicamente para a adoção de um estilo de vida saudável. Este tipo de comportamento será o ponto de partida para melhor adesão à terapêutica, qualquer que seja ela, e assim estaremos caminhando para a obtenção de resultados cada vez melhores no controle deste grupo de enfermidades e atingindo nosso objetivo maior, que é a redução de morbimortalidade por causas cardiovasculares.

Classificação da hipertensão arterial

A hipertensão arterial sistólica e/ou diastólica, ou simplesmente hipertensão arterial, é uma síndrome que, do ponto de vista etiológico, pode ser classificada da seguinte maneira:

- **Hipertensão arterial essencial ou primária**: assim chamada quando não se consegue caracterizar sua etiologia, sendo dependente de diversos fatores, tais como traço hereditário, ingestão excessiva de sal, obesidade, estresse e alcoolismo. Corresponde a 95% dos casos de hipertensão arterial
- **Hipertensão arterial secundária**: representa cerca de 5% dos casos de hipertensão arterial e pode estar relacionada com diferentes afecções:
  - *Renais*: glomerulonefrite difusa aguda, glomerulonefrite crônica, pielonefrite, uropatia obstrutiva, rins policísticos, doenças renovasculares (trombose, aterosclerose, hiperplasia da camada média), amiloidose renal, colagenoses
  - *Endócrinas*: síndrome de Cushing, feocromocitoma, acromegalia, síndrome carcinoide, hiperplasia adrenal congênita, aldosteronismo primário
  - *Vasculares*: coarctação da aorta
  - *Distúrbios do SNC*: apneia do sono, hipertensão intracraniana, porfiria aguda, disautonomia familiar, síndrome de Guillain-Barré
  - *Toxemia gravídica* (pré-eclâmpsia e eclâmpsia)
  - *Medicamentos*: anticoncepcionais hormonais, anti-inflamatórios esteroides e não esteroides, descongestionantes nasais, anorexígenos, antidepressivos tricíclicos, ciclosporina, tacrolimo, eritropoetina, hormônio do crescimento
  - *Outras causas*: bebidas alcoólicas, síndrome de abstinência alcoólica ou outras drogas ilícitas (principalmente anfetaminas e cocaína), queimaduras, hipoglicemia, crise de falcização de hemácias, intoxicação pelo chumbo, intoxicação por tálio, ingestão de grande quantidade de alcaçuz, neoplasia do ovário, do testículo e do cérebro.

É importante ressaltar que o prognóstico da hipertensão arterial depende não apenas dos níveis tensionais, mas também da evolução e da presença ou não de dano em órgão-alvo.

HIPOTENSÃO ARTERIAL

Não existem níveis de pressão arterial mínimos considerados normais. Comumente nos deparamos com indivíduos com valores de pressão arterial abaixo dos comumente encontrados, sem que este fato represente maior risco cardiovascular ou de outras patologias. Na verdade, esses indivíduos estão menos sujeitos a doenças cardiovasculares. Um grande equívoco é atribuir a níveis de pressão arterial abaixo dos usuais a causa dos sintomas diversos referidos pelos pacientes, situação esta altamente angustiante e estigmatizante para os pacientes e profissionais da saúde.

> **Boxe — Hipotensão arterial com significado clínico**
>
> A hipotensão arterial só caracteriza um problema clínico quando indica diminuição do débito cardíaco, da volemia e/ou da resistência periférica. Essas alterações ocorrem em várias circunstâncias, como insuficiência cardíaca, síndrome de baixo débito, tamponamento cardíaco, desidratação, hemorragias, septicemias. Nestas condições o paciente apresenta-se com níveis pressóricos baixos acompanhados de diminuição da amplitude (pulso filiforme) ou desaparecimento dos pulsos periféricos, taquicardia e sinais de má perfusão tecidual.

Outra situação em que ocorre hipotensão arterial e que representa um problema médico importante, principalmente entre os idosos, é o que se chama *hipotensão ortostática* ou *hipotensão postural* (ver Capítulo 9, *Exame Clínico do Idoso*).

Ao assumirmos a posição supina, o organismo utiliza vários mecanismos para manter os níveis pressóricos e garantir a perfusão cerebral. A redução do retorno venoso serve de estímulo para que os barorreceptores, localizados nas artérias carótidas e arco aórtico, desencadeiem aumento da atividade simpática e redução da parassimpática, ocasionando constrição arteriolar e venosa e aumento do tônus muscular e da frequência cardíaca. Outros importantes mecanismos são a ativação do sistema renina-angiotensina-aldosterona e a liberação de vasopressina, prostaglandinas, bradicininas, histamina e peptídio natriurético atrial. Falha nesses mecanismos leva a uma queda da pressão arterial e pode ter como consequência hipoperfusão cerebral, que pode manifestar-se com tonturas, síncope, quedas e acidente vascular cerebral.

O envelhecimento altera os mecanismos de controle da homeostase e pode predispor os indivíduos à hipotensão postural. Os fatores que predispõem à hipotensão postural em idosos são:

- Diminuição da sensibilidade dos barorreceptores
- Diminuição da capacidade renal de conservar sal
- Baixos níveis de renina e aldosterona
- Aumento do peptídio natriurético atrial
- Diminuição da resposta de elevação da frequência cardíaca com queda da pressão arterial
- Diminuição do enchimento ventricular.

Hipotensão postural é diagnosticada quando ocorre uma queda de 20 mmHg ou mais na pressão sistólica e/ou 10 mmHg ou mais na diastólica ao passar-se da posição deitada para a posição de pé.

Para detectá-la, é preciso obedecer à seguinte técnica: determinar a pressão arterial do paciente em decúbito dorsal, depois de 5 min de repouso; em seguida, com o paciente sentado e após ficar de pé, com intervalo de 1 e 3 min (se a suspeita de hipotensão postural for grande, pode-se fazer uma nova medida depois que o paciente der alguns passos).

É importante tomar o pulso e contar a frequência durante todas as etapas da pesquisa de hipotensão postural, pois este pode ser um dado muito importante no diagnóstico etiológico. Em indivíduos normais, ela se eleva de 6 a 12 bpm na posição ereta. A falta de elevação da frequência de pulso, na presença de queda de pressão arterial, indica falha do sistema nervoso autônomo. O acentuado aumento na frequência de pulso (maior que 20 bpm), na posição supina, sugere hipovolemia.

As principais causas de hipotensão ortostática são:

- **Comuns**
  - Anemia
  - Perda de sangue
  - Repouso prolongado
  - Desidratação, desnutrição
  - Hipopotassemia
  - Medicamentos (diuréticos, antidepressivos tricíclicos, benzodiazepínicos, narcóticos, relaxantes musculares, neurolépticos)
- **Neurológicas**
  - AVE
  - Doença de Parkinson
  - Tumor cerebral
  - Doenças que causam disautonomia
  - Neuropatia periférica
  - Simpatectomia
- **Cardiovasculares**
  - Estenose aórtica
  - Cardiomiopatia hipertrófica
  - Insuficiência cardíaca
  - Infarto agudo do miocárdio
  - Veias varicosas volumosas
- **Endócrinas**
  - Insuficiência suprarrenal
  - Diabetes insípido
  - Hipoaldosteronismo
- **Incomuns**
  - Destruição dos barorreceptores por radiação ou cirurgia
  - Atrofia multissistêmica (síndrome de Shy-Drager)
  - Associada a tumores (carcinoides).

Quando o clima está muito quente, aumenta a probabilidade de ocorrer hipotensão postural, principalmente nos idosos, pois ocorre maior represamento de sangue no sistema venoso dos membros inferiores.

> **Boxe — Hipotensão pós-prandial**
>
> A *hipotensão pós-prandial* é uma importante causa de hipotensão entre os idosos, mesmo sadios. Assim como a *hipotensão ortostática*, é definida quando ocorre queda de 20 mmHg ou mais na pressão sistólica, só que até 2 h após o início de uma refeição. Também pode causar hipoperfusão cerebral e síncope. Seu mecanismo ainda não é bem explicado; porém, a hipótese mais aceita é uma grande vasodilatação com represamento de sangue na área esplâncnica durante a refeição, ocasionando redução da resistência periférica e do retorno venoso.

Roteiro pedagógico
para avaliação da pressão arterial

Este roteiro está disponível para *download* em www.grupogen.com.br. Neste mesmo *site*, com o título *Habilidades clínicas*, encontram-se vídeos com as várias etapas do exame clínico.

Identificação do paciente:

Nome: Idade: Sexo:

Observação:

Tipo de esfigmomanômetro:

Avaliação de rotina *(obrigatório em todo paciente)*

Paciente sentado ou deitado

PAS: PAD:

Paciente de pé

PAS: PAD:

Pesquisa de hipotensão ortostática

Paciente deitado (no mínimo 5 minutos)

PAS: PAD:

FC: bpm

Paciente de pé (após 1 a 3 minutos)

PAS: PAD:

FC: bpm

Automedida da pressão arterial (AMPA)

Tipo de esfigmomanômetro:

PAS: PAD:

Monitoramento residencial da pressão arterial (MRPA)

Pela manhã (3 medidas)   (1ª) PAS: PAD: (Horário: :   )

                             (2ª) PAS: PAD: (Horário: :   )

                             (3ª) PAS: PAD: (Horário: :   )

À noite (3 medidas)   (1ª) PAS: PAD: (Horário: :   )

                             (2ª) PAS: PAD: (Horário: :   )

                             (3ª) PAS: PAD: (Horário: :   )

Monitoramento ambulatorial da pressão arterial (MAPA) (necessita equipamento especial)

Observações:

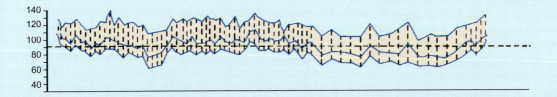

Capítulo 15

Sinais e sintomas Promoção da saúde   Fadiga
Otorragia Exame clínico   Entrevista
Febre   Prurido   Astenia
     Identificação Relação médico-paciente   Cons
Anamnese   Queixa principal   Exame

Exame de Cabeça e Pescoço

Celmo Celeno Porto
Alexandre Roberti
Rejane Faria Ribeiro-Rotta
Nádia do Lago Costa
Diego Antônio Arantes
Danilo Rocha Dias
Fernanda Tenório Lopes Barbosa
Paulo Humberto Siqueira

- Cabeça *340*
- Pescoço *358*
- Roteiro pedagógico para exame de cabeça e pescoço *363*
- Roteiro pedagógico para exame dos olhos, dos ouvidos, do nariz e da garganta *364*
- Roteiro pedagógico para diagnóstico diferencial da dor na região bucomaxilofacial *366*

CABEÇA

O exame da cabeça compreende a observação de:

- Tamanho e forma do crânio
- Posição e movimentos
- Superfície e couro cabeludo
- Exame geral da face
- Exame dos olhos e supercílios
- Exame do nariz
- Exame da região bucomaxilofacial
- Exame otorrinolaringológico.

Tamanho e forma do crânio

Na criança, é necessário determinar o perímetro craniano, parâmetro do desenvolvimento do segmento cefálico. Normalmente, no recém-nascido a cabeça predomina sobre o tronco e, à medida que a criança se desenvolve, esta proporção se inverte (ver *Avaliação antropométrica* no Capítulo 10, *Exame Geral*.)

No paciente idoso com doença de Paget, o tamanho do crânio pode aumentar.

Quanto ao tamanho, as variações mais frequentes são:

- **Macrocefalia**: crânio anormalmente grande, cuja causa mais frequente é a hidrocefalia (Figura 15.1). Outras causas mais raras são acromegalia e raquitismo
- **Microcefalia**: crânio anormalmente pequeno em todos os diâmetros. Pode ser congênita, hereditária, de causa desconhecida ou ser decorrente de uma doença cerebral (p. ex., toxoplasmose congênita, encefalite viral).

Quanto à forma, há várias alterações, decorrentes do fechamento precoce (cranioestenose) de uma ou várias suturas:

- **Acrocefalia** ou **crânio em torre** (turricefalia/hipsocefalia): a cabeça é alongada para cima, pontuda, lembrando uma torre. É a forma mais frequente de cranioestenose. Pode mostrar-se isolada ou associada a outras anomalias esqueléticas
- **Escafocefalia**: levantamento da parte mediana do crânio, conferindo um aspecto de casco de navio invertido
- **Dolicocefalia**: aumento do diâmetro anteroposterior, que se torna muito maior que o transverso

- **Braquicefalia**: corresponde ao aumento do diâmetro transverso
- **Plagiocefalia**: é a deformidade que confere ao crânio um aspecto assimétrico, saliente anteriormente de um lado e, posteriormente, do outro. Pode ser relacionada à posição de dormir.

Posição e movimentos

O desvio de posição mais frequente é o torcicolo (inclinação lateral da cabeça), e os movimentos anômalos mais comuns são os tiques, que são contrações repetidas, mais ou menos involuntárias, de um determinado grupo de músculos associados. Algumas vezes, são de magnitude muito limitada, como o simples piscar de olhos; outras vezes, são complexos, multiformes e bizarros. Além destes, devem ser assinalados os movimentos coreicos, os tremores e os movimentos sincrônicos da cabeça com as pulsações na insuficiência aórtica (sinal de Musset) (ver *Movimentos involuntários* no Capítulo 10, *Exame Físico Geral*).

Superfície e couro cabeludo

A inspeção e a palpação do crânio possibilitam a identificação de saliências (tumores, tumefações, bossas e hematomas), depressões (afundamentos) e pontos dolorosos.

A fontanela anterior, quando patente, fornece informações úteis no exame físico de crianças: se hipertensa e saliente, indica aumento da pressão intracraniana (meningite, hidrocefalia); se hipotensa e deprimida, traduz desidratação (ver *Avaliação do estado de hidratação* no Capítulo 10, *Exame Físico Geral*).

Deve ser analisada a consistência ou rigidez da tábua óssea. Na osteomalacia, no raquitismo e na sífilis, é possível conseguir-se um leve afundamento pela simples compressão digital, que deve ser efetuada atrás e acima do pavilhão auricular.

O exame dos cabelos e da pele foi visto no Capítulo 11, *Exame da Pele, das Mucosas e dos Fâneros*.

Exame geral da face

Analisam-se a simetria, a expressão fisionômica ou mímica facial, a pele e os pelos.

A perda da simetria instala-se em quaisquer tumefações ou depressões unilaterais (abscesso dentário, tumores, anomalias congênitas) (Figuras 15.2 e 15.8). Outra causa de assimetria é a paralisia facial (Figura 15.3). Nesta condição, perde-se completa ou parcialmente a motilidade voluntária e da mímica de um dos lados. Ao se movimentar o lado sadio (franzir a testa, fechar os olhos, abrir a boca), acentua-se a assimetria.

O crescimento das parótidas por processo inflamatório (p. ex., caxumba) ou hipertrofia das glândulas salivares (como ocorre em pacientes com megaesôfago) modifica caracteristicamente a configuração facial (Figura 15.4).

Às vezes, em determinadas doenças orgânicas, a fácies reveste-se de traços particulares, tornando-se típica, conforme mostrado no Capítulo 10, *Exame Físico Geral*.

A expressão fisionômica faz parte da fácies, a qual pode denunciar o estado de humor do indivíduo, indicando tristeza, desânimo, esperança, desespero, ódio ou alegria.

A pele e os pelos são examinados seguindo-se o roteiro proposto no Capítulo 10, *Exame Físico Geral*.

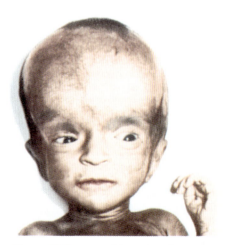

Figura 15.1 Macrocefalia (hidrocefalia).

Exame dos olhos e supercílios

Os supercílios, bastante variáveis de um indivíduo para outro, podem sofrer queda (madarose), como ocorre no mixedema, hanseníase, esclerodermia, quimioterapia, senilidade e na desnutrição acentuada.

Os olhos são de extraordinário valor semiológico, devendo receber a devida atenção com um exame metódico e detalhado.

(Ver *Olhos* no Capítulo 6, *Sinais e Sintomas*).

Pálpebras

Deve-se verificar se há edema, retração palpebral, epicanto, ectrópio, entrópio, equimose, xantelasma (placas amareladas em alto relevo) (Figura 15.5) ou outras alterações. Um achado importante é a queda da pálpebra (ptose palpebral – Figura 15.5), uni ou bilateral, que ocorre na paralisia do III par (paralisia do músculo da pálpebra superior), na síndrome de Claude-Bernard-Horner (paralisia do simpático cervical) e na miastenia *gravis*. O não fechamento dos olhos por paralisia do músculo orbicular das pálpebras (lagoftalmo, sinal de Bell) aparece na paralisia facial periférica.

> **Boxe** Inchaço dos olhos pela manhã pode ser o sinal mais precoce de edema generalizado.

Fenda palpebral

Com variações normais de acordo com as raças pode estar normal, aumentada (exoftalmia), diminuída ou ausente (ptose palpebral), ou substituída por uma prega cutânea (mongolismo).

Globos oculares

No globo ocular, pode-se encontrar as seguintes alterações:

▸ **Exoftalmia**: a protrusão do globo ocular, unilateral (tumores oculares e retro-oculares) ou bilateral (hipertireoidismo)

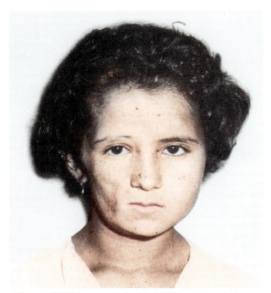

Figura 15.2 Assimetria facial de origem congênita.

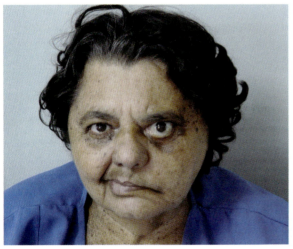

Figura 15.3 Assimetria facial por paralisia facial esquerda.

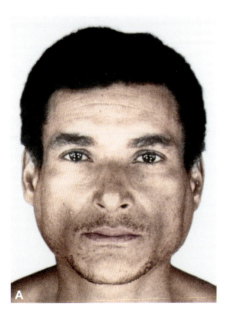
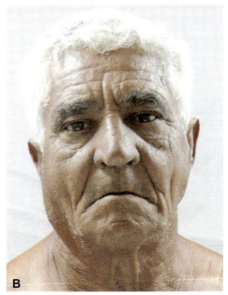

Figura 15.4 Modificação da configuração facial do paciente. **A.** Hipertrofia das parótidas em paciente com megaesôfago. **B.** Neoplasia localizada na parótida direita.

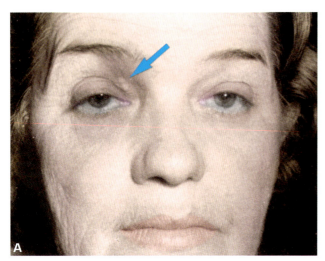
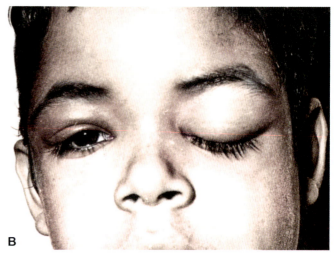

Figura 15.5 **A.** Xantelasma (*seta*). **B.** Ptose palpebral à esquerda. Observar também o edema facial.

- **Enoftalmia**: globo ocular afundado para dentro da órbita com diminuição da fenda palpebral. Ocorre na síndrome de Claude-Bernard-Horner (geralmente unilateral) e na desidratação (geralmente bilateral)
- **Desvios**: são observados nos estrabismos. É divergente quando o globo ocular se desvia lateralmente (paralisia do reto medial, paralisia do III nervo) ou convergente com desvio medial por paralisia do reto lateral (VI par)
- **Movimentos involuntários**: o mais frequente é o nistagmo, constituído por abalos do globo ocular e oscilações rápidas e curtas de ambos os olhos. O nistagmo pode ser nos sentidos horizontal, rotatório ou vertical, sendo mais perceptível quando o paciente olha para os lados e para longe. Apresenta as seguintes formas:
  - *Congênito*: geralmente tem causa ocular
  - *Adquirido*: decorre de doenças do labirinto, cerebelo, tronco encefálico ou de intoxicação alcoólica.

Conjuntivas

Normalmente são róseas, observando-se a rede vascular, levemente desenhada. Tornam-se pálidas nas anemias, amareladas na icterícia (ver também coloração das mucosas) e hiperemiadas nas conjuntivites. A presença de secreções também deve ser investigada.

A vermelhidão ocular é uma condição muito comum, e apresenta diferentes causas: traumatismo, infecção, alergia e aumento da pressão intraocular (glaucoma). Crises de tosse ou de vômitos podem ocasionar hemorragia conjuntival.

As causas de hiperemia conjuntival são:

- **Conjuntivite**: dilatação difusa dos vasos, que tende a ser máxima na periferia do olho
- **Infecção da córnea, irite aguda e glaucoma agudo**: caracterizam-se pelo aparecimento de vasos radiais em torno do limbo (congestão ciliar)
- **Hemorragia subconjuntival**: área vermelha homogênea nitidamente demarcada, que, após alguns dias, se torna amarelada e, em seguida, desaparece.

Esclerótica, córnea e cristalino

Deve-se buscar alterações da cor (escleróticas amareladas na icterícia, arco senil, anel de Kayser-Fleischer na degeneração hepatolenticular) e das outras características dessas estruturas.

> **Boxe**
> Não se deve confundir icterícia com a coloração amarelada que aparece na esclerótica de pessoas de cor negra. Esta se deve à presença de gordura subconjuntival e caracteriza-se por ser desigualmente distribuída, quase sempre em manchas ou placas.

As cataratas que tornam opaco o cristalino aparecem a olho nu como áreas esbranquiçadas no interior das pupilas.

O pterígio é um espessamento triangular da conjuntiva bulbar que cresce na superfície externa da córnea.

Pupilas

Quanto às pupilas, deve-se observar:

- **Forma**: normalmente arredondadas ou levemente ovaladas
- **Localização**: centrais
- **Tamanho**: variável de acordo com a claridade do ambiente. Denominam-se *midríase* a pupila dilatada e *miose* a pupila contraída. *Anisocoria* significa pupilas de tamanho desigual. Cumpre salientar que, em 5% dos indivíduos normais, o tamanho das pupilas não é exatamente igual (Figura 15.6)
- **Reflexos**: estudam-se os *reflexos fotomotor* (contração pupilar à luz), *consensual* (contração pupilar de um lado pela estimulação luminosa no outro olho) e de *acomodação-convergência* (contração das pupilas e convergência dos globos oculares à medida que se aproxima do nariz um foco luminoso) (ver Capítulo 20, *Exame Neurológico*).

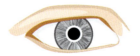
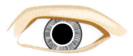

Figura 15.6 Anisocoria.

Movimentação ocular

É testada solicitando-se ao paciente movimentar os olhos para os lados, para cima e para baixo. Na paralisia supranuclear progressiva (PSP), o paciente tem dificuldade na movimentação ocular, notadamente no sentido vertical.

(Ver Capítulo 10, *Exame Neurológico*.)

Exame do nariz

À inspeção externa, é possível evidenciarem-se deformidades não patológicas e alterações indicativas de lesões de diversas etiologias, como, por exemplo, no rinofima, em que há espessamento da pele, que se torna brilhante e avermelhada, e desenvolvimento das glândulas sebáceas (Figura 15.7A).

A hipertrofia do nariz como um todo é observada na acromegalia e no mixedema.

Nariz em sela é uma deformação quase sempre congênita determinada por sífilis contraída intraútero.

Podem ser observadas também lesões destrutivas de etiologia neoplásica ou inflamatória. Em nosso meio ainda são comuns a blastomicose e a hanseníase (Figura 15.7B).

Devem ser citadas, ainda, a rubicundez (nariz vermelho), que se observa no alcoolismo e em outras afecções (rinofima, acne rosácea e lúpus eritematoso).

Como foi mencionado ao se descrever a *fácies hipocrática*, pode-se constatar em algumas doenças graves, nas pneumonias e em outras afecções agudas o que se costuma chamar "batimentos das asas do nariz". (Ver *Fácies no* Capítulo 10, *Exame Físico Geral*.)

Por fim, deve-se observar se existe corrimento ou fluxo nasal, anotando-se suas características.

Deve-se testar a permeabilidade de cada narina. Para isso, oclui-se uma narina comprimindo-se suavemente sua parede lateral e pede-se ao paciente para inspirar. A seguir, faz-se uma palpação sobre os seios paranasais frontal e maxilar. A presença de dor levanta a suspeita de sinusite.

Ver *Nariz e cavidades nasais* no Capítulo 6, *Sinais e Sintomas*.

Exame da região bucomaxilofacial

A região bucomaxilofacial compreende: maxila, mandíbula, cavidade bucal, complexo dentoalveolar, articulação temporomandibular (ATM), músculos da mastigação, cavidades paranasais e glândulas salivares.

Linhas imaginárias que passam horizontalmente no limite entre testa e cabelo, nas sobrancelhas, na base do nariz e no queixo delimitam os três terços da face (superior, médio e inferior), que geralmente são proporcionais.

As estruturas que compõem a região bucomaxilofacial localizam-se nos terços médio e inferior da face e seu exame físico deve ser dividido em extra e intrabucal.

O *exame extrabucal*, além dos princípios já abordados nos Capítulos 10, *Exame Físico Geral*, e 12, *Exame dos Linfonodos*, bem como no exame geral da face, neste capítulo, requer uma avaliação da forma e simetria das estruturas da região bucomaxilofacial (Figura 15.8), visto que podem estar relacionadas às alterações do desenvolvimento, má oclusão dentária, alterações/lesões musculoesqueléticas, articulares (ATM), dos seios da face e das glândulas salivares.

A palpação da musculatura da mastigação torna-se importante especialmente quando há queixa de dor ou desconforto na região, para diagnóstico diferencial da dor proveniente de outras estruturas na mesma topografia. Para a maioria dos músculos (masseter, pterigóideo medial, temporal), a palpação deve ser bidigital, em diferentes pontos na sua origem, extensão e inserção de cada um deles.

A palpação da ATM também pode contribuir para o diagnóstico das dores associadas às capsulites, tendinites (palpação na sua porção lateral) e retrodiscites (palpação posterior). A palpação lateral deve ser bidigital ou digital, 1 cm à frente do trágus e a palpação posterior com a polpa do dedo mínimo posicionada no interior da entrada do conduto auditivo. Ambas devem ser realizadas nas posições de boca fechada e

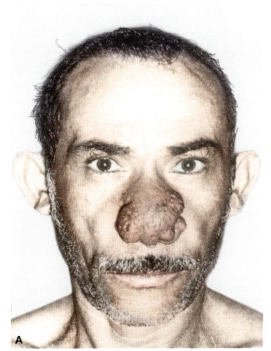

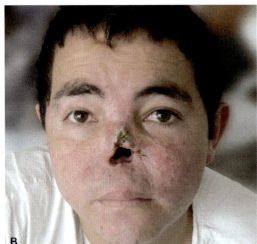

Figura 15.7 A. Modificação da forma do nariz em paciente com rinofima. **B.** Modificação da forma do nariz. Observa-se ulceração com perda da pele da asa nasal esquerda e ponta do nariz acompanhada de perda da cartilagem do septo nasal. Eritema malar.

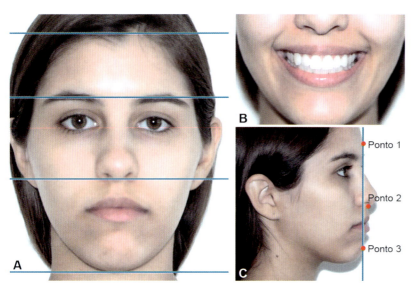

Figura 15.8 Simetria facial, com ênfase na região bucomaxilofacial. **A.** Lábios em repouso: o superior deve tocar o inferior ou formar um espaço que não ultrapasse 3 mm. A falta de selamento labial pode estar associada a má oclusões dentárias e respiração bucal. **B.** Ao sorrir: os incisivos devem aparecer completamente. **C.** Em vista de perfil de um rosto harmônico, a linha imaginária que passa entre os pontos 1 e 3 (regiões mais anteriores da fronte e queixo), apresenta o ponto 2 projetado 4 a 5 mm a sua frente. Alterações dessas relações podem estar associadas a deficiência de desenvolvimento de maxila e/ou mandíbula, muitas vezes associadas a dismorfias (p. ex., síndrome de Pierre Robin).

aberta (Figura 15.9). Durante o movimento da mandíbula, a palpação pode propiciar a percepção tátil de assimetrias do movimento da cabeça da mandíbula, estalidos e crepitações articulares, que podem estar associadas a alterações intra-articulares.

As regiões correspondentes às glândulas parótidas e submandibulares devem ser avaliadas quanto a simetria e coloração da pele, alterações que podem estar associadas a sialoadenites agudas ou crônicas, e/ou neoplasias.

Semiotécnica

Para o *exame intrabucal* deve-se utilizar a olfação, a inspeção, a palpação e a percussão. O conhecimento detalhado dos aspectos normais é fundamental para a detecção precoce de alteração na boca.

A sequência sugerida é (Figura 15.9):

- Semimucosa labial superior e inferior
- Mucosa labial superior e inferior
- Mucosa jugal (bochecha) direita e esquerda
- Palato duro
- Palato mole
- Orofaringe
- Dorso da língua
- Lateral da língua
- Ventre da língua
- Assoalho da boca
- Reborda alveolar (dentes e gengivas)
- Função das glândulas salivares ("ordenha das glândulas parótida e submandibular" que deve sempre ser realizada quando a anamnese revela queixas associadas e/ou exame físico evidencia alterações da quantidade e/ou qualidade da saliva).

Lesões mais frequentes

Ulcerações

As úlceras aftosas são comuns em diferentes sítios da mucosa bucal e, muitas vezes, não têm uma causa definida. Apesar de não haver um único agente etiológico, a destruição da mucosa parece representar uma reação imunológica mediada pelas células T (linfócitos), especialmente quando são recorrentes e nos casos em que não se observa relação com trauma. Dentre as possíveis causas incluem-se alergias; predisposição genética; deficiências nutricionais; distúrbios hematológicos, influências hormonais, agentes infecciosos, trauma e estresse.

Podem apresentar-se como: ulceração aftosa menor, maior e herpetiforme.

Em muitos casos, identificam-se causas benignas, tais como corpos estranhos que podem originar um processo inflamatório, às vezes com formação de lesões granulomatosas. Outras vezes, a falta de higiene local é fonte de infecções recorrentes, favorecendo a formação de trajetos fistulosos e abscessos locais que precisam ser debridados ou drenados cirurgicamente. Alguns microrganismos, como os da paracoccidioidomicose, histoplasmose e leishmaniose, podem levar à formação de úlceras, muito semelhantes às lesões malignas.

Em alguns casos, existem doenças sistêmicas ou metabólicas subjacentes que precisam ser diagnosticadas (diabetes melito, comprometimento do sistema imune) que podem contribuir para a formação de úlceras na cavidade oral.

> **Atenção**
> As úlceras que não cicatrizam em um período de 4 a 6 semanas devem ser investigadas no sentido de excluir a possibilidade de uma neoplasia maligna.

As neoplasias mais comuns da região bucomaxilofacial, que comumente se manifestam como úlcera, são o carcinoma epidermoide e o carcinoma basocelular. A biopsia é fundamental para o diagnóstico.

Nódulos

Os crescimentos teciduais benignos mais frequentes da cavidade bucal e que se apresentam como nódulos são: processos proliferativos não neoplásicos (hiperplasia fibrosa inflamatória, lesão periférica de células gigantes e granuloma piogênico), neoplasias benignas (fibroma, osteoma, adenoma pleomórfico, papiloma escamoso e lipoma) e condições do desenvolvimento tais como o toro ósseo palatino e mandibular. Trata-se de lesões bem delimitadas que geralmente apresentam superfície lisa e podem ou não apresentar sinais de inflamação.

Vesículas e bolhas

São manifestações comuns de doenças de natureza infecciosa, traumática e autoimune.

Capítulo 15 Exame de Cabeça e Pescoço 345

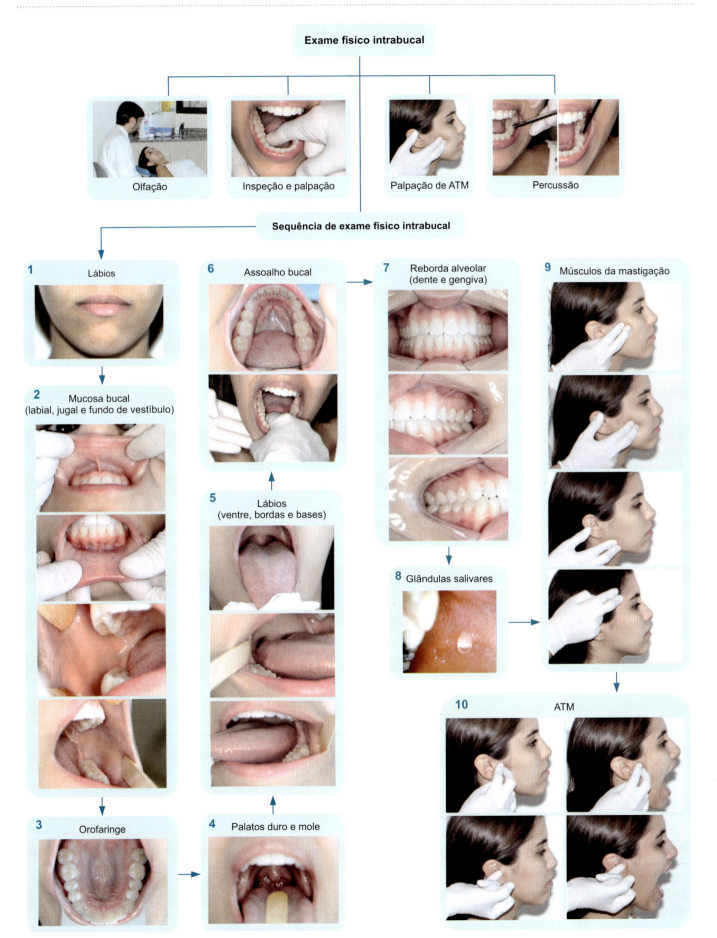

Figura 15.9 Semiotécnica e sequência do exame intrabucal.

As lesões do herpes, por exemplo, ocorrem principalmente na região perioral e se manifestam como vesículas e bolhas dolorosas.

Doenças autoimunes como líquen plano e penfigoide também podem se manifestar como bolhas na boca, as quais rompem-se facilmente, formando ulcerações acompanhadas de dor intensa.

Trauma na região das glândulas salivares, maiores e menores, podem provocar rompimento do ducto glandular e propiciar a formação de bolhas, contendo saliva em seu interior, como nos casos de mucocele e rânula (no assoalho da boca).

Manchas e placas

Manchas na região bucomaxilofacial podem ser resultantes de fatores endógenos ou exógenos.

Manchas vermelhas ou eritematosas geralmente são devidas a condições vasculares (malformações), traumáticas (durante alimentação e escovação dentária), infecciosas (candidíase) e distúrbios potencialmente malignos (eritroplasia e queilite actínica).

A produção excessiva de melanina, focal ou difusa, pode favorecer a formação de manchas de coloração acastanhada e enegrecida, tais como máculas e efélides. Importante ressaltar que neoplasias malignas agressivas como o melanoma podem se manifestar como manchas escuras na mucosa bucal. O sarcoma de Kaposi, uma das manifestações da AIDS, pode apresentar-se como mancha escura na boca, especialmente no palato.

As manchas brancas ou leucoplásicas geralmente podem ser resultantes de condições do desenvolvimento, tais como leucoedema, quando na mucosa jugal (bochecha). Agentes agressores, como o trauma e o uso de cigarro, podem estimular produção local de queratina com a formação de manchas ou placas leucoplásicas, tais como hiperqueratoses e leucoplasia.

> **Boxe — Leucoplasia bucal**
>
> A leucoplasia bucal é definida pela Organização Mundial da Saúde como uma placa branca que não pode ser caracterizada patologicamente como qualquer outra doença. Seu diagnóstico não depende das características clínicas, mas sim da exclusão de outras afecções que se apresentam como placas brancas na boca. Como, por exemplo, líquen plano (geralmente de aspecto estriado), *mordiscatio* (descamação da mucosa pelo hábito de morder a bochecha), queratose friccional, estomatite nicotínica (no palato), leucoedema e nevo branco esponjoso. Todas estas alterações devem ser descartadas antes que o diagnóstico de leucoplasia seja firmado. A leucoplasia bucal é considerada uma lesão potencialmente maligna.

Exame dos lábios

Os lábios (superior e inferior) devem ser inspecionados e palpados para se averiguar coloração, forma, textura e flexibilidade, assim como presença de lesões. Sua cor, largura e formato variam de acordo com a etnia e as características genéticas herdadas. Pessoas negras tendem a ter lábios mais grossos e largos do que as brancas.

Os lábios apresentam uma semimucosa e uma mucosa labial. A semimucosa é também conhecida como "vermelhão do lábio", sendo a parte da boca exposta diretamente ao meio externo. A mucosa labial é a parte da mucosa bucal que reveste internamente os lábios superior e inferior.

A *semimucosa labial* normal apresenta-se simétrica, de coloração geralmente rosada, lisa, hidratada, sendo comum a presença de sulcos delicados, que podem se tornar acentuados com o aumento da idade ou com a falta dos dentes (Figura 15.10).

Não é comum o aumento de volume e a existência de nódulos ou manchas brancas ou escuras. Quanto à cor, investigar se há palidez ou cianose, ambas facilmente perceptíveis. Múltiplas pigmentações melânicas ocorrem na síndrome de Peutz-Jeghers.

> **Boxe — Herpes simples labial**
>
> A infecção mais comum dos lábios é o herpes simples, que costuma apresentar-se como uma vesícula ou um grupo de vesículas. Pode ocorrer em pessoas hígidas; contudo, é mais frequente em associação com estados febris, condições acompanhadas de baixa de imunidade, como na gripe, exposição excessiva ao sol, pneumonia.

A presença de uma linha fibrótica esbranquiçada, com perda de flexibilidade, pode ser um sinal precoce da queilite actínica (Figura 15.10), que geralmente se manifesta no lábio inferior como áreas ulceradas, sendo considerada uma lesão potencialmente maligna.

A anomalia congênita mais frequente é a fenda labial com aspecto e localização variados (Figura 15.10). Outras alterações de desenvolvimento, as malformações vasculares e varicosidades, podem ser observadas à inspeção dos lábios (Figura 15.10).

Deve-se pesquisar, ainda, a presença de edema, sendo comuns edema alérgico, herpes labial, lesões ulceradas (blastomicose, leishmaniose, lesão luética primária), leucoplasias e neoplasias (Figura 15.10).

> **Boxe — Queilite angular**
>
> A lesão inflamatória das comissuras labiais, denominada queilite angular, vulgarmente designada "boqueira", pode ser devida a várias causas (perda da dimensão vertical pela perda dentária, deficiência nutricional, candidíase) (Figura 15.10).

As descamações e rachaduras labiais são comuns nas pessoas que respiram pela boca e nos idosos, bem como naquelas que se expõem excessivamente ao sol.

A *mucosa labial* normal apresenta-se úmida, brilhante, de coloração rósea mais intensa que a semimucosa. Embora lisa, irregularidades granulares são comuns e correspondem à presença das glândulas salivares menores. A presença de pequenos vasos sanguíneos também é frequente (Figura 15.11). É importante a distensão do lábio para observação da mucosa até a região de transição para a mucosa que reveste a reborda alveolar – o fundo de vestíbulo, onde lesões podem se instalar. Inserções musculares são encontradas na linha média dos lábios superior e inferior, que se estendem da mucosa labial/fundo de vestíbulo até a gengiva da região anterior da maxila e mandíbula, respectivamente, e correspondem ao freio labial.

Um excesso de tecido mucoso labial, com formação de uma prega visível no selamento labial e no sorriso, conhecido como "lábio duplo", pode ocasionar alterações funcionais e/ou estéticas. Pode ser congênito ou adquirido.

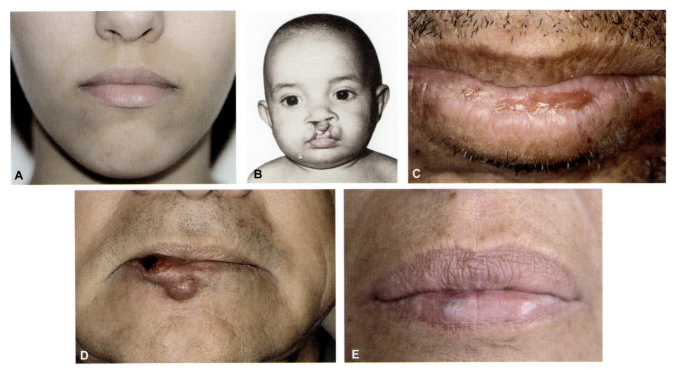

Figura 15.10 A. Lábio – aspecto normal. **B.** Fissura ou fenda labial. **C.** Queilite actínica. **D.** Carcinoma espinocelular. **E.** Malformação vascular.

A afecção mais encontrada no exame da mucosa labial é a estomatite, designação que abrange a maioria dos processos inflamatórios, sendo mais frequentes nessa região a estomatite aftosa e a herpetiforme (Figura 15.11).

Exame da cavidade bucal

A cavidade bucal ou oral, propriamente dita, é limitada anteriormente pelos lábios e inferiormente pelo assoalho da boca, no qual repousa a língua, enquanto as regiões jugais representam os limites laterais. Os pilares anteriores e a úvula formam o limite posterior.

A cavidade bucal apresenta um conjunto de estruturas banhados pela saliva, desempenhando importantes funções referentes à mastigação dos alimentos e à fonação, tendo flora microbiana própria de grande potencial defensivo (Figura 15.12).

Semiotécnica

Condição essencial para o exame da boca é uma boa iluminação, que pode ser a própria luz solar, quando então se coloca o paciente nas proximidades de uma janela, ou uma fonte luminosa artificial, representada por uma lanterna ou por um foco luminoso fixo.

Como meio auxiliar, empregam-se espátulas de madeira para afastar os tecidos e abaixar a língua.

Se o paciente estiver usando prótese dentária removível, ela deve ser retirada antes do exame.

O exame da boca baseia-se na inspeção e na palpação, mas o olfato e a percussão têm papel importante.

Em circunstâncias especiais – exame de crianças que não colaboram, pessoas inconscientes ou portadoras de necessidades –, pode-se lançar mão de um dispositivo "abridor de boca".

A mucosa que reveste a cavidade bucal apresenta características clínicas variadas a depender do sítio anatômico e de seus aspectos histológicos, compreendendo: mucosa mastigatória (regiões que sofrem o atrito da mastigação, queratinizada, está firmemente aderida às estruturas adjacentes e em geral de aspecto mais róseo pálido, p. ex., gengiva, palato duro, dorso da língua); mucosa de revestimento (não queratinizada, mais frouxa de modo a permitir mobilidade, por exemplo, mucosa jugal ou da bochecha, mucosa alveolar no fundo de vestíbulo, assoalho da boca); mucosa especializada, embora funcionalmente seja uma mucosa mastigatória, contém papilas e botões gustativos que exercem funções especiais (p. ex., língua).

Mucosa jugal

Em condições normais, a mucosa jugal ou da bochecha tem uma coloração róseo-avermelhada mais homogênea que a da língua (Figura 15.13).

Principais estruturas:

- **Carúncula onde desemboca o ducto da glândula parótida**: localizada na altura do segundo molar superior
- **Linha alba**: associada ao nível de oclusão dos dentes, representando área de atrição
- **Grânulos de Fordyce**: glândulas sebáceas, ectópicas que se apresentam como múltiplas pápulas amareladas ou esbranquiçadas, as quais, quando em grande número, podem ser confundidas com placas leucoplásicas
- **Pigmentações melânicas.**

Assim como na mucosa labial a afecção mais encontrada nesta região é a estomatite aftosa ou afta (Figura 15.11).

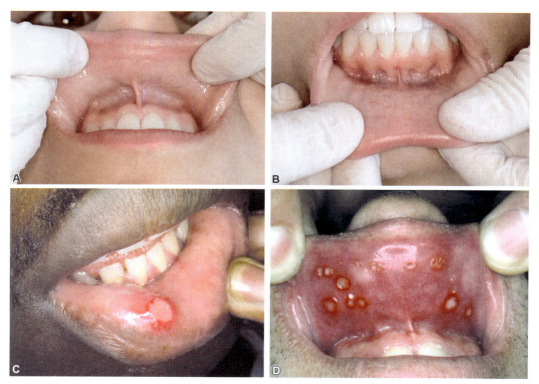

Figura 15.11 Mucosa labial. **A** e **B.** Aspecto normal. **C.** Estomatite aftosa. **D.** Estomatite herpética.

Em crianças constitui achado frequente a estomatite por candidíase, popularmente chamada "sapinho". Caracteriza-se pela presença de placas brancas, múltiplas e ligeiramente elevadas, semelhantes a "leite coalhado", que aparecem repentinamente em toda a cavidade bucal. Um dado importante para o diagnóstico é o fato de essas placas poderem ser desprendidas facilmente da superfície dos tecidos, deixando uma superfície vermelha e dolorida.

Existem outros tipos de estomatite, tais como a tuberculosa, a sifilítica e a herpética.

Placas brancas não raspáveis, que não apresentam associação com nenhuma outra causa caracterizam leucoplasias, que também podem ser identificadas em outros sítios da mucosa bucal, especialmente na língua, as quais devem ser avaliadas com atenção especial, complementando-se com avaliação histopatológica, especialmente na boca de fumantes e/ou etilistas, por serem lesões potencialmente malignas. Outra lesão branca que merece atenção é o líquen plano, uma doença autoimune (Figura 15.13).

Pigmentações escurecidas podem representar manifestações fisiológicas como a melanose racial (Figura 15.13). Na doença de Addison observam-se pigmentação escura da mucosa.

As manchas de Koplik – minúsculas manchas esbranquiçadas circundadas por uma aréola vermelha e situadas quase sempre na bochecha em frente aos molares – aparecem no sarampo e eclodem antes das lesões cutâneas. Em outras doenças exantemáticas – rubéola, varicela –, também encontram-se lesões na mucosa bucal.

Fissuras nas comissuras labiais (queilite) são observadas em pacientes com dentaduras inadequadas, favorecendo a presença de umidade pela saliva e proliferação de fungos (candidíase) e bactérias. Deficiência do complexo B, principalmente de riboflavina, é outra causa importante de queilite. Em pacientes imunodeprimidos, a queilose angular pode ser complicada por candidíase. A queilite (Figura 15.10) e a queilose podem ser identificadas no exame da semimucosa labial.

Úlceras da mucosa jugal associadas a eritema grave e sufusão hemorrágica fazem parte da síndrome de Stevens-Johnson, em geral de causa medicamentosa, principalmente sulfas e antibióticos.

Palato duro

Para a inspeção do palato duro, conhecido como "céu da boca", o paciente deve inclinar sua cabeça para trás e abrir a boca, iluminação adequada em toda a sua extensão. Em condições normais apresenta-se com coloração rosa-pálido, esbranquiçada, com uma textura firme (Figura 15.14).

Principais estruturas:

- Pregas palatinas transversais – região anterior
- Papila incisiva – região anterior
- Rafe do palato – linha mediana
- Fossetas palatinas – no limite com palato mole
- Toro palatino – exostose (crescimento ósseo benigno) na região central do palato, recoberto por mucosa normal, assintomático (Figura 15.14).

As lesões mais frequentes incluem ulcerações traumáticas (trauma químico, mecânico e térmico), candidíase (Figura 15.14), estomatite nicotínica, neoplasias de glândulas salivares menores (aumento de volume com ou sem ulceração), fendas palatinas, sarcoma de Kaposi. Manchas enegrecidas podem ser causadas pelo mercúrio presente em fragmentos de restaurações de amálgama presentes na mucosa, mas o diagnóstico diferencial deve ser feito com um dos tumores mais agressivos da cavidade bucal – o melanoma.

Capítulo 15 Exame de Cabeça e Pescoço 349

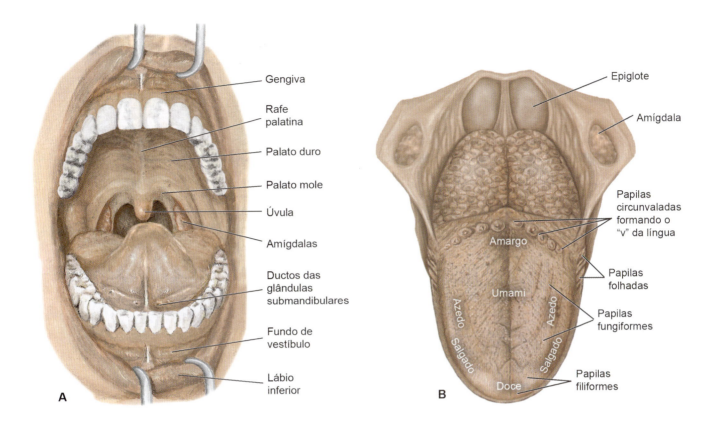

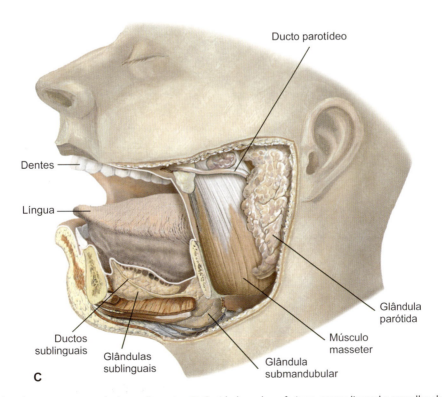

Figura 15.12 Cavidade bucal e estruturas anatômicas adjacentes. **A.** Cavidade oral, orofaringe, ventre lingual e assoalho da boca. **B.** Dorso da língua e orofaringe. **C.** Topografia das glândulas salivares. (*continua*)

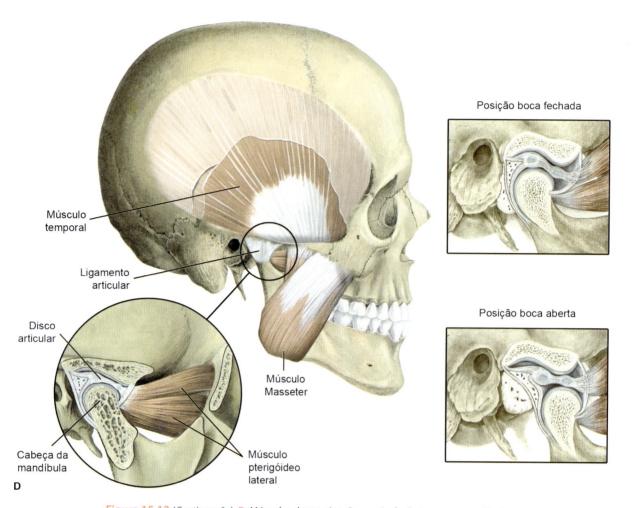

Figura 15.12 (*Continuação*). D. Músculos da mastigação e articulação temporomandibular.

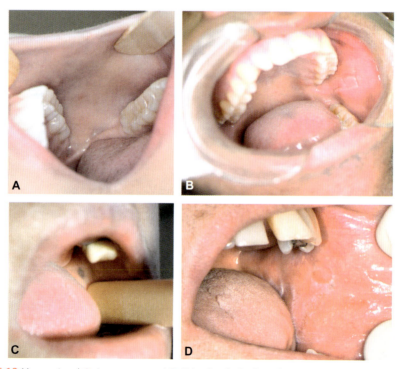

Figura 15.13 Mucosa jugal. A. Aspecto normal. B. Grânulos de Fordyce. C. Mancha melânica. D. Líquen plano.

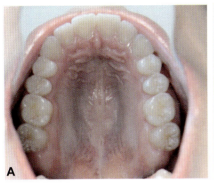 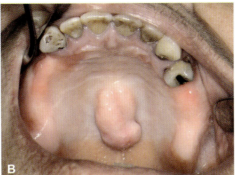 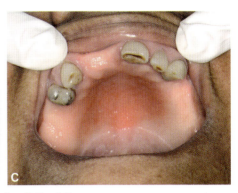

Figura 15.14 Palatos duro e mole **A.** Aspecto normal. **B.** Toro palatino. **C.** Candidíase.

Palato mole

O palato mole, véu palatino ou palato muscular, parte móvel posterior do palato, apresenta coloração rósea mais intensa que o palato duro (Figura 15.14). Os músculos do palato mole desempenham papel importante na deglutição (tensor do véu palatino, palatoglosso e elevador do véu palatino); na respiração (palatofaríngeo) e na fonação (músculo da úvula), que move a úvula para obstruir a entrada de alimentos na cavidade nasal, auxiliando na fonação (Figura 15.14).

Mudanças na coloração frequentemente refletem hábitos do indivíduo (p. ex., cor amarelada pela alta ingesta de alimentos com caroteno; vermelho-escura, associada a tabagismo).

As lesões aftosas, especialmente as aftas maiores, são extremamente dolorosas, podendo levar à desidratação (especialmente quando em crianças), pela dificuldade de deglutir até água.

Língua

Semiotécnica

Examina-se a língua solicitando que o paciente abra a boca ao máximo e utilizando-se de uma gaze para segurar a ponta da língua, observando: dorso – tracionando-a para fora da cavidade bucal; bordas laterais – tracionando-a para cada um dos lados, até que seja possível visualizar seu terço mais posterior; face inferior (ventre) – solicitando que o paciente eleve a ponta da língua, tentando tocar o palato, mas mantendo a boca aberta.

Analisam-se os seguintes parâmetros: posição, tamanho, cor, umidade, superfície, textura, movimentos e existência de lesões.

Em condições normais, a língua situa-se medianamente, apresentando quase sempre pequena e inconstante movimentação, que pode ser suprimida voluntariamente pelo paciente. Tem uma coloração róseo-avermelhada, levemente úmida, superfície discretamente rugosa no dorso e margem lateral, lisa e brilhante na sua face inferior. Sulcos ou depressões costumam ser observadas mesmo em pessoas hígidas.

As estruturas anatômicas incluem (Figura 15.12):

- Dorso
  - Papilas filiformes (terço anterior – ápice da língua)
  - Papilas fungiformes (terço médio e posterior)
  - Papilas circunvaladas formando o "V" lingual (terço posterior)
  - Tonsila lingual (base da língua)
- Borda lateral
  - Papilas folhadas
- Face inferior (ventre)
  - Veias
  - Frênulo da língua.

Em indivíduos idosos, as veias da face inferior da língua tornam-se mais espessas e tortuosas. Essas varicosidades geralmente não sangram.

As alterações mais frequentemente encontradas na língua são descritas a seguir (Figura 15.15).

Língua saburrosa. Caracteriza-se pelo acúmulo de uma substância branco-acinzentada ou amarelada na sua superfície. Os pacientes costumam descrevê-la como "língua suja". Na concepção popular, a saburra traduz doença do estômago e do fígado, mas isso não é verdade. A saburra lingual é o acúmulo de restos epiteliais, corantes, bactérias e fungos devido à má higiene, especialmente ao despertar, sendo mais intensa quando associada com redução do fluxo salivar. Em tabagistas, a saburra pode apresentar uma cor acastanhada pelo acúmulo de nicotina.

Língua seca. Indica alteração do fluxo salivar e/ou desidratação, aparecendo em todas as condições em que há alterações significativas do fluxo salivar, especialmente da produzida pela glândula parótida (mais fluida, serosa), nos casos de desidratação, seja por vômitos, diarreia ou outro mecanismo. Outras causas de secura da língua incluem respiração pela boca e efeitos colaterais de medicamentos (atropina e derivados, antidepressivos, inibidores da enzima conversora de angiotensina – IECA). Quando há febre, a secura da língua torna-se mais acentuada. A ansiedade também acompanha-se de boca seca. Coexistência de saburra é comum.

Língua lisa. À inspeção nota-se uma superfície lisa do dorso lingual em vez da sua rugosidade característica. A atrofia das papilas fungiformes e filiformes é uma das principais causas dessa alteração, bem como anemia e desnutrição proteica. Em quadros bem acentuados uma designação frequente é a de "língua careca", o que bem expressa o intenso alisamento da superfície lingual. A associação de língua lisa com queilite é indicativa de

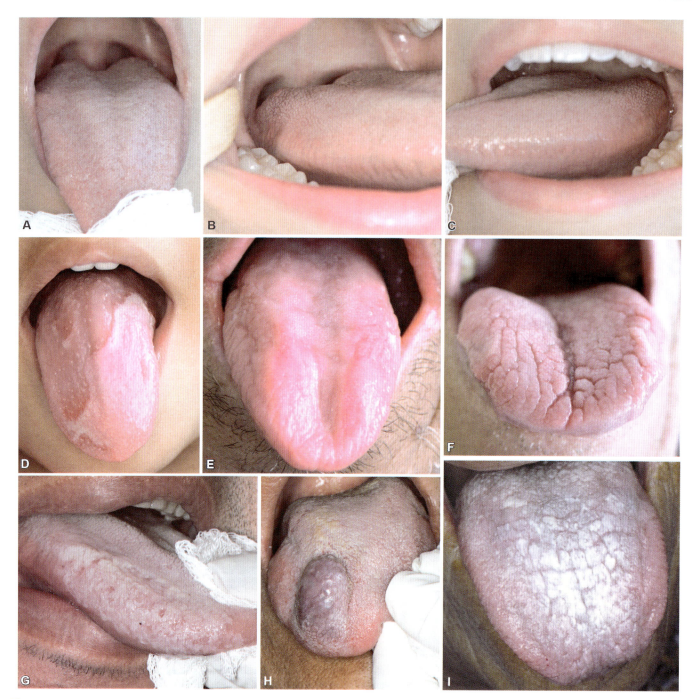

Figura 15.15 Língua. **A, B** e **C.** Aspecto normal do dorso e das bordas laterais da língua. **D.** Língua geográfica. **E.** Língua lisa. **F.** Língua fissurada. **G.** Leucoplasia. **H.** Malformação vascular. **I.** Língua saburrosa.

estado carencial. (Ver *Metabolismo e condições nutricionais* no Capítulo 6, *Sinais e Sintomas*.)

Língua pilosa. Os "pelos" correspondem às papilas filiformes alongadas e a cor varia de amarelada a preta. A causa é frequentemente desconhecida, mas podem ocorrer durante o uso de antibióticos, infecções (especialmente por bactérias cromogênicas) e em tabagistas.

Língua geográfica. Esta designação justifica-se quando se percebem áreas avermelhadas irregulares, nitidamente delimitadas por bordas esbranquiçadas e circinadas, lembrando um mapa geográfico, as quais mudam de localização periodicamente. Em geral, as áreas vermelhas correspondem a atrofia epitelial que reflete mais o conjuntivo, contrastando limites esbranquiçados que sugerem ser, equivocadamente, a parte comprometida. Da mesma maneira que a língua saburrosa, esta alteração costuma gerar preocupação em muitos pacientes, mas é desprovida de significado clínico. Estresse emocional pode ser fator desencadeante ou de exacerbação.

Língua fissurada. Caracteriza-se pela presença de sulcos irregulares, podendo estar associada à deficiência de vitaminas do complexo B. Essa condição favorece o acúmulo de saburra, ardência e queimação, principalmente relacionada a ingestão de alimentos ácidos ou condimentados.

Língua crenada. Apresenta suas margens marcadas pelo contorno dos dentes, caracterizando pressão exercida pelos limites dentários. Pode estar associada a língua de grandes dimensões em cavidade bucal pequena ou ao hábito de sucção da língua.

Macroglossia. Significa aumento global da língua. Hipotireoidismo, acromegalia e amiloidose são as causas mais frequentes.

Língua trêmula. É comum a observação de tremor lingual. Pode aparecer em indivíduos normais, porém esse achado deve levantar a possibilidade de hipertireoidismo, alcoolismo e parkinsonismo.

Desvio da língua da linha mediana. Para tornar bem evidente o desvio de língua, solicita-se ao paciente que a coloque para fora da boca o máximo possível. Pode ser observada na hemiplegia e nas lesões do nervo hipoglosso.

Glossite. Inflamação generalizada da língua que se caracteriza basicamente pela vermelhidão. Quase sempre o paciente se queixa de dor espontânea ou desencadeada por alimentos quentes.

> **Lesões da língua**
>
> A candidíase atrófica é uma das lesões mais frequentes. A presença de áreas avermelhadas no dorso requer diagnóstico diferencial com a língua geográfica. A candidíase é a infecção oral mais comum em pessoas com síndrome da imunodeficiência adquirida (AIDS).
>
> Úlceras aftosas dolorosas recorrentes na língua e mucosa oral podem estar associadas à síndrome de Behçet.
>
> Leucoplasias, ou seja, placas esbranquiçadas, lisas, duras e localizadas em geral no dorso da língua são consideradas lesões potencialmente malignas, capazes de se transformarem em carcinoma espinocelular.
>
> Aftas são lesões ulceradas com 0,2 a 1 cm de diâmetro cobertas por exsudato esbranquiçado e circunscritas por aréola vermelha. Cicatrizes, frequentemente, estão associadas à mordeduras; placas mucosas de cor cinzento-pérola podem surgir na superfície da língua nos casos de sífilis secundária. Dentre as lesões vasculares as malformações vasculares, o linfangioma e o hemangioma são as mais frequentes (Figura 15.15).

Assoalho bucal

Semiotécnica

O assoalho bucal é examinado por inspeção, seguida por palpação bimanual. O paciente deve ser solicitado a levantar a língua, para permitir exame visual direto dos tecidos na região da linha média do assoalho (Figura 15.9). Um espelho intrabucal ou espátula de madeira devem ser utilizados para examinar as áreas próximas a reborda alveolar da mandíbula. Os tecidos devem apresentar-se hidratados, ricos em vascularização.

As seguintes estruturas são identificadas (Figura 15.16):

- **Carúncula sublingual**: pequena saliência arredondada na base do frênulo lingual, onde desembocam os ductos das glândulas salivares submandibulares, direita e esquerda (ducto de Wharton)
- **Pregas sublinguais**: duas elevações oblíquas, que emergem lateralmente ao freio lingual, bilateralmente às carúnculas, que se estendem posteriormente no assoalho, envolvendo o ducto da glândula sublingual

- **Frênulo lingual**: inserção muscular que se estende da superfície ventral anterior da língua ao assoalho da boca.

> **Lesões do assoalho bucal**
>
> As principais lesões dessa região incluem as traumáticas (úlceras), de glândulas salivares (mucoceles/rânulas, sialólitos, neoplasias) (Figura 15.16).

Em caso de paciente edêntulo inferior, com reabsorção extensa da reborda alveolar, as glândulas sublinguais podem elevar-se no assoalho bucal e serem confundidas com neoplasias (Figura 15.16).

Reborda alveolar

Trata-se da porção óssea da maxila e mandíbula que contém os dentes e seus tecidos de suporte (alvéolo, ligamento periodontal, gengiva inserida). A perda precoce dos dentes leva a reabsorção da reborda e dificuldade para reabilitação com próteses.

Semiotécnica

Sua avaliação deve ser feita pela inspeção visual, direta e indireta, bem como pela palpação, incluindo as superfícies vestibular e lingual. Quando edêntulo, analisar seu volume e regularidade, dados importantes para planejamento das reabilitações dentárias com próteses/implantes.

A avaliação dos dentes consiste em seus aspectos morfológicos, número e integridade, bem como seus tecidos de suporte.

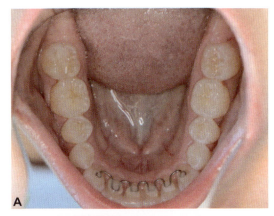

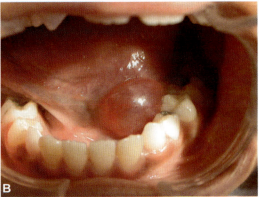

Figura 15.16 Assoalho bucal. **A.** Aspecto normal (paciente portador de aparelho de contenção dentária, após tratamento ortodôntico). **B.** Rânula.

O toro mandibular é a alteração óssea mais frequente, a dentária é a cárie e a dos tecidos de suporte, a doença periodontal.

A melanose é um achado frequente nas gengivas (Figura 15.17).

Gengivas

Semiotécnica

Para o exame das gengivas, utilizam-se a inspeção e a palpação. Deve-se contar com boa iluminação e espátula de madeira para afastar a mucosa jugal, os lábios e a língua, com o que se consegue uma boa exposição das superfícies vestibular e lingual/palatina.

As gengivas compõem-se de tecido fibroso denso, recoberto por mucosa, intimamente aderente ao periósteo dos processos alveolares, circundando o colo dos dentes, onde dobram-se para dentro dos alvéolos e se continuam com o periósteo.

Devemos analisar cor, consistência, forma, desenvolvimento e presença de lesões.

As gengivas normais têm coloração róseo-avermelhada, são firmes e não apresentam lesões de qualquer natureza.

Palidez significa perda da coloração normal e pode ser de diferentes graus. A cor esbranquiçada acentuada pode ser sinal de anemia.

Cianose, ou seja, presença de cor azulada ou arroxeada, traduz aumento da hemoglobina reduzida no sangue.

Na icterícia, as gengivas tornam-se amareladas. O local mais adequado para se evidenciar a coloração ictérica é nas proximidades do freio lingual, bem visível quando se solicita ao paciente para tocar o céu da boca com a ponta da língua.

Hipertrofia das gengivas significa crescimento exagerado destes tecidos. Quando hipertróficas adquirem aspecto rugoso e passam a cobrir parte dos dentes, podendo sangrar com facilidade. As hipertrofias gengivais, especialmente aquelas que se estendem sobre vários dentes, podem ser observadas nas leucemias e após uso prolongado de alguns medicamentos como a hidantoína (Figura 15.15).

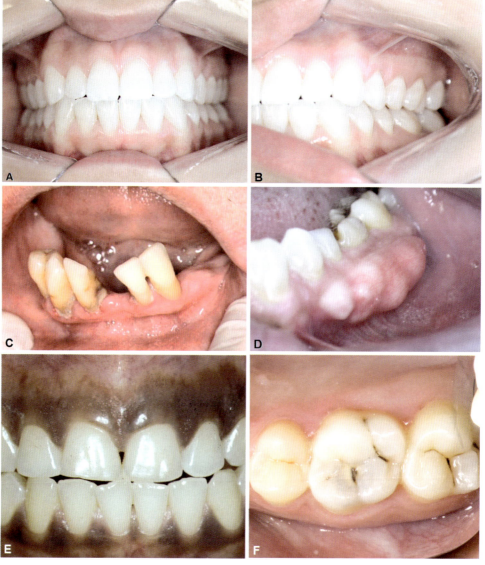

Figura 15.17 Reborbo alveolar (dentes e gengiva). **A** e **B.** Aspecto normal. **C.** Doença periodontal. **D.** Toro mandibular. **E.** Melanose racial. **F.** Cárie dentária.

> **Gengivite**
>
> Na gengivite, as gengivas tornam-se avermelhadas, esponjosas e facilmente sangráveis. Podem ter causas locais – gengivite simples, por placa bacteriana – ou estarem associadas a doenças sistêmicas, como pelagra, escorbuto, leucoses e linfomas.

Nas gengivas podem ser encontradas as seguintes lesões: manchas hemorrágicas, ulcerações, aftas, atrofias que fazem as gengivas se retraírem, deixando exposta parte das raízes dentárias, pigmentação (orla saturnina ou linha plúmbea, pigmentação em forma de pontos escuros que acompanha a linha da gengiva e indica intoxicação pelo chumbo), abscessos alveolares indicativos de infecção da polpa dentária, tumores formados dos diferentes tecidos periodontais, tais como epúlides (Figura 15.17), tumor de células gigantes, fibromas, carcinoma espinocelular, linfomas e sarcomas.

A doença periodontal (periodontite) deve ser considerada à parte. Nesta afecção, há comprometimento inflamatório extenso não apenas das gengivas que circundam os dentes (Figura 15.17), como também do osso de suporte que sofre reabsorções de diferentes graus, formando as chamadas bolsas periodontais. As gengivas ficam vermelhas, intumescidas, perdem a forma e tendem a sangrar com facilidade. Pode haver supuração em torno dos dentes, evidenciada pela saída de uma substância purulenta entre a borda gengival e o dente, ao se exercer uma pressão junto à sua base, caracterizando a destruição do tecido ósseo alveolar da sustentação do dente.

Dentes

Deve-se observar o número e o estado dos dentes, incluindo-se o reconhecimento de próteses dentárias porventura existentes.

No caso de crianças procura-se averiguar se a erupção dos dentes está ocorrendo dentro de uma cronologia normal.

> **Alterações dos dentes**
>
> ✓ **Dentes cariados**: as lesões de cárie são muito frequentes e se caracterizam pela desmineralização do esmalte, em decorrência da presença de bactérias aderidas na sua superfície, as quais produzem ácido como resultado do metabolismo de carboidratos, e que têm preferência por ambientes com baixo pH. As lesões de cárie se apresentam, inicialmente, na superfície do esmalte, como manchas brancas foscas, que progridem para manchas acastanhadas e depois cavidades marrons/negras (Figura 15.17)
> ✓ **Lesões não cariosas**: grupo de lesões em esmalte não relacionadas à cárie, que podem ser divididas em atrição, abrasão, abfração e erosão. Esse grupo de lesões aumenta a sensibilidade dos dentes pela exposição da dentina.
>   ✓ **Atrição** é o desgaste na superfície mastigatória (oclusal) provocado pelo atrito com o dente antagonista (como ocorre pelo hábito de ranger os dentes, ou bruxismo) ou com objetos (como canetas, grampos de cabelo, cachimbo)
>   ✓ **Abrasão** é o desgaste excessivo provocado por substância abrasiva normalmente associada à escovação, sendo mais comum na superfície externa (vestibular) e mais severa em regiões com dentina exposta
>   ✓ **Abfrações** são lesões em forma de cunha, próximas à gengiva, resultantes de microfraturas do esmalte nesta região, como consequência de sobrecarga oclusal
>   ✓ **Erosão** é o desgaste do esmalte relacionado à presença excessiva de ácidos da alimentação ou devido ao refluxo gástrico. Quando a erosão é decorrente de refluxo gástrico, é mais evidente na superfície interna (lingual ou palatal) dos dentes, principalmente os superiores, e é denominada perimólise

> ✓ **Alterações do desenvolvimento**: são várias as alterações que podem ocorrer no período do desenvolvimento da dentição decídua e da permanente, podendo ser causadas por fatores locais/ambientais, sistêmicos ou genéticos e incluem alterações de número (anodontia, supranumerários), tamanho (macro e microdontia), forma (geminação, fusão, raízes acessórias etc.) e estrutura (fluorose, amelogênese imperfeita, dentinogênese imperfeita).
>   ✓ **Hipoplasia do esmalte**: traduz-se por estrias horizontais (defeitos) na dentição permanente e, quando presente em vários dentes, é decorrente de alteração metabólica, sendo o raquitismo a mais frequente. A forma localizada pode estar relacionada com infeção periapical do dente decíduo precedente
>   ✓ **Dentes de Hutchinson**: caracterizam-se por terem incisivos laterais superiores, principalmente com perda dos ângulos, adquirindo a forma de "chave de fenda", e os molares com as faces oclusais em forma de "amoras". São observados na sífilis congênita.

Além dessas condições, o desalinhamento da arcada dentária pode ser observado, o que pode estar associado não apenas ao mau posicionamento durante erupção dos mesmos, mas também às deficiências ósseas da maxila e mandíbula. Esse aspecto pode gerar má oclusão dentária, quando os dentes superiores e inferiores não se articulam adequadamente.

Glândulas salivares

As glândulas salivares dividem-se em menores e maiores. As menores estão espalhadas em toda mucosa bucal. As maiores compreendem as glândulas parótidas, submandibulares e sublinguais (Figura 15.18).

Em condições normais, as glândulas salivares não são visíveis. Nos processos inflamatórios e na obstrução dos ductos salivares estas apresentam-se intumescidas e doloridas, especialmente durante estímulo mastigatório ou visual.

A estimulação manual dessas glândulas, conhecida como "ordenha", permite uma avaliação qualitativa e quantitativa da saliva, observando os seus pontos de drenagem (carúnculas lingual e parotídeas). A drenagem de saliva com presença de grumos mucoides ou a redução ou ausência de gota translúcida de saliva pode revelar doenças obstrutivas (sialólitos) e/ou infecciosas (sialoadenites).

Neoplasias benignas e malignas das glândulas salivares têm comportamento biológico semelhante – crescimento lento e insidioso, razão pela qual a suspeita deve ser avaliada com critério. Dos tumores benignos de glândulas salivares, o adenoma pleomórfico é o mais comum, sendo a glândula parótida a de maior prevalência. Dos malignos, o carcinoma mucoepidermoide está entre os mais prevalentes, especialmente nas glândulas menores.

Músculos da mastigação

Os músculos da mastigação possibilitam levantar e abaixar a mandíbula, bem como realizar movimentos de lateralidade, protrusão e retrusão. Compreendem: masseter, temporal, pterigóideos medial e lateral e digástrico. O exame físico é feito conjuntamente com o da articulação temporomandibular.

Dores de origem muscular nessa região podem ser confundidas com dores odontogênicas.

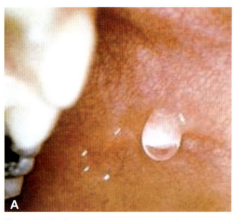 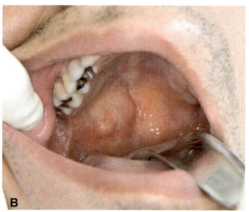 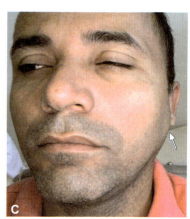

Figura 15.18 Glândulas salivares. **A.** Fluxo salivar normal do ducto da glândula parótida que desemboca na mucosa jugal. **B.** Adenoma pleomórfico em palato. **C.** Adenoma pleomórfico em glândula parótida.

Articulação temporomandibular (ATM)

É a articulação entre a mandíbula e a base do crânio. Altamente especializada, difere das outras articulações porque suas superfícies não são recobertas por cartilagem hialina, mas por um tecido fibroso avascular com células cartilaginosas. O disco intra-articular fica entre a mandíbula e o osso temporal. Deve ser examinado pela inspeção, palpação e ausculta da região correspondente, em repouso e durante sua movimentação. Avaliam-se o grau de abertura da boca, desvios e sinais de tumefação, dor e ruídos.

Desposicionamentos do disco articular podem levar a instabilidade, ruídos, limitações da abertura bucal (limitação da função), assimetrias dos movimentos mandibulares e dor.

A presença de dor à palpação lateral da articulação sugere presença de capsulite e tendinite; dor à palpação posterior da ATM (via canal auditivo externo) pode ser compatível com retrodiscite.

Exame otorrinolaringológico

O arsenal de instrumentos para o exame otorrinolaringológico especializado é grande e, às vezes, muito sofisticado. Contudo, para o exame clínico geral basta ter uma lanterna, uma espátula e o otoscópio.

O exame dos ouvidos, do nariz, da garganta e da laringe é feito mediante inspeção e palpação.

Deve-se ter a atenção voltada para a existência ou não de ulcerações, abaulamentos, nódulos, variação de cor e modificações morfológicas. É de grande importância a observação da postura e da fácies do paciente.

Verificam-se as características dos abaulamentos, nódulos e modificações morfológicas. Se houver alteração de temperatura da pele ou pulsação anômala, tais fatos devem ser devidamente investigados.

O pavilhão auricular pode ser sede de alterações congênitas (anomalias de forma e de implantação) ou adquiridas; entre estas destacam-se as alterações de cor, pois é justamente nos lóbulos das orelhas que se podem constatar graus leves de cianose.

Tofos são pequenos nódulos localizados predominantemente na cartilagem do hélix e indicam distúrbio do metabolismo purínico, cujo exemplo principal é a gota.

Podem ser observadas também lesões inflamatórias e neoplásicas, sendo comum a ocorrência de eczema e lesões micóticas do conduto auditivo externo.

Havendo secreção, é necessário identificar suas características.

(Ver *Ouvidos, Nariz e cavidades paranasais, Faringe* e *Laringe* no Capítulo 6, *Sinais e Sintomas*.)

Orofaringoscopia

Para realizar a orofaringoscopia, deve-se ter uma boa iluminação feita com lanterna e abaixadores de língua de metal ou descartáveis (madeira ou plástico). Inicialmente, visualizam-se os lábios, os dentes, as gengivas, a face interna das bochechas, a língua, o assoalho da boca e os óstios das glândulas salivares (ver *Exame da região bucomaxilofacial*). Em seguida, faz-se a depressão da língua nos seus dois terços anteriores para evitar o reflexo nauseoso. Visualizam-se, então, os pilares amigdalianos, o palato mole, a loja da amígdala palatina e seu conteúdo, a base da língua e a parede posterior da faringe. O examinador deve ficar atento às características das mucosas, normalmente rosadas, brilhantes e úmidas (Figura 15.19).

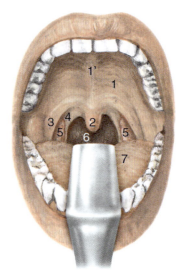

Figura 15.19 Orofaringe. *1.* Véu palatino, com sua rafe (*1'*); *2.* úvula; *3.* pilar anterior; *4.* pilar posterior; *5.* amígdala palatina; *6.* parede posterior da faringe; *7.* Língua. (Adaptada de Wolf-Heidegger – Atlas de Anatomia Humana, 6ª ed., 2006.)

Rinoscopia

É feita utilizando-se o espéculo nasal, através do qual visualizam-se o vestíbulo nasal, o septo e os cornetos. Para facilitar o exame, o paciente deve manter a cabeça inclinada para trás. O examinador coloca sua mão esquerda sobre o topo da cabeça e com o polegar esquerdo eleva a ponta do nariz. Com uma boa fonte de luz, torna-se fácil examinar as estruturas intranasais. Um espéculo nasal facilita ainda mais a inspeção da parte interna do nariz. A mucosa normal é úmida, rosada e de superfície lisa.

Otoscopia

É o exame do conduto auditivo, realizado com o otoscópio, observando-se o estado da pele que o reveste, dos pelos da sua porção inicial, a presença ou não de detritos ceruminosos ou descamação. No fundo do conduto encontra-se a membrana timpânica com leve concavidade, de cor perolada e brilhante, fixa ao cabo do martelo. A membrana timpânica deve ser avaliada com relação a sua integridade, aspecto, cor, forma e contorno. Se a membrana estiver perfurada, devem-se analisar características da lesão e estruturas da orelha média (Figura 15.20).

Laringoscopia

Atualmente, esta parte do exame é realizada com equipamento de fibra óptica rígida ou flexível equipado com uma fonte de luz fria. Analisa-se inicialmente a base da língua com sua amígdala lingual e papilas. Em seguida a cartilagem epiglótica, a hipofaringe e o interior da laringe, no qual se destacam as pregas vocais, avaliando-se sua morfologia e mobilidade.

> **Outros exames**
>
> Incluem-se, entre estes, otoscopia com microscópio, laringoscopia com fibra óptica ou com microscópio (Figura 15.21), videoendoscopia, audiometria, impedanciometria, eletronistagmografia e audiometria de tronco encefálico.

Doenças mais comuns

As doenças mais frequentes dos ouvidos, do nariz e da garganta são as amigdalites, as rinites, as sinusites, as otites, a presença de cerume, as laringites, o câncer da laringe e os corpos estranhos.

Amigdalite aguda. A amigdalite aguda é uma infecção das amígdalas palatinas, causada na maioria das vezes pelo estreptococo beta-hemolítico. Outros germes, incluindo vírus, podem ser o agente responsável. A difteria é um tipo de amigdalite aguda que demanda diagnóstico rápido para adequado tratamento (Figura 15.22).

Rinite catarral aguda. A rinite catarral aguda é uma infecção que acomete as fossas nasais e caracteriza-se por congestão das mucosas e acúmulo de secreções. É causada por vírus, pneumococos, hemófilos, estafilococos, estreptococos, além de outros patógenos.

Sinusite aguda. A sinusite é um prolongamento da infecção nasal aguda às cavidades anexas (seios da face) provocada por vírus ou bactérias.

Otite média aguda. Consiste em infecção da orelha média, geralmente secundária a uma infecção das vias respiratórias superiores e com os mesmos agentes etiológicos. É uma doença muito frequente, que acomete principalmente crianças.

Rolha ceruminosa ou epitelial. A rolha ceruminosa ou epitelial consiste no acúmulo de cerume ou de descamação epidérmica bloqueando parcial ou totalmente o conduto auditivo externo.

Laringite. É um processo inflamatório da laringe, cujos sintomas mais frequentes são tosse com secreção catarral ou purulenta e rouquidão.

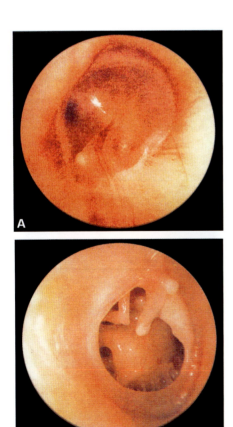

Figura 15.20 A. Membrana timpânica íntegra, semitransparente e posicionada obliquamente na extremidade medial do conduto auditivo. **B.** Perfuração do tímpano, vendo-se o processo longo da bigorna, o martelo, o estribo e a janela redonda.

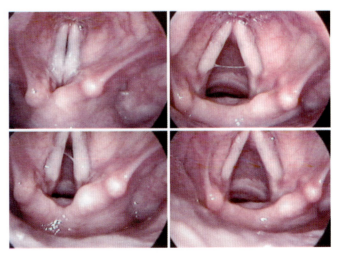

Figura 15.21 Laringoscopia direta com fibra óptica (laringe normal com as pregas vocais em diferentes posições).

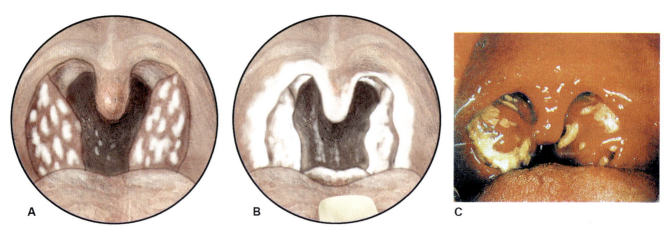

Figura 15.22 Representação esquemática da amigdalite aguda. **A.** Amigdalite eritematopultácea, observando-se as amígdalas recobertas por depósitos puntiformes ou em pequenas placas que não invadem os pilares e a úvula. **B.** Angina diftérica, observando-se o aspecto em membrana dos depósitos esbranquiçados que alcançam os pilares e a úvula. **C.** Na angina pseudomembranosa, as falsas membranas recobrem as amígdalas e os pilares. Nesses casos, é necessário usar todos os recursos para diagnóstico diferencial com a difteria. (Adaptada de Wolf-Heidegger – Atlas de Anatomia Humana, 6ª ed., 2006.)

Câncer da laringe. A neoplasia maligna da laringe pode acometer todas as estruturas da laringe, mais comumente as pregas vocais, tendo como sintoma inicial a rouquidão. Esta condição é muito mais frequente em tabagistas. O câncer, quando restrito à prega vocal e tratado precocemente, apresenta um índice de cura próximo de 100% (Figuras 15.23, 15.24 e 15.25).

Corpos estranhos. Os corpos estranhos podem localizar-se no ouvido externo e, mesmo, na orelha média, nas fossas nasais, na faringe, na laringe, na árvore brônquica e no esôfago (Figura 15.26).

Outras doenças. Com relativa frequência, pode ocorrer comprometimento do órgão do equilíbrio e audição, acompanhado de tonturas, náuseas e vômitos.

PESCOÇO

O pescoço normal tem formato quase cilíndrico, de contorno regular, notando-se em sua face anterior duas leves saliências, obliquamente dirigidas para cima, que correspondem aos músculos esternocleidomastóideos e uma proeminência central que corresponde à cartilagem tireoide (pomo de Adão).

O esternocleidomastóideo separa o triângulo anterior do triângulo posterior do pescoço.

Apresenta grande mobilidade (ativa e passiva) que lhe permite executar movimentos de flexão, extensão, rotação e lateralidade.

Dentro dos limites normais, apresenta variações de forma e volume em relação com o biotipo. Nos brevilíneos, o pescoço é curto e grosso e, nos longilíneos, alongado e fino.

A diferença mais notável em relação ao sexo é a maior proeminência do *pomo de Adão* nos homens.

A estrutura do pescoço é complexa e, do ponto de vista semiológico, destacam-se a pele, a tireoide, a musculatura, os vasos (jugulares e carótidas), os linfonodos e a coluna cervical.

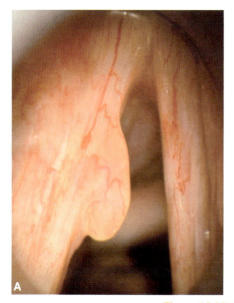
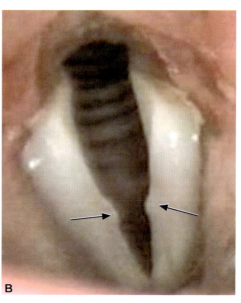

Figura 15.23 A. Pólipo. **B.** Nódulos.

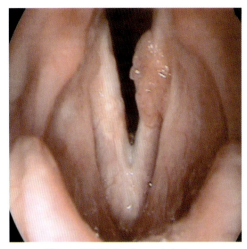

Figura 15.24 Papiloma de laringe.

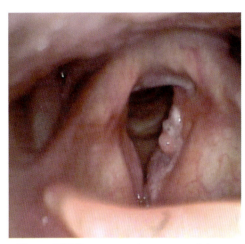

Figura 15.25 Carcinoma da prega vocal direita.

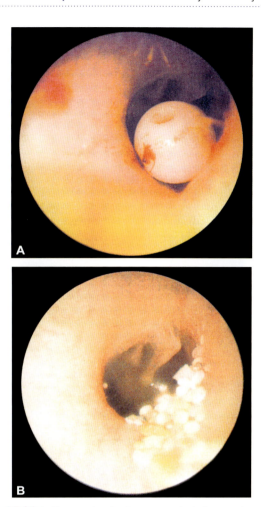

Figura 15.26 A. Corpo estranho (pequena pérola branca de colar) no ouvido direito de uma criança. B. Corpo estranho (grãos de areia) na parte profunda do meato auditivo direito.

Semiotécnica

Faz-se o exame do pescoço por meio de inspeção, palpação e ausculta.

A inspeção permite obter dados referentes a:

- Pele
- Forma e volume
- Posição
- Mobilidade
- Turgência ou ingurgitamento das jugulares
- Batimentos arteriais e venosos.

Pele

No exame da pele, deve-se chamar a atenção para a possibilidade de sinais flogísticos (edema, calor, rubor e dor) e fistulização nas áreas que recobrem os linfonodos e na linha média (fístula do ducto tireoglosso). O encontro desses sinais reveste-se de grande importância diagnóstica. Deve-se observar a presença de cicatriz revelando traumas ou doenças anteriores.

Forma e volume

As alterações da forma e do volume decorrem de aumentos da tireoide, dos linfonodos, das parótidas e da presença de tumorações, benignas ou malignas.

Quando se devem a aumento da tireoide (bócio), localizam-se anteriormente (ver *Exame da tireoide*, neste capítulo). Os bócios são mais bem analisados pela palpação da glândula.

As hipertrofias dos linfonodos provocam saliência lateralmente nas áreas em que estes se situam (ver Capítulo 12, *Exame dos Linfonodos*.)

As parótidas, quando crescidas, fazem proeminência na parte lateral alta, atingindo a parte lateral da face (Figura 15.4).

As tumorações benignas ou malignas não têm posição específica e deformam de modo irregular o pescoço. Na linha média podemos encontrar cisto do ducto tireoglosso e cisto dermoide. Nas laterais do pescoço, acompanhando a borda anterior do músculo esternocleidomastóideo, localizam-se os cistos branquiais e nos triângulos posteriores geralmente os higromas císticos, linfangiomas e costela cervical.

Posição

A posição normal é mediana, seguindo o eixo da coluna, e a alteração mais característica é o torcicolo. As afecções da coluna cervical (fraturas, luxações, espondiloartrose) acompanham-se de desvio do pescoço, quase sempre lateralmente.

Mobilidade

A mobilidade compreende movimentação ativa e passiva. Solicita-se ao paciente para realizar movimentos de flexão, extensão, rotação e lateralidade, anotando-se a existência de contratura, resistência e dor. A rigidez da nuca constitui sinal importante de irritação meníngea (ver Capítulo 19, *Exame dos Ossos, da Coluna Vetebral, das Articulações e Extremidades*).

Turgência ou ingurgitamento das jugulares

A turgência das jugulares, como analisado no Capítulo 13, *Exame dos Pulsos Radial, Periféricos e Venoso*, tem grande importância prática no diagnóstico da hipertensão venosa, um dos sinais de insuficiência ventricular direita.

> **Sinal de Kussmaul**
>
> Aumento da amplitude das pulsações das jugulares durante a inspiração Pode ser observado em insuficiência ventricular direita, estenose tricúspide, pericardite constritiva, cardiomiopatia restritiva e obstrução da veia cava superior.

Batimentos arteriais e venosos

Os batimentos visíveis podem ser determinados pelo pulso carotídeo ou pelo pulso venoso e foram analisados no Capítulo 13, *Exame dos Pulsos Radial, Periféricos e Venoso*.

> **Refluxo hepatojugular**
>
> Consiste no aumento da turgência (> 4 cm) das veias jugulares quando se faz compressão sobre o fígado durante 10 s, estando o paciente em decúbito dorsal com elevação da cabeça. É um indicador de insuficiência ventricular direita, mas pode estar presente na insuficiência tricúspide e na pericardite constritiva.

Exame da tireoide

Semiotécnica

Usam-se duas manobras para a palpação da tireoide:

- **Abordagem posterior**: paciente sentado e o examinador de pé atrás dele. As mãos e os dedos rodeiam o pescoço com os polegares fixos na nuca, e as pontas dos indicadores e médios quase a se tocarem na linha mediana (Figura 15.27A). O lobo direito é palpado pelos dedos médio e indicador da mão direita; para o lobo esquerdo, usamos os dedos médio e indicador da mão esquerda (Figura 15.27B e C)
- **Abordagem anterior**: paciente sentado ou de pé e o examinador também sentado ou de pé, postado à sua frente. São os dedos indicadores e médios que palpam a glândula enquanto os polegares apoiam-se sobre o tórax do paciente (Figura 15.27D). O lobo direito é palpado pelos dedos médio e indicador da mão esquerda e o lobo esquerdo é palpado pelos dedos médio e indicador da mão direita (Figura 15.27E).

Seja qual for a manobra empregada, sempre se solicita ao paciente que faça algumas deglutições enquanto se palpa firmemente a glândula. A tireoide eleva-se durante o ato de deglutir. A flexão do pescoço ou uma rotação discreta do pescoço para um lado ou para o outro provoca relaxamento do músculo esternocleidomastóideo, facilitando a palpação da tireoide.

Com a técnica correta podem ser obtidos dados referentes a:

- **Volume**: normal ou aumentado, difuso ou segmentar. Qualquer aumento é designado bócio
- **Consistência**: normal, firme, endurecida ou pétrea
- **Mobilidade**: normal ou imóvel (aderida aos planos superficiais e profundos)
- **Superfície**: lisa, nodular ou irregular
- **Temperatura da pele**: normal ou quente
- **Frêmito e sopro**: presente(s) ou ausente(s)
- **Sensibilidade**: dolorosa ou indolor.

> Em pessoas normais a tireoide pode ser palpável ou impalpável. Quando palpável, é lisa, elástica (consistência de tecido muscular), móvel, indolor, sendo a temperatura da pele normal e ausência de frêmito.

As alterações possíveis de serem encontradas indicam a existência de bócio, processo inflamatório e neoplasias.

Se a tireoide estiver aumentada, deve-se fazer ausculta da região correspondente.

> **Bócio**
>
> A alteração mais comum da tireoide é o bócio, que pode ser *difuso* ou *nodular*. Tendo em vista a função da glândula, os bócios são classificados em *tóxicos* (com hipertireoidismo) e *não tóxicos* (sem hipertireoidismo). Bócio não tóxico é o puberal e o endêmico, por deficiência de ingestão de iodo. No bócio difuso (ou hipertrofia difusa), a glândula está aumentada em sua totalidade, incluindo o istmo e os lobos laterais, não sendo verificados nódulos isolados palpáveis. As causas incluem doença de Graves (bócio tóxico), tireoidite de Hashimoto e bócio endêmico por deficiência de iodo.
>
> Bócio nodular pode ser único, que pode corresponder a um cisto, tumor benigno ou maligno, ou multinodular, no qual observam-se dois ou mais nódulos. Este tipo de bócio pode ser neoplásico ou não neoplásico (hipertrofia). Para uma diferenciação segura, é necessária investigação complementar (ultrassonografia e punção-biopsia).

O exame físico da tireoide não permite caracterizar o hiperfuncionamento da glândula. Isso é conseguido com outros dados do exame clínico (Quadro 15.1) e por meio de exames complementares apropriados.

A presença de frêmito e sopro indica um fluxo sanguíneo aumentado e é bastante sugestiva de bócio tóxico.

Tireoidites

Há quatro tipos de inflamação da tireoide:

- **Tireoidite aguda**: é um processo inflamatório decorrente de invasão bacteriana da glândula
- **Tireoidite subaguda**: pode ser causada por vírus ou por agressão autoimune
- **Tireoidite de Hashimoto**: é uma doença autoimune, decorrente da agressão do tecido tireoidiano por anticorpos. Na fase inicial, pode determinar hiperfunção tireoidiana, frequentemente evoluindo para hipotireoidismo
- **Tireoidite de Riedel**: é muito rara e sua fisiopatologia é desconhecida.

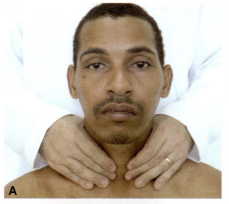
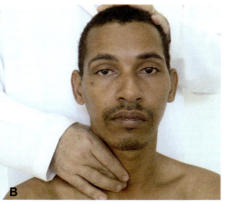
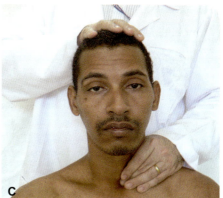
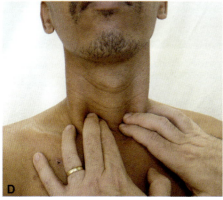
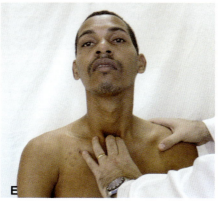

Figura 15.27 Técnica de palpação da tireoide. **A.** Abordagem posterior. **B.** Abordagem posterior com a palpação do lobo tireoidiano direito. **C.** Abordagem posterior com a palpação do lobo tireoidiano esquerdo. **D.** Abordagem anterior. **E.** Abordagem anterior com palpação do lobo tireoidiano direito.

Quadro 15.1 Hipertireoidismo *versus* hipotireoidismo.

Hipertireoidismo	Hipotireoidismo
Nervosismo	Cansaço
Emagrecimento	Letargia
Sudorese excessiva	Aumento de peso
Intolerância ao calor	Intolerância ao frio
Palpitações	Constipação intestinal
Diarreia	Bradicardia
Taquicardia	Redução da pressão sistólica e aumento da pressão diastólica
Fibrilação atrial	Bulhas cardíacas abafadas
Hipertensão sistólica	Pele seca, áspera e fria
Pele quente, lisa e úmida	Sonolência
Tremor	Síndrome do túnel do carpo
Exoftalmia (doença de Basedow)	Neuropatia periférica
Fácies basedowiana	Edema periorbitário
	Fácies mixedematosa

Câncer da tireoide

O carcinoma tireoidiano apresenta evolução lenta. Na maioria dos casos são sólidos à ultrassonografia. O exame citológico é que define o diagnóstico.

(Ver *Tireoide e Paratireoides* no Capítulo 6, *Sinais e Sintomas*.)

Exame dos vasos do pescoço

A inspeção do pescoço permite identificar turgência ou ingurgitamento e pulsações venosas e arteriais (ver Capítulo 13, *Exame dos Pulsos Radial, Periféricos e Venoso*).

À palpação do pescoço, pode-se detectar frêmito no trajeto das artérias carótidas, quase sempre indicativo de estenose da valva aórtica ou da própria carótida.

Faz-se a ausculta do pescoço pousando-se o receptor do estetoscópio na área correspondente à tireoide e no trajeto dos vasos cervicais (jugulares e carótidas).

Em condições normais, não se ouvem sopros, exceto o chamado *rumor venoso*, relativamente comum em crianças.

Um sopro ouvido no pescoço pode ter origem ali mesmo ou representar irradiação de um sopro nascido em lesões cardíacas ou em vasos da base.

Determina o aparecimento de sopro lesões estenóticas das artérias carótidas ou das artérias vertebrais, estados hipercinéticos, aumento do fluxo arterial na tireoide nos casos de hiperfunção dessa glândula (bócio tóxico) e turbilhonamento do sangue nas jugulares (sopro ou rumor venoso), que podem ocorrer em pessoas normais (especialmente em crianças e após exercício) ou em condições patológicas (anemia, estados hipercinéticos). (Ver *Turgência ou ingurgitamento jugular e pulso venoso* no Capítulo 13, *Exame dos Pulsos Radial, Periféricos e Venoso*.)

Exame das artérias carótidas

A artéria carótida comum direita origina-se do tronco arterial braquiocefálico, enquanto a artéria carótida esquerda nasce diretamente da crossa da aorta; ambas se subdividem em carótida interna e carótida externa, as quais, juntamente com as artérias vertebrais, são responsáveis pela vascularização do pescoço e da cabeça.

As pulsações das carótidas (pulso carotídeo) devem ser diferenciadas das pulsações venosas visíveis (pulso venoso) nas faces laterais do pescoço. (Ver Capítulo 13, *Exames dos Pulsos Radial, Periféricos e Venoso*.)

Sopros intensos acompanham-se de frêmito. (Ver *Pulso venoso, turgência ou ingurgitamento* no Capítulo 13, *Exame dos Pulsos Radial, Periféricos e Venoso*.)

Alterações clínicas das carótidas só surgem em lesões avançadas. Nas fases iniciais somente são evidenciadas pelos exames de imagem, principalmente o dúplex *scan* (Figura 15.28).

Na bifurcação das artérias carótidas comuns, localizam-se os corpos ou glomos carotídeos, sensíveis às alterações químicas do sangue, os quais mantêm estreita relação com os seios carotídeos, onde se localizam barorreceptores que participam da regulação da pressão arterial.

> **Boxe**
> O espessamento da íntima das artérias carótidas, decorrente de processo aterosclerótico, pode causar obstrução parcial ou total do fluxo sanguíneo, cuja consequência pode ser disfasia ou afasia, paralisia facial ou ptose palpebral, amaurose fugaz, vertigem, convulsão, hemiparesia ou hemiplegia.

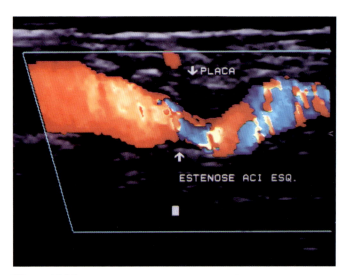

Figura 15.28 Dúplex *scan* de carótida, que mostra placa mole provocando fluxo turbulento indicativo de estenose crítica.

Exame dos linfonodos

Ver Capítulo 12, *Exame dos Linfonodos*.

Roteiro pedagógico
para exame de cabeça e pescoço

Este roteiro está disponível para *download* em www.grupogen.com.br. Neste mesmo *site*, com o título *Habilidades clínicas*, encontram-se vídeos com as várias etapas do exame clínico.

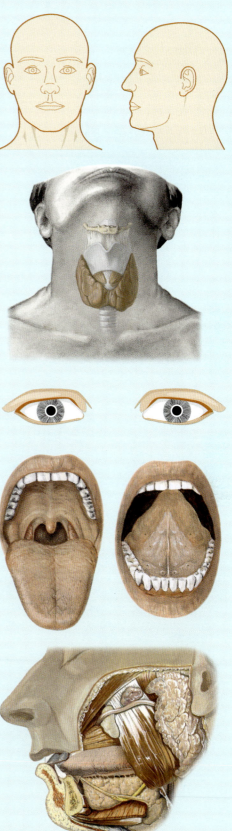

Identificação do paciente:

Exame da cabeça

Tamanho:

Forma do crânio:

Posição:

Movimentos:

Superfície:

Couro cabeludo:

Exame geral da face

Simetria facial:

Pálpebras:

Fenda palpebral:

Globos oculares:

Conjuntivas:

Pupilas:

Glândulas salivares:

Exame dos lábios:

Exame da cavidade bucal

Mucosa oral:

Língua:

Gengivas:

Palatos duro e mole:

Dentes:

Exame do pescoço:

Exame da tireoide

Volume:

Consistência:

Mobilidade:

Superfície:

Temperatura da pele:

Frêmito/sopro:

Sensibilidade:

Exame dos linfonodos (ver *Roteiro pedagógico para exame dos linfonodos* no Capítulo 12)

Exame das artérias carótidas:

Roteiro pedagógico
para exame dos olhos, dos ouvidos, do nariz e da garganta

Este roteiro está disponível para *download* em www.grupogen.com.br. Neste mesmo *site*, com o título *Habilidades clínicas*, encontram-se vídeos com as várias etapas do exame clínico.

Identificação do paciente:

Exame dos olhos (inspeção e palpação)

Pálpebras:

Fenda palpebral:

Globos oculares:

Conjuntivas:

Esclerótica:

Córnea:

Cristalino:

Pupilas:

Movimentação ocular:

Reflexo fotomotor:

Fundo de olho:

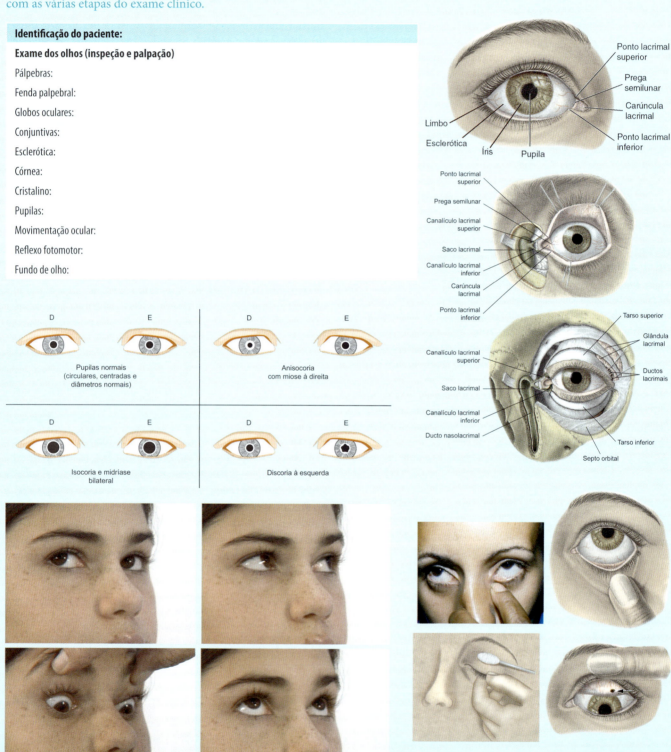

Exame dos ouvidos (inspeção e palpação)

Sinais flogísticos:

Forma e posição:

Dor:

Linfonodos:

Otoscopia:

Meato:

Membrana do tímpano:

Linfonodos:

Exame do nariz (inspeção e palpação)

Forma:

Lesões:

Crepitações:

Dor:

Rinoscopia:

Fossas nasais:

Linfonodos:

Exame da garganta

Amígdalas:

Linfonodos:

Observações:

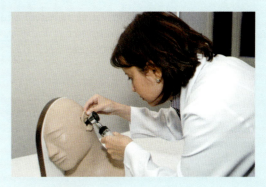
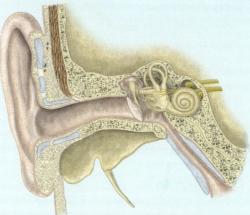
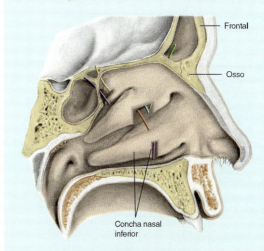
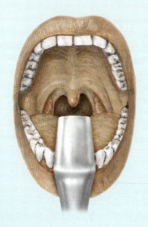

Roteiro pedagógico para diagnóstico diferencial da dor na região bucomaxilofacial

Este roteiro está disponível para *download* em www.grupogen.com.br. Neste mesmo *site*, com o título *Habilidades clínicas*, encontram-se vídeos com as várias etapas do exame clínico.

Identificação do paciente:

1. Exame extraoral

a. Dores de origem muscular

Palpação do músculo temporal:

Palpação do músculo pterigóideo medial:

Palpação do músculo pterigóideo lateral:

Palpação do músculo supra-hióideo:

b. Dores de origem articular

Movimentos mandibulares:

Palpação da cápsula articular:

Palpação das estruturas retroarticulares:

c. Dores de origem glandular

Inspeção de tumefação (glândulas salivares menores):

Ordenha da parótida:

d. Dores de origem nos seios maxilares

Exames de imagem:

e. Dores de origem neuropática

Testes de estímulo, testes anestésicos:

2. Exame intraoral

a. Dores de origem mucosa

Inspeção/palpação dos lábios, mucosa jugal, palato, reborbo alveolar, gengiva marginal, assoalho de boca, língua e mucosa da orofaringe

b. Dores de origem dentária

Exposição dentinária (por cárie, fratura, erosão, atrição, abrasão):

Pulpite (inflamação da polpa):

Abscesso periapical:

Testes de estímulo:

c. Dores de origem periodontal

Periodontite:

Abscesso periodontal:

Testes de estímulo, inspeção visual:

d. Dores de origem neuropática

Testes de estímulo, testes anestésicos:

3. Exames de imagem (quando necessários)

Observações:

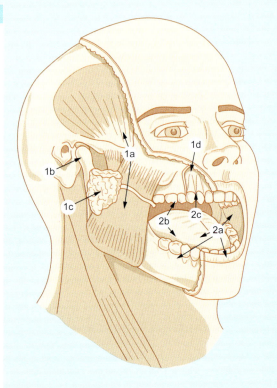

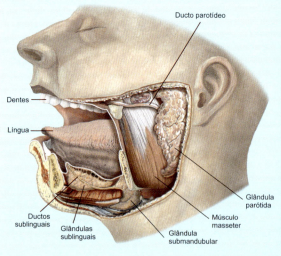

Capítulo 16

Sinais e sintomas Promoção da saúde Fadiga
Otorragia Exame clínico Entrevista
Febre Prurido Astenia
Identificação Relação médico-paciente
Anamnese Queixa principal Exame

Exame do Tórax

Celmo Celeno Porto
Arnaldo Lemos Porto
Maria Auxiliadora Carmo Moreira
Aguinaldo Figueiredo de Freitas Jr.
Abrahão Afiune Neto
Alexandre Vieira Santos Moraes
Eduardo Camelo de Castro
Mauricio Sérgio Brasil Leite
Salvador Rassi

- Introdução *370*
- Projeção na parede torácica dos pulmões, do coração, do fígado, do fundo do estômago e do baço *370*
- Pontos de referência anatômicos, linhas e regiões torácicas *371*
- Exame da pele *372*
- Exame das mamas *372*
- Principais afecções das mamas *375*
- Exame dos pulmões *376*
- Síndromes brônquicas e pleuropulmonares *385*
- Exame do coração *392*
- Exame da aorta *425*
- Exame das artérias carotídeas *425*
- Roteiro pedagógico para exame físico das mamas *426*
- Roteiro pedagógico para exame do coração *427*
- Roteiro pedagógico para exame dos brônquios, dos pulmões e das pleuras *428*

INTRODUÇÃO

O exame físico do tórax compreende a avaliação das mamas, dos pulmões, do coração e do mediastino, bem como das estruturas componentes da caixa torácica – pele, tecido celular subcutâneo, linfonodos, panículo adiposo, musculatura, sistema vascular superficial, ossos e cartilagens.

Antes do estudo propedêutico, é conveniente se estabelecerem os pontos de referência anatômicos, as linhas e as regiões torácicas, assim como a projeção na parede do tórax dos pulmões, do coração, do fígado, do fundo do estômago e do baço. Esses conhecimentos são indispensáveis para se fazerem, de maneira correta e padronizada, as manobras semiológicas próprias deste segmento do corpo e para a descrição dos sinais clínicos aí evidenciados. (Ver Capítulo 6, *Sinais e Sintomas*.)

PROJEÇÃO NA PAREDE TORÁCICA DOS PULMÕES, DO CORAÇÃO, DO FÍGADO, DO FUNDO DO ESTÔMAGO E DO BAÇO

O conhecimento da projeção superficial dos órgãos intratorácicos e abdominais constitui requisito indispensável para o exame físico do tórax.

Pulmões

Para se reconhecer a projeção dos pulmões na superfície do tórax toma-se como primeira referência uma linha que acompanha a 4ª costela (Figura 16.1), a qual corresponde à cissura horizontal, situada entre o lobo superior e o lobo médio. Prolongando-se esta linha para a face lateral do tórax, ela deixa de corresponder à 4ª costela, passando à 5ª costela, no seu cruzamento com a linha axilar média. A partir dessa região, a borda inferior do lobo superior é delimitada por outra linha que se dirige para cima e para trás, acompanhando a borda interna da escápula (estando o paciente com a mão no ombro oposto), e alcançando a apófise espinhosa da 4ª vértebra torácica. Essa linha corresponde à cissura oblíqua. Toda a área acima dessa linha corresponde à projeção do lobo superior direito. Para delimitar a área de projeção do lobo médio, basta traçar uma linha que se inicie na interseção da linha axilar média com a 5ª costela e se dirija, obliquamente, para baixo e para diante, até a extremidade anterior da 6ª costela. O limite inferior do lobo inferior deve ser demarcado nas duas fases da respiração: na expiração é representado por uma linha horizontal que se origina com a respectiva vértebra, enquanto, na inspiração, este limite se desloca no nível da articulação da 11ª costela para a 12ª

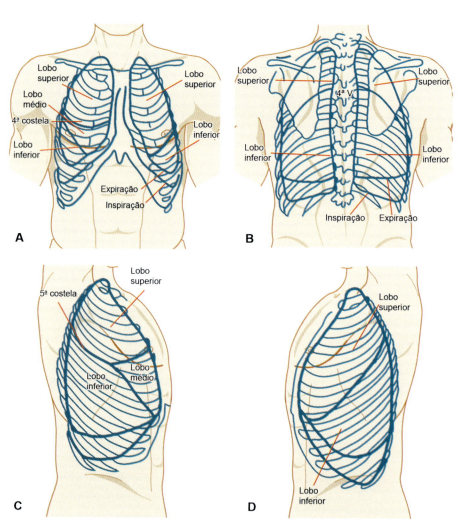

Figura 16.1 A a D. Projeção dos limites dos lobos pulmonares e das cissuras na parede torácica.

costela. Na face lateral do tórax, essas linhas cruzam o 8º e o 9º espaços intercostais, na altura da linha axilar média, para terminarem, quase conjuntamente, no plastrão cartilaginoso que constitui a reborda costal (ver *Observações práticas*).

> **Boxe — Projeção dos folhetos pleurais e dos lobos pulmonares na parede torácica**
>
> ✔ Para mentalizar a posição dos folhetos pleurais de modo tridimensional, suponha o seguinte: a cissura horizontal representa a projeção torácica de uma película – a pleura –, que atravessa transversalmente o hemitórax direito, enquanto a grande cissura representa a projeção de outra película que atravessa obliquamente este hemitórax. À esquerda, existe somente a cissura oblíqua, cuja posição corresponde à da grande cissura do lado direito
>
> ✔ Na face anterior do tórax, portanto, à direita e à esquerda, projetam-se predominantemente os lobos superiores dos pulmões; à direita, abaixo da 4ª costela, situa-se o lobo médio do pulmão direito
>
> ✔ No dorso, são os lobos inferiores que ocupam a maior parte da região, cabendo aos lobos superiores uma área restrita, que corresponde aos ápices pulmonares.

A delimitação do lobo superior esquerdo difere um pouco do seu homólogo direito, uma vez que o pulmão esquerdo tem apenas dois lobos. Assim, no dorso, a linha divisória entre o lobo superior e o inferior – cissura oblíqua – segue o mesmo trajeto da do lado direito. Contudo, a partir da linha axilar média (esquerda), em vez de tornar-se horizontal, prossegue obliquamente em um trajeto que corresponde à linha delimitante da borda inferior do lobo médio do pulmão direito. Os limites inferiores do lobo inferior esquerdo são traçados da mesma maneira que os do outro lado.

Coração

A área de projeção do coração tem uma forma mais ou menos oval, cujos limites podem ser delineados da seguinte maneira: no nível da junção da 3ª costela com o esterno, inicia-se uma linha que se estende para baixo e para fora, em forma de arco de convexidade externa, em direção ao entrecruzamento do 4º ou 5º espaço intercostal com a linha hemiclavicular esquerda. Nesta altura, recurva-se para dentro, em direção à base do apêndice xifoide. Do lado direito a projeção do coração corresponde à borda esternal direita.

Fígado

Embora seja uma víscera intra-abdominal, quase toda a sua projeção superficial faz-se na parede torácica. O limite superior corresponde a uma linha horizontal que acompanha o 5º ou o 6º espaço intercostal até a linha axilar anterior, dependendo do biotipo da pessoa; a partir desse ponto, segue um trajeto horizontal em direção à intersecção da 6ª ou 7ª costela com a linha axilar média.

Fundo do estômago

A área de projeção do fundo do estômago, designada *espaço semilunar de Traube*, é delimitada inferiormente por uma linha mais ou menos reta que acompanha a reborda costal esquerda e, superiormente, por uma linha curva de convexidade voltada para baixo e que se inicia na 5ª ou 6ª cartilagem costal e se prolonga até o cruzamento da linha axilar anterior com a 9ª ou a 10ª costela esquerda.

Baço

A projeção do baço ocorre na face lateral do hemitórax esquerdo. Seu limite superior corresponde a uma linha curva, de concavidade superior, cujo ápice situa-se no cruzamento da linha axilar média com a 9ª ou 10ª costela, de acordo com o biotipo.

PONTOS DE REFERÊNCIA ANATÔMICOS, LINHAS E REGIÕES TORÁCICAS

Os principais pontos de referência anatômicos são: as costelas; os espaços intercostais; o ângulo de Louis, que corresponde à linha transversal traçada no nível da junção do manúbrio com o corpo do esterno e que se apresenta como uma leve elevação facilmente reconhecível pelo tato; a 4ª vértebra torácica, que se encontra na mesma altura do ângulo esternomanubrial ou ângulo de Louis; a 7ª vértebra cervical, também denominada proeminente; as clavículas; a articulação xifoesternal; a incisura supraesternal e o ângulo de Charpy ou infraesternal, representado pela abertura das últimas cartilagens costais no ponto em que se inserem no esterno.

A numeração das costelas e dos espaços intercostais é feita de cima para baixo. A 1ª costela não é acessível à palpação por estar situada atrás das clavículas. Para o reconhecimento da 2ª costela, toma-se como ponto de referência o ângulo de Louis. Após identificá-lo, o examinador desliza os dedos médio e indicador abertos, no sentido de dentro para fora, de modo a deixar entre eles a extremidade anterior do 2º arco costal. A partir de então, torna-se fácil identificar as demais costelas e os respectivos espaços intercostais.

Linhas torácicas

Como mostra a Figura 16.2, a primeira linha torácica é traçada verticalmente pelo centro do esterno. Recebe a denominação de *linha medioesternal*; as linhas próximas às bordas deste osso denominam-se *linhas esternais*; as que se originam no meio das clavículas chamam-se *linhas hemiclaviculares*. Na parede lateral, são traçadas três linhas: *linha axilar anterior*, cuja referência são as pregas axilares anteriores; *linha axilar posterior*, que passa pelas pregas posteriores da axila, e *linha axilar média*, que desce a igual distância das outras duas linhas laterais. Na parede posterior, encontram-se a linha *medioespinal* ou *espondileia*, que liga as apófises espinhosas das vértebras, e as *linhas escapulares*, que passam pelo ângulo inferior das omoplatas. Para traçar estas linhas o paciente deve ficar com os braços pendentes junto ao tórax.

Regiões torácicas

O tórax é dividido nas seguintes regiões (Figura 16.3):

▸ **Região supraclavicular**: é a área delimitada pela borda superior da clavícula, pelo prolongamento cervical da linha esternal e pela borda superior do trapézio

▸ **Região clavicular**: corresponde à área de projeção superficial da clavícula

▸ **Região infraclavicular**: compreende a área delimitada pela borda inferior da clavícula, pela borda anterior do deltoide, por uma linha horizontal traçada a partir da 3ª articulação condroesternal e pela borda do esterno

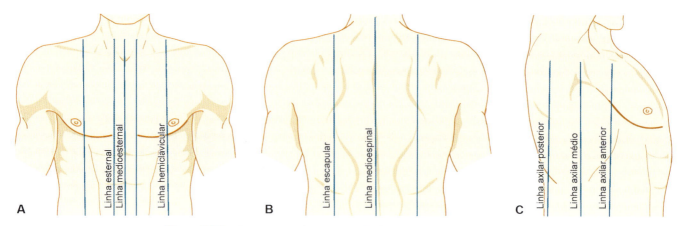

Figura 16.2 Linhas torácicas: face anterior (A), face posterior (B), face lateral (C).

- **Região mamária**: seu limite superior corresponde ao limite inferior da região infraclavicular. Os limites laterais são as linhas axilares anteriores e a linha esternal. O limite inferior é demarcado por uma linha horizontal que parte da 6ª articulação condroesternal
- **Região inframamária**: é circunscrita pela linha horizontal que passa pela 6ª articulação condroesternal, pela reborda costal e pela linha axilar anterior
- **Região supraesternal**: o limite superior são os primeiros anéis da traqueia; o inferior, a fúrcula esternal e os laterais, as bordas internas dos músculos esternocleidomastóideos
- **Região esternal superior**: o limite superior é a fúrcula esternal; o inferior, uma linha transversa que passa pela 3ª articulação condroesternal e os laterais são as linhas esternais
- **Região esternal inferior**: compreendida entre a linha transversal que passa pela 3ª articulação condroesternal e o apêndice xifoide
- **Região axilar**: limitada pelo côncavo axilar, pelas linhas axilares anterior e posterior e pelo prolongamento da linha horizontal que passa pela 6ª articulação condroesternal
- **Região infra-axilar**: compreende desde o limite inferior da região axilar até a reborda costal, tendo como limites laterais as linhas axilares anterior e posterior
- **Região supraescapular**: esta região apresenta forma triangular; cujo limite superior é a borda superior do trapézio; o inferior, a borda superior da omoplata e seu prolongamento até a coluna vertebral; o limite interno é a linha medioespinal
- **Região supraespinhosa**: corresponde à fossa supraespinhosa
- **Região infraespinhosa**: corresponde à fossa infraespinhosa
- **Região infraescapular**: seu limite superior é uma linha horizontal traçada pela ponta inferior da escápula até a linha medioespinal, a qual faz o limite interno. O limite inferior é o próprio limite inferior do tórax. Lateralmente, vai até a linha axilar posterior
- **Região interescapulovertebral**: área compreendida entre a borda interna da escápula e a linha medioespinal.

EXAME DA PELE

Ver Capítulo 11, *Exame da Pele, das Mucosas e dos Fâneros*.

EXAME DAS MAMAS

Pode-se dividir a mama em quatro regiões ou quadrantes, e para isso traça-se pelo mamilo uma linha vertical e uma horizontal. Esta divisão facilita a descrição e o registro dos dados semióticos (Figura 16.4A). As mamas da mulher adulta normal apresentam grandes variações quanto a tamanho, forma e simetria. São variações constitucionais ou que aparecem ao longo da vida. Podem aparecer em crianças do sexo feminino na síndrome de puberdade precoce. A superfície

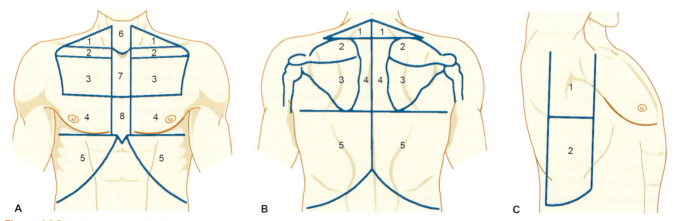

Figura 16.3 Regiões torácicas. **A.** Face anterior: (1) região supraclavicular; (2) região clavicular; (3) região infraclavicular; (4) região mamária; (5) região inframamária; (6) região supraesternal; (7) região esternal superior; (8) região esternal inferior. **B.** Face posterior: (1) região supraescapular; (2) região supraespinhosa; (3) região infraespinhosa; (4) região interescapulovertebral; (5) região infraescapular. **C.** Face lateral: (1) região axilar; (2) região infra-axilar.

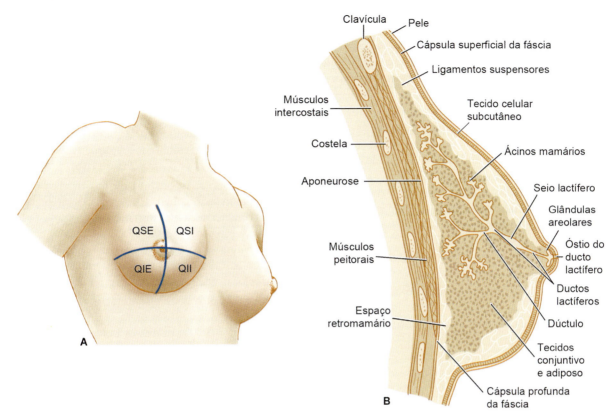

Figura 16.4 A. Divisão da mama direita em quadrantes: QSE = quadrante superior externo; QSI = quadrante superior interno; QIE = quadrante inferior externo; QII = quadrante inferior interno. **B.** Representação esquemática da estrutura da glândula mamária.

das mamas é lisa, sendo visível a rede venosa superficial. O mamilo situa-se no centro da aréola. Ambos são pigmentados. Na aréola encontram-se pequenas elevações que são os tubérculos de Montgomery. As mamas são constituídas, além da pele e do tecido celular subcutâneo que a recobrem, da cápsula superficial da fáscia, ácinos mamários onde o leite é produzido, ductos, dúctulos, seio e óstio do ducto, glândulas areolares, tecidos conjuntivo e adiposo. A cápsula profunda da fáscia separa o espaço retromamário dos músculos peitorais. A maior parte da drenagem linfática (75%) faz-se para os linfonodos axilares. O restante, para os linfonodos infraclaviculares, supraclaviculares e paraesternais (ver Capítulo 12, *Exame dos Linfonodos*). A mama masculina normal é rudimentar, com aréola e mamilo de menores proporções. Na adolescência, costuma haver um transitório desenvolvimento dessas glândulas. A existência de mamas no homem denomina-se *ginecomastia*.

Ver *Mamas* no Capítulo 6, *Sinais e Sintomas*.

Semiotécnica

O exame começa com a paciente sentada e é concluído com ela deitada. Inicialmente, a paciente deve estar sentada na mesa de exame, com braços rentes ao tórax, vestida apenas com um avental aberto na frente e recebendo luz em incidência oblíqua. Usam-se a inspeção e a palpação, um método completando o outro. A inspeção pode ser estática ou dinâmica. A estática tem por objetivo analisar a simetria, o trofismo, as dimensões e a forma das mamas, das papilas e das aréolas e se há alterações da superfície representadas por depressões, abaulamentos, retrações da superfície mamária ou da papila. O examinador deve movimentar-se diante da paciente, buscando incidências variáveis da iluminação a fim de perceber melhor eventuais alterações.

A inspeção dinâmica é realizada por meio de duas manobras: levantamento dos braços para aumentar a tensão dos ligamentos suspensores e contração dos músculos peitorais. Essas manobras revelam ou acentuam retrações, abaulamentos, tumores, alterações papilares e areolares. Tais alterações ocorrem, em geral, nos tumores malignos avançados da mama, sendo menos frequentes nos benignos. A palpação deve ser iniciada pela mama supostamente normal. Cada mama deve ser palpada com a mão oposta, devendo o examinador pousar a outra mão sobre o ombro oposto da paciente, ou seja, com a mão direita palpa-se a mama esquerda e com a esquerda palpa-se a direita.

Inicia-se a palpação de forma global, tomando-se a mama à altura da papila com a mão espalmada, procurando conter toda a glândula na palma da mão. À palpação global da mama é possível evidenciar tumores de maior diâmetro. Em seguida, executa-se a palpação por quadrantes. O exame, então, é feito com a face palmar dos dedos juntos, que percorrem quadrante por quadrante. Concluída esta etapa, passa-se à palpação digital, realizando a manobra de Bloodgood, habitualmente chamada "manobra de tocar piano sobre a mama". Essas manobras podem ser feitas por quadrante, como foi assinalado, ou também de maneira "radiada", isto é, partindo da papila mamária no sentido das regiões periféricas. Por meio delas, o examinador pode perceber tumores de menor diâmetro. Pode também analisar com mais precisão as características das mamas (superfície, consistência) e se há ou não dor, relacionada com a própria palpação. Tais procedimentos, se bem executados, podem revelar tumores de até 3 mm de diâmetro, desde que as mamas não sejam muito volumosas. Terminada a palpação de um lado, executam-se as mesmas manobras do outro lado, ainda com a paciente sentada.

Em seguida palpam-se os grupos de linfonodos, dos quais a rede linfática das mamas é tributária. Para isso, toma-se o braço da paciente com a mão homóloga do examinador – mão direita do examinador/braço direito da paciente –, que é mantido em posição horizontal e apoiado sobre o braço do examinador, de modo a deixar livre o acesso ao oco axilar.

Palpa-se a axila com a mão oposta, aprofundando-a tanto quanto possível à procura de linfonodos eventualmente aumentados. Procede-se da mesma maneira no outro lado. Em seguida, examinam-se as regiões infraclaviculares, as fossas supraclaviculares e as regiões laterais do pescoço. (Ver Capítulo 12, *Exame dos Linfonodos*.)

Terminado o exame com a paciente sentada, passa-se à palpação das mamas com ela deitada. A paciente deve adotar o decúbito dorsal com as mãos cruzadas atrás da nuca, estando as mamas descobertas. O examinador posiciona-se atrás da sua cabeça, palpando cada mama com a mão homóloga ao lado que examina. Devido ao achatamento da mama sobre o gradil costal, nesta posição evidenciam-se melhor os tumores pequenos ou de localização mais profunda. Completa-se o exame com a expressão das papilas mamárias, que deve ser realizada com os dedos e por quadrante, procurando localizar pelo tato o ducto do qual se obteve secreção. O aspecto da secreção varia de citrino claro ao francamente sanguinolento. Esfregaços feitos com este material podem fornecer informações preciosas para o diagnóstico de diversas enfermidades (Figura 16.5).

As secreções esverdeadas e sanguinolentas costumam indicar doença dos ductos mamários, tais como papilomas ou carcinomas intraductais. De modo resumido, pode-se esquematizar o exame das mamas como descrito a seguir.

Pele. Observa-se a coloração e se há ou não retrações ou edema. O aspecto de casca de laranja e a retração da pele são sinais importantes para o diagnóstico das neoplasias malignas. Os processos inflamatórios (mastite) denunciam-se na superfície do órgão por meio dos clássicos sinais flogísticos (calor, rubor, edema e dor). Na região dos mamilos devem-se procurar erosões, crostas e descamação.

Tamanho, forma e simetria. São analisados comparando-se uma mama com a outra.

Protuberâncias. Protuberâncias localizadas têm valor clínico. Quando se encontram massas (visíveis e/ou palpáveis) é necessário anotar *localização*, usando-se como referência a divisão em quadrantes, *tamanho, forma, contorno, consistência, mobilidade* e *sensibilidade*.

Posição dos mamilos. É analisada pela comparação de um lado com o outro, cumprindo lembrar que *retração mamilar* pode ser observada em mulheres normais (Figura 16.6).

Secreção. A *secreção*, espontânea ou provocada pela expressão da glândula mamária, merece investigação minuciosa, anotando-se as características da substância encontrada. Secreção láctea sem relação com gestação e lactação prévias é denominada *galactorreia não puerperal*. As principais causas são hormonais e farmacológicas. Secreção não láctea unilateral sugere doença mamária local, que pode ser benigna ou maligna.

Sensibilidade. Quanto à *sensibilidade*, deve-se definir em primeiro lugar se a dor é espontânea ou se só aparece quando se faz a palpação do órgão. Os processos inflamatórios costumam ser muito dolorosos.

Contextura e consistência. São características que variam com idade, número de gestações e fase do ciclo menstrual. Em condições normais, a consistência é firme e podem ser reconhecidos os lóbulos glandulares.

Alterações do parênquima mamário. Entre as alterações do parênquima mamário que podem ser identificadas à palpação destacam-se as *áreas de condensação* e os *nódulos*.

Áreas de condensação. Caracterizam-se por apresentarem consistência mais firme em relação ao parênquima mamário circunjacente. Uma das principais causas são as displasias mamárias.

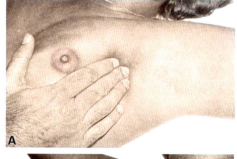
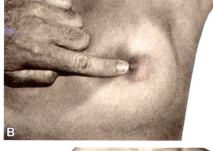
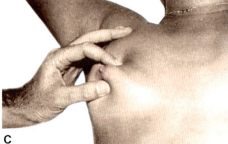
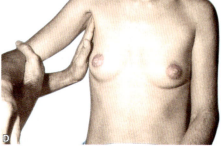

Figura 16.5 Palpação das mamas. **A.** Palpação com a mão espalmada. **B.** Expressão areolar unidigital. **C.** Expansão areolar bidigital. **D.** Palpação da axila direita. A paciente fica sentada de frente para o examinador, que usa sua mão direita para levantar o braço direito da paciente. Com a mão esquerda espalmada, faz-se palpação deslizante do oco axilar e nas proximidades. Para a axila esquerda, o braço esquerdo é levantado com a mão esquerda e palpa-se a axila com a mão direita.

> **Anomalias congênitas**
>
> Das *anomalias congênitas* as mais comuns são pequenas diferenças na forma e no tamanho das mamas e a existência de mamilos extranumerários que se localizam na região que se estende da mama à axila.

> **Nódulos mamários**
>
> O encontro de nódulo(s) na mama obriga o médico a estabelecer suas características semiológicas, que são importantes para o raciocínio, mesmo quando se lança mão de exames complementares sofisticados. Compreendem os *limites* (os nódulos bem delimitados são, em geral, benignos, enquanto nas neoplasias malignas os limites são imprecisos e irregulares); a *consistência* (as neoplasias malignas costumam ser duras, e as benignas, apenas firmes ou elásticas); a *mobilidade* (ampla mobilidade constitui característica das neoplasias benignas); o *diâmetro* (tem importância para orientar o estadiamento de uma neoplasia); e a *fixação nas estruturas circunjacentes* (a fixação aos planos profundos é uma das características clínicas das neoplasias malignas).
>
> Os 3 tipos mais comuns de nódulos mamários são os cistos macroscópicos, o fibroadenoma e o câncer de mama.

PRINCIPAIS AFECÇÕES DAS MAMAS

As principais afecções das mamas são a mastite aguda, as displasias, os fibroadenomas, o câncer e a ginecomastia.

Mastite aguda. É a inflamação da mama lactante (puerperal) e resulta de falhas na higiene da papila para o aleitamento ou, o que é mais frequente, da entrada de germes patogênicos, geralmente gram-positivos, através de fissuras nas papilas. O quadro clínico é caracterizado por sinais inflamatórios localizados ou em toda a mama, podendo evoluir para a formação de abscesso quando não tratada adequadamente. Fora do puerpério os processos inflamatórios são raros e, quando ocorrem, impõe-se investigação semiológica detalhada visando afastar o câncer.

Displasias. Este termo, que substitui a antiga denominação *mastites crônicas*, compreende uma variada gama de alterações estruturais do parênquima mamário (cisto simples e papilar, adenose, proliferação dos ductos e ácinos, ectasia ductal, fibroesclerose e outras lesões proliferativas não neoplásicas). É displásica a mama cujo parênquima é doloroso, cíclica ou constantemente, e/ou cujo relevo, à palpação, não é macio, uniforme e elástico; ao contrário, passa a ser irregular, grosseiro, simulando micro ou macronódulos ou microespículas, endurecido e tenso, agrupadas sob a denominação de condições fibrocísticas, que devem ser diferenciadas das neoplasias com dados clínicos e de imagem, complementados com a biopsia. É uma afecção muito comum, traduzindo resposta anormal da glândula mamária aos vários estímulos hormonais aos quais está submetida (esteroides e não esteroides). As alterações displásicas podem ser unilaterais e localizadas ou bilaterais e difusas. Quando localizadas devem ser sistematicamente biopsiadas, pois, muitas vezes, são indistinguíveis do carcinoma incipiente, único estágio em que o tratamento apresenta elevadas possibilidades de cura.

Neoplasias. Os *fibroadenomas* são tumores benignos, sólidos, de limites precisos, superfície lisa, consistência firme e elástica, independentes do parênquima e não aderentes à pele. Apresentam nitidamente a característica de benignidade que é escorregar com facilidade entre os dedos que palpam. Costumam ter desenvolvimento lento, são indolores e seu volume é pequeno (no máximo 2 ou 3 cm). Há outro tipo de fibroadenoma – denominado fibroadenoma gigante – que apresenta desenvolvimento rápido, alcançando volume que deforma a mama (Figura 16.7). Este tipo tem tendência a recidivar, comportando-se "malignamente" do ponto de vista local, porém não dá metástase. O *câncer da mama* é um dos mais frequentes tumores malignos e se caracteriza pela presença do nódulo ou zona endurecida de limites pouco nítidos, indolor, superfície áspera, pouco móvel (porque está incorporado ao parênquima da glândula mamária), e nos estágios mais avançados torna-se fixo à pele, podendo até ulcerá-la. Nos estágios iniciais – tumores até 1/2 cm – é indistinguível das afecções benignas já citadas, o que torna obrigatória especial atenção às pacientes que apresentam nódulos ou zonas endurecidas na mama.

> Todo nódulo mamário deve ser considerado suspeito até que se prove o contrário, realizando-se, sempre, uma detalhada investigação diagnóstica por métodos complementares adequados.

Ginecomastia. É o crescimento excessivo das mamas no homem, podendo ser uni ou bilateral, espontânea ou adquirida pelo uso de estrogênios. A ginecomastia pode aparecer na insuficiência hepática, na síndrome de Klinefelter, nas neoplasias da suprarrenal e dos testículos e no uso prolongado de maconha na adolescência. Em alguns pacientes não se consegue determinar a causa.

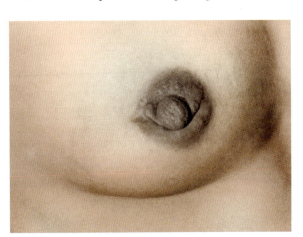

Figura 16.6 Retração mamilar que pode ser indicativa de carcinoma da mama, mas pode ser observada em mamas normais.

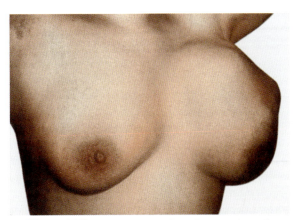

Figura 16.7 Tumor da mama (fibroadenoma gigante).

EXAME DOS PULMÕES

O desenvolvimento do *método clínico* se fez, em grande parte, à custa do exame físico do tórax. Não dispondo de outros recursos diagnósticos, os médicos dos séculos 18 e 19, dentre os quais merecem destaque Auenbrugger, Corvisart, Laennec, Skoda, Litten e Müller, esmiuçaram detalhadamente todos os sinais que podiam ser reconhecidos por meio da inspeção, da palpação, da percussão e da ausculta, estabelecendo as correlações entre os dados semiológicos e a anatomia patológica, reconhecendo sinais e síndromes clínicas, firmando, enfim, os fundamentos e as possibilidades diagnósticas do método clínico. (Ver Capítulo 1, *Iniciação ao Exame Clínico*.)

O advento dos raios X e de outros exames de imagem provocou radicais transformações na maneira de os médicos exercerem a profissão. Muitos procedimentos foram abandonados e várias manobras semiológicas, esquecidas. Simplificou-se o método clínico, eliminando-se vários procedimentos da prática médica, tais como a *sucussão hipocrática*, o *fenômeno de Litten*, o *sinal de cordel*, o *sinal da moeda*, a *determinação do istmo de Krönig*, além de outros. No entanto, o exame clínico não perdeu seu lugar na prática de uma medicina de excelência.

> **Boxe — Limitações e possibilidades do exame físico do tórax**
>
> Não se pode omitir um comentário sobre as limitações do exame físico do tórax, principalmente quando se tem em mente o diagnóstico precoce. Desse modo, não se deve esquecer de que a inexistência de achados anormais ao exame físico não nos autoriza a concluir pela inexistência de lesões pulmonares e das mamas. Deve-se ressaltar, contudo, que a palpação das mamas e a ausculta dos pulmões pode fornecer informações que estão além da capacidade exploradora dos exames de imagem. É fundamental conhecer as possibilidades e limitações de ambos os métodos, pois um completa o outro.

Semiotécnica

O exame dos pulmões compreende a inspeção, a palpação, a percussão e a ausculta.

O paciente deve sentar-se em uma banqueta, na mesa de exame ou no próprio leito. O examinador fica de pé, movimentando-se ao seu redor. Se o paciente não puder ficar sentado, o exame é feito na posição deitada. Em tal eventualidade, serão obtidas menos informações.

Inspeção

De início, avalia-se o estado da pele e das estruturas superficiais da parede torácica, aplicando os conhecimentos adquiridos no estudo da semiologia geral e no exame da pele (Figura 16.8). (Ver Capítulo 11, *Exame da Pele, das Mucosas e dos Fâneros*.)

Divide-se a inspeção do tórax em *estática* e *dinâmica*.

A inspeção estática compreende a forma do tórax e a presença ou não de *abaulamentos* e *depressões*, enquanto, na inspeção dinâmica, analisam-se o *tipo respiratório*, o *ritmo e a frequência da respiração*, a *amplitude dos movimentos respiratórios*, a presença ou não de *tiragem* e a *expansibilidade dos pulmões*.

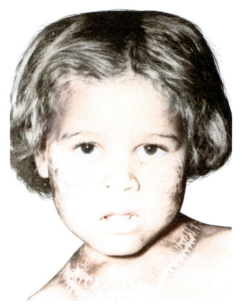

Figura 16.8 Lesões faciais e torácicas em uma menina portadora de pelagra. As lesões torácicas adotam a forma de colar, marcando as áreas expostas ao sol.

Forma do tórax

Mesmo em pessoas livres de qualquer patologia, a forma do tórax apresenta variações em relação à idade, ao sexo e ao biotipo. No adulto em geral, o diâmetro lateral é maior que o anteroposterior. As formas anormais mais frequentes são apresentadas a seguir.

> **Boxe — Formas do tórax e exames de imagem**
>
> A identificação das formas anormais do tórax é fundamental para interpretar corretamente as imagens obtidas pela radiografia, ultrassonografia e ressonância magnética.

▶ Tórax chato

Sua característica fundamental é o reduzido diâmetro anteroposterior. Além do achatamento, neste tipo de tórax as escápulas sobressaem claramente no relevo torácico. O tórax chato é mais comum nos longilíneos e não tem significado patológico, não havendo, também, fundamento no preconceito de que essas pessoas seriam mais propensas a contrair tuberculose pulmonar.

▶ Tórax em tonel ou em barril

Neste tipo de configuração, oposta à anterior, chama a atenção a magnitude do diâmetro anteroposterior que, praticamente, iguala-se ao transversal. No conjunto, lembra a forma dos tonéis ou barricas – daí se origina sua designação. A causa mais comum é o enfisema pulmonar; no entanto, pode surgir em pessoas idosas livres de qualquer doença pulmonar.

▶ Tórax infundibuliforme (*pectus excavatum*)

Caracteriza-se pela presença de uma depressão mais ou menos acentuada no nível do terço inferior do esterno. Pode ser congênito ou adquirido. O raquitismo constitui a causa mais importante de tórax infundibuliforme.

Quando muito acentuado pode produzir distúrbio pulmonar restritivo.

Seu reconhecimento é indispensável também para a correta interpretação de alterações da área e da silhueta cardíaca em exames de imagem, que podem ser simples consequência do deslocamento do coração pela deformidade da parede torácica.

▶ **Tórax cariniforme (*pectus carinatum*)**
É o contrário do precedente, ou seja, nota-se, no nível do esterno, uma saliência em forma de peito de pombo ou de quilha de navio. Pode ser congênito ou adquirido. O raquitismo infantil é também a principal causa deste tipo de tórax, o qual não compromete a ventilação pulmonar.

▶ **Tórax em sino ou piriforme**
A porção inferior torna-se alargada como a boca de um sino, lembrando um cone de base inferior. Surge nas grandes hepatoesplenomegalias e na ascite volumosa.

▶ **Tórax cifótico**
É decorrente do encurvamento posterior da coluna torácica, seja por defeito de postura ou por lesão de vértebras torácicas (tuberculose, osteomielite, neoplasias ou anomalias congênitas).

▶ **Tórax escoliótico**
O tórax torna-se assimétrico em consequência do desvio lateral do segmento torácico da coluna vertebral. A causa mais comum é anomalia congênita (Figura 16.9).

▶ **Tórax cifoescoliótico**
Decorre da combinação de uma alteração cifótica, com desvio lateral da coluna vertebral (escoliose). Pode ser congênito ou secundário às mesmas enfermidades referidas no item anterior. A cifoescoliose pode produzir restrição grave da expansão torácica, causando insuficiência respiratória (Figuras 16.9 e 16.10).

> **Tórax instável traumático**
>
> Quando são fraturadas várias costelas, observam-se movimentos torácicos paradoxais, ou seja, na inspiração a área correspondente desloca-se para dentro; na expiração, para fora, provocando deformação do tórax.

Abaulamentos e depressões

Os abaulamentos e as depressões podem localizar-se em qualquer região do tórax e indicam alguma lesão que aumentou ou reduziu uma das estruturas da parede ou de órgãos intratorácicos. Assim, nos casos de aneurisma da aorta, um abaulamento arredondado e pulsátil pode ser visto na parte anterossuperior do tórax. Tumor do timo ou do mediastino superior também determina abaulamento nesta região. Os derrames pleurais provocam abaulamento na base do hemitórax correspondente. As hipertrofias do ventrículo direito, principalmente em crianças, ocasionam abaulamento do precórdio. Atelectasia ou lesões fibróticas de um pulmão ou de um lobo pulmonar causam retração do hemitórax correspondente.

Por fim, cumpre lembrar que as malformações e as consolidações de fraturas de costelas exteriorizam-se com abaulamentos ou depressões da área em que se localizam.

> **Sulcos de Harrison e rosário raquítico**
>
> São deformações das costelas determinadas pelo raquitismo. As próprias denominações – sulcos e rosários – indicam o aspecto dessas anormalidades.

Tipo respiratório

Para o reconhecimento do tipo respiratório, observa-se atentamente a movimentação do tórax e do abdome, com o objetivo de reconhecer em que regiões os movimentos são mais amplos.

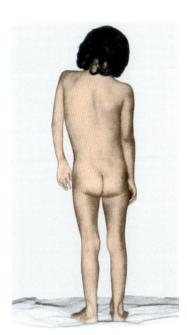

Figura 16.9 Tórax escoliótico de origem congênita.

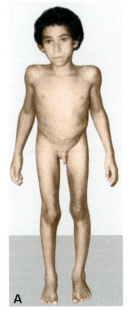 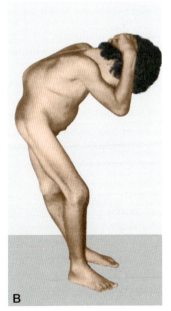

Figura 16.10 A e **B.** Tórax cifoescoliótico com nítida proeminência das últimas vértebras torácicas em um paciente com sequela de tuberculose vertebral (mal de Pott).

Em condições normais, observam-se dois tipos de respiração: *costal superior* e *toracoabdominal*.

A respiração costal superior, observada principalmente no sexo feminino, deve-se ao predomínio da ação dos músculos escaleno e esternocleidomastóideo, os quais deslocam a parte superior do tórax para cima e para a frente.

Na respiração toracoabdominal, predominante no sexo masculino, a musculatura diafragmática apresenta grande importância. Este tipo de respiração é comum em crianças de ambos os sexos. Na posição deitada, em ambos os sexos, a respiração é predominantemente diafragmática, prevalecendo a movimentação da metade inferior do tórax e da parte superior do abdome.

> **Fadiga e paralisia diafragmática**
>
> A observação do tipo respiratório tem importância no diagnóstico da fadiga e da paralisia diafragmática, condições em que a parede abdominal tende a se retrair na inspiração, ao contrário do que ocorre na respiração diafragmática natural. Nessas situações pode haver também alternância da respiração torácica e abdominal, e os músculos da caixa torácica passam a ser recrutados em razão da "fraqueza" do diafragma ou do aumento anormal do trabalho respiratório por alguma doença que dificulta a respiração. (Ver *Diafragma e mediastino* no Capítulo 6, *Sinais e Sintomas*).

Ritmo respiratório

Antes de tudo, cumpre alertar o examinador para não confundir *tipo respiratório* com *ritmo da respiração*.

Para a análise do ritmo da respiração, é necessário observar durante, no mínimo, dois minutos a sequência, a forma e a amplitude das incursões respiratórias. Em condições normais, o ritmo da respiração é determinado pela sucessão regular de movimentos respiratórios, de profundidade mais ou menos igual. Recebe a designação de *ritmo respiratório normal*.

Alterações na sequência, na forma ou na amplitude dos movimentos respiratórios ocasionam os ritmos respiratórios anormais, descritos a seguir (Figura 16.11):

▶ **Respiração dispneica**: na linguagem médica costumamos nos referir simplesmente a *dispneia* (Figura 16.11A). Caracteriza-se pela sucessão regular de movimentos respiratórios amplos e quase sempre desconfortáveis para o paciente. Em alguns casos, o paciente não tem a sensação subjetiva de dificuldade para respirar, mas ela pode ser reconhecida pelo médico.

Surge na insuficiência cardíaca, enfisema pulmonar, bronquite, pneumonias, atelectasia, pneumotórax, derrame pleural e anemias graves (ver Capítulo 6, *Sinais e Sintomas*)

▶ **Platipneia**: é a dificuldade para respirar em posição ereta, que se alivia na posição deitada; ou seja, é o contrário da dispneia de decúbito. Pode ocorrer após pneumectomia

▶ **Ortopneia**: é a dificuldade para respirar mesmo na posição deitada

▶ **Trepopneia**: é a condição na qual o paciente se sente mais confortável para respirar em decúbito lateral. Pode ocorrer na insuficiência cardíaca congestiva e no derrame pleural

▶ **Respiração de Cheyne-Stokes**: também chamada *dispneia periódica*, uma vez que o paciente apresenta, de modo cíclico, incursões respiratórias que vão se tornando cada vez mais profundas até atingirem uma amplitude máxima; neste momento, os movimentos começam a diminuir gradativamente, podendo ocorrer apneia; se isso acontece, o paciente permanece sem respirar alguns segundos, ao fim dos quais repete-se a mesma sequência; e, assim, sucessivamente (Figura 16.11B).

Em condições patológicas, surge na insuficiência cardíaca grave, nos acidentes vasculares cerebrais, nos traumatismos cranioencefálicos, nas intoxicações por morfina ou barbitúricos.

Explica-se a respiração de Cheyne-Stokes pelas variações da tensão de O_2 e CO_2 no sangue, associadas a uma anormal sensibilidade do centro bulbar que comanda a respiração. O excesso de CO_2, durante o período de apneia, atua sobre o centro respiratório, o qual passa a emitir estímulos que aumentam a amplitude dos movimentos respiratórios. Como consequência desses amplos movimentos, há maior perda de CO_2, cuja concentração sanguínea decai. Quando isso acontece, o centro respiratório deixa de ser estimulado de modo suficiente e, em

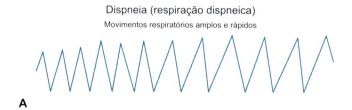

A

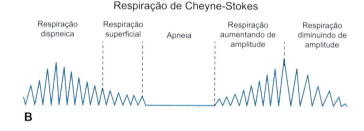

B

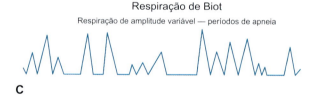

C

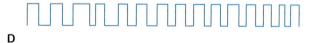

D

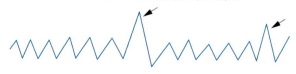

E

Figura 16.11 A a E. Representação esquemática de ritmos respiratórios e tipos de dispneia.

consequência, há diminuição da profundidade da respiração. A repetição sucessiva de tais fenômenos resulta na respiração de Cheyne-Stokes.

As incursões respiratórias profundas costumam ser mencionadas na anamnese como "falta de ar"; no entanto, determinados pacientes de nada se queixam. O examinador atento, contudo, pode perceber a maneira anormal de respirar ao fazer o exame de tórax

- **Respiração de Biot**: caracteriza-se fundamentalmente pela ocorrência de períodos de apneia que interrompem a sequência das incursões respiratórias. Há também nítidas variações na amplitude dos movimentos torácicos, observando-se uma verdadeira arritmia respiratória (Figura 16.11C). A respiração de Biot é comum na meningite, em processos expansivos (neoplasias) e hematoma extradural, traduzindo sempre lesão no centro respiratório, no estado comatoso e nas afecções em que há grave comprometimento do encéfalo. Indica sempre mau prognóstico.

> **Boxe**
> A respiração periódica pode ser observada em recém-nascidos saudáveis. Nestes casos, indica apenas falta de maturação do centro respiratório.

- **Respiração de Kussmaul**: a principal característica deste ritmo respiratório são as amplas e rápidas inspirações interrompidas por curtos períodos de apneia após as quais ocorrem expirações profundas e ruidosas, que, por sua vez, são sucedidas por pequenas pausas de apneia (Figura 16.11D). A respiração de Kussmaul lembra a respiração de um peixe fora d'água.

É observada em casos de cetoacidose diabética, insuficiência renal com uremia e outras acidoses

- **Respiração suspirosa**: é aquela na qual, vez por outra, interrompendo a sequência regular das incursões respiratórias, surge uma inspiração mais profunda seguida de uma expiração mais demorada (Figura 16.11E). Em outras palavras, suspiros passam a interromper o ritmo respiratório normal.

> **Boxe**
> **Dispneia suspirosa**
> Indivíduos saudáveis apresentam "suspiros profundos", relacionados quase sempre com tensão emocional. Contudo, se estes ocorrem com muita frequência, instala-se uma verdadeira arritmia respiratória – a *respiração suspirosa* – traduzida na linguagem leiga como "falta de ar", "fome de ar" ou "respiração insatisfatória". A respiração suspirosa pode fazer parte do quadro do transtorno de ansiedade.

Amplitude da respiração

Ao observar os movimentos respiratórios pode-se reconhecer aumento ou redução da amplitude, falando-se, então, em *respiração profunda* e *respiração superficial*, respectivamente.

Em condições normais, a amplitude da respiração sofre variações. Assim, durante o sono tranquilo torna-se mais superficial, enquanto os esforços e as emoções fazem-na mais profunda.

Em regra, ao se instalarem os ritmos anormais de respiração – dispneica, de Cheyne-Stokes, de Biot, de Kussmaul –, os movimentos respiratórios costumam tornar-se mais amplos; em algumas ocasiões, entretanto, isso não ocorre.

Frequência respiratória

A frequência respiratória varia entre amplos limites, principalmente em função da idade, aceitando-se como normais os valores apresentados no Quadro 16.1.

Taquipneia significa frequência respiratória acima dos valores normais, podendo ser acompanhada ou não de dispneia, enquanto *bradipneia* é o termo que expressa frequência inferior aos valores normais. A taquipneia surge em condições fisiológicas (esforço físico, emoções) e em condições patológicas (febre, lesões pleuropulmonares as mais variadas). Bradipneia fisiológica revela-se durante o sono e em atletas, pode ser provocada por lesões cerebrais com hipertensão intracraniana e intoxicação exógena (barbitúricos e opiáceos, por exemplo) com depressão do centro respiratório.

Apneia significa parada respiratória e *eupneia*, frequência normal sem dificuldade respiratória.

Quadro 16.1 Valores normais da frequência respiratória.

Idade	Frequência respiratória
Recém-nascidos	40 a 45 irpm
Lactentes	25 a 35 irpm
Pré-escolares	20 a 35 irpm
Escolares	18 a 35 irpm
Adultos	16 a 20 irpm

irpm: incursões respiratórias por minuto.

Tiragem

Nas regiões axilares e infra-axilares, os espaços intercostais apresentam ligeira depressão durante a inspiração. É um fenômeno fisiológico, mais visível em pessoas magras e explicável pelo efeito da pressão atmosférica sobre os espaços intercostais no momento em que a negatividade intratorácica se acentua e os músculos intercostais ainda estão descontraídos.

Quando há obstáculo em uma via respiratória, dificultando ou impedindo a penetração do ar, a parte correspondente do pulmão não se expande. A pressão atmosférica, ao atuar sobre a área correspondente da parede torácica, provoca uma leve depressão dos espaços intercostais; este fenômeno denomina-se *tiragem*.

Pode ser localizada em uma área restrita ou ser unilateral, visível em todo um hemitórax, ou bilateral, tudo em função da altura da obstrução.

Tiragem em um hemitórax indica oclusão de um brônquio principal – direito ou esquerdo – por exsudato espesso (tampão mucoso), neoplasia ou corpo estranho.

É bilateral quando o obstáculo está acima da bifurcação traqueal, como ocorre na angina diftérica (crupe), na laringite estridulosa, por corpo estranho ou quando há compressão extrínseca da traqueia por tumores mediastinais. Nos estreitamentos generalizados dos pequenos brônquios, fato que se observa na asma brônquica e no enfisema pulmonar, surgem também retrações inspiratórias bilaterais.

Expansibilidade dos pulmões

A expansibilidade dos pulmões pode ser avaliada pela inspeção, mas será mais bem analisada pelo método palpatório, estudado a seguir.

Inspeção do pescoço

É importante observar se a respiração é auxiliada pela ação dos músculos acessórios, sinal precoce de obstrução das vias respiratórias. Os músculos acessórios auxiliam na ventilação porque elevam a clavícula e a parede torácica anterior, aumentando a pressão intratorácica negativa e o volume pulmonar. À inspeção, este fato é evidenciado pela retração das fossas supraclaviculares e dos espaços intercostais.

A utilização desses músculos durante a respiração é um dos sinais mais precoces da obstrução das vias respiratórias. Para isso, deve-se observar os músculos trapézios e esternocleidomastóideos no pescoço. Ao se contraírem, elevam a clavícula e a parede torácica anterior, o que é evidenciado por retração das fossas supraclaviculares e músculos intercostais.

Palpação

Durante a palpação, investigam-se três parâmetros: *estrutura da parede torácica, expansibilidade ou mobilidade* e *frêmito toracovocal*.

Estrutura da parede torácica

A parede torácica inclui a pele, o tecido celular subcutâneo, os músculos, as cartilagens e os ossos. O estudo semiótico desses elementos segue as normas indicadas nos capítulos correspondentes.

Expansibilidade ou mobilidade

Avaliam-se separadamente a expansibilidade dos ápices e a das bases, utilizando manobras semiológicas específicas.

Para avaliar a *expansibilidade dos ápices*, o examinador se posiciona atrás do paciente, pousando ambas as mãos sobre as regiões que correspondem aos ápices pulmonares, de tal modo que os polegares se toquem levemente, em ângulo quase reto, no nível da vértebra proeminente. Os demais dedos do examinador, justapostos e semifletidos, exercem leve pressão sobre o tórax. Solicita-se, então, ao paciente que respire mais fundo, e, enquanto isso, o examinador observa a movimentação de suas mãos. Não é difícil reconhecer diminuição ou ausência da mobilidade, de um ou de ambos os ápices pulmonares. Isso ocorre nas pneumonias, no pneumotórax e nas pleurites.

Na avaliação da *expansibilidade das bases*, o examinador continua posicionado atrás do paciente, de pé ou sentado. Seus polegares devem estar próximos ou mesmo juntos na altura das apófises espinhosas da 9ª ou 10ª vértebra torácica, enquanto a palma da mão e a face ventral dos dedos, estendidos e justapostos, devem abarcar o máximo da área correspondente às bases pulmonares. É conveniente que os dedos estejam bem aderidos à parede torácica de tal modo que a movimentação dessa região leve consigo a mão do examinador. Analisa-se a mobilidade das bases pulmonares durante a respiração tranquila e também após algumas incursões respiratórias profundas. A amplitude da movimentação das mãos do examinador indica o grau de expansibilidade dos lobos inferiores dos pulmões.

A diminuição da expansibilidade pode ser:

- **Unilateral**: localização *apical* traduz processo infeccioso ou cicatricial do ápice pulmonar; *basal* ocorre no derrame pleural, nas hepatomegalias e nas esplenomegalias; *difusa* no pneumotórax, no hidrotórax, na atelectasia, na pleurodinia e no traumatismo torácico
- **Bilateral**: localizado nos *ápices* indica processo infeccioso ou cicatricial; *basal*, gravidez, ascite, obesidade grave e derrame pleural bilateral; *difusa*, enfisema pulmonar, esclerodermia e senilidade.

Frêmito toracovocal

As vibrações percebidas na parede torácica pela mão do examinador quando o paciente emite algum som denominam-se frêmito toracovocal.

 Semiotécnica

O examinador pousa a mão sobre as regiões do tórax, ao mesmo tempo que o paciente pronuncia, seguidamente, as palavras "trinta e três". À medida que ele fala, o examinador desloca sua mão de modo a percorrer toda a extensão da parede torácica (face anterior, faces laterais e face posterior), completando o exame com o estudo comparado das regiões homólogas.

O elemento semiótico de interesse é a intensidade do frêmito toracovocal que pode sofrer variações, dependendo de muitos fatores extrapulmonares: é mais fraco nas mulheres por causa do timbre de voz, nas pessoas com parede torácica espessa por existir hipertrofia muscular ou aumento do panículo adiposo e nas que têm voz débil.

Além disso, em condições normais, a intensidade das vibrações não é exatamente igual nas diferentes partes do tórax. Por exemplo, maior nitidez é notada no ápice direito e na região interescapulovertebral direita, isso porque nestas áreas as vibrações têm mais facilidade de chegar à superfície do tórax em razão do menor comprimento do brônquio direito.

> **Alterações do frêmito toracovocal**
>
> *Aumento do frêmito* traduz consolidação de uma área pulmonar, como acontece nas pneumonias e no infarto do pulmão; em contrapartida, *diminuição* ou *desaparecimento* se relaciona com alguma anormalidade que impede, parcial ou totalmente, a transmissão das ondas sonoras originadas na laringe, como ocorre no derrame pleural, no espessamento da pleura, na atelectasia por oclusão brônquica, no pneumotórax e no enfisema pulmonar.

Percussão

Para a percussão das faces anterior e laterais, o paciente pode estar sentado ou deitado. Já a percussão da face posterior é possível apenas quando o paciente está sentado.

Quando se percutem as faces laterais, o paciente deve colocar suas mãos na cabeça.

Atualmente só se usa a percussão digitodigital, e, ao executá-la, o examinador deve ficar atento ao ruído provocado pelo golpe, sem esquecer de avaliar a resistência oferecida ao dedo plexímetro. Há nítida relação entre macicez e maior resistência, bem como entre hipersonoridade ou timpanismo e menor resistência. As duas informações – sonora e tátil – completam-se, uma se somando à outra. (Ver Capítulo 5, *Técnicas Básicas do Exame Físico*.)

A percussão do tórax deve obedecer a um roteiro preestabelecido. Convém iniciá-la pela face anterior, indo de cima para baixo e golpeando, ora de um lado, ora de outro, em pontos simétricos. Passa-se em seguida às regiões laterais. Conclui-se o exame com a percussão da face posterior.

Vale ressaltar que a força do golpe precisa ser a mesma quando se percutem regiões simétricas. No entanto, para a percussão de áreas não homólogas é necessário aplicar golpes de diferentes intensidades.

O tórax dos indivíduos magros ressoa mais que o das pessoas musculosas ou obesas e isso nos obriga a variar a força do golpe de uma pessoa para outra, "calibrando-o", sempre com a preocupação de despertar um som nítido com a menor força possível. Quer dizer, não é interessante provocar sons muito intensos só porque a parede torácica é delgada, nem se pode ficar satisfeito com sons indefinidos se a parede torácica for espessa.

Os seguintes fatos merecem ser realçados, alguns para reavivar conhecimentos anteriormente estudados (Figura 16.12):

▸ **Na área de projeção do coração, do fígado e do baço obtém-se, à percussão, som maciço ou submaciço, procedendo-se da seguinte maneira**:
- Determina-se a macicez hepática percutindo o hemitórax direito, de cima para baixo, seguindo o trajeto da linha hemiclavicular, sempre com o paciente em decúbito dorsal. Na parte mais alta percebe-se sonoridade pulmonar, mas, na altura do 4º espaço intercostal, nota-se modificação do som, que passa a submaciço. A partir do 5º ou 6º espaço, dependendo do biotipo, o som torna-se francamente maciço, isso porque nesta região não há mais pulmão interposto entre o fígado e a parede torácica
- Percebe-se a macicez cardíaca percutindo a face anterior do tórax, de cima para baixo, primeiro junto à borda esternal esquerda e, em seguida, percorrendo linhas paralelas à borda esternal, distantes uma da outra mais ou menos dois centímetros, até atingir a linha hemiclavicular esquerda. Consegue-se, inclusive, delinear a área de projeção do coração. Entretanto, isso não apresenta valor prático na avaliação do volume cardíaco que é feita pela radiografia do tórax
- Com o paciente em decúbito lateral direito e com a mão esquerda na cabeça, a submacicez esplênica é demarcada pela percussão da face lateral esquerda do tórax, de cima para baixo, seguindo as três linhas da região axilar. O limite superior da submacicez esplênica encontra-se, habitualmente, no nível do 11º espaço intercostal

▸ **Na área de projeção de fundo do estômago – espaço de Traube –, obtém-se som timpânico, semelhante ao obtido quando se percute um tambor**: para a delimitação desse espaço, percute-se a face anterior do hemitórax esquerdo, seguindo linhas paralelas que vão da borda esternal até a linha axilar anterior, mais ou menos como se procedeu ao estudar-se a macicez cardíaca

▸ **Nas demais regiões, encontra-se sonoridade pulmonar ou som claro pulmonar, também denominado som claro atimpânico**: cumpre assinalar, entretanto, que a nota de percussão não é igual em todo o tórax. Desse modo, na face anterior e nas faces laterais a sonoridade é mais intensa do que na face posterior; no ápice direito, o som é um pouco mais claro do que no esquerdo; nas bases, é menos intenso do que no restante do tórax.

Alterações na percussão do tórax

Excetuadas as áreas de projeção do fígado, coração, baço e fundo do estômago, no resto do tórax encontra-se *sonoridade pulmonar* ou *som claro pulmonar* (Figura 16.12).

As modificações possíveis de serem encontradas são: *hipersonoridade pulmonar*, *submacicez*, *macicez* e *som timpânico*.

▸ **Hipersonoridade pulmonar**

Significa que a nota de percussão está mais clara e mais intensa. Não confundi-la com som timpânico. Hipersonoridade indica aumento de ar nos alvéolos pulmonares, sendo o enfisema pulmonar a causa mais comum.

> **Boxe — Ressonância skódica**
>
> Hipersonoridade que pode ser percebida nas áreas situadas ao redor de uma condensação ou acima de um derrame pleural. Este fenômeno é denominado *ressonância skódica*, em homenagem a Skoda, médico austríaco que o descreveu em meados do século 19.

▸ **Submacicez e macicez**

São denominações que traduzem diminuição ou desaparecimento da sonoridade pulmonar e indicam redução ou inexistência de ar no interior dos alvéolos. Acompanhando a nota percutória de macicez, percebe-se também aumento da resistência oferecida pela parede torácica ao dedo plexímetro.

As causas mais comuns de submacicez e macicez são os derrames ou espessamentos pleurais, a condensação pulmonar (pneumonias, tuberculose, infarto pulmonar e neoplasias). Deve ser lembrado que essas afecções só se tornam diagnosticáveis à percussão quando são de grande extensão.

▸ **Som timpânico**

Indica ar aprisionado no espaço pleural (pneumotórax) ou em uma grande cavidade intrapulmonar (caverna tuberculosa, por exemplo). Há que ressaltar que somente as grandes cavernas,

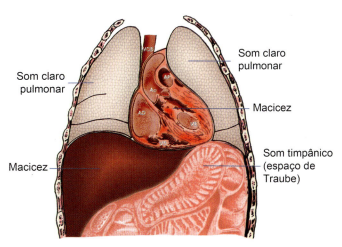

Figura 16.12 Tipos de sons obtidos na percussão do tórax e do abdome normais. VCS: veia cava superior; Ao: aorta; AP: artéria pulmonar; AD: átrio direito; VD: ventrículo direito.

situadas superficialmente, podem ser reconhecidas pela percussão. Quando são pequenas ou localizadas na intimidade de massa pulmonar, só os exames radiológico e ultrassonográfico podem evidenciá-las. Para familiarizar-se com as características do som timpânico, basta percutir repetidas vezes o espaço de Traube, que corresponde à projeção do fundo do estômago na parte inferior da face anterior do hemitórax esquerdo.

Ausculta

A ausculta constitui o método semiótico por excelência da exploração clínica do tórax, tanto para o exame dos pulmões como do coração. Por meio dela obtêm-se grandes subsídios para o diagnóstico, mas seu aprendizado exige prática intensiva em pessoas normais e em manequins que disponham de gravação dos sons pulmonares e cardíacos. Cumpre ressaltar a necessidade de seguir os princípios corretos da ausculta. Erro grosseiro e inaceitável é realizar a ausculta do tórax por cima da roupa. É como se quisesse obter radiografia do tórax de um paciente vestido com avental de chumbo.

> **Ausculta do tórax versus eletrocardiograma + ecocardiograma + exames radiológicos**
>
> Apresentado desta maneira, isso leva ao entendimento equivocado de que a ausculta dos pulmões e do coração, os exames radiológicos, o eletrocardiograma e o ecocardiograma são recursos diagnósticos conflitantes e/ou excludentes. Ao contrário, eles se completam, uma vez que cada um apresenta características que os outros não têm. A melhor maneira de tirar deles o máximo proveito é tomar como base o exame clínico, principalmente a anamnese e a ausculta do tórax, mesmo quando esta nada revela. Podemos prever o dia em que os médicos terão todos esses recursos ao lado da mesa de exame ou à beira do leito do paciente, utilizando aquele que for mais adequado para o momento, tal como aconteceu com o eletrocardiógrafo para a análise de arritmias, à medida que foi se tornando de fácil aquisição e manuseio simples.

Semiotécnica e sons pleuropulmonares

Para se realizar a ausculta do tórax, o paciente deve estar, preferencialmente, sentado, com o tórax total ou parcialmente descoberto. Não se deve, em hipótese alguma, colocar o receptor do estetoscópio sobre qualquer tipo de roupa. Além disso, é importante solicitar ao paciente que respire um pouco mais profundamente com os lábios entreabertos. Se for necessário, o examinador ensina-lhe a maneira adequada de respirar para se fazer a ausculta. Quando o paciente está impossibilitado de se sentar, faz-se o exame nos decúbitos dorsal e lateral. O receptor mais adequado é o de diafragma, usando-se os de menor diâmetro no exame de crianças. Os tipos de sons pleuropulmonares são apresentados no Quadro 16.2 e Figura 16.12.

▶ **Sons normais**

Som traqueal e respiração brônquica. No som traqueal, bem como nos outros sons pulmonares, reconhecem-se dois componentes – o inspiratório e o expiratório –, cujas características estetoacústicas são específicas para cada som (Quadro 16.3).

O som traqueal, audível na região de projeção da traqueia, no pescoço e na região esternal, origina-se na passagem do ar através da fenda glótica e na própria traqueia.

Quadro 16.2 Sons pleuropulmonares.

Sons normais
 Som traqueal
 Respiração brônquica
 Respiração broncovesicular
 Murmúrio vesicular

Sons anormais
 Descontínuos: estertores finos e grossos
 Contínuos: roncos, sibilos e estridor
 De origem pleural: atrito pleural

Sons vocais
 Broncofonia
 Egofonia
 Pectorilóquia fônica e afônica

Diferenciam-se com facilidade seus dois componentes, sendo o inspiratório constituído de um ruído soproso, mais ou menos rude, após o qual há um curto intervalo silencioso que separa os dois componentes, e o expiratório, um pouco mais forte e mais prolongado (Figura 16.13C).

A respiração brônquica corresponde ao som traqueal audível na zona de projeção de brônquios de maior calibre, na face anterior do tórax, nas proximidades do esterno.

A respiração brônquica muito se assemelha ao som traqueal, dela se diferenciando apenas por ter o componente expiratório menos intenso.

Nas áreas que correspondem a uma condensação pulmonar, atelectasia ou nas regiões próximas de cavernas pulmonares superficiais ouve-se respiração brônquica no lugar do murmúrio vesicular.

Murmúrio vesicular. Os ruídos respiratórios ouvidos na maior parte do tórax são produzidos pela turbulência do ar circulante ao chocar-se contra as saliências das bifurcações brônquicas, ao passar por cavidades de tamanhos diferentes, tais como bronquíolos para os alvéolos e vice-versa. Recebe a denominação de *murmúrio vesicular* (Figura 16.13A).

O componente inspiratório é mais intenso, mais duradouro e de tom mais alto em relação ao componente expiratório que, por sua vez, é mais fraco, de duração mais curta e de tom mais baixo. Não se percebe, diferentemente do que ocorre na respiração traqueal, um intervalo silencioso entre as duas fases da respiração. Quando se compara o murmúrio vesicular com a respiração brônquica verifica-se que o murmúrio vesicular é mais fraco e suave.

Ausculta-se o murmúrio vesicular em quase todo o tórax, com exceção apenas das regiões esternal superior, interescapulovertebral direita e no nível da 3ª e 4ª vértebras dorsais. Nestas áreas, ouve-se a respiração broncovesicular (Figura 16.13B).

Cumpre salientar que o murmúrio vesicular não tem intensidade homogênea em todo o tórax – é mais forte na parte anterossuperior, nas axilas e nas regiões infraescapulares. Além disso, sofre variações em sua intensidade na dependência da espessura da parede torácica, sendo mais débil nas pessoas musculosas ou obesas.

> Modificações do murmúrio vesicular: diminuição ou o aumento de sua intensidade e prolongamento do componente expiratório.

Quadro 16.3 Principais características dos sons respiratórios normais (Figura 16.13).

Som	Local da ausculta	Intensidade Inspiração	Intensidade Expiração
Som traqueal	Áreas de projeção da traqueia	+++	++++
Respiração brônquica	Áreas de projeção dos brônquios principais	+++	+++
Respiração broncovesicular	Região esternal superior interescapulovertebral direita	++	++
Murmúrio vesicular	Periferia dos pulmões	+++	++

Murmúrio vesicular mais intenso ocorre quando o paciente respira amplamente e com a boca aberta, após esforço, em crianças e em pessoas emagrecidas. Nos portadores de afecções pulmonares unilaterais, como mecanismo vicariante, o murmúrio vesicular torna-se mais intenso no lado não afetado.

A diminuição do murmúrio vesicular pode resultar de numerosas causas, entre as quais se ressaltam: presença de ar (pneumotórax), líquido (hidrotórax) ou tecido sólido (espessamento pleural) na cavidade pleural; enfisema pulmonar, dor torácica de qualquer etiologia que impeça ou diminua a movimentação do tórax, obstrução das vias respiratórias superiores (espasmo ou edema de glote, obstrução da traqueia), oclusão parcial ou total de brônquios ou bronquíolos.

Constitui importante alteração do murmúrio vesicular o prolongamento da fase expiratória que, em condições normais, é mais curta e mais suave que a fase inspiratória. O prolongamento da expiração surge na asma brônquica, no enfisema e na bronquite com broncospasmo e traduz de modo objetivo a dificuldade de saída do ar. A respiração torna-se sibilante, descrita pelos pacientes como "chieira".

Respiração broncovesicular. Neste tipo de respiração, somam-se as características da respiração brônquica com as do murmúrio vesicular. Deste modo, a intensidade e a duração da inspiração e da expiração têm igual magnitude, ambas um pouco mais fortes que no murmúrio vesicular, mas sem atingir a intensidade da respiração brônquica. Nas crianças, em razão do menor tamanho do tórax, a respiração broncovesicular é audível em regiões mais periféricas. Em condições normais, a respiração broncovesicular é auscultada na região esternal superior, na interescapulovertebral direita e no nível da terceira e da quarta vértebra dorsal. Sua presença em outras regiões indica condensação pulmonar, atelectasia por compressão ou presença de caverna; ou seja, nas mesmas condições em que se observa a respiração brônquica. Para que surja este tipo de respiração, é necessário que haja na área lesionada alvéolos mais ou menos normais, capazes de originar ruído do tipo vesicular.

▶ Sons anormais

Sons ou ruídos anormais descontínuos. Os sons anormais descontínuos são representados pelos *estertores* (Quadro 16.4), que podem ser audíveis na inspiração ou na expiração, superpondo-se aos sons respiratórios normais. Podem ser finos ou grossos.

Os *estertores finos* ocorrem no final da inspiração, têm frequência alta – ou seja, são agudos – e duração curta; não se modificam com a tosse e são tradicionalmente comparados ao ruído produzido pelo atrito de um punhado de cabelos junto ao ouvido ou ao som percebido ao se fechar ou abrir um fecho tipo velcro, desses usados em aparelho de pressão. São ouvidos principalmente nas zonas pulmonares influenciadas pela força da gravidade (bases pulmonares).

Os *estertores grossos* têm frequência menor e duração maior que os finos. Sofrem nítida alteração com a tosse e podem ser ouvidos em todas as regiões do tórax. Diferentemente dos estertores finos, que só ocorrem do meio para o final da inspiração, os estertores grossos são audíveis no início da inspiração e durante toda a expiração.

Os estertores finos são produzidos pela abertura sequencial de vias respiratórias anteriormente fechadas em razão da pressão exercida pela presença de líquido ou exsudato no parênquima pulmonar ou por alteração no tecido de suporte das paredes brônquicas. O primeiro mecanismo explicaria a presença de estertores finos na pneumonia e na congestão pulmonar da insuficiência ventricular esquerda, enquanto o segundo seria observado nas doenças intersticiais pulmonares.

Os estertores grossos parecem ter origem na abertura e no fechamento de vias respiratórias que contêm secreção viscosa e espessa, bem como pelo afrouxamento da estrutura de suporte das paredes brônquicas. São comuns nas bronquites e nas bronquiectasias.

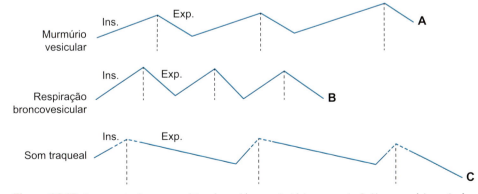

Figura 16.13 Representação esquemática dos ruídos respiratórios normais. **A.** No murmúrio vesicular, a inspiração é mais longa do que a expiração e não há intervalo entre essas duas fases da respiração. **B.** A respiração broncovesicular é uma combinação destes dois tipos de ruídos, tendo as fases inspiratória e expiratória a mesma duração, sem intervalo entre uma e outra, sendo a fase expiratória mais rude. **C.** O som traqueal tem um componente expiratório mais rude e mais longo do que o inspiratório, havendo entre os dois componentes um nítido intervalo.

Quadro 16.4 Principais características dos estertores.

Tipos	Fase do ciclo respiratório	Efeito da tosse	Efeito da posição do paciente	Áreas em que predominam
Estertores finos	Final da inspiração	Não se alteram	Modificam-se ou são abolidos	Bases pulmonares
Estertores grossos	Início da inspiração e toda a expiração	Alteram-se	Não se modificam	Todas as áreas do tórax

Sons ou ruídos anormais contínuos. Os sons anormais contínuos são representados pelos *roncos*, *sibilos* e *estridor*.

Roncos e sibilos. Os *roncos* são constituídos por sons graves, portanto, de baixa frequência, e os *sibilos* por sons agudos de alta frequência.

Os roncos originam-se nas vibrações das paredes brônquicas e do conteúdo gasoso quando há estreitamento desses ductos, seja por espasmo ou edema da parede ou presença de secreção aderida a ela, como ocorre na asma brônquica, nas bronquites, nas bronquiectasias e nas obstruções localizadas.

Ocorrem tanto na inspiração quanto na expiração, na qual predominam. São fugazes, mutáveis, surgindo e desaparecendo em curto período de tempo.

Os sibilos também se originam de vibrações das paredes bronquiolares e de seu conteúdo gasoso, ocorrendo na inspiração e na expiração. São múltiplos e disseminados por todo o tórax quando provocados por enfermidades que comprometem a árvore brônquica toda, como acontece na asma e na bronquite.

Quando os sibilos são localizados em uma determinada região, indicam a presença de uma obstrução por neoplasia ou corpo estranho.

Estridor. É um ruído basicamente inspiratório produzido pela obstrução da laringe ou da traqueia, fato que pode ser provocado por difteria, laringite aguda, câncer da laringe e estenose da traqueia.

Quando a respiração é calma e pouco profunda, a intensidade do estridor é pequena, mas, na respiração forçada, o aumento do fluxo de ar provoca significativa intensificação deste som.

Som anormal de origem pleural

Atrito pleural. Em condições normais, os folhetos visceral e parietal da pleura deslizam um sobre o outro durante os movimentos respiratórios sem produzir qualquer ruído. Nos casos de pleurite, por se recobrirem de exsudato, passam a produzir um ruído irregular, descontínuo, mais intenso na inspiração, com frequência comparado ao ranger de couro atritado. Esse ruído é denominado *atrito pleural*.

Representa um som de duração maior e frequência baixa, de tom grave, o que torna fácil, portanto, distingui-lo dos estertores.

Para aprender a reconhecê-lo, o examinador pode imitá-lo, colocando uma das mãos no próprio ouvido e atritando-a com a outra mão, com forte pressão.

A sede mais comum do atrito pleural são as regiões axilares inferiores, em que os pulmões realizam movimentação mais ampla. O aumento da pressão do receptor do estetoscópio sobre a parede torácica pode torná-lo mais intenso.

Sua causa principal é a pleurite seca. A instalação de derrame pleural determina seu desaparecimento.

Ausculta da voz

Para completar o exame físico dos pulmões, ausculta-se a *voz falada* e a *voz cochichada*. Para isso, o paciente vai falando "trinta e três", enquanto o examinador percorre o tórax com o receptor do estetoscópio, comparando regiões homólogas, tal como no exame do frêmito toracovocal.

Os sons produzidos pela voz e ouvidos na parede torácica constituem o que se chama *ressonância vocal*.

Em condições normais, tanto na voz falada como na cochichada, a ressonância vocal constitui-se de sons incompreensíveis, isto é, não se distinguem as sílabas que formam as palavras "trinta e três". Isso porque o parênquima pulmonar normal absorve muitos componentes sonoros, mas, quando está consolidado (pneumonia, infarto pulmonar), a transmissão é facilitada e as palavras ficam nítidas.

A ressonância vocal é mais intensa no ápice do pulmão direito, nas regiões interescapulovertebrais e esternal superior, ou seja, exatamente nas mesmas áreas em que se ausculta respiração broncovesicular. A explicação também é a mesma.

Ademais, a ressonância vocal costuma ser mais forte em homens do que em mulheres e crianças, em decorrência do timbre da voz.

Toda vez que ocorre condensação pulmonar – inflamatória, neoplásica ou pericavitária –, sucede aumento da ressonância vocal ou *broncofonia*.

Ao contrário, na atelectasia, no espessamento pleural e nos derrames, há diminuição da ressonância vocal.

Boxe | Ausculta da voz

Ressonância vocal normal	Presente em todo o tórax, exceto nas áreas de projeção do coração e do fígado
	Mais intensa nas regiões interescapulovertebrais e esternal superior
	Mais forte em homens do que em mulheres e crianças
Ressonância vocal diminuída	Espessamento pleural
	Derrame pleural
	Atelectasia por oclusão brônquica
	Pneumotórax
	Enfisema pulmonar
Ressonância vocal aumentada (broncofonia, pectoriloquia fônica e afônica)	Pneumonia
	Infarto pulmonar
	Neoplasia pulmonar
Egofonia	Parte superior dos derrames pleurais e áreas de condesação (pneumonia, infarto pulmonar) ou cavidades (caverna pulmonar, bronquiectasia, abscesso pulmonar)

Deve-se observar que o aumento e a diminuição da ressonância vocal coincidem com as mesmas modificações do frêmito toracovocal. O fenômeno é o mesmo, isto é, facilitação da chegada das vibrações à parede torácica percebidas pelo tato (frêmito toracovocal) ou pelo ouvido (ressonância vocal).

Quando se ouve com nitidez a voz falada, chama-se pectoriloquia fônica. Quando o mesmo acontece com a voz cochichada, denomina-se *pectoriloquia afônica* ou *voz sussurrada*, a qual representa a expressão mais clara da facilitação da transmissão das ondas sonoras.

Egofonia é um tipo especial de broncofonia, quando esta adquire qualidade nasalada e metálica, comparada ao balido de cabra. Surge na parte superior dos derrames pleurais. Pode ser observada, também, na condensação pulmonar.

SÍNDROMES BRÔNQUICAS E PLEUROPULMONARES

As síndromes pleuropulmonares compreendem as síndromes brônquicas, as síndromes pulmonares e as síndromes pleurais. Além dessas, ocorrendo em qualquer uma ou independentemente delas, pode surgir a síndrome de insuficiência respiratória.

Ver *Traqueia, brônquios, pulmões e pleuras* no Capítulo 6, *Sinais e Sintomas*.

Síndromes brônquicas

As síndromes brônquicas decorrem de obstrução (*asma brônquica*), dilatação e/ou infecção dos brônquios (*bronquites, bronquiectasias* e *broncopneumonias*) (Quadro 16.5).

Asma brônquica

É uma afecção inflamatória crônica caracterizada por hiper-reatividade das vias respiratórias inferiores, com limitação do fluxo respiratório, observando-se estreitamento difuso dos condutos respiratórios de pequeno calibre, em consequência de edema da mucosa, constrição da musculatura lisa (broncospasmo) e hipersecreção das células brônquicas.

Tais alterações manifestam-se clinicamente por crises de dispneia, predominantemente expiratória, acompanhada de sensação de constrição ou aperto no tórax, dor torácica difusa, chieira e tosse, que, no início, é seca, mas, com o progredir da crise, torna-se produtiva, surgindo então uma expectoração mucoide, espessa, aderente, difícil de ser eliminada. (Ver *Traqueia, brônquios, pulmões e pleuras* no Capítulo 6, *Sinais e Sintomas*.)

Ao exame físico do tórax, evidenciam-se:

- **Inspeção**: dispneia, utilização de músculos acessórios, tórax em posição de inspiração profunda e tiragem
- **Palpação**: frêmito toracovocal normal ou diminuído
- **Percussão**: normal ou hipersonoridade
- **Ausculta**: diminuição do murmúrio vesicular com expiração prolongada, sibilos em ambos os campos pulmonares.

Após a crise asmática há desaparecimento gradual dos sinais e sintomas, podendo persistir por algum tempo estertores finos e sibilos esparsos pelo tórax.

> **Boxe — Mal asmático**
> Quando a crise se alonga e torna-se refratária às medidas terapêuticas usuais, persistindo por dias seguidos, chama-se *mal asmático*.

Bronquites

A *bronquite aguda* geralmente é causada por vírus, micoplasma, clamídia ou bactérias que comprometem as vias respiratórias desde a faringe, manifestando-se por sintomas gerais (febre, cefaleia, mal-estar), desconforto retroesternal, rouquidão, tosse seca, seguida após alguns dias de expectoração mucosa que se transforma em mucopurulenta, se houver infecção bacteriana secundária.

Não se observa nada de anormal à inspeção, à palpação e à percussão. O principal achado, à ausculta, são estertores grossos em ambos os pulmões. Podem-se ouvir, também, roncos e sibilos esparsos, inconstantes.

A *bronquite crônica* é uma condição caracterizada basicamente por excessiva secreção de muco na árvore brônquica, e é diretamente relacionada com a asma brônquica (bronquite asmática) e à doença pulmonar obstrutiva crônica (DPOC).

A manifestação clínica principal é tosse com expectoração mucopurulenta que persiste por meses, alternando períodos de melhora e piora, dependendo da existência de infecções, poluição atmosférica e tabagismo. (Ver *Traqueia, brônquios, pulmões e pleuras* no Capítulo 6, *Sinais e Sintomas*.)

Ao exame físico do tórax, o principal achado são estertores grossos disseminados em ambos os hemitórax. Roncos e sibilos são frequentes.

Bronquiectasias

Bronquiectasia significa dilatação dos brônquios em consequência de destruição de componentes da parede destes ductos e dos tecidos de sustentação.

Quadro 16.5 Síndromes brônquicas.

Síndromes brônquicas	Inspeção	Palpação (frêmito toracovocal)	Percussão	Ausculta	Causas
Obstrução	Tiragem inspiratória	Normal ou diminuído	Hipersonoridade	Murmúrio vesicular diminuído / Sibilos	Asma brônquica
Infecção	Expansibilidade normal ou diminuída	Variável	Variável	Estertores grossos disseminados	Bronquite aguda e crônica
Dilatação	Normal ou expansibilidade diminuída	Normal ou aumentado	Normal	Estertores grossos localizados	Bronquiectasias

As bronquiectasias podem ser congênitas, mas a maior parte dos casos se deve a sequelas de processos infecciosos que comprometem os brônquios (coqueluche, sarampo, broncopneumonia, tuberculose, pneumonia aspirativa, inalação de substâncias químicas, fibrose cística, discinesia ciliar, aspergilose, artrite reumatoide).

As bronquiectasias comprometem segmentos ou lobos pulmonares, ou, mais raramente, vários lobos em ambos os pulmões.

Além de sintomas gerais – febre, suores noturnos, emagrecimento, astenia, hipocratismo digital –, a manifestação clínica mais comum é uma tosse produtiva, com expectoração mucopurulenta abundante, principalmente pela manhã. Hemoptises são frequentes. (Ver *Traqueia, brônquios, pulmões e pleuras* no Capítulo 6, *Sinais e Sintomas*.)

Os dados obtidos ao exame físico do tórax são variáveis, dependendo da localização e da extensão das áreas comprometidas. Nas bronquiectasias basais extensas, observa-se redução da expansibilidade e submacicez nas bases. À ausculta, encontram-se estertores grossos na área correspondente às bronquiectasias. Roncos e sibilos podem ser percebidos na mesma região (Figura 16.14). Bronquiectasias localizadas podem se infectar simulando quadro clínico de broncopneumonia.

Broncopneumonias

Broncopneumonia significa lesões brônquicas com comprometimento alveolar pelo processo inflamatório (Figura 16.15), não se caracterizando áreas de condensação como nas pneumonias. Ao exame físico do tórax, encontram-se estertores finos nas áreas correspondentes aos focos de broncopneumonia. Se houver bronquite associada surgem os sintomas e os sinais do comprometimento difuso dos brônquios.

Síndromes pulmonares

As síndromes pulmonares compreendem: *consolidação, atelectasia, hiperaeração* e *congestão passiva dos pulmões*. Além dessas, pode ser incluída entre as síndromes pulmonares a *escavação* ou *caverna pulmonar* (Quadro 16.6).

As principais causas de consolidação pulmonar são as pneumonias, o infarto pulmonar e a tuberculose. As causas de atelectasia são as neoplasias e corpos estranhos.

A síndrome de hiperaeração é representada pelo enfisema pulmonar (doença pulmonar obstrutiva crônica [DPOC]).

Síndrome de consolidação pulmonar

As principais manifestações clínicas são a dispneia e a tosse, que pode ser seca ou produtiva. Quando há expectoração, é comum a presença de sangue misturado com muco ou pus (expectoração hemoptoica). Na tuberculose, as hemoptises são frequentes. Além da sensação de desconforto retroesternal, quando há comprometimento da pleura, surge dor localizada em um dos hemitórax com as características de dor pleurítica. (Ver *Traqueia, brônquios, pulmões e pleuras* no Capítulo 6, *Sinais e Sintomas*.)

A condensação do parênquima pulmonar caracteriza-se pela ocupação dos espaços alveolares por células e exsudato (Figura 16.16) e se expressa ao exame físico do tórax com os seguintes dados:

- **Inspeção**: expansibilidade diminuída
- **Palpação**: expansibilidade diminuída e frêmito toracovocal aumentado
- **Percussão**: submacicez ou macicez
- **Ausculta**: respiração brônquica substituindo o murmúrio vesicular, broncofonia ou egofonia, pectoriloquia e estertores finos.

Atelectasia

Tem como elemento principal o desaparecimento de ar dos alvéolos sem que o espaço alveolar seja ocupado por células ou exsudato. Pode ser provocada por obstrução das vias respiratórias ou por compressão dos pulmões (cardiomegalia, derrame pleural, neoplasias, pneumotórax, hemotórax).

As causas mais comuns são as neoplasias e a presença de muco ou corpo estranho que ocluem a luz de algum brônquio. Se a oclusão situa-se em um brônquio principal, ocorre

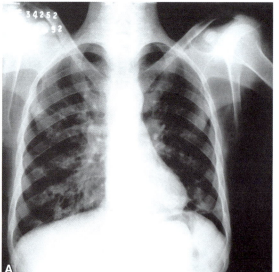 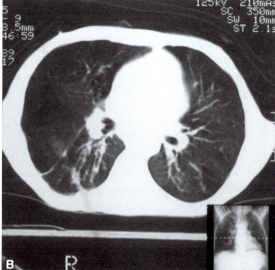

Figura 16.14 Bronquiectasia. **A.** Radiografia de tórax observando-se infiltrado heterogêneo peribrônquico em ambos os pulmões, predominando na base direita, na qual se observam imagens tubulares de contornos irregulares. **B.** Corte de tomografia computadorizada observando-se espessamento das paredes brônquicas com formação de estruturas tubulares de paredes irregulares, nos segmentos dilatados.

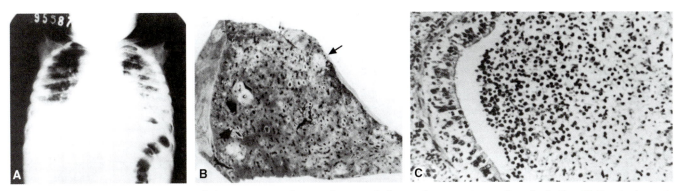

Figura 16.15 Broncopneumonia. **A.** Focos de broncopneumonia em ambos os pulmões, conforme mostra a radiografia do tórax. **B.** O corte de um dos lobos evidencia lesões irregularmente distribuídas. **C.** À microscopia, observa-se comprometimento bronquioalveolar pelo processo inflamatório. Ao exame físico, foram encontrados estertores finos em várias regiões torácicas correspondentes às áreas de broncopneumonia.

Quadro 16.6 Síndromes pulmonares.

Síndrome	Inspeção	Palpação (frêmito toracovocal)	Percussão	Ausculta	Causas
Consolidação	Expansibilidade diminuída	Aumentado	Macicez ou submacicez	Estertores finos Broncofonia Pectoriloquia	Pneumonia Infarto pulmonar Tuberculose
Atelectasia	Retração dos espaços intercostais Tiragem	Diminuído ou abolido	Macicez ou submacicez	Murmúrio vesicular abolido Respiração broncovesicular	Neoplasia brônquica Corpo estranho intrabrônquico
Hiperaeração	Expansibilidade diminuída	Diminuído	Hipersonoridade	Murmúrio vesicular diminuído	Enfisema pulmonar
Congestão passiva dos pulmões	Expansibilidade normal	Normal	Sonoridade normal ou submacicez	Estertores finos nas bases pulmonares	Insuficiência ventricular esquerda

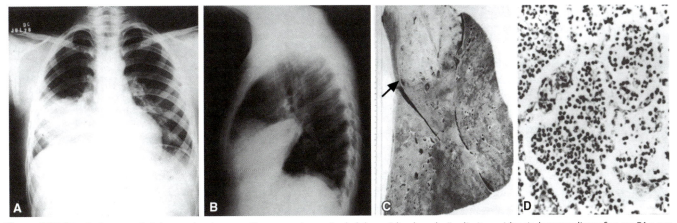

Figura 16.16 A a D. Pneumonia lobar, podendo-se verificar a condensação do lobo médio do pulmão direito, evidenciada nas radiografias em PA e perfil. Ao exame macroscópico da peça verifica-se a "hepatização" deste lobo, enquanto a microfotografia mostra o preenchimento dos alvéolos por células inflamatórias (polimorfonucleares neutrófilos) e fibrina. Os espaços claros correspondem ao conteúdo seroso. Observa-se, também, edema intersticial.

atelectasia do pulmão inteiro; se estiver em brônquios lobares ou segmentar, a atelectasia fica restrita a um lobo ou um segmento pulmonar (Figura 16.17).

Quanto maior a área comprometida, mais intensas serão as manifestações clínicas, representadas por dispneia, sensação de desconforto e tosse seca.

Ao exame físico, obtêm-se os seguintes dados na área correspondente à atelectasia:

- **Inspeção**: retração do hemitórax e tiragem
- **Palpação**: expansibilidade diminuída e frêmito toracovocal diminuído ou abolido
- **Percussão**: submacicez ou macicez
- **Ausculta**: respiração broncovesicular e ressonância vocal diminuída.

Enfisema pulmonar (doença pulmonar obstrutiva crônica)

A hiperaeração que se observa no enfisema pulmonar resulta de alterações anatômicas caracterizadas pelo aumento anormal dos espaços aéreos distais ao bronquíolo terminal, acompanhadas de modificações estruturais das paredes alveolares que limitam o fluxo aéreo nos alvéolos (Figura 16.18A e B).

O *enfisema pulmonar* apresenta algumas variedades anatômicas, dependendo da sede e da extensão do comprometimento dos ácinos e dos lóbulos.

A manifestação clínica mais importante é a dispneia que se agrava lentamente. No início ocorre apenas aos grandes esforços, mas, nas fases avançadas, aparece até em repouso. (Ver *Traqueia, brônquios, pulmões e pleuras* no Capítulo 6, *Sinais e Sintomas*.) Na fase final surgem as manifestações de insuficiência respiratória; nas iniciais, ao exame físico do tórax observam-se apenas redução do murmúrio vesicular e expiração prolongada. Com a evolução da enfermidade, várias outras alterações vão surgindo, ou seja:

▶ **Inspeção**: expansibilidade diminuída e tórax em tonel nos casos avançados
▶ **Palpação**: expansibilidade diminuída, frêmito toracovocal diminuído
▶ **Percussão**: sonoridade pulmonar normal no início e hipersonoridade à medida que a enfermidade se agrava
▶ **Ausculta**: murmúrio vesicular diminuído, fase expiratória prolongada e ressonância vocal diminuída.

Convém lembrar que a bronquite crônica e o enfisema pulmonar são condições que coexistem frequentemente no mesmo paciente, porque ambos, embora fisiopatologicamente diferentes, têm um fator etiopatogênico em comum que é o tabagismo. Além disso, costumam ser agrupados sob a denominação de doença pulmonar obstrutiva crônica (DPOC) para realçar as características principais dessas enfermidades, representadas pela cronicidade e pela obstrução do fluxo aéreo.

Congestão passiva dos pulmões

A principal causa da congestão passiva dos pulmões é a insuficiência ventricular esquerda (ver *Insuficiência cardíaca* mais adiante, neste capítulo). Outras causas são: lesão da valva mitral, glomerulonefrite, síndrome nefrótica e aumento da pressão intracraniana.

O líquido acumula-se no interstício, causando dispneia de esforço, dispneia de decúbito e dispneia paroxística noturna, além de tosse seca e, às vezes, chieira. (Ver *Traqueia, brônquios, pulmões e pleuras* no Capítulo 6, *Sinais e Sintomas*.)

Ao exame físico do tórax, observam-se os seguintes dados:

▶ **Inspeção**: expansibilidade normal
▶ **Palpação**: expansibilidade e frêmito toracovocal normais
▶ **Percussão**: submacicez nas bases pulmonares
▶ **Ausculta**: estertores finos nas bases dos pulmões (principal achado), prolongamento do componente expiratório quando há broncospasmo e ressonância vocal normal.

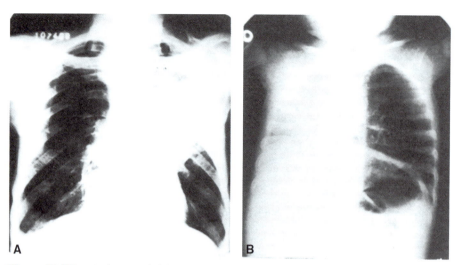

Figura 16.17 A. Atelectasia do lobo superior do pulmão esquerdo em consequência de obstrução brônquica por uma neoplasia. No exame físico, foram encontrados os seguintes dados: expansibilidade ausente no ápice esquerdo, frêmito toracovocal abolido, macicez, ausência de murmúrio vesicular e diminuição da ressonância vocal nas regiões de projeção do lobo superior esquerdo. **B.** Atelectasia do pulmão direito em consequência de obstrução do brônquio principal por corpo estranho. Observam-se desvio do mediastino para o lado da lesão e hipertransparência do pulmão oposto. O exame físico evidencia, no hemitórax direito, os seguintes dados: tiragem, expansibilidade diminuída, macicez e murmúrio vesicular abolido.

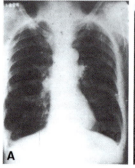
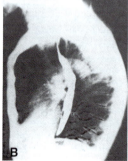
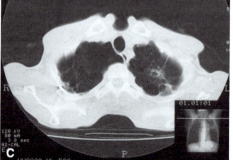
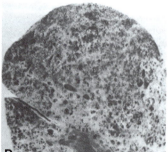

Figura 16.18 Enfisema pulmonar consequente a tabagismo. **A** e **B.** Nas radiografias, observam-se aumento do diâmetro anteroposterior do tórax, hipertransparência, alargamento dos espaços intercostais e rebaixamento com retificação das hemicúpulas diafragmáticas. **C.** Corte de tomografia de tórax observando-se áreas hipertransparentes, coalescentes com desorganização e acentuada diminuição da trama vascular pulmonar, formando bolhas de enfisema. **D.** No exame macroscópico, observa-se pulmão com aspecto esponjoso, ao passo que no corte histológico eram evidentes dilatação dos bronquíolos e ruptura de septos alveolares. No exame físico do tórax foram encontrados os seguintes dados que permitiram o diagnóstico de enfisema pulmonar: tórax em tonel, expansibilidade diminuída, frêmito toracovocal normal, hipersonoridade, murmúrio vesicular e ressonância vocal diminuídos.

Escavação ou caverna pulmonar

As cavernas pulmonares são consequência de eliminação de parênquima em uma área que tenha sofrido necrobiose. Isso pode ocorrer nos abscessos, nas neoplasias e nas micoses, mas a causa principal ainda é a tuberculose (Figura 16.19).

As manifestações clínicas são muito variáveis, predominando tosse seca e vômica. (Ver *Traqueia, brônquios, pulmões e pleuras* no Capítulo 6, *Sinais e Sintomas*.)

Para ser detectada ao exame físico, é necessário que a caverna esteja situada próxima à periferia do pulmão e que tenha diâmetro mínimo de mais ou menos 4 cm.

Os dados obtidos ao exame físico na área correspondente à caverna são:

- **Inspeção**: expansibilidade diminuída na região afetada
- **Palpação**: expansibilidade diminuída e frêmito toracovocal aumentado
- **Percussão**: sonoridade normal ou som timpânico
- **Ausculta**: respiração broncovesicular ou brônquica no lugar do murmúrio vesicular, ressonância vocal aumentada ou pectoriloquia.

Síndromes pleurais

As síndromes pleurais compreendem a *pleurite*, o *derrame pleural* e o *pneumotórax* (Quadro 16.7).

Pleurite

A pleurite, ou seja, a inflamação dos folhetos pleurais, pode ocorrer em várias condições clínicas, destacando-se a tuberculose, as pneumonias, a moléstia reumática e outras colagenoses, as viroses e as neoplasias da pleura e pulmão.

Pode ser *aguda* ou *crônica*, *com* ou *sem derrame* (pleurite seca).

Na pleurite seca aguda, o principal sintoma é a dor localizada em um dos hemitórax, com as características de dor pleurítica.

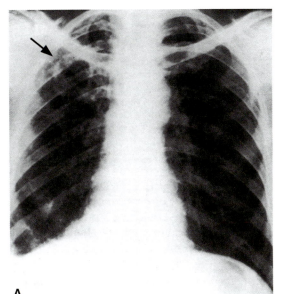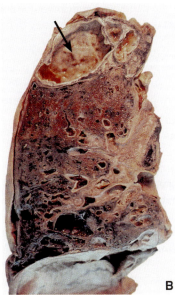

Figura 16.19 A. Observa-se no lobo superior do pulmão direito uma caverna com diâmetro de 5 cm (seta) que foi suspeitada clinicamente pela presença de aumento do frêmito toracovocal e respiração cavernosa na região infraclavicular. Em ambos os casos a etiologia era tuberculosa. **B.** Lesão cavitária no lobo superior direito (seta), facilmente diagnosticada pela ausculta pulmonar.

Além de dor, podem ocorrer tosse, dispneia, febre e outros sintomas relacionados com a causa da pleurite. (Ver *Traqueia, brônquios, pulmões e pleuras* no Capítulo 6, *Sinais e Sintomas*.)

Ao exame físico do tórax, observam-se no lado comprometido:

- **Inspeção**: expansibilidade diminuída
- **Palpação**: expansibilidade e frêmito toracovocal diminuídos
- **Percussão**: sonoridade normal ou submacicez
- **Ausculta**: atrito pleural, que é o principal dado semiológico.

Na pleurite crônica, com espessamento dos folhetos pleurais (paquipleuriz), a dor não é tão acentuada como na pleurite aguda, podendo ter caráter surdo ou inexistir. A dispneia aos grandes esforços é uma manifestação importante.

Ao exame físico do tórax, observam-se no lado comprometido:

- **Inspeção**: retração torácica e expansibilidade diminuída
- **Palpação**: expansibilidade e frêmito toracovocal diminuídos
- **Percussão**: submacicez ou macicez

Quadro 16.7 Síndromes pleurais.

Síndromes pleurais		Inspeção	Palpação (frêmito toracovocal)	Percussão	Ausculta	Causas
Pleurite seca	Aguda	Expansibilidade diminuída Retração torácica	Diminuído	Submacicez discreta	Atrito pleural	Pleurite aguda
	Crônica	Expansibilidade diminuída	Diminuído	Macicez ou submacicez	Murmúrio vesicular diminuído	Espessamento da pleura
Derrame pleural		Expansibilidade diminuída	Diminuído	Macicez Ressonância skódica acima do derrame	Abolição do murmúrio vesicular Egofonia na parte superior	Derrame líquido
Pneumotórax		Abaulamento dos espaços intercostais	Diminuído	Hipersonoridade ou som timpânico	Murmúrio vesicular diminuído	Presença de ar no espaço pleural

‣ **Ausculta**: murmúrio vesicular diminuído e ressonância vocal diminuída.

Como se vê, a *síndrome pleural crônica* é semelhante à *síndrome pulmonar atelectásica* do ponto de vista do exame físico do tórax. Contudo, com os dados do exame clínico, complementados pela radiografia simples do tórax, podem ser seguramente diferenciadas.

Derrame pleural

Nos derrames pleurais, observados nas pleurites, pneumonias, neoplasias, colagenoses, insuficiência renal, síndrome nefrótica e na insuficiência cardíaca, pode haver dor sem as características de dor pleurítica, tosse seca e dispneia cuja intensidade depende do volume do líquido acumulado (Figura 16.20). (Ver *Traqueia, brônquios, pulmões e pleuras* no Capítulo 6, *Sinais e Sintomas*.)

No exame físico do tórax, observam-se no lado do derrame:

‣ **Inspeção**: expansibilidade diminuída
‣ **Palpação**: expansibilidade diminuída e frêmito toracovocal abolido
‣ **Percussão**: macicez, ressonância skódica acima do derrame
‣ **Ausculta**: murmúrio vesicular abolido e egofonia na parte mais alta do derrame.

Pneumotórax

No pneumotórax, o que se acumula no espaço pleural é ar, que penetra através de lesão traumática, ruptura de bolha subpleural, ou em determinadas afecções pulmonares (tuberculose, pneumoconiose, neoplasias) que põem em comunicação um ducto com o espaço pleural (Figura 16.21).

A instalação de um mecanismo valvular com pressão positiva provoca grande desvio do mediastino.

As principais manifestações clínicas são a dor no hemitórax comprometido, tosse seca e dispneia. A intensidade da dispneia depende da quantidade de ar e de outros mecanismos que podem acompanhar o pneumotórax. (Ver *Traqueia, brônquios, pulmões e pleuras* no Capítulo 6, *Sinais e Sintomas*.)

Ao exame físico do tórax, observam-se no lado comprometido:

‣ **Inspeção**: normal ou abaulamento dos espaços intercostais quando a quantidade de ar é grande
‣ **Palpação**: expansibilidade e frêmito toracovocal diminuídos
‣ **Percussão**: hipersonoridade ou som timpânico, sendo este o dado que mais chama a atenção
‣ **Ausculta**: murmúrio vesicular diminuído e ressonância vocal diminuída.

Insuficiência respiratória

É uma síndrome complexa de múltiplas causas, na qual há algum tipo de alteração que impossibilita uma adequada troca de gases, ou seja, absorção de oxigênio e eliminação de gás carbônico (Quadro 16.8).

O processo respiratório compreende três mecanismos: *ventilação*, que é o movimento de entrada e saída do ar e sua distribuição na árvore brônquica até os alvéolos; *difusão*, que é a passagem de O_2 e CO_2 através da membrana alveolocapilar; e *perfusão*, que é a passagem de sangue pelos capilares alveolares para que se façam as trocas gasosas com o ar que está nos alvéolos.

As provas de função pulmonar permitem avaliar cada um desses mecanismos, desdobrando-os em diferentes parâmetros cada vez mais úteis na prática diária. Aliás, as fases mais

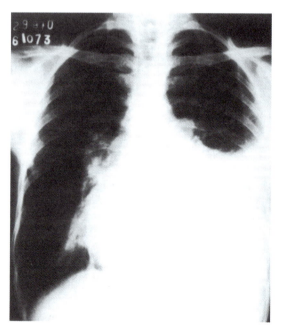

Figura 16.20 Derrame pleural no hemitórax esquerdo. Ao exame físico, encontraram-se abaulamento e diminuição da expansibilidade na base pulmonar esquerda, abolição do frêmito toracovocal, macicez, ausência do murmúrio vesicular e ressonância vocal diminuída no terço inferior do hemitórax esquerdo (faces anterior, lateral e posterior).

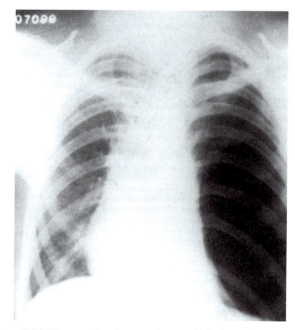

Figura 16.21 Pneumotórax à esquerda com nítido desvio do mediastino para o lado oposto em um caso de pneumotórax hipertensivo. Ao exame físico, observou-se neste hemitórax ausência de expansibilidade no ápice e na base pulmonar, ausência do frêmito toracovocal, som timpânico, murmúrio vesicular abolido e ressonância vocal diminuída.

Quadro 16.8 — Principais causas de insuficiência respiratória.

Localização da causa	Doença ou causa	Principais mecanismos
Cerebral	Superdose de sedativos ou anestésicos Acidente vascular cerebral Traumatismo cranioencefálico	Depressão do centro respiratório com redução da ventilação pulmonar
Medular e sistema neuromuscular	Miastenia *gravis* Poliomielite Síndrome de Guillain-Barré Traumatismo medular	Redução da expansão dos pulmões com diminuição da ventilação pulmonar
Parede costal	Fratura de costela Cifoescoliose	Redução de expansão dos pulmões com redução da ventilação pulmonar
Vias respiratórias superiores	Corpo estranho Espasmo da laringe Estenose traqueal	Dificuldade para penetração do ar nos brônquios
Vias respiratórias inferiores e pulmões	Bronquites Asma brônquica Enfisema pulmonar Pneumonias graves Pneumoconioses SARA	Diminuição da ventilação ou da expansão dos pulmões ou alteração da permeabilidade da membrana alveolocapilar
Circulação pulmonar	Embolia pulmonar	Desproporção entre ventilação e perfusão
Coração	Insuficiência ventricular esquerda	Diminuição da expansão dos pulmões e da permeabilidade alveolocapilar

precoces da insuficiência respiratória só são detectados por essas provas.

A insuficiência respiratória pode depender de alterações em quaisquer desses componentes, desde que sejam superados os mecanismos de que dispõe o organismo para manter a integridade da função respiratória.

Boxe — Doença pulmonar

Insuficiência respiratória não é sinônimo de doença pulmonar, uma vez que pode haver perturbação das trocas de gases mesmo com integridade dos pulmões. Contudo, são as enfermidades das vias respiratórias e do parênquima pulmonar as principais causas de insuficiência respiratória (Quadro 16.8).

A insuficiência respiratória pode ser classificada em dois grandes grupos: insuficiência respiratória ventilatória e insuficiência respiratória hipoxêmica ou insuficiência alveolocapilar.

A *insuficiência respiratória ventilatória* pode depender de funcionamento inadequado dos centros nervosos e do aparelho muscular, de obstrução das vias respiratórias e da impossibilidade de o parênquima pulmonar se distender.

A *insuficiência respiratória hipoxêmica* ou *alveolocapilar* pode ser decorrente da proporção inadequada entre ventilação e perfusão ou redução da permeabilidade das estruturas nas quais ocorrem as trocas de gases.

Seja qual for o mecanismo da insuficiência respiratória, suas consequências são facilmente reconhecíveis no sangue, e é a partir delas que o raciocínio clínico ocorre mais objetivamente: *hipoxemia* (Pao_2 menor ou igual a 60 mmHg, $SatO_2$ menor ou igual a 90%) e hipercapnia ($Paco_2$ maior ou igual a 50 mmHg).

Tanto a hipoxemia como a hipercapnia podem depender de alterações ao nível da ventilação e da difusão, sendo frequente a associação de fatores e de mecanismos, mas, do ponto de vista clínico, pode-se raciocinar com duas situações básicas: *hipoxemia com hipercapnia* e *hipoxemia sem hipercapnia*.

As manifestações clínicas que permitem pensar nessas alterações da concentração de O_2 e CO_2 no sangue estão resumidas no Quadro 16.8, mas somente as dosagens gasométricas permitem avaliação correta do paciente.

Boxe — Hipoxemia e hipercapnia

Os sinais e sintomas de *hipoxemia* lembram o paciente com intoxicação alcoólica. Nas fases iniciais ele apresenta confusão mental, inquietação, agressividade, incoordenação muscular, taquicardia e aumento da pressão arterial; nas fases avançadas, surgem bradicardia e cianose.

A *hipercapnia* apresenta sintomas que lembram um paciente sob anestesia geral, ou seja, sonolência, desorientação, cefaleia, sudorese, rubor e hiperemia das mucosas, taquicardia e hipertensão arterial. Devem ser lembrados, também, ingurgitamento das veias da retina e edema papilar, os quais são observados no exame do fundo do olho.

A insuficiência respiratória pode ser aguda, crônica e reagudizada.

A insuficiência respiratória aguda (IRA) geralmente se deve a traumatismos cranioencefálicos, depressão medicamentosa dos centros respiratórios ou a doença pulmonar de evolução rápida, como as várias condições denominadas genericamente de síndrome de angústia respiratória do adulto (SARA). A SARA é um tipo de insuficiência respiratória que se caracteriza por ser progressiva, cuja causa principal é um edema pulmonar intersticial. Evolui com cianose importante, progressiva diminuição da complacência pulmonar. É frequente acompanhar-se de insuficiência de outros órgãos, principalmente rins e fígado.

Alterações no transporte de oxigênio para os tecidos podem ocasionar insuficiência respiratória aguda e hipoxia tecidual. Tais alterações ocorrem, por exemplo, no choque circulatório, na intoxicação pelo monóxido de carbono e pela ação de substâncias que provocam formação de meta-hemoglobina.

A insuficiência respiratória crônica aparece nas afecções brônquicas, parenquimatosas ou intersticiais, após longa evolução. Quando as condições ventilatórias ou as trocas de gases pioram subitamente nesses pacientes crônicos, diz-se que a insuficiência respiratória agudizou. Os fatores agravantes costumam ser infecções broncopulmonares, traumatismo torácico, descompensação cardíaca, embolia pulmonar, intervenções cirúrgicas e depressão medicamentosa dos centros respiratórios.

EXAME DO CORAÇÃO

O conhecimento das projeções superficiais do coração e dos vasos da base, bem como da disposição das câmaras e das funções valvulares durante o ciclo cardíaco, é muito importante no exame clínico do paciente (Figura 16.22).

O coração, principal estrutura do mediastino médio, é dividido em duas metades – direita e esquerda – por um septo longitudinal, orientado obliquamente. Cada metade consiste em duas câmaras: os átrios, que recebem sangue das veias, e os ventrículos, que impulsionam o sangue para o interior das artérias – aorta e pulmonar.

A *base do coração* (segundo espaço intercostal direito e esquerdo, próximo ao esterno) é formada pelos átrios, que se situam atrás e acima dos ventrículos. O *átrio esquerdo* é a estrutura mais posterior do coração, localizando-se à esquerda e atrás do átrio direito, e, por isso, não pode ser diretamente examinado. Contudo, seu pequeno *apêndice atrial* pode constituir um segmento da borda cardíaca esquerda, entre a artéria pulmonar e o ventrículo esquerdo. O *átrio direito* situa-se à direita e um pouco mais anteriormente em relação ao esquerdo. Constitui a borda direita do coração, mas habitualmente não pode ser identificado ao exame físico.

Na porção superior do coração, situam-se os *vasos da base*. A *artéria pulmonar* bifurca-se rapidamente em ramos direito e esquerdo, ao passo que a *aorta* encurva-se para cima a partir do ventrículo esquerdo, até a altura do ângulo esternomanubrial, onde forma um arco voltado para trás e para a esquerda, denominado *arco aórtico*. À direita, a *veia cava superior* desemboca no átrio direito.

O *ventrículo direito* ocupa a maior parte da superfície anterior do coração, estreita-se no sentido cefálico e une-se à artéria pulmonar na altura do esterno ou *base do coração*. Este dado justifica o abaulamento da face anterior do tórax, principalmente em crianças, em decorrência do crescimento anormal do ventrículo direito.

O *ventrículo esquerdo* situa-se atrás e à esquerda do ventrículo direito, constituindo a margem lateral esquerda do coração. Sua extremidade inferior, mais estreita, é denominada *ápice cardíaco* ou *ictus cordis*. O *ictus* corresponde à ponta do ventrículo esquerdo que mantém contato direto com o gradil costal, no nível do quinto espaço intercostal esquerdo e da linha hemiclavicular, na maioria das pessoas. Sua extensão varia em torno de 1 a 3 cm de diâmetro, e essas informações, como se estudará adiante, são de grande utilidade no raciocínio diagnóstico, no que se refere à dilatação ou à hipertrofia dessa cavidade.

Ver *Sistema cardiovascular* no Capítulo 6, *Sinais e Sintomas*.

Semiotécnica

O exame físico do coração inclui a inspeção, a palpação e a ausculta.

> **Boxe** — Percussão *versus* radiografia ou ecocardiografia
>
> Em tempos passados, fazia-se a percussão da área precordial com o intuito de detectar alterações do volume cardíaco. O uso rotineiro da radiografia e da ecocardiografia mostrou a imprecisão dos resultados obtidos, exceto quando se tratava de grandes cardiomegalias. Chegou-se à conclusão de que a percussão poderia ser eliminado da exploração semiológica do coração sem qualquer prejuízo na avaliação do paciente.

A posição fundamental do paciente é o decúbito dorsal; o médico deve ficar sentado ou de pé, do seu lado direito. Outras posições (sentado, decúbito lateral e de pé com o tórax inclinado para a frente) podem ser necessárias em determinadas ocasiões, como será descrito adiante.

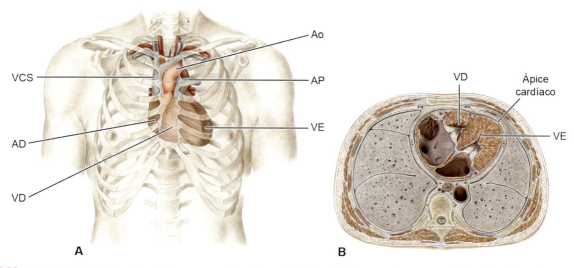

Figura 16.22 Projeção do coração e vasos da base na parede torácica, vista de frente (A) e em corte transversal (B), podendo-se observar que o ventrículo direito ocupa a maior parte da face anterior do coração, enquanto a ponta do coração é formada pelo ventrículo esquerdo. VCS: veia cava superior; AD: átrio direito; VD: ventrículo direito; VE: ventrículo esquerdo; Ao: aorta; AP: artéria pulmonar. (Adaptada de Wolf-Heidegger – Atlas de Anatomia Humana, 6ª ed., 2006.)

Inspeção e palpação

Realizam-se a inspeção e a palpação simultaneamente porque os achados semióticos tornam-se mais significativos quando analisados em conjunto. Os seguintes parâmetros devem ser sistematicamente investigados: *pesquisa de abaulamentos, análise do ictus cordis ou choque da ponta, análise de batimentos ou movimentos visíveis e/ou palpáveis, palpação de bulhas* e *pesquisa de frêmito cardiovascular*.

Para tornar mais fácil o reconhecimento de abaulamento, a observação da região precordial deve ser feita em duas incidências: *tangencial*, com o examinador de pé do lado direito do paciente, e *frontal*, o examinador ficando junto aos pés do paciente, que permanece deitado. Abaulamento dessa região pode indicar a presença de aneurisma da aorta, cardiomegalia, derrame pericárdico e alterações da própria caixa torácica.

> **Boxe — Dilatação do ventrículo direito**
>
> Nas crianças, cuja parede é mais flexível, a dilatação cardíaca, principalmente do ventrículo direito, deforma com facilidade o precórdio. As cardiopatias congênitas e as lesões valvares reumáticas são as causas mais frequentes de abaulamento precordial. É a dilatação do ventrículo direito que determina o abaulamento, pois esta câmara constitui a maior parte da face anterior do coração e se encontra em relação direta com a parede do tórax (Figura 16.22).

Pormenor importante é diferenciar os abaulamentos por alteração da estrutura osteomuscular dos causados pela dilatação do ventrículo direito. O elemento que os distingue é a presença de impulsões do precórdio, que aparecem nos casos de aumento cardíaco (Figura 16.23).

O *ictus cordis* ou *choque da ponta* é estudado pela inspeção e palpação, investigando-se *localização, extensão, intensidade, mobilidade, ritmo* e *frequência*.

> **Boxe — Significado psicológico de "tocar o corpo do paciente"**
>
> Assim como a palpação do precórdio é útil para o diagnóstico das lesões cardíacas, não se pode desconhecer ou menosprezar o significado psicológico de "tocar o corpo do paciente" em um momento no qual ele precisa de ajuda do médico. Para o médico pode nada significar, mas para o paciente é um gesto pleno de significado. É bom refletir sobre isso durante a palpação do precórdio!

A *localização do ictus cordis* varia de acordo com o biotipo do paciente. Nos mediolíneos, situa-se no cruzamento da linha hemiclavicular esquerda com o 4º ou 5º espaço intercostal; nos brevilíneos, desloca-se uns 2 cm para fora e para cima, situando-se no 4º espaço intercostal; nos longilíneos, costuma estar no 5º espaço, 1 ou 2 cm para dentro da linha hemiclavicular.

Nos portadores de enfisema pulmonar ou quando há obesidade, musculatura muito desenvolvida ou grandes mamas, o *ictus cordis* costuma ser invisível e impalpável, mas, mesmo em pessoas saudáveis, pode ser que o *ictus cordis* não seja visível. Nos pacientes idosos, o aumento de diâmetro anteroposterior do tórax, propiciando a interposição pulmonar entre o coração e a parede torácica, torna o *ictus cordis* invisível e praticamente impalpável, a não ser que haja uma hipertrofia do ventrículo esquerdo.

O deslocamento do *ictus cordis* indica dilatação e/ou hipertrofia do ventrículo esquerdo, como pode ocorrer na estenose aórtica, insuficiência aórtica, insuficiência mitral, hipertensão arterial, miocardiopatias e em algumas cardiopatias congênitas.

Quando o paciente tem escoliose, depressão do esterno (tórax infundibuliforme), derrame pleural ou elevação do diafragma (ascite, obesidade), o deslocamento do *ictus cordis* não indica hipertrofia e/ou dilatação do ventrículo esquerdo.

Cumpre assinalar que a hipertrofia do ventrículo direito pouco ou nada repercute sobre o *ictus cordis*, pois esta câmara não participa da ponta do coração (Figuras 16.22 e 16.24).

Avalia-se a *extensão* do *ictus cordis* procurando determinar quantas polpas digitais são necessárias para cobri-lo, calculando-se, em seguida, a quantos centímetros isso corresponde. Em condições normais, corresponde a uma ou duas polpas digitais, ou seja, 2 a 3 cm de diâmetro. Nos casos de hipertrofia ventricular, são necessárias três polpas ou mais. Quando há grande dilatação e/ou hipertrofia, o *ictus cordis* chega a abarcar toda a palma da mão.

A *intensidade* do *ictus cordis* é avaliada mais pela palpação do que pela inspeção. Para fazê-la corretamente, repousa-se a palma da mão sobre a região dos batimentos.

Tente localizar o *ictus cordis* com o paciente em decúbito dorsal, palpando a região usando as superfícies palmares de vários dedos. Caso não consiga, peça ao paciente para que, em decúbito lateral esquerdo, expire completamente e mantenha-se

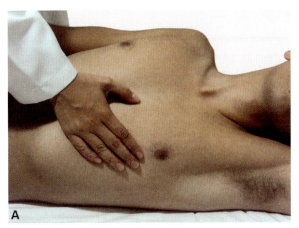
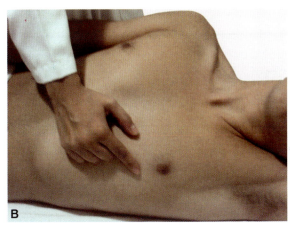

Figura 16.23 A e B. Técnica para a localização do *ictus cordis*, com o paciente em decúbito lateral esquerdo.

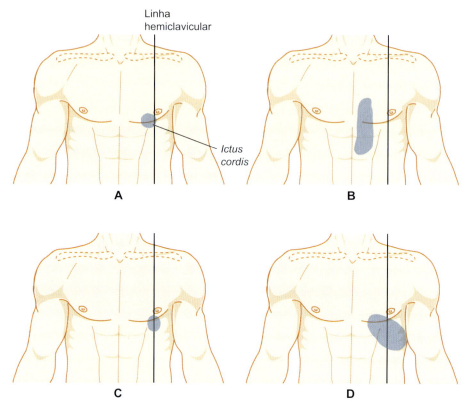

Figura 16.24 *Ictus cordis* nas hipertrofias e dilatações ventriculares. **A.** Em condições normais, o *ictus cordis* situa-se no cruzamento da linha hemiclavicular com o 4º ou 5º espaço intercostal esquerdo. **B.** Na hipertrofia ventricular direita observa-se levantamento em massa da região precordial, mais nítido nas proximidades do esterno, que não corresponde ao *ictus cordis*. **C.** Na hipertrofia ventricular esquerda sem dilatação da câmara, o deslocamento do *ictus cordis* é mínimo ou não existe, mas ele se torna mais forte. **D.** Na hipertrofia ventricular esquerda associada à dilatação desta cavidade o *ictus cordis* está desviado para baixo e para fora, além de ser mais amplo.

sem respirar por alguns segundos (Figura 16.25). Em pacientes do sexo feminino, pode ser necessário afastar a mama esquerda para cima ou para o lado.

Mesmo em pessoas saudáveis, sua intensidade varia dentro de determinados limites, sendo mais forte em pessoas magras ou após exercício e emoções, assim como em todas as situações que provocam aumento da atividade cardíaca (hipertireoidismo, por exemplo). É na hipertrofia ventricular esquerda, no entanto, que se constatam os choques de ponta mais vigorosos. Quando a hipertrofia ventricular esquerda é consequência da insuficiência aórtica, observa-se *ictus cordis* extenso e de grande intensidade.

Em 30% das pessoas saudáveis, não se consegue detectar *ictus cordis* nas posições sentada e em decúbito dorsal. Nestes casos coloca-se o paciente em decúbito lateral esquerdo, lembrando-se que esta posição desloca para fora o *ictus cordis*.

De maneira simplificada pode-se dizer que as hipertrofias ventriculares impulsionam as polpas digitais com mais vigor do que as dilatações. Contudo, cumpre lembrar que na maioria das cardiopatias a hipertrofia e a dilatação estão combinadas.

Determina-se a *mobilidade* do *ictus cordis* da seguinte maneira: primeiro, marca-se o local do choque com o paciente em decúbito dorsal. Em seguida, o paciente adota os dois decúbitos laterais (direito e esquerdo), e o examinador marca o local do *ictus* nessas posições. Em condições normais, o choque da ponta desloca-se 1 a 2 cm com as mudanças de posição; se houver sínfise pericárdica, isto é, se os folhetos do pericárdio estiverem aderidos entre si e com as estruturas adjacentes, o *ictus* não se desloca. Este dado é de pouca importância prática.

O *ritmo* e a *frequência* do coração são mais bem analisados pela ausculta; contudo, durante a inspeção e a palpação, o examinador consegue elementos úteis para o diagnóstico. De modo especial, merece ser ressaltado que o *ritmo de galope* pode ser reconhecido com facilidade pela palpação do precórdio.

Além do *ictus cordis*, podem ser encontrados no precórdio e áreas adjacentes outros movimentos visíveis e/ou palpáveis, ou seja, *retração sistólica, levantamento em massa do precórdio, choques valvares palpáveis, pulsação epigástrica* e *pulsação supraesternal*.

A *retração sistólica apical* se revela em casos de hipertrofia direita. Durante a sístole, em vez de um impulso, o que se percebe é uma retração da ponta, enquanto as regiões esternal e paraesternal esquerda são projetadas para diante (impulso paraesternal esquerdo), constituindo o *movimento em báscula*, que sugere grande ventrículo direito.

O *levantamento em massa do precórdio* ocorre também na hipertrofia do ventrículo direito e é percebido como um impulso sistólico que movimenta uma área relativamente grande da parede torácica nas proximidades do esterno. (A borda esternal esquerda e o 3º, 4º e 5º espaços intercostais constituem o que se denomina região ventricular direita.)

Quando as bulhas cardíacas tornam-se hiperfonéticas, podem ser sentidas pela mão como um choque de curta duração. Este fenômeno denomina-se choque valvar palpável. O mesmo ocorre com os *cliques* de maior intensidade, que também chegam a ser palpáveis.

Pulsações epigástricas são observadas e palpadas em muitas pessoas, e nada mais são do que a transmissão das pulsações da aorta à parede abdominal. Todavia, podem denunciar hipertrofia ventricular direita; nesse caso, as pulsações são mais intensas no nível da região subxifoide, na qual se consegue, inclusive, sentir as contrações do ventrículo hipertrofiado. Para isso, a palma da mão do examinador deve pressionar a parte superior da região epigástrica para cima.

Outra causa de pulsação epigástrica é o pulso hepático, que pode ser decorrente de estenose tricúspide – neste caso, a pulsação é pré-sistólica – ou de insuficiência tricúspide – pulsação sistólica.

Pulsação supraesternal ou na *fúrcula esternal* pode ser observada em pessoas saudáveis e depende das pulsações da crossa

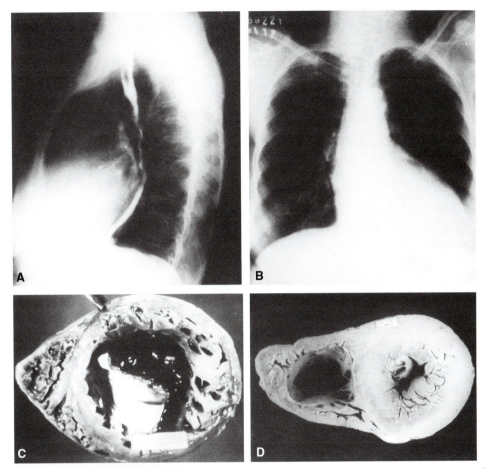

Figura 16.25 A a C. Insuficiência aórtica de etiologia reumática, com dilatação e hipertrofia do ventrículo esquerdo. Ao exame físico, observou-se um *ictus cordis*, visível e palpável, no 7º espaço intercostal esquerdo, 3 cm para fora da linha hemiclavicular, intenso e difuso. Era audível um sopro diastólico, aspirativo, localizado no 3º espaço intercostal, junto à borda esternal esquerda, com irradiação para o endoápex e área mitral. **D.** Corte transversal do coração de um paciente portador de estenose aórtica, notando-se grande espessamento das paredes do ventrículo esquerdo, sem dilatação da câmara ventricular, cuja tradução semiológica foi um *ictus cordis* intenso, coberto pela polpa de dois dedos, localizado no 5º espaço intercostal esquerdo na linha hemiclavicular.

da aorta. Quando muito intensas, levantam a suspeita de hipertensão arterial, aneurisma da aorta ou síndrome hipercinética (insuficiência aórtica, hipertireoidismo).

Frêmito cardiovascular é a designação aplicada à sensação tátil determinada por vibrações produzidas no coração ou nos vasos. É habitual compará-lo ao que se sente quando se palpa o pescoço de um gato que ronrona; daí a denominação de *frêmito catário*.

Ao se encontrar um frêmito, três características precisam ser investigadas: localização, usando-se como referência as áreas de ausculta; situação no ciclo cardíaco, diferenciando-se então pela coincidência ou não com o pulso carotídeo, os frêmitos sistólico, diastólico e sistodiastólico; e intensidade, avaliada em cruzes (+ a + + + +). Os frêmitos correspondem aos sopros, e sua presença é de grande importância para o raciocínio clínico, como se verá mais adiante.

Quando é o ventrículo direito que está dilatado, pode-se observar abaulamento da região precordial, levantamento em massa dessa região, mais nítido nas proximidades do esterno, retração sistólica no nível da ponta e pulsações epigástricas.

A hipertrofia ventricular esquerda provoca deslocamento do *ictus cordis* quando se associa à dilatação desta câmara, o qual pode situar-se no 6º, no 7º ou no 8º espaço intercostal, chegando algumas vezes a alcançar a linha axilar anterior. Além disso, torna-se vigoroso e difuso, necessitando-se de três polpas digitais ou mais para recobri-lo. Exemplo típico de hipertrofia associada à dilatação é a insuficiência aórtica. Quando não há dilatação da câmara ventricular, como ocorre na estenose aórtica, o *ictus cordis* não é difuso, pode ser recoberto por duas polpas digitais, não sofre mudança ou experimenta pequeno deslocamento para baixo e para a esquerda, raramente ultrapassando o 6º espaço intercostal, adquirindo como característica fundamental o aumento na intensidade que indica a contração mais vigorosa da parede ventricular hipertrofiada (Figuras 16.24 e 16.25).

Ausculta

Para se auscultar corretamente o coração, devem ser obedecidas normas quanto:

- Ambiente de ausculta
- Posição do paciente e do examinador
- Instrução adequada do paciente

Boxe — Reconhecimento das hipertrofias e dilatações ventriculares

A hipertrofia e a dilatação das câmaras ventriculares são reconhecíveis por meio da inspeção e da palpação do precórdio e áreas circunjacentes.

- Escolha correta do receptor
- Aplicação correta do receptor
- Relação dos batimentos cardíacos com a respiração.

> **Boxe — Treinamento em manequins**
>
> O treinamento da ausculta em manequins que dispõem de dispositivos com gravação dos sons cardíacos facilita o aprendizado da ausculta do coração, antes de examinar pacientes. Ver Capítulo 2, *Laboratório de Habilidades Clínicas* e Capítulo 5, *Técnicas Básicas do Exame Físico*.

Ambiente de ausculta

Ambiente silencioso é condição indispensável para se realizar uma boa ausculta. Os ruídos cardíacos são de pequena intensidade e, para ouvi-los, é necessário completo silêncio. Conversas, barulhos produzidos por veículos ou outras máquinas impossibilitam a realização de uma ausculta de boa qualidade.

Posição do paciente e do examinador

O médico e o paciente devem se posicionar comodamente no momento da ausculta, que será efetuada com o paciente nas posições deitada, sentada e em decúbito lateral esquerdo. Às vezes, usa-se outra posição, na qual o paciente se põe de pé, inclinado para a frente ou debruçado sobre a mesa de exame ou o próprio leito.

A posição habitual é o decúbito dorsal com a cabeça apoiada em um pequeno travesseiro, com o tórax completamente descoberto. O médico posiciona-se do lado direito, de pé ou sentado, conforme a altura da cama ou da mesa de exame.

Outra posição é o paciente sentado na beira do leito ou em uma cadeira com o tórax ligeiramente inclinado para a frente. O examinador põe-se de pé do lado direito do doente. Esta última posição é mais propícia para a ausculta dos fenômenos estetoacústicos originados na base do coração.

Uma terceira posição é aquela em que o paciente permanece deitado em decúbito lateral esquerdo com a mão esquerda sob a cabeça. Desse modo evita-se que o braço fique acolado ao tórax, impedindo livre acesso ao precórdio. O médico continua de pé do lado direito. Esta posição é mais adequada para se auscultarem os fenômenos da área mitral. Assim, algumas vezes a 3ª bulha é mais audível em decúbito lateral esquerdo. Digna de nota, também, é a melhor audibilidade do ruflar diastólico da estenose mitral nesta posição.

Quando há hipofonese das bulhas e quando se quer exacerbar os sons originados na base do coração, solicita-se ao paciente que assuma a posição de pé, debruçando-se sobre a mesa de exame. Assim posicionado, obtém-se maior aproximação do coração com a parede torácica, tornando as bulhas e outros sons nele originados mais audíveis (Figura 16.26).

Instrução adequada do paciente

As instruções solicitadas ao paciente devem ser claras. Assim, quando se deseja que ele altere seu modo de respirar – aumente a amplitude, inspire profundamente, expire de modo forçado, pare a respiração –, isso deve ser feito em linguagem compreensível. Quando se quer, por exemplo, uma expiração forçada,

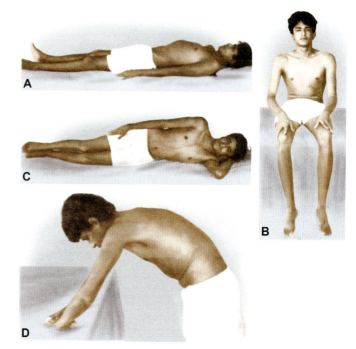

Figura 16.26 Posição do paciente para ausculta do coração. **A.** Decúbito dorsal. **B.** Sentado. **C.** Decúbito lateral esquerdo com a mão esquerda na cabeça, usada para tornar mais audível o ruflar diastólico da estenose mitral. **D.** Paciente de pé, com o tórax fletido, para ausculta do sopro da insuficiência aórtica ou quando as bulhas estão hipofonéticas.

a melhor maneira de obtê-la é dizer ao paciente que esvazie o peito, soprando todo o ar possível.

Escolha correta do receptor

Refere-se a tipo e tamanho do receptor. De maneira geral, deve-se efetuar toda a ausculta utilizando o receptor de diafragma de menor diâmetro. Contudo, deve-se lembrar de algumas particularidades que apresentam valor prático; dentre elas, vale ressaltar que o receptor de diafragma é mais apropriado para se ouvirem ruídos de alta frequência, enquanto a campânula capta melhor os ruídos de baixa frequência (3ª e 4ª bulhas, ruflar da estenose mitral).

Ver *Ausculta* no Capítulo 5, *Técnicas Básicas do Exame Físico*.

Aplicação correta do receptor

O receptor, seja do tipo de diafragma ou de campânula, deve ficar levemente apoiado sobre a pele, procurando-se, ao mesmo tempo, obter uma perfeita coaptação de suas bordas na área que está sendo auscultada. Nunca se deve realizar ausculta através de qualquer tipo de roupa. A correta aplicação do receptor impedirá a captação de ruídos ambientais que irão interferir na percepção dos sons. Ademais, a compressão intensa da campânula sobre a pele transforma-a em um receptor de diafragma – a própria pele do paciente distendida fortemente pelas rebordas do receptor faz o papel de membrana –, anulando sua vantagem na ausculta de ruídos de baixa frequência (Figura 16.27).

Por fim, deve ser enfatizado que o receptor é colocado diretamente sobre a pele, e nunca sobre a roupa do paciente.

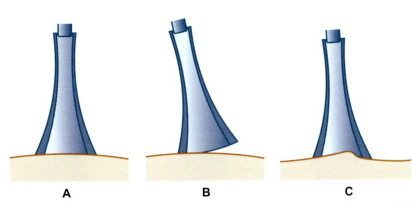

Figura 16.27 O esquema mostra a maneira correta de pousar o receptor do estetoscópio em **A** e os dois erros frequentemente cometidos: em **B**, o receptor está mal adaptado e, em **C**, foi comprimido com demasiada força contra a pele.

Relação dos batimentos cardíacos com a respiração

O examinador deve prestar atenção à influência da respiração sobre a intensidade dos ruídos cardíacos. A maioria dos sopros ou sons originados no coração direito aumenta durante a inspiração, em virtude do aumento do retorno de sangue nesta fase da respiração. Ver boxe *Manobra de Rivero-Carvallo*, mais adiante.

Focos ou áreas de ausculta

Recorde-se, de início, que os clássicos focos de ausculta não correspondem às localizações anatômicas das valvas que lhes emprestam os nomes. Como mostra a Figura 16.28, a projeção das valvas e dos anéis orovalvares se concentra na região do terço inferior do esterno, enquanto os focos ou áreas de ausculta se localizam nas seguintes regiões:

- O foco ou área mitral (FM) se situa no 4º ou 5º espaço intercostal esquerdo da linha hemiclavicular e corresponde ao *ictus cordis* ou ponta do coração
- O foco ou área pulmonar (FP) localiza-se no 2º espaço intercostal esquerdo junto ao esterno
- O foco ou área aórtica (FAo) localiza-se no 2º espaço intercostal direito junto ao esterno
- O foco ou área aórtica acessória localiza-se no 3º espaço intercostal esquerdo, junto ao esterno
- O foco ou área tricúspide (FT) corresponde à base do apêndice xifoide, ligeiramente para a esquerda.

Outras áreas de ausculta no precórdio e adjacências são:

- Borda esternal esquerda (BEE), que corresponde ao espaço situado entre a área pulmonar e a área tricúspide
- Borda esternal direita (BED), que compreende a região entre a área aórtica e o 5º espaço intercostal direito, justaesternal
- Endoápex ou mesocárdio é a área situada entre o foco tricúspide e o foco mitral
- Regiões infra e supraclaviculares direita e esquerda
- Regiões laterais do pescoço
- Regiões interescapulovertebrais.

A determinação de focos ou áreas não significa que o receptor do estetoscópio deva ser colocado apenas naqueles locais.

Todo o precórdio e as regiões circunjacentes precisam ser auscultados, e os focos nada mais são do que pontos de referência.

Ciclo cardíaco

Só se consegue compreender os fenômenos estetoacústicos quando se tem bom conhecimento dos eventos que constituem o ciclo cardíaco.

O trabalho mecânico do coração utiliza duas variáveis: *volume de sangue* e *pressão*. A contração das fibras miocárdicas determina uma elevação da pressão intracavitária. Seu relaxamento, de modo inverso, induz uma redução pressórica.

Em certo momento do ciclo cardíaco ocorre um repouso elétrico e mecânico do coração. Vamos partir daí para reconstruir a sequência de fatos que o integram, tomando como exemplo o lado esquerdo do coração (Figura 16.29).

Neste momento, fim da diástole (coração nº 8 da Figura 16.29), os folhetos da valva mitral estão semiabertos; entretanto, pouca ou nenhuma quantidade de sangue passa por eles. Isso se deve à pequena diferença pressórica entre o átrio e o ventrículo esquerdo. Esta fase denomina-se *enchimento ventricular lento*.

O nó sinusal emite um novo estímulo que excita os átrios, cuja musculatura se contrai em seguida. Como consequência da contração, há redução do volume interno do átrio esquerdo e elevação concomitante do nível pressórico dessa cavidade, que resulta na impulsão do sangue para o ventrículo esquerdo. Há que ressaltar os seguintes pontos:

- A elevação da pressão atrial corresponde à onda A da curva atrial (atriograma)
- As valvas atrioventriculares se afastam amplamente para permitir o afluxo de sangue para o ventrículo; após, mantêm-se semicerradas (coração nº 7 da Figura 16.29)

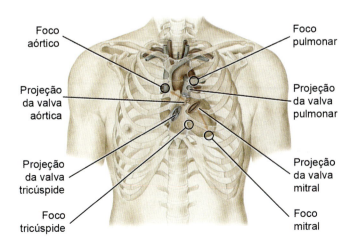

Figura 16.28 Localização dos focos de referência para a ausculta cardíaca, notando-se que não coincidem com a projeção superficial das valvas do coração. (Adaptada de Wolf-Heidegger – Atlas de Anatomia Humana, 6ª ed., 2006.)

◗ A elevação da pressão atrial é seguida de aumento da pressão ventricular, que é denominada pressão diastólica final do ventrículo (Pd2 ou Pdf)
◗ A participação da contração atrial no enchimento ventricular situa-se em torno de 20 a 30% do volume sanguíneo total.

O estímulo elétrico passa pela junção atrioventricular, distribui-se pelo feixe de His e pela rede de Purkinje, excitando a musculatura ventricular. Devidamente despolarizada, essa musculatura se contrai e eleva a pressão ventricular até atingir e ultrapassar o nível pressórico intra-atrial, que, por sua vez, estará decrescendo. Neste momento ocorre o fechamento dos folhetos da valva mitral (coração nº 1 da Figura 16.29); este fenômeno constitui o principal componente da 1ª bulha cardíaca.

A pressão ventricular elevada impulsiona a face ventricular da valva mitral para cima, provocando um transitório aumento da pressão no interior do átrio esquerdo, que se traduz graficamente pela onda C do atriograma. Em seguida, prossegue o relaxamento muscular do átrio, que se acompanha, obviamente, de redução da pressão no interior dessa cavidade. Este momento corresponde ao colapso X da curva atrial.

A crescente tensão da parede ventricular produz elevação da pressão intraventricular. O ventrículo acaba por se constituir em uma cavidade fechada, pois as valvas mitral e aórtica estarão momentânea e concomitantemente cerradas. Esta fase é chamada de *período de contração isovolumétrica* (coração nº 1 da Figura 16.29).

Quando a pressão intraventricular supera a pressão intra-aórtica, abrem-se as valvas sigmoides aórticas, iniciando-se a ejeção ventricular (coração nº 2 da Figura 16.29).

A ejeção ventricular se divide em 3 fases: rápida, lenta e protodiástole de Wiggers.

Nesta fase do ciclo cardíaco devem ser realçados os seguintes eventos:

◗ A ampla comunicação entre ventrículo esquerdo e aorta gera um gradiente de pressão em torno de 5 mmHg, nível suficiente para manter a ejeção sanguínea
◗ A constituição elástica da aorta é própria para receber sangue sob grande impacto pressórico
◗ A velocidade de ejeção ventricular é maior que a saída de sangue do sistema capilar para as vênulas. Daí resulta dilatação da raiz da aorta que se acompanha de estimulação dos pressorreceptores localizados nas paredes deste vaso. Por ação dos centros bulbares, aos quais chegaram os estímulos captados pelos barorreceptores, instala-se uma vasodilatação periférica, que, por sua vez, facilita a saída de um volume de sangue igual ao que aflui à aorta
◗ A redução da pressão intraventricular para nível inferior ao da aorta propicia o fechamento das sigmoides aórticas, que se constitui no primeiro componente da 2ª bulha cardíaca (coração nº 3 da Figura 16.29).

Neste momento termina a fase sistólica do ciclo cardíaco.

O período de relaxamento isovolumétrico tem início com a 2ª bulha e se acompanha de decréscimo da pressão intraventricular.

Durante a diástole ventricular, o afluxo de sangue para o átrio esquerdo procedente dos pulmões, associado à recuperação do tônus do miocárdio atrial, resulta na elevação passiva da pressão intra-atrial. Este fenômeno corresponde ao ramo ascendente da onda V da curva atrial (coração nº 4 da Figura 16.29).

A ocorrência de redução da pressão intraventricular ao mesmo tempo em que há elevação da pressão atrial favorece a abertura da valva mitral (pico máximo da onda V), iniciando o esvaziamento do átrio esquerdo. É um fenômeno passivo, o que não impede de haver um enchimento rápido desta cavidade, com chegada de apreciável volume de sangue, aproximadamente 75% do volume diastólico de sangue do ventrículo. Este momento corresponde ao colapso Y da curva atrial, e esta fase da diástole é denominada *enchimento ventricular rápido seguido do enchimento ventricular lento* (coração nº 5 e nº 6 da Figura 16.29).

Merecem destaque os seguintes fatos:

◗ Durante o enchimento ventricular o relaxamento dessa cavidade continua a se processar até que o tônus do miocárdio volte ao normal e passe a oferecer resistência a novo aporte sanguíneo
◗ A saída de grande volume sanguíneo do átrio esquerdo para o ventrículo esquerdo determina um declínio da pressão atrial responsável pelo colapso Y da curva atrial
◗ A mais baixa pressão intraventricular durante a diástole é chamada pressão diastólica inicial (Pd1 ou Pdi).

Os folhetos da valva mitral, amplamente abertos durante a fase de enchimento ventricular rápido, colocam-se em posição semiaberta no fim dessa fase, em razão da pequena diferença de pressão entre o átrio e o ventrículo esquerdos. Este pequeno gradiente de pressão reduz de modo significativo o afluxo sanguíneo. É a fase de *enchimento ventricular reduzido* (coração nº 6 da Figura 16.29). A fase diastólica termina com o período de contração atrial (coração nº 7 da Figura 16.29).

Neste momento, o coração volta a se manter, momentaneamente, em repouso elétrico e mecânico, até que um novo estímulo gerado pelo nó sinusal reinicie a sequência de fenômenos que constituem o ciclo cardíaco. Os períodos das fases sistólica e diastólica em relação ao ciclo cardíaco são mostrados no Quadro 16.9.

Boxe | Observações práticas para compreender melhor o ciclo cardíaco

✓ Os níveis de pressão no lado direito do coração são mais baixos do que no lado esquerdo. A explicação de tal diferença é o fato de a resistência pulmonar ser inferior à resistência do sistema arterial periférico

✓ A valva mitral se fecha antes da tricúspide, isso porque no lado esquerdo são mais abundantes as ramificações do sistema His-Purkinje. Isso propicia a chegada mais precoce do estímulo elétrico à musculatura. Assim, a sístole do ventrículo esquerdo se inicia ligeiramente antes da do ventrículo direito

✓ Apesar de o ventrículo direito iniciar sua contração mais tarde que o esquerdo, seu esvaziamento começa antes que o do ventrículo esquerdo. Assim ocorre porque a pressão ventricular direita ultrapassa a pressão intrapulmonar mais rapidamente do que o faz o ventrículo esquerdo em relação à pressão intra-aórtica

✓ No entanto, o ventrículo esquerdo completa sua ejeção antes do ventrículo direito. Isso porque o nível pressórico intra-aórtico, sendo mais alto que o intrapulmonar, faz com que haja uma inversão do gradiente de pressão mais precoce no lado esquerdo do coração

✓ Assim, a 2ª bulha será formada por dois componentes normalmente audíveis – aórtico e pulmonar –, ocorrendo primeiro o componente aórtico

✔ A inspiração aumenta a negatividade da pressão torácica e acentua a pressão abdominal, determinando maior afluxo de sangue ao ventrículo direito. Tal fato retarda a sístole do ventrículo direito, separando os componentes aórtico e pulmonar da 2ª bulha (desdobramento fisiológico)

✔ Inversamente, a expiração aumenta a pressão positiva pulmonar, promovendo maior chegada de sangue ao ventrículo esquerdo, retardando sua sístole. Agora os dois componentes tendem a se aproximar mais.

Quadro 16.9 Fases sistólica e diastólica em relação ao ciclo cardíaco.

Sístole (fase sistólica)
Período de contração isovolumétrica:
  Ejeção ventricular rápida
  Ejeção ventricular lenta
  Protodiástole de Wiggers

Diástole (fase diastólica)
Período de relaxamento isovolumétrico:
  Enchimento ventricular rápido
  Enchimento ventricular reduzido
Período de contração atrial

Bulhas cardíacas

Primeira bulha (B_1)

O principal elemento na formação da 1ª bulha cardíaca é o fechamento das valvas mitral e tricúspide, o componente mitral (M) antecedendo o tricúspide (T) pelas razões observadas ao se estudar o ciclo cardíaco (Figuras 16.30 e 16.31).

As vibrações de origem vascular e muscular não são audíveis, mas são registráveis no fonocardiograma, em que aparecem como pequenas vibrações que correspondem à contração dos ventrículos e ao fluxo inicial de sangue para o interior dos grandes vasos.

A 1ª bulha coincide com o *ictus cordis* e com o pulso carotídeo. É de timbre mais grave, e seu tempo de duração um pouco maior que o da 2ª bulha. Para representá-la usamos a expressão onomatopaica TUM.

Atenção

Não se pode reconhecer a 1ª bulha cardíaca pela onda de pulso radial.

Em condições normais a 1ª bulha apresenta maior intensidade no foco mitral, no qual costuma ser mais forte que a 2ª bulha.

Em 50% das pessoas saudáveis percebem-se separadamente os componentes mitral e tricúspide, fenômeno não relacionado com a respiração e sem significado patológico (Figura 16.31).

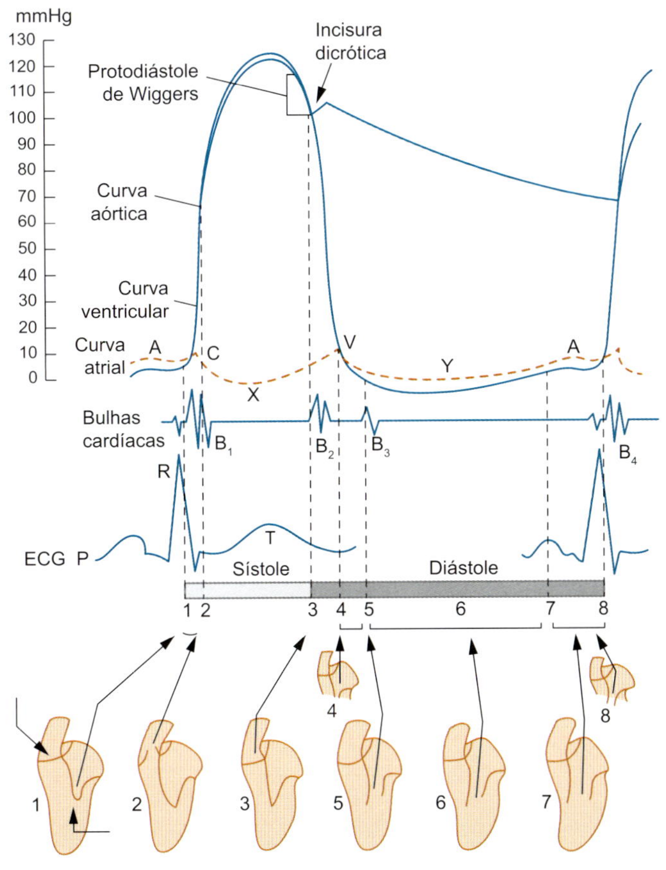

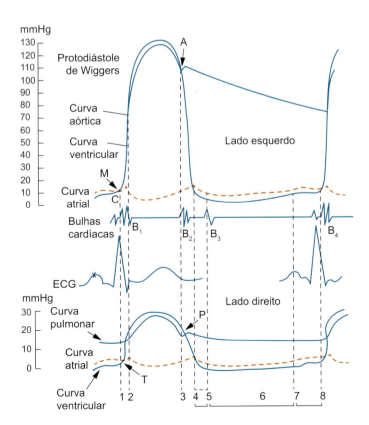

Figura 16.29 Correlação das pressões do coração esquerdo com as bulhas cardíacas, com o eletrocardiograma e com o fechamento e a abertura das valvas aórtica e mitral.

Figura 16.30 Curvas de pressões nos dois lados do coração, mostrando: (a) a contração do átrio direito começa um pouco antes da contração atrial esquerda; (b) a contração do ventrículo esquerdo começa e termina antes da do ventrículo direito, resultando daí que o componente mitral (M) da 1ª bulha precede o componente tricúspide (T), e o componente aórtico (A) da 2ª bulha precede o pulmonar (P) (ver Figura 16.31).

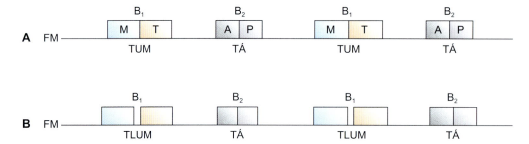

Figura 16.31 Esquema das bulhas cardíacas. **A.** 1ª bulha única. **B.** 1ª bulha desdobrada. M: componente mitral da 1ª bulha, T: componente tricúspide da 1ª bulha, A: componente aórtico da 2ª bulha, P: componente pulmonar da 2ª bulha.

Segunda bulha (B_2)

A segunda bulha (B_2) é constituída por quatro grupos de vibrações, mas somente são audíveis as originadas pelo fechamento das valvas aórtica e pulmonar.

Ouve-se o componente aórtico em toda a região precordial, enquanto o ruído originado na pulmonar é auscultado em uma área limitada que corresponde ao foco pulmonar e à borda esternal esquerda. Por isso, no foco aórtico e na ponta do coração a segunda bulha é única pelo simples fato de se auscultar apenas o componente aórtico nestes focos

Normalmente, o componente aórtico (A) precede o pulmonar (P) (Figura 16.31).

Durante a expiração, ambas as valvas se fecham sincronicamente, originando um único ruído. Na inspiração, quando a sístole do ventrículo direito se prolonga ligeiramente, em função do maior afluxo sanguíneo a este lado do coração, o componente pulmonar se retarda por tempo suficiente para se perceberem de modo nítido os dois componentes. Este fato se chama desdobramento inspiratório ou fisiológico da segunda bulha (Figuras 16.32 e 16.47).

A 2ª bulha é ouvida depois do pequeno silêncio; seu timbre é mais agudo, soa de maneira mais seca, de tal modo que a designamos pela expressão TÁ.

Quando a bulha está desdobrada, seu ruído corresponde à expressão TLÁ.

O grau de desdobramento varia de indivíduo para indivíduo, e é observado em praticamente todas as crianças.

Em condições normais, a segunda bulha é mais intensa nos focos da base (aórtico e pulmonar). Explica-se tal fato pela maior proximidade das estruturas em que se originam esses sons.

Nas crianças, a segunda bulha tem maior intensidade no foco pulmonar. Em adultos e pessoas idosas, observa-se o contrário.

Para o reconhecimento da 2ª bulha, deve-se estar atento para o fato de ela ocorrer depois do pequeno silêncio, ser de timbre mais agudo e ressoar de maneira mais seca. Essas características permitiram compará-la ao som produzido quando se pronuncia a expressão TÁ.

Terceira bulha (B_3)

A 3ª bulha é um ruído protodiastólico de baixa frequência, que se origina das vibrações da parede ventricular subitamente distendida pela corrente sanguínea que penetra na cavidade durante o enchimento ventricular rápido.

A 3ª bulha normal é observada habitualmente em crianças e adolescentes, raramente em adultos. É mais audível na área mitral, em decúbito lateral esquerdo; o receptor mais apropriado é o de campânula, isto porque, esta bulha é um ruído de baixa frequência.

Pode ser imitada pronunciando-se de modo rápido a expressão TU.

Quarta bulha (B_4)

A 4ª bulha é um ruído débil, que ocorre no fim da diástole ou pré-sístole, e, por isso, mais difícil de ser percebida. Em condições normais, pode ser ouvida em crianças e adultos jovens.

A 4ª bulha origina-se pela brusca desaceleração do fluxo sanguíneo, mobilizado pela contração atrial, ao encontrar a massa sanguínea existente no interior dos ventrículos, no final da diástole.

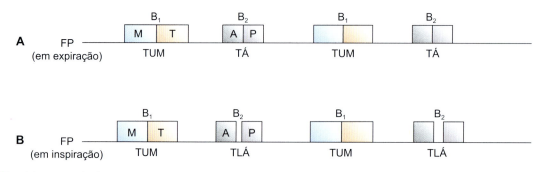

Figura 16.32 Desdobramento fisiológico da 2ª bulha na área pulmonar (FP). Em expiração a bulha é única (**A**), enquanto, na inspiração, ela se desdobra (**B**) (ver Figura 16.47).

> **Observações práticas para a ausculta do coração**
>
> ✓ Esteja bem seguro dos mecanismos de formação das bulhas cardíacas normais, para tê-los vivos na mente no momento de auscultá-las
> ✓ Inicialmente, só se preocupe com a 1ª e a 2ª bulhas, pois a chave da ausculta do coração é o reconhecimento desses ruídos
> ✓ A 1ª bulha coincide com o *ictus cordis* e com o pulso carotídeo. Lembre-se de que seu timbre é mais grave e sua duração um pouco maior do que a 2ª bulha. Pode ser imitada pronunciando-se a expressão "TUM"
> ✓ A 2ª bulha surge depois do pequeno silêncio, seu timbre é mais agudo e sua duração menor do que a 1ª bulha. Procure imitar seu som, pronunciando a expressão "TÁ"
> ✓ O pequeno silêncio é de duração menor que o grande silêncio (diástole), mas, quando a frequência cardíaca está acima de 120 bpm, são praticamente de mesma duração
> ✓ O reconhecimento das bulhas cardíacas é facilitado se estiver na mente uma sequência onomatopaica construída da seguinte maneira: TUM-TÁ–TUM-TÁ–TUM-TÁ–TUM-TÁ
> ✓ O desdobramento fisiológico da 2ª bulha pode ser imitado da seguinte maneira: TUM-TÁ–TUM-TÁ–TUM-TLÁ–TUM-TLÁ–TUM-TÁ–TUM-TÁ
> ✓ Todo o precórdio deve ser auscultado, e os chamados focos de ausculta valem apenas como pontos de referência para facilitar a compreensão e maior facilidade de registro. Havendo qualquer ruído anormal, mesmo que não esteja contido nos imprecisos limites da região precordial, deve ser analisado cuidadosamente
> ✓ Quando houver sopros e outros ruídos, de início, exclua-os mentalmente e concentre a atenção nas bulhas
> ✓ A ausculta deve ser feita obedecendo-se às recomendações fundamentais referidas (ambiente silencioso, ausculta nas três posições e uso sistemático dos receptores de campânula e com diafragma).

Posições do paciente e manobras

Para se efetuar a ausculta do coração, o paciente deve estar em decúbito dorsal, com o tórax descoberto, e respirando tranquilamente. O examinador permanece sentado ou de pé, ao seu lado direito.

Essas são as condições básicas e de rotina; no entanto, algumas situações exigem a adoção de outras posições, além do decúbito dorsal, que são a posição sentada, a posição de pé com o tórax inclinado para a frente e o decúbito lateral esquerdo. São usados também alguns artifícios, tais como manobras respiratórias (inspiração ou expiração forçadas), exercício físico, para tornar mais nítidos alguns dados de ausculta. Nos momentos oportunos, as referências a esses procedimentos serão feitas.

> **Momentos da sístole e da diástole**
>
> Quando se faz a ausculta do coração e notam-se outros sons que não sejam as bulhas, cumpre localizá-los exatamente na revolução cardíaca. Para isso, dividem-se a sístole e a diástole nas seguintes partes:
> ✓ **Protossístole**: terço inicial da sístole
> ✓ **Mesossístole**: terço médio da sístole
> ✓ **Telessístole**: terço final da sístole
> ✓ **Protodiástole**: terço inicial da diástole
> ✓ **Mesodiástole**: terço médio da diástole
> ✓ **Telediástole**: terço final da diástole
>
> A *telediástole* costuma ser designada também de *pré-sístole*. *Holossístole* e *holodiástole* compreendem o período todo da sístole e da diástole, respectivamente.

> **Sistematização da ausculta do coração**
>
> A ausculta do coração deve obedecer à seguinte sistematização:
> ✓ Reconhecer tanto o ritmo como a frequência cardíaca tomando como referência a 1ª e a 2ª bulha
> ✓ Se houver arritmia, procurar identificá-la
> ✓ Se existir uma 3ª bulha, procurar reconhecer o ritmo de galope
> ✓ Analisar as características das bulhas cardíacas
> ✓ Identificar cliques, estalidos, sopros e atrito pericárdico
> ✓ Relacionar os achados da ausculta com lesões cardíacas.

Ritmo e frequência do coração

Reconhecidas a 1ª e a 2ª bulha cardíaca, o objetivo seguinte do examinador é a determinação do ritmo cardíaco e do número de batimentos por minuto.

Havendo apenas duas bulhas, caracteriza-se o *ritmo binário*. Se houver uma 3ª bulha fala-se, então, em *ritmo tríplice*.

Determina-se a frequência cardíaca contando-se o número de batimentos durante um minuto inteiro. Em seguida, compara-se a cifra obtida com os valores do pulso radial para a pesquisa de "déficit" de pulso (ver Capítulo 13, *Exame dos Pulsos Radial, Periféricos e Venoso*).

Em pessoas adultas considera-se normal uma frequência de 60 a 100 bpm, em repouso.

As alterações do ritmo cardíaco podem ser reconhecidas com os dados da ausculta, acrescidas das informações obtidas na anamnese e no exame do pulso radial, mas a confirmação é feita pelo eletrocardiograma.

Arritmias cardíacas

No estudo do pulso e da ausculta cardíaca foram feitas referências a perturbações do ritmo do coração, procurando-se realçar os elementos propedêuticos que permitem seu reconhecimento.

Para melhor compreensão das arritmias, faz-se necessário recordar alguns aspectos do sistema de formação e de condução do estímulo (sistema excitocondutor), formado por fibras musculares especializadas (Figura 16.33).

Normalmente, o estímulo se origina no nó sinusal (também denominado sinoatrial ou de Keith-Flack), progride em direção ao sistema atrioventricular por meio dos feixes internodais (anterior, médio e posterior) e em direção ao átrio esquerdo pelo feixe de Bachmann (ramo da bifurcação do feixe internodal anterior), atinge o nó atrioventricular (também denominado de Aschoff-Tawara), no qual sofre um atraso em sua transmissão, necessário para que a contração atrial se complete antes da ventricular. Rapidamente, percorre o feixe de His, seus ramos (direito e esquerdo) e suas subdivisões para, finalmente, alcançar a rede de Purkinje.

Atualmente, à região do nó atrioventricular e de suas adjacências atriais e hisianas dá-se o nome de *junção atrioventricular* por apresentarem características eletrofisiológicas comuns, compreendendo três zonas: proximal (atrionodal), intermediária (nodal propriamente dita) e distal (nó-hissiana).

Três tipos especiais de células são encontrados no sistema: células P, células de transição e células de Purkinje. As células P (P de *pacemaker*) são encontradas nos nós sinoatrial e

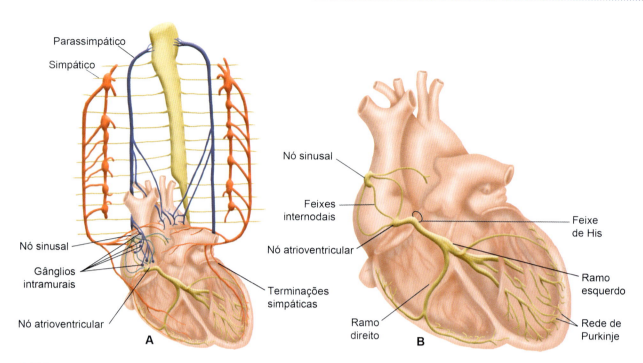

Figura 16.33 A e **B.** A atividade elétrica depende do sistema excitocondutor, com os nós sinusal e atrioventricular, feixe de His, ramos direito e esquerdo com suas subdivisões e rede de Purkinje, mas é necessário levar em conta as influências do sistema nervoso simpático e parassimpático.

atrioventricular, nos feixes internodais e no tronco do feixe de His, e a elas é atribuída a função de marca-passo. As células de transição, assim chamadas por apresentarem morfologia que as aproxima tanto das células P como das fibras musculares contráteis, são células condutoras, sendo observadas nos nós sinoatrial e atrioventricular, nos quais são mais numerosas que as células P. As células de Purkinje estão presentes nos nós sinoatrial e atrioventricular, nos feixes internodais e no feixe de His e em seus ramos; constituem o ponto de união entre as células de transição e o restante da musculatura, proporcionando a rápida condução do estímulo.

Tal constituição permite ao sistema excitocondutor a formação do estímulo, sua condução e a excitação de suas células, culminando o processo com a excitação das fibras musculares e a consequente contração miocárdica.

Essas propriedades do coração são chamadas de *cronotropismo* (automaticidade), *batmotropismo* (excitabilidade), *dromotropismo* (condutibilidade) e *inotropismo* (contratilidade). As três primeiras estão relacionadas com as perturbações do ritmo.

Automaticidade é a propriedade que têm as fibras de gerar estímulos espontaneamente, ou seja, sem necessidade de inervação extrínseca. Essa propriedade é dada pelas células P, cujo automatismo é tanto maior quanto mais altas se situarem no sistema; por essa razão, embora existam células P em outros pontos do mesmo, o estímulo normalmente se origina no nó sinusal. As células P de "estações" mais baixas são mantidas em regime de supressão, pois, em sua passagem, o estímulo nascido superiormente as excita antes que originem um impulso. Ocorrendo lesão em qualquer parte do sistema, assume o comando da estimulogênese a "estação" situada imediatamente abaixo, com frequência de impulsos gradativamente menor. Em condições normais, formam-se de 60 a 100 estímulos por minuto no nó sinusal, 40 a 50 na junção atrioventricular e menos de 40 na porção His-Purkinje.

Condutibilidade é a propriedade das fibras de conduzir e transmitir à célula adjacente um estímulo recebido.

Excitabilidade é a propriedade que apresentam as fibras de iniciar um potencial de ação em resposta a um estímulo adequado.

A automaticidade (cronotropismo) e a excitabilidade (batmotropismo) são englobadas sob a denominação de automatismo, e a condutibilidade (dromotropismo) é chamada de condução, respondendo, tais propriedades, pela manutenção do ritmo normal.

Quando ocorre perturbação na formação e/ou na condução do estímulo, altera-se o ritmo normal, consubstanciando-se as arritmias por distúrbios do automatismo, da condução e mistas.

As arritmias podem ter causa extracardíaca (emoção, tabagismo, febre, hipertireoidismo, consumo de bebidas alcoólicas e de drogas ilícitas, distúrbios eletrolíticos) e medicamentosa (digitálicos, anestésicos, substâncias que atuam no sistema nervoso vegetativo e os próprios antiarrítmicos com seus possíveis efeitos pró-arrítmicos); podem, ainda, ser decorrentes de lesão cardíaca (miocardites, miocardiopatias, isquemia miocárdica, infarto do miocárdio, lesões orovalvares).

Manifestações clínicas

No quadro clínico das arritmias, deve-se considerar as manifestações subjetivas e objetivas inerentes às mesmas e as que decorrem de eventuais distúrbios hemodinâmicos por elas causados.

Como exemplo de manifestação subjetiva, pode-se citar a palpitação, tradutora de taquicardia, fibrilação atrial ou extrassístolia, e de manifestação objetiva, o desdobramento de bulhas, sugestivo de bloqueio de ramo.

Classificação das arritmias

- **Por perturbação na formação dos estímulos**
  - Sinusais
    - Taquicardia sinusal
    - Bradicardia sinusal
    - Arritmia sinusal
    - Parada sinusal
  - Extrassinusais
    - Ritmos juncionais
    - Extrassistolia: supraventricular e ventricular
    - Taquicardia paroxística: supraventricular e ventricular
- **Por perturbação na condução dos estímulos**
  - Bloqueio atrioventricular
    - 1º grau
    - 2º grau
      - tipo Mobitz I (Wenckebach)
      - tipo Mobitz II
      - tipo 2:1
      - grau avançado (3:1, 4:1 etc.)
    - 3º grau (total)
  - Bloqueio de ramo
    - Direito
    - Esquerdo
  - Síndrome de Wolff-Parkinson-White
- **Por perturbação na formação e na condução dos estímulos**
  - Dissociação atrioventricular
  - *Flutter* atrial
  - Fibrilação atrial
  - *Flutter* ventricular
  - Fibrilação ventricular
  - *Torsade de pointes.*

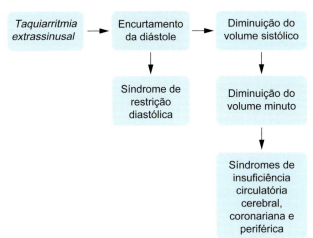

Figura 16.34 Fisiopatologia das arritmias taquicardizantes.

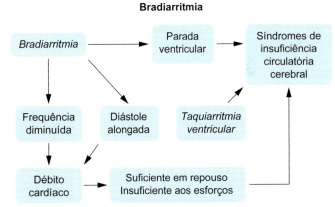

Figura 16.35 Fisiopatologia das arritmias bradicardizantes.

É nas taquiarritmias extrassinusais e nas bradiarritmias que podem ocorrer os mais importantes distúrbios hemodinâmicos, em função da diminuição do débito cardíaco.

O débito cardíaco (DC) é o resultado da multiplicação do volume sistólico pela frequência cardíaca (DC = volume sistólico × frequência cardíaca), cumprindo lembrar que nem sempre a bradicardia o diminui e a taquicardia o aumenta. Nas bradicardias abaixo de 40 bpm a manutenção do DC pode fazer-se pelo aumento do volume sistólico, em virtude de um maior enchimento diastólico decorrente da maior duração da diástole. Por outro lado, nas taquicardias acima de 160, em virtude do encurtamento da diástole, há diminuição do enchimento diastólico e, consequentemente, do volume sistólico e do DC. Quando a frequência cardíaca está abaixo de 40 ou acima de 160 bpm, rompem-se os mecanismos de compensação para manutenção do DC, com redução do fluxo sanguíneo para os diferentes órgãos, podendo ocorrer isquemia, a qual se agrava quando a arritmia ocorre em paciente que já apresenta lesão obstrutiva nas artérias.

A fisiopatologia das arritmias taquicardizantes e bradicardizantes e as possíveis manifestações clínicas destas estão esquematizadas nas Figuras 16.34 e 16.35.

As principais manifestações das arritmias são as palpitações e o desmaio, podendo ocorrer também opressão precordial e dispneia. (Ver Sistema cardiovascular no Capítulo 6, *Sinais e Sintomas*.)

A intensidade da sintomatologia é diretamente relacionada com a frequência cardíaca, ao tempo de duração da taquiarritmia, ao estado do miocárdio e à permeabilidade arterial.

Nas bradiarritmias, a síndrome da insuficiência circulatória cerebral (síndrome de Stokes-Adams) pode decorrer tanto da redução do débito cardíaco, por ruptura do mecanismo de compensação, como por taquiarritmia ensejada pela diástole alongada, bem como por parada ventricular.

Taquicardia sinusal

Caracteriza-se por aumento do número de batimentos cardíacos. A frequência é superior a 100 por minuto, podendo chegar até 150 em adultos e 180 em crianças (Figura 16.36). Deve-se à exacerbação do tônus simpático e/ou redução do tônus vagal. Pode ocorrer em condições fisiológicas (esforço, emoção) e patológicas (febre, hipertireoidismo, anemia, insuficiência cardíaca, insuficiência circulatória periférica, uso de anfetaminas, cocaína e bebidas alcoólicas), como mecanismo de compensação para o aumento do débito cardíaco. Na taquicardia sinusal o ritmo cardíaco é ligeiramente variável, a intensidade

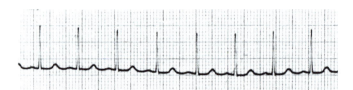

Figura 16.36 Taquicardia sinusal, observando-se uma frequência cardíaca de 115 ciclos por minuto.

da 1ª bulha não se modifica e as manobras de estimulação vagal são positivas, ou seja, causam redução do número de batimentos (Quadro 16.10). O encurtamento do ciclo cardíaco, principalmente a expensas da fase diastólica, pode dificultar o reconhecimento da 1ª e 2ª bulhas.

Bradicardia sinusal

Consiste na redução do número de batimentos cardíacos. A frequência é inferior a 60 por minuto, situando-se, geralmente, em torno de 40 a 60 (Figura 16.37). Deve-se à exacerbação do tônus vagal e/ou à redução do tônus simpático. Pode ocorrer em condições fisiológicas (sono, treinamento físico intenso, vagotonia), patológicas (hipotireoidismo, hipertensão intracraniana) e por ação de fármacos (digitálicos, reserpina, bloqueadores beta-adrenérgicos, amiodarona) (Quadro 16.11). Na bradicardia sinusal a frequência cardíaca aumenta com o exercício e diminui com as manobras de estimulação vagal. Ocorre alongamento do ciclo cardíaco a expensas da fase diastólica.

Arritmia sinusal

Caracteriza-se pela variação na frequência cardíaca, geralmente relacionada com a respiração: na fase inspiratória há aumento do número de batimentos cardíacos e, na expiratória, diminuição (Figura 16.38). A frequência é normal ou diminuída (bradiarritmia sinusal). Deve-se a variações do tônus vagal sobre o nó sinusal, estreitamente relacionadas com a respiração. É observada em condições fisiológicas (crianças e adolescentes) e patológicas (hipertensão intracraniana, cardiopatia aterosclerótica). Desaparece, geralmente, após exercício e na apneia.

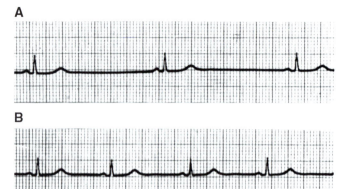

Figura 16.37 Em A, o traçado mostra bradicardia sinusal com frequência de 37 ciclos por minuto. Em B, traçado do mesmo paciente, com frequência normal – 68 cpm – foi registrado após pequeno esforço físico.

Parada sinusal

Consiste na súbita ausência dos batimentos cardíacos por depressão do automatismo do nó sinusal. O tempo de falência do nó sinusal em formar estímulos é variável, por isso a maior ou menor duração da parada sinusal. Em geral, é patológica (cardiopatia chagásica crônica, cardiopatia aterosclerótica), mas, às vezes, pode ser causada por exagerada atividade do tônus vagal. Uma pausa, de maior ou menor duração, após um complexo P-QRS-T que vinha se inscrevendo ritmicamente, constitui a expresssão eletrocardiográfica dessa arritmia (Figura 16.39).

Ritmo juncional

Nessa arritmia o centro de formação de estímulos situa-se na junção atrioventricular, seja por depressão do automatismo do nó sinusal, seja por bloqueio de estímulos nele originados. Nessas circunstâncias, dada a propriedade de automaticidade, a junção atrioventricular assume o comando do sistema, emitindo estímulos em uma frequência em torno de 40 a 50 por minuto, impedindo assim a parada cardíaca. Os átrios são ativados por via retrógrada e os ventrículos pelas vias normais (Figura 16.40). Atividade vagal exagerada, miocardite, processos

Quadro 16.10 Diagnóstico diferencial das taquiarritmias.

Tipo de arritmia	Ritmo cardíaco	Frequência (bpm)	Intensidade da 1ª bulha	Manobras de excitação vagal
Taquicardia sinusal	Ligeiramente variável	Até 150 (adultos) Até 180 (crianças)	Invariável	Positivas
Taquicardia paroxística supraventricular	Invariável	150 a 250	Invariável	Positivas, às vezes
Taquicardia paroxística ventricular	Ligeiramente variável	150 a 250	Variável	Negativas
Fibrilação atrial	Muito variável	150 a 250	Variável	Positivas (transitórias)
Flutter atrial	Invariável	130 a 180	Invariável	Positivas (transitórias)

Quadro 16.11 Diagnóstico diferencial das bradiarritmias.

Tipo de arritmia	4ª bulha	Onda "A" gigante	Ruído de canhão	Efeito da respiração e do exercício sobre a frequência ventricular	Manobras de excitação vagal
Bradicardia sinusal	Ausente	Ausente	Ausente	Presente	Positivas
Bloqueio atrioventricular (2º grau)	Presente	Ausente	Ausente	Presente às vezes	Positivas
Bloqueio atrioventricular total	Presente	Presente	Presente	Ausente	Negativas

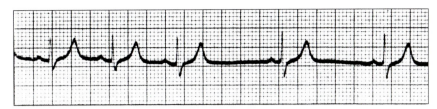

Figura 16.38 Arritmia sinusal. Nota-se a variável duração dos intervalos entre os ciclos cardíacos.

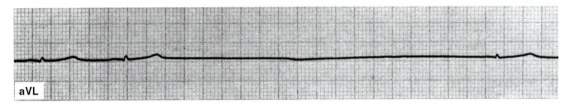

Figura 16.39 Parada sinusal com duração de 3,92 s.

isquêmicos e doses excessivas de digitálicos e de quinidina são alguns dos fatores etiológicos dessa arritmia. Basicamente, ao exame clínico, encontra-se apenas bradicardia.

Extrassistolia

Extrassístoles, como o nome indica, são sístoles extras, isto é, a mais do normal. Resultam de estímulos nascidos em focos ectópicos, por mecanismos variados. São prematuras, vale dizer, ocorrem em um momento anterior ao da sístole normal, habitualmente sendo seguidas de uma pausa, dita compensadora; quando não existe a pausa compensadora, as extrassístoles são chamadas de interpoladas. Conforme a origem do estímulo, são classificadas em supraventriculares e ventriculares; nas supraventriculares o estímulo origina-se nos átrios ou na junção atrioventricular (extrassístoles atriais e juncionais, respectivamente) e, nas ventriculares, em qualquer dos ventrículos (Figura 16.41A). Podem apresentar-se isoladas ou agrupadas; quando agrupadas constituem o que se chama de bigeminismo (ocorrência de uma extrassístole após cada sístole normal) (Figura 16.41B e C), trigeminismo (uma extrassístole após duas sístoles normais ou duas extrassístoles após cada sístole normal) ou em salva (conjunto de três extrassístoles sucessivas) (Figura 16.41C). Dependendo da morfologia que apresentam em uma derivação do eletrocardiograma, são chamadas de monomórficas (com a mesma morfologia) ou polimórficas (quando apresentam diferentes morfologias).

Podem decorrer de causas extracardíacas, cardíacas ou medicamentosas. Ênfase especial deve ser conferida à cardiopatia chagásica crônica, às cardiomiopatias primárias e à cardiopatia aterosclerótica como fatores etiológicos.

Subjetivamente, podem causar palpitação ou desconforto precordial, sendo notável, às vezes, o fato de alguns pacientes, com grande número de extrassístoles, não se referirem a esse sintoma. Quando muito frequentes, podem prejudicar o enchimento diastólico, ocasionando o surgimento de manifestações de baixo débito cardíaco. As extrassístoles muito precoces, ao contrário das demais, apresentam apenas a primeira bulha e não se acompanham de onda de pulso, sendo chamadas de ineficazes; isso ocorre porque a valva aórtica não se abre, em virtude do pequeno enchimento ventricular. Embora alguns dados de exame físico possam sugerir a origem supraventricular ou ventricular das extrassístoles, deve-se assinalar que o eletrocardiograma constitui método ímpar para a diferenciação (Figura 16.41).

Taquicardia paroxística

Ao surgir um foco ectópico ativo, de localização supraventricular ou ventricular, emitindo estímulos em uma frequência entre 150 e 250 por minuto, o coração passa a ser por ele comandado, consubstanciando-se o que se chama de taquicardia paroxística (supraventricular ou ventricular, conforme a localização do foco) (Figura 16.42). As crises têm início e término súbitos, podendo durar desde alguns segundos até horas e, inclusive, dias, variando muito em frequência; geralmente, o período de tempo entre uma crise e outra é contado em semanas, meses e até anos.

Curtos episódios de taquicardia ficaram consagrados com a denominação de taquicardia paroxística ventricular não sustentada.

Em relação à etiologia, o que foi relatado para a extrassistolia deve ser estendido à taquicardia paroxística.

Quanto à sintomatologia, além da palpitação (às vezes, ausente), podem surgir manifestações de baixo débito cardíaco e de restrição diastólica; quanto maiores a frequência cardíaca e o tempo de duração da arritmia, pior o estado prévio do coração e menor a perviedade arterial, mais intensas serão as manifestações clínicas (Quadro 16.3). Em geral, na taquicardia

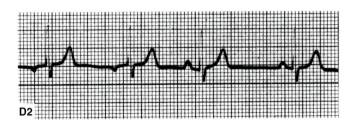

Figura 16.40 Exemplo de ritmo juncional transitório. Traçado obtido na derivação D2, observando-se ondas P negativas nos dois primeiros complexos; já os dois seguintes correspondem ao ritmo sinusal.

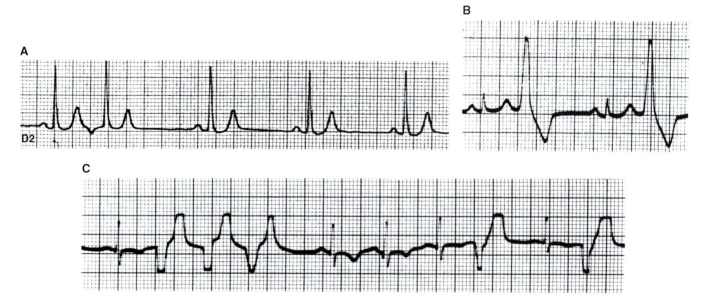

Figura 16.41 A. Exemplo de extrassistolia supraventricular. Após o 1º complexo ventricular normal, observa-se um complexo prematuro, morfologicamente idêntico aos de origem sinusal. B. Exemplo de extrassistolia ventricular bigeminada. C. Extrassístoles ventriculares em salva e bigeminadas. Após o 1º complexo ventricular normal sucedem-se três complexos extrassistólicos. Na sequência do traçado, observam-se os complexos normais que são interrompidos por extrassístoles bigeminadas.

paroxística ventricular, a sintomatologia é mais acentuada do que na supraventricular, isso em virtude do assincronismo ventricular e, também, porque a ventricular comumente se origina em miocárdio lesionado. Diurese profusa, com relativa frequência, é observada durante ou ao término de uma crise, principalmente nas de origem supraventricular.

Embora alguns elementos de propedêutica possam sugerir a diferenciação entre uma taquicardia paroxística supraventricular e uma ventricular (Quadro 16.10), é no eletrocardiograma que se baseia a referida diferenciação, devendo-se assinalar que, às vezes, para tanto, como ocorre na taquicardia paroxística supraventricular com condução aberrante, torna-se necessária a realização de derivação esofágica. Nesse caso diz-se, então, que se trata de uma taquicardia paroxística com complexo QRS alargado.

Torsade de pointes é uma arritmia ventricular entre a taquicardia paroxística ventricular e a fibrilação ventricular, cujo diagnóstico é exclusivamente eletrocardiográfico.

Bloqueios atrioventriculares

Caracterizam-se pela dificuldade ou impossibilidade da condução do estímulo originado no nó sinusal em atingir os ventrículos, dificuldade essa que se processa no nível do sistema de condução atrioventricular, constituído pela junção atrioventricular e pelo sistema His-Purkinje.

Os bloqueios atrioventriculares são classificados em quatro tipos (1º grau, 2º grau, de grau avançado e 3º grau ou total) (Figura 16.43).

No bloqueio atrioventricular de 1º grau, todos os estímulos alcançam os ventrículos, mas sofrem um atraso na velocidade de condução no nível do sistema atrioventricular. A frequência cardíaca é normal, a primeira bulha é hipofonética e o eletrocardiograma mostra espaço PR prolongado (Figura 16.43A).

No bloqueio atrioventricular de 2º grau, nem todos os estímulos alcançam os ventrículos; alguns ficam bloqueados no nível da junção atrioventricular ou do sistema His-Purkinje. Reconhecem-se três tipos de bloqueio atrioventricular de 2º grau: o tipo Wenckebach ou Mobitz I, o Mobitz II e o 2:1 (Figura 16.43B).

No bloqueio tipo Mobitz II ou Wenckebach ocorre atraso cada vez maior na condução do estímulo em algum ponto do sistema atrioventricular até que um deles não consegue vencê-lo, ficando bloqueado. À ausculta, percebem-se uma pausa e hipofonese progressiva da primeira bulha. Eletrocardiograficamente, observa-se aumento progressivo da duração do espaço PR até que uma onda P não seja seguida de complexo QRS (Figura 16.43C).

O espaço PR após a onda P bloqueada deve ser menor que o último PR antes do bloqueio. No bloqueio tipo Mobitz II, o impedimento intermitente da condução até os ventrículos ocorre sem o atraso progressivo descrito anteriormente, de maneira que os espaços PR antes e depois do batimento bloqueado são iguais. Aqui, a pausa observada à ausculta não se acompanha de hipofonese progressiva da 1ª bulha.

No bloqueio 2:1 uma de cada duas ondas P é bloqueada, podendo-se tratar de uma variante do tipo II, como também do tipo I, apesar de os espaços PR serem constantes. A mudança na condução AV (p. ex., de 2:1 para 3:2), possibilitando a análise de pelo menos 2 espaços PR consecutivos antes da onda P bloqueada, permite o diagnóstico diferencial. Neste tipo de bloqueio o principal dado estetoacústico é a bradicardia (Figura 16.43D).

No bloqueio de grau avançado, duas ou mais ondas P consecutivas são bloqueadas (condução 3:1, 4:1 etc.). Acompanha-se de bradicardia, podendo-se ouvir a 4ª bulha (Figura 16.43E).

No bloqueio atrioventricular de 3º grau ou total, nenhum estímulo sinusal ultrapassa o sistema atrioventricular (Figura 16.43F, G e H). Existem, então, dois centros de

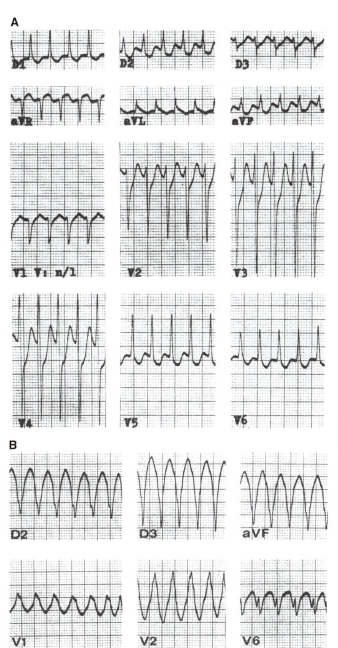

Figura 16.42 Exemplos de taquicardia paroxística supraventricular com frequência de 214 ciclos por minuto. Em **A**, os complexos QRS têm duração normal. Em **B**, os complexos ventriculares são alargados e apresentam morfologia de bloqueio de ramo.

atrioventricular de 1º grau, às vezes, é observado em indivíduos sem cardiopatia. O bloqueio atrioventricular de 3º grau pode ser congênito, apresentando-se isoladamente ou associado a uma lesão estrutural do coração.

O bloqueio atrioventricular de 1º grau não causa sintoma algum, pois não altera a frequência cardíaca. Já o de 2º e o de 3º graus, dependendo da intensidade da bradicardia, podem motivar o surgimento de manifestações de baixo débito cardíaco (Figura 16.35).

Bloqueios de ramo

Caracterizam-se pela ocorrência de retardo ou impossibilidade de condução do estímulo no nível dos ramos, direito ou esquerdo, do feixe de His. Quando ocorre apenas retardo, o bloqueio é chamado de incompleto, e, quando há impossibilidade de passagem do estímulo, de completo. Neste último caso, a ativação ventricular é garantida pelo outro ramo.

A doença de Chagas, as cardiomiopatias e a doença arterial coronariana são as principais causas de bloqueio de ramo.

A percepção, à ausculta de desdobramento de uma bulha cardíaca, permite a suspeita de bloqueio de ramo, mas a confirmação do diagnóstico depende sempre do eletrocardiograma.

Os bloqueios de ramo não provocam sintomas, já que não alteram a frequência cardíaca.

> **Síndrome de Wolff-Parkinson-White**
>
> É um distúrbio sem tradução clínica própria, cujo reconhecimento é feito mediante o traçado eletrocardiográfico.
>
> Esta síndrome é conhecida também como de *pré-excitação*, admitindo-se como explicação para ela a condução paralela do estímulo através das conexões atrioventriculares anômalas, como o feixe de Kent.
>
> Acompanha-se frequentemente de crises de taquicardia paroxística supraventricular.

Dissociação atrioventricular

Caracteriza-se pela existência de dois centros de estimulogênese: um a ativar os átrios, e outro, os ventrículos. O primeiro é, geralmente, representado pelo nó sinusal, e o segundo, na maioria das vezes, localiza-se na junção atrioventricular. Característica importante deste último é que emite estímulos em uma frequência maior ou igual à do nó sinusal (Figura 16.44).

Não existe, portanto, bloqueio atrioventricular no sentido exato da expressão. Quando muito, pode-se falar em bloqueio fisiológico, desde que os estímulos originados no nó sinusal não ultrapassem a junção atrioventricular por encontrá-la em período refratário. Quando o estímulo consegue ultrapassar a junção, esta arritmia é chamada *dissociação com interferência*.

Dentre as causas, destacam-se a intoxicação digitálica e as miocardites.

Fibrilação atrial

Na fibrilação atrial a atividade de nó sinusal é substituída por estímulos originados na musculatura atrial, em uma frequência de 400 a 600 por minuto (Figura 16.45A). Não existe contração atrial, mas somente movimentos irregulares das fibras

estimulogênese: um representado pelo nó sinusal, que ativa os átrios, e outro, no nó atrioventricular ou porções mais baixas do sistema; a frequência de estímulos gerados pelo primeiro é normal, ao passo que a do segundo é menor e será tanto menor quanto mais inferiormente situado estiver o local de origem do estímulo. Bradicardia, sístole em eco, ruído de canhão, ondas "A" gigantes no pulso venoso e elevação da pressão arterial sistólica constituem os principais dados do exame físico (Quadro 16.11).

Doença de Chagas, doença arterial coronariana, cardiomiopatias, miocardites e digitálicos em excesso são as causas mais comuns de bloqueio atrioventricular. O bloqueio

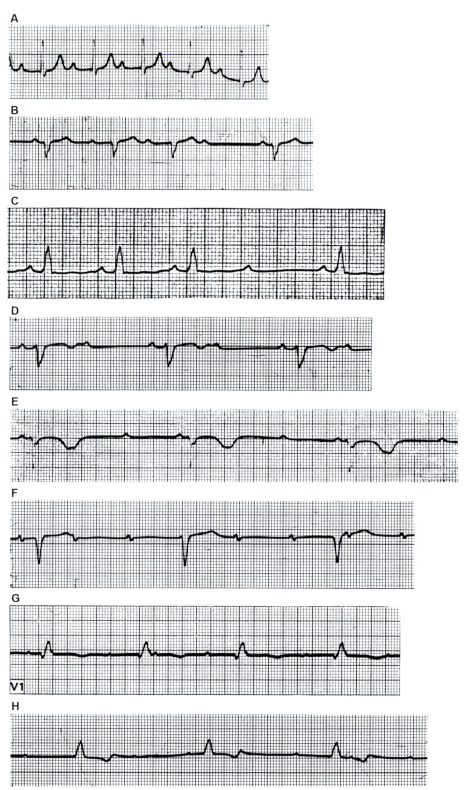

Figura 16.43 Tipos de bloqueio atrioventricular. **A.** Bloqueio atrioventricular de 1º grau, observando-se simples alargamento do intervalo PR. **B.** Bloqueio atrioventricular de 2º grau tipo Mobitz I. Observa-se alargamento progressivo do intervalo PR até ocorrer impossibilidade de transmissão do estímulo dos átrios para os ventrículos e que corresponde a uma onda P não seguida de QRS. **C.** Exemplo de bloqueio atrioventricular de 2º grau tipo Mobitz II. Ao contrário do traçado anterior, os intervalos PR são constantes e a pausa observada à ausculta não é precedida de hipofonese progressiva da 1ª bulha. **D.** Bloqueio atrioventricular de 2º grau tipo 2:1. Para cada complexo ventricular há duas ondas P, uma seguida de QRS, outra não. **E.** Bloqueio atrioventricular de grau avançado. Observar que, após duas ondas P não seguidas de QRS, inscreve-se uma terceira onda P que se acompanha de complexo ventricular, caracterizando o tipo 3:1. **F.** Bloqueio atrioventricular de 3º grau ou total com QRS tipo supraventricular, observando-se completa independência entre as ondas P e os complexos QRS. **G.** Bloqueio atrioventricular de 3º grau ou total com QRS tipo ventricular (bloqueio de ramo direito). **H.** Bloqueio atrioventricular de 3º grau ou total com QRS tipo ventricular (bloqueio de ramo esquerdo). Traçado obtido em V6. A bradicardia sinusal, o bloqueio atrioventricular de 2º grau tipo 2:1, o bloqueio atrioventricular de grau avançado e o bloqueio atrioventricular total constituem o grupo das bradiarritmias, que têm como denominador comum uma frequência cardíaca baixa.

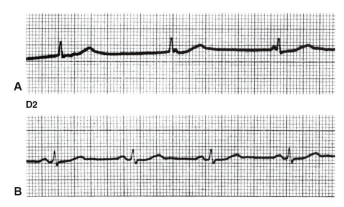

Figura 16.44 Em **A**, dissociação atrioventricular, observando-se as ondas P dissociadas dos complexos QRS. Entretanto, a frequência atrial não é maior que a ventricular, como no bloqueio atrioventricular de 3º grau. Em **B**, traçado do mesmo paciente mostrando ritmo sinusal normal.

musculares, o que prejudica o enchimento ventricular. Estabelece-se uma barreira protetora no nível da junção atrioventricular, de tal maneira que apenas uma parte dos estímulos chega aos ventrículos de forma irregular. Não fosse assim, a fibrilação atrial seria incompatível com a vida.

As causas mais comuns de fibrilação atrial são a estenose mitral, cardiopatia chagásica crônica, a doença arterial coronariana e o hipertireoidismo.

O ritmo cardíaco é muito irregular, a frequência situa-se em torno de 150 a 250 bpm e a intensidade da 1ª bulha é variável. Às vezes, a frequência do pulso radial é menor que a do coração (déficit de pulso) em virtude da ineficácia de um determinado número de sístoles ventriculares, consequente à falta de adequado enchimento ventricular.

A fibrilação atrial, principalmente quando há estenose mitral, é causa frequente de trombose intra-atrial, podendo determinar, portanto, fenômenos tromboembólicos.

As manifestações clínicas dependem, essencialmente, da frequência ventricular e correspondem às da síndrome de baixo débito (Figura 16.34).

Flutter *atrial*

À semelhança do que acontece na fibrilação atrial, a atividade do nó sinusal é substituída por estímulos originados na musculatura atrial, só que com frequência menor e regular (300 a 400 por minuto) (Figura 16.45B). Existe sístole atrial, ao contrário do que ocorre na fibrilação atrial, porém ela não desempenha papel significativo no enchimento ventricular.

No nível da junção atrioventricular, estabelece-se uma barreira protetora, regular, de tal modo que chega aos ventrículos apenas parte dos estímulos, também regularmente, na proporção de uma contração ventricular para dois, três ou mais estímulos atriais.

Quanto à etiologia e às manifestações clínicas, são as mesmas referidas para a fibrilação atrial.

O ritmo cardíaco geralmente é regular e a frequência depende do grau de bloqueio no nível da junção atrioventricular (Quadro 16.10).

Fibrilação e flutter *ventriculares*

Nessas arritmias o centro de estimulogênese situa-se no nível ventricular. As arritmias apresentam frequência muito elevada, são gravíssimas e levam o paciente à morte em poucos minutos.

A fibrilação corresponde a uma parada cardíaca, uma vez que ocorrem apenas movimentos incoordenados dos ventrículos, bastante irregulares e totalmente ineficazes (Figura 16.46A).

No *flutter*, ao contrário da fibrilação, existem contrações ventriculares, porém de pequena intensidade, completamente ineficazes (Figura 16.46B).

Isquemia miocárdica e dano miocárdico grave são as principais causas de *flutter* e de fibrilação dos ventrículos.

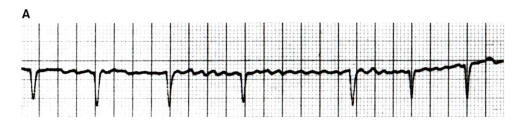

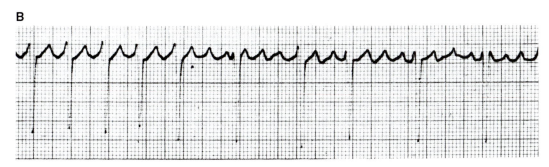

Figura 16.45 A. Fibrilação atrial. Nota-se que as ondas P foram substituídas por ondas "f" e que há nítida variação das distâncias entre os complexos ventriculares, caracterizando uma completa irregularidade do ritmo cardíaco que pode ser reconhecida ao exame clínico. **B.** *Flutter* atrial. Observam-se ondas "F" em substituição às ondas P. A irregularidade da frequência de QRS deve-se ao bloqueio atrioventricular de 2º grau variável.

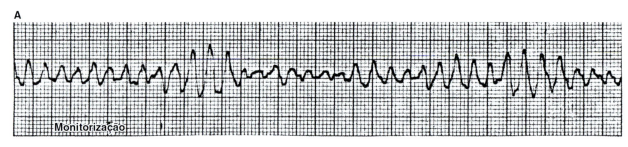
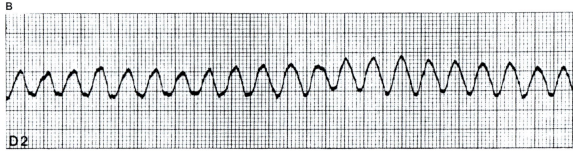

Figura 16.46 A. Fibrilação ventricular. Observam-se complexos ventriculares alargados e de morfologia variável que se sucedem em uma frequência de 300 ciclos por minuto. **B.** *Flutter* ventricular em paciente que apresentava bloqueio atrioventricular de 3º grau.

O diagnóstico é eletrocardiográfico, mas a ausência de bulhas cardíacas é indicativa dessas arritmias.

> **Reconhecimento clínico de uma arritmia**
>
> Uma arritmia é caracterizada de modo seguro pela eletrocardiografia. No entanto, o exame físico permite o reconhecimento e a diferenciação dos principais tipos de perturbação do ritmo cardíaco. Para isso, deve-se analisá-lo cuidadosamente, bem como a frequência, a intensidade da 1ª bulha, o efeito das manobras de excitação vagal, a onda "A" do pulso jugular e o efeito do exercício e da respiração sobre a frequência cardíaca. Nos Quadros 16.10 e 16.11 estão resumidos os diferentes dados que permitem o reconhecimento das taqui e bradiarritmias.

Ritmos tríplices

A adição de um 3º ruído, que não seja estalido, sopro ou atrito pericárdico, às duas bulhas do *ritmo binário* transforma-o em ritmo tríplice ou ritmo de três tempos.

Este 3º ruído ocorre na diástole, sendo fundamental situá-lo corretamente no ciclo cardíaco para a exata interpretação clínica dos ritmos tríplices.

Os ritmos tríplices dividem-se em protodiastólicos e pré-sistólicos.

De grande importância prática é a diferenciação entre os ritmos tríplices protodiastólicos por 3ª bulha fisiológica dos por 3ª bulha patológica. A chave para a diferenciação está no exame do paciente em sua totalidade, pois, para considerar-se patológica uma 3ª bulha, é necessária a presença de outros dados que indiquem a existência de uma cardiopatia, tais como insuficiência mitral, miocardite ou miocardiopatia ou *shunts* da esquerda para a direita (comunicação interventricular, persistência do canal arterial e comunicação interatrial). Na ausência de uma dessas cardiopatias, a 3ª bulha porventura existente deve ser considerada fisiológica.

Do ponto de vista estetoacústico, o ritmo tríplice por 3ª bulha fisiológica nunca se assemelha ao galope de cavalo; mais parece um desdobramento longo da 2ª bulha.

Ritmo de galope

A denominação ritmo de galope, criada por Bouillaud há mais de um século, é aplicável ao ritmo tríplice por 3ª bulha patológica. Originou-se de suas características sonoras, isso porque os sons que se ouvem lembram o ruído das patas de um cavalo galopando, o qual pode ser imitado, pronunciando-se cadenciadamente a expressão pá-tá-tá, desta maneira:

PÁ-TÁ-TÁ – PÁ-TÁ-TÁ – PÁ-TÁ-TÁ

O ritmo de galope é mais bem audível quando se apoia o receptor, de preferência o de campânula, com suavidade sobre a parede torácica. Pode tornar-se inaudível quando se comprime demasiado o receptor. O ritmo de galope é mais audível na ponta do coração ou junto à borda esternal (área tricúspide) quando o paciente está em decúbito lateral esquerdo. Às vezes, é mais palpável do que audível.

O ritmo de galope apresenta grande valor na prática porque é a expressão clínica de uma disfunção miocárdica, sendo provocado pela súbita desaceleração do fluxo sanguíneo que, ao penetrar nos ventrículos, imediatamente após a fase de enchimento rápido, encontra uma parede ventricular com distensibilidade reduzida.

O ritmo de galope compreende três tipos: ritmo de galope ventricular, ritmo de galope atrial e ritmo de galope de soma.

O *ritmo de galope ventricular* é o ritmo tríplice por 3ª bulha patológica; está quase sempre associado a taquicardia, mas em alguns pacientes a frequência cardíaca pode permanecer baixa – 60 a 80 bpm – fazendo com que não surjam os ruídos comparáveis ao galopar de cavalo, mesmo que haja uma 3ª bulha patológica. Nesses casos, é necessário que o paciente faça algum exercício capaz de acelerar o coração até mais ou menos 100 batimentos, com o que se torna evidente o ritmo de galope.

> **Boxe**
> ### Taquicardia + B₃ fisiológica
> Nos pacientes em que há uma 3ª bulha fisiológica e que apresentam taquicardia, pode haver dificuldades para se excluir a possibilidade de ser ritmo de galope. Isso acontece, por exemplo, em crianças com febre e nos pacientes portadores de uma cardiopatia que se acompanha de 3ª bulha fisiológica. Nesses casos, o diagnóstico diferencial depende da presença de outros dados, falando a favor de ritmo de galope a presença de outros sinais de insuficiência cardíaca.

O *ritmo de galope atrial* corresponde à transformação do ritmo tríplice da 4ª bulha em ritmo de galope. Este tipo de galope é menos nítido do que o galope ventricular porque, quase sempre, nas cardiopatias que o produzem, a frequência cardíaca não é tão rápida.

O ritmo de galope atrial pode ocorrer com ou sem descompensação cardíaca; por isso, seu significado clínico é diferente do ritmo de galope ventricular, sempre indicativo de sofrimento miocárdico. Contudo, seu encontro serve de alerta nos casos de hipertensão arterial grave e insuficiência coronária crônica.

O *ritmo de galope de soma* é a fusão dos ritmos de galope ventricular e atrial. É mais bem reconhecido no fonocardiograma.

> **Boxe**
> ### Observações práticas sobre ritmos tríplices
> ✔ Não se esquecer de que há vários tipos de ritmo tríplice, constituindo primeira obrigação diferenciar os ritmos tríplices dos ritmos em que aparece um 3º ruído no intervalo sistólico. A chave dessa diferenciação é o reconhecimento da 1ª e 2ª bulha
> ✔ Os ritmos em que aparece um 3º ruído na sístole são fáceis de serem identificados e nunca adquirem as características de "ritmo de galope"
> ✔ Os ritmos tríplices diastólicos podem originar-se de diferentes mecanismos, mas, do ponto de vista estetoacústico, o fato fundamental é diferenciar o ritmo de galope dos outros ritmos tríplices que se caracterizam apenas pela ocorrência de um terceiro ruído no período diastólico
> ✔ Ritmo de galope significa que o terceiro ruído surgido conferiu aos sons cardíacos características sonoras especiais que lembram o galopar de cavalo
> ✔ Ritmo de galope indica sofrimento miocárdico ou insuficiência cardíaca, e, para chamar a atenção para seu significado clínico, costuma-se dizer que ele é um pedido de socorro do coração feito diretamente no ouvido do médico.

Alterações da 1ª bulha

O aprendizado das características estetoacústicas das bulhas normais só se consegue *auscultando inúmeros indivíduos normais*, de idade e sexo diferentes, que tenham os mais variados tipos de tórax (magros, obesos, musculosos), mas o treinamento da ausculta em manequins é bastante útil.

Fixadas as características normais, com suas múltiplas nuances, será possível reconhecer as variações da intensidade, do timbre e do tom, os desdobramentos e o mascaramento das bulhas.

Intensidade da 1ª bulha

Avalia-se a intensidade da 1ª bulha nos focos mitral e tricúspide, porque é o fechamento dessas valvas o principal componente na sua formação (ver *Ciclo cardíaco*, neste capítulo).

Fatores que influem na intensidade de B_1: *posição das valvas atrioventriculares no início do seu fechamento, níveis das pressões nas cavidades cardíacas, velocidade de subida da pressão intraventricular, condições anatômicas das valvas atrioventriculares, força de contração do miocárdio e condições relacionadas com a transmissão das vibrações até a parede torácica e através dela.*

A *posição dos folhetos das valvas mitral e tricúspide*, no instante da contração ventricular, constitui o fator principal da intensidade da 1ª bulha. Quanto mais baixos estiverem, maior será o trajeto a percorrer ao se fecharem e mais intenso o ruído por eles originado. Isso está diretamente relacionado com a pressão no átrio esquerdo no momento em que a pressão ventricular esquerda a supera e a valva se fecha.

Maneira direta e objetiva de analisar este fator é relacionar a duração do espaço PR no eletrocardiograma com a intensidade da 1ª bulha: quando o intervalo PR é curto, a contração ventricular ocorre com as valvas situadas bem baixas na cavidade ventricular, e, como consequência, ouve-se uma 1ª bulha intensa; quando o espaço PR se alonga, acontece o contrário, ou seja, a contração ventricular se faz com as valvas em posição semifechada, e a 1ª bulha será então de pequena intensidade.

As condições que levam à diminuição do *enchimento ventricular*, tais como taquicardia, hipertireoidismo e contrações prematuras (extrassístoles), acompanham-se de hiperfonese da 1ª bulha em virtude de a contração ventricular se iniciar no momento em que as valvas estão baixas.

> **Boxe**
> ### Intensidade de B_1 na fibrilação atrial
> Na fibrilação atrial, a intensidade da 1ª bulha varia de uma sístole para outra; ora é hiperfonética ora a intensidade é mediana ora diminui. Isso se deve ao variável grau de enchimento dos ventrículos, decorrente, por sua vez, das diferenças na duração das sucessivas diástoles. Se o coração se contrai quando pequena quantidade de sangue penetra na cavidade, as valvas estão francamente abertas, situadas bem baixas, determinando então uma 1ª bulha de grande intensidade. No batimento seguinte, se a sístole ocorre após uma diástole mais longa, na qual tenha havido maior afluxo de sangue, com as valvas já quase fechadas, a intensidade da 1ª bulha será menor do que a da precedente. Esses fatos se sucedem de modo completamente irregular, determinando essa variação na sequência e na intensidade das bulhas, que deram origem à expressão *delirium cordis* para caracterizar esta arritmia.

Os *níveis das pressões nas cavidades cardíacas* ganham maior importância na determinação da intensidade desta bulha nos pacientes com lesões orovalvares.

No caso da estenose mitral, as cúspides se afastam mais amplamente e, ao se fecharem, durante a contração ventricular, determinam um ruído mais intenso. Este fato se deve à dificuldade de enchimento do ventrículo esquerdo por causa da estenose valvar, provocando uma grande diferença pressórica entre o átrio e o ventrículo esquerdo, ou seja, em razão da pressão intraventricular baixa, não ocorre a impulsão para cima da face ventricular da valva mitral, como ocorre em condições normais.

A *velocidade de subida da pressão intraventricular* é outro fator que merece destaque. Nos casos de miocardite, miocardiopatia crônica, infarto do miocárdio e insuficiência cardíaca, a ascensão da pressão intraventricular ocorre mais lentamente, e, por isso, a primeira bulha costuma ser hipofonética.

As *condições anatômicas das valvas atrioventriculares* exercem significativa influência na intensidade da 1ª bulha.

Quando a valva mitral está lesionada, com fibrose do aparelho orovalvar e fusão das comissuras, mas ainda com folhetos valvares livres, além do aumento da intensidade, a 1ª bulha passa a ter tom agudo e timbre metálico.

Já na estenose mitral com intensa calcificação da valva esta bulha pode diminuir de intensidade em consequência de os folhetos permanecerem praticamente imobilizados, incapazes, portanto, de produzirem qualquer ruído.

A *força de contração do miocárdio* determina a velocidade com que ele se contrai. Após exercício e nos pacientes portadores de febre, hipertireoidismo e estenose mitral, a hiperfonese da 1ª bulha em parte se deve ao fechamento mais rápido das valvas. Ao contrário, nos casos de choque e disfunção miocárdica, sendo menor a força de contração do miocárdio, o fechamento das valvas atrioventriculares pode ser mais vagaroso, e, em consequência, a 1ª bulha será de pequena intensidade.

Os *fatores que interferem na transmissão do ruído* são de várias naturezas. Nos indivíduos de tórax delgado, principalmente nas crianças, a 1ª bulha costuma ser mais intensa. O oposto acontece quando as massas musculares dos peitorais são muito desenvolvidas, ou quando há mamas volumosas, obesidade, enfisema pulmonar e derrame pericárdico; nestes casos, nota-se hipofonese da 1ª bulha.

Timbre e tom da 1ª bulha

Na estenose mitral, as valvas se tornam rígidas em decorrência da fibrose, e o ruído produzido pelo seu fechamento, além de mais intenso, passa a ter tom agudo e timbre metálico.

Desdobramento da 1ª bulha

Em cerca de 50% dos indivíduos saudáveis, especialmente em crianças e jovens, percebe-se uma 1ª bulha desdobrada. Isso se deve a um discreto assincronismo na contração dos ventrículos.

Se o desdobramento for muito amplo, é justo levantar-se a suspeita de bloqueio de ramo direito, o qual, ao retardar a contração ventricular direita, atrasa o fechamento da tricúspide. Em vez do TUM-TÁ–TUM-TÁ–TUM-TÁ, ouve-se uma sequência de ruídos que, de modo onomatopaico, podem ser assim representados: TLUM-TÁ–TLUM-TÁ–TLUM-TÁ.

Mascaramento da 1ª bulha

Este fenômeno pode ocorrer quando há um sopro sistólico de regurgitação que, como se verá, tem início junto com a 1ª bulha, recobrindo-a e se estendendo até o fim da sístole.

Alterações da 2ª bulha

Serão estudados a intensidade, o timbre, o tom e o desdobramento da 2ª bulha.

Intensidade

A intensidade da 2ª bulha deve ser analisada nas áreas da base (aórtica e pulmonar), porque o principal componente na formação desta bulha é o fechamento das valvas sigmoides aórtica e pulmonar (ver *Ciclo Cardíaco*, neste capítulo).

Influem na intensidade desta bulha: *posição das valvas no início de seu fechamento, condições anatômicas valvares, níveis tensionais na circulação sistêmica e na circulação pulmonar e condições relacionadas com a transmissão do ruído.*

A *posição das valvas no início do seu fechamento* constitui o fator principal. Quanto maior a distância percorrida por elas, mais intenso o ruído.

Quando decresce o débito ventricular, as valvas sigmoides se mantêm próximas umas das outras no momento em que se inicia seu fechamento, e o ruído resultante é de menor intensidade. É o que ocorre nas extrassístoles, na estenose aórtica, na estenose pulmonar e nas miocardiopatias.

Em contrapartida, nas condições em que há aumento do débito – persistência do canal arterial e comunicação interatrial –, pode ocorrer hiperfonese da 2ª bulha na área pulmonar.

Quanto às *condições anatômicas valvares*, valvas fibrosadas ou calcificadas produzem ruído de pequena intensidade pelo fato de se movimentarem muito pouco. Por isso, na estenose aórtica calcificada, o componente aórtico da 2ª bulha torna-se praticamente inaudível.

O mesmo acontece nos defeitos congênitos em que há soldadura das valvas que as impeça de se movimentarem amplamente.

Relacionadas com as condições anatômicas das valvas, paredes vasculares e condições pressóricas nos territórios da aorta e da pulmonar, estão as diferenças de intensidade da 2ª bulha nas áreas aórtica e pulmonar nas várias etapas da vida. Na criança, a 2ª bulha é mais intensa na área pulmonar, enquanto nos indivíduos adultos ela tem maior intensidade na área aórtica.

Na adolescência e nos adultos jovens, a intensidade nos focos da base é mais ou menos a mesma. Nas pessoas idosas, a 2ª bulha torna-se mais forte na área aórtica.

Quanto aos *níveis tensionais da circulação sistêmica ou pulmonar*, quando existe aumento da pressão na aorta ou na pulmonar, as cúspides correspondentes fecham-se com mais força, gerando hiperfonese da 2ª bulha na área correspondente. Por esse motivo, na hipertensão arterial sistêmica há hiperfonese da 2ª bulha na área aórtica, e na hipertensão pulmonar ocorre fato semelhante na área pulmonar.

No que se refere às *condições relacionadas com a transmissão do ruído*, nos indivíduos com tórax delgado, a 2ª bulha é mais intensa. O contrário se observa no caso de obesidade, massas musculares desenvolvidas e enfisema pulmonar. Tais condições dificultam a transmissão do ruído, e a bulha torna-se de menor intensidade.

Alterações do timbre e do tom

A alteração mais comum do timbre e do tom da 2ª bulha depende do endurecimento das valvas semilunares ou sigmoides, e, quando isso acontece, a bulha passa a ter caráter seco. Essa alteração do timbre pode acompanhar qualquer hiperfonese da 2ª bulha, independentemente da causa.

Desdobramento da 2ª bulha

Estuda-se o desdobramento da segunda bulha na área pulmonar porque ali se ouvem os componentes aórtico e pulmonar.

Já estudamos o desdobramento fisiológico, agora serão abordados os desdobramentos patológicos, que incluem o *desdobramento constante e variável*, o *desdobramento fixo* e o *desdobramento invertido* ou *paradoxal* (Figura 16.47).

O desdobramento constante da 2ª bulha pode ser de origem mecânica ou elétrica. Em vez do TUM-TÁ–TUM-TÁ–TUM-TÁ, o que se ouve é algo que se pode imitar dizendo: TUM-TLÁ–TUM-TLÁ–TUM-TLÁ (Figura 16.32).

O bloqueio do ramo direito do feixe de His provoca desdobramento constante da 2ª bulha. O distúrbio da condução faz com que o estímulo chegue atrasado ao lado direito em relação ao lado esquerdo, provocando um assincronismo eletromecânico na contração dos ventrículos. Em consequência, o fechamento da valva pulmonar se retarda, fenômeno que é traduzido estetoacusticamente pelo desdobramento constante da 2ª bulha. Se não há insuficiência valvar, nota-se acentuação do desdobramento na inspiração profunda.

Por esse motivo, diz-se que o desdobramento é *constante e variável*.

Quando existe aumento do fluxo de sangue para o ventrículo direito, como ocorre, por exemplo, na comunicação interatrial, esta câmara despende mais tempo para se esvaziar. Como consequência, os sigmoides pulmonares se fecham após os sigmoides aórticos e o componente pulmonar se atrasa. O caráter fixo da distância entre os dois componentes, independentemente da fase da respiração, constitui característica de valor clínico; daí, a designação de *desdobramento constante e fixo*.

Outra causa mecânica de desdobramento é a estenose pulmonar. Nessa valvopatia, a sístole ventricular direita se prolonga em decorrência da dificuldade de esvaziamento desta câmara, acarretando atraso do componente pulmonar.

O *desdobramento invertido* – também denominado "paradoxal", em contraposição ao desdobramento fisiológico – pode ser observado no bloqueio do ramo esquerdo do feixe de His. Aparece durante a expiração e se acentua na apneia expiratória, enquanto o desdobramento fisiológico ocorre na inspiração profunda. É explicado da seguinte maneira: em condições normais, o componente aórtico precede o pulmonar porque o estímulo despolariza o ventrículo esquerdo alguns centésimos de segundo antes de despolarizar o direito. No bloqueio do ramo esquerdo, o estímulo alcança o miocárdio ventricular esquerdo depois de já ter havido a ativação ventricular. Como resultado, a contração do ventrículo direito ocorre antes da do ventrículo esquerdo, e o componente aórtico da 2ª bulha passa a situar-se depois do componente pulmonar; portanto, o inverso da situação normal – daí a designação *desdobramento invertido*.

Em outras palavras, na inspiração profunda ocorre maior aporte de sangue ao ventrículo direito, retardando sua sístole e determinando o fechamento da valva pulmonar no mesmo instante do fechamento da valva aórtica. Desse modo, o ruído correspondente à 2ª bulha é único. Já na expiração forçada, diminuindo-se o retorno venoso, o componente pulmonar se adianta e a 2ª bulha torna-se desdobrada, "paradoxalmente" – é o desdobramento invertido.

Alterações da 3ª e da 4ª bulha

Ao se estudarem os ritmos tríplices, várias referências foram feitas à 3ª e à 4ª bulha cardíaca.

Convém lembrar que, em crianças e em adultos até em torno de 40 anos, a 3ª bulha surge com frequência sem que sua presença indique qualquer anormalidade. A 4ª bulha também pode ser encontrada em crianças saudáveis e em adultos livres de qualquer acometimento, mormente após exercício.

Em algumas cardiopatias – insuficiência mitral, miocardiopatia ou miocardite, defeitos congênitos que apresentam *shunt* da esquerda para a direita, ou seja, comunicação interatrial, comunicação interventricular e persistência do canal arterial –, há alterações hemodinâmicas ou da própria estrutura da parede ventricular que dão origem a uma 3ª bulha patológica.

A 3ª bulha patológica surge em corações dilatados e/ou com maior complacência. Por isso, costuma-se dizer que ela aparece em corações mais *moles*.

A 4ª bulha patológica surge nos corações hipertrofiados ou com irrigação deficiente (hipertensão arterial, insuficiência coronária, miocardiopatia hipertrófica), condições em que há diminuição da complacência ventricular. Daí se dizer que a 4ª bulha patológica aparece nos corações mais *duros*.

Boxe | **B₃ e B₄ fisiológica e patológica**

Não há diferenças estetoacústicas entre a 3ª e a 4ª bulha, fisiológica ou patológica. O reconhecimento da condição patológica depende da presença de outras alterações indicativas de lesão cardíaca, tais como sopros, cardiomegalia, sinais de insuficiência cardíaca.

Expiração	Inspiração	Causa do desdobramento
B₁ B₂ A–P TUM TÁ	B₁ B₂ A P TUM TLÁ	**Desdobramento fisiológico** Resulta do aumento da negatividade intratorácica durante a inspiração que se acompanha de maior enchimento do ventrículo direito; por isso, o desdobramento só ocorre na inspiração.
A P TUM TLÁ	A P TUM TLÁ	**Bloqueio do ramo direito** Ocorre na ex- e na inspiração e é devido ao retardo da ativação do ventrículo direito. Acentua-se na inspiração devido ao maior enchimento do ventrículo direito nesta fase da respiração (*desdobramento constante e variável*).
P A TUM TLÁ	P-A TUM TÁ	**Bloqueio do ramo esquerdo** Ocorre apenas na expiração em consequência do retardo do componente aórtico. Na inspiração o retardo do componente pulmonar faz com que a bulha se torne única (*desdobramento paradoxal ou invertido*).
A P TUM TLÁ	A P TUM TLÁ	**Comunicação interatrial** O grau de desdobramento é o mesmo na ex- e na inspiração, pois as alterações da pressão intratorácica durante a respiração não influem no enchimento do ventrículo direito porque os átrios estão se intercomunicando (*desdobramento fixo*).
P A TUM TLÁ	P-A TUM TÁ	**Estenose aórtica** O desdobramento ocorre na expiração porque a contração ventricular está prolongada, retardando o componente aórtico.

Figura 16.47 Desdobramento da 2ª bulha cardíaca na área pulmonar.

Cliques e estalidos

A característica semiológica básica dos cliques e estalidos é sua situação no ciclo cardíaco. Tendo em vista este elemento, podem ser classificados em diastólicos e sistólicos (protossistólicos e mesossistólicos).

Estalidos diastólicos

Os estalidos diastólicos podem ocorrer na estenose das valvas mitral e tricúspide e, mais raramente, na insuficiência mitral e na comunicação interatrial.

Estalido de abertura mitral. A abertura da valva mitral ocorre após o período de relaxamento isovolumétrico, no início da diástole, e não determina qualquer ruído se a valva estiver normal.

No entanto, na estenose mitral, em decorrência das modificações anatômicas e de alterações pressóricas, a abertura da valva mitral passa a provocar um ruído seco, agudo e de curta duração. Costuma ser intenso e, por este motivo, torna-se palpável e audível.

O estalido de abertura mitral é mais bem audível quando o paciente está em decúbito lateral esquerdo, na área mitral e na borda esternal esquerda, na altura do 3º e do 4º espaço intercostal. Todavia, em muitos pacientes o estalido é audível em todo o precórdio.

Boxe — Diagnóstico diferencial entre estalido de abertura mitral e B$_3$ ou desdobramento de B$_2$

- ✔ O desdobramento de B$_2$ é mais bem percebido na área pulmonar, enquanto o estalido o é no 3º e no 4º espaço intercostal esquerdo, junto ao esterno, e na área mitral
- ✔ O timbre do estalido é mais agudo e mais seco do que o componente pulmonar da 2ª bulha
- ✔ O estalido é mais tardio do que o componente pulmonar da 2ª bulha e o intervalo que o separa da 2ª bulha pode apresentar variações com as manobras respiratórias.

O estalido de abertura mitral diferencia-se também da 3ª bulha pelos seguintes elementos:

- ✔ A 3ª bulha é de tom baixo, enquanto o estalido é agudo e metálico
- ✔ A 3ª bulha, mais bem audível na ponta do coração, não é auscultada com facilidade em outras regiões do precórdio. O estalido é audível na ponta, na borda esternal e na fúrcula esternal
- ✔ A 3ª bulha está separada da segunda por um intervalo de tempo mais amplo do que o existente entre a 2ª bulha e o estalido.

O estalido de abertura mitral é o sinal mais indicativo de estenose mitral; porém, para que apareça, é necessário que haja alguma flexibilidade da valva. Quando existe intensa calcificação ou quando se instala hipertensão pulmonar muito grave, o estalido de abertura mitral deixa de existir.

Estalido de abertura tricúspide. O estalido da tricúspide é mais bem audível na borda esternal esquerda e ocasionalmente na borda esternal direita.

Cumpre assinalar que, em quase todos os pacientes que apresentam estenose tricúspide reumática, há concomitantemente estenose da valva mitral. Este fato torna difícil o reconhecimento do estalido tricúspide, cujas características estetoacústicas são as mesmas do estalido mitral. Consegue-se fazer a diferenciação entre um e outro levando-se em conta outros dados, tais como o sopro e o tipo do pulso venoso.

Estalidos protossistólicos (pulmonar e aórtico)

São também chamados *ruídos de ejeção* por indicarem súbita ejeção de sangue nos vasos da base. Sua origem é vascular e são produzidos, portanto, pelas vibrações da parede do vaso.

Trata-se de ruídos de alta frequência, agudos e intensos, produzidos na artéria pulmonar e na aorta.

O *estalido protossistólico pulmonar* é mais audível na área pulmonar e na borda esternal esquerda. Diferencia-se do desdobramento da 1ª bulha pelo seu timbre mais agudo. Este ruído pode ser encontrado na estenose pulmonar moderada, na dilatação idiopática da artéria pulmonar, na comunicação interatrial e na hipertensão pulmonar grave.

O *estalido protossistólico aórtico*, mais audível na região que vai das adjacências do 4º espaço intercostal esquerdo junto à borda esternal até a mitral, pode ser observado nas lesões valvares aórticas (estenose e insuficiência), coarctação da aorta, aneurisma da aorta, dilatação aórtica de etiologia aterosclerótica ou hipertensiva, e em algumas cardiopatias congênitas cianóticas com desvio do fluxo sanguíneo para a aorta (tetralogia de Fallot grave e *truncus arteriosus*).

Estalidos mesossistólicos e telessistólicos

Merece ser bem analisado um 3º ruído, que pode surgir entre a 1ª e a 2ª bulha, no intervalo sistólico, chamado *clique sistólico*. Trata-se de um ruído cuja origem pode ser uma brida pericárdica ou pleuropericárdica ou o prolapso da valva mitral.

Sua identificação ocorre pelas suas características estetoacústicas: é um ruído de alta frequência, seco, agudo, situado no meio ou no fim da sístole, cuja intensidade varia nitidamente durante os movimentos respiratórios e com as mudanças de posição. É audível nas áreas mitral ou tricúspide. Não se deve confundi-lo com o desdobramento da 1ª bulha, com o estalido protossistólico pulmonar ou aórtico, nem com o atrito pericárdico.

Os estalidos mesossistólicos (cliques sistólicos) eram considerados quase sempre de origem extracardíaca. O reconhecimento do prolapso das valvas atrioventriculares (mitral e tricúspide), por meio da ecocardiografia, nos casos em que se ouvia este ruído modificou sua interpretação fisiopatológica e seu significado semiológico. São indicativos de prolapso das valvas mitral ou tricúspide, mesmo na ausência de sopros.

Sopros

Os sopros são produzidos por vibrações decorrentes de alterações do fluxo sanguíneo explicados de maneira esquemática na Figura 16.48.

Em condições normais, o sangue flui sob a forma de corrente laminar, com velocidade um pouco mais rápida na porção central, tal como as águas de um rio sem obstáculos no seu leito. Fato fundamental é que flua sem formar turbilhões, pois, quando isso acontece, o fluxo deixa de ser laminar, e surgem vibrações que dão origem aos ruídos denominados sopros.

Os sopros aparecem na dependência de alterações do próprio sangue, da parede do vaso ou das câmaras cardíacas, principalmente dos aparelhos valvares. Os mecanismos formadores de sopro podem ser sistematizados da seguinte maneira:

- **Aumento da velocidade da corrente sanguínea**: isso pode levar à formação de turbulência capaz de dar origem a sopros.

Este é o mecanismo dos sopros que surgem após exercício físico, na anemia, no hipertireoidismo e na síndrome febril
) **Diminuição da viscosidade sanguínea**: a viscosidade do sangue exerce efeito amortecedor sobre a turbulência do sangue. Os sopros que se auscultam nos portadores de anemia (sopros anêmicos) decorrem, em parte, da diminuição da viscosidade sanguínea que acompanha esta afecção
) **Passagem do sangue através de uma zona estreitada**: nesta condição, o fluxo sanguíneo sofre radicais modificações, deixando de ser laminar para se fazer em turbilhões. O turbilhonamento produz vibrações que correspondem aos sopros (Figura 16.48B).

A passagem de um grande volume de sangue através de um orifício normal também pode ocasionar sopro. Nessa circunstância, a abertura normal é relativamente estenótica para o volume aumentado. Exemplo dessa condição é o sopro sistólico de ejeção que se ouve no foco pulmonar em pacientes com comunicação interatrial. Esse sopro origina-se de uma estenose pulmonar "relativa", em razão do hiperfluxo de sangue por essa valva.

Artificialmente, é possível provocar fato semelhante comprimindo-se uma artéria (femoral ao nível da região inguinal, por exemplo) com o estetoscópio. A partir dessa manobra, provoca-se o estreitamento do vaso, e no local ouve-se um ruído soproso.

Os defeitos valvares (estenose e insuficiência) e algumas anormalidades congênitas (comunicação interventricular, persistência do canal arterial) representam zonas de estreitamento entre duas câmaras cardíacas ou entre uma câmara e um vaso ou entre dois vasos. A análise semiológica dos sopros produzidos nestas condições constitui a base para o diagnóstico destas afecções
) **Passagem do sangue por uma zona dilatada**: a explicação é a mesma descrita no item anterior. Por meio deste mecanismo, explicam-se os sopros de alguns defeitos valvares, dos aneurismas e o rumor venoso (Figura 16.48C)

) **Passagem do sangue por uma membrana de borda livre**: quando isso acontece, originam-se vibrações que se traduzem também como sopros (Figura 16.48D).

Vale acentuar que, na maioria das alterações cardiovasculares em que surgem sopros, há associação de dois ou mais dos mecanismos expostos.

A velocidade do sangue é um fator que pode somar-se a qualquer dos outros. É até possível tirar-se proveito deste fato na investigação diagnóstica: para isso determina-se ao paciente que faça um exercício para aumentar a frequência cardíaca.

Em crianças febris não é raro o encontro de sopros por simples aumento da velocidade do sangue. Quando essas crianças são portadoras de lesões valvares ou defeitos congênitos, sopros preexistentes tornam-se mais intensos, e a correta avaliação clínica só poderá ser efetuada após o desaparecimento da febre.

Características semiológicas dos sopros

Para se avaliar semiologicamente um sopro, é necessário investigar os seguintes parâmetros: *situação no ciclo cardíaco, localização, irradiação, intensidade, timbre e tom, modificações com a fase da respiração, posição do paciente e exercício físico.*

Situação no ciclo cardíaco

O examinador precisa ter em mente a sucessão dos fenômenos que ocorrem durante o ciclo cardíaco para compreender hemodinamicamente o que se ausculta.

Situá-los corretamente no ciclo cardíaco é a primeira e mais importante etapa da análise semiológica de um sopro. Não pode haver quaisquer dúvidas a esse respeito. Para isso é essencial o reconhecimento da 1ª e da 2ª bulha. Como orientação prática, sugerimos ao examinador que, ao fazer a ausculta do coração, palpe concomitantemente o pulso carotídeo (e não o pulso radial) e, por meio dele, determine o que é sistólico e o que é diastólico.

Quanto à situação no ciclo cardíaco, os sopros podem ser *sistólicos, diastólicos* e *sistodiastólicos* ou *contínuos*.

Sopros sistólicos. Os sopros sistólicos são classificados em dois tipos: *sopro sistólico de ejeção* e *sopro sistólico de regurgitação* (Figura 16.49A e B).

Os sopros sistólicos de ejeção são causados por estenose da valva aórtica ou pulmonar e se originam durante o período de ejeção ventricular, particularidade tão importante que deu origem à sua designação.

Características do sopro de ejeção (Figura 16.49A). Começa alguns centésimos de segundo após a 1ª bulha, intervalo que corresponde à fase de contração isovolumétrica. Como foi visto anteriormente, neste período, a pressão intraventricular se eleva e as valvas atrioventriculares (mitral e tricúspide) se fecham, dando origem à 1ª bulha. Contudo, a pressão intravascular (aorta ou pulmonar) ainda está mais elevada do que a pressão no interior dos ventrículos, e, por isso, as valvas sigmoides (aórticas e pulmonares) continuam fechadas sem que haja saída de sangue dos ventrículos. Em consequência desse fato, percebe-se o sopro após a 1ª bulha (B_1).

Quando a pressão ventricular ultrapassa a pressão intra-aórtica e a intrapulmonar, o sangue começa a ser expulso dos ventrículos. A princípio, a ejeção é lenta, passando a ser máxima

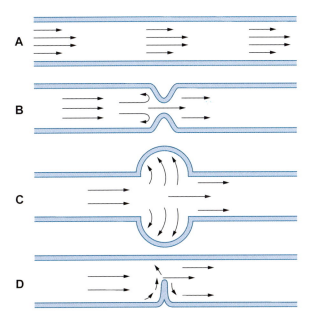

Figura 16.48 Mecanismo de formação dos sopros cardiovasculares: fluxo sanguíneo laminar (**A**), o qual, por não formar turbilhões, não origina sopro, estenose (**B**), dilatação (**C**) e obstáculo intraluminar (**D**).

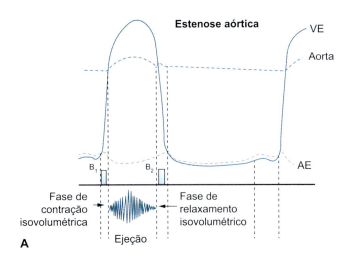

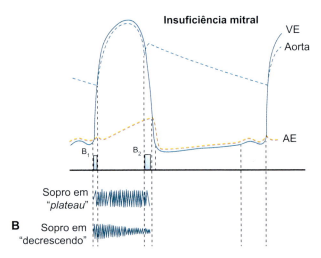

Figura 16.49 Representação esquemática no ciclo cardíaco dos sopros sistólicos. **A.** Sopro sistólico de ejeção, que começa após a 1ª bulha, tem caráter crescendo-decrescendo e termina antes da 2ª bulha. **B.** Sopro sistólico de regurgitação, que é audível desde o início da sístole, recobrindo e mascarando a 1ª bulha, tem intensidade mais ou menos igual ao longo do período sistólico e termina imediatamente antes da 2ª bulha ou, às vezes, superpõe-se a ela.

na mesossístole e voltando a se reduzir na telessístole. Por esse motivo, do ponto de vista estetoacústico, o que se observa é um sopro crescendo-decrescendo.

O sopro termina antes da segunda bulha (B$_2$) porque na última fase da sístole as pressões no interior dos ventrículos praticamente se igualam às pressões na aorta e na pulmonar, não havendo quase nenhuma ejeção de sangue neste momento.

Este sopro aparece na estenose aórtica e na estenose pulmonar.

Características do sopro sistólico de regurgitação (Figura 16.49B). Este tipo de sopro, audível desde o início da sístole, surge junto com a primeira bulha, recobrindo-a e mascarando-a. Ocupa todo o período sistólico (holossistólico) com intensidade mais ou menos igual e termina imediatamente antes da segunda bulha ou pode recobri-la.

Esses sopros são causados pela regurgitação de sangue do ventrículo para o átrio, quando há insuficiência mitral ou tricúspide, ou de um ventrículo para o outro, quando existe uma comunicação entre eles.

Para se bem compreender o sopro de regurgitação, deve-se lembrar que, durante a fase de contração isovolumétrica, período em que as valvas atrioventriculares (mitral e tricúspide) estão se fechando, a pressão no interior dos ventrículos já está mais alta do que no átrio, e, por esse motivo, o sangue regurgita para a câmara de menor pressão desde o início da sístole. Durante todo o período sistólico, o sangue continua regurgitando e só deixa de fazê-lo ao terminar a contração ventricular.

Os sopros sistólicos audíveis na base devem ser diferenciados do *rumor venoso* (ver *Rumor ou ruído venoso* mais adiante, neste capítulo).

Sopros diastólicos. Os sopros diastólicos surgem durante a diástole e, conforme o momento em que nela se situam, são classificados em *protodiastólicos*, *mesodiastólicos* e *telediastólicos* ou *pré-sistólicos*. Ocorrem em dois grupos de afecções – estenose atrioventricular e insuficiência das valvas aórtica e pulmonar – que têm comportamento hemodinâmico que lhes confere características semiológicas próprias.

O sopro diastólico das estenoses atrioventriculares (estenose mitral e estenose tricúspide) ocupa a parte média da diástole, momento em que se dá o enchimento rápido dos ventrículos; algumas vezes se prolonga, podendo sofrer determinado reforço no fim da diástole ou pré-sístole. O reforço pré-sistólico depende da contração atrial.

Existe um nítido intervalo entre a 2ª bulha e o início desses sopros. Isso porque, neste período, as pressões intra-atriais e intraventriculares são quase iguais e uma pequena quantidade de sangue passa pelos orifícios valvares. O sopro começa com um estalido de abertura se a valva for flexível.

Outra característica importante é sua qualidade, ou seja, são sopros de baixa frequência e tom grave, o que lhes confere o caráter de "ruflar", expressão muito usada para designá-los.

Outro grupo de sopros diastólicos é o que aparece quando as valvas sigmoides aórticas e pulmonares não se fecham completamente, e apresenta as seguintes características: inicia-se imediatamente após a 2ª bulha, porque neste momento já é importante o gradiente de pressão entre os vasos da base (aorta e pulmonar) e os ventrículos; pode ficar restrito à primeira parte da diástole (protodiástole) ou ocupar também a mesodiástole e a telediástole. São sopros de alta frequência, de intensidade decrescente, tom agudo, qualidades que, em conjunto, conferem a estes sopros caráter aspirativo.

São consequência do refluxo de sangue de um dos vasos da base para um dos ventrículos.

 Quando se emprega o termo "regurgitação" de sangue convém fazer um alerta para não confundir com os *sopros sistólicos de regurgitação*. São completamente diferentes, às vezes confundidos, exatamente em virtude de se usar a mesma expressão para descrever duas situações diversas. Por isso, é preferível dizer-se "refluxo de sangue" em vez de "regurgitação de sangue".

Sopros sistodiastólicos ou contínuos. Os sopros contínuos são ouvidos durante toda a sístole e a diástole, sem interrupção, recobrindo e mascarando a 1ª e a 2ª bulha. Não tomar como sopros contínuos aqueles que ocorrem combinadamente na sístole e na diástole sem assumir, contudo, o caráter de sopros contínuos propriamente ditos.

A parte sistólica desses sopros costuma ser mais intensa e mais rude. São designados sopros "em maquinaria" porque lembram o ruído de máquina a vapor em movimento.

Surgem na persistência do canal arterial, nas fístulas arteriovenosas, nas anomalias dos septos aortopulmonares e no rumor venoso.

Localização

Localiza-se um sopro na área em que é mais bem audível, e como pontos de referência empregam-se as áreas de ausculta e as demais áreas do precórdio. Cumpre salientar, entretanto, que a localização de um sopro em uma das áreas de ausculta não tem valor absoluto. Por exemplo, o fato de esse auscultar um sopro na área mitral não significa, obrigatoriamente, que ele esteja sendo formado na valva mitral.

Irradiação

Depois de estabelecer-se o local de maior intensidade do sopro, desloca-se o receptor do estetoscópio em várias direções para determinar sua irradiação.

Dois fatores influenciam na irradiação de um sopro; o mais importante é a sua *intensidade*, vale dizer, quanto mais intenso, maior a área em que é audível. Alguns sopros de elevada intensidade propagam-se por todo o tórax ou para o pescoço. O outro fator é a *direção da corrente sanguínea*. Cumpre ressaltar que este fator pode condicionar irradiação tão característica que passa a ter excepcional interesse semiológico. Exemplos: o sopro da estenose aórtica se irradia para os vasos do pescoço porque o sangue que flui pela valva aórtica se dirige naquela direção, enquanto o da insuficiência mitral se propaga predominantemente para a axila porque o átrio esquerdo situa-se acima e atrás do ventrículo esquerdo.

Intensidade

Não resta dúvida de que a avaliação da intensidade de um sopro sofre influência subjetiva. No entanto, este aspecto negativo diminui à medida que o examinador adquire experiência. Para orientar-se, é necessária a adoção de critérios que ajudam neste fim. O mais prático é o sistema de cruzes (+, + +, + + + e + + + +), que se escalona da seguinte maneira:

- \+ corresponde aos sopros débeis, só audíveis quando se ausculta com atenção e em ambiente silencioso
- \+ + indicam sopros de intensidade moderada
- \+ + + traduzem sopros intensos
- \+ + + + correspondem aos sopros muito intensos acompanhados de frêmito, audíveis mesmo quando se afasta o estetoscópio da parede torácica ou quando se interpõe entre esta e o receptor a mão do examinador.

Como existem outras escalas em uso, é conveniente referir-se à intensidade da seguinte maneira: +/4, + +/4, + + +/4 e + + + +/4. Agindo desse modo, fica claro que está sendo usada a escala de quatro graduações.

A intensidade de um sopro depende de vários fatores, alguns relacionados com a transmissão das vibrações, sobressaindo-se a espessura da parede torácica e a presença de enfisema ou de derrame pericárdico, outros diretamente ligados ao próprio mecanismo de formação do sopro. Entre estes, destacam-se a velocidade do fluxo e o volume de sangue que passa pelo local em que ele se origina. A influência da velocidade da corrente sanguínea torna-se clara quando se compara a intensidade do sopro da comunicação interventricular de pequena magnitude com as grandes comunicações. Se é pequena, o fluxo de sangue apresenta grande velocidade, gerando um sopro intenso (+ + + a + + + +). Ao contrário, nas comunicações amplas a velocidade do fluxo é menor e o sopro fica débil ou moderado (+ a + +).

Quando o volume sanguíneo é pequeno, o sopro apresenta fraca intensidade. Quando é grande, o sopro torna-se mais intenso.

A intensidade do sopro não deve ser tomada como parâmetro absoluto e decisivo para a avaliação clínica de uma lesão vascular ou cardíaca. Contudo, é lícito admitir-se que, quanto mais intenso, mais significativa costuma ser a anomalia responsável pelo sopro. Além disso, em geral, a intensidade de um sopro não diz nada sobre a gravidade do estado clínico do paciente. Por fim, não se deve esquecer de que pode haver graves defeitos valvares com sopros de pequena intensidade, e vice-versa.

Timbre e tom

Essas duas características, com frequência referidas sob a designação simplificada de "qualidade ou caráter do sopro", estão relacionadas com a velocidade do fluxo e com o tipo de defeito causador do turbilhonamento sanguíneo.

Utilizam-se várias denominações, quase todas procurando caracterizar de modo comparativo a qualidade de um sopro. As mais comuns são: *suave, rude, musical, aspirativo, em jato de vapor, granular, piante* e *ruflar*.

> **Boxe — Significado semiológico do timbre e do tom de um sopro**
>
> O timbre e o tom têm significado semiológico por facilitarem a diferenciação de alguns sopros. Bons exemplos são as diferenças entre dois sopros diastólicos: o da estenose mitral, de baixa frequência, que, por lembrar o bater de asas de um pássaro, recebeu a denominação de *ruflar*, e o sopro da insuficiência aórtica, que é de alta frequência, com intensidade que decresce tão abruptamente que lembra o ruído obtido ao fazer-se aspiração com a boca, justificando a designação de sopro *aspirativo*. O sopro da estenose aórtica, por sua vez, costuma ser chamado granular ou rude.

A denominação *musical* aplica-se a um sopro que lembra o som produzido por instrumento de sopro.

Modificações do sopro com a fase da respiração, posição do paciente e exercício físico

Relação do sopro com a fase da respiração. Existe estreita solidariedade funcional entre os pulmões e o coração. Tal fato se reflete nas modificações da frequência por ação dos estímulos vagais oriundos dos pulmões e da hemodinâmica por alteração da pressão na cavidade torácica durante as incursões respiratórias.

O aproveitamento semiológico das relações entre estes dois órgãos tem como melhor exemplo a *manobra de Rivero-Carvallo*, por meio da qual se diferencia o sopro da insuficiência tricúspide do da insuficiência mitral.

> **Manobra de Rivero-Carvallo**
>
> A manobra de Rivero-Carvallo é assim executada: com o paciente em decúbito dorsal, coloca-se o receptor do estetoscópio na área tricúspide, conferindo especial atenção à intensidade do sopro. Em seguida, solicita-se ao paciente que faça uma inspiração profunda, durante a qual o examinador procura detectar qualquer modificação na intensidade do sopro. Se não houver alteração ou se o sopro diminuir de intensidade, diz-se que a manobra de Rivero-Carvallo é negativa. Neste caso, o sopro audível naquela área não passa de propagação de um sopro originado na valva mitral. Se, ao contrário, o sopro aumenta de intensidade, é correto concluir-se que se trata de um sopro originado no aparelho valvar tricúspide.
>
> Esses fenômenos ocorrem dessa maneira porque, na inspiração profunda, há um aumento da negatividade intratorácica, propiciando maior afluxo de sangue ao coração direito. Quando mais sangue alcançar o ventrículo direito, haverá, *ipso facto*, maior refluxo de sangue para o átrio durante a sístole. Do ponto de vista estetoacústico, isso se exterioriza pela intensificação do sopro.
>
> Esta manobra serve também para diferenciar o desdobramento fisiológico do desdobramento patológico da 2ª bulha no foco pulmonar (P2) (Figura 16.47).

Outra influência da respiração pode ser observada nas lesões aórticas, cujos sopros tornam-se mais audíveis se o paciente fizer uma expiração forçada.

Relação do sopro com a posição do paciente. Os sopros da base do coração, particularmente o da insuficiência aórtica, tornam-se mais nítidos quando o paciente está na posição sentada com o tórax fletido para a frente.

O ruflar diastólico da estenose mitral torna-se mais intenso no decúbito lateral esquerdo.

O rumor venoso aumenta de intensidade na posição sentada ou de pé, diminuindo ou desaparecendo quando o paciente se deita.

Relação do sopro com exercício físico. O exercício físico, ao aumentar a velocidade sanguínea, determina quase sempre intensificação dos sopros.

Aproveita-se semioticamente este fenômeno, solicitando-se ao paciente, no qual haja suspeita de estenose mitral, que faça algum exercício. A partir dessa manobra, é possível tornar mais forte um ruflar que era de pequena intensidade quando o paciente estava em repouso.

Atrito pericárdico

O atrito pericárdico é um ruído provocado pelo roçar dos folhetos pericárdicos quando eles deixam de ser lisos e levemente umedecidos, o que lhes permite deslizar um sobre o outro sem provocar qualquer vibração. Sua causa mais frequente é a pericardite fibrinosa.

A caracterização semiológica do atrito, necessária para diferenciá-lo de sopros e estalidos, compreende os seguintes elementos:

▸ **Situação no ciclo cardíaco**: O atrito pericárdico não coincide exatamente com nenhuma fase do ciclo cardíaco e pode ser ouvido tanto na sístole quanto na diástole. Não mantém relação fixa com as bulhas e, às vezes, provoca a sensação de que seja independente dos ruídos produzidos no coração. Habitualmente, é contínuo, com reforço sistólico. Em algumas ocasiões, restringe-se à sístole
▸ **Localização**: ausculta-se o atrito mais frequentemente entre a ponta do coração e a borda esternal esquerda
▸ **Irradiação**: não se propaga, isto é, mesmo quando intenso, sua área de audibilidade é bastante restrita
▸ **Intensidade**: varia muito de intensidade, e a simples mudança de posição pode alterá-la. A força da pressão do receptor do estetoscópio contra a parede torácica também determina modificações. Com alteração da frequência cardíaca ou mesmo sem qualquer causa aparente, sua intensidade pode modificar-se de um momento para o outro
▸ **Timbre e tom**: suas características de timbre e tom são extremamente variáveis, e muitas comparações têm sido propostas. Entre elas, merece ser citada a comparação com o ruído obtido ao friccionar-se ou atritar-se um couro novo. Algumas vezes, assume caráter musical, e, em outras ocasiões, assemelha-se a um sopro
▸ **Mutabilidade**: talvez seja uma das principais características do atrito pericárdico. De um dia para o outro, ou mesmo no intervalo de algumas horas, pode apresentar diferenças de qualidade e de intensidade. Esse fato não costuma ser observado nos sopros.

Ruído da pericardite constritiva

O ruído da pericardite constritiva origina-se na distensão do pericárdio enrijecido. Pode estar ausente nos casos em que não haja comprometimento do pericárdio no nível da região apical e parede inferior do ventrículo esquerdo.

O ruído da pericardite constritiva ocorre no período diastólico, no fim do enchimento ventricular rápido, um pouco mais precoce que a 3ª bulha, com a qual não se confunde em virtude de suas características estetoacústicas – tem timbre alto e é um ruído seco.

Deve ser diferenciado do estalido de abertura mitral, com o qual se assemelha. O elemento que os diferencia é a localização: o estalido da mitral é audível em todas as áreas de ausculta, enquanto o ruído da pericardite constritiva fica restrito à área mitral, endoápex e área tricúspide.

Rumor ou ruído venoso

Trata-se de um ruído sistodiastólico ou contínuo, de tom grave, que se ouve no pescoço e na porção superior do tórax. O local de máxima intensidade é acima da clavícula direita, na altura da inserção do esternocleidomastóideo. Mais bem audível na posição sentada, chega a desaparecer na posição deitada ou quando ocorre uma compressão no nível de jugular direita ou, ainda, ao fazer-se a rotação do pescoço.

O rumor venoso se origina no turbilhonamento do sangue no ponto em que a jugular interna se encontra com o tronco braquicefálico. Não tem significado clínico.

> **Rumor venoso e sopro contínuo da persistência do canal arterial**
>
> Deve ser diferenciado especialmente do sopro resultante da persistência do canal arterial. (Ver adiante, *Persistência do canal arterial*.)

Ausculta do coração nos principais defeitos orovalvares adquiridos e nas anomalias congênitas mais frequentes

Cumpre assinalar que não é obrigatória em todas as cardiopatias – congênitas ou adquiridas – a presença de alterações estetoacústicas. Em outras palavras, *não é raro existirem lesões cardíacas com ausculta normal ou com alterações inexpressivas. A situação oposta também não é incomum, ou seja, a existência de modificações estetoacústicas não indica necessariamente que haja enfermidade cardíaca.*

Estenose mitral

Como consequência de anomalia congênita (valva bicúspide), da moléstia reumática ou degeneração senil com calcificação dos folhetos valvares, o orifício mitral pode ficar estreitado (Figura 16.50B). Nessas condições, durante a diástole o sangue tem dificuldade de fluir do átrio para o ventrículo esquerdo, advindo importantes modificações hemodinâmicas que dão origem aos seguintes dados estetoacústicos:

▶ 1ª bulha que, além de hiperfonética, costuma assumir qualidade metálica e seca em decorrência do endurecimento dos folhetos da valva
▶ Hiperfonese da 2ª bulha na área pulmonar, traduzindo hipertensão da pequena circulação
▶ A abertura da valva mitral estenótica determina um ruído de tom agudo no início da diástole, logo após a 2ª bulha – é o estalido de abertura da mitral
▶ Sopro mesodiastólico com reforço pré-sistólico audível apenas na área mitral. Este sopro é de baixa frequência e suas características de timbre são tão peculiares que ficou consagrada a designação simplificada de ruflar diastólico. É mais audível com o receptor de campânula e com o paciente em decúbito lateral esquerdo. O exercício físico o intensifica. Atenção: em alguns pacientes, este sopro só é audível quando se lança mão das manobras assinaladas: exercício físico e decúbito lateral esquerdo.

Insuficiência mitral

A insuficiência mitral se instala quando os folhetos desta valva não se fecham adequadamente durante a sístole ventricular, permitindo refluxo de uma determinada quantidade de sangue para o átrio.

A primeira bulha fica mascarada (recoberta) pelo sopro, e se houver aumento da pressão no território pulmonar, a 2ª bulha torna-se hiperfonética no foco pulmonar.

A insuficiência mitral pode ser consequência de alteração da estrutura do aparelho valvar – insuficiência mitral orgânica, cujas etiologias principais são a moléstia reumática, o prolapso mitral e a endocardite infecciosa (Figura 16.51) – ou depender de uma alteração miocárdica sem lesão das valvas (cardiomiopatias, miocardites, infarto do miocárdio). Nessa eventualidade, trata-se de insuficiência mitral funcional.

O achado fundamental na ausculta é o sopro sistólico de regurgitação, indicativo do refluxo de sangue. Localiza-se na área mitral e se irradia na direção da axila. Sua intensidade guarda certa relação com a magnitude do refluxo e pode ir de + a + + + +. As características do timbre e do tom são variáveis; algumas vezes, suave, outras, rude, podendo em alguns pacientes adquirir caráter musical.

Estenose aórtica

Em pessoas jovens ou adultas, a causa mais comum deste defeito valvar é a moléstia reumática, que pode provocar fusão dos sigmoides aórticos; pode ser também por anomalia congênita (valva bicúspide). Em pacientes idosos, a principal causa é degeneração senil dos folhetos. Do ponto de vista hemodinâmico, o fato essencial é a dificuldade de esvaziamento do

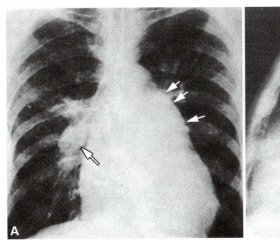
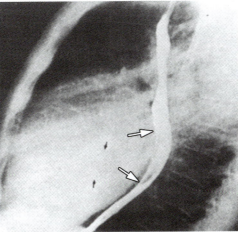
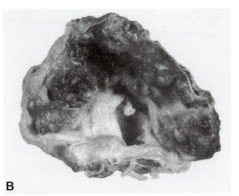
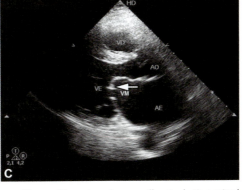

Figura 16.50 Estenose mitral. **A.** Radiografia do tórax em PA e perfil mostrando uma silhueta do tipo mitral com arco abaulado, pela dilatação da artéria pulmonar e da auriculeta esquerda, e crescimento ventricular direito. No perfil, chama a atenção a compressão do esôfago pela dilatação do átrio esquerdo (setas). **B.** Orifício mitral estreitado esquerdo em decorrência de moléstia reumática. **C.** Ecocardiograma bidimensional demonstrando comprometimento reumático típico da valva mitral (VM) com espessamento de ambas as cúspides e redução da abertura valvar (estenose). AE: átrio esquerdo, VE: ventrículo esquerdo; AD: átrio direito; VD: ventrículo direito; AO: aorta.

Insuficiência aórtica

A incapacidade de fechamento das sigmoides aórticos pode ser consequência de moléstia reumática, endocardite infecciosa, lues (aortite luética), degeneração senil e dissecção aórtica com comprometimento do aparelho valvar. O refluxo de sangue para o ventrículo esquerdo durante a diástole é o fenômeno básico desta valvopatia. Sua tradução estetoacústica é um sopro diastólico, audível logo após a 2ª bulha, e que ocupa a proto, a meso ou toda a diástole. Localiza-se na área aórtica ou no 3º espaço intercostal, junto à borda esternal esquerda, e se irradia para baixo, na direção da área tricúspide ou, às vezes, até a área mitral. É um sopro de alta frequência, de intensidade decrescente, aspirativo. Sua intensidade varia de + a + + + +. É mais audível na posição sentada e durante a apneia expiratória. A 2ª bulha costuma estar aumentada de intensidade.

Insuficiência tricúspide

A insuficiência tricúspide é um defeito valvar quase sempre secundário à dilatação do anel orovalvar; vale dizer, é mais comum a insuficiência funcional do que a orgânica. Quando orgânica, a causa costuma ser a moléstia reumática.

O refluxo do sangue do ventrículo direito para o átrio provoca um sopro sistólico de regurgitação, localizado na área tricúspide e que se irradia em raio de roda, atingindo inclusive a área mitral. Pode ser audível na área mitral e despertar a suspeita de insuficiência mitral.

Para diferenciar a insuficiência mitral da insuficiência tricúspide, lança-se mão da manobra de Rivero-Carvallo, que é positiva na insuficiência tricúspide.

O sopro da insuficiência tricúspide varia de intensidade (+ a + + + +) e de qualidade. Suave, rude, em jato de vapor, piante ou musical são as designações mais usadas para descrevê-lo, conforme o timbre e o tom.

Estenose pulmonar

Na maioria dos casos, a estenose pulmonar é de origem congênita, podendo surgir isoladamente ou como parte de anomalias cardíacas mais complexas, entre as quais a tetralogia de Fallot, que é constituída por estenose pulmonar, comunicação interventricular, dextroposição da aorta e hipertrofia do ventrículo direito.

Na ausculta da área pulmonar é que se observam os dados mais expressivos. Quanto mais grave for a estenose, tanto mais hipofonética e desdobrada será a segunda bulha, com diminuição do seu segundo componente. O desdobramento mais amplo se deve ao aumento do período ejetivo do ventrículo direito. Um estalido protossistólico nesta área indica dilatação pós-estenótica do tronco da artéria pulmonar. O sopro sistólico, geralmente acompanhado de frêmito, exibe aspecto crescendo-decrescendo e se inicia com o estalido protossistólico.

Insuficiência pulmonar

A causa mais comum de insuficiência pulmonar é a dilatação do anel valvar por hipertensão na artéria pulmonar de qualquer etiologia ou quando há dilatação desta artéria, idiopática ou consequente a doença difusa do tecido conjuntivo, como na síndrome de Marfan. Menos frequentemente por lesão das

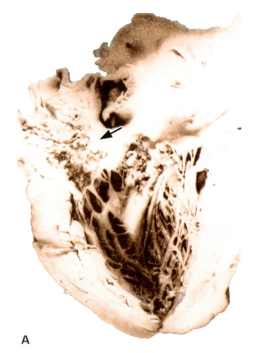

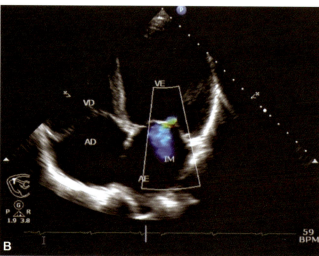

Figura 16.51 A. Insuficiência mitral de etiologia reumática reconhecida clinicamente pelo encontro na área mitral de um sopro sistólico de regurgitação, + + + +, moderadamente rude, que se irradiava para a axila. O *ictus cordis* situava-se no 6º espaço intercostal esquerdo, 2 cm para fora da linha hemiclavicular, intenso e difuso, correspondendo a três polpas digitais, indicando dilatação e hipertrofia do ventrículo esquerdo. Neste caso, observam-se também lesões vegetantes (seta) no nível da valva mitral e na parede atrial (endocardite infecciosa). **B.** Ecocardiograma mostrando o fluxo de sangue de VE para AE durante a sístole ventricular.

ventrículo esquerdo e, do ponto de vista estetoacústico, o turbilhonamento do sangue ao passar pela valva estreitada.

À ausculta, percebe-se um sopro sistólico de ejeção com máxima intensidade na área aórtica. Este sopro irradia-se para o pescoço, acompanhando a direção da corrente sanguínea, e varia de intensidade (+ a + + + +) em função da importância do estreitamento. Quase sempre, sua qualidade é rude, e, muitas vezes, passa a ter característica de granular.

Mais bem audível quando o paciente está sentado. A 2ª bulha no foco aórtico costuma estar diminuída.

valvas pulmonares. O refluxo de sangue para o ventrículo direito origina um sopro diastólico, audível após a 2ª bulha, localizado na área pulmonar e borda esternal esquerda até a área tricúspide. Não deve ser confundido com o sopro da insuficiência aórtica, também audível nesta região.

Comunicação interatrial

A comunicação interatrial é um defeito congênito muito frequente. Do ponto de vista estetoacústico, caracteriza-se pela presença de um sopro sistólico de ejeção na área pulmonar, com pequena propagação no sentido do ombro esquerdo. Quase sempre é um sopro suave. O sopro que se ouve na comunicação interatrial não é provocado pela passagem do sangue pelo orifício de comunicação entre as câmaras. Origina-se de uma estenose pulmonar "relativa", em razão do hiperfluxo de sangue pela valva pulmonar. Contudo, o elemento semiótico mais importante desse defeito não é o sopro, isoladamente, mas quando está associado ao desdobramento constante e fixo da 2ª bulha na área pulmonar.

Comunicação interventricular

A presença de um orifício entre os ventrículos é outra anomalia congênita bastante comum.

A passagem do sangue através desta comunicação anômala origina um sopro sistólico de regurgitação que se localiza predominantemente no endoápex ou mesocárdio e se irradia dentro de uma faixa transversal que vai da área mitral à tricúspide. Sua intensidade varia (+ a + + + +) e sua qualidade quase sempre é em jato de vapor. Além do sopro, encontra-se hiperfonese da 2ª bulha pulmonar, indicativa de aumento da pressão no território pulmonar.

Persistência do canal arterial

A persistência do canal arterial após o nascimento constitui anomalia congênita não muito rara. Nos casos típicos, ouve-se um sopro contínuo, localizado na área infraclavicular, com irradiação para as proximidades desta região. O componente sistólico costuma ser de intensidade maior e de qualidade rude, enquanto o diastólico é mais fraco e menos rude. É clássico comparar este sopro ao "ruído de maquinaria". A presença de uma 2ª bulha pulmonar hiperfonética indica a existência de hipertensão no circuito pulmonar.

> **Boxe — Sopros inocentes**
>
> São sopros encontrados em pacientes, na maior parte das vezes crianças, sem qualquer alteração das estruturas do coração ou dos vasos da base. Daí a designação de *sopros inocentes* (denominação preferencial), *sopros acidentais, sopros benignos* e *sopros não patológicos*.
>
> São relativamente comuns, e a tarefa principal do examinador é diferenciá-los dos sopros patológicos.
>
> Suas características fundamentais são as seguintes: não se acompanham de frêmito, nunca são diastólicos, quase sempre são suaves (+ a ++), na maior parte das vezes são proto ou mesossistólicos (nunca são holossistólicos) e não se acompanham de alterações das bulhas. Costumam ser ouvidos na área mitral e, mais frequentemente, na área pulmonar e aórtica. Têm irradiação muito restrita e nunca se propagam ao dorso.
>
> Contudo, as características semiológicas não são suficientes para considerar como "inocente" ou "não patológico" qualquer tipo de sopro cardíaco. Portanto, o diagnóstico de sopro inocente só pode ser feito após exame clínico completo e exames complementares adequados.

Insuficiência cardíaca

Síndrome clínica que pode se manifestar de diferentes maneiras, dependendo da cavidade cardíaca comprometida e do grau da disfunção ventricular, sistólica ou diastólica.

A disfunção diastólica está presente em aproximadamente 30% dos casos, acometendo mais mulheres e idosos. As manifestações clínicas são semelhantes, porém mais brandas, quando comparadas aos casos de disfunção ventricular sistólica.

Diversas são as causas de miocardiopatias que levam à insuficiência mecânica do coração; dentre elas, causas infecciosas como miocardiopatia viral e chagásica, isquêmica (doença arterial coronariana), alcoólica, valvopatias, hipertensiva ou secundária a substâncias cardiotóxicas, como os quimioterápicos.

Independentemente do fator agressor inicial, a fisiopatologia é a mesma. Ela envolve alterações neuro-hormonais, celulares e mecânicas, com hiperatividade do sistema nervoso simpático e do sistema renina-angiotensina-aldosterona e liberação de substâncias como interleucinas, fator de necrose tumoral alfa e outros. A manutenção do fator agressor e a intervenção terapêutica inadequada proporcionam continuidade de todo o processo de alteração estrutural do miocárdio ventricular, fenômeno denominado remodelamento miocárdico.

A sequência de fenômenos que podem culminar na síndrome de insuficiência cardíaca tem início quando há uma desproporção entre a carga hemodinâmica e a capacidade miocárdica. Dentro de determinados limites o organismo lança mão de mecanismos compensadores, entre os quais se destacam, inicialmente, o aumento da frequência cardíaca e a hipertrofia das fibras miocárdicas, capazes de manter a perfusão celular em níveis adequados. Posteriormente, surgem outros mecanismos, com destaque para ativação do sistema renina-angiotensina-aldosterona e hiperatividade adrenérgica. Ultrapassada a capacidade de compensação, eclode o quadro de insuficiência cardíaca (Figura 16.52).

De maneira geral, o coração tolera melhor a sobrecarga de volume do que a de pressão. Assim, a sobrecarga do ventrículo esquerdo produzida pela insuficiência aórtica pode permanecer vários anos sem causar sintomas; em contrapartida, a sobrecarga provocada pela estenose aórtica determina sinais e sintomas de insuficiência cardíaca com maior precocidade. De outra parte, as sobrecargas que se instalam progressivamente são mais bem toleradas do que as sobrecargas agudas. Por isso, a insuficiência mitral causada por lesão reumática pode perdurar muitos anos sem desencadear insuficiência miocárdica, enquanto a insuficiência mitral produzida por ruptura de cordoalha tendinosa em casos de infarto agudo do miocárdio, por exemplo, precipita uma rápida e intensa insuficiência cardíaca.

Os sinais e sintomas de insuficiência cardíaca compreendem dois grupos diferentes: os atribuíveis ao próprio coração – tais como a taquicardia, o ritmo de galope, a alternância cardíaca, o pulso alternante, a intolerância aos esforços, a hiperfonese da 2ª bulha no foco pulmonar, sopros sistólicos, a cardiomegalia, as arritmias e a convergência pressórica – e os extracardíacos – originados nos leitos circulatórios congestos, em órgãos hipoperfundidos e por hiperatividade adrenérgica –, que compreendem a dispneia, a tosse, a expectoração hemoptoica, os estertores pulmonares, a fadiga, a cianose, a hepatomegalia, a oligúria, a insônia, a irritabilidade, a anorexia, a astenia, o ingurgitamento jugular, o refluxo hepatojugular, o edema e os derrames cavitários (Figura 16.52). (Ver *Sistema cardiovascular* no Capítulo 6, *Sinais e Sintomas*.)

> **Boxe — Manifestações extracardíacas da insuficiência cardíaca**
>
> Cumpre ressaltar que as manifestações extracardíacas devem ser interpretadas no contexto clínico do paciente, pois não são, necessária e exclusivamente, decorrências da insuficiência cardíaca. Assim, a dispneia, manifestação principal da insuficiência ventricular esquerda, aparece também nos distúrbios broncopulmonares, nas alterações do sangue e de outros órgãos. Contudo, quando ocorre em um paciente portador de cardiopatia que sobrecarrega ou compromete o ventrículo esquerdo, passa a ter um significado semiológico especial a indicar uma provável insuficiência desse ventrículo.

As manifestações clínicas de insuficiência cardíaca dependem, sobretudo, do ventrículo comprometido, e, para melhor sistematização do assunto, serão discutidos separadamente os sintomas e os sinais indicativos de insuficiência de cada ventrículo, ou seja, insuficiência ventricular esquerda e insuficiência ventricular direita. Nas miocardiopatias, como, por exemplo, na cardiopatia chagásica crônica (Figura 16.53), o quadro clínico costuma apresentar desde o início sinais e sintomas indicativos de insuficiência de ambos os ventrículos.

Insuficiência ventricular esquerda

A sintomatologia da insuficiência ventricular esquerda origina-se fundamentalmente da congestão venocapilar pulmonar, que é decorrente, por sua vez, da ineficiência do miocárdio ventricular esquerdo para bombear o sangue, e compreende a dispneia, a tosse, a expectoração hemoptoica e os estertores pulmonares, além dos sinais, originados no próprio coração – a taquicardia, o ritmo de galope, a alternância cardíaca e a convergência pressórica.

A *dispneia*, como a dor e a ansiedade, por ser subjetiva, torna-se difícil de quantificar, o que não nos impede, entretanto, de graduá-la em leve, moderada e intensa. Frequentemente acompanha-se de aumento da frequência (taquipneia) e da amplitude da respiração. Sua explicação fisiopatológica permanece com alguns pontos obscuros. Tanto as alterações nos pulmões como as dos músculos respiratórios contribuem para seu aparecimento. O fenômeno fundamental é a congestão pulmonar, admitindo-se que o edema intersticial nas adjacências dos capilares pulmonares seja capaz de estimular receptores

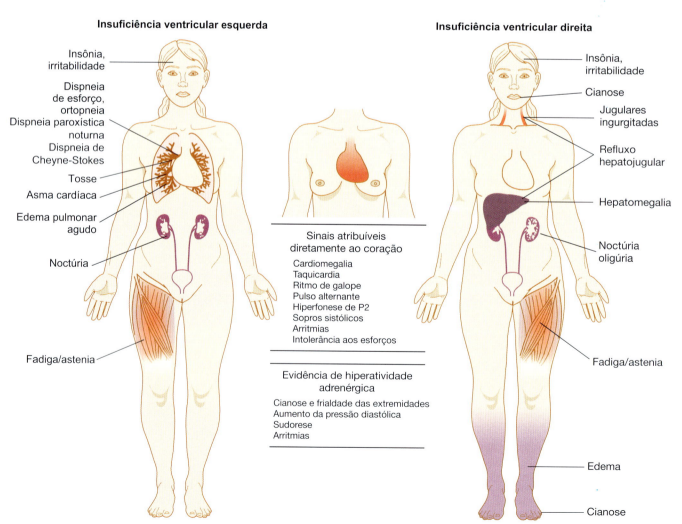

Figura 16.52 Esquema do quadro clínico da insuficiência cardíaca.

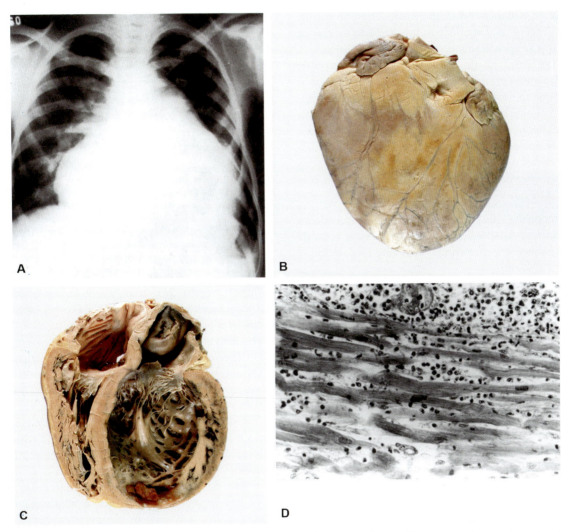

Figura 16.53 Cardiopatia chagásica crônica. **A.** Radiografia de tórax, aumento substancial da área cardíaca. **B.** Coração aumentado de volume, globoso, ponta romba, formada por ambos os ventrículos. **C.** Paredes ventriculares delgadas e cavidades dilatadas, com trombo mural na ponta (lesão apical). **D.** Intenso infiltrado, predominantemente linfocitário, com destruição de miofibrilas.

justacapilares de onde partiriam os estímulos que alcançam os centros localizados no encéfalo e que respondem com aumento da amplitude e da frequência respiratória, acompanhados da sensação subjetiva de falta de ar. Admite-se que o aumento do trabalho da musculatura respiratória para a movimentação dos pulmões congestos, sem correspondente aumento do fluxo sanguíneo, em consequência da diminuição do débito cardíaco, determina fadiga destes músculos, o que contribui para o surgimento da sensação de falta de ar.

A dispneia da insuficiência ventricular esquerda pode ter as seguintes formas (ver *Sistema cardiovascular* no Capítulo 6, *Sinais e Sintomas*):

▶ **Dispneia de esforço**: é a dispneia provocada pela execução de um trabalho ou exercício físico que o paciente costumava realizar sem dificuldade. Em função da intensidade do esforço, é classificada em dispneia aos grandes, médios e pequenos esforços. Costuma ser progressiva ao longo de um período que se conta em semanas ou meses

▶ **Dispneia de decúbito**: caracteriza-se por surgir quando o paciente se coloca na posição deitada, obrigando-o a dormir com dois ou mais travesseiros. Em fase mais avançada, o paciente é forçado a sentar-se na beira do leito, com as pernas para fora. A causa desta dispneia é o aumento da congestão pulmonar pelo maior afluxo de sangue, proveniente dos membros inferiores e do leito esplâncnico, que se desloca para o tórax quando este fica no mesmo nível destas áreas. A reabsorção de edema, aparente ou subclínico, dos membros inferiores, que ocorre na posição deitada, também contribui para agravar a congestão pulmonar no decúbito

▶ **Dispneia paroxística**: ocorre com mais frequência à noite e, por isso, costuma ser chamada de *dispneia paroxística noturna*. Sua fisiopatologia é idêntica à da dispneia de decúbito, apenas acrescida de outro fator, representado pela menor sensibilidade do centro respiratório durante o sono. Esta menor sensibilidade permite maior acúmulo de edema no interstício dos pulmões do que quando o paciente está acordado. Em determinado momento ele é despertado de modo súbito e com dispneia intensa que o obriga a sentar-se na beira da cama ou levantar-se. A dispneia paroxística surge após algumas horas de sono, quase sempre de madrugada, havendo sempre um espaço de tempo para que haja redistribuição do sangue e reabsorção do edema. A atividade adrenérgica aumentada na fase REM do sono pode ser um fator que se associa ao mecanismo hemodinâmico

▶ **Dispneia periódica ou de Cheyne-Stokes**: neste tipo de dispneia o paciente apresenta, de modo cíclico, movimentos respiratórios que se tornam cada vez mais profundos até atingirem uma amplitude máxima, quando então começam a diminuir gradativamente, podendo chegar à apneia, que dura alguns segundos. Este tipo de dispneia aparece na insuficiência cardíaca grave e denuncia o comprometimento do encéfalo, seja pelas alterações que acompanham a falência miocárdica, seja pela concomitância de outra doença.

A *tosse* acompanha a dispneia ou a substitui obedecendo ao mesmo mecanismo fisiopatológico. Quase sempre se trata de tosse seca que sobrevém após esforço ou quando o paciente se deita.

A *expectoração hemoptoica* traduz acentuada congestão venocapilar, como ocorre no edema pulmonar agudo, ou a instalação de infarto pulmonar, decorrente de embolia.

Os *estertores finos* nas bases pulmonares são os mais precoces sinais de congestão pulmonar. Às vezes, principalmente nos portadores de afecções crônicas dos brônquios, pode instalar-se um broncospasmo, reconhecível clinicamente pela presença de respiração sibilante (chieira no peito) e prolongamento da expiração. A isso se aplica a denominação de *asma cardíaca*.

No edema pulmonar agudo há edema intersticial e passagem de líquido para o interior dos alvéolos.

Como consequência da diminuição do débito cardíaco podem surgir sintomas decorrentes de má oxigenação cerebral ou de outros órgãos, tais como *irritabilidade, insônia, confusão mental, anorexia, fadiga* e *astenia*.

A *fadiga* e a *astenia* estão relacionadas com a inadequada utilização do O_2 pelas mitocôndrias dos miócitos.

Os sinais diretamente atribuíveis ao coração são a taquicardia, o ritmo de galope, o pulso alternante, a convergência pressórica e a intolerância aos esforços.

A *taquicardia* é um achado habitual e corresponde ao mecanismo compensador mais elementar de que o organismo pode lançar mão para tentar manter o débito cardíaco em níveis adequados. Em muitos casos, é encontrada mesmo em repouso, porém mais característico é o aumento exagerado da frequência aos esforços, relatado pelo paciente como palpitações, que demora mais tempo para retornar aos valores iniciais.

O *ritmo de galope* pode surgir precocemente e apresenta grande valor diagnóstico.

O fenômeno da *alternância* consiste na sucessão de um batimento forte e de um fraco. Admite-se que seja decorrente da variação no número de fibras miocárdicas que se contraem – o batimento fraco corresponde à contração de apenas uma parte das fibras. A alternância traduz-se semioticamente pelo *pulso alternante*, perceptível durante o exame do pulso radial ou aplicando-se a técnica descrita ao se estudar a pressão arterial.

A *convergência pressórica* resulta de dois mecanismos: diminuição da pressão arterial sistólica em consequência da redução da força de contração do ventrículo esquerdo e aumento da pressão diastólica pela hiperatividade do sistema simpático, que leva ao aumento da resistência periférica. Cumpre assinalar que não é obrigatória a ocorrência simultânea dos dois mecanismos, podendo ocorrer apenas uma das alterações de pressão sem que haja uma nítida convergência dos níveis tensionais.

A *intolerância aos esforços* e a *dispneia*, embora ocorram juntas com grande frequência, não são sintomas exatamente iguais. A dispneia resulta da congestão pulmonar, enquanto a intolerância aos esforços relaciona-se diretamente à disfunção miocárdica e, em particular, à disfunção sistólica do ventrículo esquerdo.

Insuficiência ventricular direita

A repercussão subjetiva da insuficiência ventricular direita é muito menor que a da insuficiência ventricular esquerda e se restringe às seguintes queixas: *cansaço fácil* (não confundir com a dispneia da insuficiência ventricular esquerda), *astenia, dor no hipocôndrio direito* por distensão da cápsula de Glisson na hepatomegalia congestiva, *anorexia, dor abdominal* difusa quando há ascite, *diarreia* relacionada com a estase no tubo intestinal e *oligúria*.

Os sinais atribuíveis ao próprio coração são a *taquicardia* e o *ritmo de galope*, tal como na insuficiência ventricular esquerda.

Os sinais que caracterizam a insuficiência direita têm como denominador comum a hipertensão venosa, à qual se junta a retenção de sódio e água pelos rins, em decorrência de um disbalanço glomerulotubular para o qual contribui tanto a insuficiência ventricular esquerda (diminuição do débito) quanto a insuficiência ventricular direita (estase venosa).

A sintomatologia da insuficiência ventricular direita compreende o *ingurgitamento jugular*, a *hepatomegalia*, o *refluxo hepatojugular*, o *edema*, os *derrames cavitários* (hidrotórax, derrame pericárdico e ascite) e a *cianose*.

O *ingurgitamento* ou *turgência jugular* deve ser pesquisado seguindo a técnica descrita quando foi estudado o pulso venoso, pois somente a turgência que persiste na posição semissentada e sentada traduz hipertensão venosa.

O ingurgitamento das veias jugulares e o aumento da amplitude do pulso venoso após compressão do fígado (*refluxo hepatojugular*) refletem a incapacidade do ventrículo direito de se adaptar ao maior volume sanguíneo que lhe é oferecido durante a manobra. Isso permite diferenciar uma hepatomegalia causada por insuficiência cardíaca de outras causas que provocam crescimento do fígado.

Na *hepatomegalia congestiva* o fígado apresenta superfície lisa, borda fina e lisa, consistência diminuída ou inalterada e é doloroso à palpação. A grande sensibilidade do fígado congesto pode inclusive dificultar seu exame.

O *edema* da insuficiência ventricular direita localiza-se de início nos membros inferiores, podendo posteriormente generalizar-se; é mais acentuado no período da tarde; tem consistência mole; é inelástico e não é doloroso. Nos pacientes acamados pode restringir-se ou predominar na região pré-sacra. Em alguns casos, chama a atenção o edema da genitália, de modo particular na bolsa escrotal. A intensidade do edema cardíaco pode ir de um discreto edema, restrito às extremidades inferiores, até a anasarca.

Dois fatores participam da formação do edema cardíaco – o aumento da pressão hidrostática e a congestão das veias renais, que causa retenção de sódio e água, para a qual contribui também um aumento da produção de aldosterona.

Os *derrames cavitários* (hidrotórax, derrame pericárdico e ascite) (Figura 16.54) obedecem, basicamente, aos mesmos mecanismos responsáveis pelo edema. Convém assinalar, entretanto, que na formação dos derrames participam outros fatores. No caso do derrame pleural, por exemplo, admite-se a influência de alteração na drenagem linfática do pulmão, principalmente no hemitórax direito.

A *cianose*, do tipo periférico, resulta da lentidão circulatória que leva a maior extração de O_2 no nível da pele das extremidades; outro fator importante é o aumento da atividade simpática, provocando venoconstrição.

Resta assinalar que na grande maioria dos casos encontram-se sinais e sintomas de insuficiência de ambos os ventrículos, falando-se então em insuficiência cardíaca global. Contudo, não é raro o surgimento de insuficiência ventricular esquerda muito antes da falência do ventrículo direito. Por outro lado, em determinados casos predominam os sinais de insuficiência do ventrículo direito. O conhecimento dos aspectos clínicos e dos mecanismos fisiopatológicos envolvidos permite o reconhecimento dessas várias possibilidades.

> ### Doença arterial coronariana
> A causa das manifestações clínicas é a isquemia miocárdica que se expressa por dor, cujas características semiológicas precisam ser bem identificadas (ver Capítulo 6, *Sinais e Sintomas*). O exame físico do coração pode ser normal. Diminuição da intensidade de B_1 e B_2 (surgimento de uma 3ª bulha). É frequente o aparecimento de arritmias. A presença de um ruído de atrito é indicativo de pericardite reacional.

EXAME DA AORTA

A porção ascendente e a crossa da aorta são acessíveis ao exame físico. A projeção da aorta ascendente na parede anterior do tórax corresponde à região que vai da 3ª articulação costoesternal esquerda à 2ª articulação costoesternal direita, portanto, no terço superior do esterno. A parte mais alta da crossa aórtica, principalmente nos indivíduos brevilíneos e nas pessoas idosas, aproxima-se da fúrcula esternal.

Semiotécnica

O exame da aorta é feito por inspeção, palpação e ausculta.

À inspeção, procura se evidenciar abaulamentos pulsáteis no terço superior do esterno e na fúrcula, que são indicativos de aneurisma aórtico.

Nos pacientes idosos, nos quais a aorta já apresenta um processo de alongamento e dilatação em decorrência de alterações degenerativas (esclerose senil da aorta), nos pacientes com hipertensão arterial, a qual determina uma dilatação da aorta (aortopatia hipertensiva) e nos casos de insuficiência das valvas aórticas, quando a contração cardíaca torna-se mais forte para impulsionar maior quantidade de sangue, é possível ver e palpar os batimentos da aorta na fúrcula esternal.

Após exercício físico e emoções, pelo aumento da força contrátil do coração, mesmo em pessoas saudáveis, podem tornar-se visíveis e palpáveis, na fúrcula esternal, as pulsações da aorta.

À ausculta é possível perceber sopros sistólicos decorrentes de aneurisma da aorta ascendente e da crossa aórtica. Contudo, não se pode esquecer de que o sopro da estenose das valvas aórticas irradia-se na direção da corrente sanguínea que penetra na aorta, podendo alcançar os vasos do pescoço.

Cumpre salientar que os aneurismas da crossa da aorta podem manifestar-se por rouquidão (compressão do nervo recorrente), dispneia e tosse (compressão do brônquio), disfagia (compressão do esôfago), independentemente de sinais ao exame físico.

EXAME DAS ARTÉRIAS CAROTÍDEAS

Ver Capítulo 15, *Exame de Cabeça e Pescoço*.

> ### Exame do tórax no idoso
> À inspeção do tórax, são frequentes o aumento da cifose torácica e o alargamento do diâmetro anteroposterior, situações que podem ser consideradas consequências do envelhecimento normal, mas que se acentuam na presença de algumas doenças comuns nessa faixa etária (DPOC, osteoporose). Nas mulheres, as mamas devem ser sempre examinadas, uma vez que o câncer de mama também é muito comum em idosas.
>
> Todo dado positivo pulmonar tem o mesmo significado que em paciente jovem, pois o envelhecimento pulmonar, no máximo, pode ocasionar diminuição do murmúrio vesicular, mas nunca ruído adventício.
>
> O aumento do diâmetro anteroposterior do tórax leva a uma interposição pulmonar entre o coração e a caixa torácica que pode influenciar no exame do tórax. Assim, à inspeção e à palpação, os fenômenos estetoacústicos podem ser menos evidentes, além da diminuição do *ictus cordis*.
>
> À ausculta, as bulhas podem ser hipofonéticas. A 4ª bulha pode ocorrer sem significado patológico, como consequência da redução da complacência do ventrículo esquerdo que acompanha o processo de envelhecimento.
>
> A dilatação e a perda da elasticidade da aorta ascendente e o espessamento dos folhetos da valva aórtica podem ser responsáveis pelo surgimento de estalido protossistólico e/ou de sopro ejetivo, também sem significado patológico. Quando há estenose aórtica, o sopro quase sempre se acompanha de frêmito, alterações da pressão arterial e dos pulsos.
>
> O sopro sistólico regurgitativo também pode ocorrer sem significado patológico por espessamento e calcificação da valva mitral, sem que haja significativa alteração funcional desta. Cumpre assinalar, que os sopros diastólicos sempre indicam disfunção valvar (ver Capítulo 9, *Exame Clínico do Idoso*).

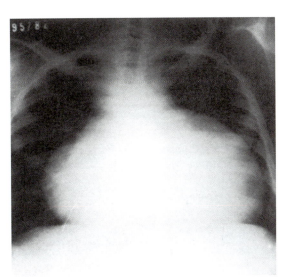

Figura 16.54 Derrame pericárdico. Ao exame físico do tórax o *ictus cordis* não era visível nem palpável e as bulhas cardíacas encontravam-se hipofonéticas.

Roteiro pedagógico para exame físico das mamas

Este roteiro está disponível para *download* em www.grupogen.com.br. Neste mesmo *site*, com o título *Habilidades clínicas*, encontram-se vídeos com as várias etapas do exame clínico.

Identificação do paciente:

Mama	Direita	Esquerda
Pele:		
Tamanho:		
Forma:		
Simetria:		
Sensibilidade:		
Contextura:		
Consistência:		

Mamilos	Direito	Esquerdo
Posição:		
Retrato mamilar:		
Secreção:		

Linfonodos	Direito	Esquerdo
Axilares:		
Infraclaviculares:		
Supraclaviculares:		

Nódulos ( ) Áreas de condensação ( )
Localização:
Tamanho:
Limites:
Consistência:
Mobilidade:
Diâmetro:
Relação com as estruturas circunjacentes:

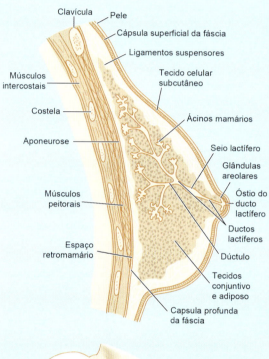

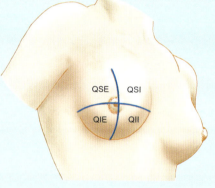

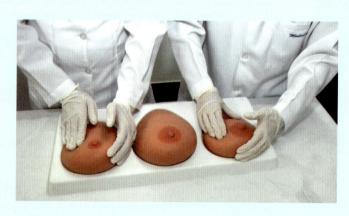

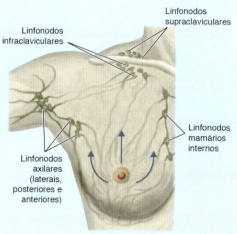

Roteiro pedagógico para exame dos brônquios, dos pulmões e das pleuras

Este roteiro está disponível para *download* em www.grupogen.com.br. Neste mesmo *site*, com o título *Habilidades clínicas*, encontram-se vídeos com as várias etapas do exame clínico.

Identificação do paciente:

Inspeção

Forma do tórax:

Abaulamentos e depressões:

Tipo respiratório:

Ritmo respiratório:

Amplitude da respiração:

Frequência respiratória:

Expansibilidade dos pulmões:

Palpação

Estrutura da parede torácica:

Expansibilidade:

Frêmito toracovocal:

Percussão

Alterações da percussão:

Ausculta

Sons normais:

Sons anormais:

Sons vocais (ausculta de voz):

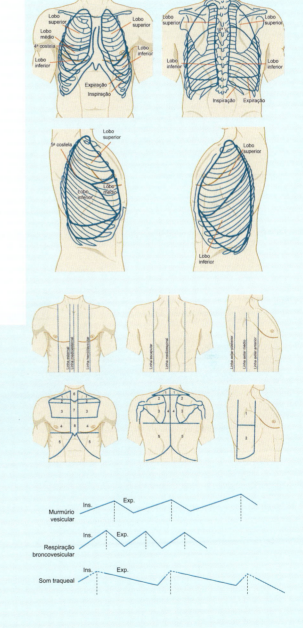

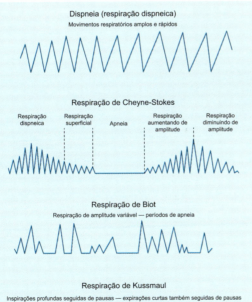

Roteiro pedagógico
para exame do coração

Este roteiro está disponível para *download* em www.grupogen.com.br. Neste mesmo *site*, com o título *Habilidades clínicas*, encontram-se vídeos com as várias etapas do exame clínico.

Identificação do paciente:

Precórdio e regiões circunjacentes

Inspeção e palpação

Ictus cordis

Depressões:

Abaulamentos:

Frêmito:

Outros dados:

Ausculta

Ritmo:

Frequência:

Bulhas, sopros, estalidos, atrito:

   FM:

   FT:

   FA:

   FP:

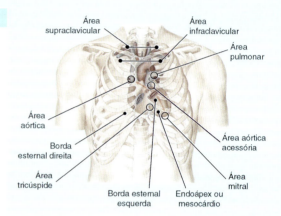

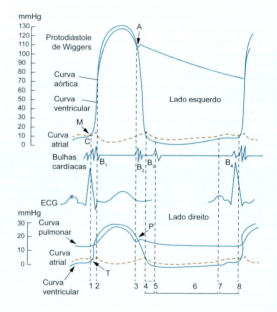

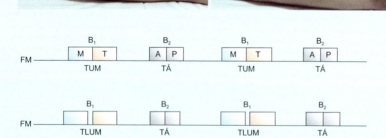

Capítulo 17

Exame do Abdome

Celmo Celeno Porto
Americo de Oliveira Silverio
Cacilda Pedrosa de Oliveira
Heitor Rosa
Hélio Moreira
José Abel Alcanfor Ximenes
Rafael Oliveira Ximenes
Rodrigo Oliveira Ximenes
João Damasceno Porto
Mauricio Sérgio Brasil Leite

- Introdução *432*
- Pontos de referência anatômicos do abdome *432*
- Regiões do abdome *432*
- Projeção dos órgãos nas paredes torácica e abdominal *433*
- Inspeção *433*
- Palpação *436*
- Percussão *444*
- Ausculta *446*
- Exame da região anoperineal e toque retal *447*
- Principais síndromes abdominais *448*
- Roteiro pedagógico para exame do abdome *460*

INTRODUÇÃO

O reconhecimento dos pontos de referência anatômicos, a divisão do abdome em regiões clínicas e a projeção dos órgãos desta cavidade na parede abdominal e torácica são essenciais para o estudo da propedêutica abdominal.

Ver *Sistema digestivo* no Capítulo 6, *Sinais e Sintomas*.

PONTOS DE REFERÊNCIA ANATÔMICOS DO ABDOME

Os pontos de referência anatômicos usuais são as rebordas costais, o ângulo de Charpy, a cicatriz umbilical, as cristas e as espinhas ilíacas anteriores, o ligamento inguinal ou de Poupart e a sínfise pubiana.

Na parede abdominal, destacam-se as seguintes estruturas: pele, tecido celular subcutâneo, processo xifoide, umbigo, ligamento inguinal e músculos retoabdominais.

REGIÕES DO ABDOME

O limite superior da cavidade abdominal corresponde a uma linha circular que passa pela junção xifoesternal e pela apófise espinhosa da 7ª vértebra dorsal. Em decorrência da forma em abóbada do diafragma, a projeção externa do limite superior da cavidade abdominal se faz na parede torácica.

O limite inferior, ou seja, o limite entre a cavidade abdominal e a pélvis, corresponde externamente a uma linha circular que passa pela apófise espinhosa da 4ª vértebra lombar, cristas ilíacas, espinhas ilíacas anteriores, ligamentos inguinais (ligamentos de Poupart) e sínfise púbica. Esses limites aplicam-se a qualquer das divisões clínicas do abdome.

O abdome pode ser dividido de vários modos; entretanto, as divisões em quatro quadrantes ou em nove regiões são as mais utilizadas (Figuras 17.1 e 17.2).

Para dividi-lo em quatro quadrantes, basta imaginar uma linha vertical e uma horizontal que se cruzem perpendicularmente na cicatriz umbilical. As regiões delineadas assim se denominam: *quadrante superior direito, quadrante superior esquerdo, quadrante inferior direito* e *quadrante inferior esquerdo* (Figura 17.2, à esquerda).

A divisão em nove regiões é feita da seguinte maneira: primeiro, traçam-se duas linhas horizontais: a linha bicostal que une dois pontos nos quais as linhas hemiclaviculares (direita e esquerda) cruzam as rebordas costais correspondentes, e a linha bi-ilíaca, que une as espinhas ilíacas anterossuperiores. Em seguida, traçam-se duas linhas curvas que acompanham as rebordas costais, a partir da base do apêndice xifoide até as linhas axilares médias, as quais são designadas linhas costais. Por fim, demarcam-se duas linhas ligeiramente oblíquas, uma de cada lado do abdome, que ligam o ponto de cruzamento da linha hemiclavicular com a reborda costal e o tubérculo do púbis. Por duas linhas oblíquas unem-se, por fim, as espinhas ilíacas anterossuperiores com o tubérculo do púbis.

Desse modo, como mostram as Figuras 17.1 e 17.2, ficam delimitadas as nove regiões clínicas do abdome, assim designadas: *hipocôndrios direito e esquerdo, flancos direito e esquerdo, fossas ilíacas direita e esquerda, epigástrio, mesogástrio ou região umbilical* e *hipogástrio*.

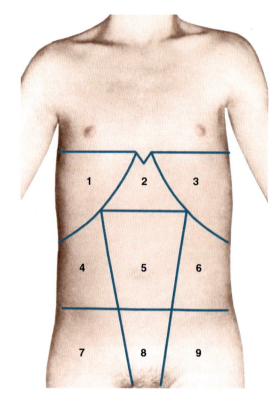

Figura 17.1 Regiões abdominais: (1) hipocôndrio direito; (2) epigástrio; (3) hipocôndrio esquerdo; (4) flanco direito; (5) mesogástrio ou região umbilical; (6) flanco esquerdo; (7) fossa ilíaca direita; (8) hipogástrio; (9) fossa ilíaca esquerda.

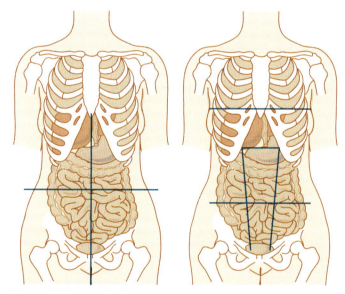

Figura 17.2 Projeção das vísceras abdominais na parede abdominal, tomando-se como referência as duas maneiras de dividir o abdome.

Além dessas regiões, fazem parte da linguagem médica algumas denominações mais abrangentes, incluindo: *andar superior* e *andar inferior do abdome*, que incluem as regiões situadas acima e abaixo, respectivamente, da linha horizontal que passa pela cicatriz umbilical; *baixo ventre*, que corresponde ao hipogástrio e suas imediações; *hemiabdome esquerdo* e *hemiabdome direito*, que são cada uma das metades do abdome quando se imagina uma linha vertical passando pelo umbigo; na parte posterior, encontram-se as *regiões lombares*.

PROJEÇÃO DOS ÓRGÃOS NAS PAREDES TORÁCICA E ABDOMINAL

A projeção dos órgãos nas paredes torácica e abdominal é reconhecida na Figura 17.3. De início, cumpre ressaltar que essas projeções sofrem grandes variações em função da idade e do biotipo, além do estado de nutrição e da própria posição do paciente. (Ver *Biotipo ou tipo morfológico* no Capítulo 10, *Exame Físico Geral*.)

A projeção na parede abdominal dos outros órgãos intra-abdominais – estômago, duodeno, vesícula biliar, pâncreas, intestino delgado, intestino grosso e rins – não será relatada em razão da dificuldade de se estabelecer com precisão seus limites; entretanto, para compreendê-la, é suficiente observar atentamente as Figuras 17.1, 17.2 e 17.3.

O limite superior do fígado é delimitado pela percussão. Para facilitar essa tarefa, observa-se o seguinte roteiro: de início, estando o paciente em decúbito dorsal, percute-se o hemitórax direito de cima para baixo, acompanhando a linha hemiclavicular direita até se obter som submaciço. O encontro de submacicez marca a presença do limite superior do fígado, que, em condições normais, localiza-se no 5º ou 6º espaço intercostal direito. Obtido esse ponto de referência, traça-se uma linha levemente curva, conforme mostra a Figura 17.2, que vai corresponder ao limite superior do fígado. O limite inferior, por sua vez, é determinado pela palpação. Normalmente, em pessoas adultas, a borda inferior do fígado não deve ultrapassar 1 cm da reborda costal, tomando-se como referência a linha hemiclavicular direita. Em crianças, o limite inferior do fígado pode estar um pouco abaixo, ou seja, 2 a 3 cm da reborda costal (ver Capítulo 16, *Exame do Tórax*.)

Cumpre assinalar, que na região epigástrica, a borda inferior se afasta um pouco da reborda costal, distando 3 a 5 cm do vértice do ângulo de Charpy, alcançando a reborda costal esquerda. Essa particularidade não deve ser esquecida ao se fazer a avaliação clínica do tamanho do fígado para não se incidir no erro de considerar tal achado como indicativo de hepatomegalia.

> **Boxe** A palpação abdominal pode tornar-se difícil em pessoas obesas, com panículo adiposo espesso, e nas que exercitam intensamente a musculatura da parede abdominal, como os atletas.

Em condições normais o baço não é percutível, e a área esplênica apresenta som timpânico (espaço de Traube), não sendo palpável o polo inferior do baço (ver Capítulo 16, *Exame do Tórax*.)

INSPEÇÃO

As premissas básicas para a inspeção do abdome são iluminação adequada, desnudamento dessa área corporal e conhecimento de suas características normais, especialmente a projeção dos órgãos na parede abdominal.

A pele, o tecido celular subcutâneo, a musculatura e a circulação venosa foram analisados nos Capítulos 10 e 11 (*Exame Físico Geral* e *Exame da Pele, das Mucosas e dos Fâneros*).

Além das lesões elementares da pele e da circulação venosa colateral superficial, deve-se investigar a coloração da pele, a presença de estrias, manchas hemorrágicas e a distribuição dos pelos, bem como a eventual existência de soluções de continuidade da parede, representadas pela diástase dos músculos retos anteriores do abdome e pelas hérnias (Figura 17.4).

A *diástase dos músculos retos anteriores* é caracterizada pela seguinte manobra: estando o paciente em decúbito dorsal, pede-se a ele para contrair a musculatura abdominal, seja elevando as duas pernas estendidas, seja levantando do travesseiro a cabeça, sem mover o tórax.

Esta mesma manobra serve também para se investigar a presença de hérnias da parede abdominal. As hérnias inguinais e crurais tornam-se evidentes quando o paciente sopra com força sua própria mão, posicionada na boca para impedir a eliminação do ar.

À inspeção abdominal, os seguintes parâmetros devem ser investigados: *forma e volume do abdome, cicatriz umbilical, abaulamentos ou retrações localizadas, veias superficiais, cicatrizes da parede abdominal* e *movimentos*.

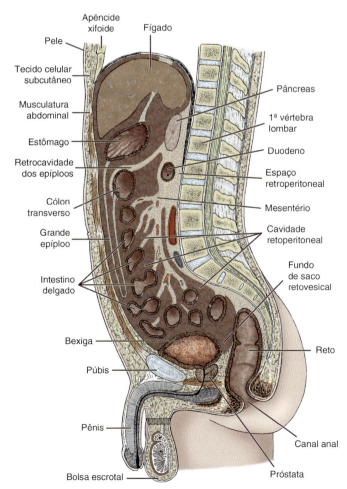

Figura 17.3 Representação esquemática da cavidade abdominal no homem – corte sagital.

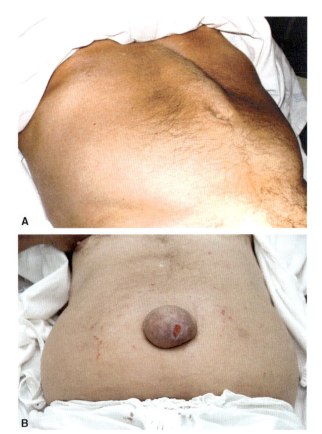

Figura 17.4 À inspeção da parede abdominal, observa-se diástase dos músculos retos do abdome (A) e hérnia umbilical (B).

Forma e volume do abdome

A forma e o volume do abdome variam de acordo com a idade, o sexo e o estado de nutrição do paciente. Em decorrência de alterações intra-abdominais ou da própria parede abdominal, os seguintes tipos de abdome podem ser encontrados: atípico ou normal, globoso ou protuberante, em ventre de batráquio, pendular ou ptótico, de avental e escavado (escafoide ou côncavo).

Abdome atípico ou normal

Compreende grandes variações de acordo com cada indivíduo. Suas principais características morfológicas são a simetria e ser levemente abaulado.

Abdome globoso ou protuberante

Este tipo de abdome apresenta-se globalmente aumentado, com predomínio nítido do diâmetro anteroposterior sobre o tranversal. Pode ser observado na gravidez avançada, ascite, distensão gasosa, obesidade (Figura 17.5), pneumoperitônio, obstrução intestinal, grandes tumores policísticos do ovário e hepatoesplenomegalia volumosa (Figura 17.6).

Abdome em ventre de batráquio

É aquele em que, estando o paciente em decúbito dorsal, observa-se franco predomínio do diâmetro transversal sobre o anteroposterior. Pode ser observado na ascite em fase de regressão e

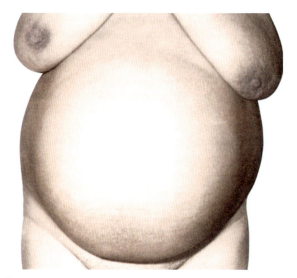

Figura 17.5 Abdome globoso em consequência de obesidade.

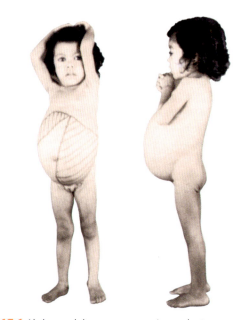

Figura 17.6 Abdome globoso em uma criança de 4 anos portadora de leucemia linfoide aguda. A deformação abdominal se deve a hepatomegalia de mediana magnitude associada à acentuada esplenomegalia.

é consequência da pressão exercida pelo líquido sobre as paredes laterais do abdome.

Abdome pendular ou ptótico

Empregam-se essas denominações quando, estando o paciente de pé, as vísceras pressionam a parte inferior da parede abdominal, produzindo neste local uma protrusão. Sua causa mais comum é a flacidez do abdome no período puerperal. Ocorre, também, em pessoas emaciadas cuja parede abdominal tenha perdido sua firmeza.

Abdome em avental

É encontrado em pessoas com obesidade de grau elevado, sendo consequência do acúmulo de tecido gorduroso na parede abdominal (Figura 17.7). Neste tipo, a parede abdominal pende

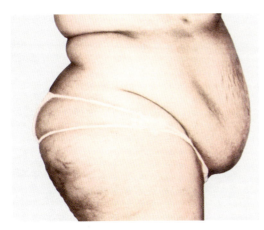

Figura 17.7 Abdome em avental em uma paciente obesa. Observam-se também estrias na pele.

"como um avental" sobre as coxas do paciente, tornando-se mais evidente quando o paciente está de pé.

Abdome escavado (escafoide ou côncavo)

Sua característica morfológica está contida em sua denominação, ou seja, percebe-se nitidamente que a parede abdominal está retraída. É próprio das pessoas muito emagrecidas, geralmente portadoras de doenças consuntivas, principalmente neoplasias malignas do sistema digestivo (Figura 17.8).

Cicatriz umbilical

A cicatriz umbilical normalmente apresenta forma plana ou levemente retraída. O encontro da protrusão da cicatriz umbilical, que indica geralmente a existência de uma hérnia ou o acúmulo de líquido nesta região, tem valor prático. Na gravidez também observa-se aplanamento ou mesmo protrusão da cicatriz umbilical. Infecções do umbigo (onfalites), frequentes em crianças, podem acompanhar-se de secreção serosa ou seropurulenta.

Boxe

Sinais de Cullen e de Gray-Turner

- ✔ **Sinal de Cullen.** Equimose periumbilical, resultante de hemorragia retroperitoneal. Pode surgir na pancreatite aguda e na ruptura de gravidez ectópica.
- ✔ **Sinal de Gray-Turner.** Equimose dos flancos. Pode ocorrer na pancreatite necro-hemorrágica e indica grave comprometimento da víscera.

Abaulamentos ou retrações localizadas

Em condições normais, o abdome tem uma forma regular e simétrica, sendo de observação comum apenas uma leve proeminência na sua parte média e inferior, que não indica anormalidade.

O abaulamento ou a retração, em uma determinada região, torna o abdome assimétrico e irregular, indicando alguma anormalidade cuja identificação depende dos dados fornecidos pela inspeção, que se somam aos da palpação (localização, forma, tamanho, mobilidade e pulsatilidade). As principais causas são: hepatomegalia, esplenomegalia, útero grávido, tumores

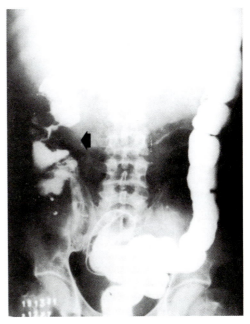

Figura 17.8 Carcinoma do cólon ascendente (enema opaco).

do ovário e do útero, retenção urinária, tumores renais (Figura 17.9), tumores pancreáticos, linfomas, aneurisma da aorta abdominal (raro) e megacólon chagásico quando se apresenta com fecaloma volumoso. O dado semiológico fundamental é a localização, daí a necessidade de se ter em mente a projeção das vísceras na parede abdominal.

Veias superficiais

O padrão venoso da parede abdominal geralmente é pouco perceptível. Quando as veias tornam-se visíveis pode caracterizar circulação colateral (ver *Circulação colateral* no Capítulo 10, *Exame Físico Geral*).

Cicatrizes da parede abdominal

A localização, a extensão e a forma de uma cicatriz na parede abdominal podem fornecer informações úteis sobre cirurgias anteriores:

- **Flanco direito**: colecistectomia
- **Flanco esquerdo**: colectomia
- **Fossa ilíaca direita**: apendicectomia, herniorrafia
- **Fossa ilíaca esquerda**: herniorrafia
- **Hipogástrio**: histerectomia
- **Linha média**: laparotomia
- **Região lombar**: nefrectomia
- **Linha vertebral**: laminectomia.

Movimentos

Três tipos de movimentos podem ser encontrados no abdome: *movimentos respiratórios*, *pulsações* e *movimentos peristálticos visíveis*.

Movimentos respiratórios

Em condições normais, sobretudo nos indivíduos do sexo masculino, observam-se movimentos respiratórios no andar superior do abdome, caracterizando a respiração toracoabdominal.

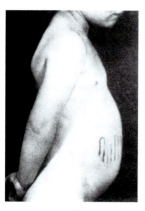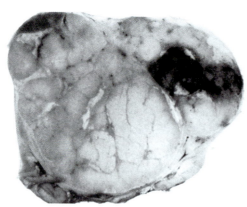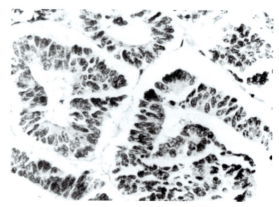

Figura 17.9 Massa palpável no flanco direito de uma criança de 7 anos portadora de neoplasia renal (tumor de Wilms).

Esses movimentos costumam desaparecer nos processos inflamatórios do peritônio que se acompanham de rigidez da parede abdominal. Nas afecções dolorosas do andar superior do abdome também se inverte a forma da respiração, a qual passa a ser puramente torácica, como no sexo feminino, em condições normais.

Pulsações

Podem ser observadas (e palpadas) no abdome de pessoas magras e quase sempre refletem as pulsações da aorta abdominal. Quando há hipertrofia do ventrículo direito, podem surgir pulsações na região epigástrica. Os aneurismas da aorta abdominal provocam pulsações na área correspondente à dilatação.

Movimentos peristálticos visíveis

São também designados "ondas peristálticas", e seu encontro constitui um importante dado semiológico. Contudo, cumpre ressaltar que, em pessoas magras, às vezes, são vistas ondas peristálticas na ausência de qualquer anormalidade (movimentos rotatórios). Faz-se a diferenciação entre peristaltismo normal e ondas peristálticas anormais correlacionando-se o achado com o quadro clínico do paciente, como, por exemplo, nas síndromes de estenose pilórica e de oclusão intestinal.

Ondas peristálticas podem ocorrer espontaneamente ou após alguma manobra provocativa. A mais simples consiste em aplicar alguns piparotes na área suspeita.

Movimentos peristálticos visíveis indicam obstrução em algum segmento do tubo digestivo; por isso, ao encontrá-los o examinador deve analisar as duas características semiológicas que orientam o raciocínio diagnóstico: a *localização* e a *direção* das ondas peristálticas. Assim, quando há obstrução pilórica, evidenciam-se ondas peristálticas que se localizam na região epigástrica e em suas proximidades que se dirigem de cima para baixo e da esquerda para a direita (Figura 17.10). Nas obstruções do intestino delgado, as ondas peristálticas se localizam na região umbilical e imediações, não têm direção constante e, além disso, podem ser observadas mais de uma onda ao mesmo tempo.

Na obstrução do intestino grosso as "ondas peristálticas" são mais bem observadas no cólon transverso nos casos em que a sede da obstrução se localiza no ângulo esplênico ou abaixo dele. Neste caso, deslocam-se da direita para a esquerda.

PALPAÇÃO

Como norma básica, efetua-se a palpação do abdome com o paciente em decúbito dorsal, usando-se a técnica da palpação com a mão espalmada.

Em determinadas condições o paciente deve assumir outras posições, assim como o examinador poderá utilizar técnicas palpatórias diferentes.

A palpação abdominal tem por objetivo:

- Avaliar o estado da parede abdominal
- Explorar a sensibilidade abdominal, provocando ou exacerbando uma dor, relatada ou não pelo paciente durante a anamnese
- Reconhecer as condições anatômicas das vísceras abdominais e detectar alterações de sua consistência.

Em condições normais, não se consegue distinguir pela palpação todos os órgãos intra-abdominais. Nas pessoas magras, se a parede abdominal estiver bem relaxada, é possível reconhecer o fígado, os rins, a aorta abdominal, o ceco, o cólon transverso e o sigmoide.

Em contrapartida, o estômago, o duodeno, o intestino delgado, o pâncreas, as vias biliares e o peritônio não são reconhecíveis pela palpação, exceto em situações especiais e transitórias, como, por exemplo, quando uma alça intestinal contém um volume gasoso apreciável.

A palpação sistemática do abdome compreende quatro etapas que devem ser cumpridas, uma após a outra: *palpação superficial, palpação profunda, palpação do fígado, palpação do baço e de outros órgãos, além de manobras especiais.*

> **Boxe** Palpação do abdome *versus* ultrassonografia abdominal
>
> A palpação do abdome e a ultrassonografia abdominal são dois recursos diagnósticos cujas possibilidades e limitações os tornam complementares um do outro e não antagônicos. A utilização simultânea desses métodos aumentará grandemente nossa capacidade de identificar as doenças intra-abdominais. Em breve, estarão disponíveis equipamentos de baixo custo e de fácil manuseio que ficarão ao lado da mesa de exame, tal como aconteceu com o esfigmomanômetro, o oftalmoscópio, o oxímetro, o eletrocardiógrafo e outros aparelhos.

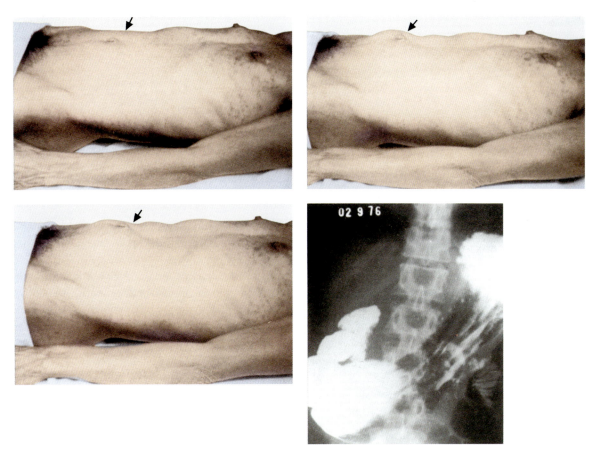

Figura 17.10 Ondas peristálticas visíveis em um paciente portador de úlcera duodenal com estenose pós-bulbar. As ondas peristálticas iniciavam-se na região epigástrica, dirigindo-se para baixo e para a direita. Eram visíveis inclusive na região umbilical, em razão de acentuada dilatação do estômago.

Palpação superficial

A palpação superficial compreende o estudo da parede abdominal e das vísceras que podem alcançar a parede.

Os dados referentes à pele, ao tecido celular subcutâneo e panículo adiposo foram estudados nos Capítulos 10 e 11 (*Exame Físico Geral* e *Exame da Pele, das Mucosas e dos Fâneros*).

À palpação superficial do abdome, propriamente dita, investigam-se a sensibilidade, a resistência da parede, a continuidade da parede abdominal, as pulsações e o reflexo cutâneo-abdominal.

Quando se encontra uma víscera ou massa palpável, o primeiro a ser feito é localizá-la, tendo em conta as regiões abdominais, avaliando sua sensibilidade para que se possam estudar adequadamente suas características semiológicas pela palpação profunda.

Sensibilidade

A técnica para avaliação da sensibilidade consiste em palpar de leve ou apenas roçar a parede abdominal com objeto pontiagudo. Se esta manobra despertar dor é porque existe hiperestesia cutânea. Outras vezes, a sensação dolorosa aparece quando se faz determinada compressão da parede. Cumpre ressaltar que a dor sentida na parede abdominal pode originar-se nos órgãos abdominais, ou em outras estruturas – torácicas, retroperitoneais ou coluna vertebral (Figura 17.11).

A localização e a irradiação da dor são as características semiológicas fundamentais para o raciocínio clínico, havendo estreita relação entre o local da dor e a víscera ali projetada. Daí a importância de se conhecerem os chamados "pontos dolorosos".

Pontos dolorosos

Há algumas áreas na parede abdominal cuja compressão, ao despertar sensação dolorosa, costuma indicar comprometimento do órgão ali projetado. Os principais pontos dolorosos são: *pontos gástricos, ponto cístico* ou *biliar, ponto apendicular, ponto esplênico* e *pontos ureterais*.

Os *pontos gástricos* compreendem o *ponto xifoidiano* e o *ponto epigástrico* (Figura 17.12). O *ponto xifoidiano* localiza-se logo abaixo do apêndice xifoide. A presença da dor nessa área é observada na cólica biliar e nas afecções do esôfago, do estômago e do duodeno que incluem principalmente as esofagites, as úlceras e as neoplasias. O *ponto epigástrico* corresponde ao meio da linha xifoumbilical e é particularmente sensível nos processos inflamatórios do estômago (gastrite), nos processos ulcerosos e tumorais. Sensibilidade dolorosa dos pontos gástricos justifica uma exploração adequada tanto do esôfago e do estômago quanto do duodeno.

O *ponto biliar* ou *ponto cístico* situa-se no ângulo formado pela reborda costal direita e a borda externa do músculo reto abdominal.

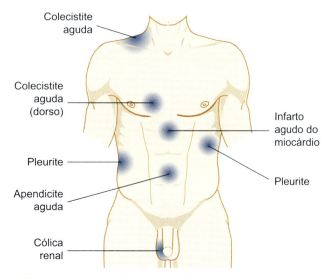

Figura 17.11 Dor referida de afecções torácicas e abdominais.

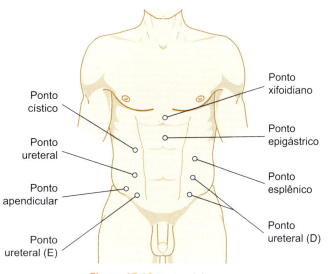

Figura 17.12 Pontos dolorosos.

Sinal de Murphy

Ao se comprimir este local, pede-se ao paciente que inspire profundamente. Neste momento, o diafragma fará o fígado descer, o que faz com que a vesícula biliar alcance a extremidade do dedo que está comprimindo a área. Nos casos de colecistite aguda, tal manobra desperta uma dor inesperada que obriga o paciente a interromper subitamente a inspiração; este fato denomina-se *sinal de Murphy*.

O *ponto apendicular* situa-se geralmente na extremidade dos dois terços da linha que une a espinha ilíaca anterossuperior direita ao umbigo. Cumpre lembrar que nas crianças o ceco localiza-se um pouco mais acima, e nos adultos é necessário levar em conta o biotipo, pois, como já foi referido, a projeção superficial dos órgãos é bastante variável. O ponto apendicular denomina-se, também, *ponto de McBurney*.

Sinal de Rovsing

Quando se suspeita de apendicite aguda este ponto deve ser comprimido, fazendo-se uma pressão progressiva, lenta e contínua, procurando-se averiguar se isso provoca sensação dolorosa.

Dando continuidade ao exame, descomprime-se bruscamente a região, com o que se determina um estiramento rápido do peritônio, o qual, se estiver inflamado, despertará uma dor aguda e intensa.

Sinal de Blumberg

Dor que ocorre à descompressão brusca da parede abdominal. Essa manobra – descompressão rápida – pode ser aplicada em qualquer região da parede abdominal, e seu significado é sempre o mesmo, ou seja, peritonite. Nos casos de peritonite generalizada, o sinal de Blumberg é observado em qualquer área do abdome em que for pesquisado.

O *ponto esplênico* localiza-se logo abaixo da reborda costal esquerda no início do seu terço externo; o infarto esplênico provoca dor nesse local.

Os *pontos ureterais* situam-se na borda lateral dos músculos retos abdominais em duas alturas: na interseção com uma linha horizontal que passa pelo umbigo e no cruzamento da linha que passa pela espinha ilíaca anterossuperior. A palpação desses pontos deve ser feita com as mãos superpostas, comprimindo-se a parede com as polpas digitais dos dedos indicador, médio, anular e mínimo. Dor nos pontos ureterais surge nos pacientes com cólica renal e traduz quase sempre a migração de um cálculo renal pelos ureteres.

Ao estudar os pontos dolorosos da parede abdominal, é necessário lembrar-se da dor referida da colecistite (ombro direito), dor pleurítica (flanco direito ou esquerdo), cólica renal, apendicite (região escrotal) e dor do infarto do miocárdio (epigástrio) (Figura 17.11).

A dor abdominal em pacientes com apendicite aguda pode ser desencadeada ou exacerbada por algumas manobras.

Teste do psoas. Dor no quadrante inferior direito que ocorre ao se fazer flexão ativa ou hiperextensão passiva do membro inferior direito.

Teste do obturador. Dor no quadrante inferior direito ao se fazer flexão passiva da perna sobre a coxa e da coxa sobre a pelve com rotação interna da coxa.

Análise da dor abdominal

Para um bom raciocínio diagnóstico, a análise de uma dor abdominal baseia-se nos seguintes elementos: (a) obter completa descrição das características semiológicas da dor, com especial ênfase na localização e irradiação, lembrando-se sempre da possibilidade de dor referida; (b) pesquisar os pontos dolorosos; (c) identificar, à palpação, alguma área da parede abdominal com aumento da sensibilidade (ver *Sinais de Murphy, de Rovsing, de Blumberg*), e presença de contratura muscular involuntária, localizada ou generalizada.

Resistência da parede abdominal

Em condições normais, a resistência da parede abdominal é a de um músculo descontraído. Quando se encontra a musculatura contraída, a primeira preocupação do examinador é diferenciar a contratura voluntária da contratura involuntária.

Faz-se cessar uma contração voluntária, desviando-se a atenção do paciente por meio de alguns expedientes, tais como conversar com ele sobre outros assuntos, solicitar-lhe que respire profundamente ou pedir-lhe que flexione as pernas. Quando tais artifícios falham, a palpação abdominal torna-se prejudicada.

> **Boxe**
>
> **Defesa da parede abdominal**
>
> A contratura muscular involuntária obedece a um reflexo visceromotor, cujo estímulo se origina no peritônio inflamado (peritonite). A defesa da parede abdominal pode ser localizada ou generalizada (*abdome em tábua*). Quando localizada, é mais bem reconhecida comparando-se as regiões homólogas pela palpação combinada.

Continuidade da parede abdominal

Deve-se avaliar a continuidade da parede abdominal deslocando-se a mão que palpa por toda a parede e, ao encontrar uma área de menor resistência, tenta-se insinuar uma ou mais polpas digitais naquele local. Desse modo, é possível reconhecer *diástases* e *hérnias*. Completa-se a investigação repetindo-se as manobras descritas ao se estudar a inspeção do abdome.

Diástase. A diástase dos músculos retos consiste na separação desses músculos, quer abaixo ou acima da cicatriz umbilical, sendo possível insinuar-se um ou mais dedos entre eles. Quando o paciente está de pé e faz esforço, uma porção do intestino penetra pela abertura. A diástase dos músculos retos diferencia-se de uma grande hérnia por não haver saco herniário nem anel palpável (Figura 17.4).

Hérnias. Hérnias são alterações da parede abdominal caracterizadas basicamente por haver, em alguma parte, uma solução de continuidade por onde penetram uma ou mais estruturas intra-abdominais. Quase sempre se trata da protrusão do grande epíploo ou de alças intestinais por meio de defeitos congênitos ou adquiridos da parede abdominal. À inspeção, nota-se tumefação na região da hérnia, e, à palpação, consegue-se reconhecer o orifício ou a área da parede abdominal. Ao se suspeitar de hérnia, deve-se pedir ao paciente que tussa, observando-se as regiões inguinal, umbilical e femoral. O aumento da pressão intra-abdominal pode tornar mais evidente uma hérnia. Os tipos mais comuns de hérnia são inguinal, femoral ou crural, escrotal, umbilical, ventrolateral e incisional (Figura 17.13).

Pulsações

As pulsações da parede abdominal podem ser visíveis e palpáveis, ou apenas palpáveis, e representam a transmissão à parede de fenômenos vasculares intra-abdominais. Dados semióticos essenciais são a localização e as características táteis das pulsações. As pulsações epigástricas podem ser a transmissão das contrações do ventrículo direito hipertrofiado ou pulsações da aorta abdominal. No primeiro caso, a sensação percebida lembra a do *ictus cordis*. Em pessoas magras, as pulsações da aorta costumam ser facilmente percebidas. Para se admitir a hipótese de dilatação aneurismática, além do encontro de pulsações é necessário observar se há outros elementos, como a existência de massa palpável ou o reconhecimento de alteração da forma do vaso.

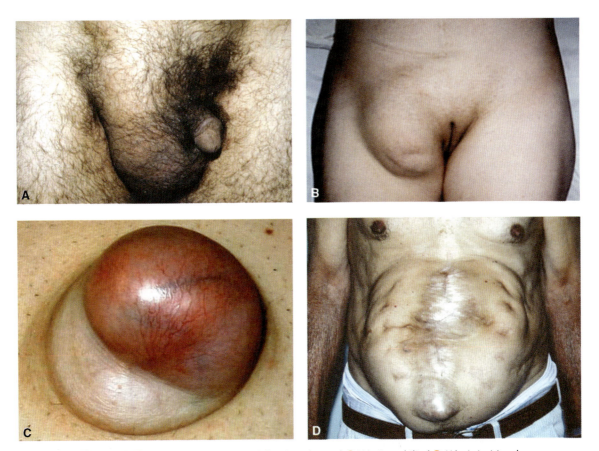

Figura 17.13 A. Hérnia inguinoescrotal. **B.** Hérnia femoral. **C.** Hérnia umbilical. **D.** Hérnia incisional.

Cumpre assinalar que, em pessoas idosas, a aorta abdominal costuma ser endurecida e tortuosa (ver Capítulo 9, *Exame Clínico do Idoso*).

Palpação profunda

Por meio da palpação profunda investigam-se os órgãos contidos na cavidade abdominal e eventuais "massas palpáveis" ou "tumorações", cujas características semiológicas serão definidas adiante, neste capítulo.

Merece ser ressaltado, mais uma vez, que em condições normais não se consegue distinguir o estômago, o duodeno, o intestino delgado, as vias biliares e os cólons ascendente e descendente, ao passo que o ceco, o transverso e o sigmoide são facilmente palpáveis. Alterações estruturais tornam aqueles órgãos reconhecíveis à palpação, seja por aumento de seu volume ou por alteração de sua consistência.

O encontro de órgãos, massas palpáveis ou "tumorações" obriga o examinador a analisar as seguintes características: *localização, forma, volume, sensibilidade, consistência, mobilidade* e *pulsatilidade*.

A *localização* é definida em relação às divisões clínicas do abdome, usando-se a divisão mais conveniente para cada caso (Figura 17.2).

A *forma* e o *volume* das massas palpáveis variam dentro de amplos limites. Para fins práticos, recorre-se a designações comparativas (tamanho de azeitona, limão, laranja e assim por diante).

A *sensibilidade* refere-se à dor, sintoma cuja intensidade depende da lesão em si mesma e da personalidade do paciente. De qualquer modo, é indispensável avaliar detidamente este sintoma, nunca o desvalorizando em julgamento apriorístico. Além da intensidade da dor, é fundamental sua exata localização, bem como seu comportamento durante a palpação.

A *consistência* é avaliada pela sensação tátil despertada pela massa ou "tumoração". Pode ser cística, borrachosa, dura ou pétrea. As variações de consistência dependem da estrutura do órgão ou massa e podem ser muito úteis ao raciocínio diagnóstico. Assim, a bexiga cheia de urina, os cistos do ovário, a vesícula biliar distendida e os abscessos hepáticos têm consistência cística. Exemplo de consistência borrachosa é o fígado gorduroso. As neoplasias, de maneira geral, têm consistência dura ou pétrea.

Quanto à *mobilidade*, interessa saber se ela ocorre em função dos movimentos respiratórios ou se depende apenas da palpação. A mobilidade dependente dos movimentos respiratórios é observada nas "tumorações" do andar superior do abdome, desde que sejam intraperitoneais. Em contrapartida, as retroperitoneais são fixas. Acrescente-se ainda que as "tumorações" intraperitoneais tornam-se fixas quando se estabelecem aderências entre elas e as estruturas vizinhas.

Grande mobilidade à palpação costuma indicar a existência de pedículo que possibilita à massa amplo deslocamento.

A análise da *pulsatilidade* implica, inicialmente, diferenciar pulsações próprias de pulsações transmitidas. As "tumorações" superpostas à aorta ou a um de seus grandes ramos tornam-se pulsáteis pela simples transmissão das pulsações destes vasos.

As massas palpáveis, quase sempre representadas por tumores, podem ser confundidas com rim palpável, principalmente o rim direito. Embora situado retroperitonealmente, o rim direito desloca-se com os movimentos respiratórios, e não é raro que o examinador inexperiente o considere uma "tumoração". (Ver Quadro 17.5, *Principais causas de massas abdominais palpáveis em relação à localização*, mais adiante.)

Em pessoas idosas não é rara a palpação da bexiga distendida, a indicar retenção urinária.

Palpação do fígado, da vesícula biliar, do ceco, do cólon transverso, do sigmoide e dos rins

A palpação do fígado, do baço, do intestino grosso, dos rins, da bexiga e do útero constitui parte fundamental do exame físico do abdome. Por meio desse procedimento obtêm-se muitos elementos para o diagnóstico.

Palpação do fígado

Para se palpar o fígado, o paciente deve estar a princípio em decúbito dorsal, relaxando tanto quanto possível a parede abdominal.

> **Relaxamento da parede abdominal**
>
> O relaxamento é obtido mais pela maneira de se fazer o exame do que pela vontade do paciente. Se o examinador inicia a palpação de modo intempestivo e grosseiro, o paciente instintivamente contrai os músculos do abdome, no mais elementar gesto de se proteger. Se, ao contrário, o exame for efetuado com suavidade, a consequência natural será o relaxamento da parede abdominal.

Quando, mesmo palpando-se o abdome com boa técnica, não se obtém adequado relaxamento da parede, resta ao examinador utilizar os artifícios descritos anteriormente com o objetivo de desfazer contraturas musculares voluntárias.

Semiotécnica. O procedimento fundamental para o exame do fígado consiste em palpar o hipocôndrio direito, o flanco direito e o epigástrio, partindo do umbigo até a reborda costal. Em seguida, executa-se a palpação junto à reborda, coordenando-a com os movimentos respiratórios da seguinte maneira: durante a expiração, a(s) mão(s) do examinador ajusta(m)-se à parede abdominal sem fazer compressão e sem se movimentar; à inspiração, a mão do examinador, ao mesmo tempo que comprime, é movimentada para cima, buscando detectar a borda hepática.

Algumas vezes, emprega-se um artifício para aproximar o fígado da parede anterior do abdome, de modo a facilitar sua palpação. Consiste em colocar a mão esquerda no nível da loja renal direita, forçando-a para cima.

Em outra técnica, posiciona-se o paciente em decúbito semi-lateral esquerdo, enquanto o examinador se coloca ao seu lado direito, voltado para os seus pés. A(s) mão(s) do examinador, cujos dedos formam uma leve garra, repousa(m) sobre o hipocôndrio direito. Em seguida, coordena-se a palpação com os movimentos respiratórios do paciente. À inspiração, quando o órgão se desloca para baixo, procura-se reconhecer sua borda.

Pormenor semiotécnico que muito facilita o exame da borda do fígado consiste em fazer a palpação com a face radial do indicador ou com a face ventral dos dedos e polpas digitais do mínimo, médio e anular. Em ambas as situações, a mão do examinador posiciona-se mais ou menos transversalmente, acompanhando o trajeto da reborda costal direita; então, também se coordena a palpação com os movimentos respiratórios. Assim procedendo, torna-se possível investigar maior extensão da borda hepática com melhor avaliação de suas características.

As informações clínicas são obtidas da análise da borda e da superfície do fígado (Figura 17.14).

Quanto à borda, a primeira e principal característica semiológica é sua distância da reborda costal, a ser referida em centímetros ou, como é mais usual, em dedos transversos. Habitualmente, essa distância é avaliada tomando-se como referência o prolongamento da linha hemiclavicular direita. Por meio desse dado, é possível se ter uma ideia do volume do fígado.

Mesmo não havendo um critério seguro para graduar as hepatomegalias, fala-se em pequenas, médias e grandes hepatomegalias. *Pequenas hepatomegalias* são aquelas em que o fígado pouco ultrapassa – até dois dedos transversos – a reborda costal no final da inspiração; nas *hepatomegalias médias*, o fígado dista da reborda costal em torno de quatro dedos transversos; nas *grandes hepatomegalias*, a borda da víscera situa-se a mais de quatro dedos e pode alcançar a cicatriz umbilical ou o quadrante inferior direito.

Completa-se a investigação da borda hepática analisando-se a *espessura* (fina ou romba), a *superfície* (lisa ou nodular), a *consistência* (diminuída, normal ou aumentada) e a *sensibilidade* (indolor ou dolorosa).

No que se refere à superfície do fígado, cumpre determinar se é *lisa* ou *nodular*, anotando-se as características dos nódulos quanto ao número, consistência – dura ou cística – e a sensibilidade.

Os nódulos são formações arredondadas e endurecidas, podendo apresentar-se isolados, esparsos ou difusos por toda a superfície hepática. Nas cirroses são difusos; nas metástases, esparsos, e no câncer primitivo do fígado costuma ser único (solitário). Quanto ao diâmetro, podem ser micronódulos (menores de 2 cm) ou macronódulos (maiores de 2 cm). Os cistos e os abscessos são formações nodulares, não endurecidas, que causam a sensação de flutuação à palpação.

A sensibilidade dolorosa do fígado é provocada pelas condições patológicas que estiram, aguda e rapidamente, a cápsula de Glisson. São exemplos clássicos o aumento do fígado na insuficiência cardíaca e o surgimento de metástases hepáticas que crescem rapidamente. Nas hepatomegalias crônicas (cirrose, esquistossomose) a cápsula adapta-se à medida que o órgão aumenta de volume, não havendo dor, apenas uma sensação de desconforto.

Hepatomegalia

Consiste no aumento do volume hepático. Cumpre assinalar que toda hepatomegalia é palpável, mas nem todo fígado palpável está aumentado de volume. Assim, em pessoas magras, o fígado pode ser palpado durante a inspiração profunda a um centímetro da reborda costal. Também nos pacientes visceroptóticos, o fígado é palpável mesmo na ausência de hepatomegalia.

A análise clínica de uma hepatomegalia apoia-se nos dados obtidos à inspeção, palpação e percussão deste órgão conjuntamente com os elementos fornecidos pela anamnese e pelo exame físico do paciente como um todo, destacando-se o exame das outras estruturas abdominais (circulação colateral, ascite, vesícula biliar palpável, esplenomegalia e massas palpáveis na cavidade abdominal).

As causas mais frequentes de hepatomegalia são a insuficiência cardíaca direita, a colestase extra-hepática de etiologia benigna ou maligna, a cirrose, a fibrose esquistossomótica, a hepatite, a esteatose, as neoplasias e os linfomas (Figura 17.15).

No Quadro 17.1 estão assinaladas as características semiológicas da hepatomegalia nessas enfermidades, tendo em conta o volume, a superfície, a consistência, a sensibilidade e a borda do fígado.

Palpação da vesícula biliar

A vesícula biliar normalmente não é identificada pela palpação, e somente se torna palpável em condições patológicas. É necessário, portanto, que ocorra alteração na consistência de suas paredes, como no câncer vesicular, ou que haja aumento de tensão no seu interior por dificuldade de escoamento de seu conteúdo em consequência de obstrução do ducto cístico ou do colédoco.

A obstrução do ducto cístico quase sempre é de natureza calculosa ou inflamatória, e a vesícula, que se encontra excluída da árvore biliar, distende-se por acúmulo de sua própria secreção em quantidade aumentada, constituindo a *vesícula hidrópica*.

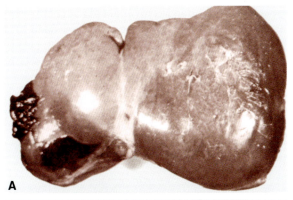

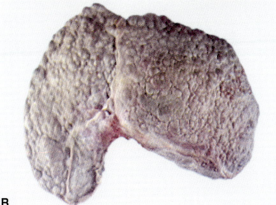

Figura 17.14 A. Fígado normal. **B.** Fígado cirrótico, observando-se superfície irregular.

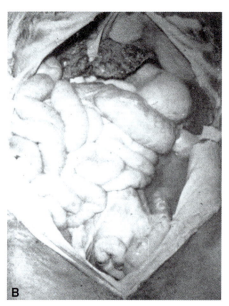

Figura 17.15 Hepatomegalia. Em **A**, observa-se hepatomegalia congestiva em um paciente com insuficiência cardíaca (o fígado foi palpado a 8 cm da reborda costal, tinha consistência aumentada, superfície lisa, borda romba e era doloroso), enquanto em **B**, observa-se um fígado cirrótico com pequeno aumento de volume, tendo sido palpado a 4 cm da reborda costal, evidenciando-se superfície irregular, consistência aumentada e borda romba. Não era doloroso.

A obstrução do colédoco, por sua vez, pode ser calculosa ou tumoral. Raramente, entretanto, a obstrução coledociana por cálculo causa distensão da vesícula biliar a ponto de torná-la palpável, sobretudo nas pessoas idosas com vesícula já esclerosada.

> **Boxe**
> **Regra de Courvoisier**
> A existência de uma vesícula biliar palpável em paciente ictérico é, portanto, sugestiva de neoplasia pancreática maligna, que, na maioria das vezes, localiza-se na cabeça do pâncreas. Esta associação, classicamente denominada regra de Courvoisier, deve ser lembrada, dada a sua utilidade no raciocínio diagnóstico.

Na colelitíase e na colecistite crônica (Figura 17.16), embora a vesícula não seja palpável, é frequente o paciente acusar dor quando se faz compressão sob a reborda costal direita, durante a inspiração profunda – é o sinal de Murphy.

Palpação do baço

Procede-se da mesma maneira como foi descrito para a palpação do fígado, sendo a região examinada, então, o quadrante superior esquerdo.

Não se conseguindo palpar o baço empregando-se as manobras anteriormente descritas, utiliza-se outro recurso que consiste em fazer a palpação deste órgão com o paciente na posição de Schuster. Esta posição consiste no decúbito lateral direito, estando o paciente com a perna direita estendida e a coxa esquerda fletida sobre o abdome em um ângulo de 90°; ademais, o ombro esquerdo é elevado, colocando-se o braço correspondente sobre a cabeça.

Com o paciente nesta posição, faz-se a palpação: de início, o examinador posiciona-se diante do paciente, pousando com alguma pressão sua mão esquerda sobre a área de projeção do baço como se quisesse deslocá-lo para baixo. Enquanto isso, a mão direita executa a palpação, coordenando-a com os movimentos respiratórios do paciente, de tal modo que, durante a inspiração, o examinador avança sua mão no rumo da reborda costal.

É necessário prevenir-se contra o engano relativamente comum de confundir a última costela, que é flutuante, com o baço.

A característica semiológica principal é a distância entre a reborda costal e a extremidade inferior do baço, medida em centímetros ou em dedos transversos, tomando-se como referência a linha hemiclavicular esquerda. Por meio desse dado, torna-se possível avaliar o volume desta víscera. Em geral, palpar este órgão significa que seu volume está aumentado, ou seja, há esplenomegalia. Para que o baço se torne palpável, é necessário que alcance o dobro de seu tamanho normal (este órgão mede aproximadamente 13 × 8 × 3,5 cm e pesa 180 a 200 gramas, alocando-se na loja esplênica, recoberto pelo diafragma e pela parede costal esquerda, entre a 9ª e a 11ª costela; sua extremidade inferior dista 5 cm da reborda costal).

Quadro 17.1 Características semiológicas do fígado nas principais síndromes e enfermidades que determinam hepatomegalia.

	Volume		Superfície			Consistência			Sensibilidade		Borda	
	Aumentado	Diminuído	Lisa	Micro Nodular	Macro	Normal	Aumentada	Diminuída	Indolor	Dolorosa	Fina	Romba
Insuficiência cardíaca congestiva	+		+				+			+		+
Colestase extra-hepática benigna	+		+				+		+			+
Colestase extra-hepática maligna	+			+ ou +			+			+		+
Cirrose	+ ou +			+ ou +			+		+			+
Hepatite	+		+			+				+	+	
Esteatose	+		+					+	+		+	
Esquistossomose	+						+		+			+
Neoplasias	+						+			+		+
Linfomas	+			+		+ ou +				+		+

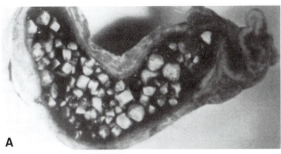
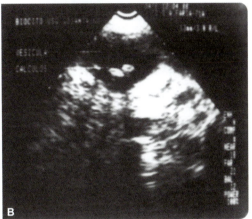

Figura 17.16 A. Litíase biliar e colecistite crônica. **B.** Ultrassonografia da vesícula com cálculos.

Esplenomegalia

O aumento do baço varia bastante. Pequenas esplenomegalias se traduzem pela palpação do seu polo inferior logo abaixo da reborda costal esquerda. Nas grandes esplenomegalias a extremidade inferior da víscera ultrapassa a cicatriz umbilical (Figura 17.6).

Normalmente, o baço não é percutível. Todo baço aumentado de tamanho é percutível, mas nem sempre é palpável. Assim, é essencial realizar-se uma percussão adequada do espaço de Traube, e não confiar apenas na palpação.

Causas de esplenomegalia

- ✔ **Vasculares:** hipertensão portal (de qualquer natureza)
- ✔ **Infecciosas e parasitárias:** mononucleose infecciosa, hepatite por vírus, febre tifoide, malária, calazar, doença de Chagas (fase aguda), esquistossomose
- ✔ **Hematológicas:** anemias hemolíticas, policitemia vera, leucemia mieloide crônica, leucemia linfoide crônica, leucemias agudas, tricoleucemia, trombocitemia essencial, mielofibrose
- ✔ **Neoplásicas:** linfoma de Hodgkin e não Hodgkin
- ✔ **Metabólicas:** reticuloendelioses, doenças de depósito (doença de Gaucher, doença de Niemann-Pick)
- ✔ **Colagenoses:** artrite reumatoide, lúpus eritematoso disseminado
- ✔ **Outras:** cistos, amiloidose.

As grandes esplenomegalias causam abaulamento do flanco esquerdo, podendo ser reconhecidas à inspeção especialmente por sua mobilidade durante os movimentos respiratórios.

Para o reconhecimento das esplenomegalias menores utilizam-se técnicas especiais de palpação.

Deve-se distinguir a esplenomegalia de outras massas palpáveis da região, notadamente tumores renais, rim policístico e tumor do ângulo esplênico do cólon.

Hiperesplenismo

Qualquer que seja a etiologia da esplenomegalia, o baço aumentado pode levar a alterações no hemograma caracterizadas por anemia, leucopenia e trombocitopenia.

Esta ação do baço sobre as componentes do sangue periférico constitui o *hiperesplenismo*, que pode ser seletivo, quando apenas um dos elementos figurados do sangue é acometido, ou global, quando existe pancitopenia.

O hiperesplenismo é confirmado pelo mielograma, que evidencia hiperplasia celular e descarta afecções na medula óssea, e pela contagem de reticulócitos, que será elevada em grande parte dos casos.

As grandes esplenomegalias devem-se à forma hepatoesplênica da esquistossomose *mansoni*, cirrose hepática, calazar e leucemia mieloide crônica.

Nos casos que se acompanham de periesplenite, a palpação do baço desperta sensação dolorosa. Em grande parte destas condições mórbidas, o aumento do baço está associado ao crescimento simultâneo do fígado, constituindo as hepatoesplenomegalias.

Palpação do ceco

O ceco pode ser reconhecido com relativa facilidade na fossa ilíaca direita. Efetua-se sua palpação deslizando-se a mão palpadora ao longo de uma linha que une a cicatriz umbilical à espinha ilíaca anterossuperior.

Ao alcançar a borda interna do ceco, percebe-se uma súbita elevação; ato contínuo, as polpas digitais do examinador vão se deslocando sobre a face anterior do ceco até alcançarem a espinha ilíaca. Sem retirar a mão deste local, o examinador encurva ligeiramente seus dedos e repete a manobra em direção oposta, procurando deslocar o ceco para dentro, com a finalidade de investigar o seu grau de mobilidade. A manobra deve ser repetida mais de uma vez.

Ao deslizar a mão sobre esta víscera, produzem-se ruídos hidroaéreos conhecidos como "borborigmos".

Nos indivíduos obesos ou que tenham paredes abdominais espessas, o exame é difícil e pouco conclusivo.

Havendo dificuldade na palpação desta víscera, recorre-se a uma manobra auxiliar, que consiste em palpar com a mão direita enquanto a mão esquerda exerce pressão sobre o cólon ascendente a fim de se obter maior repleção do ceco.

Os processos inflamatórios crônicos da região ileocecal ou os tumores do ceco podem ser suspeitados pela maior sensibilidade da região ou pela presença de massa palpável nesta topografia.

Palpação do cólon transverso

O cólon transverso pode ser reconhecido durante a palpação abdominal, sobretudo nos indivíduos magros ou com parede flácida. Para se palpar o cólon transverso, desliza-se uma ou, de preferência, ambas as mãos, de cima para baixo e de baixo para cima no abdome. Sua localização é variável, sendo percebido geralmente na região mesogástrica como uma corda de direção transversal, que rola sob os dedos do examinador.

Palpação do sigmoide

A alça sigmoide é o segmento do trato digestivo de mais fácil percepção ao exame palpatório. Situa-se no quadrante inferior esquerdo e assemelha-se a uma corda de consistência firme e pouco móvel.

Nos casos de megassigmoide, a alça dilatada se alonga, deixa sua topografia normal e se desloca para a direita e para cima, sendo palpável em outras regiões do abdome. Se contiver fezes, sua consistência varia de pastosa a pétrea.

Palpação dos rins

Em indivíduos magros, sobretudo em mulheres delgadas cuja parede abdominal esteja flácida, o polo inferior do rim direito costuma ser facilmente palpável, e não deve ser confundido com tumor abdominal.

Com o paciente em decúbito dorsal, a palpação do rim é feita de preferência pelo método bimanual, com uma das mãos aplicada transversalmente na região lombar enquanto a outra se apoia longitudinalmente sobre a parede abdominal, à altura do flanco. A mão palpadora é a homônima do lado que se palpa, de modo que o rim direito será palpado com a mão direita do examinador e o rim esquerdo com a mão esquerda.

O paciente deve respirar tranquila e profundamente, e, a cada inspiração, procura-se sentir sob as pontas dos dedos a descida do rim, cujo polo inferior é reconhecido por sua superfície lisa, sua consistência firme e seu contorno arredondado.

A mão esquerda exerce pressão suave na região lombar direita, com a finalidade de projetar o rim para frente, tornando-o mais acessível à palpação. Ao final da inspiração e início da expiração, intensifica-se a pressão exercida por ambas as mãos, ocasião em que se percebe o deslocamento súbito do rim em direção ascendente; esse procedimento denomina-se "captura do rim".

Outra manobra utilizada para a identificação de um rim palpável é a do choque lomboabdominal: com a extremidade dos dedos da mão que comprime a região lombar, realizam-se, no nível do ângulo costovertebral, sucessivas e rápidas impulsões, em direção à mão palpadora, que recebe a sensação de choque do rim quando este é impelido para frente.

A palpação bimanual pode também ser realizada com o paciente em decúbito lateral sobre o lado oposto ao que se irá examinar e com os membros inferiores em semiflexão. Tal como foi descrito para o decúbito dorsal, os movimentos respiratórios auxiliam na palpação do rim nesta posição.

Nos casos de nefroptose, tumor renal, hidronefrose, malformações congênitas ou ectopia renal, os rins podem ser palpáveis mesmo sem o uso das técnicas descritas.

Manobras especiais

Da palpação abdominal fazem parte determinadas técnicas semióticas que são específicas para a análise de algumas condições, entre as quais se destacam: *palpação bimanual para avaliar defesa localizada da parede abdominal, manobra do rechaço, manobra da descompressão súbita, pesquisa do vascolejo e do sinal de Gersuny*.

A *palpação bimanual para avaliar defesa localizada da parede abdominal* deve ser efetuada sempre que se suspeitar de maior resistência em determinada área da parede do abdome. Procede-se da seguinte maneira: o examinador coloca ambas as mãos longitudinal e paralelamente no sentido craniocaudal e, enquanto uma das mãos palpa a região suspeita, a outra examina a região homóloga, com seguidos movimentos alternados, isto é, quando uma das mãos comprime a parede, a outra não o faz. Desse modo, é possível comparar a resistência oferecida pelas áreas em exame. Confirmando-se a presença de defesa localizada, é justo levantar a hipótese de uma afecção na própria parede ou na cavidade abdominal (peritonite localizada).

A *manobra do rechaço* é assim executada: com a palma da mão comprime-se com certa firmeza a parede abdominal, e com a face ventral dos dedos e polpas digitais provoca-se um impulso rápido na parede, retornando-se os dedos à posição inicial sem afrouxar a compressão da parede abdominal. Há rechaço quando, imediatamente após a impulsão, percebe-se um choque na mão que provocou o impulso. Isso traduz a presença de órgão ou tumor sólido (fígado, baço ou neoplasia) flutuando em um meio líquido, representado por ascite. Essa técnica é própria para a palpação de abdome globoso em decorrência de ascite de grande volume, pois, nessas condições, a palpação profunda habitual torna-se impossível em virtude da resistência da parede distendida.

Para se realizar a *manobra da descompressão súbita*, comprime-se vagarosa e progressivamente um determinado local do abdome que, durante a palpação geral, tenha se mostrado dolorido. Ao se fazer a compressão, a dor se exacerba, porém quase sempre o paciente a tolera desde que não ultrapasse determinado limite.

Durante a execução da manobra, o examinador indaga e observa as reações do paciente em relação à dor. Ao alcançar determinada compressão, cuja intensidade depende da tolerância do paciente, informa-se a ele que se vai retirar a mão abruptamente, cabendo-lhe dizer a alteração ocorrida quanto à intensidade da dor. É necessário observar atentamente a expressão facial do paciente. Diz-se que é positiva se a dor apresentar nítida exacerbação no momento em que se faz a descompressão. Constitui importante sinal de peritonite e é classicamente chamado de *sinal de Blumberg*.

A *pesquisa de vascolejo* pode ser efetuada de duas maneiras: (1ª) Prende-se o estômago com a mão direita, movimentando-o de um lado para o outro, ao mesmo tempo que se procura ouvir ruídos hidroaéreos nele originados. (2ª) Repousa-se a mão sobre a região epigástrica e executam-se rápidos movimentos compressivos com a face ventral dos dedos e as polpas digitais, tendo-se o cuidado de não deslocar a palma da mão. Quando se ouvem ruídos de líquidos sacolejando, diz-se que há vascolejo. Esta segunda manobra costuma ser chamada de *patinhação*.

O sinal de vascolejo denuncia a presença de líquido no interior do estômago, e este achado não é necessariamente anormal. Pode ser encontrado no estômago de pessoas normais logo após a ingestão de líquido. No entanto, o vascolejo permite levantar a suspeita de estase líquida em um estômago atônico ou quando há estenose pilórica. Resta assinalar que o sinal de vascolejo desaparece quando o paciente vomita.

O *sinal de Gersuny* é encontrado nos casos de fecaloma. Sua pesquisa consiste em palpar o "tumor fecal" na topografia da sigmoide. Quando positivo, ouve-se ligeira crepitação, decorrente do ar interposto entre a parede intestinal e o fecaloma.

PERCUSSÃO

Na percussão do abdome, a posição fundamental do paciente é o decúbito dorsal. Contudo, como se verá a seguir, outras posições são necessárias na pesquisa de ascite.

Pode-se observar os seguintes tipos de sons no abdome: *timpanismo, hipertimpanismo, submacicez* e *macicez*.

O *som timpânico* indica a presença de ar dentro de uma víscera oca. Em condições normais, é percebido em quase todo o abdome, porém é mais nítido na área de projeção do fundo do estômago (espaço de Traube).

As variações do timbre do som timpânico nas várias regiões abdominais decorrem das diferentes quantidades de ar contido nos segmentos do trato digestivo; quando aumenta a quantidade de ar, tal como acontece na gastrectasia, no meteorismo, na obstrução intestinal, no vólvulo, no pneumoperitônio, fala-se em *hipertimpanismo*.

Menor quantidade de ar ou superposição de uma víscera maciça sobre uma alça intestinal origina o som submaciço. A ausência de ar origina o som maciço, como se observa nas áreas de projeção do fígado, baço e útero gravídico. Ascite, tumores e cistos contendo líquido originam *som maciço*.

A percussão do abdome tem por objetivo a determinação do limite superior do fígado e da área de macicez hepática, a pesquisa de ascite e a avaliação da sonoridade do abdome.

Determinação do limite superior do fígado e da área de macicez hepática

Percute-se o hemitórax direito no nível da linha hemiclavicular direita desde sua origem na clavícula até o 4º ou 5º espaço intercostal; a partir daí, desvia-se para fora, de modo a fugir do plastrão formado pelas cartilagens das últimas costelas. Lembre-se de que é impossível contar os espaços intercostais sobre o plastrão.

De início, obtém-se som claro pulmonar; em seguida, em condições normais, na altura do 5º ou 6º espaço intercostal, observa-se som submaciço. Este ponto corresponde ao limite superior do fígado (ver Capítulo 16, *Exame do Tórax*.)

O limite superior do fígado estando abaixo do 5º ou 6º espaço intercostal direito significa ptose hepática ou diminuição do volume do fígado.

Continuando-se a percussão para dentro, para baixo ou para fora, consegue-se delimitar com facilidade a área de macicez hepática. Tal procedimento é imprescindível em algumas situações práticas, destacando-se a punção-biopsia intercostal do fígado e a colangiografia transparieto-hepática.

O não encontro da macicez hepática ocorre nas seguintes eventualidades: acentuada atrofia hepática; interposição de alça intestinal entre o fígado e a parede costal; e pneumoperitônio. Esta última condição tem como causa frequente a perfuração do tubo gastrintestinal e é designada *sinal de Jobert*, que consiste no desaparecimento da macicez hepática, dando lugar a timpanismo. Ao exame radiológico observa-se uma camada de ar interposta entre o fígado e o diafragma (Figura 17.23).

Pesquisa de ascite

A percussão é o método mais seguro para o reconhecimento de ascite. Para sistematizar este procedimento, é necessário levar em conta a quantidade de líquido na cavidade abdominal. Assim sendo, estudaremos separadamente a semiotécnica para pesquisar ascite de grande volume, ascite de médio volume e ascite de pequeno volume.

Pesquisa de ascite de grande volume

Além do aspecto globoso do abdome, consequência da grande quantidade de líquido (geralmente mais de 1.500 mℓ) e do aumento da resistência da parede abdominal,

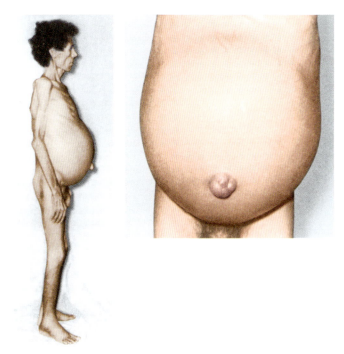

Figura 17.17 Abdome globoso e hérnia umbilical em um paciente com ascite de grande volume. Observar o acentuado emagrecimento e o discreto edema dos membros inferiores. Caso de cirrose hepática.

a cicatriz umbilical torna-se plana ou protrusa (Figuras 17.17 e 17.18), e o dado semiótico essencial é obtido por meio da percussão por piparote. Assim se procede: o paciente adota o decúbito dorsal e ele próprio ou um auxiliar coloca a borda cubital da mão sobre a linha mediana do abdome, exercendo uma ligeira pressão de modo a impedir a transmissão pela parede abdominal do impacto provocado pelo piparote. O examinador coloca-se do lado direito do paciente e repousa a mão esquerda no flanco do outro lado (Figura 17.19).

Passa-se então a golpear com o indicador a face lateral do hemiabdome direito. Se houver líquido em quantidade suficiente

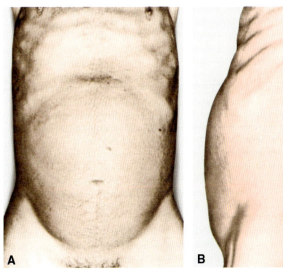

Figura 17.18 Na ascite de médio volume, o abdome adquire configuração levemente globosa (A), enquanto a cicatriz umbilical torna-se quase plana (B).

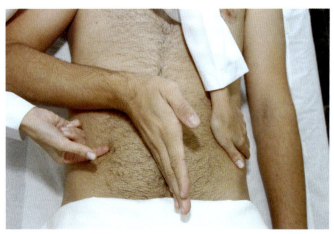

Figura 17.19 Percussão por piparote. Para aumentar a sensibilidade dessa manobra, o paciente deve colocar a borda de sua mão no meio do abdome a fim de impedir a transmissão do impulso pelo tecido subcutâneo.

na cavidade peritoneal, a mão esquerda captará os choques das ondas líquidas desencadeadas pelos piparotes.

Pesquisa de ascite de médio volume

Quando o sinal do piparote é negativo, torna-se necessário utilizar outra técnica, denominada *pesquisa de macicez móvel*, que pode ser assim esquematizada: a primeira etapa consiste em percutir todo o abdome com o paciente em decúbito dorsal. Este procedimento possibilita a determinação de macicez nos flancos e som timpânico na parte média do abdome, o que levanta a suspeita de haver uma determinada quantidade de líquido na cavidade peritoneal. Posiciona-se o paciente em decúbito lateral direito e percute-se todo o abdome; havendo ascite, encontra-se timpanismo no flanco esquerdo e macicez no flanco direito. Em seguida, o paciente adota o outro decúbito lateral, percutindo-se de novo todo o abdome; se, de fato, houver ascite, o resultado desta percussão será o contrário do obtido na etapa anterior da manobra, ou seja, haverá timpanismo no hemiabdome direito e macicez no esquerdo (Figura 17.20). A explicação da macicez móvel é a mobilização do líquido existente na cavidade abdominal em consequência da mudança de posição. Na posição ortostática, há sinal do piparote no baixo ventre.

Na *pesquisa dos semicírculos de Skoda*, percute-se o abdome a partir do epigástrio, radialmente em direção aos limites do abdome. Observa-se uma transição entre o som timpânico para o submaciço, e, posteriormente, para maciço, no sentido craniocaudal. A junção dos pontos de transição forma semicírculos com concavidade voltada para cima.

Pesquisa de ascite de pequeno volume

Considera-se pequeno volume o acúmulo na cavidade peritoneal de menos de 500 mℓ de líquido. Nessas condições o reconhecimento da ascite pode ser difícil e a técnica semiológica consiste em fazer a percussão por piparote na região do baixo ventre estando o paciente na posição de pé e com a bexiga vazia. A ultrassonografia abdominal é o método ideal para o diagnóstico de ascite de pequeno volume.

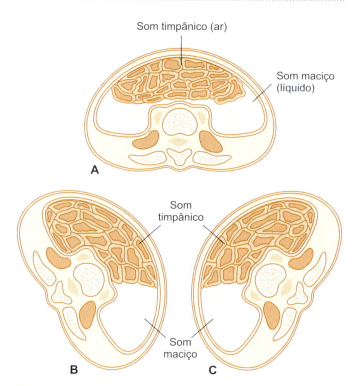

Figura 17.20 Pesquisa de macicez móvel na ascite de médio volume. **A.** Com o paciente em decúbito dorsal, o líquido acumula-se nas regiões laterais do abdome e as alças intestinais aproximam-se da parede anterior. **B** e **C.** Quando o paciente adota os decúbitos laterais, o líquido desloca-se para a região mais baixa, determinando o aparecimento de som maciço, enquanto na parte oposta obtém-se som timpânico; ao mudar de decúbito as áreas de macicez e de timpanismo se invertem.

Avaliação da sonoridade do abdome

A sonoridade do abdome é avaliada com o paciente em decúbito dorsal, diferenciando-se os dois tipos de sons: timpânico e maciço. Comparar áreas homólogas ajuda no raciocínio diagnóstico. Em condições normais, obtém-se som maciço ao se percutirem as áreas de projeção do fígado e do baço, enquanto as vísceras que contêm alguma quantidade de gás – estômago, duodeno, intestino delgado e intestino grosso – produzem som timpânico. A obtenção de som timpânico no hipocôndrio direito indica pneumoperitônio (sinal de Jobert) ou interposição do cólon entre a parede abdominal e o fígado. Macicez circunscrita está presente em áreas de projeção de "massas" de natureza inflamatória ou neoplásica. Distensão abdominal por gases se expressa por som timpânico mais nítido em todo o abdome. A sonoridade do abdome adquire características especiais na ascite.

AUSCULTA

A ausculta do abdome fornece informações importantes a respeito da movimentação de gases e líquidos no trato intestinal, dados que contribuem na avaliação clínica de um paciente com suspeita de íleo paralítico ou de oclusão intestinal.

É importante que se realize a ausculta do abdome antes de se realizar a percussão e a palpação, pois estas podem estimular o peristaltismo e encobrir uma hipoatividade dos ruídos hidroaéreos.

Usa-se o estetoscópio clínico com o receptor de tambor ou de diafragma. Em condições normais, ocorrem mais ou menos a cada 5 a 10 s ruídos de timbre agudo, de localização variável e de aparecimento imprevisível, decorrentes da movimentação dos líquidos e gases contidos no trato gastrintestinal. Nos casos de diarreia e de oclusão intestinal, os ruídos hidroaéreos tornam-se mais intensos em função do aumento do peristaltismo e são denominados *borborigmos*. O contrário ocorre no íleo paralítico, síndrome caracterizada pelo desaparecimento do peristaltismo intestinal.

> **Boxe**
> *Quando se ouve silêncio abdominal é necessário pensar em íleo.*

Além dos ruídos hidroaéreos, podem ser *ouvidos* no abdome sopros sistólicos ou sistodiastólicos (contínuos) indicativos de estreitamento do lúmen de um vaso (artéria renal ou aorta abdominal) ou de fístula arteriovenosa. São audíveis também, a partir do quinto mês de gestação, os sons do coração fetal e, às vezes, o sopro placentário. Nestes casos é necessário utilizar o estetoscópio obstétrico.

EXAME DA REGIÃO ANOPERINEAL E TOQUE RETAL

A grande maioria das afecções da região anal, do reto e do sigmoide é facilmente acessível à propedêutica desarmada (inspeção e palpação) e à retossigmoidoscopia.

Não é nosso objetivo detalhar todas as etapas da propedêutica proctológica, mas simplesmente chamar a atenção para a importância do toque retal no diagnóstico das enfermidades anorretais, para que ele seja incorporado ao exame clínico de rotina.

Não se justifica sua omissão por ser, às vezes, considerado constrangedor para o paciente e, o que é pior, por negligência do próprio médico, acarretando, não raramente, consequências desastrosas por retardar ou deixar de se fazer o diagnóstico das neoplasias anorretais.

Abordaremos apenas a inspeção anal e o toque retal.

Antes de iniciar o exame, deve-se explicar ao paciente sua natureza e sua importância, para que ele o aceite e colabore na sua realização.

Além de uma boa iluminação, é necessário que o paciente esteja em posições específicas.

> **Boxe**
> O exame proctológico completo inclui, além de uma história clínica benfeita e do exame geral, as seguintes etapas:
> ✔ Inspeção anoperineal
> ✔ Toque retal
> ✔ Retossigmoidoscopia
> ✔ Outros exames, como o parasitológico de fezes, a pesquisa de sangue oculto nas fezes, o enema opaco e a colonoscopia.

Inspeção anal

Com o paciente em uma das posições adequadas para este exame, as nádegas devem ser afastadas com delicadeza pelos polegares do examinador.

O ânus normalmente encontra-se fechado, com pregas cutâneas suaves dirigidas radialmente para o orifício anal. A pele perineal é geralmente mais pigmentada.

À inspeção, podem-se encontrar quaisquer das lesões elementares da pele, descritas no Capítulo 11, *Exame da Pele, das Mucosas e dos Fâneros*. As alterações mais comuns são as anomalias congênitas, os plicomas anais, as escoriações decorrentes do prurido anal, as hemorroidas, as fissuras, os condilomas, as fístulas e as neoplasias.

Na região sacrococcígea podemos encontrar os cistos dermoides.

Devemos ainda solicitar ao paciente que "faça força para baixo" no sentido de exteriorizar hemorroidas internas ocultas, pólipos e prolapso de mucosa retal.

Toque anorretal

O toque retal ou anorretal é feito com o dedo indicador da mão direita usando-se luva ou dedeira.

Após lubrificar o dedo adequadamente, em geral com vaselina ou xilocaína gel, encosta-se a polpa digital sobre o orifício anal fazendo uma leve compressão no sentido de relaxar e vencer a resistência do esfíncter externo do ânus, introduzindo o dedo com leve movimento de rotação.

Geralmente, consegue-se examinar até 10 centímetros além da borda anal.

O toque anorretal deve ser realizado obedecendo-se à sistematização apresentada a seguir (canal anal e reto).

Canal anal

No canal anal, avalia-se:

- Tônus do esfíncter anal (normotônico, hipotônico ou hipertônico)
- Sensibilidade (doloroso ou indolor)
- Elasticidade (normal, diminuída ou inelástico)
- "Tumorações" (trombos hemorroidários, papilas hipertróficas, neoplasias benignas e malignas).

O toque anorretal doloroso na hipertonia do esfíncter quase sempre indica fissura anal, processos inflamatórios e/ou lesões estenosantes do canal anal (papilites, criptites, neoplasias), além de trombose hemorroidária e abscessos.

O esfíncter hipotônico ocorre nas pessoas idosas, na doença hemorroidária, na ressecção do esfíncter.

Reto

A ampola retal normalmente está vazia, tem paredes lisas, depressíveis, ligeiramente móveis e indolores.

A parede anterior do reto apresenta características especiais em cada sexo. No homem, palpam-se a próstata, as vesículas seminais – quando acometidas por processo inflamatório ou neoplásico –, o fundo de saco retovesical e a válvula de Houston inferior. Na mulher, palpam-se a parede retovaginal, o colo uterino, o corpo do útero, o fundo de saco de Douglas e a válvula de Houston inferior.

O encontro de abaulamento do fundo de saco de Douglas, na mulher, ou do fundo retovesical, no homem, torna possível o diagnóstico precoce da ascite e, quando se apresentam dolorosos, sugerem a presença de abscesso, anexite e apendicite, bem como outros processos inflamatórios dos órgãos e estruturas pélvicas.

Ao toque das faces laterais e posterior da parede retal, devem-se procurar pontos dolorosos, abaulamentos e tumorações, os quais podem denunciar a ocorrência de processos inflamatórios (abscessos, osteomielite do sacro), fratura do cóccix e coccidinia (dor no cóccix) por fibrosite deste osso e neoplasias benignas e malignas desta região.

> **Boxe**
> Cerca de 70% dos tumores malignos do reto são passíveis de serem diagnosticados ao toque anorretal, apresentando-se na maioria das vezes como formações polipoides, vegetantes, infiltrantes ou ulceradas com aumento da consistência da parede retal.

Podem-se ainda reconhecer pelo toque retal os fecalomas, frequentes no megacólon chagásico.

Após a retirada do dedo, ao finalizar o toque retal, convém examinar o material que costuma aderir a ele (pus, sangue ou fezes), cuja presença pode oferecer subsídio para o diagnóstico.

> **Boxe — Exame do abdome no idoso**
> É importante sempre lembrar de palpar e auscultar o trajeto da aorta abdominal, pois dilatações aneurismáticas e estenoses de seus ramos (renais, por exemplo) são muito mais comuns em idades avançadas. A palpação da região suprapúbica também é importante nos casos de diminuição do volume urinário ou incontinência, sob pena de deixar passar uma bexiga distendida. O toque retal deve completar o exame, pois as doenças prostáticas, os fecalomas e as neoplasias do reto são frequentes nessa faixa etária. Os idosos podem estar com um fecaloma que se manifesta de maneira atípica, com diarreia paradoxal, incontinência fecal e frequentemente apenas com confusão mental.

PRINCIPAIS SÍNDROMES ABDOMINAIS

Serão abordadas as seguintes síndromes: *ascite, hipertensão portal, síndromes diarreica e disentérica, hemorragia digestiva, perfuração de víscera oca em peritônio livre, oclusão intestinal, peritonite aguda, íleo paralítico, íleo espástico, icterícia* e *massas abdominais*.

O reconhecimento de uma dessas síndromes constitui com frequência o encontro do caminho para se chegar a um diagnóstico final correto. A solicitação e a interpretação dos exames complementares são feitas com mais eficiência quando o examinador reconhece o quadro sindrômico fundamental do paciente. Além disso, às vezes, basta o diagnóstico sindrômico para se decidir sobre as primeiras medidas terapêuticas, independentemente de outras informações que possam advir de exames complementares.

Ver *Sistema digestivo* no Capítulo 6, *Sinais e Sintomas*.

Ascite

Denomina-se ascite o acúmulo de líquido na cavidade abdominal. Várias outras condições, tais como cisto ovariano, hidronefrose e cistos renais, podem simular uma ascite.

> **Boxe — Diferenciação entre ascite e cisto ovariano**
> A diferenciação se faz pelas características do cisto: contornos bem-delineados, forma arredondada, crescimento predominantemente no sentido anteroposterior, deixando os flancos livres, ausência de macicez móvel e timpanismo nos flancos com o paciente em decúbito dorsal.

As causas mais frequentes de ascite são:

- Hepáticas (cirrose)
- Cardiocirculatórias (insuficiência cardíaca e trombose venosa)
- Renais (síndrome nefrótica)
- Inflamatórias (tuberculose)
- Neoplásicas (tumores do fígado, do ovário, do estômago e carcinomatose).

Os fatores que participam na formação de ascite variam de acordo com a enfermidade do paciente. Assim, na ascite da insuficiência cardíaca predominam dois fatores: o aumento da pressão hidrostática, secundária à hipertensão venosa e determinada pela insuficiência ventricular direita, e a retenção de sódio e água, resultante, por sua vez, da insuficiência ventricular esquerda, que leva a uma diminuição da filtração glomerular. A ascite da insuficiência cardíaca faz parte, portanto, de um quadro geral de retenção hídrica, reconhecível pela presença de edema dos membros inferiores, da região pré-sacra, da face e de derrames em outras cavidades, tais como pleural e pericárdica, o que se denomina anasarca.

Na síndrome nefrótica predomina a diminuição da pressão osmótica do plasma, consequente à hipoproteinemia, associada à retenção de sódio e água. Neste caso, também, é habitual o encontro de edema facial, quase sempre de grande intensidade, pré-sacro e dos membros inferiores, escrotal no homem, além de derrame em outras cavidades.

Já na ascite da cirrose o fator preponderante é a hipertensão portal sinusoidal, que leva à transdução de fluidos dos sinusoides para os linfáticos hepáticos e para a cavidade peritoneal. A hipertensão portal leva ainda a um aumento da produção de óxido nítrico no território esplâncnico, gerando vasodilatação. Com isto, há uma queda do volume circulante efetivo e consequentemente hiperativação de sistemas vasoconstritores, como o sistema nervoso simpático e o sistema renina-angiotensina-aldosterona. Este último leva a um aumento da retenção renal de sódio e água, contribuindo para um quadro de hipervolemia e desenvolvimento da ascite. A participação da hipoproteinemia no desenvolvimento da ascite no paciente com cirrose é pequena. De fato, independente dos valores de albumina sérica, raramente há aparecimento de ascite quando o gradiente de pressão venosa hepática (que é uma medida de hipertensão portal) é menor que 12 mmHg.

A ascite que acompanha os processos inflamatórios e neoplásicos não se acompanha de edema de outras regiões, pois os mecanismos responsáveis pelo acúmulo de líquido restringem-se à cavidade peritoneal, não havendo, portanto, a participação de fatores sistêmicos que incluem o aumento da pressão hidrostática, a diminuição da pressão osmótica do plasma e a retenção de sódio e água.

O diagnóstico dessa síndrome depende fundamentalmente da magnitude da ascite. Nas ascites de grande volume, o abdome pode apresentar-se sob forma globosa ou de batráquio, descritos na inspeção do abdome. A pele torna-se lisa, brilhante e fina. No abdome de batráquio surgem estrias na parede em consequência da ruptura das fibras elásticas. Com frequência observam-se protrusão da cicatriz umbilical, hérnias inguinais e escrotais (Figura 17.17).

Na ascite por hipertensão portal chama a atenção a presença de circulação colateral. (Ver *Circulação colateral* no Capítulo 10, *Exame Físico Geral*.)

> **Boxe**
>
> ### Exame do líquido ascítico
>
> Dados de grande valor para o diagnóstico são obtidos com o *exame do líquido ascítico* coletado por paracentese, a qual deve ser feita no quadrante inferior esquerdo, no terço médio da linha que une a crista ilíaca ao umbigo.
>
> Quanto ao aspecto, observado pelo próprio examinador que faz a paracentese, o líquido ascítico pode ser do tipo transudato, que tem coloração límpida, amarelo-citrina, ou tipo exsudato. Quando há icterícia pronunciada, a cor tende a amarelo-escura. A presença de sangue (líquido ascítico hemorrágico) confere-lhe cor rósea ou francamente avermelhada e é fortemente indicativa de neoplasia maligna; o aspecto turvo ou francamente purulento sugere a presença de peritonite bacteriana secundária.
>
> Os elementos mais importantes no estudo do líquido ascítico são: *citometria* e a *dosagem de proteínas totais, albumina* e *glicose*.
>
> A citometria é utilizada no diagnóstico da ascite infectada, em uma situação especial denominada *peritonite bacteriana espontânea*, que ocorre principalmente na cirrose. Valores acima de 250 polimorfonucleares/mm³ confirmam o diagnóstico de peritonite bacteriana espontânea na ausência de causas secundárias para este aumento.
>
> A dosagem da albumina no líquido ascítico deve ser feita juntamente com a do soro, para se estabelecer o chamado gradiente de albumina. O gradiente de albumina soro-ascite (GASA) corresponde à diferença entre os níveis de albumina sérica e a do líquido ascítico (GASA = albumina sérica − albumina do líquido ascítico). Valores de gradiente maiores ou iguais a 1,1 g/dℓ correspondem à ascite por hipertensão portal; quanto maior o gradiente, mais seguro será o diagnóstico de hipertensão portal. Embora tanto a cirrose (hipertensão portal sinusoidal) quanto a síndrome de Budd-Chiari e a insuficiência cardíaca (hipertensão portal pós-hepática) levem à formação de ascite com GASA ≥ 1,1 g/dℓ, nas causas pós-hepáticas a proteína total do líquido costuma ser mais elevada (maior que 2,5 g/dℓ), já que o sinusoide encontra-se normal, com grandes fenestrações e ausência de membrana basal, permitindo a passagem de grande quantidade de proteínas. Já na cirrose, a endotelização dos sinusoides e a diminuição das fenestrações impedem a passagem de proteínas maiores, resultando em proteína total do líquido ascítico baixa (menor que 2,5 g/dℓ). Gradientes inferiores a 1,1 g/dℓ sugerem a presença de neoplasias, carcinomatose, tuberculose, síndrome nefrótica e outras doenças não relacionadas com a hipertensão portal.
>
> O nível de glicose no líquido ascítico é semelhante ao do soro. Na ascite tuberculosa e na secundária à perfuração intestinal, os valores de glicose são baixos, geralmente inferiores a 60 mg/dℓ. Na perfuração intestinal, a dosagem de desidrogenase láctica no líquido ascítico costuma ser elevada (acima de 480 UI/mℓ).
>
> Outros exames dependem da hipótese diagnóstica, tais como amilase e triglicerídios, assim como a cultura. A amilase também apresenta o mesmo valor encontrado no soro, porém, na ascite de origem pancreática, seus valores são bastante elevados. A cultura é solicitada para identificar a bactéria, porém, seu valor prático é secundário, tendo em vista o tempo gasto para se ter o resultado; e o fato de apenas 30% dos pacientes com peritonite bacteriana espontânea apresentarem cultura positiva; o tratamento clínico deve ser instituído antes do isolamento da bactéria. Cultura positiva para mais de uma bactéria sugere perfuração intestinal. Os triglicerídios devem ser dosados quando se observa líquido ascítico de aspecto leitoso (*ascite quilosa*).
>
> A citologia oncótica pode identificar células neoplásicas, sugerindo carcinomatose peritoneal.

Hipertensão portal

O sistema venoso portal tem a função de recolher o sangue de todas as vísceras abdominais, à exceção dos rins e suprarrenais, e encaminhá-lo ao fígado através da veia porta. No interior do fígado a veia porta se ramifica até os sinusoides, de onde o sangue passa às veias centrolobulares e, destas, às veias supra-hepáticas, que deságuam na veia cava inferior.

Qualquer obstáculo ao livre fluxo do sangue, por meio do sistema porta, produz elevação da pressão venosa, acarretando a síndrome de hipertensão portal.

De acordo com a sede do obstáculo ao fluxo sanguíneo no sistema porta, classifica-se a hipertensão portal em:

- **Pré-hepática**: trombose da veia porta
- **Intra-hepática pré-sinusoidal**: esquistossomose mansônica, fibrose hepática congênita, esclerose hepatoportal
- **Intra-hepática sinusoidal ou pós-sinusoidal**: cirrose hepática; doença venoclusiva do fígado
- **Pós-hepática**: insuficiência cardíaca, síndrome de Budd-Chiari (obstrução das veias supra-hepáticas ou da veia cava inferior), pericardite constritiva.

Existem casos de hipertensão portal nos quais não se evidencia qualquer obstáculo anatômico. Tais casos são denominados *hipertensão portal dinâmica* ou *funcional*. Pode ocorrer durante a gestação e em casos de esplenomegalia de grande monta, provavelmente pelo aumento do fluxo venoso para a veia porta.

A hipertensão portal acarreta alterações circulatórias hemodinâmicas importantes. O sangue represado inverte o sentido do fluxo sanguíneo em veias tributárias do sistema porta, desenvolvendo circulação colateral, através da qual o sangue passa diretamente do sistema porta para a circulação geral, sem atravessar o fígado.

As novas vias de comunicação que se estabelecem distribuem-se em dois grupos:

- Vias de comunicação com a veia cava superior:
  - *Circulação profunda*: o sangue deixa o sistema porta através da veia gástrica direita e das veias gástricas curtas e, por meio de anastomoses, alcança as veias esofágicas, de onde passa para a veia ázigos e daí para a veia cava superior. Em consequência do aumento da pressão no plexo venoso submucoso esofágico, desenvolvem-se as varizes esofágicas
  - *Circulação superficial*: o sangue deixa o sistema porta, dirigindo-se à parede abdominal através das veias paraumbilicais, de onde, por meio de anastomoses, alcança as veias epigástricas superiores e as veias superficiais da parede abdominal. Na hipertensão portal pré-hepática, falta este tipo de circulação colateral (Figura 17.21)
- Vias de comunicação com a veia cava inferior:
  - *Circulação profunda*: a estase venosa no território da veia mesentérica inferior impele o sangue, em contracorrente, através da veia retal superior em direção às veias retais médias e inferiores, de onde passa para a veia ilíaca interna e desta para a cava inferior. Em consequência, os plexos hemorroidários tornam-se muito evidentes, podendo sangrar.

    Outros trajetos podem estabelecer-se em direção à veia cava inferior, através de anastomoses com as veias frênicas inferiores, veias suprarrenais e veias renais
  - *Circulação superficial*: o sangue deixa o sistema porta pelas veias paraumbilicais e, por meio de anastomoses, alcança as veias epigástricas inferiores e as veias superficiais da parede abdominal (Figura 17.22).

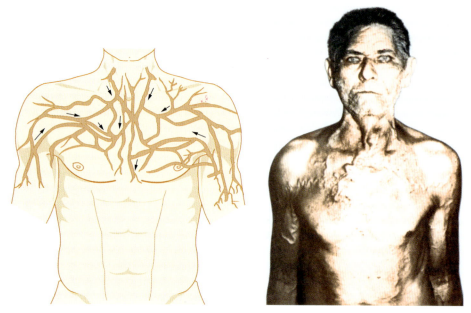

Figura 17.21 Circulação colateral tipo cava superior.

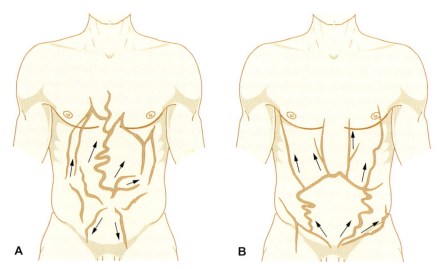

Figura 17.22 Circulação colateral. **A.** Tipo porta. **B.** Tipo cava inferior.

As principais consequências da hipertensão portal são:

» **Varizes esofágicas e gástricas**: têm grande importância clínica pelas hemorragias que acarretam, especialmente as varizes esofágicas e do fundo gástrico, colocando em risco a vida do paciente e agravando a insuficiência hepática nos casos de hepatopatia crônica. As varizes predominam no terço ou na metade inferior do esôfago, e seu diagnóstico pode ser feito pelo exame radiológico ou endoscópico

» **Esplenomegalia**: o baço aumenta de volume em consequência da estase venosa no território da veia esplênica. O aumento do baço, todavia, pode decorrer da própria doença básica, responsável pela hipertensão portal, como na esquistossomose mansônica. A esplenomegalia constitui manifestação constante da hipertensão portal pré-hepática, mas, pode faltar no bloqueio intra-hepático por cirrose e principalmente nas condições pós-hepáticas (síndrome de Budd-Chiari)

» **Ascite**: pouco frequente na hipertensão portal pré-hepática, sendo comum nos casos de bloqueio intra-hepático por cirrose, em virtude dos outros fatores que concorrem para a sua formação

» **Circulação colateral superficial**: a circulação colateral que se observa na parede abdominal pode ter uma disposição radiada a partir da cicatriz umbilical, aspecto que deu origem à denominação *cabeça de Medusa* (Figura 17.22).

Diante de um caso de hipertensão portal é importante o diagnóstico topográfico da sede do bloqueio, bem como o diagnóstico etiológico da doença básica causadora da hipertensão portal, tendo em vista que o tratamento varia conforme a causa.

Síndrome diarreica e síndrome disentérica

A *síndrome diarreica* caracteriza-se pelo aumento do número e do volume das evacuações, com diminuição da consistência das fezes, que se tornam pastosas ou liquefeitas, podendo conter restos alimentares.

Um indivíduo normal elimina, por dia, em média, 150 a 200 g de fezes com cerca de 70% de água. Na diarreia a quantidade de água pode chegar a 95%.

A *síndrome disentérica* distingue-se da síndrome diarreica pela presença de muco, pus e sangue nas fezes. A disenteria quase sempre está associada ao tenesmo e traduz lesão orgânica do reto ou do cólon distal, sendo manifestação frequente de shigellose, amebíase, retocolite ulcerativa, proctite e balantidíase.

A presença de restos alimentares digeríveis nas fezes possibilita distinguir a diarreia verdadeira da *falsa diarreia*, encontrada em afecções do reto e do cólon distal, de natureza inflamatória, neoplásica ou mesmo funcional.

Na falsa diarreia as fezes ficam retidas no cólon distal e estimulam a secreção de mucosa, resultando fezes de consistência heterogênea, com partes endurecidas (cíbalos) e parte liquefeita.

Do ponto de vista fisiopatológico, a diarreia é produzida por um dos seguintes mecanismos:

- Presença de substâncias osmoticamente ativas no lúmen intestinal, as quais não são absorvidas (diarreia osmótica)
- Hipersecreção intestinal (diarreia secretora)
- Alteração da motilidade (diarreia motora)
- Defeito de absorção (diarreia disabsortiva).

Em várias enfermidades, a diarreia obedece a mais de um destes mecanismos.

Classificação. Do ponto de vista clínico, as diarreias podem ser classificadas em agudas e crônicas, conforme sua duração; em altas e baixas, se têm origem no intestino delgado ou no cólon.

As diarreias agudas, em geral, têm início súbito e duração limitada. Na maioria dos casos são causadas por infecções intestinais, virais ou bacterianas, ou ingestão de toxinas pré-formadas.

Os principais vírus são: rotavírus, vírus Norwalk, vírus ECHO, adenovírus, enterovírus e HIV.

As infecções bacterianas mais comuns são as produzidas por estafilococos, bactérias dos gêneros *Shigella* e *Salmonella* e determinadas cepas de *Escherichia coli*.

A diarreia decorrente de *Staphylococcus aureus* é causada por uma toxina pré-formada nos alimentos contaminados, manifestando-se 1 a 6 h após a ingestão do alimento.

Outras bactérias capazes de provocar diarreia são: *Campylobacter jejuni, Listeria monocytogenes, Yersinia enterocolitica, Clostridium difficile, T. whippelii.*

As infecções por enterobactérias têm um período de incubação mais longo, geralmente 24 h, no caso de *Shigella*, e 48 h, no caso de *Salmonella*, traduzindo-se por uma síndrome disentérica acompanhada de febre e manifestações sistêmicas.

As cólicas intestinais e o tenesmo são mais intensos nas infecções por *Shigellas*.

As cepas enteropatogênicas da *Escherichia coli* são causas frequentes de diarreias agudas em crianças, produzindo comumente diarreia aquosa do tipo hipersecretor.

Dentre os protozoários, são importantes, como causa de diarreia aguda, a *Giardia lamblia*, o *Strongyloides stercoralis*, que parasita o duodeno e o jejuno superior, o *Cryptosporidium* sp., o *Balantidium coli*, o *Isospora belli* e a *Entamoeba histolytica*, cujo hábitat natural é o cólon.

Nem sempre as diarreias agudas são de origem infecciosa e parasitária. Podem ser causadas por excessos alimentares, alergia alimentar, medicamentos ou estresse emocional.

As diarreias crônicas se caracterizam por início insidioso e longa duração, podendo ser decorrentes das mais diversas causas.

As causas de diarreia crônica são de diagnóstico mais difícil e exigem investigação clínica mais acurada. Principais causas:

- **Infecciosas e parasitárias**: enterobactérias patogênicas, protozoários, helmintos, tuberculose intestinal, blastomicose sul-americana
- **Doenças inflamatórias inespecíficas**: retocolite ulcerativa inespecífica, doença de Crohn, colite linfocítica, colite colágena, colite eosinofílica
- **Síndrome de má absorção**: por defeito de digestão ou por deficiência de absorção como, por exemplo, na doença celíaca
- **Colopatias orgânicas**: doença diverticular, neoplasias
- **Colopatias funcionais**: síndrome do intestino irritável
- **Diarreias secundárias**: uremia, doenças inflamatórias pélvicas.

No diagnóstico de uma diarreia, os exames mais comumente realizados são o parasitológico de fezes e a coprocultura.

É necessário que se distingam, na coprocultura, as bactérias patogênicas das inúmeras outras que são saprófitas e hospedeiros habituais do intestino. No caso da *Escherichia coli*, a diferenciação entre cepas patogênicas e não patogênicas é feita por meio de sorotipagem que torna possível identificar a cepa em estudo mediante os antígenos somáticos "O" e capsular "K". Seguem-se, como exames mais utilizados no diagnóstico de uma diarreia, sobretudo nas diarreias crônicas, a retossigmoidoscopia, o enema opaco, a colonoscopia, o estudo do trânsito intestinal, o exame coprológico funcional, incluindo a dosagem da gordura fecal e os exames comuns de laboratório, como hemograma (eosinofilia), bioquímica do sangue, eletroforese das proteínas séricas, dosagem de albumina e antiendomísio IgA (positivo na doença celíaca). Também podem ser solicitados marcadores de doenças inflamatórias como a proteína C reativa e a calprotectina fecal.

(Ver *Diarreia* no Capítulo 6, *Sinais e Sintomas*.).

Síndrome de má absorção

A síndrome de má absorção compreende um conjunto de sinais e sintomas comuns a várias condições e enfermidades que interferem na absorção dos nutrientes, com repercussão no estado nutricional do paciente.

A má absorção poderá ser global (de todos os alimentos) ou apenas de determinados nutrientes, com sintomas carenciais específicos.

Na síndrome global, completa, as principais manifestações clínicas são a perda de peso ou atraso no desenvolvimento físico, no caso de crianças, alterações na cor e na textura da pele e dos cabelos, palidez, glossite, queilite angular, hemeralopia, fraqueza e atrofia muscular, abdome distendido, edema dos membros inferiores e diarreia com esteatorreia. O organismo é acometido em sua totalidade pela desnutrição, compreendendo diferentes alterações que podem ser detectadas ao exame dos diversos sistemas orgânicos.

A síndrome de má absorção pode ser causada por defeito de digestão (pré-entérica) e por defeito de absorção (entérica e pós-entérica). Há várias classificações com base na etiologia e fisiopatologia das condições e doenças que ocasionam má absorção (Quadro 17.2).

Ver *Esteatorreia* no Capítulo 6, *Sinais e Sintomas*.

> **Boxe**
> **Tríade sintomática da síndrome de má absorção**
> A combinação de perda de peso, anemia e diarreia crônica deve levantar a suspeita de má absorção.

As fezes fornecem dados importantes para o diagnóstico. À inspeção, apresentam-se com volume aumentado, consistência pastosa ou líquida, cor acinzentada ou amarelo-pálida, fétidas, e com menor densidade do que a água, podendo flutuar no vaso sanitário e exibir uma película de gordura sobrenadante.

O exame microscópico das fezes com técnicas especiais (coprologia funcional) evidencia a presença de resíduos alimentares, como amido, fibras musculares, gotículas de gordura.

A dosagem da gordura fecal constitui outro exame importante para o diagnóstico, mostrando uma excreção de 24 h acima de 7 g, que é o valor máximo normal.

Outras alterações comumente encontradas nos exames complementares são anemia, hipoproteinemia, hipocalcemia e hipopotassemia.

Hemorragia digestiva

As hemorragias digestivas resultam de sangramento para dentro do lúmen do tubo digestivo, podendo o sangue ser eliminado pela boca – *hematêmese* – ou pelo reto. A perda de sangue pelo reto recebe as seguintes denominações, conforme o aspecto e o volume da perda sanguínea: *melena*, quando o sangue se apresenta alterado, conferindo às fezes coloração escura, lembrando borra de café ou piche, além de fetidez; *enterorragia*, quando o sangue, em maior volume, mantém sua coloração vermelha, com ou sem coágulos; e *hematoquezia*, quando se trata de sangue vermelho-vivo em pequena quantidade, de origem proctológica, quase sempre proveniente de hemorroidas, fissuras, proctites e pólipos.

Dividem-se as hemorragias digestivas quanto ao local do sangramento em altas (esôfago superior ao ângulo de Treitz), médias (ângulo de Treitz ao íleo terminal) e baixas (íleo terminal ao canal anal).

Somente as hemorragias altas causam hematêmese acompanhada de melena. A enterorragia se deve na maioria das vezes à hemorragia baixa.

A melena, isoladamente, pode ser o único sinal de uma hemorragia digestiva alta e significa que o paciente perdeu, de uma só vez, pelo menos 150 mℓ de sangue. Quantidades menores não chegam a escurecer as fezes, e, neste caso, o diagnóstico só pode ser feito pela pesquisa de sangue oculto nas fezes.

Perdas sanguíneas de até 500 mℓ raramente produzem sintomas e são bem toleradas, equivalendo a uma simples doação de sangue. Acima de 500 mℓ o paciente apresenta as manifestações clínicas de anemia aguda: palidez, taquicardia, hipotensão arterial, sudorese, lipotimia. Acima de 1.500 mℓ os sintomas são intensos, podendo chegar ao estado de choque (Quadro 17.3).

As hemorragias digestivas são classificadas em quatro graus, conforme o volume da perda sanguínea e a gravidade das alterações circulatórias:

▸ **Hemorragia inaparente**: sem alteração das condições hemodinâmicas e do quadro hematológico
▸ **Hemorragia leve**: pressão sistólica acima de 100 mmHg, frequência cardíaca abaixo de 100 bpm e hemácias acima de 3.500.000/mm^3
▸ **Hemorragia moderada**: pressão sistólica entre 80 e 100 mmHg, frequência cardíaca entre 100 e 110 bpm e hemácias entre 2.500.000 e 3.500.000/mm^3

Quadro 17.2 – Síndrome de má absorção.

Pré-entérica
- Insuficiência gástrica
  - Aquilia
  - Pós-gastrectomia
- Insuficiência pancreática
  - Mucoviscidose (fibrose cística do pâncreas)
  - Hipoplasia pancreática
  - Pancreatite
  - Pancreatectomia
- Insuficiência biliar
  - Icterícia obstrutiva
  - Hepatopatia difusa
  - Fístulas biliares
  - Redução dos sais biliares
- Deficiência de sais biliares desconjugados e supercrescimento bacteriano
  - Síndrome pseudo-oclusiva
  - Alça cega
  - Diverticulose do delgado
  - Esclerose sistêmica
- Síndromes funcionais

Entérica
- Má absorção global com atrofia vilositária
  - Doença celíaca (enteropatia por glúten)
  - Intolerância transitória ao glúten
  - Espru tropical
  - Atrofia vilositária primária
  - Intolerância a proteínas alimentares
  - Síndrome de imunodeficiência adquirida
- Má absorção seletiva de nutrientes
  - Má absorção de açúcares
  - Má absorção de proteínas
  - Má absorção de gorduras
  - Má absorção de vitaminas
- Má absorção de eletrólitos e cátions bivalentes
  - Cloridrorreia congênita
  - Má absorção congênita de magnésio
  - Má absorção congênita de cobre
  - Má absorção congênita de zinco
- Insuficiência da área de absorção
  - Enterectomias com ressecções extensas
  - Fístulas e curto-circuitos

Pós-entérica e mista
- Colagenoses
- Doença de Crohn
- Linfomas
- Linfadenites
- Linfangiectasias
- Ileojejunites
- Síndrome de imunodeficiência adquirida

Quadro 17.3	Manifestações clínicas de perda sanguínea aguda.	
	Volume perdido	Sinais e sintomas
	Até 500 mℓ	Nenhuma manifestação Raramente síncope Hipotensão ortostática leve
	De 500 a 1.500 mℓ	Taquicardia mesmo em repouso Queda da pressão arterial Hipotensão ortostática acentuada Pulso filiforme Pele fria e úmida Dispneia Polidipsia Lipotimia ou síncope
	Acima de 1.500 mℓ	Todos os sinais e sintomas referidos Estado de choque

▸ **Hemorragia maciça**: pressão sistólica abaixo de 80 mmHg, frequência cardíaca acima de 110 bpm e hemácias abaixo de 2.500.000/mm³.

As hemorragias podem ser de origem arterial, venosa e capilar: hemorragia de origem arterial é frequente na úlcera péptica, e a de origem venosa, nas varizes esofágicas. A hemorragia capilar ocorre principalmente nas lesões agudas da mucosa gastroduodenal.

São inúmeras as causas de hemorragias digestivas.

No caso das hemorragias digestivas altas, 90% dos casos se devem a três causas principais: úlcera péptica (gástrica ou duodenal), lesões agudas da mucosa gastroduodenal e varizes esofágicas.

Incluem-se sob a denominação genérica de lesões agudas da mucosa gastroduodenal a gastrite aguda hemorrágica, gastrite erosiva, síndrome de Mallory-Weiss, úlcera de estresse, úlcera de Cushing, úlcera de Curling, duodenite erosiva e duodenite hemorrágica.

Outras causas menos frequentes de hemorragia digestiva alta são o câncer gástrico, hérnia hiatal e esofagite de refluxo.

A hemorragia digestiva média pode ser causada por angiectasias, tumores de intestino delgado, doença de Crohn, fístula aortoentérica.

As causas mais frequentes de hemorragia digestiva baixa são: doença diverticular do cólon, retocolite ulcerativa inespecífica, pólipos intestinais, câncer do reto e do cólon e hemorroidas internas.

Para o diagnóstico etiológico e topográfico da hemorragia digestiva alta utiliza-se atualmente, em primeiro lugar, a esofagogastroduodenoscopia feita na vigência ou logo após o sangramento.

A investigação etiológica da hemorragia média muitas vezes é desafiadora devido à dificuldade de acesso ao intestino delgado pelos exames tradicionais. Os exames mais utilizados são a cápsula endoscópica e a enteroscopia.

Na hemorragia digestiva baixa utilizam-se a retossigmoidoscopia, a colonoscopia e o enema opaco e, em casos especiais, tanto da hemorragia alta como na média e baixa, a cintigrafia e a arteriografia seletiva.

As hemorragias causadas por doenças sistêmicas, especialmente hemopatias, exigem investigação hematológica.

(Ver *Hemorragia digestiva* e *Sangramento anal* (*enterorragia*) no Capítulo 6, *Sinais e Sintomas*.)

Perfuração de víscera oca em peritônio livre

A perfuração de uma víscera oca possibilita que seu conteúdo escape para o interior da cavidade peritoneal, produzindo um quadro de abdome agudo e peritonite.

A perfuração pode ser consequente a um traumatismo aberto ou fechado do abdome ou resultar de doença localizada na própria víscera.

Os traumatismos abertos penetrantes, produzidos por arma branca ou arma de fogo, não raro, produzem múltiplas perfurações de vísceras ocas.

Os traumatismos fechados por contusão abdominal, por sua vez, podem ser causa de ruptura de vísceras ocas.

Nas contusões abdominais, o intestino delgado, por sua situação anatômica mediana, à frente da coluna vertebral, é atingido em cerca de 60% dos casos. As rupturas mais frequentes localizam-se no jejuno proximal e no íleo distal.

A perfuração traumática de víscera oca pode ainda ser iatrogênica, consequente a exames endoscópicos, biopsias, polipectomias, dilatação de esôfago.

As perfurações espontâneas de víscera oca ocorrem principalmente no estômago e duodeno, em casos de úlcera péptica; na vesícula biliar, em consequência de colecistite litiásica; e no cólon sigmoide, nos casos de doença diverticular com diverticulite, e de neoplasias, quando ocorre ulceração.

Qualquer que seja a causa da perfuração e independentemente de sua localização, o que caracteriza particularmente esta síndrome são a dor e a defesa abdominal.

Quando a víscera contém gás, como no caso do estômago, o gás escapa para a cavidade peritoneal, produzindo *pneumoperitônio*, que pode ser reconhecido em uma radiografia do tórax, tanto em posição ortostática como em decúbito (Figuras 17.23 e 17.24).

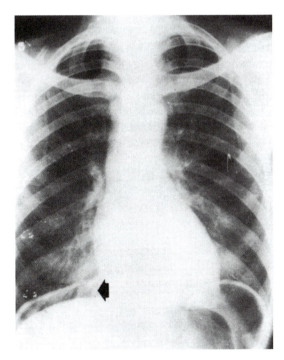

Figura 17.23 Radiografia simples do tórax na qual se vê a presença de ar entre o fígado e o diafragma (pneumoperitônio), em um caso de perfuração de úlcera gástrica.

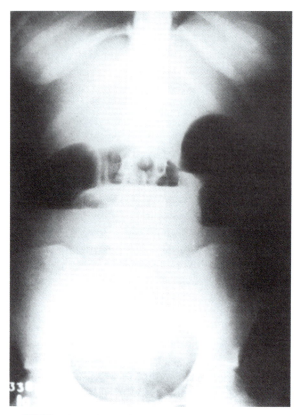

Figura 17.24 Radiografia simples do abdome de um paciente com oclusão do cólon descendente, evidenciando-se nível líquido e grande distensão das alças intestinais.

> **Sinal de Jobert**
> Timpanismo à percussão do limite superior do fígado que corresponde a acúmulo de gás abaixo do diafragma que ocorre na perfuração de víscera oca em peritônio livre (Figura 17.23).

Úlcera péptica perfurada

A perfuração da úlcera péptica, tanto gástrica como duodenal, representa uma complicação grave dessa afecção.

O quadro clínico, na maioria das vezes, é bastante característico: o paciente, com antecedentes sugestivos de doença ulcerosa, relata o surgimento súbito de "dor em punhalada", excruciante, na região epigástrica, que se irradia para os ombros e se acentua ao menor movimento, imobilizando o paciente em decúbito dorsal ou com o tronco fletido. A respiração torna-se superficial e dolorosa.

Depois de algum tempo a dor se generaliza a todo o abdome ou se estende à fossa ilíaca direita, para onde escoam os sucos digestivos extravasados. Raramente ocorrem vômitos.

Ao exame físico, encontra-se o clássico "abdome em tábua", assim chamado pela intensa contratura dos músculos abdominais, sobretudo na região epigástrica.

Quando existe suficiente quantidade de gás no abdome, desaparece a macicez hepática à percussão do hipocôndrio direito (sinal de Jobert).

Outros sinais menos importantes são a redução do espaço de Traube à percussão do hipocôndrio esquerdo, hiperestesia cutânea na região epigástrica e ruídos anormais à ausculta abdominal.

O diagnóstico diferencial deve ser feito principalmente com apendicite aguda, cólica biliar, pancreatite aguda e infarto agudo do miocárdio.

Excepcionalmente, a perfuração em peritônio livre pode ser a primeira manifestação de uma úlcera péptica.

Perfuração da vesícula biliar

Ocorre, na maioria das vezes, em consequência de cálculo encravado no canal cístico na vigência de colecistite aguda ou, mais raramente, pelo esfacelo da parede da vesícula na colecistite gangrenosa.

A bile derramada na cavidade peritoneal produz um quadro grave de peritonite que leva rapidamente ao choque.

O sintoma principal consiste na exacerbação intensa da dor já existente e sua extensão a todo o abdome ou à fossa ilíaca direita. A este sintoma associam-se vômitos, sudorese, taquicardia.

A defesa abdominal é mais intensa na metade direita do abdome.

Não existe pneumoperitônio e o diagnóstico diferencial deve ser feito com úlcera perfurada, apendicite aguda e pancreatite aguda.

Perfuração do cólon sigmoide

A perfuração espontânea do cólon sigmoide pode ocorrer em casos de doença diverticular.

O quadro clínico é de uma peritonite grave, podendo ou não haver pneumoperitônio. A dor e a defesa abdominal predominam no quadrante inferior esquerdo do abdome.

Impactação fecal

Define-se a impactação fecal como a obstrução, parcial ou total, do reto ou do cólon por um fecaloma de grande volume.

Todas as doenças que provocam obstipação intestinal prolongada podem levar à formação de um fecaloma, incluindo a estenose por doenças benignas ou malignas, o megacólon congênito ou funcional, as lesões da medula espinal e, principalmente, o megacólon chagásico.

Nos casos de obstrução parcial pode haver eliminação de gases ou de pequenas quantidades de fezes amolecidas que transitam entre a massa fecal e as paredes do intestino.

Na obstrução total, mais rara, o quadro assemelha-se ao da oclusão intestinal aguda de natureza orgânica.

A impactação fecal ocorre quase sempre em pacientes com história de obstipação intestinal de longa duração. O paciente relata piora do funcionamento intestinal, distensão abdominal e dor em cólica, que pode predominar no baixo ventre (nos casos de impactação retal) ou de acordo com a topografia do fecaloma (fora do reto o local mais comum é o sigmoide). Pode relatar, também, dor localizada no abdome, à esquerda, nos casos de localização sigmoidiana ou dor difusa, à medida que o tempo transcorre.

Com o passar das horas, há agravamento progressivo do quadro doloroso e da distensão abdominal.

A impactação fecal constitui uma complicação relativamente frequente do megacólon chagásico e pode confundir-se clinicamente com o vólvulo do sigmoide.

Em geral, o paciente apresenta-se com fácies de sofrimento, porém, lúcido, e deambula normalmente.

À inspeção do abdome, observa-se ventre distendido homogeneamente e à percussão, timpanismo difuso. Se a distensão for muito pronunciada, pode ocorrer o desaparecimento da macicez hepática pela interposição de alças entre a parede abdominal e o fígado.

À palpação, observa-se abdome flácido, com pouca ou nenhuma dor à palpação profunda, sem defesa de parede, demonstrando que não há irritação peritoneal. Nos casos de fecaloma alto, pode-se, eventualmente, palpá-lo na forma de "massa intra-abdominal", podendo-se perceber ligeira crepitação (sinal de Gersuny).

Uma vez que a região mais comum de formação de fecaloma é o reto, o toque retal torna possível, na maioria dos casos, fazer-se o diagnóstico, clinicamente.

Nos casos de dúvida ou de fecaloma alto, o exame radiológico, primeiramente uma radiografia simples do abdome e, se necessário, o enema opaco, em geral, esclarece o diagnóstico. O aspecto das fezes acumuladas no interior da alça é característico: assemelha-se a "miolo de pão", expressão consagrada pelos radiologistas.

Em relação à impactação, observam-se sinais radiológicos de oclusão intestinal, com grande distensão de alças, principalmente do sigmoide nos casos de impactação retal.

Com o evoluir do quadro, pode-se ter distensão difusa de todas as alças colônicas, eventualmente acometendo o delgado.

Peritonite aguda

A peritonite aguda é causada pela penetração e colonização de bactérias patogênicas na cavidade abdominal, o que pode se dar por:

◗ Propagação de um processo inflamatório a partir de uma determinada víscera (apendicite, colecistite e diverticulite)
◗ Ruptura ou perfuração de uma víscera oca (traumatismo abdominal, úlcera péptica perfurada)
◗ Lesão do peritônio parietal (feridas penetrantes no abdome)
◗ Via hematogênica (septicemia)
◗ Associada a ascite secundária a cirrose ou síndrome nefrótica (peritonite bacteriana espontânea).

As bactérias mais comumente encontradas nas peritonites agudas são as normalmente existentes na flora intestinal, principalmente *Escherichia coli*, além de estafilococos, estreptococos e germes anaeróbios.

O peritônio visceral responde mais rápida e intensamente à infecção; torna-se congesto e despolido e passa a exsudar líquido serofibrinoso. O peritônio parietal reage com menor intensidade e mais tardiamente à agressão.

A peritonite aguda pode ser *difusa*, quando se estende a toda a cavidade abdominal, ou *localizada*, quando restrita a determinada região. A fibrina que se forma no peritônio inflamado promove a adesão de alças intestinais entre si ou com o peritônio parietal; ao mesmo tempo, o grande epíploo tende a se fixar na região inflamada, circunscrevendo e bloqueando o foco infeccioso.

Peritonite aguda difusa

A quantidade e o aspecto do líquido serofibrinoso secretado variam com a agressividade dos germes e o tempo de evolução da infecção. Descrevem-se duas formas clínicas de peritonite aguda difusa: a *peritonite aguda purulenta* e a *peritonite aguda tóxica*. Nesta última, existe grave comprometimento do estado geral do paciente em contraste com a pobreza dos sinais encontrados ao exame físico do abdome.

As principais manifestações da peritonite aguda difusa são:

◗ **Dor**: espontânea, mas exacerbada pela palpação, podendo ser mais intensa na região correspondente à víscera originariamente inflamada, ou difusa
◗ **Sinal de Blumberg**: consiste na compressão lenta e gradual do abdome durante a palpação; retirando-se bruscamente a mão, o paciente experimenta dor aguda e intensa no local do exame
◗ **Defesa abdominal**: por um reflexo visceromotor, os músculos do mesmo metâmero se contraem. A contratura muscular é o sinal mais precoce, seguro e constante de comprometimento peritoneal. A defesa abdominal localizada na fossa ilíaca direita nas apendicites perfuradas é clássica, assim como o "abdome em tábua" nas úlceras perfuradas
◗ **Distensão abdominal**: por inibição motora, ocorre distensão das alças intestinais, podendo chegar ao íleo paralítico. Nas peritonites localizadas, entretanto, pode ocorrer diarreia
◗ **Sinais gerais**: a fácies do paciente com peritonite aguda difusa é bastante característica: palidez, nariz afilado, lábios ressequidos, olhar ansioso, expressão de sofrimento. O pulso se acelera, quase sempre acima de 100 bpm. Uma frequência cardíaca acima de 140 bpm. é sinal de mau prognóstico. A pressão arterial tende a baixar e a tornar-se convergente. Os casos graves evoluem para o choque séptico.

Peritonite aguda localizada

O processo inflamatório pode não se estender a toda a cavidade peritoneal, ficando restrito a determinadas regiões do abdome, nas quais se formam coleções purulentas localizadas.

Como exemplo, podemos citar o abscesso que se desenvolve na fossa ilíaca direita em consequência de apendicite supurada; o abscesso perissigmoidiano, na doença diverticular da sigmoide; a pelviperitonite, comum nos processos inflamatórios dos órgãos pélvicos da mulher, como salpingite, anexite, aborto infectado.

Especial menção deve ser feita aos abscessos subfrênicos, que são supurações circunscritas ao andar supramesocólico do abdome. O abscesso subfrênico mais frequente se localiza à direita, na loja hepatofrênica, entre a face superior do lobo direito do fígado e a cúpula diafragmática.

Peritonite aguda localizada desenvolve-se, na maioria das vezes, em consequência de perfuração gastrintestinal, apendicite ou como complicação de intervenção cirúrgica abdominal.

A peritonite localizada produz menor comprometimento do estado geral do paciente, porém, maior riqueza de sinais ao exame físico. Quase sempre há febre e leucocitose.

Oclusão intestinal

A síndrome de oclusão ou obstrução intestinal caracteriza-se pela interrupção do trânsito intestinal, tanto para sólidos como para líquidos e gases.

A oclusão intestinal pode acompanhar-se ou não de estrangulamento da alça, ou seja, interferência no suprimento sanguíneo da alça ocluída.

O estrangulamento agrava enormemente o prognóstico e exige intervenção cirúrgica imediata.

A oclusão pode instalar-se abruptamente, como no vólvulo, ou progressivamente, como nas estenoses inflamatórias ou nas neoplasias malignas.

Os sintomas cardeais da oclusão intestinal são dor abdominal, vômitos e parada de eliminação de fezes e gases.

A dor é do tipo cólica, intermitente, acompanhada de ruídos hidroaéreos que podem ser percebidos pelo próprio paciente, correspondendo às contrações peristálticas a montante do obstáculo. O caráter intermitente da dor pode desaparecer depois de 24 h, ao mesmo tempo que a distensão abdominal aumenta.

Os vômitos são mais precoces e abundantes nas obstruções altas, no nível do jejuno, e tardios nas obstruções mais baixas. Podem faltar, quando a obstrução se localiza no cólon, em razão de a válvula ileocecal permanecer continente. Inicialmente o vômito é bilioso, de cor amarela; posteriormente se torna escuro e de odor fétido, quando, então, é chamado de *vômito fecaloide*.

A parada de emissão de fezes e gases pode não ocorrer logo de início nas oclusões altas, e o paciente continua eliminando fezes e gases que se encontravam no cólon.

Ao exame físico, observa-se, nos indivíduos magros, o relevo de alças distendidas e, por vezes, o peristaltismo de luta; a percussão indica timpanismo localizado ou generalizado e, à ausculta, ouvem-se ruídos hidroaéreos coincidindo com os paroxismos de dor. As alças distendidas transmitem os sons das pulsações arteriais dos grandes vasos com grande nitidez e com ressonância peculiar, o que constitui um sinal de igual valor. A distensão abdominal, maior nas obstruções do cólon, aumenta com a duração da oclusão.

Em presença de estrangulamento, o quadro clínico se agrava rapidamente; o paciente mostra-se toxêmico, em estado de choque, e a palpação abdominal revela defesa abdominal ou sinais de irritação peritoneal.

Durante o exame físico do abdome, cumpre pesquisar a existência de hérnias da parede abdominal e a presença de cicatriz operatória, o que sugere oclusão por bridas consequentes a intervenções cirúrgicas prévias.

> **Íleo**
> A palavra "íleo" é utilizada como sinônimo de oclusão intestinal, separando o "íleo adinâmico" ou "paralítico" do "íleo dinâmico" ou "mecânico", conforme haja ou não um obstáculo de natureza orgânica (ver *Íleo paralítico* e *Íleo espástico*, a seguir).

A oclusão resultante de obstrução mecânica do lúmen intestinal pode ser causada por: *estenose, obliteração do lúmen, compressão extrínseca, brida, hérnia, vólvulo* e *intussuscepção ou invaginação*.

As estenoses podem ser congênitas, como nas atresias e malformações e pinçamento da 4ª porção duodenal, ou adquiridas, resultantes de um processo inflamatório, neoplásico, vascular ou traumático.

A obliteração do lúmen pode ser provocada por "bolo de áscaris", cálculo biliar, no caso de fístulas colecistoduodenais, corpo estranho e impactação fecal.

A compressão extrínseca é, na maioria das vezes, consequente a tumores extra-intestinais de grande volume.

As bridas ou aderências constituem uma das mais frequentes causas de oclusão intestinal, sendo encontradas quase sempre em pacientes submetidos anteriormente a alguma intervenção cirúrgica abdominal.

As hérnias, tanto externas como internas, respondem por um grande contingente de casos de obstrução intestinal, especialmente as hérnias inguinais.

O vólvulo ou torção ocorre frequentemente no cólon sigmoide; mais raramente pode ser encontrado no ceco, no intestino delgado e até mesmo no estômago.

O megacólon chagásico predispõe ao vólvulo do sigmoide.

A intussuscepção ou invaginação mais frequente é a ileocecocólica, na qual o íleo terminal invagina-se para dentro do ceco e cólon ascendente. Sua ocorrência é mais comum em crianças.

Íleo paralítico

Denomina-se "íleo paralítico" ou "adinâmico" um quadro clínico semelhante ao da oclusão intestinal, com distensão abdominal, vômitos e parada da eliminação de fezes e gases. É causado por inibição da motilidade intestinal.

Ao contrário da oclusão de causa mecânica, a dor no íleo paralítico não tem o caráter inicial de dor em cólica intermitente; é uma dor contínua, de intensidade variável, na dependência do agente etiológico.

À ausculta abdominal, não se ouvem os ruídos hidroaéreos indicativos do peristaltismo de luta; os ruídos são escassos ou ausentes, caracterizando o "silêncio abdominal".

As causas de íleo paralítico podem ser intra ou extra-abdominais.

As causas intra-abdominais mais frequentes decorrem de irritação peritoneal de origem traumática, química ou bacteriana, bem como de anoxia isquêmica ou desequilíbrio hidreletrolítico com hipopotassemia.

Após intervenções cirúrgicas abdominais, ocorre inibição fisiológica da motilidade intestinal por um período de 48 a 72 h em média; após esse prazo, reiniciam-se os movimentos peristálticos. De início, são irregulares e pouco eficazes, podendo provocar dor em cólica; em seguida, readquirem caráter propulsivo, com eliminação de gases e fezes.

Persistindo o silêncio abdominal por mais de 72 h, deve-se pensar na existência de íleo paralítico, patológico, que exige acurada investigação clínica.

A irritação química do peritônio capaz de inibir a motilidade intestinal pode ser decorrente dos sucos digestivos, como o suco gástrico nas úlceras pépticas perfuradas, da bile (coleperitônio) ou do sangue (hemoperitônio).

Na pancreatite aguda é frequente o íleo paralítico segmentar, verificando-se distensão localizada no jejuno proximal (alça sentinela) e no cólon transverso.

Uma infecção bacteriana que provoque peritonite localizada ou generalizada é causa frequente de íleo paralítico, sendo responsável pelo maior número dos casos que ocorrem como complicação pós-operatória de cirurgia abdominal.

Outra modalidade importante de íleo paralítico é a produzida por anoxia da parede intestinal, de origem vascular. Os exemplos mais típicos são a trombose mesentérica e o estrangulamento na torção ou compressão do meso, como ocorre no vólvulo e na hérnia estrangulada.

A distensão exagerada de alça intestinal na oclusão mecânica pode levar à redução do suprimento sanguíneo e consequente anoxia da parede, causando inibição do peristaltismo.

Das causas extraperitoneais de íleo paralítico destacam-se hemorragia e infecção retroperitoneais e cólica nefrética.

O íleo paralítico de causa extra-abdominal pode ser de origem tóxica, como na septicemia e na uremia, ou de origem neurogênica, como nas lesões da medula espinal, fraturas das últimas costelas ou irritação dos nervos esplâncnicos.

Íleo espástico

Uma forma especial de oclusão intestinal pode surgir em consequência de um espasmo segmentar do intestino delgado ou cólon. Esse tipo de oclusão denomina-se "íleo espástico". É um tipo raro de obstrução intestinal, de patogenia ainda mal conhecida, sendo atribuída a múltiplas causas, tais como:

- **Causas locais**: irritação por parasitos intestinais, alimentos, hemorragia, ulceração, distúrbios circulatórios localizados
- **Causas reflexas**: lesões ou traumatismo do plexo celíaco ou do plexo mesentérico inferior, como pode ocorrer nas contusões abdominais e em determinadas intervenções cirúrgicas e tumores abdominais
- **Causas neurogênicas**: uremia, saturnismo, tumores cerebrais, viroses, histeria.

Síndrome ictérica

A icterícia é uma síndrome caracterizada pelo aumento da bilirrubina no soro (valores acima de 2 mg/100 mℓ), que se manifesta pela coloração amarelada das conjuntivas, das mucosas, da pele e dos líquidos orgânicos. A impregnação das conjuntivas pela bilirrubina confere cor amarelada às escleróticas (Figura 17.25). Outro local bastante útil na pesquisa de icterícia é o frênulo lingual. Indivíduos de cor negra podem apresentar escleróticas com tom amarelado, confundindo o examinador. O exame da base da língua pode, assim, auxiliar no diagnóstico de icterícia (Figura 17.25).

Toda icterícia "verdadeira" se exterioriza pela coloração amarelada das conjuntivas (dos olhos). Quando só a pele está amarelada, permanecendo não impregnadas as mucosas, a icterícia deve ser questionada. Neste caso a cor amarela da pele decorre da presença de grande quantidade de caroteno no sangue circulante.

A impregnação dos tecidos pela bilirrubina depende da concentração e do tipo do pigmento. A bilirrubina conjugada, por ser hidrossolúvel, tem maior afinidade pelos tecidos e, em consequência deste fato, a icterícia é mais acentuada do que a determinada pela bilirrubina não conjugada.

Deste modo, nas hiperbilirrubinemias não conjugadas, nas quais a fração indireta predomina sobre a direta, a icterícia é discreta, percebida apenas nas conjuntivas. Além disso, por ser insolúvel, a bilirrubina indireta não é filtrada pelos rins, não havendo, portanto, colúria. Nestes casos, a bilirrubina livre raramente ultrapassa a taxa de 5 mg/100 mℓ.

Na icterícia por aumento da fração conjugada, independentemente da causa, os níveis de bilirrubina podem ser bastante elevados. Uma característica importante consiste no predomínio da bilirrubina direta sobre a indireta, apesar de esta última também estar aumentada. A presença de colúria é constante e típica, isso porque a bilirrubina conjugada é filtrada pelos rins, podendo ser percebida antes mesmo do paciente notar-se ictérico.

Todas as vezes que se suspeitar de icterícia o paciente deve ser examinado à luz natural, pois graus iniciais de icterícia passam inteiramente despercebidos quando o exame é realizado com luz artificial.

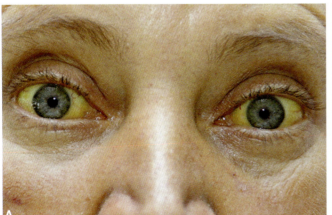 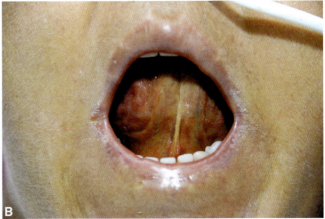

Figura 17.25 Icterícia observada nas escleróticas (**A**) e no frênulo lingual (**B**).

O exato reconhecimento da síndrome ictérica, assim como os dados básicos para o raciocínio diagnóstico, apoia-se na dosagem das bilirrubinas. Contudo, à beira do leito já se pode obter um elemento de diferenciação que consiste na observação da cor da espuma da urina – a presença de espuma amarelada indica aumento das bilirrubinas conjugadas, que são filtradas pelos rins.

> **Classificação da icterícia**
> ✔ **Por aumento da hiperbilirrubinemia não conjugada**
>   ✔ *Produção excessiva de bilirrubina*
>   ▪ Em consequência de hemólise
>   ▪ Por alteração da eritropoese
>   ✔ *Defeito de transporte*
>   ▪ Recém-nascidos
>   ▪ Ação de medicamentos
>   ✔ *Defeito de captação*
>   ▪ Ação de medicamentos
>   ▪ Recém-nascidos
>   ▪ Hepatites
>   ✔ *Defeito de conjugação*
>   ▪ Icterícia fisiológica do recém-nascido
>   ▪ Síndrome de Gilbert
>   ▪ Síndrome de Crigler-Najjar e de Lucey-Driscoll
>   ▪ Síndrome do leite materno
> ✔ **Por aumento da hiperbilirrubinemia conjugada**
>   ✔ *Intra-hepática*
>   ▪ Hepatocelular com defeito congênito de excreção (Dubin-Johnson e Rotor) e adquirida (hepatites, cirrose, infecções)
>   ▪ Canalicular
>   ▪ Ação de medicamentos (esteroides, clorpromazina)
>   ▪ Cirrose biliar primária
>   ▪ Colangite esclerosante primária
>   ▪ Atresias
>   ▪ Colangiocarcinoma
>   ✔ *Extra-hepática*
>   ▪ Benigna (colecistite, coledocolitíase e atresia de vias biliares)
>   ▪ Neoplasia maligna
>   ▪ Intrínseca (tumor de papila, do colédoco e da vesícula)
>   ▪ Extrínseca (tumor do pâncreas).

A história do paciente, com especial ênfase nos antecedentes pessoais e familiares, constitui elemento decisivo no esclarecimento diagnóstico.

Como exemplo, podem ser referidas as seguintes condições: as icterícias hemolíticas podem acompanhar-se de anemia, esplenomegalia, artralgias, úlceras maleolares, além da informação frequente de haver casos semelhantes na família; na hepatite viral, ressaltando-se que nas hepatites tipos B e C o contágio se faz por meio de sangue e secreções ou de material contaminado com o vírus, a informação de contato com pessoas portadoras dessa enfermidade costuma ser de grande valia em um paciente que apresenta icterícia e anorexia, sem alteração do estado geral.

Alguns dados obtidos na anamnese ou ao exame físico do paciente constituem peças-chave no raciocínio diagnóstico. A indagação sobre o uso de medicamentos é obrigatória em todo paciente ictérico, e a lista de medicamentos capazes de determinar icterícia é muito grande, incluindo antibióticos, quimioterápicos, antimaláricos, corticoides, imunossupressores, hormônios, além de outros (Quadro 17.4). A presença de esplenomegalia é importante, uma vez que pode surgir em várias afecções que se acompanham de icterícia (anemias hemolíticas, hepatopatias agudas e crônicas, neoplasias). O aumento do fígado é frequente nas hepatites, nas cirroses, nos carcinomas primitivos, nas metástases e nas obstruções extra-hepáticas. A ocorrência de cólicas no hipocôndrio direito e no epigástrio, acompanhadas de vômitos e febre, sugere litíase vesicular ou coledociana. Uma vesícula palpável costuma indicar obstrução por cálculo, tumor extra-hepático e vesícula hidrópica.

> *Sinal ou lei de Courvoisier* é a presença de aumento indolor da vesícula biliar em paciente com icterícia. Está associado a câncer da cabeça do pâncreas.

O arsenal de exames complementares – laboratoriais e de imagem – para diagnóstico diferencial das icterícias é vasto e variado. A escolha dos exames a serem realizados depende dos dados clínicos, devendo ser ressaltada mais uma vez a necessidade de se obterem informações adequadas, tanto na entrevista quanto no exame físico do paciente. Sem esses dados, de nada adianta, muitas vezes, uma extensa coleção de laudos de exames laboratoriais, radiológicos e ultrassonográficos.

(Ver *Icterícia* no Capítulo 6, *Sinais e Sintomas*.)

Massas abdominais

Massa palpável é qualquer estrutura de consistência sólida ou líquida que possa ser claramente distinguida de aumento do fígado (hepatomegalia), do baço (esplenomegalia) e do útero.

Além dos dados obtidos por meio da anamnese (época do surgimento, duração, dor e outros sintomas acompanhantes), considera-se indispensável a análise quanto a *topografia ou localização, dimensões, contorno, consistência, mobilidade, presença de pulsações, relação com os órgãos abdominais e com a parede abdominal* e *características da pele*. Completam esses dados a percussão e a ausculta.

Quadro 17.4 Medicamentos que podem causar icterícia.

Ácido valproico	Fenitoína
Alopurinol	Halotano
Amiodarona	Ibuprofeno
Amoxicilina-clavulanato	Isoniazida
Anabolizantes	Metotrexato
Anticoncepcionais orais	Naproxeno
Azatioprina	Nitrofurantoína
Ciclosporina	Paracetamol
Clorpromazina	Rifampicina
Diclofenaco	Sulfonamidas
Diltiazém	Tamoxifeno
Eritromicina	Tetraciclinas
Estatinas	

Na maior parte das vezes, as *massas abdominais* são reconhecidas durante a palpação do abdome. Contudo, em algumas ocasiões, são referidas pelo próprio paciente ou suspeitadas à simples inspeção do abdome.

Às vezes, a natureza da massa, ou seja, o diagnóstico propriamente dito, pode ser reconhecida ao exame clínico, isoladamente, em especial mediante cuidadosa palpação do abdome, complementada pelo toque ginecológico e retal. Todavia, é frequente haver necessidade de se lançar mão de métodos complementares. Cumpre ressaltar, entretanto, que, inclusive para adequada interpretação dos dados fornecidos pelos exames subsidiários (ultrassonográficos, radiológicos, tomográficos/ressonância magnética ou endoscópicos), os elementos semióticos obtidos ao exame clínico são de grande valia, não raro decisivos.

A análise da *localização* das massas abdominais deve partir do conhecimento da topografia dos órgãos contidos no abdome, cuja projeção superficial foi estudada no início deste capítulo. Sempre se procura relacionar a massa com o órgão correspondente àquela região (Figura 17.2).

As *dimensões* da massa podem ter significado diagnóstico.

Uma superfície lisa e arredondada, reconhecível ao se estudar o *contorno* da massa, faz pensar em distensão de víscera oca ou aumento difuso de órgão sólido. Superfície nodular ou irregular indica quase sempre uma neoplasia.

A *consistência* também fornece elementos para o diagnóstico, podendo-se encontrar várias situações. Assim, infiltração neoplásica costuma ter consistência dura; distensão de víscera por líquido ou ar acompanha-se de sensação elástica; os fecalomas têm consistência pastosa, mas nos dão a impressão tátil de massa de moldar, sem elasticidade.

O grau de *mobilidade* é importante. Algumas massas são fixas, outras movimentam-se com a respiração, terceiras podem ser deslocadas facilmente pela palpação.

Pulsações visíveis e/ou palpáveis necessitam ser criticamente avaliadas, não se devendo pensar apenas em aneurismas. Isso porque massas tumorais podem transmitir as pulsações de uma aorta normal. Em idosos, "massa periumbilical ou na região superior do abdome", com pulsações expansíveis, sugere aneurisma da aorta. Entretanto, é difícil diferenciar, com base apenas em dados clínicos, uma aorta abdominal de um aneurisma.

A *relação com os órgãos abdominais e com a parede abdominal* deve ser investigada de modo associado à análise da localização, valendo a pena lembrar um aforismo antigo que ainda permanece válido: "Uma *massa*, desde que não seja um *órgão*, é um tumor."

As *características da pele da parede abdominal* correspondente à massa podem ajudar no diagnóstico. Assim, retrações indicando aderências e o aspecto de casca de laranja, invasão linfática e fibrose interstitial na pele sugerem neoplasia maligna. Além disso, é necessário definir claramente se a massa se situa na parede abdominal ou se é intra-abdominal. Para tal, uma das manobras palpatórias adequadas é apanhar entre as mãos uma grande dobra da parede abdominal.

A percussão serve principalmente para diferenciar as massas correspondentes a alças ou segmentos intestinais, que dão nota timpânica, das constituídas por tumores, vísceras ocas cheias de líquido, vísceras sólidas crescidas ou formações císticas. Contudo, não se pode esquecer a possibilidade de se obter nota timpânica como resultado da interposição de uma alça intestinal entre a parede abdominal e a massa palpável.

Para diferenciar massa intra-abdominal de massa na parede abdominal, peça ao paciente para enrijecer a musculatura abdominal elevando a cabeça e o tórax como se tentasse levantar-se. Massa na parede abdominal permanece palpável, enquanto massa intra-abdominal é ofuscada pela contração muscular.

Tendo em conta a localização das massas abdominais, principal dado semiológico no raciocínio clínico, suas principais causas estão apresentadas no Quadro 17.5.

Quadro 17.5 Principais causas de massas abdominais palpáveis em relação à localização.

Localização	Causas
Flanco direito	Neoplasias hepáticas ou da vesícula biliar, primitivas ou metastáticas, cistos hepáticos Neoplasias do ângulo hepático do cólon
Epigástrio	Neoplasias do fígado, do estômago, do duodeno, do pâncreas, do cólon transverso, dos rins, das suprarrenais, massas retroperitoneais Adenomegalias volumosas da cadeia retroperitoneal Cistos e pseudocistos pancreáticos
Flanco esquerdo	Neoplasias do estômago, do ângulo esplênico do cólon, do rim esquerdo
Mesogástrio	Neoplasias do estômago, do cólon transverso, do intestino delgado e do peritônio
Fossa ilíaca direita	Neoplasias do cólon ascendente, do ceco, do rim direito Plastrão apendicular Neoplasias originadas nos órgãos pélvicos
Fossa ilíaca esquerda	Neoplasias do cólon descendente, do sigmoide, do rim esquerdo Neoplasias dos órgãos pélvicos Fecaloma
Hipogástrio	Distensão da bexiga Neoplasias do útero, ou dos anexos, e do sigmoide

Roteiro pedagógico para exame do abdome

Este roteiro está disponível para *download* em www.grupogen.com.br. Neste mesmo *site*, com o título *Habilidades clínicas*, encontram-se vídeos com as várias etapas do exame clínico.

Identificação do paciente

Inspeção

Pele:

Tecido celular subcutâneo:

Musculatura:

Veias superficiais: Normal ( ) Circulação colateral ( ) Tipo cava superior ( ) Tipo cava inferior ( ) Tipo porta ( )

Forma e volume do abdome: Normal ( ) Globoso ( ) Escavado ( ) Em ventre de batráquio ( ) Pendular ( ) Em aventai ( )

Cicatriz umbilical: Normal ( ) Protrusa ( ) Secreção ( ) Sinal de Cullen ( )

Abaulamentos ( ) Localização:

Retração ( ) Localização:

Cicatrizes ( ) Localização:

Movimentos: Respiratórios ( ) Peristálticos ( ) Localização:

Pulsações ( ) Localização:

Palpação superficial

Parede abdominal:

Vísceras abdominais:

Sensibilidade

   Pontos dolorosos: Xifoidiano ( ) Gástrico ( ) Cístico ou biliar ( )

   Apendicular ( ) Esplênico ( ) Ureterais ( )

Resistência da parede abdominal: Normal ( ) Contratura voluntária ( ) Contratura involuntária ( )

Continuidade da parede abdominal: Normal ( ) Diástase ( )

Hérnias: Umbilical ( ) Inguinal direta ( ) Inguinal indireta ( ) Femoral ( )

Eventração ( ) Localização:

Pulsações ( ) Localização:

Palpação profunda

Vísceras abdominais:

   Dor ( ) Localização:

Manobras especiais

Palpação bimanual para avaliar defesa localizada da parede abdominal:

Manobra do rechaço:

Manobra da descompressão súbita:

Sinal de Blumberg ( )

Pesquisa do vascolejo:

Sinal de Gersuny ( )

Sinal de piparote ( )

Palpação do fígado

Impalpável ( ) Palpável ( )

Hepatomegalia: Pequena ( ) Média ( ) Grande ( )

Borda hepática ( ) Espessura: Fina ( ) Romba ( )

Superfície: Lisa ( ) Irregular ( )

Consistência: Normal ( ) Diminuída ( ) Aumentada ( )

Sensibilidade: Indolor ( ) Dolorosa ( )

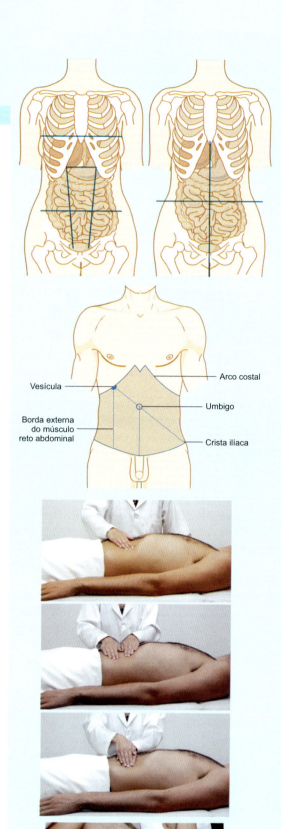

Palpação da vesícula biliar

Palpável: Sim ( )   Não ( )   Sinal de Murphy ( )

Palpação do baço

Impalpável ( )   Palpável ( )

Esplenomegalia

  Magnitude: Pequena ( )   Média ( )   Grande ( )

  Sensibilidade: Indolor ( )   Dolorosa ( )

Palpação do ceco

Palpável ( )   Indolor ( )   Doloroso ( )

Palpação do sigmoide

Palpável ( )   Indolor ( )   Doloroso ( )

Percussão

Timpanismo ( )   Localização:

Hipertimpanismo ( )   Localização:

Submacicez ( )   Localização:

Macicez ( )   Localização:

Pesquisa de ascite

Forma e volume abdominal: Normal ( )   Globoso ( )

Cicatriz umbilical: Normal ( )   Plana ( )   Protrusa ( )

Sinal do piparote ( )

Pesquisa de macicez móvel:

Pesquisa dos semicírculos de Skoda ( )

Ausculta

Ruídos hidroaéreos: Presentes ( )   Ausentes ( )

Sopros: Presentes ( )   Ausentes ( )

Massa abdominal

Presente ( )   Ausente ( )

Localização:

Dimensão:

Contorno:

Consistência:

Mobilidade:

Pulsações:

Relação com órgãos abdominais:

Relação com parede abdominal:

Pele da região circunjacente:

Região anoperineal

Inspeção anal:

Toque anorretal:

Canal anal

  Tônus do esfíncter:

  Sensibilidade:

  Elasticidade:

  Tumorações:

Reto

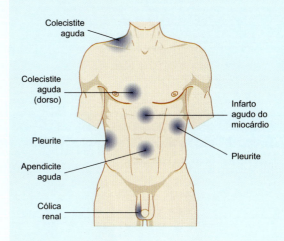

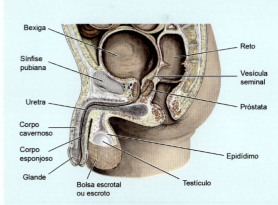

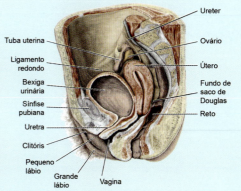

Capítulo 18

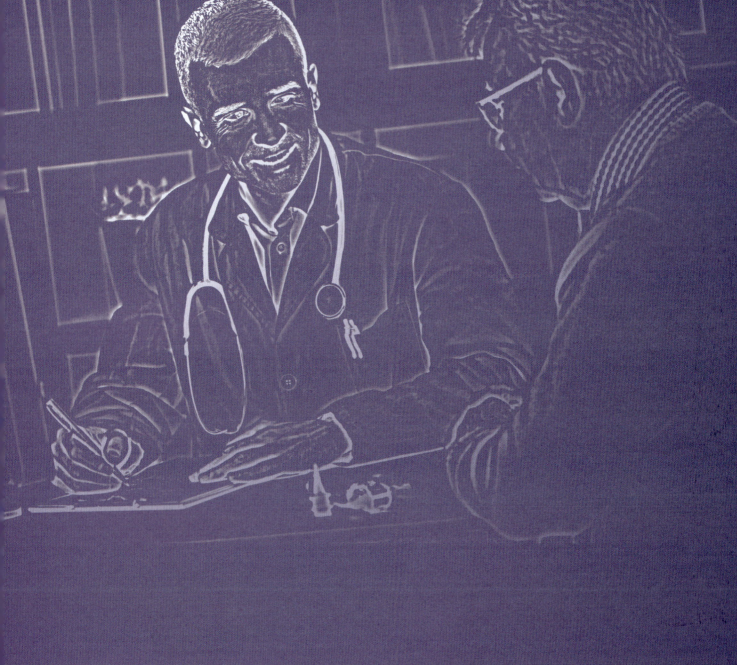

Exame dos Órgãos Genitais

Roberto Luciano Coimbra
Alexandre Vieira Santos Moraes
Eduardo Camelo de Castro
Vardeli Alves de Moraes

- Órgãos genitais masculinos   464
- Órgãos genitais femininos   467
- Roteiro pedagógico para exame físico dos órgãos genitais masculinos   475
- Roteiro pedagógico para exame físico dos órgãos genitais femininos   476
- Roteiro pedagógico para exame físico da região anoperineal   477

ÓRGÃOS GENITAIS MASCULINOS

O aparelho genital masculino compreende o pênis (constituído pelo prepúcio, glande, freio e corpo), a bolsa escrotal, que alberga os testículos, os epidídimos e o cordão espermático, a próstata e as vesículas seminais. A uretra é uma estrutura comum aos aparelhos urinário e genital (Figura 18.1) (ver *Órgãos genitais masculinos* no Capítulo 6, *Sinais e Sintomas*).

Semiotécnica

Faz-se o exame da genitália masculina em seguida ao do abdome, incluindo as regiões inguinais, principalmente em virtude de aí se localizarem os linfonodos relacionados à rede linfática perineal e pélvica.

O estudo semiológico dos órgãos genitais masculinos externos é realizado pela inspeção e pela palpação. O paciente pode ficar na posição de pé ou deitada, e o examinador deve usar luvas.

Deve-se inspecionar o pênis e a bolsa escrotal, observando se o paciente é circuncisado, o tamanho do pênis e do escroto e se há lesões. Se houver corrimento peniano, o examinador deve observar suas características: contínuo ou intermitente, purulento ou sanguinolento.

O exame dos genitais internos (próstata e vesículas seminais) é feito pelo toque retal.

> **Boxe**
> ### Transiluminação da bolsa escrotal
> Constitui recurso complementar simples e útil a *transiluminação da bolsa escrotal*, cuja técnica é a seguinte: em uma sala escura, uma fonte luminosa é aplicada a cada lado da bolsa escrotal. Estruturas vasculares, tumores, sangue, hérnia e o testículo normal não são transiluminados. A transmissão da luz como um brilho vermelho indica cavidade contendo líquido seroso, como ocorre na hidrocele e na espermatocele.
>
> Em todos os pacientes com bolsa escrotal de tamanho aumentado, deve-se executar este exame. Na hidrocele e no cisto do cordão a transiluminação é positiva, enquanto, na hematocele, no tumor testicular e na hérnia inguinoescrotal, é negativa. A ultrassonografia mostra em detalhes a presença de líquido e a ausência de conteúdo herniário.

Em condições normais, pode-se observar sob o prepúcio uma substância caseosa esbranquiçada, que se denomina esmegma.

Para interpretar os achados semiológicos não se pode esquecer de que estes órgãos modificam-se fisiologicamente em função da idade. Portanto, é indispensável correlacionar os dados clínicos com a faixa etária dos pacientes – infância, período pré-puberal, puberdade, fase adulta e velhice (ver *Desenvolvimento físico* no Capítulo 10, *Exame Físico Geral*).

Afecções mais frequentes dos órgãos genitais masculinos

Infantilismo. Caracteriza-se pela presença de órgãos genitais internos e externos menores do que o esperado em relação à idade, ou seja, é um adulto com genitália infantil. Decorre geralmente de hipopituitarismo, quando há falta dos hormônios responsáveis pelo desenvolvimento sexual.

Virilismo. É o contrário do infantilismo. O exame mostra uma criança com genitália de adulto, podendo inclusive apresentar ejaculação. Ocorre nos tumores das suprarrenais, da hipófise e do assoalho do terceiro ventrículo, nos quais há excesso de produção de andrógenos.

Estados intersexuais. Nestes casos, a genitália é dúbia, pois há órgãos sexuais externos e internos rudimentares de ambos os sexos, o que, às vezes, torna difícil determinar o sexo do indivíduo. É preferível falar em estados intersexuais em virtude de existirem várias síndromes que incluem esta condição, tais como o hermafroditismo verdadeiro, o pseudo-hermafroditismo masculino e feminino (síndrome do testículo feminilizante e síndrome de Klinefelter).

Fimose. É uma anormalidade muito frequente, cuja característica principal é a impossibilidade de se retrair o prepúcio para trás da glande pelo fato de ser o anel de abertura do prepúcio menor que ela. Cumpre assinalar o interesse prático de se fazer a diferenciação entre fimose e prepúcio exuberante.

Prepúcio exuberante. Nesta condição o anel é amplo, permitindo a livre passagem da glande. O retorno do prepúcio à posição anterior também se faz com facilidade. O que chama a atenção do paciente ou de seus pais é o excesso de prepúcio, facilmente constatável à inspeção.

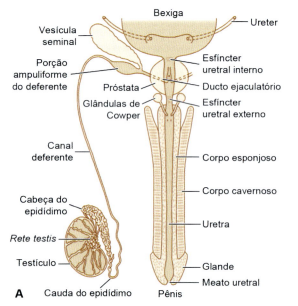
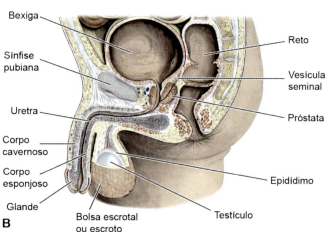

Figura 18.1 A. Representação esquemática dos ógãos genitais masculinos. **B.** Corte sagital do aparelho genital masculino. (Adaptada de Wolf-Heidegger – Atlas de Anatomia Humana, 6ª ed., 2006.)

Parafimose. Quando o anel fimótico permite com dificuldade a exteriorização da glande, pode formar uma constrição no nível do sulco balanoprepucial, dificultando a circulação linfática de retorno que leva a um intenso edema da glande e do prepúcio situado anteriormente. Deixando-se evoluir espontaneamente pode chegar à necrose destes tecidos, mas raramente ocorre gangrena deles, pois o anel também necrosa e libera o pênis da constrição.

Balanite e balanopostite. Inflamação da glande (balanite) e da glande e do prepúcio (balanopostite) podem ter causas variadas. Na maioria dos pacientes estão relacionadas com condições higiênicas precárias. Diabetes é uma condição clínica predisponente. Caracteriza-se por hiperemia intensa, edema e ulcerações rasas, com secreção purulenta e odor fétido. Os agentes etiológicos habituais são estafilococos e estreptococos.

Hipospadia. É uma deformidade congênita na qual a uretra se abre na face ventral do pênis, fora de sua posição normal, porém, ao longo do seu trajeto (Figura 18.2). As hipospadias classificam-se, de acordo com o local de abertura da uretra, em:

- **Balânicas**: no sulco balanoprepucial
- **Penianas**: no corpo do pênis
- **Penoescrotais**: no ângulo penoescrotal
- **Escrotais**: no nível do escroto
- **Perineais**: no períneo.

Epispadia. É uma anomalia congênita na qual a uretra se abre na face dorsal do pênis, separando os dois corpos cavernosos. Geralmente, acompanha-se de incontinência urinária.

Extrofia da bexiga. É uma deformidade congênita caracterizada pelo não fechamento da parede anterior do abdome, havendo diástase dos retos abdominais e da sínfise púbica. Em decorrência disso, a bexiga não se fecha, sua parede posterior (face interna da bexiga) fica exposta e determina o aparecimento dessa deformidade. Em tais casos, a incontinência urinária é em jato, podendo-se ver os meatos uretrais ejaculando urina, o vero montano e toda a uretra posterior, que se encontra aberta.

Secreção peniana. A secreção peniana é um fluxo contínuo ou intermitente de líquido da uretra. Pode ser serosa, purulenta ou sanguinolenta. A secreção sanguinolenta está associada a uretrite, neoplasia e ulceração. A purulenta indica uretrite gonocócica ou prostatite crônica.

Uretrite. É o processo inflamatório da uretra. Caracteriza-se por secreção uretral purulenta, abundante nos casos agudos, e discreta (gota matutina) nos casos crônicos. A etiologia mais comum é a gonocócica. Nestes casos, a secreção é purulenta, de cor verde-amarelada, acompanhada de disúria. Dentre as uretrites não gonocócicas destacam-se as provocadas por *Chlamydia*, *Ureaplasma urealyticum* e papilomavírus humano.

Estenose da uretra. Consiste na diminuição da luz da uretra e pode ser:

- **Congênita**: com estreitamento do meato uretral
- **Adquirida**: após traumatismo ou infecção blenorrágica. A cicatrização da lesão uretral leva a uma diminuição de sua luz.

O diagnóstico é feito pela palpação da uretra em cujo trajeto o examinador percebe um aro condutor endurecido que corresponde à fibrose cicatricial.

Fístula uretrocutânea. Nos portadores de estenose de uretra não tratada, o esforço para urinar leva ao extravasamento de urina para o espaço periuretral, formando um abscesso que se rompe para o meio externo. Por esse trajeto passa a correr urina, constituindo uma fístula uretrocutânea, cujo diagnóstico pode ser feito pela inspeção.

Enduração plástica do pênis ou doença de Peyronie. É uma fibrose idiopática dos corpos cavernosos e do septo que os separa. Acompanha-se de dor durante a ereção e encurvamento do pênis, impedindo, às vezes, o ato sexual. É diagnosticada pela palpação dos corpos cavernosos, nos quais o examinador sente a presença de nódulos fibrosos.

> **Boxe**
> ## Lesões ulceradas e vegetantes do pênis
>
> ✓ **Cancro mole.** São lesões ulceradas rasas, secretantes, de bordas irregulares, às vezes múltiplas e dolorosas, causadas pelo bacilo de Ducrey.
>
> ✓ **Cancro duro ou cancro sifilítico.** É uma ulceração única, de bordas endurecidas, elevadas, simulando cratera de vulcão, indolor ou pouco dolorosa, tipicamente associada a adenomegalia inguinal indolor. É causada pelo *Treponema pallidum*.
>
> ✓ **Câncer do pênis.** Geralmente é uma lesão ulcerovegetante que tem o aspecto de couve-flor com áreas de necrose e infecção secundária, quase sempre respeitando a uretra e destruindo a glande. O cheiro é nauseante. Invariavelmente, apresenta-se em indivíduos portadores de fimose.
>
> ✓ **Verruga venérea ou condiloma acuminado.** Resulta da infecção pelo papilomavírus humano (HPV). Apresentam-se como lesões papilomatosas ou verrucosas que se localizam na glande, principalmente no sulco balanoprepucial. Existem, entretanto, formas com aspecto inflamatório, com predomínio de edema e eritema.
>
> ✓ **Herpes genital.** É formado por pequenas bolhas com tendência a se agruparem. Ao evoluírem, rompem-se, formando várias úlceras rasas com tendência a se confluírem. É de origem viral. Pode ser facilmente diagnosticado pela citopatologia com material raspado das bordas das lesões.
>
> ✓ **Escabiose.** As lesões pelo *Sarcoptes scabiei* têm aspectos variáveis. Mais frequentemente são pequenas pápulas cercadas por áreas de eritema, muito pruriginosas.

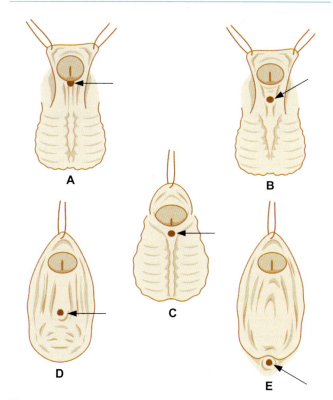

Figura 18.2 Tipos de hipospadia. **A.** Balânica. **B.** Peniana. **C.** Penoescrotal. **D.** Escrotal. **E.** Perineal.

Aumento da bolsa escrotal. As tumefações da bolsa escrotal podem estar relacionadas com o aumento do testículo ou do epidídimo, hérnia, varicocele, espermatocele ou hidrocele. O aumento testicular pode resultar de inflamação ou neoplasia. Na maioria das vezes, o aumento é unilateral. Quando a tumefação é dolorosa a causa é inflamação aguda do epidídimo ou testículo, torção do cordão espermático ou hérnia estrangulada (ver boxe *Escroto agudo*).

Edema da bolsa escrotal. Nada mais é do que o acúmulo de líquido no interstício do escroto. Pode ser observado nas síndromes edematosas (anasarca) e nos quadros alérgicos.

Elefantíase. Quando ocorre edema crônico dos órgãos genitais (pênis e escroto), principalmente nos casos de filariose ou após esvaziamentos ganglionares extensos das regiões inguinais, a retenção de líquido é constante e estes órgãos assumem proporções enormes. A pele lembra a dos elefantes, daí o nome elefantíase.

Orquite aguda. O testículo fica doloroso, hipersensível à palpação e edemaciado, e a bolsa escrotal pode ficar avermelhada; uma causa frequente é complicação de caxumba (ver boxe *Escroto agudo*).

Epididimite. É o processo inflamatório do epidídimo e se caracteriza por aumento do volume deste órgão, calor local, rubor e dor intensa. Muitas vezes, fala-se em orquite ou orquiepididimite. Cumpre lembrar que, em geral, o órgão atingido é o epidídimo, e raramente o testículo é comprometido. Na epididimite tuberculosa, existe uma particularidade interessante e característica, que é a tendência à formação de fístula epidídimo-cutânea (ver boxe *Escroto agudo*).

Varicocele. São varizes do plexo pampiniforme que envolve o cordão espermático. São mais comuns do lado esquerdo, no qual a veia espermática é tributária da renal e não tem válvulas. No lado direito, a veia espermática deságua na cava. Toda vez que se constata varicocele direita, deve-se procurar um tumor retroperitoneal. À palpação, a sensação percebida é a de um saco cheio de vermes.

Hidrocele. É o acúmulo de líquido na túnica vaginal, líquido este produzido pela própria túnica (Figura 18.3). À palpação, percebe-se uma tumoração cística, que não se consegue reduzir por meio de manobras. O exame que permite reconhecê-la é a transiluminação. Quando se incide um feixe de luz no tumor, se for hidrocele, a luz a transilumina; diz-se, então, que a transiluminação é positiva.

Cisto do cordão. Neste caso o líquido é produzido pelos folhetos do conduto peritoniovaginal septado pelos anéis de Ramoneck. A transiluminação é positiva. Pode ser chamada de hidrocele do cordão espermático.

Torção do cordão espermático. Ver boxe *Escroto agudo*.

Hematocele do escroto. É a coleção de sangue na túnica vaginal do testículo. Geralmente, a causa é um traumatismo. A transiluminação é negativa nesta afecção.

Neoplasia do testículo. É caracterizada pelo aumento indolor do testículo, que, à palpação, apresenta-se extremamente endurecido. Há também aumento da vascularização do escroto. A transiluminação é negativa.

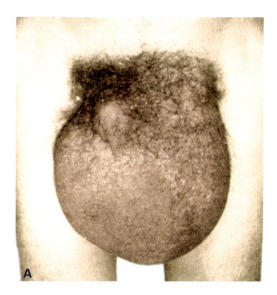

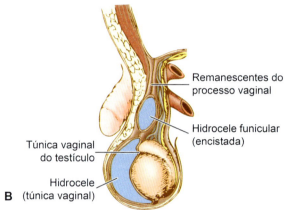

Figura 18.3 A. Volumosa hidrocele. Nesses casos, a transiluminação é positiva. **B.** Representação esquemática de dois tipos de hidrocele (encistada no cordão espermático e na túnica vaginal do testículo).

Hérnia inguinoescrotal. É a descida do conteúdo intestinal através do canal inguinal até a bolsa escrotal, levando a um aumento do volume deste órgão. A consistência é mole, a tumoração diminui no decúbito dorsal e é reduzida por manobras; a transiluminação é negativa (ver boxe *Escroto agudo*).

Criptorquidia. É a ausência, na bolsa, de um ou ambos os testículos, os quais se localizam em um ponto qualquer do seu trajeto normal de descida (cavidade abdominal ou canal inguinal) até a bolsa escrotal. Não se deve confundir com ectopia testicular (Figura 18.4).

Ectopia testicular. O testículo não se encontra na bolsa e se aloja fora do seu trajeto normal de descida (períneo, coxa, retropúbico) (Figura 18.4).

> **Tumefação na região inguinal**
>
> A causa mais comum de tumefação na região inguinal é uma hérnia. Adenopatia em consequência de infecção da genitália externa pode produzir tumefação inguinal. As hérnias diminuem de tamanho quando o paciente se deita. As adenopatias não se modificam na posição deitada, são mais dolorosas e podem acompanhar-se de sinais inflamatórios.

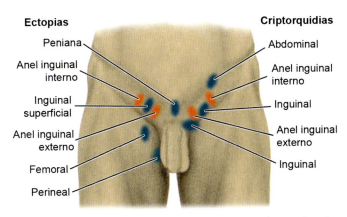

Figura 18.4 Principais localizações das ectopias testiculares e das criptorquidias. (Adaptada de Wolf-Heidegger – Atlas de Anatomia Humana, 6ª ed., 2006.)

> **Escroto agudo**
>
> Quadro clínico caracterizado por dor intensa de instalação súbita, acompanhada de edema, aumento de volume da bolsa escrotal e vermelhidão da pele. Podem ocorrer febre, sudorese, náuseas, vômito e inquietação.
> Pode ser causado por: torção do cordão espermático, torção dos apêndices testiculares, orquiepididimites, hidrocele com rápido acúmulo de líquido, trauma escrotal, hérnia inguinoescrotal estrangulada.
> A ultrassonografia é fundamental para comprovação diagnóstica.

Região anoperineal

A região anoperineal é constituída pelo períneo e ânus, sendo seu exame feito pela inspeção e palpação; este último procedimento inclui o toque retal.

A posição mais adequada é a genupeitoral, podendo ser adotada também a posição de Sims, que consiste no decúbito lateral esquerdo com a coxa direita fletida em ângulo de 90°. O exame da região anoperineal exige boa iluminação, e o uso de luvas é obrigatório.

Nota-se, à inspeção, que a pele da região perianal é mais pigmentada que a adjacente e, frequentemente, pregueada de modo radiado.

Pesquisam-se, em primeiro lugar, espessamento e escoriações que costumam acompanhar o prurido anal. As lesões mais comuns são hemorroidas (dilatação das veias hemorroidárias), fissuras, condilomas, prolapsos e neoplasias.

Em seguida, faz-se a palpação digital do canal anal. Para isso é necessário lubrificar previamente o dedo enluvado, investigando-se os seguintes elementos: tônus do esfíncter externo, sensibilidade, presença de tumores ou irregularidades que podem indicar hemorroidas, neoplasias, abscessos, condilomas e pólipos. (Ver *Toque retal* em *Roteiro pedagógico para exame físico da região anoperineal* no final deste capítulo.)

Próstata e vesículas seminais

O exame destes órgãos é feito por meio do toque retal, o qual revela a próstata na face anterior do reto. Logo acima de cada um dos lados, situam-se as vesículas seminais. Ao toque retal, há que observar os seguintes parâmetros, analisados como mostra o Quadro 18.1.

ÓRGÃOS GENITAIS FEMININOS

Os órgãos genitais femininos dividem-se em internos e externos. Os externos são formados por: monte de Vênus, períneo, vulva, grandes e pequenos lábios, clitóris, glândulas de Bartholin e de Skene, meato uretral e introito vulvar; os internos são: vagina, útero, ovários, tubas uterinas e ligamentos de suspensão e sustentação da pelve (Figura 18.5).

A pelve feminina também é composta pela bacia óssea, formada pelos ossos do ílio, púbis, ísquio, sacro e cóccix, e pelos grupos musculares e ligamentos, sendo os mais importantes o diafragma pélvico e o urogenital. (Ver *Órgãos genitais femininos* no Capítulo 6, *Sinais e Sintomas*.)

Semiotécnica

O exame ginecológico representa, para muitas mulheres, o primeiro contato com um profissional da saúde, envolve algum grau de ansiedade e nervosismo, sendo necessária uma relação médico-paciente mais cuidadosa.

> A abordagem da paciente inicia-se com a história clínica. A investigação semiótica deve ser realizada em um ambiente tranquilo e agradável e conduzida de maneira sensível e imparcial; de preferência, nesta fase da entrevista, a paciente deve estar sozinha. É importante lembrar que as pacientes são singulares em suas preocupações e relações com os próprios corpos, como também são oriundas de diversas situações socioculturais. Desse modo, haverá mulheres que irão conversar abertamente sobre seus problemas pessoais, sexuais, entre outros, na primeira consulta, e as que necessitarão de várias consultas para adquirir confiança no médico.

O exame ginecológico objetiva a avaliação da pelve feminina mediante inspeção estática e dinâmica, toque vaginal simples ou bimanual e exame especular, além do teste de Schiller e do ácido acético.

O primeiro exame ginecológico pode ser feito desde o nascimento, na avaliação das anomalias congênitas, como genitália

Quadro 18.1 Características semiológicas das principais afecções prostáticas.

Parâmetros semiológicos	Próstata normal	Prostatite aguda	Hiperplasia benigna	Tumor maligno
Volume	Tamanho de uma castanha	Aumentado	Aumentado	Aumentado
Forma	Triangular	Globosa	Globosa	Disforme
Limites	Nítidos	Nítidos	Nítidos	Imprecisos
Superfície	Lisa	Lisa	Lisa	Nodular
Consistência	Muscular	Amolecida	Elástica	Dura ou pétrea
Sensibilidade	Dolorosa	Extremamente dolorosa	Sensibilidade diminuída	Dolorosa ao toque

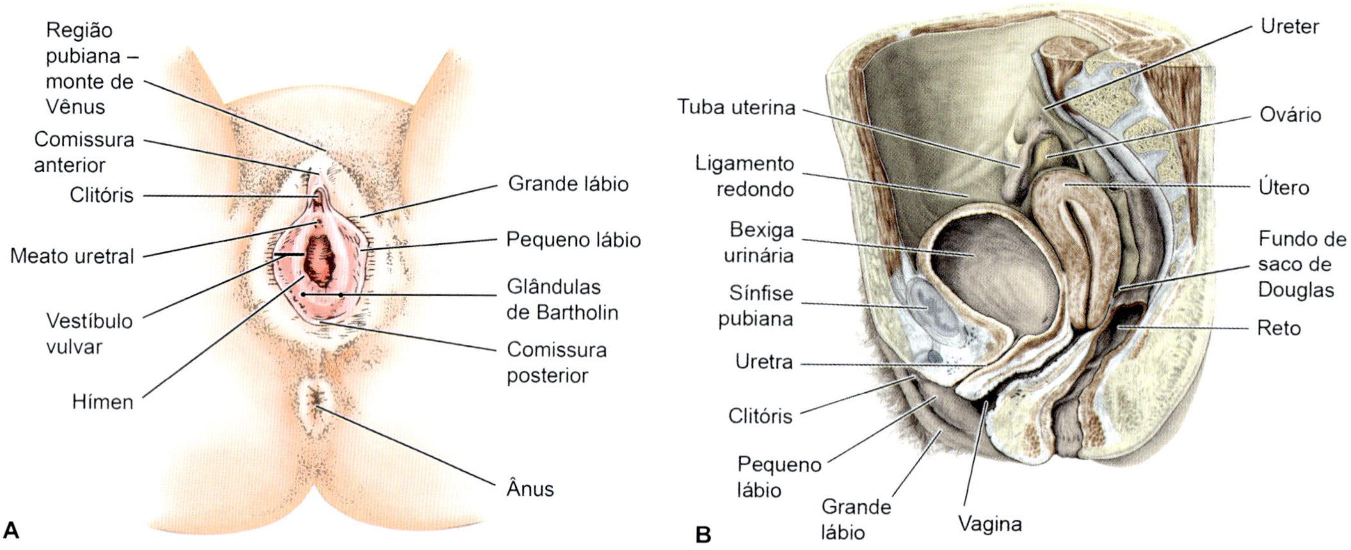

Figura 18.5 A. Anatomia da vulva e região perineal. **B.** Corte sagital do aparelho genital feminino e do reto. (Adaptada de Wolf-Heidegger – Atlas de Anatomia Humana, 6ª ed., 2006.)

ambígua, hímen e ânus imperfurados, e em qualquer fase da vida da mulher. Na criança, o exame é realizado para avaliar vulvovaginites, presença de corpos estranhos, sangramentos e violência sexual. Na adolescência, o exame ginecológico deve estar focado no início da atividade sexual, mediante rastreamento e orientação sobre doenças sexualmente transmissíveis, contracepção e prevenção do câncer, além de ser um recurso valioso no diagnóstico diferencial das alterações menstruais. Já na mulher adulta e em pós-menopausa, o exame dos órgãos genitais tem como alvo a prevenção e o diagnóstico de diferentes afecções.

O exame é realizado na posição ginecológica, quando a paciente está deitada com a face voltada para cima, com flexão de 90° do quadril e do joelho, expondo o períneo, também conhecida como *posição litotômica* ou *talha*. A elevação do dorso de 30 a 45° proporciona mais conforto para a paciente. O examinador posiciona-se entre as pernas da paciente, de preferência sentado em uma altura que permita a realização dos vários procedimentos do exame ginecológico.

> **Boxe**
> É realizado em ambiente ambulatorial, mas em alguns casos como crianças, incapazes ou deficientes físicos e em casos de ansiedade extrema, pode ser feito em um centro cirúrgico sob sedação.

Inspeção estática

A inspeção estática inicia-se com a avaliação da pilificação, principalmente do monte de Vênus, da região perineal, da raiz das coxas e da região anorretal, à procura de rarefação ou ausência dos pelos, como ocorre nas pacientes em pós-menopausa ou com síndromes associadas à insensibilidade aos androgênios, como a síndrome de Morris (pseudo-hermafrodita masculino – ausência de pelos pubianos), e também o contrário, do aumento dos pelos, denominado hirsutismo, que pode ser constitucional ou representar aumento de androgênio decorrente de distúrbios dos ovários ou das suprarrenais. Os pelos são descritos como adequados para etnia, idade e sexo ou inadequados.

Na sequência, realiza-se a avaliação da morfologia e do trofismo dos grandes e pequenos lábios, que podem estar alterados na dependência do nível de estrogênio endógeno ou exógeno presente. Na infância, os grandes lábios estão mais evidentes do que os pequenos, em virtude da não estimulação estrogênica. Após a menarca (primeira menstruação) e com a puberdade, ocorre o aumento da produção de hormônios sexuais, propiciando a maturação da genitália feminina, estimada pela escala de Tanner (ver sobre desenvolvimento puberal feminino em *Desenvolvimento físico* no Capítulo 10, *Exame Físico Geral*). Na pós-menopausa, os grandes lábios atrofiam-se novamente, dando a impressão de que os pequenos lábios são maiores.

As glândulas de Bartholin, responsáveis pela lubrificação vaginal, estão localizadas entre 4 e 8 h. As glândulas não são palpáveis quando normais; porém, quando estão inflamadas, é possível que cresçam formando uma tumoração no introito vulvar indicativa de bartholinite. Na avaliação do hímen, observam-se integridade e morfologia. A membrana himenal apresenta-se em várias configurações, como anular, fimbriada, cribriforme e imperfurada.

O períneo ou corpo perineal compreende o espaço entre a fúrcula vaginal e o ânus; na sua avaliação, descrever a presença de rupturas advindas de partos, lesões da pele e de processos infecciosos ou inflamatórios.

Inspeção dinâmica

Na inspeção dinâmica, solicita-se à paciente que realize movimentos que aumentem a pressão abdominal, tornando evidentes as distopias genitais. A manobra de Valsalva baseia-se no ato de tossir ou soprar no dorso da mão, para avaliar se ocorre procidência do útero, abaulamento das paredes vaginais ou perda de urina. As distopias são reflexos do enfraquecimento das estruturas que formam o assoalho pélvico. Quando ocorre a procidência da parede vaginal anterior, chamamos de *cistocele* e, quando é da parede posterior, de *retocele*.

> **Teste de Collins**
>
> Quando indicado, o *teste de Collins*, que é a embrocação da vulva com o azul de toluidina, faz parte da inspeção dinâmica. Neste exame, as lesões coradas em azul serão consideradas suspeitas, sendo necessária a realização de biopsia. O ácido acético também é utilizado para investigar lesões suspeitas na vulva; neste caso, as lesões ficam coradas de branco, sendo chamadas de lesões acetobrancas.

Exame especular

Para o exame especular utiliza-se um instrumento conhecido como espéculo de Collins, articulado e disponível em três tamanhos. O espéculo deve ser introduzido com uma angulação de 45° para se desviar do meato uretral; posteriormente, é colocado de tal forma que as paredes anterior e posterior sejam deslocadas (Figura 18.6). Inicia-se com a inspeção das paredes vaginais, observando seu trofismo, que reflete a ação do estrogênio sobre este tecido. Nas pacientes na menacme, as paredes vaginais encontram-se rugosas e úmidas, e na pós-menopausa, lisas e secas.

A presença de secreções vaginais e seu aspecto também devem ser relatados. Uma secreção clara, cristalina e límpida é considerada fisiológica. Representa a produção normal das glândulas da endocérvice e do vestíbulo vulvar. Se secreção anormal for identificada, deve ser avaliada quanto a volume, cor, consistência e odor.

O pH da secreção normal é inferior a 4,5; um pH elevado pode ser atribuído a infecção (p. ex., vaginose bacteriana) ou substâncias exógenas. Quando esta secreção apresenta-se com colorações diferentes, como esverdeado, amarelado, acinzentado e branco, provavelmente está presente algum patógeno.

Deve-se conferir atenção à avaliação dos fundos de saco vaginais, principalmente se houver abaulamentos, que podem indicar a presença de tumoração pélvica, ou coleção intra-abdominal, como sangue ou pus.

Na avaliação do colo do útero é importante relatar a localização, a morfologia, o tamanho e o aspecto do orifício do colo do útero. Esses dados nos guiam para a realização de diagnósticos diferenciais. O colo do útero, por exemplo, pode estar desviado para um dos lados, em razão da presença de um tumor ovariano ou mesmo de um grande mioma que esteja desviando o corpo do útero. Seu tamanho é um relato importante, principalmente na obstetrícia, na qual o colo passa por processos plásticos, durante um trabalho de parto, perdendo espessura e aumentando a dilatação do seu canal, para possibilitar a passagem do feto.

O colo do útero também pode ser acometido pelo câncer, uma das patologias malignas ginecológicas mais agressivas se não diagnosticadas precocemente. Com o objetivo de prevenir essa doença, no momento do exame especular, faz-se a coleta de material para o exame de Papanicolaou, conhecido como citologia oncoparasitária. Realizam-se também os testes do ácido acético e de Schiller (lugol).

> **Exame de Papanicolaou, teste do ácido acético e teste de Schiller**
>
> O exame de Papanicolaou está indicado em todas as pacientes de 25 a 60 anos, ou que já tiverem iniciado a vida sexual antes desta faixa de idade, uma vez por ano, e após dois exames anuais normais consecutivos negativos, a cada 3 anos. Cuidados antes do exame: a paciente não deve utilizar ducha durante 48 h, deve evitar relações sexuais nos 2 dias anteriores à coleta, bem como não usar cremes vaginais nos 7 dias precedentes ao exame. O exame deve ser feito com coleta dupla, por meio de espátula de Ayres e escova endocervical. O acondicionamento do material para citologia pode ser feito tanto em lâminas como em meio líquido.
>
> O teste do ácido acético é realizado por meio do embrocamento do colo do útero com solução de ácido acético a 5%. A região que corar é considerada acetorreagente e representa uma área de intensa atividade nuclear com maior teor proteico.
>
> O teste de Schiller é realizado com o embrocamento do colo do útero com lugol 3 a 5%. O lugol cora o glicogênio, tornando escuras as células normais dos epitélios vaginal e cervical. As lesões não coradas são consideradas Schiller positivo e lugol negativo.
>
> As áreas rastreadas que ficaram acetobrancas ou pálidas após o teste de Schiller serão as escolhidas para a realização de biopsia. Lembrar que, quando se encontra uma tumoração visível no colo do útero, realiza-se direto a biopsia, sem a necessidade de exames de rastreamento.

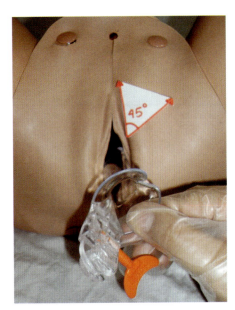 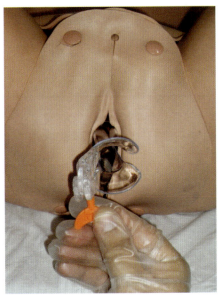

Figura 18.6 Demonstração do exame especular em manequim, com introdução do espéculo a 45° e sua abertura após rotação completa.

Toque bimanual

No exame do toque vaginal, são avaliados a vagina, o colo do útero, os anexos e o fundo de saco posterior (saco de Douglas). É realizado mediante introdução dos dedos indicador e médio da mão dominante. Deve-se lembrar de utilizar lubrificantes na luva para facilitar o exame.

Com a mão abdominal, auxilia-se a varredura dos órgãos pélvicos comprimindo a parede abdominal com o intuito de aproximá-los do toque vaginal (Figura 18.7).

Na avaliação do colo e do corpo do útero, observar a posição (anteroversofletido, retroversofletido, medianizado ou lateralizado), o tamanho, a forma, a simetria, a mobilidade e a consistência.

Os anexos são verificados quanto a tamanho, mobilidade e dor; quando se encontra uma tumoração, deve-se acrescentar localização, consistência e textura. Os ovários são palpáveis em mulheres na menacme, magras e que auxiliam no exame. Na pós-menopausa, os ovários são palpáveis em apenas 30% das pacientes, sendo que estas requerem uma investigação mais detalhada, embora na maioria dos casos haja uma doença benigna. As trompas não são palpáveis no exame normal, mas podem ser encontradas, quando acometidas por processos inflamatórios ou neoplásicos. Em geral, o exame bimanual tem uma sensibilidade inferior a 60%, na detecção de massas anexiais ou para distinguir massas benignas de malignas.

> **Diferenciação de massas pélvicas uterinas e anexiais**
>
> Para a diferenciação de massas pélvicas uterinas e anexiais são utilizadas duas manobras:
> - ✔ **Manobra de Weibel:** consiste em observar a mobilidade do colo do útero ao se movimentar o tumor através do abdome. Se o colo se mover, suspeita-se de patologia uterina
> - ✔ **Manobra de Hega:** nesta manobra mobiliza-se a tumoração após a colocação de uma pinça de Pozzi no colo, cuja movimentação permite suspeitar da origem da massa pélvica.

Toque retal

O toque retal é utilizado em ginecologia para a avaliação dos paramétrios ou, quando não for possível o exame vaginal, como nos casos de crianças e pacientes virgens. O exame deve ser realizado na posição ginecológica, para melhor palpação dos paramétrios ou de massas pélvicas. As principais indicações são tumorações pélvicas e câncer do colo do útero. Nas tumorações pélvicas, este exame auxilia na diferenciação da origem do tumor e, no câncer do colo, ele faz parte do estadiamento da doença.

> Além do exame ginecológico apurado e benfeito, o ginecologista dispõe de vários exames complementares, incluindo colposcopia, histeroscopia, ecografia, tomografia, ressonância, biopsias, culturas de secreções, entre outros. Deve-se lembrar, porém, que a indicação desses exames está diretamente vinculada à qualidade do exame clínico.

Afecções mais frequentes dos órgãos genitais femininos

Incluem-se aqui as afecções vulvares, vaginais, do colo uterino, do corpo do útero e as anexiais.

Afecções vulvares

Lesões ulceradas. O herpes genital é uma doença sexualmente transmissível causada por um vírus (herpes-vírus humano). Caracteriza-se pelo aparecimento de lesões vesiculares que, em poucos dias, transformam-se em pequenas úlceras, precedidas de ardência, prurido e dor.

O diagnóstico diferencial é feito com outras lesões ulceradas como sífilis primária, cancro mole, linfogranuloma venéreo, donovanose e erosões traumáticas infectadas.

Câncer de vulva. O câncer de vulva atinge mulheres entre 65 e 75 anos de idade. O principal sintoma é o prurido que, em geral, está presente há meses ou anos antes de a paciente procurar o

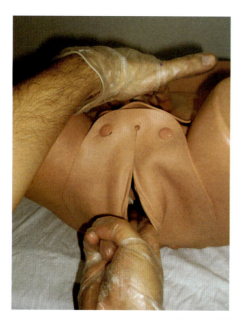
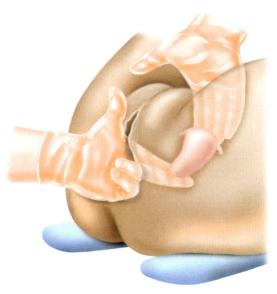

Figura 18.7 Toque bimanual em manequim.

médico. Outras queixas são: tumor vulvar, dor, ardor e sangramento. As doenças benignas e malignas da vulva apresentam a mesma sintomatologia.

A maneira mais eficaz de diagnosticar as neoplasias vulvares é mediante inspeção meticulosa da região vulvar e biopsia rotineira em toda área suspeita. O exame deve ser feito, de preferência, com o colposcópio.

Uretrite gonocócica. Transmitida sexualmente com período de incubação de 2 a 5 dias. O sintoma mais precoce é uma sensação de prurido na fossa navicular que vai se estendendo para toda a uretra. Após 1 a 3 dias surge disúria, seguida por corrimento, inicialmente mucoide, que, com o tempo, vai se tornando, mais abundante e purulento. Em algumas pacientes, pode haver febre e outras manifestações de infecção aguda.

Uretrite não gonocócica (UNG). Na UNG, o corrimento é geralmente mucoide e discreto, e a disúria é leve e intermitente. A uretrite subaguda é a forma de apresentação em cerca de 50% dos pacientes com uretrite causada por *C. trachomatis*. Em alguns casos, os corrimentos das UNG podem simular, clinicamente, os da gonorreia. A transmissão é pelo contato sexual.

Afecções vaginais

Vulvovaginites (leucorreias). É toda manifestação inflamatória e/ou infecciosa da vulva, vagina e ectocérvice. Muitas vezes é assintomática.

Vaginose bacteriana. Caracterizada por corrimento vaginal branco-acinzentado, de aspecto fluido ou cremoso, algumas vezes bolhoso, com odor fétido, mais acentuado após o coito e durante a menstruação. Dispareunia é pouco frequente.

Cerca de 50% das mulheres com vaginose bacteriana são assintomáticas.

Candidíase vulvovaginal. Os sinais e sintomas dependerão do grau de infecção e da localização do tecido inflamado e incluem: prurido vulvovaginal de intensidade variável (principal sintoma); ardor ou dor à micção; corrimento branco, grumoso, inodoro e com aspecto caseoso; hiperemia, edema vulvar, fissuras e maceração da vulva; dispareunia; fissuras e maceração da pele e vagina e colo recobertos por placas brancas ou branco-acinzentadas, aderidas à mucosa (Figura 18.8).

Tricomoníase. É uma doença sexualmente transmissível e manifesta-se clinicamente por: corrimento abundante, amarelado ou amarelo-esverdeado, bolhoso; prurido e/ou irritação vulvar; dor pélvica (ocasional); disúria e polaciúria; hiperemia da mucosa e com placas avermelhadas (colpite difusa e/ou focal) (Figura 18.8).

Bartholinite. O diagnóstico de infecção da glândula de Bartholin é geralmente clínico. O quadro é típico com massa amolecida uni ou bilateral no terço inferior do introito vaginal, entre o vestíbulo e o grande lábio. A flora é geralmente mista, mas alguns patógenos específicos, como o gonococo, podem ser encontrados.

Não se deve confundir com o cisto de Bartholin, que também é massa cística na mesma topografia, mas não apresenta sinais inflamatórios.

Afecções do colo uterino

Infecção pelo papilomavírus humano (HPV). A maioria das infecções pelo HPV é assintomática ou inaparente. As lesões exofíticas (condilomas acuminados) podem ser únicas ou múltiplas, restritas ou difusas e de tamanho variável. São altamente contagiosas.

Na forma subclínica, é visível apenas com técnicas de magnificação.

> **Boxe** O HPV tem relação comprovada com câncer de colo uterino.

Tumores. Nas lesões invasoras, a queixa mais frequente é o sangramento espontâneo ou provocado por atividade sexual. Toda paciente com queixa de corrimento ou sangramento anormal deve ser avaliada por exame ginecológico e biopsia de qualquer lesão visível no colo, com ou sem o auxílio da colposcopia. A citologia de Papanicolaou representa importante método de prevenção.

Pólipo cervical. Proeminência hiperplásica focal da mucosa endocervical, incluindo epitélio e estroma, séssil ou pediculada que se exterioriza pelo orifício cervical externo. Entre os sintomas, pode-se observar hemorragia durante atividade sexual, corrimento de odor fétido e sangramento espontâneo.

Cervicite. Cervicite mucopurulenta ou endocervicite é a inflamação da mucosa endocervical. A etiologia está relacionada com *Neisseria gonorrhoeae* e *Chlamydia trachomatis*.

É assintomática em 70 a 80% dos casos, mas a portadora poderá apresentar graves complicações se não for tratada.

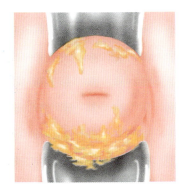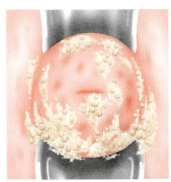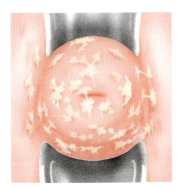

Figura 18.8 Esquema demonstrativo do aspecto clínico de tricomoníase e candidíase no colo do útero.

Podem ocorrer alguns sintomas genitais leves, como corrimento vaginal, dispareunia ou disúria. No exame, o colo uterino pode tornar-se edemaciado e sangrar facilmente ao toque da espátula. Pode ser verificada a presença de secreção mucosa ou purulenta no orifício externo do colo.

Afecções do corpo do útero

Benignas

Incluem os miomas, os pólipos e a adenomiose.

Miomas. Cerca de 80% dos miomas são assintomáticos. As manifestações clínicas dependem da localização e do volume do tumor.

Sangramento menstrual excessivo é o sintoma mais frequente, em geral seguido de aumento das cólicas mentruais. Os miomas mais associados a esse sintoma são os submucosos.

A dor pélvica é o segundo sintoma mais frequente, ocorrendo por aumento excessivo do útero e consequente compressão de estruturas vizinhas como bexiga e reto. O aumento do útero pode causar ainda aumento da frequência urinária com menor volume ou alterações das fezes.

Algumas pacientes relatam apenas aumento do volume abdominal, geralmente em miomas subserosos, que atingem maiores volumes e causam sintomas mais tardiamente.

O mioma raramente é a causa única da infertilidade.

O diagnóstico é feito, em geral, pela anamnese e pelo exame ginecológico, complementado por exames de imagem.

Pólipo endometrial. Neoformação da mucosa endometrial que se origina como hiperplasia focal da camada basal, revestida de epitélio e contendo quantidade variável de glândulas, estroma e vaso sanguíneo (Figura 18.9). Podem ser assintomáticos ou apresentar sintomas como irregularidade menstrual, dismenorreia e infertilidade.

Adenomiose. Caracteriza-se pela presença de glândulas e estroma endometrial no interior do miométrio, distando 3 mm da camada basal.

A paciente pode ser assintomática ou apresentar dor pélvica crônica, dismenorreia, menorragia/metrorragia e infertilidade.

Malignas

Incluem o liomiossarcoma e o câncer de endométrio.

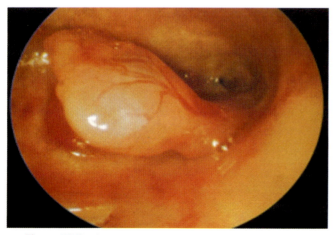

Figura 18.9 Pólipo localizado na parede lateral direita do útero.

Liomiossarcoma. O liomiossarcoma é um tumor uterino maligno e raro. O quadro clínico desta neoplasia tem semelhança com o do mioma uterino.

Na menacme, os principais sintomas são hipermenorragia e metrorragia que, por vezes, associam-se a dor pélvica decorrente da compressão de estruturas vizinhas. Nos casos mais avançados, observa-se eliminação de material líquido fétido e variados graus de caquexia.

Crescimento rápido do volume uterino na pós-menopausa é manifestação clínica que leva à suspeita de liomiossarcoma, principalmente se houver história pregressa de mioma uterino.

Câncer do endométrio. A principal manifestação clínica é sangramento por via vaginal. Os sangramentos são geralmente intermitentes e de pequena a moderada quantidade.

Na maioria das vezes, as perdas sanguíneas ocorrem após a menopausa, uma vez que, em cerca de 80% dos casos, o adenocarcinoma surge após a cessação das menstruações.

Às vezes, as manifestações clínicas na pós-menopausa são de descargas aquosas ou corrimento purulento. As pacientes na menacme geralmente se queixam de sangramentos intermenstruais.

Nos estágios avançados, com invasão da bexiga, do reto ou de órgãos distantes, os sintomas são específicos.

Endometriose

As queixas mais frequentes das portadoras de endometriose são dismenorreia, dor pélvica crônica, infertilidade, irregularidade menstrual e dispareunia. As alterações urinárias e intestinais cíclicas podem ocorrer, tais como dor a evacuação, diarreia, disúria perimenstrual, polaciúria, urgência miccional e hematúria.

No exame físico, destacam-se os nódulos e a dor em fundo de saco posterior, espessamento do ligamento uterossacro, mobilização uterina dolorosa, massas anexiais e retroversão uterina fixa.

> **Boxe — Dismenorreia primária**
>
> A principal manifestação da dismenorreia primária é a cólica menstrual. Em geral, a cólica associada à dismenorreia primária inicia-se na adolescência (6 a 12 meses após a menarca), e a dor começa cerca de duas horas após o início do sangramento menstrual. Localiza-se nas regiões retropúbica e sacral (por vezes, pode irradiar-se para a face interna das coxas), atinge sua intensidade máxima nas primeiras horas e desaparece espontaneamente após 24 a 48 h, mas pode durar alguns dias.
>
> Pacientes que sofrem de dismenorreia intensa podem apresentar outros sintomas, como náuseas, vômitos, cólicas intestinais, aumento do peristaltismo, desconforto respiratório, cefaleia, vertigens e insônia.
>
> O exame físico deve ser realizado em todos os seus tempos, buscando uma causa orgânica que justifique a dor. Completo exame do abdome é indispensável. Nos casos de dismenorreia primária, o exame físico é normal, especialmente o ginecológico.

Distopias genitais (prolapso genital)

Prolapso genital é o descenço da parede vaginal anterior e/ou posterior, assim como do ápice da vagina (útero ou cúpula vaginal após histerectomia).

A maioria das pacientes com prolapso genital inicial é assintomática, e as queixas estão diretamente relacionadas com a evolução da distopia. Aproximadamente 2% das pacientes no estágio 2 têm queixa importante de "bola na vagina", aumentando para 78% nas pacientes em estágio 3 (Figura 18.10).

No início, há sensação de peso que surge ou se acentua durante esforço físico. Os sintomas costumam piorar durante o dia e melhorar com o repouso. Com a piora do prolapso, pode surgir dor no hipogástrio, de intensidade variável, com irradiação para a região lombar.

Quando o prolapso uterino é de longa duração, pode surgir lesão ulcerada no colo, em geral de origem traumática, que facilmente sangra e se infecta.

Sintomas urinários como disúria, polaciúria, urgência, incontinência, retenção urinária, isolados ou associados dependem da idade, da duração e do grau do prolapso. Infecção urinária de repetição é também relatada. Quanto maior o prolapso, menor a frequência de perda urinária ao esforço, provavelmente pela angulação ou compressão uretral pelo prolapso acentuado.

Quanto aos sintomas intestinais, verificam-se constipação intestinal crônica e dificuldade para a exoneração fecal na vigência de retocele acentuada, ruptura perineal ou enterocele. Podem coexistir graus variáveis de incompetência do esfíncter externo do ânus, que se manifesta por incontinência fecal ou de gases. As pacientes relatam ainda disfunção sexual.

Na inspeção dos genitais externos, podem-se observar pela fenda vulvar entreaberta as paredes vaginais e, em alguns casos, o colo uterino.

No compartimento anterior, pode-se encontrar prolapso da uretra (*uretrocele*), da bexiga (*cistocele*) ou de ambos (*uretrocistocele*). No compartimento médio, podem-se encontrar o prolapso uterino, da cúpula vaginal (*eritrocele*) ou enterocele e, no compartimento posterior, o prolapso do reto (*retocele*).

Nos casos de enterocele, pode-se distinguir, pela palpação, o peristaltismo intestinal nos casos de prolapso completo e pelo desaparecimento das rugosidades da parede vaginal posterior principalmente no seu terço superior; já nos casos menos evidentes, pode-se utilizar o toque bimanual; fazendo o toque retal e vaginal concomitantemente, confirma-se a presença de alças intestinais.

Doença inflamatória pélvica aguda

A doença inflamatória pélvica aguda (DIP) é uma síndrome clínica atribuída à ascensão de microrganismos do trato genital inferior, comprometendo desde o endométrio (endometrite) até a cavidade peritoneal (pelviperitonite). São infecções frequentemente polimicrobianas. Os agentes mais comuns são *Neisseria gonorrhoeae* e *Chlamydia trachomatis*.

No exame físico da paciente, pode ocorrer dor no abdome inferior, dor à palpação dos anexos, dor à mobilização do colo uterino, febre, conteúdo vaginal ou secreção endocervical anormal e presença de massa pélvica.

Afecções anexiais
Gestação ectópica

Os sintomas mais frequentes nas pacientes com diagnóstico de gestação ectópica são: dor abdominal em 95 a 100% dos casos, seguida de atraso menstrual em 75 a 95% e sangramento vaginal em 50 a 80% dos pacientes. Ao exame físico, além de se confirmar o sangramento vaginal, pode-se tocar massa anexial dolorosa em 30 a 50% e perceber dor à mobilização do colo uterino em 50 a 75% das mulheres acometidas (Figura 18.11).

Outras patologias anexiais que podem causar dor pélvica aguda são a ruptura ou torção de cisto de ovário, o sangramento de corpo lúteo e a dor do meio do ciclo menstrual, entre outras.

Cisto ovariano

Os tipos mais encontrados de cistos de ovários são: cistos foliculares, cisto de corpo lúteo, cisto dermoides ou teratomas, endometriomas e cistadenomas serosos.

Na maioria das vezes, os cistos de ovário não causam qualquer sintoma, mas, quando presentes, podem surgir: dor na região inferior do abdome, dor durante a relação sexual, sensação de plenitude no abdome; irregularidade menstrual e/ou dor durante a menstruação. Pode-se perceber, ao toque vaginal, aumento de um ou ambos os ovários.

> **Boxe — Síndrome dos ovários policísticos**
>
> Caracteriza-se por ovários aumentados, com múltiplos cistos ovarianos bilaterais, além de obesidade central. Pode ser encontrada em grande quantidade de pacientes.
>
> A anovulação hiperandrogênica é a causa mais comum de infertilidade de causa endócrina e caracteriza-se por ciclos anovulatórios, irregulares e graus variados de hiperandrogenismo.
>
> ✔ **Cisto do ovário sem alterações hormonais.** Cerca de 20 a 30% das mulheres podem desenvolver cistos ovarianos sem alterações hormonais, sendo assintomáticas.

Câncer de ovário

Constitui a neoplasia mais letal em mulheres, principalmente por se tratar do carcinoma de diagnóstico mais tardio.

Em seus estágios iniciais, os carcinomas ovarianos são assintomáticos, uma vez que a leve compressão das estruturas vizinhas não ocasiona dor ou mesmo desconforto.

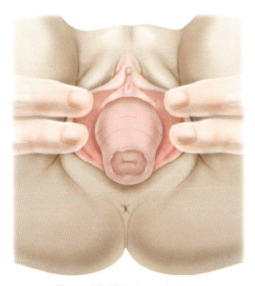

Figura 18.10 Prolapso do útero.

À medida que a massa tumoral aumenta, as pacientes passam a sentir sintomas vagos de desconforto abdominal, leve dispepsia, que são confundidos com distúrbios gastrintestinais.

Os sinais e sintomas de maior importância somente se manifestam nos estágios mais avançados, inclusive com propagação para outros tecidos pélvicos e abdominais. Os sintomas mais frequentes no momento do diagnóstico são: dor abdominal, aumento do abdome atribuído a ascite ou crescimento tumoral, distúrbios gastrintestinais, perda de peso, sangramentos por via vaginal e sintomas urinários.

O toque combinado, seja vaginal ou retal, constitui-se no método clínico mais importante para a detecção de tumor ovariano. A suspeita clínica torna-se maior quando o tumor apresenta consistência com características de porções sólidas e outras císticas e quando a massa tem sua mobilidade prejudicada em razão de aderências a estruturas vizinhas.

Elementos que levantam fortes suspeitas do câncer do ovário são o derrame peritoneal, observado pela palpação e pela percussão, e a associação de emagrecimento com aumento do volume abdominal.

Piossalpinge e hidrossalpinge

A piossalpinge, na qual uma ou ambas tubas uterinas se encontram cheias de pus, quase sempre está associada aos sintomas de inflamação. A hidrossalpinge ocorre com uma terapia tardia ou incompleta, sendo o resultado do fechamento da extremidade fimbriada da tuba uterina. Uma trompa obstruída pode se distender com líquido. Pode existir sem sintomas por anos. Como resultado de destruição da mucosa e oclusão tubária, a infertilidade é uma sequela comum da salpingite (Figura 18.12).

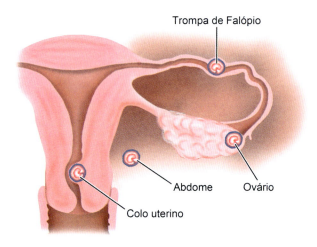

Figura 18.11 Variedade de localização das gestações ectópicas. A gravidez ectópica tubária é a mais comum.

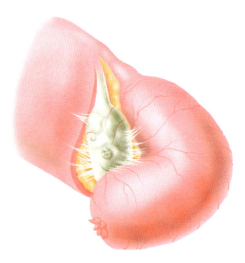

Figura 18.12 Esquema ilustrativo de uma hidrossalpinge da trompa direita.

Roteiro pedagógico para exame físico dos órgãos genitais masculinos

Este roteiro está disponível para *download* em www.grupogen.com.br. Neste mesmo *site*, com o título *Habilidades clínicas*, encontram-se vídeos com as várias etapas do exame clínico.

Identificação do paciente:

Pênis (inspeção e palpação)

Tamanho:

Prepúcio:

Glande:

Sulco balanoprepucial:

Meato uretral externo:

Áreas de endurecimento:

Placas fibrosas:

Artéria dorsal:

Anomalias congênitas:

Lesões:

Bolsa escrotal (inspeção e palpação)

Forma:

Tamanho:

Pele:

Massas escrotais:

Sinais flogísticos:

Fístulas:

Lesões:

Testículos, epidídimos e canais deferentes (inspeção e palpação)

Posição:

Consistência:

Forma:

Contornos:

Tamanho:

Cordões espermáticos:

Epidídimos:

Canais deferentes:

Transiluminação:

Próstata

Linfonodos inguinais (inspeção e palpação)

Tamanho:

Consistência:

Mobilidade:

Sensibilidade:

Pele:

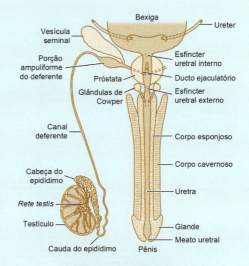

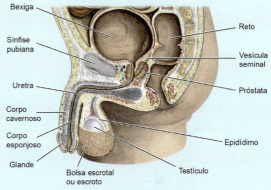

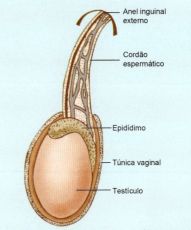

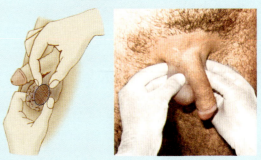

Roteiro pedagógico para exame físico dos órgãos genitais femininos

Este roteiro está disponível para *download* em www.grupogen.com.br. Neste mesmo *site*, com o título *Habilidades clínicas*, encontram-se vídeos com as várias etapas do exame clínico.

Identificação do paciente:

Inspeção

Vulva
- Implantação dos pelos:
- Fenda vulvar:
- Grandes lábios:
- Clitóris:
- Óstio uretral:
- Hímen:
- Introito vaginal:
- Umidade:
- Secreções:
- Malformações:
- Lesões:

Períneo
- Integridade:

Ânus
- Hemorroidas:
- Pele perianal:

Toque vaginal (toque unidigital)
Expressão da uretra:
Glândulas vestibulares:
Paredes vaginais:
Colo do útero:

Toque bidigital
Colo do útero:
Fundos de saco vaginais:

Toque combinado
Útero
Posição:
Tamanho:
Forma:
Consistência:
Superfície:
Mobilidade:
Sensibilidade:

Exame especular
Vagina:
Colo uterino:
Conteúdo vaginal:

Toque retal (ver *Exame físico da região anoperineal*)
Exame dos paramétrios:
Fundo de saco de Douglas:

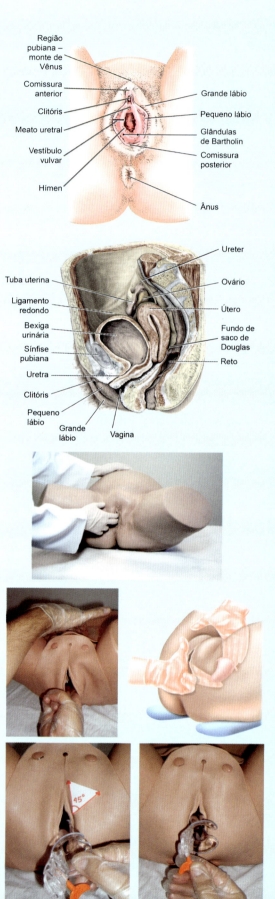

Roteiro pedagógico para exame físico da região anoperineal

Este roteiro está disponível para *download* em www.grupogen.com.br. Neste mesmo *site*, com o título *Habilidades clínicas*, encontram-se vídeos com as várias etapas do exame clínico.

Identificação do paciente:

Inspeção:

Pele:

Orifício anal:

Escoriações ( )   Hemorroidas ( )   Condilomas ( )   Fissuras ( )   Fístulas ( )

Neoplasias ( )   Pólipos ( )   Prolapso da mucosa retal ( )

Toque retal (no homem)

Canal anal

   Tônus do esfíncter anal: Normotônico ( )   Hipotônico ( )   Hipertônico ( )

   Sensibilidade: Indolor ( )   Doloroso ( )

   Elasticidade: Normal ( )   Inelástica ( )   Diminuída ( )

   "Tumoração":

Reto

Paredes

Próstata

   Tamanho:

   Consistência:

   Superfície:

   Contornos:

   Sulco mediano:

   Mobilidade:

   Parede lateral esquerda:

   Parede lateral direita:

   Parede posterior:

   Lesões:

Vesículas seminais

Toque retal (na mulher)

Canal anal

Reto

Observações:

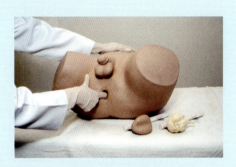

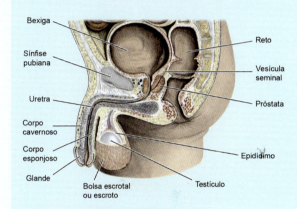

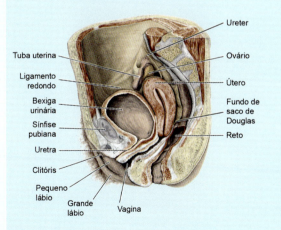

Capítulo 19

Sinais e sintomas
Otorragia
Febre
Exame clínico
Identificação
Anamnese
Promoção da saúde
Prurido
Relação médico-paciente
Queixa principal
Fadiga
Entrevista
Astenia
Exame

Exame dos Ossos, da Coluna Vertebral, das Articulações e Extremidades

Celmo Celeno Porto
Nilzio Antonio da Silva
Antonio Carlos Ximenes
Frederico Barra de Moraes

- Anamnese *480*
- Semiotécnica *480*
- Ossos *481*
- Coluna vertebral *481*
- Articulações *482*
- Doenças musculoesqueléticas mais frequentes *485*
- Extremidades *493*
- Roteiro pedagógico para exame físico da coluna vertebral *498*
- Roteiro pedagógico para exame físico das articulações dos membros superiores *499*
- Roteiro pedagógico para exame físico das articulações dos membros inferiores *500*
- Roteiro pedagógico para exame físico das extremidades *501*

ANAMNESE

Na *identificação* do paciente, informações úteis podem ser obtidas. Assim acontece em relação à *idade*, bastando lembrar as faixas etárias em que, com mais frequência, ocorrem os vários tipos de doença reumática: a febre reumática, dos 5 aos 15 anos; a doença reumatoide, dos 20 aos 40 anos; o lúpus eritematoso sistêmico, entre 20 e 40 anos; a gota, após a quinta década.

Quanto ao *sexo*, sabe-se que o lúpus eritematoso disseminado, a doença reumatoide, a esclerose sistêmica progressiva, os nódulos de Heberden e a osteoporose são mais frequentes no sexo feminino, enquanto a espondilite anquilosante, a gota e a poliarterite nodosa predominam no sexo masculino. Não se deve esquecer, contudo, que algumas doenças reumáticas não apresentam preferência quanto ao sexo, como é o caso da moléstia reumática, das artroses em geral e da lombociatalgia. Conhecer a *ocupação* do paciente pode ser útil no raciocínio diagnóstico; assim, não é rara, nas lavadeiras, a síndrome do túnel do carpo; nos digitadores, a tendinite do ombro; nos tenistas, a epicondilite; nas pessoas que se mantêm, por longos períodos, sentadas ou trabalham em má postura, a lombalgia.

Na *história da doença atual*, a duração da queixa articular tem significado clínico: menos de 1 mês na febre reumática, podendo durar anos na doença reumatoide; o modo de início (*insidioso* na doença reumatoide, *abrupto* na gota e na bursite); a presença de sinais e sintomas inflamatórios (dor, calor, rubor e edema), nos processos reumáticos em atividade; crepitação ou estalidos nos processos degenerativos; e apenas artralgias na maioria das colagenoses. Fundamentalmente, na história da doença atual, deve-se explorar mais minuciosamente o sintoma dor, que pode ser *aguda* (gota, bursite), *surda* (artrose), *localizada* (doença reumatoide) e com *irradiação* para o trajeto do nervo comprometido (cervicobraquialgia ou lombociatalgia).

Além da dor, indagar sobre a presença ou não de *rigidez pós-repouso*, acompanhante habitual dos reumatismos de natureza inflamatória e degenerativa; nos primeiros, persiste durante horas, enquanto, nos degenerativos (artroses), cede rapidamente.

A ocorrência de manifestações sistêmicas (febre, anorexia, perda de peso, fraqueza) também precisa ser esclarecida ao se obter a história do paciente, bem como os tratamentos realizados, a evolução, o comprometimento extra-articular, os antecedentes pessoais e familiares, dos quais são obtidas informações de grande utilidade na elaboração do diagnóstico.

Ver *Articulações* no Capítulo 6, *Sinais e Sintomas*.

SEMIOTÉCNICA

O exame físico das extremidades e articulações é efetuado pela *inspeção*, *palpação* e *movimentação*. Esses procedimentos são sempre usados de maneira associada, um a completar o outro. Em algumas ocasiões, utiliza-se a *ausculta*.

Na investigação das extremidades e das articulações, o paciente pode ser examinado de pé, sentado ou deitado, sempre se descobrindo de modo suficiente a região a ser examinada. Quando sentado, suas mãos devem repousar sobre as coxas ou sobre o leito, em estado de relaxamento.

Para realizar a inspeção, além de se posicionar o paciente de modo confortável, é indispensável boa iluminação. O examinador sempre deve comparar articulações homólogas. Isso lhe permite reconhecer aumento de volume, rubor, atrofia, desalinhamento articular, deformidades, fístulas, tumores, mesmo quando de pequena monta.

Pela simples inspeção da postura (com o paciente em posição ortostática), verifica-se a presença de geno varo ou geno valgo, pé plano ou cavo, escoliose e cifose. Pode ocorrer, não raramente, a concomitância de algumas dessas alterações às vezes associadas a varizes e hipodesenvolvimento muscular. A determinação do peso do paciente em relação à idade e à altura é o indicador mais objetivo de sobrecarga, indubitavelmente prejudicial à coluna lombar e às articulações coxofemorais, dos joelhos, dos tornozelos e dos pés. Observa-se também a marcha, pois ela costuma modificar-se nos processos articulares da coluna ou dos membros inferiores.

Por meio da palpação, pode-se verificar a causa do aumento do volume articular, a presença de pontos dolorosos no nível da interlinha articular e, em outras áreas, nódulos, calcificações, derrame intra-articular, aumento da temperatura cutânea local (para isso, utiliza-se o dorso da mão, iniciando o exame de uma região próxima à articulação). A presença de calor é seguro sinal de inflamação. Ainda pela palpação é possível caracterizar crepitações (finas ou grossas) que denotam comprometimento das superfícies articulares (cartilagem articular). O estudo da movimentação será sistematizado mais adiante.

Utilizando-se a inspeção e a palpação de modo conjugado, são estudados os seguintes elementos: *pele e anexos, tecido celular subcutâneo, musculatura, rede vascular, sistema nervoso, estruturas osteoarticulares, forma e tamanho dos vários segmentos e pontos dolorosos*.

O exame de pele e anexos é fundamental, mormente nos casos em que haja suspeita de mesenquimopatia difusa de natureza inflamatória (colagenose). Os principais achados são: na esclerodermia a pele é dura, inelástica, com desaparecimento do pregueamento normal das mãos, antebraços, face e abdome; lesões eritematoescamosas atróficas, principalmente na face, ou simplesmente eritematosas são sugestivas de lúpus eritematoso sistêmico; eritema e edema periorbitário configuram o heliótropo da dermatomiosite; fenômeno de Raynaud (palidez, seguida de rubor e cianose) pode surgir na esclerodermia, no lúpus e, mais raramente, na doença reumatoide; eritema palmar pode ser observado na febre reumática.

Nódulos justarticulares têm grande importância diagnóstica. Desse modo, nódulos subcutâneos na face posterior dos cotovelos são frequentes na doença reumatoide; podem ser únicos ou múltiplos e são indolores. Aparecem também na febre reumática e no lúpus eritematoso sistêmico. Nódulos eritematocianóticos, hipersensíveis, localizados na face anterior das pernas, ocorrem no eritema nodoso. Depósitos de uratos constituindo os tofos da gota úrica podem ser visualizados no pavilhão da orelha, no cotovelo e no tendão calcâneo. Calcificações extensas de partes moles costumam ser detectadas na esclerodermia e na dermatomiosite; às vezes formam fístulas. Queda de cabelo (alopecia) ocorre principalmente no lúpus eritematoso disseminado e na síndrome de Sjögren.

Ainda em relação à pele, merecem ser lembradas as dermatoses iatrogênicas, provocadas por medicamentos antirreumáticos, como o eritema facial causado pelos corticoides e a erupção eritematopapulosa provocada pela fenilbutazona e por outros anti-inflamatórios não esteroidais (AINEs).

Distúrbios das unhas também podem ser verificados, tais como eritema periungueal no lúpus eritematoso disseminado e na determatomiosite; unhas quebradiças e em dedal, no lúpus; lesões ungueais típicas, na artrite psoriática.

Em relação à musculatura, cumpre investigar o tônus e a troficidade, principalmente dos músculos próximos de articulações em que haja processos reumáticos, de natureza inflamatória. A montante da articulação comprometida existe sempre, em maior ou menor grau, alguma atrofia muscular. Vale ressaltar que essas alterações musculares surgem com maior frequência nos músculos interósseos das mãos e dos pés e no quadríceps. A atrofia do quadríceps decorre de processo que atinge os joelhos (ver Capítulos 10 e 20, *Exame Físico Geral* e *Exame Neurológico*).

Em virtude do caráter sistêmico de muitas enfermidades reumáticas, o exame dos vasos é de grande valor. As lesões vasculares podem ser responsáveis por diferentes manifestações clínicas. As vasculites primárias (p. ex., poliarterite nodosa) ou secundárias (p. ex., lúpus, artrite reumatoide, esclerodermia) provocam lesões isquêmicas em qualquer território, manifestando-se com o quadro de acidente vascular encefálico (AVE), abdome agudo, infarto do miocárdio, neuropatias periféricas, gangrena de extremidades, *livedo reticularis*, ausência de pulsos, púrpura e fenômeno de Raynaud.

A síndrome dos antifosfolipídios manifesta-se por trombose venosa ou arterial em qualquer território.

Hemiplegia e afasia nas angiites das colagenoses, quadros de neuropatia periférica no lúpus, poliarterite nodosa, doença reumatoide, síndrome do túnel do carpo e radiculites são algumas das manifestações neurológicas que podem ocorrer nas doenças do aparelho locomotor.

O aumento do volume dos linfonodos é achado frequente no lúpus, na artrite reumatoide infantojuvenil e na doença de Still no adulto.

OSSOS

Os ossos, tais como a pele e o tecido celular subcutâneo, estão presentes em todos os segmentos corporais. Assim sendo, o exame clínico da cabeça e pescoço, do tórax, do abdome e das extremidades sempre inclui a avaliação das estruturas ósseas. A presença de dor ou deformidade pode dirigir a atenção do examinador para esses componentes do sistema locomotor (Figura 19.1).

No exame físico utilizam-se a inspeção e a palpação, complementados pelo estudo da mobilidade de cada segmento.

A marcha do paciente pode estar alterada quando há deformidades, como varismo ou valgismo dos joelhos, lesões dos quadris, joelhos, tornozelos e pés e da coluna vertebral.

À inspeção pode-se detectar aumento ou deformidade de segmentos ósseos, como o alargamento da caixa craniana na doença de Paget, em algumas neoplasias ou processos infecciosos.

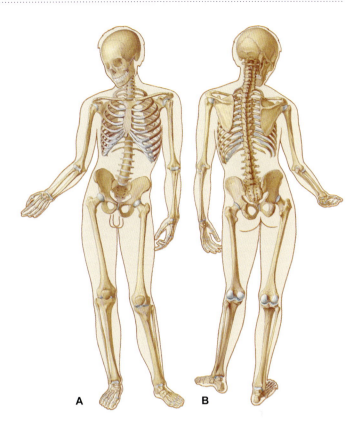

Figura 19.1 A e **B.** Vista de conjunto dos ossos e das articulações. (Adaptada de Wolf-Heidegger – Atlas de Anatomia Humana, 6ª ed., 2006.)

A palpação, que deve incluir os tecidos adjacentes, complementa os dados obtidos na inspeção.

> **Aumento de volume ou deformidades**
>
> Características semiológicas de aumento do volume: localização, formato, tamanho, consistência e relação com os tecidos moles.
>
> Aumento de volume de consistência dura, semelhante à dos próprios ossos, ocorre em cistos ósseos e neoplasias.

A presença de sinais inflamatórios na área correspondente ao osso afetado sugere osteomielite. A ocorrência de fístula indica processo infeccioso crônico, como tuberculose, sífilis e micose.

A presença de crepitação é sugestiva de fratura, mas pode ser sinal de osteoartrose.

> Um exame físico normal não exclui a possibilidade de uma doença óssea. A osteoporose, por exemplo, é assintomática e o aparecimento de dor levanta a possibilidade de fratura que pode ser espontânea ou provocada por pequenos traumas.

COLUNA VERTEBRAL

A postura humana normal depende da coluna vertebral; ela sofre influência hereditária e ocupacional e é diferente nas várias faixas etárias (Figura 19.2).

As síndromes dolorosas (cervicalgia, dorsalgia e lombociatalgia) constituem um dos problemas mais frequentes da prática médica; podem ser relacionadas com alterações posturais, desvios da coluna e diferentes afecções que comprometem a

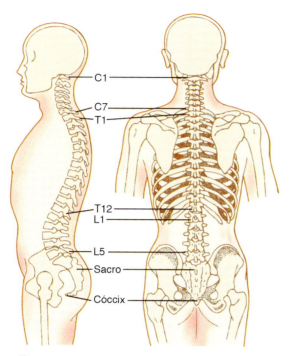

Figura 19.2 Segmentos e curvatura da coluna vertebral.

coluna vertebral (degeneração discal, hérnia de disco, artrose, artrite reumatoide, espondilite anquilosante, osteoporose, estenose do canal medular, tuberculose vertebral, neoplasias, espondilolistese, fraturas), mas, também, podem decorrer de afecções de estruturas extratorácicas ou abdominais, bem como de obesidade e tensão nervosa (ver *Coluna vertebral* no Capítulo 6, *Sinais e Sintomas*).

Com o paciente de pé, ereto, deve-se observar o perfil da coluna vertebral. São normais as curvas cervical, torácica e lombar. Além dessa posição, deve-se solicitar ao paciente que se incline para frente, flexionando o tronco tanto quanto possível com os joelhos estendidos. Essa posição e essa manobra permitem reconhecer com facilidade a presença de escoliose, que é representada por um encurvamento lateral da coluna vertebral, ou de cifose, que é um encurvamento com concavidade anterior. Completa-se o exame solicitando-se ao paciente que faça movimentos de flexão, extensão, rotação e lateralidade.

A escoliose é mais frequente em crianças e adolescentes e predomina no sexo feminino. Pode ser assintomática ou causar alterações importantes no eixo vertebral, na caixa torácica e em seu conteúdo; aí, então, podem surgir os mais variados sintomas.

Na cifoescoliose há dupla anormalidade que associa cifose e escoliose. Acompanha-se de graves transtornos posturais e funcionais.

Ver *Coluna vertebral* e *Músculos* no Capítulo 6, *Sinais e Sintomas*, e *Musculatura* no Capítulo 10, *Exame Físico Geral*.

ARTICULAÇÕES

No exame das articulações consideramos os seguintes itens: *forma e volume, posição das estruturas, alterações das massas musculares, presença de sinais inflamatórios, modificações das estruturas circunjacentes, presença de crepitação e/ou estalidos e movimentação*.

Com relação à forma e ao volume, anotam-se irregularidades do contorno e modificações do tamanho das juntas. É conveniente medir a circunferência da articulação com fita métrica ou com o goniômetro, quando se trata de articulações pequenas como as interfalangianas proximais e distais.

O aumento do volume de uma articulação pode ser decorrente de várias causas, como edema das partes moles, excesso de líquido sinovial, espessamento da membrana sinovial, crescimento ósseo (osteófitos, periostite, exostose) e depósitos de uratos ou cálcio (Figura 19.3).

A *posição das estruturas* que compõem a articulação é um dado importante a ser estudado. O desalinhamento articular pode ser a causa de uma artropatia degenerativa, como acontece nos casos de geno valgo ou varo, ou decorrência do comprometimento articular, como se observa na doença reumatoide.

As *massas musculares*, próximas das juntas, são avaliadas cuidadosamente. Pode haver atrofia dos interósseos das mãos e dos pés nos casos de doença reumatoide, atrofia do quadríceps na artrite ou nas lesões meniscais e ligamentares dos joelhos e assim por diante. É correto dizer que a atrofia muscular é acompanhante inseparável dos processos articulares nos quais haja bloqueio articular por tempo prolongado.

Sinais inflamatórios, como edema, calor, rubor e impotência funcional, indicam a existência de artrite, sendo este achado muito importante no diagnóstico das afecções reumáticas, pois, conforme assinalado anteriormente, a presença de artrite tem mais valor diagnóstico que a simples artralgia.

A *modificação das estruturas circunjacentes* inclui fístulas, tumores e irregularidades.

Crepitação e/ou estalido indicam processos articulares degenerativos, nos quais haja comprometimento primário da cartilagem hialina (Figura 19.4). A crepitação pode ocorrer em articulações normais e quando associada a outros sinais e sintomas, tais como dor e limitação de movimentos, é mais significativa.

A *avaliação dos movimentos das articulações* permite a verificação do seu grau de impotência funcional; por isso, é fundamental conhecer os movimentos normais de cada articulação. Partindo-se desse conhecimento, é fácil detectar e avaliar a amplitude dos movimentos ou evidenciar movimentos anormais. A limitação da movimentação das articulações constitui importante sinal para o diagnóstico de comprometimento articular.

Princípios para estudo dos movimentos articulares

✓ A movimentação da articulação deve ser feita com a máxima delicadeza

✓ Tanto os movimentos ativos como os passivos devem ser pesquisados

✓ As reações do paciente, em especial a demonstração de dor, devem ser atentamente observadas

✓ Sempre que possível, deve-se medir a amplitude dos movimentos em graus, partindo-se de uma posição neutra, que seria o ponto zero

✓ Não sendo possível medir em graus, pode-se falar em limitação total, quando a articulação está impossibilitada de fazer a mínima movimentação, ou em limitação parcial, que pode ser mínima, moderada ou intensa (quase total).

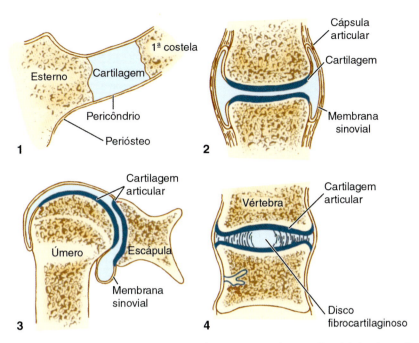

Figura 19.3 Representação esquemática dos tipos de articulação. **1.** Cartilaginosa, sincondrose. **2.** Sinovial simples. **3.** Sinovial, esferoidal. **4.** Cartilaginosa, sínfise.

Articulação temporomandibular
- Abertura e fechamento da boca
- Protrusão e retrocesso da mandíbula
- Movimentos de lateralidade.

Coluna vertebral (Figuras 19.5 e 19.6)
- **Cervical (pescoço)** (Figura 19.5):
  - Flexão (o mento deve tocar a fúrcula esternal. A separação entre ambos deve ser medida com fita métrica)
  - Extensão (o mento deve afastar-se cerca de 18 cm da fúrcula esternal)
  - Rotação esquerda e direita (60°)
  - Lateralidade esquerda e direita (30°)

- **Torácica** (Figura 19.6):
  - Rotação direita e esquerda (75°)
  - Flexão e extensão
  - Lateralidade esquerda e direita
- **Lombar** (Figura 19.6):
  - Flexão (medir a distância polpas digitais-chão)
  - Extensão (30°)
  - Rotação esquerda e direita (90°)
  - Lateralidade esquerda e direita (35°).

Ombros (paciente de pé) (Figura 19.7)
- Abdução (120°)
- Flexão ou elevação anterior (180°)

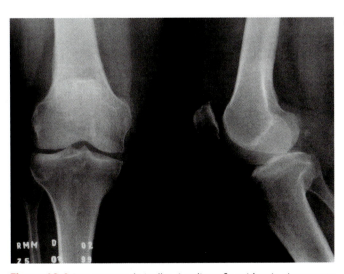

Figura 19.4 Osteoartrose do joelho. A radiografia evidencia pinçamento da interlinha articular, esclerose do osso subcondral e osteófitos do platô tibial e da rótula. A movimentação dessa articulação estava limitada e se acompanhava de dor e crepitação.

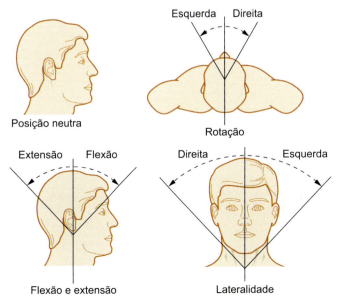

Figura 19.5 Movimentos da coluna cervical (pescoço).

- Extensão ou movimentação para trás (60°)
- Rotação externa (90°)
- Rotação interna posterior (90°).

Observação: no exame clínico de rotina utilizam-se, geralmente, a abdução, a rotação externa e a rotação interna.

Cotovelos (Figura 19.8)
- Extensão (0° ou 180°)
- Flexão (50° a 130°)
- Pronação (90°)
- Supinação (90°)
- Pronossupinação (90 a 180° para cada movimento).

Punhos (Figura 19.9)
- Flexão palmar (90°)
- Extensão dorsal ou dorsiflexão (70°)
- Desvio radial ou medial ou adução (20°)
- Desvio cubital ou lateral ou abdução (30°).

Metacarpofalangianas e interfalangianas (proximais e distais) (Figuras 19.10 e 19.11)
- Metacarpofalangianas – flexão (90°), extensão (30°)
- Interfalangiana proximal – flexão (90°)
- Interfalangiana distal – flexão (90°)
- Metacarpofalangiana do polegar – flexão (90°)
- Interfalangiana do polegar – flexão (90°), extensão (35°)
- Abdução do polegar (110°)
- Oposição do polegar (45°).

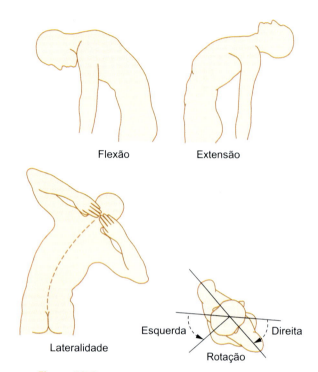

Figura 19.6 Movimentos da coluna torácica e lombar.

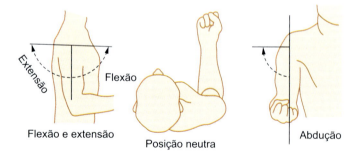

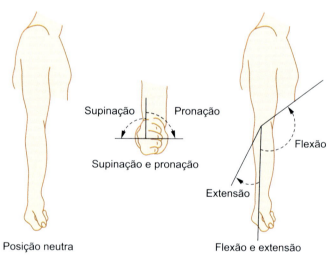

Figura 19.8 Movimentos do cotovelo.

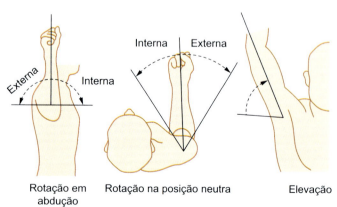

Figura 19.7 Movimentos do ombro.

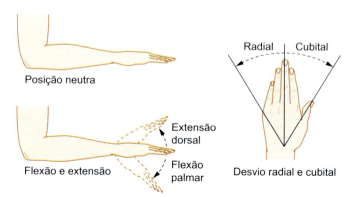

Figura 19.9 Movimentos do punho.

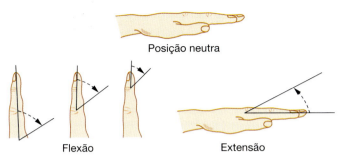

Figura 19.10 Movimentos das articulações metacarpofalangianas e interfalangianas.

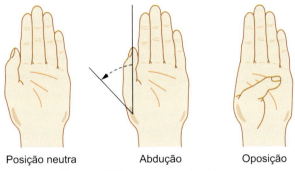

Figura 19.11 Movimentos do polegar.

Quadris (Figura 19.12)

- Posição neutra (0 a 180°)
- Flexão (0 a 120°)
- Rotação interna em extensão (90°)
- Rotação externa em extensão (90°)
- Rotação interna em flexão (45°)
- Rotação externa em flexão (45°)
- Flexão permanente (160°)
- Abdução (45°)
- Adução (30°)
- Hiperextensão em decúbito ventral (30°).

Joelho (Figura 19.13)

- Flexão (0 a 120°)
- Extensão (0 a 180°).

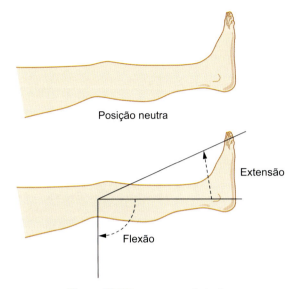

Figura 19.13 Movimentos do joelho.

Tornozelos (Figura 19.14)

- Dorsiflexão ou flexão dorsal (0 a 45°)
- Flexão plantar (0 a 45°)
- Inversão (0 a 20°)
- Eversão (0 a 40°).

Metatarsofalangianas (Figura 19.14)

- Flexão (0 a 45°)
- Extensão (0 a 45°).

DOENÇAS MUSCULOESQUELÉTICAS MAIS FREQUENTES

Dor articular

As dores nas articulações são queixas muito frequentes na prática médica. Tanto podem ser relacionadas a uma doença sistêmica (febre reumática, artrite reumatoide, espondilite anquilosante, artrose, gota, lúpus eritematoso disseminado) com comprometimento de múltiplas articulações e de vários órgãos,

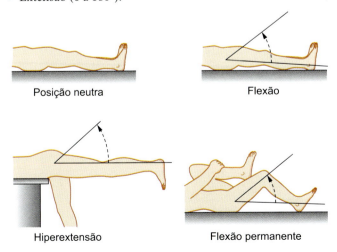
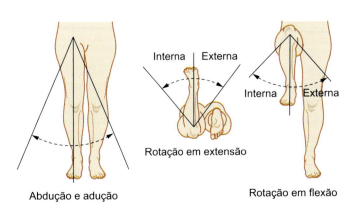

Figura 19.12 Movimentos do quadril.

486 Exame Clínico

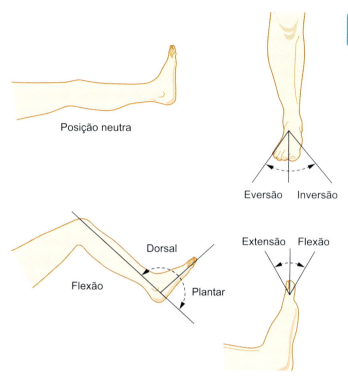

Figura 19.14 Movimentos do tornozelo e das articulações metatarsofalangianas.

> **Artralgia *versus* artrite**
>
> *Artralgia* significa apenas dor na articulação, enquanto *artrite* denuncia a presença de sinais flogísticos (dor, edema, calor e rubor) aos quais se soma quase sempre a limitação dos movimentos.
>
> No que se refere à artrite, logo de início, deve-se procurar definir qual estrutura articular está comprometida e dolorida. Trauma também provoca hipersensibilidade da articulação. Rubor da pele sobre a articulação constitui o sinal menos frequente de inflamação articular. O aumento da temperatura é mais bem evidenciado com o dorso dos dedos. Compare com a articulação homóloga. O edema periarticular pode originar-se de infiltração da membrana sinovial, excesso de líquido no espaço articular ou de processo inflamatório das estruturas de tecido mole, como bursas, tendões e suas bainhas.
>
> Artralgia e artrite são as manifestações fundamentais das enfermidades articulares, sejam traumáticas, infecciosas, autoimunes, metabólicas ou degenerativas. Daí a necessidade de caracterizá-las com segurança, por meio da anamnese e do exame físico, registrando-se as articulações comprometidas, a época de instalação, a maneira de evoluir, a duração e a intensidade dos sinais e sintomas, a presença ou não de fatores desencadeantes, se houve comprometimento isolado de uma articulação ou se foram comprometidas várias articulações, simultânea e sucessivamente.

como podem traduzir lesões ou disfunções de estruturas que constituem uma determinada articulação. Contudo, não se pode esquecer que as "poliartrites" quase sempre iniciam como uma "monoartrite", ou seja, durante algum tempo a dor se localiza em uma única articulação. Excluída essa possibilidade, o raciocínio diagnóstico se concentra na articulação comprometida, baseando-se nos dados da anamnese e no exame físico da articulação comprometida.

As principais causas são: trauma direto sobre a articulação, microtraumatismos por movimentos repetitivos, postura inadequada, pressão mecânica extrínseca, sobrecarga sobre a articulação (obesidade, por exemplo), esforço excessivo, alteração degenerativa, alterações senis, calcificações, microfraturas, estiramento e ruptura de ligamentos, lesões de cápsulas, tendões e ligamentos, cistos e tumores, luxações e subluxações, anomalias congênitas.

Os dados colhidos na anamnese, incluindo os elementos da identificação, com especial interesse pela idade, profissão, tipo de trabalho, são associados ao exame físico detalhado da articulação comprometida, executando as manobras específicas que permitem analisar as diferentes e complexas estruturas de cada articulação (p. ex., teste de Neer para o exame do ombro, teste de Cozen e manobra de Phalen para avaliar dor no punho, teste de perna estendida para investigação da dor lombar, além de outros).

Assim procedendo, é possível aventar hipótese(s) diagnóstica(s) consistente(s) que vão permitir a escolha e a interpretação correta dos exames de imagem, cada vez mais precisos para o reconhecimento de alterações articulares.

Não se esquecer de que os testes laboratoriais podem ser essenciais na avaliação diagnóstica das doenças reumáticas.

Osteomalacia e raquitismo

São condições caracterizadas por excesso de matriz orgânica óssea, secundária a mineralização anormal ou inadequada dos ossos e das cartilagens, ambas relacionadas com deficiência ou alteração de metabolismo de vitamina D.

O raquitismo ocorre em crianças (Figura 19.15) e a osteomalacia, em adultos.

Causas: desnutrição grave, síndrome de má absorção, insuficiência renal crônica, hipofosfatemia, hemodiálise a longo prazo, uso prolongado de medicamentos anticonvulsivantes.

Assintomática na fase inicial. À medida que evolui surgem dor óssea, fraqueza muscular, perda de peso, craniotabes, rosário condrocostal, arqueamento das pernas, cifoescoliose, fraturas com pequenos traumas.

Ao exame radiológico a manifestação mais precoces é adelgaçamento do osso cortical. Na osteomalacia de longa duração, observam-se amolecimento ósseo, suturas cerebrais alargadas, fraturas patológicas.

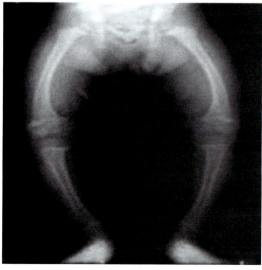

Figura 19.15 Raquitismo.

Osteomielite

Processo inflamatório e destrutivo em um osso causado por bactéria, micobactéria ou fungo. O foco inicial localiza-se na metáfise dos ossos, em virtude de maior vascularização. Cronificação de processo inflamatório ocorre quando se atrasa o tratamento na fase aguda, devido ao estabelecimento tardio de diagnóstico. Na osteomielite crônica ocorre a formação de grande quantidade de tecido necrosado e sequestro ósseo.

O foco primário pode estar em amígdalas, tecidos periodontais, pele, ouvido, pulmões, ferimentos contaminados, feridas cirúrgicas e fraturas expostas.

O *Staphylococcus aureus* é o agente mais comum.

A dor é a principal queixa e não cede com o uso de analgésicos comuns.

A comprovação diagnóstica é feita por exame de imagem. Na fase aguda a radiografia mostra apenas reação periostal e/ou aumento de partes moles. A tomografia computadorizada permite diagnóstico mais precoce. Cintigrafia óssea possibilita o diagnóstico antes de aparecerem alterações radiológicas.

O diagnóstico etiológico é feito pela cultura de material coletado no foco infeccioso e/ou hemocultura.

Osteoporose

Distúrbio metabólico resultante da perda de conteúdo mineral e deterioração da microarquitetura do osso. Mais frequente em pessoas idosas.

> **Boxe**
>
> ### Classificação
>
> ✓ **Primário ou involutiva** (tipo I ou pós-menopausa e tipo II ou senil)
> ✓ **Secundária**: associada a várias condições clínicas (anemia falciforme, artrite reumatoide, mieloma múltiplo, hipertireoidismo, hiperparatireoidismo, deficiência de vitamina D, hipogonadismo, síndrome de Cushing, acromegalia, hiperprolactinemia, diabetes melito, doença inflamatória intestinal, anorexia nervosa, cirurgia bariátrica, gastrectomia, transplante de órgãos), uso de medicamentos (corticoides, difenil-hidantoína, levotiroxina, lítio, metotrexato, quimioterápicos, imunossupressores, antirretrovirais), imobilização prolongada, alcoolismo. Em alguns pacientes, a causa é desconhecida (idiopática).

Pode permanecer assintomática até que ocorram fraturas, principalmente do colo do fêmur, vértebras e punhos, colapso de um ou mais corpos vertebrais.

A comprovação diagnóstica de osteoporose depende principalmente da densitometria óssea. As fraturas são evidenciadas pelos exames de imagem.

Neoplasias dos ossos

Podem ser benignas ou malignas e correspondem a 1% das neoplasias em geral.

As lesões císticas são geralmente benignas, enquanto as lesões duras, malignas.

Os tumores ósseos malignos mais comuns são os sarcomas (ósteo, condro e fibrossarcoma). Podem permanecer assintomáticas por longo tempo.

A dor é de início insidioso, progressiva, geralmente persistente, não melhora com analgésicos. Rápido crescimento ou hemorragia.

À medida que a neoplasia evolui surge massa palpável, sem alteração importante de função.

O diagnóstico é feito pelos exames de imagens, mas o tipo de neoplasia é identificado por meio de exame histopatológico.

Febre reumática ou doença reumática

É uma complicação tardia (não supurativa, de natureza autoimune) de uma infecção que atinja indivíduos hipersensíveis aos estreptococos beta-hemolíticos do grupo A de Lancefield. Possivelmente, as lesões são determinadas por imunocomplexos e por citotoxicidade.

As manifestações clínicas costumam surgir, em média, 15 dias após uma amigdalite.

Em geral, esta enfermidade acomete pessoas jovens, na faixa dos 5 aos 15 anos, independente de sexo ou cor.

A doença reumática manifesta-se por um quadro de poliartrite migratória e simétrica e, em grande parte dos casos, evidencia-se comprometimento do coração (cardite). Algumas vezes tem como expressão clínica a síndrome coreica (coreia de Sydenham) e manifestações cutâneas, principalmente *eritema marginatum* e nódulos subcutâneos.

> **Boxe**
>
> Seu substrato anatomopatológico é constituído por um processo inflamatório do tecido conjuntivo, com exsudato e proliferação celular. No miocárdio, estão os nódulos de Aschoff, cuja presença caracteriza a atividade histológica da doença. No endocárdio, ocorrem lesões vegetantes sobre as cúspides valvares, compostas de trombos plaquetários com fibrina superficial. As lesões valvares podem regredir e o aparelho valvar permanecer íntegro. Em determinados pacientes, entretanto, ocorrem fibrose, retração e fusão de cordoalhas e folhetos valvares que redundam em estenose e/ou insuficiência valvar, com predomínio do comprometimento das valvas mitral e aórtica. As lesões valvares são os principais responsáveis pelos sopros cardíacos quase constantes nesta enfermidade.

As articulações apresentam os sinais de artrite, chamando atenção seu caráter migratório, isto é, a artrite migra de uma articulação para outra, sem deixar sequelas, ao contrário da artrite reumatoide, que provoca deformidades. Por isso, costuma-se dizer que a febre reumática "lambe as articulações e morde o coração" (Bouillaud).

A cardite exterioriza-se por taquicardia, sopro de insuficiência mitral, aumento do volume cardíaco, bloqueio atrioventricular, atrito pericárdico e, nos casos mais graves, insuficiência cardíaca.

A síndrome coreica caracteriza-se pelo aparecimento de movimentos involuntários, amplos, desordenados, de ocorrência inesperada e arrítmicos, multiformes e sem finalidade, localizados na face e nos membros superiores e inferiores.

Além de sintomas gerais (anorexia, febre, emagrecimento e palidez), não é raro o surgimento de lesões cutâneas, representadas por nódulos no nível do olécrano (nódulos de Meynet) e *eritema marginatum*, mais frequente na face anterior do tórax e nos braços.

Os critérios de Jones são úteis para facilitar o diagnóstico da doença reumática (Quadro 19.1).

Cumpre assinalar que há grande interesse prático em se fazer o diagnóstico da febre reumática o mais precocemente possível, pois a instituição de uma terapêutica adequada possibilita, em

Quadro 19.1 — Critérios de Jones para o diagnóstico da febre reumática (1992).

1. **Sinais maiores.** Cardite, poliartrite, coreia, *eritema marginatum*, nódulos subcutâneos
2. **Sinais menores.** Doença reumática ou cardite reumática prévia, artralgia, febre, indicadores de fase aguda (velocidade de hemossedimentação [VHS], proteína C reativa [PCR]), intervalo PR prolongado no eletrocardiograma
3. **Evidência de infecção estreptocócica recente.**

A presença de dois sinais maiores ou um sinal maior e dois menores torna o diagnóstico de febre reumática altamente provável (como não há um marcador específico de febre reumática, os critérios de Jones são úteis, mas, em alguns casos, o diagnóstico pode ser difícil).

boa parte dos casos, cura completa da enfermidade, sem deixar sequela cardíaca.

Doença reumatoide ou artrite reumatoide

É uma afecção inflamatória crônica, de etiologia desconhecida, que acomete aproximadamente 1 a 3% da população, ocorrendo com mais frequência em adultos jovens (dos 20 aos 40 anos) com nítido predomínio no sexo feminino (70% dos casos).

Localiza-se fundamentalmente nas articulações, nas quais ocorrem fenômenos inflamatórios, podendo, entretanto, comprometer outros órgãos, tais como os pulmões, o coração e os nervos.

Considera-se esta enfermidade como um transtorno generalizado do tecido conjuntivo e admite-se em sua patogenia um mecanismo autoimune humoral e celular.

> **Boxe**
> Alterações patológicas são observadas nas várias estruturas articulares (membrana sinovial, cartilagem articular, cápsula e osso) e justarticulares sob a forma de nódulos subcutâneos, lesões musculares, nervosas e tendinosas, bem como em vários outros órgãos.

Clinicamente, a doença reumatoide manifesta-se por uma poliartrite evolutiva, de caráter crônico, não migratória, com deformação das articulações comprometidas em consequência da anquilose e por fusão das extremidades epifisárias, que culmina com o desaparecimento da articulação. O comprometimento articular costuma ser bilateral e simétrico (Figuras 19.16, 19.17 e 19.18). Além das manifestações articulares, ocorrem rigidez pós-repouso, atrofias musculares, nódulos subcutâneos e sintomas gerais (febre, perda de peso, anorexia e astenia são os mais comuns).

O diagnóstico é feito pelos dados da anamnese e do exame físico, complementados pelos laboratoriais e radiológicos, devendo ser salientado que as alterações desses exames variam de acordo com o período evolutivo da doença (Quadro 19.2).

A necessidade de diagnóstico precoce levou à reavaliação dos critérios diagnósticos em que o comprometimento articular, os testes sorológicos, as provas de fase aguda e a duração de sintomas são categorizados de modo a possibilitar a detecção de pacientes com poliartrite inicial indiferenciada (Cecin e Ximenes, 2015).

É uma doença altamente incapacitante em função das deformidades articulares que tendem a se agravar gradativamente.

Espondilite anquilosante

É uma doença crônica de etiologia desconhecida que acomete jovens e adultos (dos 15 aos 40 anos) principalmente do sexo masculino, de início insidioso, não melhora com o repouso e dor noturna.

Caracteriza-se pelo comprometimento das articulações sacroilíacas que evoluem para a anquilose, artrite das articulações sinoviais da coluna vertebral e ossificação dos ligamentos vertebrais. Às vezes, são comprometidas articulações periféricas e outros órgãos.

A espondilite anquilosante faz parte de um grupo que inclui a artrite reativa, a artrite psoriásica, a artropatia das doenças inflamatórias intestinais, as espondiloartrites indiferenciadas e as artrites crônicas da infância, cujas características são: acometimento das articulações sacroilíacas e da coluna vertebral, comprometimento articular periférico, predominando nas grandes articulações, negatividade para a pesquisa do fator reumatoide, ausência de nódulos reumatoides subcutâneos. A sacroileíte seria a fase inicial e a espondilite anquilosante, a forma avançada da doença.

Entre as manifestações clínicas destacam-se a rigidez e a dor na coluna vertebral, localizadas a princípio nas articulações sacroilíacas, mas com tendência a comprometer toda a coluna vertebral, levando o paciente à chamada posição de esquiador.

Quando compromete as articulações periféricas, o quadro clínico assemelha-se ao da doença reumatoide.

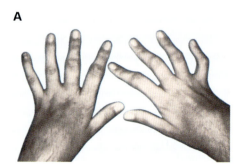
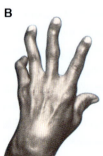
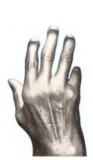
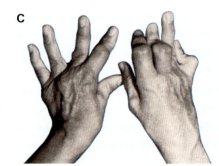

Figura 19.16 A a C. Alterações das articulações das mãos em pacientes portadores de doença reumatoide, desde o mais leve grau (dedos em fuso) até acentuada deformidade.

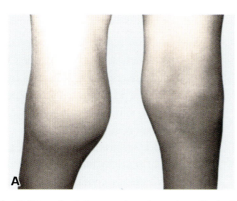
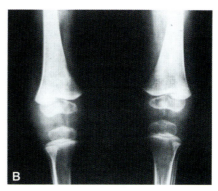

Figura 19.17 **A** e **B**. Alteração da forma e do volume das articulações dos joelhos em uma criança portadora de doença reumatoide.

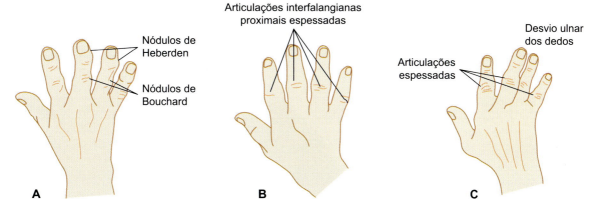

Figura 19.18 Deformidades das mãos na osteoartrite e na artrite reumatoide. **A.** Osteoartrite. Nódulos de Heberden e de Bouchard. Tais nódulos são duros e indolores e traduzem o crescimento ósseo excessivo. **B.** Na artrite reumatoide aguda observa-se comprometimento das articulações interfalangianas proximais que se apresentam espessadas e dolorosas. **C.** Na artrite reumatoide crônica há tumefação e espessamento das articulações metacarpofalangianas e interfalangianas proximais, com desvio dos dedos para o lado ulnar.

Podem surgir lesões extra-articulares, entre as quais se incluem insuficiência aórtica, irite, iridociclite e fibrose pulmonar.

O diagnóstico é feito pelos dados clínicos, confirmado pela radiografia das articulações sacroilíacas, bem como da coluna lombossacra e da cervical.

> **Boxe**
> Não é raro acontecer sobreposição das doenças do grupo das espondiloartrites ao longo de seu período evolutivo, passando de uma forma clínica para outra, pois há um dado clínico comum que é lombalgia inflamatória crônica.

Quadro 19.2 Critérios para o diagnóstico da artrite reumatoide (American College of Rheumatology, 1987).

1. Rigidez matinal > 1 h de duração
2. Artrite em 3 ou mais articulações
3. Artrite das articulações das mãos
4. Artrite simétrica (punhos, metacarpofalangianas, interfalangianas)
5. Nódulos subcutâneos
6. Fator reumatoide positivo no soro
7. Alterações radiográficas (punhos e mãos com erosões ou osteopenia periarticular).

Diagnóstico de artrite reumatoide: 4 dos 7 critérios. Os de números 1 a 4 precisam existir por, pelo menos, 6 semanas.

À medida que a coluna se torna rígida, a dor diminui. A incapacitação do paciente advém da fixação dos corpos vertebrais.

Osteoartrite ou osteoartrose

A osteoartrite ou osteoartrose ou, simplesmente, artrose é uma doença articular degenerativa que acomete indivíduos de ambos os sexos, na idade madura – em geral após a quinta década da vida –, não tendo a sua incidência relação com sexo ou cor.

> **Boxe**
> É uma doença primitiva da cartilagem articular e do osso subcondral, ligamentos, cápsula e membrana sinovial, não ocorrendo fenômenos inflamatórios sistêmicos nem comprometimento do estado geral.

Vários fatores são mencionados na patogenia da osteoartrose, destacando-se idade, obesidade, uso repetitivo, dieta, um traço genético e alterações da mecânica articular.

As articulações mais comprometidas são as que suportam peso, coxofemoral, joelhos, tornozelos, pés, ombros, seguindo-se as interfalangianas distais (nódulos de Heberden), as interfalangianas proximais (nódulos de Bouchard) (Figuras 19.18, 19.19 e 19.20), as metatarsofalangianas do primeiro dedo dos pés, as primeiras articulações carpometacarpianas e, eventualmente, as articulações temporomandibulares.

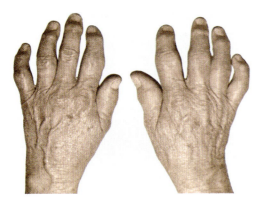

Figura 19.19 Osteoartrose. Nódulos de Heberden (interfalangianas distais) e de Bouchard (interfalangianas proximais).

Clinicamente, a osteoartrose manifesta-se por dor – que varia de leve a muito intensa –, a qual piora com os movimentos e ao levantar peso, rigidez articular que se agrava pelo repouso, limitação de movimentos e crepitação.

Nódulos nas articulações interfalangianas distais (nódulos de Heberden) e proximais (nódulos de Bouchard) caracterizam as formas hereditárias da osteoartrose, mais frequentes em mulheres.

O diagnóstico baseia-se nos dados clínicos, auxiliados pelos exames de imagem, os quais evidenciam diminuição do espaço articular (pinçamento articular), proliferação óssea marginal (osteofitose) e esclerose do osso subcondral. Os exames laboratoriais (hematológicos, bioquímicos e imunológicos) mostram-se normais.

Espondiloartrose

Do ponto de vista anatomopatológico, é uma doença semelhante à osteoartrose, mas que compromete as articulações da coluna vertebral (Figura 19.21). Acomete pessoas de mais de 40 anos, de ambos os sexos.

Os segmentos da coluna vertebral mais comprometidos são o cervical e o sacrolombar.

Os sintomas principais são dor, limitação de movimentos e crepitação. A dor assume características especiais de acordo com a região afetada. Na espondiloartrose cervical surgem cervicalgia, cefaleia, braquialgia e dorsalgia, sendo frequente a combinação destes diferentes tipos de dor. Na espondiloartrose sacrolombar, além da lombalgia, costuma ocorrer dor nas pernas, às vezes assumindo as características clínicas de ciatalgia.

Observam-se também parestesias (dormência, formigamento), e, nos casos mais avançados, podem surgir sintomas de compressão de raiz nervosa.

O diagnóstico baseia-se nos dados clínicos, auxiliados pelos exames de imagem que evidenciam a presença de osteófitos, redução de espaços intervertebrais e alterações da superfície articular. Os exames laboratoriais são normais.

Gota

É um transtorno metabólico caracterizado por hiperuricemia e crises recidivantes de artrite aguda. Com o passar dos anos, a artrite torna-se crônica e surgem os tofos (Figura 19.22), que são acúmulos de monourato de sódio nas articulações, nos ossos e no tecido subcutâneo. A deposição dessa substância nos rins leva à insuficiência renal.

A gota pode ser *primária*, de caráter genético, quando os pacientes são primariamente hiperprodutores ou hiperexcretores de ácido úrico, tendo como substrato uma anomalia metabólica cujo mecanismo íntimo ainda é desconhecido, ou *secundária*, em que há superprodução de ácido úrico como decorrência de uma enfermidade (leucemia, policitemia, mieloma múltiplo) que transtorna o metabolismo das purinas. Entre as causas de gota secundária incluem-se também o uso de diferentes medicamentos (diuréticos que são responsáveis por 20% dos casos de gota secundária, aminofilina, corticoides, diazepam,

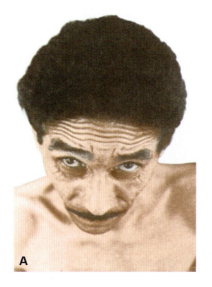
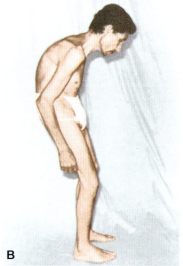
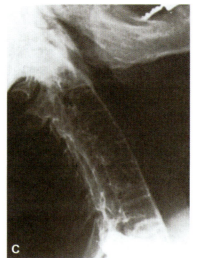
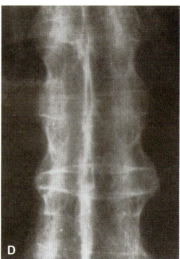

Figura 19.20 A e **B.** Paciente portador de espondilite anquilosante com acentuada redução dos movimentos da coluna cervical, que impede o movimento de extensão do pescoço, e fixação da coluna torácica na posição cifótica. **C** e **D.** As radiografias mostram alterações avançadas da coluna ("coluna em bambu").

fármacos citotóxicos, tiazídicos, salicilatos, etambutol, metaqualona) e a insuficiência renal crônica.

A gota ocorre com maior frequência no sexo masculino, na proporção de 10 homens para uma mulher, predominando na quinta década da vida. Em geral, as mulheres só são acometidas de gota após a menopausa.

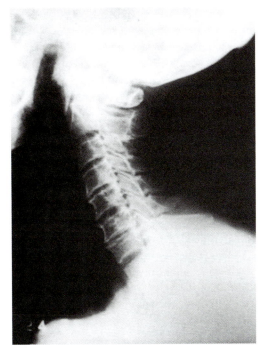

Figura 19.21 Espondiloartrose da coluna cervical.

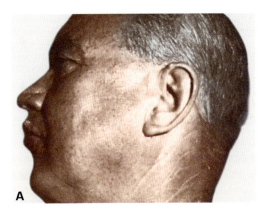

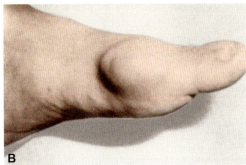

Figura 19.22 A. Tofo gotoso na orelha. B. Tofo gotoso na articulação metatarsofalangiana do primeiro dedo.

O fator hereditário na gota é de caráter autossômico dominante e 25% dos familiares dos pacientes gotosos apresentam hiperuricemia.

Clinicamente, manifesta-se por episódios de artrite aguda que ocorre, na maioria das vezes, de madrugada, preferencialmente na articulação metatarsofalangiana do primeiro dedo (podagra). Pode localizar-se nos joelhos (gonagra) e, mais raramente, nos punhos (quiragra). Quando acomete as mãos, a articulação mais afetada é a interfalangiana do dedo mínimo.

Após a primeira crise (na forma de monoartrite aguda), passam a surgir crises poliarticulares com intervalos assintomáticos cada vez mais curtos. Após algum tempo, instala-se uma artrite crônica com crises de agudização. Aparecem, então, tofos em tecidos moles, principalmente nos pavilhões auriculares.

O diagnóstico de gota é feito pelas crises típicas de artrite aguda, com antecedentes familiares da doença, presença de hiperuricemia e de cristais de monourato de sódio no líquido sinovial e tofos.

As radiografias podem mostrar lesões de reabsorção osteocartilaginosa no nível das articulações comprometidas. São denominadas lesões em saca-bocado.

Reumatismos extra-articulares

Os *reumatismos extra-articulares*, também chamados reumatismos de partes moles, constituem um grupo de afecções nas quais ocorre comprometimento dos elementos que constituem a unidade anatomofuncional do aparelho locomotor – o cinésion –, compreendendo os tendões, as bainhas tendinosas, as bursas, os músculos, as fáscias e os nervos.

Basicamente todas essas afecções caracterizam-se pela presença de processo inflamatório, podendo evoluir para a formação de fibrose e calcificação.

As principais causas são: traumatismos repetidos, distúrbios metabólicos, doenças infecciosas e doenças autoimunes.

Fazem parte deste grupo as *tendinites*, as *tenossinovites*, as *bursites*, as *capsulites*, as *miosites*, as *paniculites*, as *síndromes do túnel do carpo* e *do túnel do tarso*, a *fascite plantar*, a *fibromialgia* e a *síndrome miofascial*.

Traduzem-se clinicamente pelo aparecimento de dor na região afetada, com ou sem fenômenos flogísticos (calor, rubor e edema) e quase sempre com limitação dos movimentos da articulação comprometida. Às vezes, o quadro pode ser desencadeado por traumatismos repetidos.

As *tendinites* e as *tenossinovites* definem-se como inflamação dos tendões (o processo inflamatório geralmente ocorre no local de inserção no osso) ou das bainhas tendinosas.

Bursites são inflamações das bursas ou bolsas sinoviais.

A inflamação da cápsula articular e dos tecidos adjacentes determina as *capsulites*.

Miosite é a inflamação do músculo.

Paniculite é a denominação que se atribui à sensibilidade dolorosa do tecido adiposo.

Fibromialgia é uma síndrome dolorosa crônica, referida principalmente nos músculos, ossos e tendões. Na maioria dos pacientes a dor vem acompanhada de fadiga e distúrbios do sono.

Ocorre mais frequentemente em mulheres entre 20 e 50 anos de idade.

Com grande frequência estão presentes: rigidez muscular e articular pela manhã, parestesias, precordialgia atípica, cefaleia tensional, síndrome do intestino irritável, alterações do humor, transtornos depressivos.

Ao exame físico observa-se sensibilidade aumentada em alguns locais do corpo (Figura 19.23).

> **Critérios diagnósticos (American College of Rheumatology)**
>
> ✔ Dor crônica generalizada com mais de 3 meses de duração
> ✔ Dor à palpação em, pelo menos, 11 de 18 locais do corpo (pontos dolorosos, pontos-gatilho ou *tender points*) (Figura 19.23)
> ✔ A pressão exercida nos pontos-gatilho deve ser de cerca de 4 kg (corresponde à pressão necessária para que o leito ungueal do polegar fique esbranquiçado)

> **Síndrome miofascial**
>
> Dor localizada ou regional associada à presença de pontos-gatilho e contratura muscular. A compressão desses pontos provoca dor intensa no local e na região correspondente à musculatura.

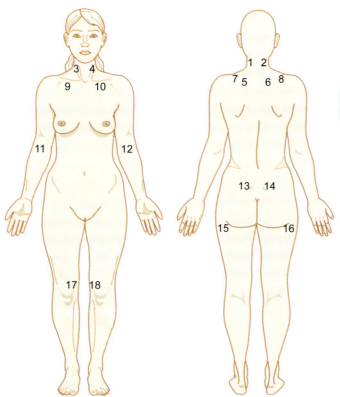

Figura 19.23 Dezoito locais sensíveis testados no diagnóstico da fibromialgia. *1-2.* Occipital (D e E): inserções dos músculos suboccipitais. *3-4.* Cervical baixo (D e E): espaço correspondente à projeção dos processos transversos de C5 a C7 (terço inferior dos músculos esternocleidomastóideos). *5-6.* Trapézios (D e E): ponto médio da borda superior. *7-8.* Supraespinhosos (D e E): em sua origem, acima da espinha da escápula, próxima à borda medial. *9-10.* Segunda costela (D e E): segunda junção condrocostal. *11-12.* Epicôndilos laterais (D e E): 2 cm distais aos epicôndilos. *13-14.* Glúteos (D e E): quadrante superior externo das nádegas. *15-16.* Trocânteres maiores (D e E): posteriores às eminências trocantéricas. *17-18.* Joelhos (D e E): acima da linha articular medial.

A *síndrome miofascial* caracteriza-se por dor localizada ou regional associada à presença de pontos-gatilho e contratura muscular. Tem sido considerada uma forma clínica da fibromialgia.

Colagenoses

A denominação de "doenças difusas do tecido conjuntivo", "mesenquimopatias difusas de natureza inflamatória" ou, simplesmente, *colagenoses* compreende um grupo de afecções que têm como substrato histopatológico comum a modificação primária e generalizada da substância fundamental do tecido conjuntivo sob a forma da chamada degeneração e "necrose fibrinoide". Encontra-se, também, infiltração celular de tipo e intensidade diferentes de acordo com cada um dos processos incluídos no grupo das colagenoses.

Incluem-se nas colagenoses a *doença* ou *artrite reumatoide*, o *lúpus eritematoso disseminado*, a *esclerose sistêmica progressiva*, as *angiites necrosantes* (poliarterite nodosa, angiites por hipersensibilidade a medicamentos, angiites granulomatosas, angiites alérgicas, arterite temporal, polimialgia reumática e granulomatose de Wegener), a *polimiosite*, a *dermatomiosite* e a *doença mista do tecido conjuntivo*.

Outras enfermidades estão sendo compreendidas pouco a pouco, à medida que se desenvolvem as investigações neste campo, seja pelo reconhecimento da presença e da importância de determinados fatores sorológicos, tais como os fatores antinucleares e o fator reumatoide, seja pela identificação das características histoquímicas da substância "fibrinoide".

> Aspecto característico das colagenoses é o fato de haver comprometimento de todos os derivados do mesênquima – vasos, serosas, articulações, músculos, coração, rins, pulmões, tubo digestivo – e do tecido cutâneo, variando apenas a intensidade com que um ou outro território é afetado. Dada a monotonia reacional do tecido conjuntivo, pode-se compreender que causas diversas possam desencadear respostas iguais (degeneração e "necrose fibrinoide", proliferação celular, fibrose e calcificação) sem que este denominador comum confira unidade ao grupo das colagenoses.

O quadro humoral apresenta-se modificado, com alterações do teor proteico do soro (disproteinemia), além de várias outras alterações, salientando-se:

▶ Provas de atividade inflamatória positivas (aumento da velocidade de sedimentação das hemácias), presença de proteína C reativa, aumento das mucoproteínas séricas, aumento das frações alfa-2 e gama, anticorpos antinucleares, anti-DNA e vários outros autoanticorpos
▶ Reações falso-positivas para sífilis
▶ Anormalidades relacionadas com a degeneração ou destruição muscular (aumento das transaminases, da CPK e das aldolases séricas)
▶ Diferentes imunoglobulinas que integram o fator reumatoide na doença reumatoide, os vários fatores fixadores do complemento que reagem com os constituintes do núcleo como é o caso dos fatores antinucleares no lúpus eritematoso disseminado.

Por outro lado, os fenômenos imunológicos, tipo reação antígeno-anticorpo, embora evidentes em algumas entidades clínicas e presuntivos em outras, não podem ser admitidos em todas as situações. De qualquer modo, entretanto, fenômenos de hipersensibilidade imediata, citotóxica, por imunocomplexos e tardia parecem estar presentes na maior parte das colagenoses.

A polimiosite e a dermatomiosite apresentam-se com grande frequência (25% dos casos) em associação com alguns tipos de neoplasia maligna, particularmente das mamas, do ovário, dos pulmões, do tubo digestivo, além da doença de Hodgkin e do mieloma múltiplo. Todavia, não estão esclarecidas as relações entre estas colagenoses e os processos malignos.

Eventualmente, o papel de determinados fármacos (sulfas, hidralazina, fenil-hidantoinatos, anticoncepcionais) e outras condições (radiação ultravioleta, por exemplo) parece real na produção de algumas mesenquimopatias, em especial no lúpus, discutindo-se, entretanto, se a situação reproduzida é a própria entidade ou uma síndrome similar.

Lúpus eritematoso disseminado

É uma doença difusa do tecido conjuntivo de natureza inflamatória que ocorre de preferência em mulheres na faixa etária dos 18 aos 40 anos.

Trata-se de uma perturbação primariamente imunológica, podendo ser considerada o protótipo das colagenoses.

Predisposição genética demonstrada pela ocorrência de fatores antinucleares em familiares de pacientes lúpicos, encontro de fatores precipitantes da enfermidade como os raios ultravioleta da luz solar, uso de determinados fármacos como a procainamida, a hidralazina, a metildopa, a penicilinamina e os anticoncepcionais, e a demonstração de fatores autoimunes evidenciados pela presença de imunocomplexos solúveis citotóxicos na membrana basal glomerular em casos de nefrite lúpica são os principais elementos considerados no mecanismo etiopatogênico do lúpus eritematoso disseminado.

Constituem os principais achados patológicos desta enfermidade a presença de corpúsculos hematoxilínicos (massas basófilas, derivadas de núcleos celulares no coração, no baço e nos gânglios linfáticos), de lesões em "bulbo de cebola", representadas por anéis concêntricos de colágeno dispostos ao redor das arteríolas esplênicas, de lesões no endocárdio (endocardite de Libman-Sacks), de lesões "em alça de arame" nos rins e de depósitos fibrinoides na membrana sinovial das articulações periféricas.

Clinicamente, o lúpus eritematoso disseminado caracteriza-se por polimorfismo sintomático. Inicia-se quase sempre com febre, mal-estar, anorexia, emagrecimento e astenia, ao qual se associam artralgias, manifestações cutâneas (eritema acompanhado ou não de lesões papulares em forma de asa de borboleta no dorso do nariz e nas regiões malares) (Figura 19.24), lesões purpúricas, mais frequentemente do tipo de petéquias, alopecia, úlceras da perna e vasculites.

Grande número de casos apresenta manifestações cardiovasculares sob a forma de endocardite de Libman-Sacks, atrito pericárdico (pericardite) e, mais raramente, sopros indicativos de comprometimento das valvas cardíacas.

O comprometimento renal é muito frequente, ocorrendo desde uma glomerulonefrite focal, traduzida por hematúria, proteinúria e cilindrúria, até formas graves de síndrome nefrótica e insuficiência renal.

Hepatoesplenomegalia, corpúsculos citoides com alterações visuais, convulsões, polineuropatia, derrame pleural e anemia hemolítica constituem outras manifestações do lúpus eritematoso disseminado, atestando o caráter sistêmico desta enfermidade.

O diagnóstico baseia-se nos achados clínicos, auxiliados por dados laboratoriais que incluem anemia moderada, leucopenia, trombocitopenia, aumento da velocidade de hemossedimentação, hipergamaglobulinemia, diminuição do complemento, sorologia falso-positiva para lues, presença de células LE (que ocorre em 80% dos casos) e de fator antinuclear em altos títulos (1:200), demonstrável em quase 100% dos casos (Quadro 19.3).

EXTREMIDADES

Além do exame das articulações, o exame clínico geral inclui a avaliação das extremidades superiores e inferiores, sendo possível reconhecer pela inspeção as anormalidades mais frequentes.

Extremidades superiores

No *ombro*, as alterações mais frequentes compreendem as luxações, com referência especial à luxação recidivante, as fraturas, as atrofias musculares, os tumores e as afecções reumáticas (ver item *Dor articular*).

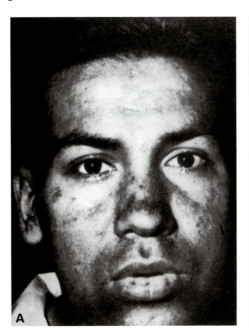
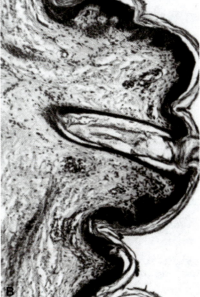

Figura 19.24 A. Lesões cutâneas na face, assumindo a forma em vespertílio, ou em asa de borboleta, em um paciente portador de lúpus eritematoso disseminado. **B.** A biopsia da pele mostrou infiltrado inflamatório na derme e hiperqueratose com rolhas córneas no nível dos folículos pilosos.

> **Quadro 19.3** **Critérios para o diagnóstico do lúpus eritematoso sistêmico (LES).**
>
> 1. Eritema malar
> 2. Eritema discoide
> 3. Fotossensibilidade
> 4. Úlceras orais/nasofaríngeas
> 5. Artrite não erosiva em duas ou mais articulações
> 6. Serosite (pleurite ou pericardite)
> 7. Alteração renal: proteinúria maior que 0,5 g ou 3+ cilindros celulares no exame simples de urina
> 8. Alterações neurológicas: convulsões e/ou psicose em um paciente que não esteja em uso de medicamentos ou alterações metabólicas
> 9. Alterações hematológicas: anemia hemolítica com reticulocitose, linfopenia (menor que 1.500), leucopenia (menor que 4.000) em 2 ou mais ocasiões, trombocitopenia (menor que 100.000) na ausência de drogas ou medicamentos
> 10. Distúrbio imunológico: células LE-positivas; anti-DNA nativo ou anti-SM ou teste sorológico falso-positivo para sífilis
> 11. Anticorpo antinuclear (FAN) positivo.
>
> *Diagnóstico de LES: 4 ou mais dos 11 critérios. Sinais de doença inflamatória multissistêmica com anticorpo antinuclear positivo devem sempre levantar a probabilidade de lúpus eritematoso sistêmico.*

A seguir estão descritas as condições clínicas que mais frequentemente comprometem as extremidades:

- **Braço hemiplégico**: as articulações do cotovelo, do punho e da mão encontram-se em flexão e em adução. A causa principal é acidente vascular encefálico (AVE)
- **Mão pendular**: a mão, em flexão, fica pendente. A causa é a paralisia radial
- **Mão acromegálica**: caracteriza-se pelo crescimento exagerado de todas as suas estruturas, relacionado à hiperprodução de GH e IGF-I em pessoas adultas
- **Mão da tetania**: a tetania pode ser espontânea ou provocada por manobra, e se caracterizar por espasmo carpopodal (mão de parteiro). O sinal de Trousseau é indicativo de hipoparatireoidismo
- **Mão em garra**: inicialmente ocorre atrofia dos músculos, à qual se segue a retração da aponeurose palmar que envolve as articulações metacarpofalangianas com flexão das falanges dos três últimos dedos. Pode aparecer na hanseníase, na pelagra e na distrofia muscular progressiva
- **Mão com dedos em fuso**: os dedos tornam-se fusiformes em consequência de sinovite e capsulite das interfalangianas proximais (artrite reumatoide)
- **Contratura de Dupuytren**: a alteração inicial na contratura de Dupuytren consiste em uma placa espessada sobre o tendão flexor do anular e, às vezes, do dedo mínimo, no nível da prega palmar distal. A pele nesta região fica enrugada e desenvolve um cordão fibrótico entre a palma da mão e os dedos. Gradualmente, vai surgindo contratura em flexão dos dedos, mais acentuada do anular
- **Contratura de Volkmann**: é consequência de má irrigação dos tecidos. Pode ocorrer nas lesões da articulação do cotovelo. Algumas vezes, é provocada por aparelhos de gesso mal colocados. Na contratura de Volkmann, observam-se fibrose e retração dos músculos com deformidades do pulso e dos dedos que se fixam em flexão
- **Atrofia tenar e hipotenar**: a atrofia dos músculos da eminência tenar sugere distúrbio do nervo mediano. A compressão do nervo no nível do punho constitui uma causa comum (síndrome do túnel do carpo). Atrofia hipotenar sugere distúrbio do nervo ulnar (síndrome do túnel cubital)
- **Cistos sinoviais**: são tumefações císticas, arredondadas, em geral indolores, localizadas ao longo das bainhas tendinosas ou das cápsulas articulares. O local mais frequente é o dorso do punho. Flexão do punho torna o cisto sinovial aí localizado mais proeminente
- **Edema da mão**: a mão edemaciada torna-se mais volumosa, com a pele distendida, podendo ser uni ou bilateral
- **Mãos quentes e úmidas**: o aspecto quente e úmido é normal em crianças. Essa condição pode surgir no hipertireoidismo, dado clínico que tem valor no diagnóstico diferencial entre esta afecção e a ansiedade, entidades clínicas que possuem muitos sintomas em comum, tais como nervosismo, tremor e emagrecimento
- **Mãos frias e sudorentas**: consiste em condição comum em pacientes ansiosos
- **Hipocratismo digital ou dedos em baqueta de tambor**: é um sinal caracterizado pelo aumento (hipertrofia) das falanges distais dos dedos e das unhas da mão que está associado a diversas doenças, em sua maioria cardíacas e pulmonares
- **Nodosidades**: merecem ser considerados os *nódulos de Heberden*, constituídos por pequenos nódulos duros, localizados nas articulações interfalangianas distais dos dedos das mãos, e que surgem na osteoartrose. Quando esses nódulos se situam nas interfalangianas proximais, recebem a denominação de *nódulos de Bouchard* (ver *Osteoartrite ou osteoartrose*). Os *nódulos de Osler* são minúsculos nódulos dolorosos, situados nas polpas digitais, cuja causa principal é a endocardite infecciosa. Cabe ainda mencionar os nódulos reumáticos, quer os de Meynet da febre reumática, quer os nódulos da artrite reumatoide, ambos situados nas faces extensoras dos tendões, no nível das articulações proximais. Frequentemente localizam-se também ao nível dos cotovelos (olécranos) (ver *Febre reumática ou doença reumática*)
- **Alterações da movimentação**: antes de tudo, deve-se observar se há perda parcial ou total da capacidade de movimentação. Movimentos anormais incluem, além de outros, movimentos coreicos, atetósicos e tremores. Para acentuar os tremores, solicita-se ao paciente que estenda os braços, sustentando-os durante algum tempo na posição horizontal. *Movimentos carfológicos* são movimentos complexos, executados de maneira incoerente, que reproduzem uma gesticulação incompreensível; algumas vezes, têm aparência de coerentes, como, por exemplo, assumindo as características do ato de juntar e amarfanhar as cobertas. Aparecem nas doenças graves quando há acentuado comprometimento cerebral
- **Outras alterações**: *polidactilia* (presença de seis ou mais dedos), *focomelia*, *atrofias musculares* e *lesões traumáticas* são outras anormalidades que também podem ser observadas nas extremidades superiores.

Extremidades inferiores

O encurtamento de um dos membros inferiores resulta de redução incorreta de uma fratura, luxação do quadril, de paralisia infantil ou de raquitismo.

Na *cintura pélvica*, podem ser encontradas fraturas dos ossos da bacia, coccigodinia (dor no cóccix), bursite e perturbação da mobilidade das coxofemorais.

Nas *virilhas*, são frequentes os aumentos de volume dos gânglios linfáticos (adenomegalias), hérnias, criptorquidias e alterações vasculares (aneurismas e fístulas arteriovenosas).

Nos *joelhos*, podem ser vistas alterações quanto a volume, contorno e mobilidade articular. As afecções mais comuns são artrose, artrite, derrames intra-articulares, fraturas e anquilose.

O joelho varo (*genu varum*) caracteriza-se pelo arqueamento do fêmur e das tíbias com afastamento dos joelhos, lembrando a forma da letra "O" (Figura 19.25). Esta alteração, na quase totalidade dos casos, é de origem congênita; mais raramente é consequência de raquitismo, acondroplasia e doença de Paget.

No joelho valgo (*genu valgum*), os joelhos se aproximam de maneira anormal, lembrando a letra "X" (Figuras 19.25 e 19.26). Pode ser congênito ou consequência de raquitismo.

Outras alterações compreendem a polidactilia, o pé plano (Figura 19.26), o pé torto congênito e as lesões da pele.

Condições clínicas mais frequentes dos membros inferiores:

▸ **Hipertrofia das panturrilhas**: é observada nas distrofias musculares (tipo Duchenne) (Figura 19.27). Com a evolução da doença, além da fraqueza muscular progressiva, os músculos vão reduzindo de volume
▸ **Edema**: pode ser uni ou bilateral. É um achado importante (ver Capítulo 10, *Exame Físico Geral*)
▸ **Varizes**: a dilatação das veias dos membros inferiores constitui entidade clínica frequente e de grande importância prática (ver Capítulo 6, *Sinais e Sintomas*)
▸ **Elefantíase**: nesta condição, uma ou ambas as pernas engrossam de tal modo que lembram as patas de elefante, de onde proveio designação "elefantíase" (Figura 19.28). Uma das principais causas de elefantíase é a filariose. Repetidos surtos de erisipela também acabam levando à formação desta deformidade. A causa é a lesão dos vasos linfáticos que vão sendo obstruídos
▸ **Úlcera crônica**: a úlcera crônica dos membros inferiores é encontrada em diferentes enfermidades – veias varicosas, doença reumatoide (por angiite necrosante), sífilis, anemia de células falciformes, isquemia crônica –, e seu estudo semiológico inclui localização, tamanho, características da borda e da superfície ulcerada e o aspecto da pele circunjacente. Com esses elementos, torna-se possível estabelecer, por meio de raciocínio clínico, a causa mais provável
▸ **Tíbia em sabre**: significa encurvamento para diante da borda anterior da tíbia, lembrando a forma de um sabre. Quase sempre decorre de sífilis congênita
▸ **Pé plano**: vulgarmente chamado de *pé chato*. Seu elemento característico é a ausência do arqueamento normal da planta do pé. É uma anomalia de origem congênita ou adquirida que provoca graves consequências para o funcionamento dos membros inferiores (Figura 19.29)
▸ **Pé cavo**: é o contrário do pé plano. Sua característica principal é a acentuação da arcada longitudinal do pé. Pode ser congênito ou adquirido

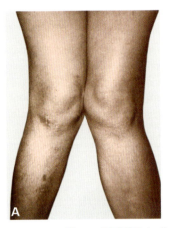
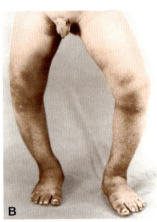

Figura 19.25 A. Joelho valgo. **B.** Joelho varo.

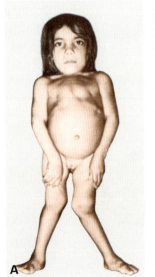
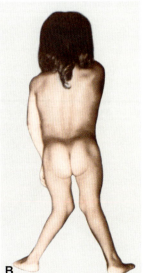
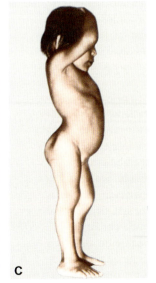

Figura 19.26 A a **C**. Criança portadora de várias deformidades do tórax e das extremidades: pé plano, joelho valgo, lordose e tórax cariniforme.

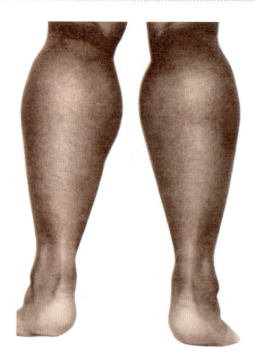

Figura 19.27 Hipertrofia das panturrilhas observada nas distrofias musculares.

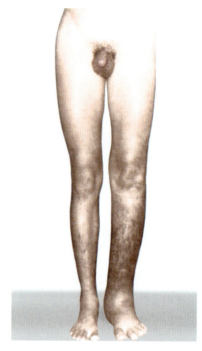

Figura 19.28 Elefantíase da perna esquerda em um paciente que apresentava frequentes surtos de erisipela.

▸ **Pé torto congênito**: é uma anomalia congênita relativamente comum na qual os pés estão voltados para dentro, fazendo-se o apoio na face lateral (Figura 19.30)
▸ **Joanete (*hallux valgus*)**: é constituído por um desvio medial da cabeça do primeiro metatarsiano. Esta alteração determina uma tumefação da face interna do pé. Há também acentuada abdução do grande artelho que chega, às vezes, a cavalgar o segundo artelho. Pode ser congênito, mas na grande maioria dos casos traduz processo degenerativo localizado naquela articulação (artrose). Em alguns casos, pode ser provocado por calçado inadequado
▸ **Mal perfurante plantar**: significa a existência de uma ou mais ulcerações crônicas na planta dos pés (Figura 19.31). Ocorre em hanseníase, diabetes melito, siringomielia, *tabes dorsalis* e insuficiência arterial crônica. Apesar de, muitas vezes, serem profundas, costumam ser indolores.

O mal perfurante plantar faz parte do chamado *pé diabético*, no qual se associam lesões vasculares, neurológicas e infecções secundárias
▸ **Gangrena dos dedos**: a pele torna-se escura, a princípio edemaciada, e em seguida mumificada. Indica isquemia grave que pode ser causada por aterosclerose, tromboangiite obliterante ou embolia arterial
▸ **Calos e calosidades**: são proliferações da camada córnea, instalada em áreas que sofrem pressão anormal. Sapatos mal adaptados são a causa mais comum.

O calo é um espessamento doloroso da pele em forma de cone que resulta de compressão repetida sobre uma pele normalmente fina.

A calosidade é uma região com grande espessamento da pele em área na qual a pele é normalmente espessa, como a da região plantar. Costuma ser indolor
▸ **Tumefações localizadas**: podem ser encontradas em qualquer região dos membros inferiores e, do ponto de vista semiológico, cumpre investigar a topografia, o tamanho, o aspecto e as características da pele circunjacente. Podem ser de origem neoplásica ou inflamatória (Figura 19.32)

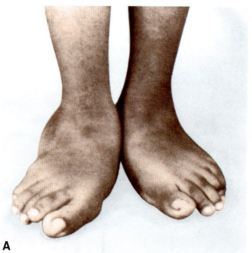
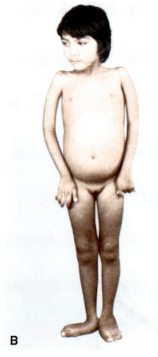

Figura 19.29 **A** e **B.** Pé equino valgo com ausência do arqueamento normal da planta do pé (pé plano) associado a deformidades congênitas das extremidades superiores.

- **Raquitismo**: é uma doença que acomete lactentes e crianças de baixa idade, resultante de insuficiência de cálcio, fósforo ou vitamina D, que se manifesta nos ossos, especialmente nas extremidades epifisárias. Além das alterações cranianas (craniotabes e proeminência das bossas frontal e parietal) e torácicas (rosário raquítico e tórax cariniforme ou infundibuliforme), são frequentes as alterações das extremidades inferiores representadas pelo engrossamento dos joelhos e arqueamento das pernas (Figura 19.33)
- **Alterações da movimentação**: são de dois tipos – perda da capacidade de movimentação (paralisia flácida ou espástica) ou início de movimentos anormais (coreicos, atetósicos, mioclonais e tetania). (Ver *Movimentos involuntários* no Capítulo 10, *Exame Físico Geral*.)

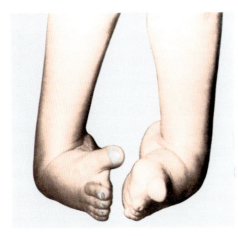

Figura 19.30 Pé torto congênito.

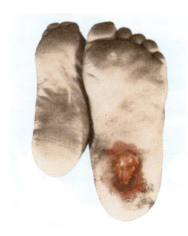

Figura 19.31 Mal perfurante plantar em um paciente portador de diabetes melito.

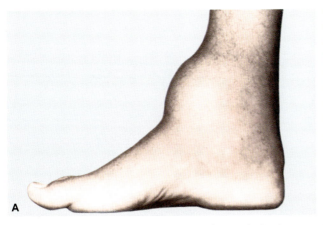
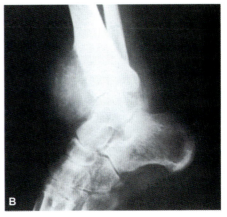

Figura 19.32 A e **B.** Tumefação localizada na face anterior da articulação do tornozelo em razão do osteossarcoma originado na extremidade inferior da tíbia.

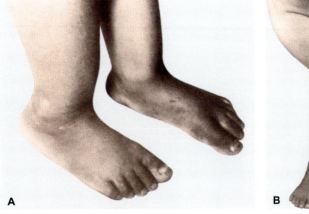

Figura 19.33 A e **B.** Alterações ósseas e articulares no raquitismo.

Roteiro pedagógico para exame físico da coluna vertebral

Este roteiro está disponível para *download* em www.grupogen.com.br. Neste mesmo *site*, com o título *Habilidades clínicas*, encontram-se vídeos com as várias etapas do exame clínico.

Identificação do paciente:

Coluna vertebral

Curvaturas:

Coluna cervical

Flexão:

Extensão:

Rotação direita:

Rotação esquerda:

Lateralidade direita:

Lateralidade esquerda:

Coluna torácica

Flexão:

Extensão:

Rotação direita:

Rotação esquerda:

Lateralidade direita:

Lateralidade esquerda:

Coluna lombar

Flexão:

Extensão:

Rotação direita:

Rotação esquerda:

Lateralidade direita:

Lateralidade esquerda:

Observações:

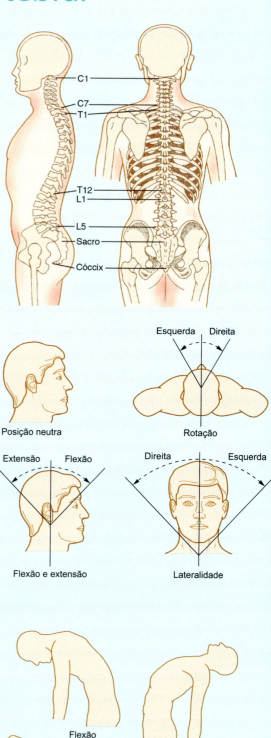

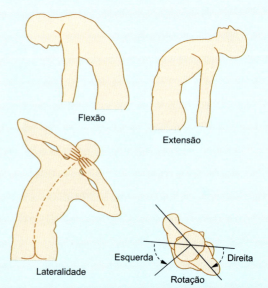

Roteiro pedagógico para exame físico das articulações dos membros superiores

Este roteiro está disponível para *download* em www.grupogen.com.br. Neste mesmo *site*, com o título *Habilidades clínicas*, encontram-se vídeos com as várias etapas do exame clínico.

Identificação do paciente:

Ombro	**Direito**	**Esquerdo**
Flexão:		
Extensão:		
Abdução:		
Rotação em abdução:		
Externa:		
Interna:		
Na posição neutra:		
Elevação:		

Cotovelo	**Direito**	**Esquerdo**
Flexão:		
Extensão:		
Supinação:		
Pronação:		

Punho	**Direito**	**Esquerdo**
Flexão:		
Extensão:		
Desvio radial:		
Desvio cubital:		

Articulações metacarpofalangianas e interfalangianas	**Direitas**	**Esquerdas**
Flexão:		
Extensão:		

Polegar	**Direito**	**Esquerdo**
Abdução:		
Oposição:		

Roteiro pedagógico
para exame físico das articulações dos membros inferiores

Este roteiro está disponível para *download* em www.grupogen.com.br. Neste mesmo *site*, com o título *Habilidades clínicas*, encontram-se vídeos com as várias etapas do exame clínico.

Identificação do paciente:		
Quadril	**Direito**	**Esquerdo**
Flexão:		
Flexão permanente:		
Hiperextensão:		
Abdução:		
Rotação em extensão:		
Rotação em flexão:		
Joelho	**Direito**	**Esquerdo**
Flexão:		
Extensão:		
Tornozelos e articulações metatarsofalangianas	**Direitos**	**Esquerdos**
Flexão dorsal:		
Flexão plantar:		
Eversão:		
Inversão:		
Extensão:		
Flexão:		

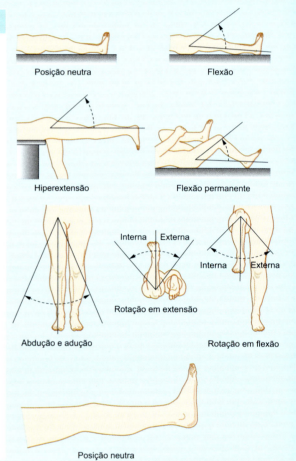

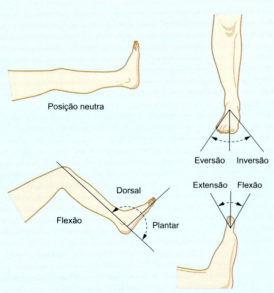

Roteiro pedagógico
para exame físico das extremidades

Este roteiro está disponível para *download* em www.grupogen.com.br. Neste mesmo *site*, com o título *Habilidades clínicas*, encontram-se vídeos com as várias etapas do exame clínico.

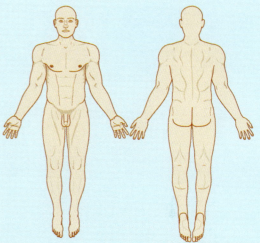

Identificação do paciente:

Extremidades superiores – *ombros, braços, mãos*

Tamanho e forma:

Pele e tecido subcutâneo:

Cor e temperatura:

Movimentos involuntários:

Movimentos das articulações (ver *Exame das articulações superiores*):

Deformidades:

Extremidades inferiores – *cintura pélvica, virilhas, pernas, joelhos, tornozelos, pés*

Cor e temperatura:

Movimentos das articulações (ver *Exame das articulações inferiores*):

Veias:

Pele e tecido subcutâneo:

Musculatura:

Observações:

Capítulo 20

Sinais e sintomas Promoção da saúde Fadiga
Otorragia Exame clínico Entrevista Ver
Febre Prurido Astenia
Identificação Relação médico-paciente Cons
Anamnese Queixa principal Exame

Exame Neurológico

Sebastião Eurico de Melo-Souza

- Introdução *504*
- Anamnese *504*
- Exame físico *505*
- Fala e linguagem *525*
- Avaliação do nível de consciência *525*
- Miniexame do estado mental – MEEM (*minimental state*) *525*
- Principais síndromes neurológicas *525*
- Roteiro pedagógico para exame neurológico *531*
- Roteiro pedagógico para exames dos nervos periféricos *534*

INTRODUÇÃO

O exame neurológico executado por funções sequencialmente (exames de todos os reflexos, do tônus, bem como da força) demanda numerosas mudanças de posição, que tornam o exame entediante e cansativo. Em contrapartida, quando se faz o exame neurológico em três etapas sucessivas (nas posições deitada, sentada e de pé), ele se torna mais rápido e mais lógico. Assim, pesquisam-se todos os itens mais facilmente analisados com o paciente deitado; depois, sentado (de preferência com o dorso apoiado em uma parede), executam-se todas as provas próprias para esta posição; finalmente, com o paciente de pé, analisam-se o equilíbrio, a marcha e a postura, parâmetros que dependem diretamente dessa posição.

É muito importante para o estudante que inicia o aprendizado do exame neurológico revisar a estrutura anatômica do sistema nervoso e seu modo de funcionamento básico. A partir desses conhecimentos, poderá localizar uma possível "lesão" e sugerir hipóteses diagnósticas. (Ver *Sistema nervoso central* no Capítulo 6, *Sinais e Sintomas*.)

> **Boxe — Objetivo do exame neurológico**
>
> Deve-se responder às seguintes perguntas:
> - Em que nível está localizada a lesão?
>   - Supratentorial
>   - Fossa posterior
>   - Nível medular
>   - Nível periférico
>   - Em mais de um nível
> - Qual o tipo da lesão?
>   - Focal, no lado direito do sistema nervoso central (SNC)
>   - Focal, no lado esquerdo do SNC
>   - Focal, mas envolvendo estruturas da linha média e contíguas do SNC
>   - Difusa
> - Apresenta efeito de massa ou não?
> - Qual o caráter ou tipo de evolução da lesão?
>   - Agudo
>   - Subagudo
>   - Crônico
>   - Progressivo ou não progressivo
> - Qual a origem da lesão?
>   - Vascular
>   - Degenerativa
>   - Inflamatória/infecciosa
>   - Neoplásica
>   - Metabólica
>   - Traumática
>   - Congênita
> - Qual sistema está comprometido?
>   - Vascular
>   - Liquórico
>   - Sensitivo
>   - Da consciência
>   - Motor
>   - Visceral (autônomo)
>   - Funções cognitivas
>   - Coordenação e equilíbrio.

ANAMNESE

Tal como ocorre nos demais sistemas do organismo, nas doenças neurológicas a anamnese representa meio caminho para o diagnóstico e, às vezes, por si só é suficiente para se chegar a uma conclusão.

Desse modo, no que se refere à *história da doença atual*, cinco aspectos merecem ser revistos:

▶ **Data do início da doença**: o objetivo é estabelecer a duração da doença, se recente (horas ou dias) ou de longa duração (meses ou anos). Uma doença aguda como a hemorragia cerebral não pode ter iniciado há longo tempo, enquanto em uma doença degenerativa como a esclerose lateral amiotrófica a história não se limita a um período de horas ou dias

▶ **Modo de instalação da doença**: para caracterizar a importância deste item, basta atentar para o fato de que, quando o sistema nervoso é comprometido de modo agudo, costuma-se afirmar que se a causa não foi traumatismo, foi distúrbio vascular. Ao contrário, uma enfermidade de instalação lenta levanta a suspeita de processo degenerativo ou neoplásico

▶ **Evolução cronológica dos sintomas**: interessa saber quando e como os sintomas surgiram ou desapareceram, pois isso reflete a história natural das doenças. Alguns exemplos ilustram bem esta afirmativa:

- *Tumor cerebral*: os sintomas se sucedem gradativamente, de modo rápido ou não, na dependência da região e da natureza da neoplasia
- *Doença degenerativa do sistema nervoso*: a evolução se processa de modo progressivo, mas muito lento
- *Doenças vasculares encefálicas*: as manifestações são súbitas e, após um período de tempo variável, desde que não haja piora gradativa do quadro clínico, ocorre recuperação completa ou incompleta
- *Esclerose múltipla* (doença desmielinizante): neste caso, a evolução é que confere o selo diagnóstico; ou seja, após um surto agudo, verifica-se regressão parcial (ou total) dos sintomas. Depois de um período variável, eclode novo surto com piora do quadro clínico e com recuperação cada vez mais incompleta, e assim sucessivamente
- *Epilepsia e enxaqueca:* as manifestações surgem de modo paroxístico; entre as crises, o paciente nada apresenta de anormal

▶ **Exames e tratamentos realizados com os respectivos resultados**: é sempre útil saber acerca deste item, sobretudo quando se tratam de epilepsia, cefaleia e doenças cerebrovasculares. É importante ter conhecimento sobre medicamentos já usados, além de sua eficácia e seus possíveis efeitos adversos e alergias

▶ **Estado atual do enfermo**: apura-se a situação em que se encontra o paciente no momento do exame, a fim de se conhecer o ciclo evolutivo que vem apresentando a enfermidade.

No *interrogatório sintomatológico*, a existência de determinado sintoma induz o examinador a pensar nas suas causas mais prováveis. A partir dessas hipóteses, ele poderá aprofundar objetivamente suas indagações (ver Capítulo 6, *Sinais e Sintomas*):

▶ **Episódios de perda da consciência**: sugerem epilepsia, síncope, lipotimia, síndrome de Adams-Stoke

- **Cefaleia**: enxaqueca, aneurisma intracraniano, tumor cerebral, hipertensão intracraniana
- **Convulsões**: epilepsia, intoxicações exógenas e hipoglicemia
- **Ambliopia/amaurose**: tumor cerebral, esclerose múltipla, neurite óptica
- **Diplopia**: lesão de nervos oculomotores com consequente paralisia ou paresia de músculos extrínsecos do olho
- **Hipoacusia/anacusia, zumbido**: doenças do ouvido, tumor do ângulo pontocerebelar
- **Vertigem**: labirintopatia, acidente vascular cerebral do sistema vertebrobasilar, tumor do ângulo pontocerebelar
- **Náuseas/vômitos**: enxaqueca, labirintopatia, tumor cerebral, hipertensão intracraniana
- **Disfagia/disfonia**: lesões bulbares ou dos nervos responsáveis pela deglutição e fonação
- **Disfasia**: lesões do hemisfério cerebral dominante por distúrbios vasculares ou neoplásicos
- **Dor/parestesia**: lesões do sistema nervoso periférico (raízes, plexos e nervos)
- **Paralisia/paresia:** lesões das vias motoras, centrais ou periféricas
- **Distúrbio esfincteriano:** lesões medulares.

Em relação aos *antecedentes pessoais*, alguns fatos devem ser esmiuçados com maior ou menor ênfase, dependendo do que se apurou na história da doença atual, sendo possível esquematizar essas indagações da seguinte maneira:

- **Condições pré-natais**: anota-se a ocorrência de traumatismo, toxemia gravídica, infecções, uso de medicamentos e ameaças de abortamento
- **Condições do nascimento**: deve-se esclarecer se o parto foi normal e a termo (se cesáreo, qual o motivo); se houve demora no trabalho do parto; se foi usado fórceps; se existiu circular de cordão; se houve necessidade de manobra de reanimação ou de uso de incubadora; o peso e a estatura do recém-nascido; se ocorreu icterícia, cianose ou palidez; se chorou ou não, logo ao nascer
- **Condições do desenvolvimento psicomotor**: apura-se como se deu o aleitamento; se sugou os seios e a mamadeira de modo eficiente; em que época firmou a cabeça (normal até os 4 meses), se sentou (normal até os 7 meses), andou e falou (normal até os 16 meses)
- **Vacinações**: cumpre questionar sobre o cumprimento do calendário de vacinação
- **Doenças maternas**: viroses, meningite, traumatismo cranioencefálico, tuberculose, doenças venéreas, tripanosomíase; alcoolismo; carência alimentar, intoxicações acidentais ou profissionais, doenças iatrogênicas, cirurgias, convulsões, *diabetes melito*, hipertensão arterial, teníase.

Observações práticas

- ✓ Ao se fazer o registro da anamnese, devem-se evitar palavras técnicas, como "hemiplegia", quando o paciente menciona "paralisia de um lado do corpo"
- ✓ Em cada período etário há prevalência de determinadas doenças: infecções na infância, processos desmielinizantes no jovem e doenças vasculares e neoplasias na pessoa idosa
- ✓ Há palavras ou afirmações que não devem ser aceitas sem o devido esclarecimento. Assim, "tontura" e "vista escura" podem ter significados diversos
- ✓ É mais útil descrever a sensação percebida pelo paciente do que anotar a designação feita por ele ao sintoma
- ✓ Às vezes, os dados negativos têm valor igual ou superior aos dados positivos
- ✓ É necessário obter informações com os parentes ou amigos quando o paciente tiver reduzido nível intelectual, distúrbios mentais, crises epilépticas ou quando se tratar de crianças.

Nos *antecedentes familiares*, deve-se enfatizar, especialmente, as doenças musculares e heredodegenerativas do sistema nervoso que tenham acometido pessoas da família. Indaga-se sobre consanguinidade dos pais, doenças contagiosas e incompatibilidade sanguínea materno-fetal.

Algumas doenças hereditárias podem ter manifestações clínicas diferentes nos familiares; por exemplo, síndrome CADASIL (do inglês *cerebral autosomal-dominant arteriopathy with subcortical infarcts and leukoencephalopathy*) é uma doença vascular cerebral que provoca demência em uns, distúrbios psiquiátricos, cefaleia ou acidentes vasculares encefálicos (AVE) em outros.

Em *hábitos de vida* registram-se dados sobre alimentação, habitação, vícios e ocupação do paciente.

EXAME FÍSICO

O exame da fácies, do crânio, das várias posturas, dos movimentos involuntários, do tegumento cutâneo e da musculatura foi descrito no Capítulo 10, *Exame Físico Geral* e no Capítulo 11, *Exame da Pele, das Mucosas e dos Fâneros*. O exame neurológico compreende ainda vários outros itens estudados a seguir.

Pescoço e coluna cervical

Do ponto de vista neurológico, incluem-se os seguintes exames:

- **Carótidas**: palpação e ausculta de ambas as carótidas, separadamente, comparando-se a amplitude e averiguando se há frêmito e/ou sopro. O exame é feito com suavidade ao longo da borda interna do músculo esternocleidomastóideo, e tem por objetivo surpreender a existência de estenose ou oclusão da artéria, condições que determinam distúrbios isquêmicos cerebrais
- **Região supraclavicular**: a ausculta desta região apresenta a mesma importância que a das carótidas, isto porque é neste ponto que a artéria vertebral tem origem na subclávia
- **Movimentos da cabeça**: pede-se ao paciente que execute movimentos de extensão, flexão, rotação e lateralização da cabeça. Havendo dificuldade ou limitação, isso deve ser assinalado, com a respectiva graduação (ver Capítulo 19, *Exame dos Ossos, da Coluna Vertebral, das Articulações e Extremidades*). Eventual dificuldade ou limitação pode estar relacionada com doenças osteoarticulares, musculares, meningites, radiculopatias e hemorragia subaracnóidea
- **Rigidez da nuca**: o examinador coloca uma das mãos na região occipital do paciente em decúbito dorsal e, suavemente, tenta fletir a cabeça dele (Figura 20.1). Se o movimento for fácil e amplo, não há rigidez nucal, ou seja, a nuca é livre. Caso contrário, fala-se em resistência, defesa ou simplesmente *rigidez da*

nuca. Esta última situação é frequentemente encontrada na meningite e na hemorragia subaracnóidea
- **Prova de Brudzinski**: o examinador repousa uma das mãos sobre o tórax do paciente em decúbito dorsal e membros estendidos e, com a outra, colocada na região occipital, executa uma flexão forçada da cabeça. A prova é positiva quando o paciente flete os membros inferiores, havendo casos nos quais se observam flexão dos joelhos e expressão fisionômica de sensação dolorosa
- **Transição craniovertebral:** trata-se de uma região que oferece grande importância em determinadas situações clínicas. Deve-se observar especialmente se existe o chamado "pescoço curto", o qual pode denunciar deformidades ósseas, como redução numérica das vértebras cervicais, platibasia e impressão basilar, nitidamente visíveis ao exame radiológico. Esta deformidade existe, com alguma frequência, nos originários da região Nordeste do país, mas, nesses casos, nem sempre apresenta significado patológico.

Coluna lombossacra

Avaliam-se os seguintes parâmetros:

- **Movimentos**: solicita-se ao paciente que execute movimentos de flexão, extensão, rotação e lateralização da coluna, e observa-se a eventual existência de limitação na amplitude dos movimentos e em que grau (ver Capítulo 19, *Exame dos Ossos, da Coluna Vertebral, das Articulações e Extremidades*). As causas são as mesmas citadas para a coluna cervical
- **Provas de estiramento de raiz nervosa**:
  - *Prova de Lasègue*: com o paciente em decúbito dorsal e os membros inferiores estendidos, o examinador faz a elevação de um membro inferior estendido. A prova é positiva quando o paciente reclama de dor na face posterior do membro examinado, logo no início da prova (cerca de 30° de elevação)
  - *Prova de Kernig*: consiste na extensão da perna, estando a coxa fletida em ângulo reto sobre a bacia e a perna sobre a coxa. Considera-se a prova positiva quando o paciente sente dor ao longo do trajeto do nervo ciático e tenta impedir o movimento. Outra manobra de Kernig é elevar ambos os MMII ao mesmo tempo; positiva se desencadear dor e flexão nos joelhos (Figura 20.2). Essas provas são utilizadas para o diagnóstico da meningite, da hemorragia subaracnóidea e da radiculopatia ciática.

Marcha ou equilíbrio dinâmico

Cada pessoa tem um modo próprio de andar, ato extremamente variável, individualizado pelas suas características físicas, mentais e culturais.

Observando-se a maneira pela qual o paciente se locomove, é possível, em algumas afecções neurológicas, suspeitar-se ou fazer-se o diagnóstico sindrômico.

A todo e qualquer distúrbio da marcha dá-se o nome de *disbasia*, a qual pode ser uni ou bilateral, e os tipos mais representativos são os seguintes:

- **Marcha helicópode, ceifante ou hemiplégica**: ao andar, o paciente mantém o membro superior fletido em 90° no cotovelo e em adução e a mão fechada em leve pronação. O membro inferior do mesmo lado é espástico, e o joelho não flexiona. Por essa razão, a perna tem de se arrastar pelo chão, descrevendo um semicírculo quando o paciente troca o passo. Este modo de caminhar lembra o movimento de uma foice em ação, daí o nome de *marcha ceifante*. Ocorre nos pacientes que apresentam hemiplegia, cuja causa mais comum é acidente vascular cerebral

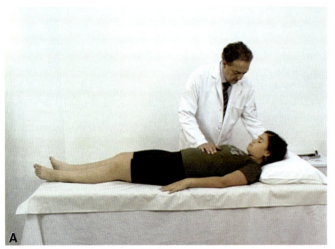

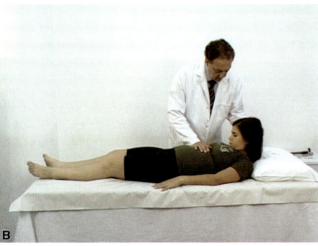

Figura 20.1 A e **B.** Pesquisa de rigidez de nuca.

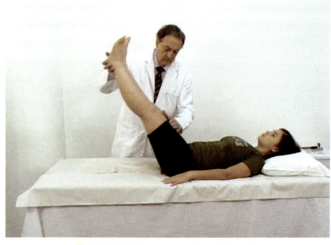

Figura 20.2 Pesquisa do sinal de Kernig.

- **Marcha anserina ou de pato**: para caminhar, o paciente acentua a lordose lombar e inclina o tronco ora para a direita ora para a esquerda, lembrando o andar de um pato. É observada em doenças musculares e traduz uma diminuição da força dos músculos pélvicos e das coxas
- **Marcha parkinsoniana:** o doente anda como um bloco, enrijecido, sem o movimento automático dos braços. A cabeça permanece inclinada para frente e os passos são miúdos e rápidos, dando a impressão de que o doente "corre atrás do seu centro de gravidade" e que irá sofrer uma queda para frente. Ocorre na síndrome parkinsoniana
- **Marcha cerebelar ou marcha do ébrio**: ao caminhar, o doente ziguezagueia como uma pessoa embriagada. Este tipo de marcha traduz incoordenação de movimentos em decorrência de lesões do cerebelo
- **Marcha tabética**: para se locomover, o paciente mantém o olhar fixo no chão; os membros inferiores são levantados abrupta e explosivamente e, ao serem recolocados no chão, os calcanhares tocam o solo de modo intenso. Com os olhos fechados, a marcha piora acentuadamente ou se torna impossível. Indica perda da sensibilidade proprioceptiva por lesão do cordão posterior da medula. Um exemplo é a *tabes dorsalis* (neurolues)
- **Marcha de pequenos passos**: caracterizada por passos muito curtos, e, ao caminhar, o paciente arrasta os pés como se estivesse "patinando". Ocorre na paralisia pseudobulbar e em doenças extrapiramidais. Às vezes, o paciente não consegue sair do lugar ("*freezing*"). Idosos também podem apresentar marcha de pequenos passos
- **Marcha vestibular**: o paciente com lesão vestibular (labirinto) apresenta lateropulsão quando anda; é como se fosse empurrado para o lado quando tenta se mover em linha reta. Se o paciente é solicitado a ir de frente e voltar de costas, com os olhos fechados, em um ambiente amplo, ele descreverá uma figura semelhante a uma estrela, daí ser denominada também *marcha em estrela*
- **Marcha escarvante**: quando o doente tem paralisia do movimento de flexão dorsal do pé, ao tentar caminhar toca com a ponta do pé o solo e tropeça. Para evitar isso, levanta acentuadamente o membro inferior, lembrando o "passo de ganso" dos soldados prussianos
- **Marcha em tesoura ou espástica**: os dois membros inferiores enrijecidos e espásticos permanecem semifletidos, os pés se arrastam, e as pernas se cruzam uma na frente da outra quando o paciente tenta caminhar. O movimento das pernas lembra uma tesoura em ação. Este tipo de marcha é bastante frequente nas formas espásticas da paralisia cerebral
- **Marcha claudicante**: ao caminhar, o paciente "manca" para um dos lados. Ocorre na insuficiência arterial periférica e em lesões do aparelho locomotor
- **Marcha do idoso**: nos idosos a marcha pode apresentar-se alentecida, com passos curtos e diminuição dos movimentos associados de membros superiores. Alterações no equilíbrio, coordenação, sensibilidade e força muscular aumentam os riscos de queda, podendo levar a diversas complicações.

Equilíbrio estático

Após o estudo da marcha, solicita-se ao paciente que continue na posição vertical, com os pés juntos, olhando para a frente. Nesta postura, deve permanecer alguns segundos. Em seguida, ordena-se a ele que feche as pálpebras durante alguns segundos. Esse procedimento denomina-se *prova de Romberg*.

No indivíduo livre de qualquer acometimento, nada se observa, ou apenas ligeiras oscilações do corpo são notadas (prova de Romberg negativa). Na vigência de determinadas alterações neurológicas, ao cerrar as pálpebras, o paciente apresenta oscilações do corpo, com desequilíbrio e forte tendência à queda (prova de Romberg positiva). A tendência à queda pode ser:

- Para qualquer lado e imediatamente após interromper a visão, indicando lesão das vias de sensibilidade proprioceptiva consciente
- Sempre para o mesmo lado após transcorrer pequeno período de latência, traduzindo lesão do aparelho vestibular.

A prova de Romberg é positiva (Figura 20.3) nas labirintopatias, na *tabes dorsalis*, na degeneração combinada da medula e na polineuropatia periférica.

Em algumas ocasiões, sobretudo nas lesões cerebelares, o paciente não consegue permanecer de pé (astasia) ou o faz com

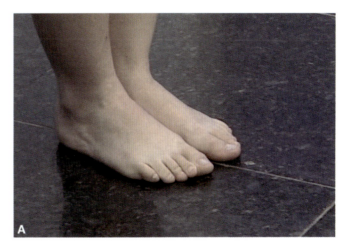

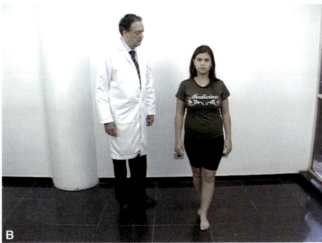

Figura 20.3 Prova de Romberg. **A.** Posição dos pés na manobra de Romberg. **B.** Prova de Romberg sensibilizada (um pé na frente do outro). (A paciente já com os olhos abertos ao final da prova.)

dificuldade (distasia), alargando, então, sua base de sustentação pelo afastamento dos pés para compensar a falta de equilíbrio. Tais manifestações não se modificam quando se interrompe o controle visual (*prova de Romberg* negativa). (Ver *Instabilidade postural* no Capítulo 6, *Sinais e Sintomas*.)

Motricidade voluntária

Os atos motores são de três tipos: *voluntário, involuntário* e *reflexo*. O primeiro, mais recentemente adquirido na escala animal, em virtude de lei ontogenética, atua sobre os demais no sentido de inibição, controle e moderação.

O sistema motor voluntário que comanda os movimentos dos vários segmentos do corpo é representado pelos neurônios centrais ou superiores que se situam no córtex frontal, precisamente no giro pré-central, cujos axônios formam a via ou fascículo corticoespinal, também chamado piramidal, terminando em sinapse nos vários níveis do tronco encefálico e medulares com os segundos neurônios motores; estes são chamados periféricos ou inferiores e se localizam no núcleo dos nervos do tronco cerebral e nas colunas ventrais da medula. Seus axônios, que alcançam a periferia, formam as raízes e os nervos, terminam nos músculos.

Os neurônios motores – superior e inferior – e suas vias estão representados na Figura 20.4.

A motricidade voluntária é estudada por meio de duas técnicas, uma para a análise da motricidade espontânea e outra para a avaliação da força muscular.

Motricidade espontânea

Solicita-se ao paciente que execute uma série de movimentos, especialmente dos membros, tais como abrir e fechar a mão, estender e fletir o antebraço, abduzir e elevar o braço, fletir a coxa, fletir e estender a perna e o pé. Durante a execução desses movimentos, observa-se se eles são realizados em toda a sua amplitude. Não sendo, cumpre avaliar o grau e a sede da limitação; por exemplo, moderada limitação da amplitude do movimento de elevação do braço esquerdo, acentuada redução da amplitude do movimento de extensão do pé direito, e assim por diante.

Afastadas as condições locais extraneurológicas (abscesso, anquilose, retração tendinosa), as causas de redução ou abolição do movimento voluntário são representadas por lesão dos neurônios motores e/ou de suas vias (sistema piramidal, colunas ventrais da medula e nervos).

Força muscular

O paciente procura fazer os mesmos movimentos referidos no exame da motricidade espontânea, só que, neste momento, com oposição aplicada pelo examinador. Essas manobras são mostradas nas Figuras 20.5, 20.6 e 20.7. Rotineiramente, não havendo indícios de doença que justifiquem exame específico de determinados segmentos, este é o realizado de modo global.

Nos casos de discreta ou duvidosa deficiência motora dos membros realizam-se as denominadas "provas deficitárias", representadas pelas provas de Barré, Mingazzini e dos braços estendidos (Figura 20.7).

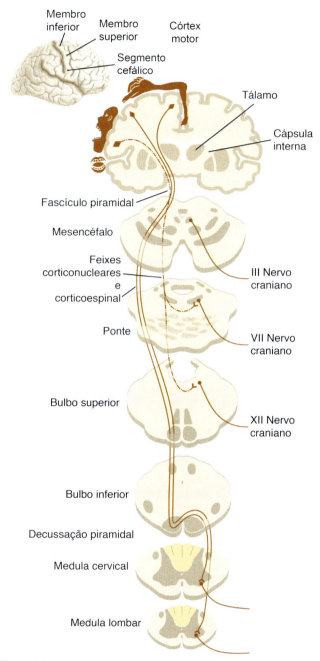

Figura 20.4 Representação esquemática da via motora descendente, desde sua origem no córtex motor até as sinapses de seus axônios com os neurônios da coluna cinzenta anterior da medula (feixe corticoespinal) e com os núcleos motores dos nervos cranianos no tronco encefálico (feixe corticonuclear). No córtex pode-se observar também a representação topográfica dos movimentos do corpo, de acordo com sua importância no homem, que constitui a clássica figura do "homúnculo" de Penfield e Rasmussen.

O resultado do exame da força pode ser registrado de duas maneiras:

▶ **Literalmente**: em que se anota a graduação e a sede:
- Força normal nos quatro membros
- Força discretamente diminuída na extensão do antebraço direito
- Força moderadamente diminuída na flexão da perna esquerda
- Força muito reduzida na extensão do pé direito
- Força abolida na flexão da coxa esquerda

» **Convencionalmente**: de acordo com a *Medical Research Council Scale*, anotando-se também a sede:
- 5: força normal
- 4+: movimento submáximo contra resistência
- 4: movimento moderado contra resistência
- 4–: movimento discreto contra resistência
- 3: movimento contra a gravidade, mas não contra resistência
- 2: movimento quando a gravidade é eliminada
- 1: contração muscular sem deslocamento articular
- 0: sem contração muscular.

A força muscular deve ser graduada de acordo com a força máxima obtida, não importando o tempo de manutenção.

As denominações técnicas de paralisia total ou parcial, com as diversas localizações, estão descritas no item sobre paralisia.

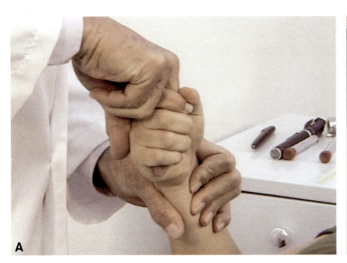
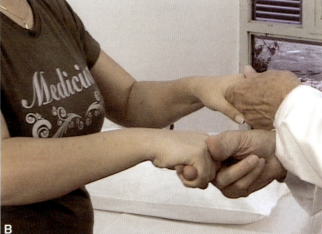
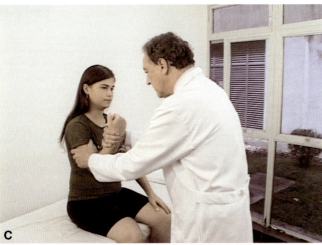
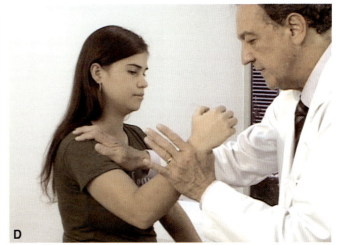
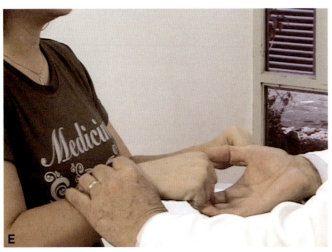
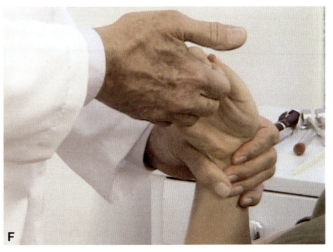

Figura 20.5 A a F. Exame da força muscular das mãos e do antebraço.

510 Exame Clínico

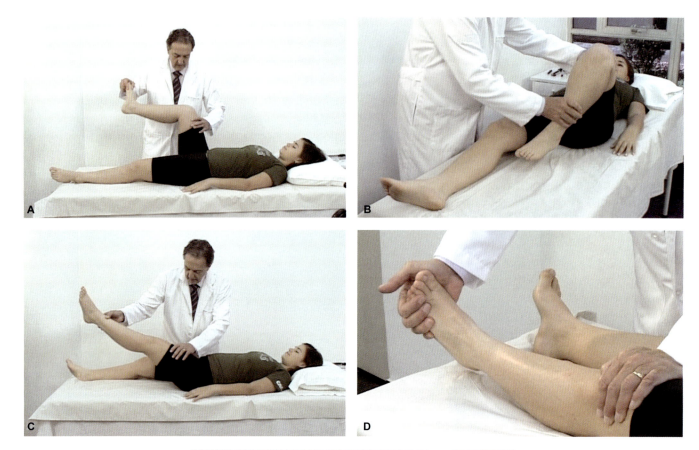

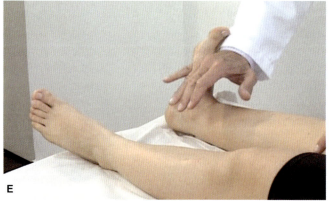

Figura 20.6 **A** a **E.** Exame da força muscular dos membros inferiores.

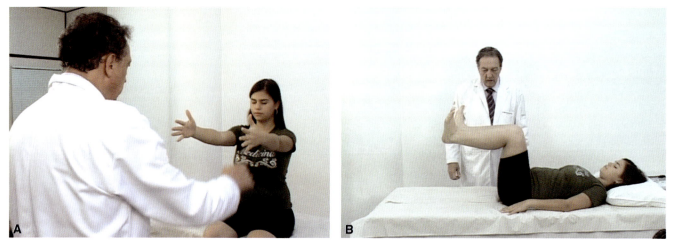

Figura 20.7 **A.** Manobra dos braços estendidos. **B.** Manobra de Mingazzini.

Com a senilidade, ocorrem, progressivamente, diminuição do trofismo e força muscular difusamente, sendo mais notável na musculatura intrínseca das mãos e dos pés.

Tônus muscular

O tônus pode ser considerado como o estado de tensão constante a que estão submetidos os músculos, tanto em repouso (tônus de postura), como em movimento (tônus de ação).

O exame do tônus é efetuado com o paciente deitado e em completo relaxamento muscular, obedecendo-se à seguinte técnica:

- **Inspeção**: verifica-se se há ou não achatamento das massas musculares de encontro ao plano do leito. É mais evidente nas coxas e só apresenta valor significativo quando há acentuada diminuição do tônus
- **Palpação das massas musculares**: averigua-se o grau de consistência muscular, a qual se mostra aumentada nas lesões motoras centrais e diminuída nas periféricas
- **Movimentos passivos**: imprimem-se movimentos naturais de flexão e extensão nos membros e se observam:
  - *Passividade*: se há resistência (tônus aumentado) ou se a passividade está aquém do normal (tônus diminuído)
  - *Extensibilidade*: se existe ou não exagero no grau de extensibilidade da fibra muscular. Assim, na flexão da perna sobre a coxa, sugere-se diminuição do tônus quando o calcanhar toca a região glútea de modo fácil. A diminuição do tônus (hipotonia) ou o seu aumento (hipertonia) devem ser registrados com as respectivas graduação e sede.

Exemplos de achados de exame: moderada hipotonia nos membros inferiores e acentuada hipertonia dos membros direitos.

Hipotonia e hipertonia

Na *hipotonia*, observam-se o achatamento das massas musculares no plano do leito, consistência muscular diminuída, passividade aumentada, extensibilidade aumentada e prova de balanço com exageradas oscilações. A hipotonia ocorre nas lesões do cerebelo, no coma profundo, nas lesões das vias da sensibilidade proprioceptiva consciente, das pontas anteriores da medula, dos nervos, na coreia aguda e em algumas encefalopatias (mongolismo).

Na *hipertonia*, observam-se consistência muscular e extensibilidade aumentadas, passividade diminuída e prova do balanço com reduzidas oscilações.

A hipertonia ocorre nas lesões das vias motoras piramidal e extrapiramidal.

A hipertonia piramidal, denominada *espasticidade*, é observada comumente na hemiplegia, na diplegia cerebral infantil, na esclerose lateral amiotrófica e na mielopatia compressiva. Apresenta pelo menos duas características:

- É eletiva, atingindo globalmente os músculos, mas com predomínio dos extensores dos membros inferiores e flexores dos membros superiores. Essas alterações determinam a clássica postura de Wernicke-Mann (Figura 20.8)
- É elástica, com retorno à posição inicial de um segmento do corpo (antebraço, por exemplo) no qual se interrompeu o movimento passivo de extensão.

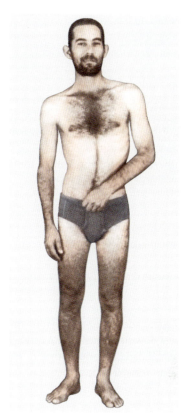

Figura 20.8 Postura de Wernicke-Mann, observada na fase de espasticidade da hemiplegia.

A hipertonia extrapiramidal, denominada *rigidez*, ocorre no parkinsonismo, na degeneração hepatolenticular e em outras doenças do sistema extrapiramidal. Apresenta duas características básicas que a diferenciam da hipertonia piramidal:

- Não é eletiva, porquanto acomete globalmente a musculatura agonista, sinergista e antagonista
- É plástica, com resistência constante à movimentação passiva, como se o segmento fosse de cera; está geralmente associada ao *sinal da roda dentada*, que se caracteriza por interrupções sucessivas ao movimento, lembrando os dentes de uma cremalheira em ação.

A hipertonia também pode ser transitória e/ou intermitente, como ocorre em determinadas condições clínicas (descerebração, síndrome meníngea, tétano, tetania e intoxicação estricnínica). (Ver Capítulo 6, *Sinais e Sintomas*.)

Outras alterações do tônus muscular

Miotonia é o relaxamento alentecido após contração muscular. Pode ser demonstrada solicitando ao paciente que cerre o punho e, em seguida, abra a mão rapidamente. Se houver o fenômeno miotônico, a mão se abrirá lentamente. Pode também ser elicitada após percussão com martelo neurológico no corpo do músculo. Ocorre na distrofia miotônica de Steinert e na miotonia congênita de Thomsen.

Distonia é a contração simultânea da musculatura agonista e antagonista, o que pode ocasionar posturas anômalas intermitentes ou persistentes. A postura adotada é, em geral, no extremo de extensão ou flexão. São exemplos o torcicolo espasmódico, a cãibra do escrivão e a *distonia muscular deformante.*

Na paratonia ou *gegenhalten,* o paciente aparentemente se opõe à tentativa do examinador em movimentar seu membro. Ocorre em lesões frontais bilaterais.

Por fim, não se pode esquecer de que, em determinadas condições locais (retração tendinosa), gerais (convalescença prolongada) ou fisiológicas (contorcionismo), o tônus muscular também costuma sofrer modificações.

Crianças, mulheres e idosos apresentam tônus diminuído.

Coordenação

Na execução dos movimentos, por mais simples que sejam, entram em jogo mecanismos reguladores de sua direção, velocidade e medida adequadas, que os tornam econômicos, precisos e harmônicos.

Não basta, portanto, que exista força suficiente para a execução do movimento, é necessário que haja coordenação na atividade motora.

Coordenação adequada traduz o bom funcionamento de pelo menos dois setores do sistema nervoso: o cerebelo (centro coordenador) e a sensibilidade proprioceptiva. À sensibilidade proprioceptiva cabe informar continuamente ao centro coordenador as modificações de posição dos vários segmentos corporais.

A perda de coordenação é denominada *ataxia,* a qual pode ser de três tipos: *cerebelar, sensitiva* e *mista.*

Cumpre referir que nas lesões da sensibilidade proprioceptiva o paciente utiliza a visão para fiscalizar os movimentos incoordenados. Cerradas as pálpebras, acentua-se a ataxia. Tal fato não ocorre nas lesões cerebelares.

Faz-se o exame da coordenação por meio de numerosas provas, mas bastam as que se seguem.

Prova indicador-nariz. Com o membro superior estendido lateralmente, o paciente é solicitado a tocar a ponta do nariz com o indicador. Repete-se a prova algumas vezes, primeiro com os olhos abertos, depois, fechados. O paciente deve estar preferencialmente de pé ou sentado (Figura 20.9).

Prova calcanhar-joelho. Na posição de decúbito dorsal, o paciente é solicitado a tocar o joelho com o calcanhar do membro a ser examinado (Figura 20.9). A prova deve ser realizada várias vezes, de início com os olhos abertos, depois, fechados. Nos casos de discutível alteração, "sensibiliza-se" a prova mediante o deslizamento do calcanhar pela crista tibial, após tocar o joelho.

Diz-se que há *dismetria* (distúrbio na medida do movimento) quando o paciente não consegue alcançar com precisão o alvo, errando para mais ou para menos.

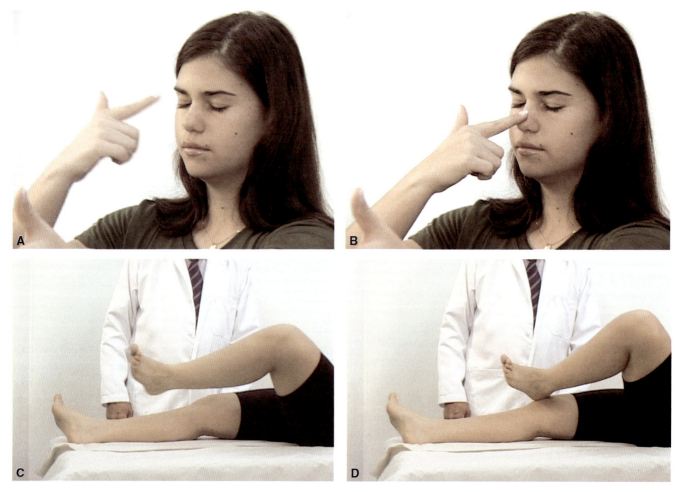

Figura 20.9 Exame da coordenação motora. **A** e **B.** Prova indicador-nariz. **C** e **D.** Prova calcanhar-joelho.

Prova dos movimentos alternados. Determina-se ao paciente que realize movimentos rápidos e alternados, tais como abrir e fechar a mão, movimento de supinação e pronação, extensão e flexão dos pés.

Denomina-se *diadococinesia* estes movimentos. A capacidade de realizá-los é chamada *eudiadococinesia*. Sua dificuldade é designada *disdiadococinesia*, e a incapacidade de realizá-los recebe o nome de *adiadococinesia*.

O registro das alterações encontradas é feito anotando-se a sede e o grau de ataxia.

A velocidade e a coordenação dos movimentos declinam com a idade avançada. Desse modo, atividades da vida diária (vestir-se, levantar-se de uma cadeira, por exemplo) podem requerer 30 a 40% mais tempo em idosos.

Reflexos

De modo genérico, pode-se afirmar que toda ação corresponde uma reação. Assim é o reflexo, ou seja, trata-se de uma resposta do organismo a um estímulo de qualquer natureza. A reação pode ser motora ou secretora, na dependência da modalidade do estímulo e do órgão estimulado.

Para nosso estudo, são interessantes os reflexos motores, cuja base anatomofuncional é o *arco reflexo*, representado esquematicamente na Figura 20.10 e que é constituído pelos seguintes elementos:

- **Via aferente**: receptor e fibras sensitivas do nervo
- **Centro reflexógeno**: substância cinzenta do sistema nervoso
- **Via eferente**: fibras motoras do nervo
- **Órgão efetor**: músculo.

Reflexos exteroceptivos ou superficiais

Nestes reflexos o estímulo é feito na pele ou na mucosa por meio de um estilete rombo. Alguns reflexos mucosos serão vistos quando forem estudados os nervos cranianos.

Os reflexos cutâneos habitualmente examinados são os descritos a seguir.

Reflexo cutaneoplantar. Com o paciente em decúbito dorsal, com os membros inferiores estendidos, o examinador estimula superficialmente a região plantar, próxima à borda lateral e no sentido posteroanterior, fazendo um leve semicírculo na parte mais anterior (Figura 20.11).

A resposta normal é representada pela flexão dos dedos. A abolição deste reflexo ocorre quando há interrupção do arco reflexo e, algumas vezes, na fase inicial da lesão da via piramidal. A inversão da resposta normal, ou seja, a extensão do hálux (os demais podem ou não apresentar abertura em forma de leque), constitui o *sinal de Babinski*, um dos mais importantes elementos semiológicos do sistema nervoso (Figura 20.12). Este sinal indica lesão da via piramidal ou corticoespinal.

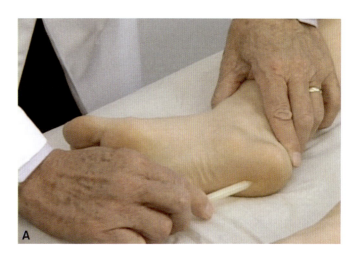
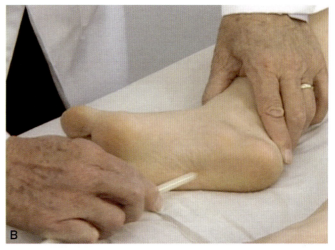
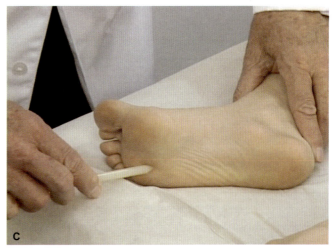

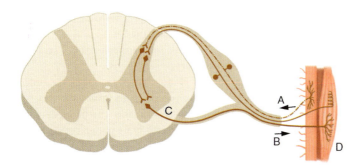

Figura 20.10 Representação esquemática do arco reflexo simples: via aferente (**A**); via eferente (**B**); centro reflexógeno (**C**); órgão efetor (**D**).

Figura 20.11 A a **C.** Reflexo cutaneoplantar: observar o sentido do estímulo.

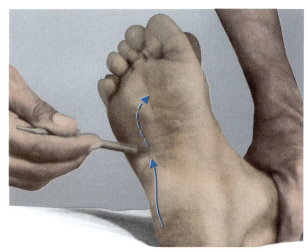

Figura 20.12 Sinal de Babinski.

Reflexos cutaneoabdominais. Ainda com o paciente em decúbito dorsal, mantendo a parede abdominal em completo relaxamento, o examinador estimula o abdome no sentido da linha mediana em três níveis: superior, médio e inferior. Resposta normal é a contração dos músculos abdominais, que determina um leve deslocamento da cicatriz umbilical para o lado estimulado. Podem estar abolidos quando houver interrupção do arco reflexo, na lesão da via piramidal e, às vezes, mesmo na ausência de alterações do sistema nervoso (obesidade, pessoas idosas, multíparas).

Reflexos profundos ou miotáticos

Reconhecem-se os tipos fásicos ou clônicos e os tônicos ou posturais.

Na pesquisa dos reflexos *miotáticos fásicos* ou *clônicos*, o estímulo é feito pela percussão com o martelo de reflexos do tendão do músculo a ser examinado.

De rotina, são investigados os reflexos *aquileu, patelar, flexor dos dedos, supinador, pronador, bicipital* e *tricipital* (Figuras 20.13 e 20.14). No Quadro 20.1, estão sumarizados os elementos semiológicos fundamentais desses reflexos.

Pela maneira especial como é provocado, o *clônus do pé* e *da rótula* é alocado à parte do quadro geral dos reflexos. Estes reflexos consistem na contração sucessiva, clônica, do tríceps sural e dos quadríceps, respectivamente, quando se provoca estiramento rápido e mantido do músculo interessado. É observado na lesão da via piramidal e sempre se acompanha de exaltação dos reflexos daqueles músculos.

Os reflexos miotáticos fásicos podem ser: *normais, abolidos, diminuídos, vivos* ou *exaltados*. Suas alterações podem ser simétricas ou não. O registro dos resultados deve ser feito literalmente ou por meio de sinais convencionais, da seguinte maneira:

- Arreflexia ou reflexo abolido: 0
- Hiporreflexia ou reflexo diminuído: –
- Normorreflexia ou reflexo normal: +
- Reflexo vivo: ++
- Hiper-reflexia ou reflexo exaltado: +++.

A arreflexia ou a hiporreflexia são encontradas comumente nas lesões que interrompem o arco reflexo (poliomielite, polineuropatia periférica, miopatia), e a hiper-reflexia nas lesões da via piramidal (acidente vascular cerebral, tumor, doença desmielinizante, traumatismo). Na hiper-reflexia, o reflexo é obtido em área maior do que a que se consegue habitualmente (aumento da área reflexógena), sendo policinético (com uma percussão ocorrem várias contrações), amplo e brusco. O reflexo vivo é obtido com facilidade aumentada, sendo amplo e brusco, faltando os outros elementos da hiper-reflexia. É possível, todavia, obter-se resposta diminuída ou aumentada, mesmo na ausência de doença. A experiência do examinador, somada aos outros dados semiológicos, é que permitirá a correta interpretação dos achados.

Nos pacientes com lesão do cerebelo é comum a resposta em pêndulo do reflexo patelar (reflexo patelar pendular), consequência da hipotonia.

A assimetria nas respostas dos reflexos apresenta grande importância porque reflete anormalidade neurológica, precisando ser bem analisada conjuntamente com os outros elementos semióticos.

Sensibilidade

Os estímulos que atuam sobre os órgãos receptores da superfície corporal ou na profundidade do corpo, sejam eles de qualquer natureza, são conduzidos por sistemas especiais (vias aferentes ou aferências sensitivas) até o sistema nervoso central. O estudo semiológico da sensibilidade diz respeito aos receptores, às vias condutoras e aos centros localizados no encéfalo.

Essas vias sensitivas estão em estreita e contínua ligação com as vias motoras, configurando em seu conjunto o arco reflexo que representa a unidade anatomofuncional do sistema nervoso.

Para melhor compreensão da propedêutica da sensibilidade e das alterações em seus vários níveis, veja a Figura 20.15, na qual foram esquematizados os elementos anatômicos.

De modo geral, as fibras mais calibrosas transmitem as sensações relacionadas com a vibração, com as modificações posturais e com o tato discriminativo. As fibras mais finas estão encarregadas da transmissão das sensações de frio, de calor, de dor e de tato grosseiro.

Entre as inúmeras classificações da sensibilidade, a mais utilizada, em virtude de sua simplicidade clínica, é apresentada na Figura 20.16.

A sensibilidade subjetiva compreende as queixas sensitivas que o paciente relata durante a anamnese, ou seja, a dor e as parestesias (dormência, formigamento).

A sensibilidade objetiva, a rigor, não deixa de ser subjetiva, uma vez que depende da resposta do paciente aos estímulos percebidos. É dita objetiva apenas porque, neste caso, está presente um estímulo aplicado pelo examinador.

A sensibilidade especial corresponde aos sensórios e será estudada na seção relativa aos nervos cranianos.

A investigação da sensibilidade demanda, antes de tudo, muita paciência, metodização e uso de material adequado.

Por ser função do mais alto significado em propedêutica neurológica, é necessário alertar o estudante para algumas condições que induzem a erro e prejudicam o exame, como: baixo nível cultural do paciente, transtornos psíquicos, alteração da consciência, cansaço, impaciência do examinador, material e ambiente inadequados.

Capítulo 20 Exame Neurológico 515

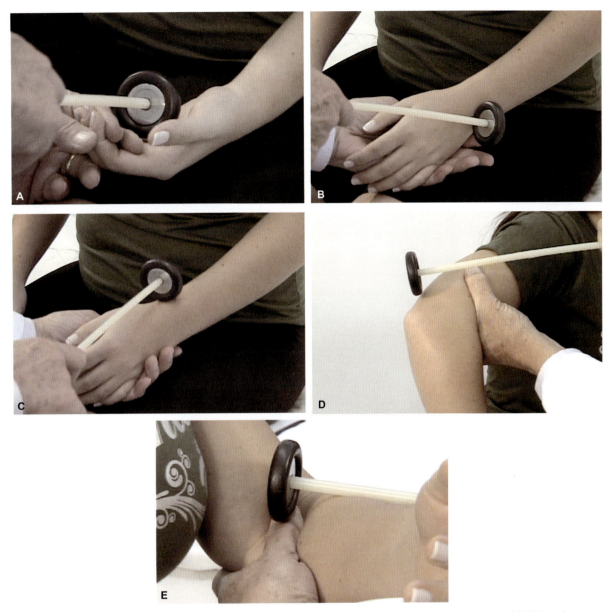

Figura 20.13 Exame dos reflexos profundos. **A.** Flexor dos dedos. **B.** Pronador. **C.** Supinador. **D.** Tricipital. **E.** Bicipital.

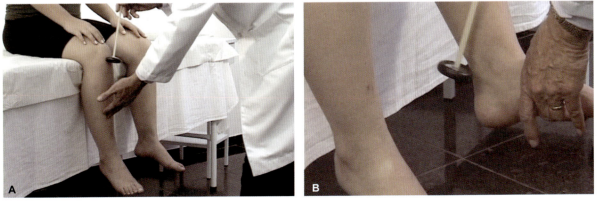

Figura 20.14 Exame dos reflexos profundos. **A.** Patelar. **B.** Aquileu.

Quadro 20.1 Reflexos miotáticos fásicos ou clônicos.						
Reflexo	Músculos	Centro medular	Sede do estímulo	Resposta	Nervo responsável
Aquileu	Tríceps sural	L5-S1	Tendão de Aquiles	Flexão do pé	N. ciático
Patelar	Quadríceps	L2-L4	Tendão rotuliano	Extensão da perna	N. ciático
Flexor dos dedos	Flexor dos dedos da mão	C7-C8-T1	Face palmar	Flexão dos dedos da mão	N. mediano
Supinador	Supinadores	C5-C6	Apófise estiloide do rádio ou um pouco acima, na extensão dos tendões	Flexão do antebraço e, às vezes, ligeira pronação e flexão dos dedos	N. ulnar
Pronador	Pronadores	C6-C7-C8-T1	Processo estiloide da ulna	Pronação da mão e antebraço	N. radial
Bicipital	Bíceps	C5-C6	Tendão distal do bíceps	Flexão do antebraço	N. musculocutâneo
Tricipital	Tríceps	C6-C7-C8	Tendão distal do tríceps	Extensão do antebraço	N. radial

Por essa razão, para se fazer o exame da sensibilidade com a máxima precisão, as seguintes recomendações devem ser obedecidas:

▶ O ambiente deve ser adequado (silencioso e com temperatura agradável)
▶ As roupas do paciente devem ser sumárias (havendo necessidade, deve ser despido)
▶ O paciente deve manter os olhos fechados durante o exame após explicações adequadas do que se irá fazer
▶ Tanto quanto possível, deve-se evitar sugestão quanto a sede e natureza do estímulo aplicado; por exemplo, não perguntar ao paciente se ele está sentindo ser tocado com algodão no pé direito quando isso estiver acontecendo
▶ O examinador deve inquirir, ao aplicar o estímulo, se o paciente está sentindo alguma coisa? O quê? Em que parte do corpo? Em seguida, comparar os estímulos em áreas homólogas e também em vários locais do mesmo segmento
▶ O tempo de exame não deve ser muito prolongado para não provocar desatenção e impaciência

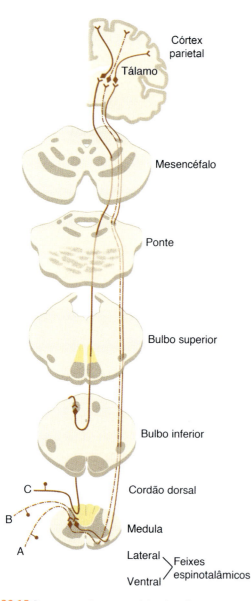

Figura 20.15 Representação esquemática das aferências sensitivas, exceto o segmento cefálico, mostrando: fibras que transmitem as impressões tátil grosseira ou protopática e de pressão (A), fibras para dor e temperatura (B) e fibras para as sensibilidades vibratória, cinético-postural e tátil epicrítica ou discriminativa (C).

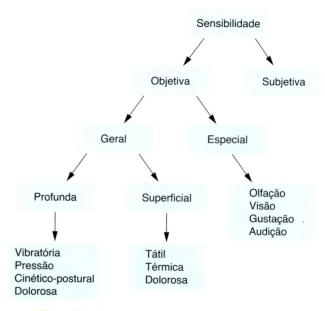

Figura 20.16 Classificação das formas de sensibilidade.

- O seguinte material deve ser utilizado: pedaço de algodão ou um pincel pequeno e macio, estilete rombo que provoque dor sem ferir o paciente, dois tubos de ensaio ou vidrinhos, um com água gelada e outro com água quente (a cerca de 45°), e diapasão de 128 vibrações por segundo.

Semiotécnica

O estudo da sensibilidade superficial e da sensibilidade profunda é feito da maneira apresentada na Figura 20.17.

Sensibilidade superficial. Para a sensibilidade tátil, utiliza-se um pedaço de algodão ou um pequeno pincel macio, os quais são roçados de leve em várias partes do corpo.

A sensibilidade térmica requer dois tubos de ensaio, um com água gelada e outro com água quente, com que se tocam pontos diversos do corpo, alternando-se os tubos.

A sensibilidade dolorosa é pesquisada com o estilete rombo, capaz de provocar dor sem ferir o paciente. A agulha hipodérmica é inadequada, sobretudo em mãos inábeis.

Sensibilidade profunda. A sensibilidade vibratória (palestesia) é pesquisada com o diapasão de 128 vibrações por segundo, colocado em saliências ósseas.

A sensibilidade à pressão (barestesia) é pesquisada mediante compressão digital ou manual em qualquer parte do corpo, especialmente de massas musculares.

A cinética postural ou artrocinética (batiestesia) é explorada deslocando-se suavemente qualquer segmento do corpo em várias direções (flexão, extensão). Em dado momento, fixa-se o segmento em uma determinada posição que deverá ser reconhecida pelo paciente. Para facilitar o exame, elegem-se algumas partes do corpo, como o hálux, o polegar, o pé ou a mão.

A sensibilidade dolorosa profunda é avaliada mediante compressão moderada de massas musculares e tendões. Normalmente, isso não desperta dor. Os pacientes com *tabes dorsalis* não sentem dor quando se faz compressão, mesmo forte, de órgãos habitualmente muito dolorosos, como é o caso dos testículos.

Estereognosia

Em seguida ao exame da sensibilidade, avalia-se a estereognosia, que significa capacidade de se reconhecer um objeto com a mão sem o auxílio da visão. É função tátil discriminativa ou epicrítica com componente proprioceptivo. Quando se perde esta função, diz-se *astereognosia* ou *agnosia tátil*, indicativa de lesão do lobo parietal contralateral.

A diminuição da sensibilidade tátil recebe o nome de *hipoestesia*; sua abolição, *anestesia*; e seu aumento, *hiperestesia*. Essas alterações dependem da lesão das vias das várias modalidades sensitivas. Quanto a dor, *hipoalgesia*, *analgesia* e *hiperalgesia*, respectivamente.

O resultado do exame, se for normal, deve ser registrado literalmente, discriminando-se cada tipo de sensibilidade; havendo alterações, o registro será feito em esquemas que mostram a

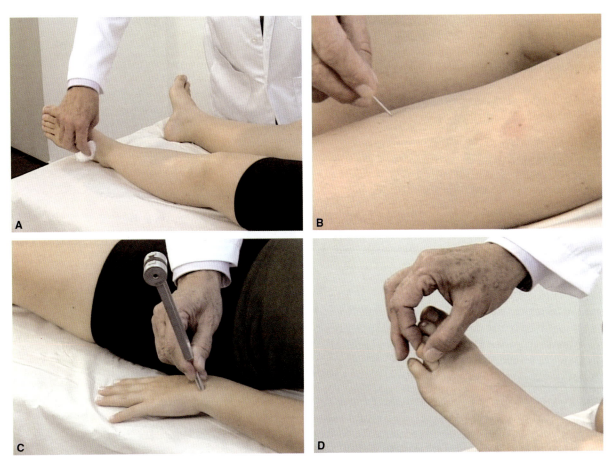

Figura 20.17 Exame de sensibilidade: tátil (A); dolorosa (B); vibratória (C); cinético-postural (D).

distribuição sensitiva corporal ou, então, discriminativamente, como exemplificado a seguir:

▸ Diminuição da sensibilidade tátil
▸ Abolição da sensibilidade vibratória
▸ Aumento da sensibilidade superficial dolorosa.

É fundamental acrescentar aos exemplos citados o grau e a localização das alterações.

Nervos cranianos

Os nervos cranianos são 12 e têm origem no tronco encefálico ou se dirigem para ele, com exceção dos dois primeiros – que, por sinal, não têm características morfológicas de nervo, e sim de tecido cerebral – e do ramo externo do XI, que se origina na medula cervical.

Nervo olfatório (I)

As impressões olfatórias são recolhidas pelos receptores da mucosa pituitária na cavidade nasal e conduzidas aos centros corticais da olfação situados nos hipocampos, após atravessarem os dois lobos frontais. Os centros corticais, por sua vez, intercomunicam-se pelas fibras associativas comissurais.

No exame da olfação, empregam-se substâncias com odores conhecidos: café, canela, cravo, tabaco, álcool etc.

O paciente, de olhos fechados, deve reconhecer o aroma que o examinador coloca diante de cada narina.

Afastadas as condições que impeçam o reconhecimento do odor (resfriado comum, atrofia da mucosa), as alterações deficitárias (*hiposmia* e *anosmia*) ganham maior significado clínico porque dependem de distúrbios neurológicos, como fratura do andar anterior da base do crânio e tumor da goteira olfatória.

De outra parte, existem alterações da olfação por lesões corticais que compreendem os seguintes tipos:

▸ Parosmia, que consiste na perversão do olfato
▸ Alucinações olfatórias
▸ Cacosmia, que é uma sensação olfatória desagradável na ausência de qualquer substância capaz de originar odor.

Estas manifestações, às vezes referidas durante a anamnese, devem ser levadas em consideração, pois podem representar verdadeiras crises epilépticas, por lesão do úncus hipocampal. São chamadas crises epilépticas uncinadas.

Nervo óptico (II)

As imagens são recolhidas na retina por meio dos cones e bastonetes e conduzidas ao centro da visão no lobo occipital, atravessando o nervo, o quiasma e o trato óptico, o corpo geniculado lateral e as radiações ópticas.

O nervo óptico é examinado da seguinte maneira:

▸ **Acuidade visual**: pede-se ao paciente para dizer o que vê na sala de exame (na parede, na mesa) ou para ler algo. Examina-se cada olho separadamente. Havendo diminuição da acuidade, fala-se em *ambliopia*; quando abolida, constitui a *amaurose*. Ambas podem ser uni ou bilaterais e costumam ser causadas por neurite retrobulbar, tumores e hipertensão intracraniana. No idoso, a acuidade visual e a sensibilidade ao contraste de cores diminuem, em parte, em razão da opacificação do cristalino e do humor vítreo. O cristalino também se torna mais rígido, diminuindo a sua acomodação. Tais fatores pré-retinianos, além de alterações na própria retina, levam à presbiopia

▸ **Campo visual**: sentado, o paciente fixa um ponto na face do examinador, postado à sua frente. O examinador coloca suas mãos na periferia do seu campo visual e as move enquanto pergunta ao paciente se ele está vendo os movimentos. Essa conduta deve ser realizada em cada olho separadamente e, depois, com os dois olhos abertos simultaneamente. Esse procedimento se denomina avaliação do campo visual ou campimetria. As alterações campimétricas causadas por tumores, infecções e desmielinização são anotadas em relação ao campo visual, e não à retina. Assim, hemianopsia homônima direita significa perda da metade direita de ambos os campos visuais. Esta e outras alterações podem ser mais bem observadas na Figura 20.18

▸ **Fundoscopia**: com o oftalmoscópio, o fundo de olho torna-se perfeitamente visível. O neurologista não pode prescindir deste exame, que constitui verdadeira biopsia incruenta. Podem ser reconhecidos o tecido nervoso (retina e papila óptica) e os vasos (artérias, veias e capilares), que evidenciam fielmente o que

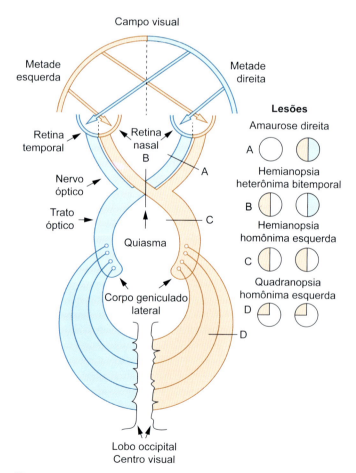

Figura 20.18 Representação esquemática das vias ópticas e as consequências das lesões mais frequentes.

se passa com as estruturas análogas na cavidade craniana. Entre as alterações que podem ser encontradas destacam-se a palidez da papila, que significa atrofia do nervo óptico, o edema uni ou bilateral da papila, que traduz hipertensão intracraniana, e as modificações das arteríolas que surgem na hipertensão arterial (Figura 20.19).

Nervo oculomotor (III), nervo troclear (IV) e nervo abducente (VI)

Estes três nervos são examinados em conjunto, pois inervam os vários músculos que têm por função a motilidade dos globos oculares. Tais músculos compreendem o reto medial, o reto superior, o reto inferior, o oblíquo inferior (inervados pelo oculomotor), o oblíquo superior (inervado pelo troclear) e o reto lateral (inervado pelo abducente).

O nervo III inerva também a musculatura elevadora da pálpebra.

A investigação semiológica destes nervos pode ser sistematizada como descrito a seguir.

Motilidade extrínseca. A posição do globo ocular é dada pelo funcionamento harmônico dos vários músculos. Havendo predomínio de um deles (por paresia ou paralisia de seu antagonista), ocorre o que se chama estrabismo (desvio do olho de seu eixo normal), que pode ser horizontal (convergente ou divergente) ou vertical (superior ou inferior), na dependência de o desvio ser em uma ou noutra direção. Na presença de estrabismo, pelo menos na fase inicial, o paciente reclama de visão em duplicata ou *diplopia* (Figuras 20.20 e 20.21).

O exame se faz em cada olho separadamente, e, depois, simultaneamente, da seguinte maneira: com a cabeça imóvel, o paciente é solicitado pelo examinador que desloque os olhos nos sentidos horizontal e vertical. No exame simultâneo, acrescenta-se a prova da convergência ocular, que se faz aproximando gradativamente um objeto dos olhos do paciente.

A Figura 20.22 mostra o esquema da paralisia da musculatura extrínseca dos olhos.

As causas mais frequentes de lesões dos nervos oculomotores são os traumatismos, diabetes melito, aneurisma intracraniano, hipertensão intracraniana e tumores da região selar.

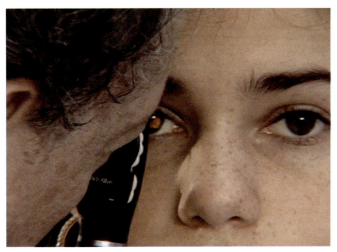

Figura 20.19 Exame do fundo do olho.

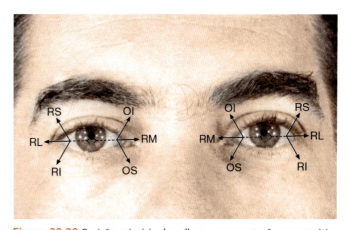

Figura 20.20 Posição primária dos olhos e representação esquemática da ação dos músculos oculares extrínsecos (RM: reto medial; RL: reto lateral; RS: reto superior; RI: reto inferior; OI: oblíquo inferior; OS: oblíquo superior). Para a execução dos movimentos horizontais, entram em ação os retos medial e lateral (movimentação primária); para os movimentos verticais, inferiores ou superiores, acionam-se os retos superior e inferior e os oblíquos superior e inferior.

Motilidade intrínseca. O exame da pupila é feito em seguida ao estudo da motilidade extrínseca dos globos oculares.

A íris é formada por fibras musculares lisas e contém uma camada externa, radiada, inervada pelo simpático cervical, e uma camada interna, circular, que recebe a inervação parassimpática. Esta tem origem no mesencéfalo, no núcleo de Edinger-Westphal, e suas raízes alcançam o olho por intermédio do III nervo, que constitui a sua via eferente. A via aferente corresponde às fibras pupilomotoras que se originam na retina e transitam na intimidade do nervo óptico.

Ocorre uma restrição na amplitude dos movimentos oculares extrínsecos, especialmente em idades avançadas. Isso, combinado com uma diminuição de acuidade visual e limitação da mobilidade cervical, pode fazer com que idosos apresentem capacidade reduzida para visualizar sinalizações em locais altos ou no chão.

A pupila é normalmente circular, bem centrada e tem diâmetro de 2 a 4 mm. Ressalte-se que o diâmetro pupilar é o resultado do funcionamento equilibrado entre os dois sistemas autônomos – simpático e parassimpático.

A irregularidade do contorno pupilar é chamada *discoria*; quando o diâmetro se acha aumentado, fala-se em *midríase*; o contrário, *miose*; a igualdade de diâmetro denomina-se *isocoria*; e a desigualdade, *anisocoria* (Figura 20.23).

Dinamicamente, a pupila é examinada por meio de um feixe luminoso (lanterna de bolso) e pela convergência ocular. Em ambiente de pouca luminosidade, o paciente deve olhar para um ponto mais distante. O examinador incide o feixe de luz em uma pupila e observa a resposta nos dois lados. Chama-se *reflexo fotomotor direto* a contração da pupila na qual se fez o estímulo, e de *reflexo fotomotor consensual* a contração da pupila oposta. Em seguida, aproxima-se dos olhos um objeto e as pupilas se contrairão normalmente – é o *reflexo da acomodação* (Figura 20.24).

Os reflexos podem estar normais, diminuídos ou abolidos. A abolição pode abranger todos os reflexos ou ser dissociada.

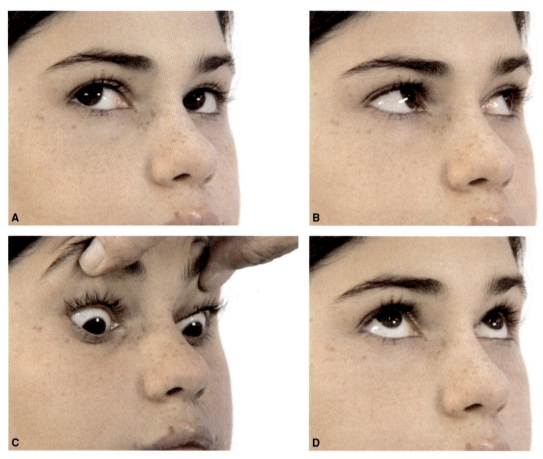

Figura 20.21 A a D. Exame da motilidade ocular.

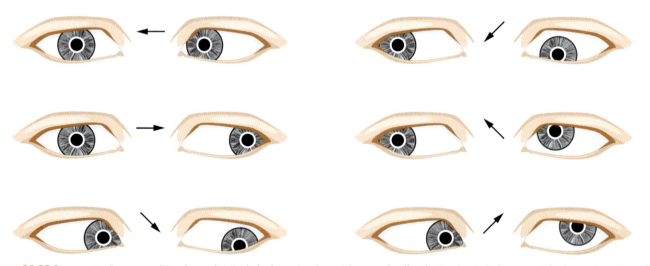

Figura 20.22 Representação esquemática da paralisia isolada dos músculos extrínsecos do olho direito. A seta indica o sentido do movimento ocular, partindo da posição primária dos olhos.

Assim, na lesão unilateral do oculomotor, a pupila entra em midríase homolateral (predomínio do simpático) e não responde a estímulo algum – é chamada midríase paralítica. A pupila oposta permanece normal. Na lesão bilateral da via aferente (fibras pupilomotoras que estão juntas com o nervo óptico), os reflexos fotomotor direto ou consensual estão abolidos, enquanto o reflexo de acomodação está preservado. Outro exemplo é representado pela lesão da via aferente do lado direito: aplicando-se o estímulo à direita, os reflexos direto e consensual estarão abolidos; se o estímulo for aplicado à esquerda, ambos os reflexos estarão normais; o reflexo de acomodação está preservado.

Existem duas alterações pupilares, classicamente conhecidas, que são o sinal de Argyll-Robertson e a síndrome de Claude Bernard-Horner.

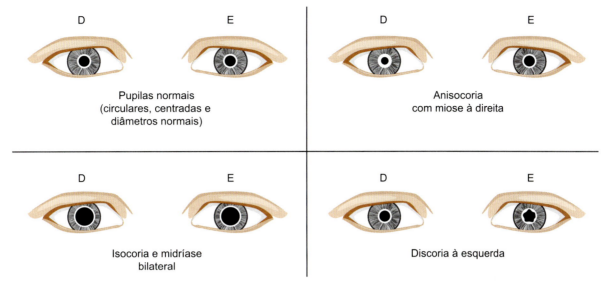

Figura 20.23 Forma das pupilas.

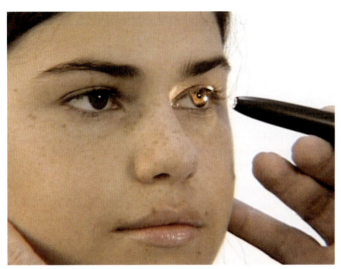

Figura 20.24 Pesquisa do reflexo fotomotor.

O *sinal de Argyll-Robertson* consiste basicamente em miose bilateral, abolição do reflexo fotomotor e presença do reflexo de acomodação. Foi tido por muito tempo como patognomônico da sífilis nervosa. Na verdade, sabe-se, atualmente, que ele pode depender de várias outras causas. A lesão responsável pelo sinal de Argyll-Robertson situa-se na região periaquedutal, no mesencéfalo.

A *síndrome de Claude Bernard-Horner* é caracterizada por miose, enoftalmia e diminuição da fenda palpebral. Decorre de lesão do simpático cervical (traumatismo, tumor do ápice pulmonar, pós-cirurgia cervical).

As pupilas tornam-se progressivamente menores com a idade e são menos reativas à luz e à acomodação, diminuindo a quantidade de luz que alcança a retina.

Nervo trigêmeo (V)

O trigêmeo é nervo misto, sendo constituído pelas raízes motora e sensitivas.

Raiz motora. É representada pelo nervo mastigador, que inerva os músculos destinados à mastigação (temporal, masseter e pterigóideos).

Avalia-se a lesão unilateral da raiz motora pela observação dos seguintes aspectos:

- Atrofia das regiões temporais e masseterinas
- Desvio da mandíbula para o lado da lesão com a abertura da boca
- Debilidade do lado paralisado ao trincar os dentes
- Dificuldade do movimento de lateralização da mandíbula.

Raízes sensitivas. Compreendem os nervos oftálmico, maxilar e mandibular, cuja distribuição na face se observa na Figura 20.25.

As raízes sensitivas responsabilizam-se pela sensibilidade geral da metade anterior do segmento cefálico.

O exame dessas raízes é semelhante ao da sensibilidade superficial, estudada anteriormente (Figura 20.26), cabendo apenas acrescentar a pesquisa da sensibilidade corneana, feita com uma mecha de algodão que toca suavemente a região entre a esclerótica e a córnea. O paciente deve estar com os olhos virados para o lado oposto, a fim de perceber o menos possível a prova. Resposta normal é a contração do orbicular das pálpebras; daí a denominação de *reflexo corneopalpebral*.

As alterações do trigêmeo podem ser consequência de herpes-zóster, traumatismo e tumores.

Comprometida a raiz sensitiva, o paciente irá referir dor, limitada à área correspondente à sua distribuição. Em tais casos, utiliza-se a designação de *neuralgia do trigêmeo* ou de trigeminalgia. Cumpre diferenciar a trigeminalgia secundária da trigeminalgia essencial ou idiopática. Entre as características que as diferenciam sobressai-se o fato de que na essencial não se encontram alterações objetivas deficitárias de sensibilidade da face, enquanto na secundária tais alterações estão presentes.

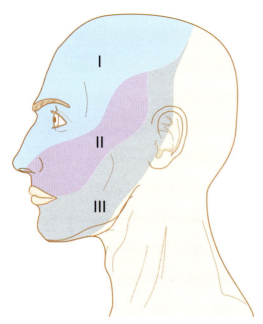

Figura 20.25 Representação esquemática da distribuição sensorial do nervo trigêmeo. Ramos do oftálmico (*I*), maxilar (*II*) e mandibular (*III*).

Nervo facial (VII)

Do ponto de vista semiológico, interessa a parte motora do nervo facial, que se divide anatomoclinicamente em dois ramos – temporofacial e cervicofacial –, os quais se distribuem para a musculatura da mímica facial.

Para se fazer o exame do nervo facial, solicita-se ao paciente que enrugue a testa, franza os supercílios, cerre as pálpebras, mostre os dentes, abra a boca, assobie, infle a boca e contraia o platisma ou músculo cutilar do pescoço (Figura 20.27).

Na paralisia unilateral, observam-se lagoftalmia (o olho permanece sempre aberto), ausência do ato de piscar, epífora (lacrimejamento), desvio da boca para o lado normal – sobretudo quando se pede ao paciente que mostre os dentes ou abra amplamente a boca –, incapacidade para contrair o platisma, para assobiar e para manter a boca inflada.

A paralisia da face se chama *prosopoplegia* e, quando bilateral, sugere-se diplegia facial.

Cerca de 80% dessas paralisias são chamadas *a frigore*, e têm caráter benigno. Admite-se, atualmente, que as paralisias *a frigore* sejam provocadas por infecções virais que se acompanham de reação edematosa do nervo. Outras causas incluem o diabetes melito, os tumores, a otite média, os traumatismos, o herpes-zóster e a hanseníase. Na hanseníase, a paralisia pode ser incompleta do tipo ramuscular, isto é, apenas ramos terminais são lesionados.

A distinção entre a paralisia por lesão do nervo facial (paralisia infranuclear ou periférica) e a por lesão da via corticonuclear ou feixe geniculado (paralisia central ou supranuclear) tem importância prática. No tipo periférico, toda a hemiface homolateral é acometida, enquanto, na central, somente a metade inferior da face contralateral se mostra alterada. Este último tipo ocorre com frequência nos acidentes vasculares e nos tumores cerebrais. A Figura 20.28 ilustra tipos de paralisia da face.

Resta fazer algumas considerações sobre o *nervo intermédio* ou *nervo intermediário de Wrisberg*, que tem curto trajeto junto ao nervo facial. Por um de seus ramos principais (corda do tímpano), o nervo intermédio recolhe as impressões gustativas dos dois terços anteriores da língua.

Às vezes, na vigência de paralisia facial periférica, é possível caracterizar alguma anormalidade da gustação, seja por informação do paciente, seja mediante exame deste sensório. Para tal, empregam-se soluções saturadas com os sabores doce, amargo, salgado e ácido, as quais são colocadas na língua para serem identificadas pelo paciente. Não se deve esquecer de que, entre uma e outra prova, a boca deve ser lavada convenientemente.

Nervo vestibulococlear (VII)

Este nervo é constituído por duas raízes: a coclear, incumbida da audição, e a vestibular, responsável pelo equilíbrio. O nervo VIII é objeto de investigação da neuro-otologia, a quem compete seu exame, por requerer aparelhagem especializada. No exame neurológico de rotina faz-se apenas uma exploração mais ou menos simplificada das duas raízes deste nervo.

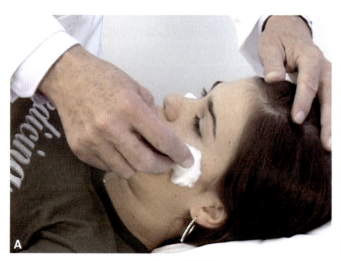
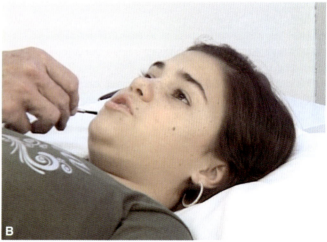

Figura 20.26 Pesquisa da sensibilidade tátil na face. **A.** Com algodão. **B.** Com pincel.

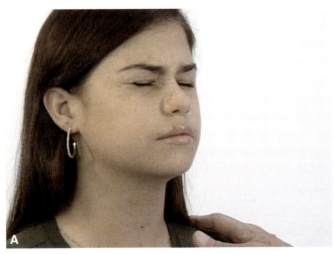 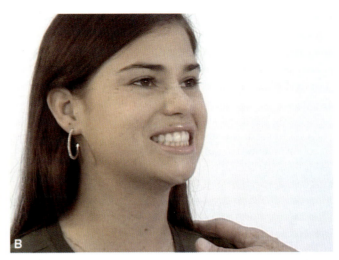

Figura 20.27 Exame dos nervos faciais. **A.** Fechar os olhos. **B.** Mostrar os dentes.

Raiz coclear. A raiz coclear é avaliada por meio dos seguintes dados e manobras:

- Diminuição gradativa da intensidade da voz natural
- Voz cochichada
- Atrito suave das polpas digitais próximo ao ouvido
- Audiometria
- Prova de Rinne, que consiste em aplicar o diapasão na região mastoide. Quando o paciente deixa de ouvir a vibração, coloca-se o aparelho próximo ao conduto auditivo. Em condições normais, o paciente acusa a percepção do som (Rinne positivo). Transmissão óssea mais prolongada que a aérea (Rinne negativo) significa deficiência auditiva de condução nervosa
  - As alterações auditivas são representadas por sintomas deficitários (hipoacusia) ou de estimulação (zumbido, hiperacusia e alucinações). Afastadas as causas de diminuição ou abolição da acuidade por transmissão aérea (tamponamento por cerume, otosclerose), as causas mais comuns de lesão da raiz coclear são a rubéola, o neurinoma, a fratura do rochedo, a intoxicação medicamentosa e a síndrome de Ménière
  - Já os sintomas irritativos (zumbidos) podem estar ou não associados a déficit de audição, ou depender de focos epilépticos corticais (alucinações) ou, ainda, acompanhar a paralisia facial periférica (hiperacusia).

Raiz vestibular. O acometimento da raiz vestibular é reconhecível pela anamnese quando as queixas do paciente incluem vertigens, náuseas, vômitos e desequilíbrio. A vertigem corresponde a uma incômoda e ilusória sensação de deslocamento do corpo ou dos objetos, geralmente no sentido giratório, sem alteração de consciência.

A investigação da raiz vestibular compreende o reconhecimento de nistagmo, desvio lateral durante a marcha, desvio postural, sinal de Romberg e provas calórica e rotatória vestibulares.

O nistagmo consiste em movimentos oculares ritmados, com dois componentes: um rápido e outro lento. Pode ser espontâneo ou provocado (olhar extremo) e compreende os tipos horizontal, vertical, rotatório e misto.

Quando há desvio postural durante a marcha, observa-se lateropulsão para o lado da lesão. Estando o paciente de pé ou sentado com os olhos fechados, os membros superiores estendidos para frente e elevados em ângulo reto com o corpo, os braços desviam-se para o lado do labirinto lesionado, e o corpo tende a pender para este mesmo lado.

Sinal de Romberg positivo, com desequilíbrio do corpo para o lado lesionado.

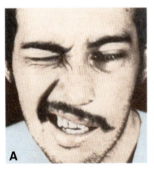 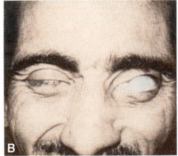

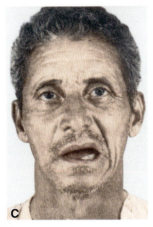 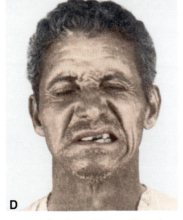

Figura 20.28 Paralisia facial. **A.** Paralisia facial periférica unilateral esquerda. **B.** Bilateral por lesão ramuscular assimétrica, podendo-se observar o desvio da comissura e lagoftalmia. **C** e **D.** Paralisia da hemiface direita, restrita à metade inferior, componente da hemiplegia desse lado; não há lagoftalmia, configurando a paralisia facial do tipo central ou supranuclear.

Provas calórica e rotatória. Estas provas são realizadas em gabinete de neuro-otologia, pois requerem equipamento especializado. Pelo estímulo dos labirintos com água quente e fria (prova calórica) e uma cadeira giratória (prova rotatória), é possível diagnosticar comprometimento deste nervo e de suas vias.

As causas de lesões da raiz vestibular são as mesmas que atingem a coclear. Em algumas situações clínicas, ambos os ramos são comprometidos simultaneamente, como no caso da clássica síndrome de Ménière, que consiste em crises de zumbidos, vertigens, desequilíbrio, náuseas e vômitos, além de gradativa hipoacusia que se agrava a cada novo episódio.

Em idosos, a presbiacusia é produzida, principalmente, pela degeneração das células no órgão de Corti. A elevação progressiva do limiar auditivo, especialmente para altas frequências, produz um declínio na discriminação da fala, em razão da dificuldade de reconhecimento de muitas consoantes.

Nervo glossofaríngeo (IX) e nervo vago (X)

Pelas estreitas ligações quanto à origem, ao trajeto e à distribuição, estes nervos são examinados em conjunto. Algumas funções estão imbricadas entre si, outras, porém, correspondem a um ou a outro nervo especificamente. O exame do nervo X inclui o ramo interno do XI, que é motor, tem origem bulbar e se une em curto trajeto ao nervo vago.

A lesão unilateral do glossofaríngeo pode exteriorizar-se por distúrbios da gustação do terço posterior da língua (hipogeusia e ageusia), porém este exame não é habitualmente realizado. Pode aparecer disfagia. Mais raramente ocorre dor, em tudo semelhante à trigeminalgia, exceto quanto à sede, que é na fossa amigdaliana.

Na lesão unilateral dos nervos IX e X, observam-se desvio do véu palatino para o lado normal (não lesionado), quando o paciente pronuncia as vogais "a" ou "e", desvio da parede posterior da faringe para o lado normal (sinal da cortina) por meio de cuidadosa estimulação, disfagia com regurgitação de líquidos pelo nariz e diminuição ou abolição do reflexo velopalatino.

A lesão isolada do X nervo e que envolve apenas o ramo laríngeo determina disfonia. A porção autonômica (nervo vago) não é examinada de rotina.

As causas mais frequentes de lesão dos nervos IX e X, ou de seus ramos, são: neuropatia diftérica, tumor do mediastino, esclerose lateral amiotrófica, siringobulbia e traumatismo.

Nervo acessório (XI)

Essencialmente motor, interessa aqui o exame do ramo externo, de origem medular cervical, de trajeto ascendente, penetrando na cavidade craniana pelo forame occipital e dela saindo pelo forame jugular, juntamente com os nervos IX e X. Inerva os músculos esternocleidomastóideos e a porção superior do trapézio.

A lesão do acessório tem como consequência atrofia desses músculos, deficiência na elevação do ombro (trapézio) e na rotação da cabeça para o lado oposto (esternocleidomastóideo) do músculo comprometido.

Nervo hipoglosso (XII)

É um nervo exclusivamente motor. Origina-se no bulbo e se dirige para os músculos da língua.

Investiga-se o hipoglosso pela inspeção da língua que deve ser movimentada para todos os lados, no interior da boca ou exteriorizada, forçando-a de encontro à bochecha e, por fim, palpando-a, para avaliação de sua consistência (Figura 20.29).

Nas lesões unilaterais do hipoglosso observam-se atrofia e fasciculação na metade comprometida. Ao ser exteriorizada, a ponta da língua se desvia para o lado da lesão; às vezes, ocorre disartria para as consoantes linguais.

Nas lesões bilaterais, as manifestações compreendem atrofia, fasciculação, paralisia, acentuada disartria e dificuldade para mastigar e deglutir (a língua auxilia esses atos).

As causas da lesão do hipoglosso são praticamente as mesmas já assinaladas para os nervos IX, X e XI.

Nervos periféricos

Pelo menos quatro nervos devem ser examinados em seus trajetos periféricos pelo método palpatório:

- Nervo cubital, ao nível do cotovelo, na epitróclea
- Nervo radial na goteira de torção no terço inferior da face externa do braço

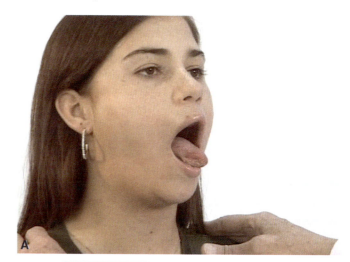
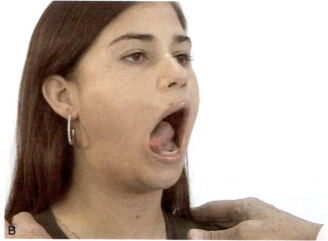

Figura 20.29 Exame do nervo hipoglosso. **A.** Protrusão da língua. **B.** Movimento lateral da língua.

- Nervo fibular na parte posterior e inferior da cabeça da fíbula
- Nervo auricular na face lateral da região cervical.

A importância prática desse exame reside no fato de que algumas doenças (hanseníase, neurite intersticial hipertrófica) acometem seletivamente os nervos periféricos, espessando-os.

FALA E LINGUAGEM

Esse assunto é abordado nos itens correspondentes à fala e à linguagem dos Capítulos 6 e 10 (*Sinais e Sintomas* e *Exame Físico Geral*).

AVALIAÇÃO DO NÍVEL DE CONSCIÊNCIA

A *escala de Glasgow* deve fazer parte do exame neurológico nos pacientes com alteração do nível de consciência (Quadro 20.2).

MINIEXAME DO ESTADO MENTAL – MEEM (*MINIMENTAL STATE*)

A avaliação do estado mental é uma importante parte do exame neurológico, só que ela é feita com características próprias, procurando-se analisar especificamente os elementos clínicos que mais se correlacionam com as enfermidades neurológicas. Não se trata, portanto, de exame psiquiátrico, mas, sim, de uma avaliação mais restrita, que abrange apenas a *orientação temporoespacial*, *memória*, *linguagem* e *função visuoespacial* (ver Capítulo 7, *Exame Psíquico e Avaliação das Condições Emocionais*).

O MEEM é uma escala que permite graduar a demência e avaliá-la evolutivamente nas consultas subsequentes (Quadro 20.3). Não é um teste neurológico, para avaliar as funções corticais superiores; no entanto, pode servir como um teste de triagem. Assim, se o paciente não apresentar um bom desempenho em determinado item do MEEM, embora o escore total esteja dentro da normalidade, deve-se investigar melhor, aprofundando o exame daquela função com testes neurológicos específicos apresentados a seguir.

Orientação. Pergunta-se ao paciente o *ano*, o *mês*, o *dia do mês*, da *semana* e a *hora* aproximada. Resposta certa de cada item vale 1 ponto, perfazendo um máximo de 5 pontos. Em seguida, pergunta-se o nome do *estado*, da *cidade*, número do *andar* ou *setor*, *endereço* (como chegou ao local do exame) e o *nome* do local onde se encontra, perfazendo, também, se todas as respostas forem corretas, um total de 5 pontos.

Retenção de dados. O médico diz ao paciente o nome de três objetos comuns (relógio, óculos e livro, por exemplo), para que ele repita, logo após, valendo 1 ponto para cada objeto lembrado, no total de 3 pontos.

Atenção e cálculo. Solicita-se ao paciente diminuir "7" de "100", por cinco vezes subsequentes (100 – 7 = 93; 93 – 7 = 86; e assim por diante); cada resposta vale 1 ponto, no total de 5. Caso o paciente não compreenda o teste, pede-se, de modo alternativo, que soletre a palavra *mundo* na ordem inversa (1 ponto para cada letra na ordem correta).

Memória. Pede-se ao paciente que repita o nome dos objetos nomeados no teste de retenção, valendo 1 ponto para cada objeto lembrado, podendo perfazer 3 pontos no máximo.

Linguagem. A linguagem é analisada nas seguintes etapas:

- Pede-se ao paciente para dar os nomes de dois objetos apresentados a ele (caneta e relógio, por exemplo), valendo 1 ponto para cada resposta correta
- Solicita-se ao paciente que repita uma frase ou um conjunto de palavras (nem aqui, nem ali, nem lá), valendo 1 ponto se repetir corretamente
- Prova dos três comandos: pede-se ao paciente que obedeça a ordem: "Pegue o papel com a sua mão direita, dobre-o ao meio e coloque-o sobre a mesa"
- Apresenta-se ao paciente um papel em que está escrito "feche os olhos", e ele terá de ler só para si e executar o que está escrito, valendo 1 ponto
- Pede-se ao paciente que escreva uma frase de sua própria iniciativa, valendo 1 ponto.

Função visuoespacial. Solicita-se ao paciente que copie um desenho (dois pentágonos que se interceptam), valendo 1 ponto.

Somando-se todos os itens, pode-se obter um total de 30 pontos.
Diversos fatores podem influenciar nos resultados do MEEM, tais como idade, nível socioeconômico, escolaridade. No Quadro 20.4, apresentamos diferentes níveis de corte, dependendo do nível de instrução do paciente.

PRINCIPAIS SÍNDROMES NEUROLÓGICAS

As principais síndromes neurológicas são a de hipertensão intracraniana, a do I neurônio motor ou piramidal, a do II neurônio motor, a hemiplégica, a cerebelar, a radiculocordonal posterior, a de hemissecção transversa lateral da medula, a meníngea e a de compressão medular.

Hipertensão intracraniana

A caixa craniana, inextensível em virtude de sua estrutura óssea, abriga no seu interior o encéfalo, as meninges, o sangue dentro das artérias, das veias e seios venosos e capilares e o liquor.

A pressão intracraniana é avaliada de várias maneiras. A mais simples é pela punção lombar com o paciente em decúbito lateral. A pressão normal é de 10 a 20 cmH$_2$O. Na maioria dos pacientes está em torno de 15 cmH$_2$O.

Quadro 20.2 — Escala de coma de Glasgow.

Abertura ocular ( ):
- Espontânea (4)
- Ao comando verbal (3)
- À dor (2)
- Não abre (1)

Melhor resposta verbal ( ):
- Orientada (5)
- Frases (4)
- Palavras (3)
- Sons (2)
- Não emite som (1)

Melhor resposta motora ( ):
- Ordens verbais (6)
- Localiza dor (5)
- Reage a estímulo doloroso com flexão (4)
- Reage a estímulo doloroso com flexão patológica (3)
- Reage a estímulo doloroso com extensão (2)
- Não reage (1)

Total: de 3 a 15. Sempre usar a melhor resposta e do melhor lado.

Quadro 20.3 Avaliação do estado mental (MEEM).

Nome _____ Idade _____
Escolaridade (em anos) _____
Data ___/___/___

		Máximo normal	Pontos obtidos pelo paciente
Orientação	Ano, mês, dia do mês e da semana, hora aproximada	5	
	Nome do país, do estado, cidade, andar/setor, local em que se encontra	5	
Retenção de dados	Repetir os nomes de 3 objetos	3	
Atenção e cálculo	Diminuir 7 de 100, cinco vezes seguidas, ou soletrar a palavra *mundo* na ordem inversa	5	
Memória	Repetir os nomes dos 3 objetos já referidos	3	
Linguagem	Nomear caneta e relógio	2	
	Repetir nem aqui, nem ali, nem lá	1	
	Prova dos 3 comandos	3	
	Ler e executar "Feche os olhos"	1	
	Escrever uma frase	1	
Função visuoespacial	Copiar um desenho	1	
Total		30	

Adaptado de Folstein, 1975.

Entre conteúdo e continente existe perfeito e constante equilíbrio, que pode ser rompido, transitória ou definitivamente, na dependência de vários fatores, destacando-se os seguintes: aumento da massa cerebral, encefalopatia hipertensiva, bloqueio do fluxo venoso, bloqueio na circulação do liquor, bloqueio na reabsorção do liquor, presença de sangue extravasado, seja na intimidade do parênquima nervoso, seja no espaço subaracnóideo ou nos demais espaços.

As causas mais comuns de hipertensão intracraniana são: tumores (incluindo abscesso), meningite, hemorragia (cerebral ou subaracnóidea), traumatismo (com ou sem hematoma), edema cerebral, intoxicações exógenas, trombose venosa cerebral, hipertensão arterial maligna, estenose congênita do aqueduto silviano, neurocisticercose, uso de medicamentos em crianças (tetraciclinas, vitamina A, ácido nalidíxico) e hipertensão intracraniana benigna (pseudotumor cerebral).

A síndrome de hipertensão intracraniana pode exteriorizar-se de modo agudo ou lento, dependendo da etiologia. A seguir estão relacionados e sucintamente descritos os sinais e sintomas da hipertensão intracraniana de instalação lenta e gradual.

Cefaleia. Ocasional, moderada e localizada na fase inicial, passando a constante, intensa e global com o evolver do quadro clínico. É um sintoma praticamente constante e decorre da compressão ou tração das estruturas intracranianas sensíveis, como as leptomeninges, as artérias, as veias calibrosas e os seios venosos.

Vômitos. Bastante frequentes, ocorrem habitualmente depois de transcorrido algum tempo da doença. Predominam pela manhã, quando o paciente passa da posição deitada para a sentada ou de pé. Não têm relação com a alimentação. Costumam ser denominados de "vômitos cerebrais" ou, impropriamente, "vômitos em jato". Distinguem-se dos vômitos de origem digestiva por não apresentarem um período nauseoso que os anteceda. Os "vômitos cerebrais" dependem de irritação dos centros eméticos bulbares.

Quadro 20.4 Valores de corte do MEEM, de acordo com a escolaridade (em anos).

Escolaridade	Valor de corte mínimo considerado normal
Analfabetos	14
4 anos	18
4 a 7 anos	20
Ensino fundamental completo (8 anos)	21
Ensino médio completo (11 anos)	23
Ensino superior completo	26

Vertigens. Não muito frequentes, surgem habitualmente pela movimentação abrupta da cabeça. São mais comuns nas neoplasias da fossa posterior.

Edema da papila. Frequente, mas não obrigatório, em especial nas fases iniciais. Excepcionalmente é unilateral. Pode ser assimétrico; às vezes, alcança grande intensidade, sem prejuízo para a acuidade visual, no seu início. Contudo, sua evolução pode propiciar o surgimento de atrofia do nervo óptico, levando à amaurose definitiva.

A hipertensão intracraniana, ao impedir o fluxo normal do sangue nas veias retinianas, determina além do edema da papila uma série de eventos reconhecidos à fundoscopia, ou seja, desaparecimento do pulso venoso, turgência venosa, estase papilar, focos hemorrágicos e atrofia papilar pós-edema.

Convulsão. Pouco frequente, ocorre mais em crianças e quando a hipertensão evolui de modo rápido. Quase sempre é generalizada. Quando focal, pode significar que o agente causal situa-se na área cerebral correspondente.

Paralisia de nervos cranianos. Na imensa maioria dos casos, o VI nervo é comprometido. Pode ser uni ou bilateral, e as manifestações que denunciam seu comprometimento são o estrabismo convergente e a diplopia. A paralisia do nervo abducente não indica o local da lesão e é explicada pelo seu longo trajeto e sua disposição anatômica na base do crânio (ou é comprimido de encontro às paredes ósseas ou, então, é tracionado para baixo pela artéria cerebelar anterior, que o enlaça).

Distúrbios psíquicos. Mais comuns nas fases avançadas, caracterizam-se por irritabilidade, desinteresse, raciocínio lento, indiferença, confusão, desatenção, falta de iniciativa; ou seja, um conjunto de alterações que traduzem embotamento global das funções mentais.

Distúrbios autonômicos. Na hipertensão intracraniana aguda observam-se com frequência bradicardia e hipertensão arterial (reflexo de Cushing). A respiração pode mostrar-se alterada, tanto na frequência (taquipneia) quanto no ritmo (respiração de Cheyne-Stokes ou de Biot), ou com períodos irregulares de apneia.

Macrocrania. Ocorre apenas em crianças novas, antes de as suturas cranianas se consolidarem em definitivo. Um elemento simples de grande significado é a presença de abaulamento da fontanela anterior, quando aberta.

Síndrome do I neurônio motor ou síndrome piramidal

A síndrome piramidal é um conjunto de sinais e sintomas decorrentes da interrupção, anatômica ou funcional, da via corticoespinal. Esta via tem origem nas células do córtex motor pré-rolândico e os seus axônios terminam em sinapse com os neurônios situados em núcleos dos nervos cranianos no tronco encefálico e na coluna ventral da medula.

A síndrome compreende os seguintes sintomas:

- **Sintomas deficitários ou negativos:**
    - Perda ou diminuição da motricidade (paresia ou plegia), que atinge globalmente um ou mais membros, sobretudo a musculatura antigravitária
    - Diminuição ou abolição dos reflexos cutâneo-abdominais, que pode ser definitiva ou transitória
    - Atrofia muscular, habitualmente moderada, atingindo globalmente o segmento paralisado. Cumpre ressaltar que a atrofia só aparece após decorrido muito tempo e é consequência do desuso da musculatura ou, segundo alguns, é causada por um mecanismo transináptico
- **Sintomas de liberação ou positivos:**
    - Sincinesias, que correspondem a movimentos associados anormais e se evidenciam nos membros deficitários quando o paciente executa determinado movimento (p. ex., a mão do lado hemiplégico se contrai quando o paciente fecha fortemente a mão do lado normal)
    - Sinal de Babinski, que é constituído pela extensão do hálux ao estímulo cutaneoplantar
    - Exagero do reflexo de automatismo ou de defesa, representado pela tríplice flexão do membro inferior ao estímulo nociceptivo
    - Hiper-reflexia profunda, às vezes policinesia (mais de uma resposta a um único estímulo) e/ou sinreflexia (resposta ao estímulo também do lado oposto)
    - Espasticidade.

Convém ressaltar que nas lesões agudas da via piramidal é comum a verificação de paralisia, hipotonia e arreflexia. Após um período variável, que vai de dias ou semanas a alguns poucos meses, a paralisia regride parcialmente, enquanto o tônus e os reflexos profundos se tornam aumentados, ou seja, vão surgindo sintomas de liberação.

As causas mais importantes da síndrome piramidal são os acidentes vasculares cerebrais (Figura 20.30), os tumores, as

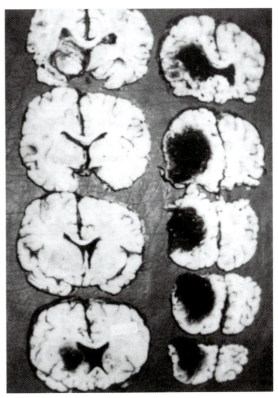

Figura 20.30 Corte sagital do cérebro em um caso de acidente vascular cerebral hemorrágico que resultou em hemiplegia contralateral.

doenças desmielinizantes (esclerose múltipla), os processos degenerativos (esclerose lateral amiotrófica), os traumatismos e as infecções.

Síndrome do II neurônio motor

Nas lesões do II neurônio motor (corpo celular ou axônio), os impulsos motores que partem do centro não chegam à periferia. Em consequência, todos os atos motores (voluntários, automáticos e reflexos) são abolidos, ocorrendo os seguintes sintomas e sinais:

- **Paresia ou paralisia:** frequentemente segmentar, assimétrica, interessando o grupamento muscular inervado pelos neurônios lesionados
- **Hipotonia:** traduz-se por aumento da passividade e da extensibilidade musculares
- **Arreflexia:** pode ser superficial ou profunda
- **Fasciculações:** decorrem dos processos simultâneos de degeneração e regeneração nos músculos comprometidos; é de evolução crônica
- **Atrofia da musculatura comprometida:** instala-se mais ou menos precocemente.

As causas principais desta síndrome incluem poliomielite anterior aguda, esclerose lateral amiotrófica, amiotrofia mielopática infantil, siringomielia, polineuropatia periférica, radiculopatias, mononeuropatias e neuropatias múltiplas.

Síndrome hemiplégica

Esta síndrome aparece quando ocorre lesão da via piramidal, em qualquer ponto do trajeto desde o córtex cerebral até a medula, e se traduz pela perda da motricidade de uma metade do corpo, com o cortejo sintomático que constitui a síndrome do I neurônio motor, vista anteriormente (Quadro 20.5).

As causas mais comuns da síndrome hemiplégica são os acidentes vasculares cerebrais (Figura 20.30), os tumores, os traumatismos, as infecções e as doenças desmielinizantes.

Síndrome cerebelar

A síndrome cerebelar é constituída de alterações da coordenação e do tônus muscular. Podem-se identificar os sintomas próprios da lesão do verme e dos hemisférios cerebelares. As alterações dependentes das lesões hemisféricas se refletem nos membros e são sempre do mesmo lado; as decorrentes da lesão do verme localizam-se de modo predominante no tronco.

Os sinais e os sintomas que constituem esta síndrome são:

- **Alterações dos movimentos ativos (ataxia):**
  - *Dismetria*: constitui um distúrbio na medida do movimento verificável pelas provas indicador-nariz e calcanhar-joelho
  - *Disdiadococinesia ou adiadococinesia*: corresponde à dificuldade ou à incapacidade de se realizar movimentos rápidos e alternados, como fazer alternadamente supinação e pronação da mão
  - *Tremor*: chamado tremor intencional, cinético ou cerebelar. Ocorre quando o paciente executa um movimento e reflete sua decomposição
  - *Dissinergia ou assinergia*: é a dificuldade ou a incapacidade para efetuar um conjunto de movimentos que representam determinado ato. Assim, na mudança da posição deitada para a sentada, o paciente eleva demasiadamente os membros inferiores, fazendo com que este ato seja difícil ou impossível
  - *Disartria*: é caracterizada pela fala lenta, monótona e explosiva
  - *Disgrafia*: as letras tornam-se maiores (macrografia) e muito irregulares
  - *Distúrbios dos movimentos oculares*: representados pela lentidão e descontinuidade dos movimentos, além da instabilidade na fixação dos olhos
  - *Disbasia*: do tipo ebrioso ou em zigue-zague, com ampliação da base de sustentação
- **Alterações do tônus (hipotonia):**
  - Diminuição da consistência das massas musculares
  - Aumento da passividade
  - Reflexos patelar e tricipital pendulares.

É conveniente ressaltar que, não obstante a dificuldade para manter o equilíbrio, o sinal de Romberg é negativo, porque as manifestações clínicas não se modificam significativamente quando se elimina o controle visual.

As principais causas da síndrome cerebelar são os tumores (incluindo-se o abscesso), infecções, distúrbios vasculares (infarto, hemorragia), intoxicações exógenas (álcool), uso de medicamentos (hidantoinato, piperazina), doença desmielinizante (esclerose múltipla), doenças heredodegenerativas, traumatismo e atrofias (primária e paraneoplásica).

Quadro 20.5 Síndrome hemiplégica.

Variedade anatômica	Sede da lesão	Sinais e sintomas Do lado da lesão	Sinais e sintomas Do lado oposto
Cortical	Córtex motor	–	Hemiplegia incompleta desproporcionada (de predomínio crural, braquial ou facial)
Capsular (a mais frequente)	Cápsula interna	–	Hemiplegia completa proporcionada (faciobraquiocrural)
Alterna	Mesencéfalo	Paralisia do III nervo craniano	Hemiplegia
	Ponte	Paralisia do VII e, às vezes, do VI nervo craniano	Hemiplegia
	Bulbo	Paralisia do XII nervo craniano	Hemiplegia sem facial
Medular	Medula cervical	Hemiplegia	–

Síndrome radiculocordonal posterior

Esta síndrome compreende um conjunto de manifestações decorrentes de lesão do cordão ou funículo posterior da medula e das raízes que o constituem, que são condutoras da sensibilidade proprioceptiva.

Os sinais e sintomas que constituem a síndrome radiculocordonal posterior são:

- Disbasia do tipo ataxotalonante
- Aumento da base de sustentação, para a manutenção do equilíbrio, quando na posição vertical
- Prova de Romberg positiva
- Ataxia nas provas habituais
- Hipotonia bem evidente
- Abolição dos reflexos profundos
- Abolição de todas as modalidades sensitivas que transitam pelas fibras calibrosas (vibratória, cinético-postural e tátil-epicrítica).

As causas mais importantes da síndrome radiculocordonal posterior são a sífilis nervosa (tabes), a doença de Friedreich (ataxia espinocerebelar) e a degeneração combinada da medula (mielose funicular).

Síndrome de Brown-Séquard ou hemissecção transversa lateral da medula

Embora não se mantenham as rígidas características que fizeram parte da descrição original desta síndrome, ainda hoje há interesse prático em conhecê-la por meio dos seus elementos clínicos essenciais, que podem ser assim esquematizados (Figura 20.31):

- Do lado da lesão:
  - *Síndrome piramidal*: destaca-se aqui a paralisia
  - *Síndrome cordonal posterior*: evidenciada pela abolição da sensibilidade vibratória e cinético-postural

- Do lado oposto da lesão:
  - *Síndrome sensitiva*: caracterizada pela abolição da sensibilidade dolorosa e térmica.

Cumpre observar que a altura da lesão medular determina o nível da anestesia e da participação de um ou dos dois membros paralisados.

As causas mais importantes dessa síndrome são os traumatismos, em especial por projétil de arma de fogo, as neoplasias e as infecções.

Síndrome meníngea

As meninges e as raízes nervosas por elas envolvidas podem ser acometidas de processo irritativo, causado principalmente por infecção (meningite), ou hemorragia (meníngea ou subaracnóidea) que se exterioriza por uma síndrome clínica comum.

Na hemorragia meníngea o quadro instala-se sempre de modo súbito e inesperado, enquanto na meningite os sintomas costumam aparecer rapidamente, como nas meningites purulentas, ou mais gradativamente, como é o caso das meningites não purulentas.

Suas principais características semiológicas podem ser agrupadas em três outras síndromes: *hipertensão intracraniana*, *síndrome radicular* (constituída de hiperestesia, fotofobia, raquialgia, postura antálgica, habitualmente em decúbito lateral e com os membros inferiores semifletidos, rigidez da nuca, positividade das provas de Kernig, Brudzinski e Lasègue) e *síndrome infecciosa* – quando estiver presente a meningite –, que inclui a febre, a prostração, a astenia, a anorexia, a taquicardia.

Síndrome de compressão medular

Esta síndrome é caracterizada por uma série de manifestações medulares e radiculares que surgem de modo agudo ou gradativo, na dependência de compressão súbita ou lenta exercida por processo expansivo intrarraquidiano ou intramedular.

Constituem os sinais e sintomas desta síndrome, em sua modalidade lenta:

- **Distúrbios da sensibilidade**:
  - *Alterações subjetivas*: a primeira queixa do paciente costuma ser dor do tipo radicular, irradiando-se em forma de cinta, e que piora com movimentos súbitos toracoabdominais (tosse, espirro). Parestesias, traduzidas pela sensação de formigamento ou dormência, de distribuição nos membros, frequentemente iniciadas nos pés, acompanham a dor
  - *Alterações objetivas*: dependendo da extensão da lesão e do período evolutivo, podem ser encontradas desde a leve diminuição das várias modalidades de sensibilidade até a sua perda total, cujos limites superiores denunciam fielmente o nível da lesão medular
- **Distúrbios da motricidade**: a paresia inicial de grupos musculares é substituída progressivamente até alcançar o grau de paralisia completa dos membros
- **Distúrbios dos reflexos**: são comuns o reflexo cutaneoplantar invertido (sinal de Babinski) e os profundos hiperativos, além do exagero do reflexo de automatismo e de defesa

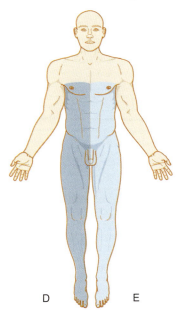

Figura 20.31 Síndrome de Brown-Séquard. No lado da lesão (D) paralisia e perda da sensibilidade vibratória e cinético-postural; no lado oposto (E) perda da sensibilidade dolorosa e térmica.

- **Distúrbio do tônus**: paralelamente à gradativa paresia, observa-se aumento do tônus nos membros atingidos, com o caráter de espasticidade
- **Outros distúrbios**: de acordo com o período evolutivo, é habitual a necessidade imperiosa ou urgência da micção e a incontinência retovesical, precedida ou não por retenção. Estes distúrbios se acompanham, no homem, de impotência para a ereção e incapacidade de ejaculação. Nas fases avançadas são frequentes as escaras tróficas ou de decúbito, cujos sítios preferenciais são a região sacra, os tornozelos e os calcanhares.

Não se deve esquecer de que a participação dos membros superiores e inferiores, ou, então, exclusivamente dos inferiores, depende de a lesão situar-se na medula cervical ou toracolombar, respectivamente, configurando, ao final, o quadro clínico da tetraplegia ou paraplegia sensorimotora, com distúrbios esfincterianos e tróficos.

Neuropatias periféricas

Condições clínicas caracterizadas por comprometimento de um nervo isolado, de dois ou mais nervos em regiões diferentes ou vários nervos simultaneamente e de forma simétrica.

Lesão de fibras nervosas pequenas resulta em alterações da sensibilidade térmica e dolorosa, enquanto lesão de fibras mielinizadas de maior calibre acompanha-se de déficits proprioceptivos ou motores.

A localização das manifestações é um dado semiológico fundamental no raciocínio diagnóstico. Exemplos: comprometimento axial da sensibilidade nas neuropatias desmielinizantes e nas polineuropatias avançadas (Figuras 20.32 e 20.33).

Etiologia das neuropatias

Incluem alterações genéticas, agentes físicos, isquemia, agentes infecciosos, intoxicação por metais pesados, alterações imunológicas, doenças sistêmicas e carenciais associadas a neoplasias malignas, medicamentos.

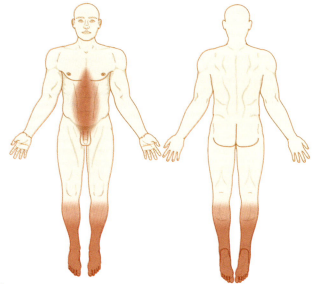

Figura 20.32 Comprometimento axial da sensibilidade nas neuropatias desmielinizantes.

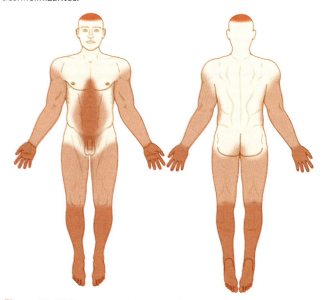

Figura 20.33 Comprometimento axial nas polineuropatias avançadas.

Roteiro pedagógico para exame neurológico

Este roteiro está disponível para *download* em www.grupogen.com.br. Neste mesmo *site*, com o título *Habilidades clínicas*, encontram-se vídeos com as várias etapas do exame clínico.

Identificação do paciente:		
Paciente deitado	Direito	Esquerdo
Motricidade		
Mãos-dedos: flexão, extensão, abdução/adução, aperto		
Erguer pernas estendidas		
Estender/fletir pés e dedos		
Mingazzini e Barré		
Provas de habilidades		
Tônus muscular		
Inspeção		
Palpação		
Movimentos passivos		
Trofismo muscular		
Movimentos involuntários		
Sensibilidade		
Tátil		
Dolorosa		
Térmica		
Vibratória		
Cinético-postural		
Estereognosia		
Prova calcanhar-joelho		
Reflexos cutaneoabdominais		
Reflexos cutaneoplantares		
Sinais meningorraficulares		
Rigidez da nuca		
Brudzinski		
Kernig		
Lasègue		

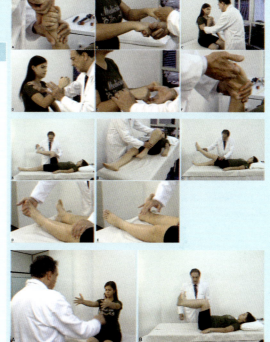
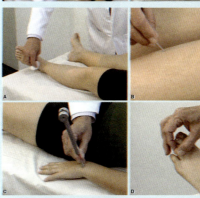
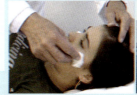
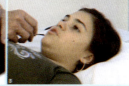
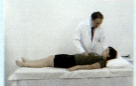
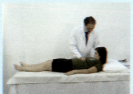
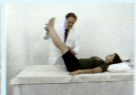
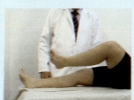
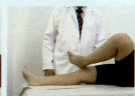

Nervos cranianos
  I – Olfação
  II – Acuidade visual
    Campos visuais
    Fundo do olho
  II, III – Pupilas
  III, IV, VI – Movimentos oculares
  V – Sensibilidade na face e córnea
    Musculatura da mastigação
  VII – Motricidade facial
  VIII – Audição
  IX, X – Véu do palato, deglutição
  XI – Flexão-rotação da cabeça
    Elevação de ombros
  XII – Língua dentro e fora da cabeça
    Motricidade da língua

Reflexos
  Bicipital
  Tricipital
  Supinador
  Pronador
  Flexor dos dedos
  Patelar
  Aquileu

Prova indicador-nariz

Diadocinesia

Braços estendidos/horizontal

Braços estendidos/vertical

Paciente de pé   Direito   Esquerdo

Marcha de olhos abertos

Marcha de olhos fechados

Equilíbrio de olhos abertos

Equilíbrio de olhos fechados (Romberg)

Apoiar na ponta dos pés

Apoiar nos calcanhares

Movimentos involuntários

Postura

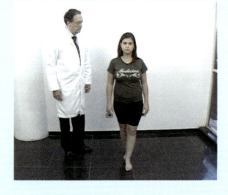

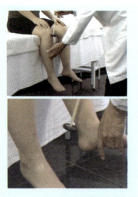

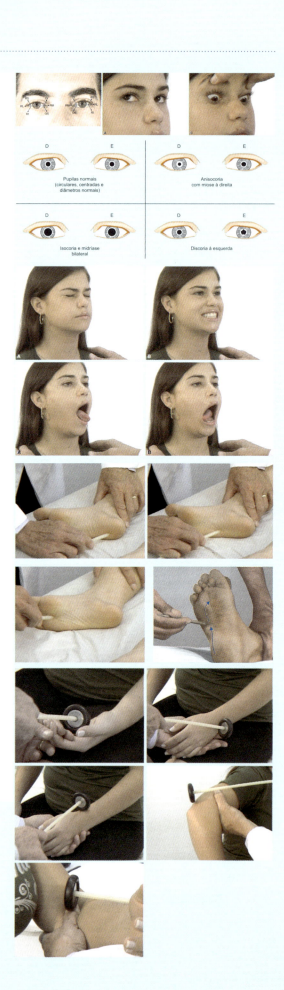

Miniexame do Estado Mental (MEEM)

Nome _____ Idade _____
Escolaridade (em anos) _____ Data ____/____/____

		Máximo normal	Pontos obtidos pelo paciente
Orientação	Ano, mês, dia do mês e da semana, hora aproximada	5	
	Nome do país, do estado, cidade, andar/setor, local em que se encontra	5	
Retenção de dados	Repetir os nomes de 3 objetos	3	
Atenção e cálculo	Diminuir 7 de 100, cinco vezes seguidas, ou soletrar a palavra *mundo* na ordem inversa	5	
Memória	Repetir os nomes dos 3 objetos já referidos	3	
Linguagem	Nomear caneta e relógio	2	
	Repetir nem aqui, nem ali, nem lá	1	
	Prova dos 3 comandos	3	
	Ler e executar "Feche os olhos"	1	
	Escrever uma frase	1	
Função visuoespacial	Copiar um desenho	1	
Total		30	

Adaptado de Folstein, 1975.

Valores de corte do MEEM, de acordo com a escolaridade (em anos)

Escolaridade	Valor de corte mínimo considerado normal
Analfabetos	14
4 anos	18
4 a 7 anos	20
Ensino fundamental completo (8 anos)	21
Ensino médio completo (11 anos)	23
Ensino superior completo	26

Roteiro pedagógico
para exames dos nervos periféricos*

Este roteiro está disponível para *download* em www.grupogen.com.br. Neste mesmo *site*, com o título *Habilidades clínicas*, encontram-se vídeos com as várias etapas do exame clínico.

Extremidades superiores

Sensibilidade:

Força muscular:

Reflexos:

Extremidades inferiores

Sensibilidade:

Força muscular:

Reflexos:

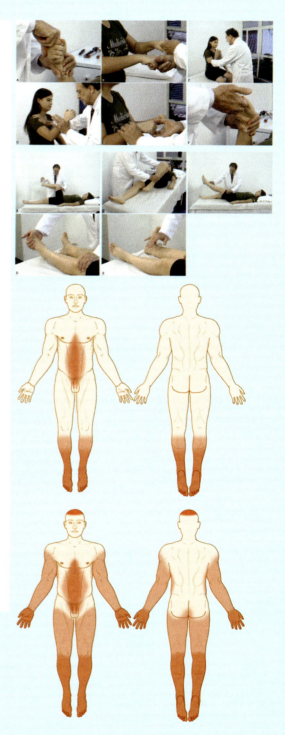

---

*Ver *Roteiro pedagógico para exame neurológico*, neste capítulo.

Capítulo 21

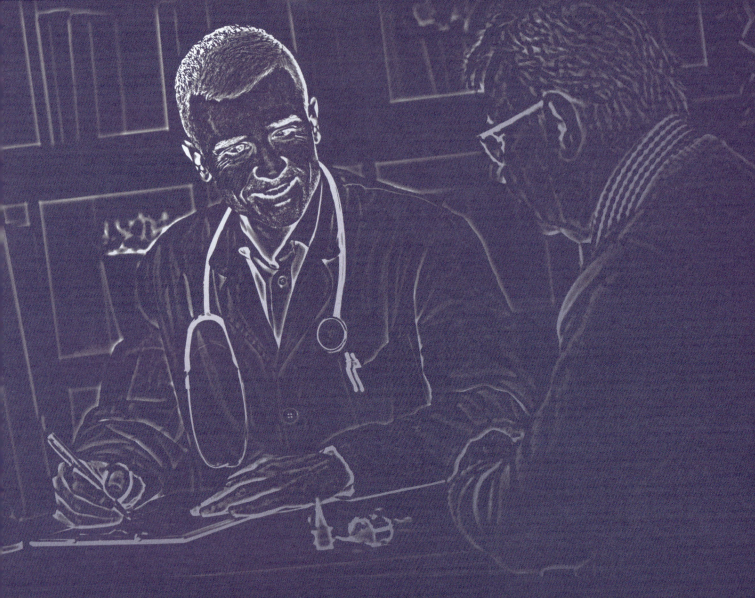

Sinais e sintomas   Promoção da saúde   Fadiga
Otorragia   Exame clínico   Entrevista
Febre   Prurido   Astenia
Identificação   Relação médico-paciente
Anamnese   Queixa principal   Exame

Sinais Vitais

Celmo Celeno Porto
Pedro Jorge Leite Gayoso de Souza

- Introdução *538*
- Ritmo e frequência do pulso *538*
- Pressão arterial *538*
- Ritmo e frequência respiratórios *539*
- Temperatura corporal *539*
- Oximetria de pulso *541*
- Nível de consciência *541*
- Roteiro pedagógico para avaliação dos sinais vitais *542*

INTRODUÇÃO

Os sinais vitais expressam o funcionamento e as alterações dos órgãos e/ou sintomas mais relacionados com a manutenção da vida.

Classicamente são considerados como sinais vitais o *pulso*, a *pressão arterial*, o *ritmo* e a *frequência respiratórios* e a *temperatura corporal*. Contudo, para melhor avaliação do paciente, devem ser incluídos a dor, o *nível de consciência* e a *oximetria do pulso*.

As condições em que é obrigatória a avaliação dos sinais vitais são:

- Pacientes admitidos em qualquer serviço de saúde com manifestações clínicas indicativas de comprometimento de órgão vital, principalmente em emergências e urgências
- Antes e depois de qualquer procedimento invasivo ou cirúrgico
- Antes e depois de administrar medicamentos que interfiram nas funções cardíaca, respiratória e cerebral
- Sempre que as condições clínicas do paciente apresentarem piora inesperada
- Sempre que o paciente manifestar desconforto inexplicável.

Boxe | A dor como sinal vital

A dor pode ser considerada um sinal vital tão importante quanto os tradicionais.

Registrar se está presente ou ausente. Quando presente, avaliar a intensidade, classificando-a em leve, moderada e intensa.

Podem ser usadas as escalas propostas no Capítulo 6, *Sinais e Sintomas*.

RITMO E FREQUÊNCIA DO PULSO

Em geral, faz-se a análise do pulso radial. Pode-se, porém, palpar o pulso carotídeo ou, mais raramente, o pulso femoral, com o mesmo objetivo (ver Capítulo 13, *Exame dos Pulsos Radial, Periféricos e Venoso*).

Entre as características semiológicas do pulso (estado da parede arterial, ritmo, frequência, amplitude, tensão e tipos de onda), para se fazer a avaliação dos sinais vitais presta-se especial atenção ao ritmo e à frequência.

O ritmo é verificado pela sequência das pulsações e distingue-se em:

- **Pulso regular**: as pulsações ocorrem com intervalos iguais
- **Pulso irregular**: os intervalos entre as pulsações ora são mais longos ora mais curtos. O pulso irregular traduz arritmia cardíaca (arritmia sinusal, extrassistolia, bloqueio cardíaco e fibrilação atrial).

Para avaliar a frequência deve-se contar as pulsações durante um minuto inteiro; é conveniente comparar com a frequência cardíaca. Quando o número de pulsações no pulso for menor que a frequência cardíaca, denomina-se *déficit de pulso*, sinal que tem valor clínico (fibrilação atrial e extrassistolia).

Em adultos é considerada normal uma frequência de 60 a 100 bpm; contudo, não é raro encontrar uma frequência entre 50 e 60 pulsações por minuto em pessoas saudáveis (p. ex., atletas).

As principais alterações da frequência são:

- **Taquicardia**: acima de 100 pulsações por minuto
  - *Causas*: exercício físico, emoções, gravidez, estados febris, hipertireoidismo, fibrilação arterial, hipovolemia, miocardites, colapso periférico, taquicardia paroxística
- **Bradicardia**: menos de 60 pulsações por minuto
  - *Causas*: bradicardia sinusal, bloqueio atrioventricular, hipertensão intracraniana, icterícia, infecções virais, treinamento físico intenso.

A análise conjunta dessas duas características semiológicas – ritmo e frequência – possibilita identificar a *fibrilação atrial*, arritmia em que o pulso é rápido e irregular. Se houver déficit de pulso, a possibilidade de fibrilação é maior.

PRESSÃO ARTERIAL

Consiste na força exercida pelo sangue sobre as paredes dos vasos. Está relacionada com o trabalho do coração, o débito cardíaco, a elasticidade da parede dos grandes vasos, a resistência periférica, a volemia e a viscosidade sanguínea (ver Capítulo 14, *Exame da Pressão Arterial*).

Esfigmomanômetro ou "aparelho de pressão"

Os tipos de aparelho de pressão são os seguintes: de coluna de mercúrio, tipo aneroide, eletrônico ou semiautomático.

Nas situações de emergência e/ou urgência, não é necessário obedecer a todas as recomendações que se faz para medir a pressão arterial, ou seja, repouso mínimo de três minutos, colocação do paciente em diferentes posições; no entanto, não se pode deixar de localizar corretamente as pulsações da artéria braquial, colocar o manguito e o receptor do estetoscópio na posição correta (nunca debaixo do manguito), inflar o manguito até o desaparecimento do pulso radial, soltar o ar de maneira contínua. É conveniente medir a pressão arterial em ambos os braços e, se o paciente for hipertenso, nos membros inferiores.

Boxe | Medida da pressão arterial em crianças e idosos

Para a verificação da pressão arterial em crianças, há manguitos adequados ao comprimento e à largura do braço. Em idosos, o endurecimento da artéria radial pode provocar valores elevados que não correspondem aos valores reais da pressão arterial (ver Capítulo 14, *Exame da Pressão Arterial*).

Erros mais comuns na medida da pressão arterial

Os erros mais comuns ao se aferir a pressão arterial são:

- Colocação do manguito por cima da roupa do paciente
- Posição inadequada do manguito e do receptor do estetoscópio
- Inadequação do manguito à circunferência do braço
- Não calibração do esfigmomanômetro.

Valores normais da pressão arterial

De maneira prática, em indivíduos adultos, aceitam-se como valores normais máximos 140 × 90 mmHg e valores mínimos, 80 × 50 mmHg. Em um mesmo paciente, variações dentro dos valores máximos e mínimos têm significado clínico.

Hipertensão arterial

Em medidas eventuais, nas emergências e urgências, consideram-se portadores de hipertensão arterial os indivíduos maiores de 18 anos com PA maior ou igual a 140 × 90 mmHg.

A hipertensão sistólica e/ou diastólica, ou simplesmente hipertensão arterial, é uma síndrome que, do ponto de vista etiológico, é classificada em primária (assim chamada quando não se consegue caracterizar sua etiologia) e secundária (doenças renais, endócrinas e vasculares, distúrbios do sistema nervoso central, toxemia gravídica, medicamentos, consumo de bebidas alcoólicas, uso de cocaína).

O aumento apenas da pressão sistólica tem significado clínico diferente. A principal causa é a fibrose senil da aorta, mas pode ser encontrada também na insuficiência aórtica, nas fístulas arteriovenosas, no bloqueio atrioventricular total e no hipertireoidismo.

Hipotensão arterial e choque

Como os níveis da pressão não são valores fixos, havendo frequentes variações fisiológicas, o reconhecimento de hipotensão arterial deve levar em conta os níveis habituais do paciente. Não há conceituação clara de hipotensão arterial. Porém, mesmo sem atingir os valores mínimos referidos, deve-se valorizar redução dos níveis da pressão arterial, situação que pode ocorrer em várias condições clínicas, como hemorragias, desidratação, infarto agudo do miocárdio.

Boxe — Choque

Além da redução da pressão arterial (PA menor que 80 × 50 mmHg ou 30 mmHg abaixo da pressão basal do paciente), pode-se observar pele fria, pálida e sudoreica, cianose das extremidades, taquipneia, taquicardia, pulso filiforme, oligúria, torpor, apatia, confusão mental, à medida que o quadro clínico se agrava.

É uma condição clínica importante que põe em risco a vida do paciente, em virtude de alteração na relação oferta-demanda de oxigênio aos tecidos, a qual resultará em isquemia tissular e, posteriormente, morte celular, se não houver manejo terapêutico adequado. O reconhecimento do choque exige medidas urgentes.

Tendo como base as causas, o choque pode classificar-se em:

- ✔ **Choque hipovolêmico**: hemorragias, diarreia, vômitos, queimaduras, cetoacidose diabética, íleo paralítico, pancreatite aguda, infarto agudo do miocárdio, miocardite, arritmias, tamponamento cardíaco, insolação (*hot syndrome*)
- ✔ **Choque séptico**: infecções em qualquer região, principalmente por gram-negativos, tratamento com imunossupressores, quimioterápicos, pulsoterapia
- ✔ **Choque anafilático**: picada de insetos, medicamentos, alimentos
- ✔ **Choque neurogênico**: lesões do SNC, trauma raquimedular, bloqueio anestésico.

Hipotensão postural ou hipotensão ortostática

Outra condição em que se observa redução dos níveis pressóricos é a hipotensão postural ou ortostática.

É uma situação clínica frequente, principalmente em idosos e em pacientes em uso de medicamentos hipotensores. O que mais desperta a suspeita desta condição é o aparecimento de tontura ou lipotimia quando o paciente passa da posição deitada para a de pé (ver Capítulo 9, *Exame Clínico do Idoso*).

Ao se suspeitar de hipotensão postural, deve-se proceder da seguinte maneira:

- Determinar a pressão arterial do paciente em decúbito dorsal, após 5 min de repouso
- Em seguida, determinar a pressão arterial com o paciente sentado e na posição de pé (fazer duas medidas: após 1 min e após 3 min).

Em condições normais, a pressão sistólica permanece inalterada ou sofre uma redução de 5 a 10 mmHg, enquanto a pressão diastólica se eleva 5 a 10 mmHg.

O teste é positivo quando ocorre redução de 10 a 20 mmHg da pressão sistólica na posição de pé, sem aumento da pressão diastólica.

As causas de hipotensão postural ou hipotensão ortostática incluem repouso prolongado, anemia, perda de sangue, desidratação, desnutrição, hipopotassemia, acidente vascular cerebral, doença de Parkinson, tumor cerebral, neuropatia periférica, estenose aórtica, insuficiência cardíaca, cardiomiopatia hipertrófica, infarto agudo do miocárdio, veias varicosas grandes, insuficiência suprarrenal, diabetes insípido, tumor carcinoide.

RITMO E FREQUÊNCIA RESPIRATÓRIOS

Ritmo e frequência respiratórios normais caracterizam-se pela sucessão regular de movimentos respiratórios, com amplitude de profundidade mais ou menos igual, em uma frequência de 16 a 20 respirações por minuto, em pessoas adultas, situação denominada *eupneia*. (Ver Capítulo 16, *Exame do Tórax*.)

As principais alterações de ritmo e frequência respiratórios são:

- **Apneia**: parada da respiração
- **Dispneia**: sucessão de movimentos respiratórios amplos e quase sempre desconfortáveis para o paciente
- **Ortopneia**: dificuldade para respirar na posição deitada, o que obriga o paciente a ficar sentado ou semissentado
- **Dispneia periódica** ou **respiração de Cheyne-Stokes**: incursões respiratórias que vão ficando cada vez mais profundas até atingirem amplitude máxima, seguindo-se movimentos respiratórios de amplitude progressivamente menor, podendo chegar à apneia
- **Respiração de Kussmaul**: amplas e rápidas inspirações interrompidas por curtos períodos de apneia. Comparada à "respiração de peixe fora d'água"
- **Respiração de Biot**: movimentos respiratórios de diferentes amplitudes e com intervalos variáveis
- **Taquipneia**: em adultos, frequência respiratória acima de 20 respirações por minuto
- **Bradipneia**: em adultos, frequência respiratória abaixo de 16 respirações por minuto.

TEMPERATURA CORPORAL

A temperatura do interior do corpo permanece quase constante, mesmo quando o indivíduo fica exposto a extremos de frio ou de calor. É possível verificar que a temperatura sofre pequenas variações ao longo do dia, com valores mais baixos pela manhã e mais altos no final do dia. (Ver Capítulo 10, *Exame Físico Geral*.)

Quando se registra a temperatura ao longo de alguns dias, constrói-se uma *curva térmica*.

A temperatura da parte externa do corpo, ao contrário, está sujeita a variações das condições ambientais (ver *Temperatura corporal* no Capítulo 10, *Exame Físico Geral*).

Há diferentes locais para se medir a temperatura corporal:

- **Temperatura axilar**: termômetro colocado no oco axilar
- **Temperatura bucal**: termômetro colocado sob a língua, posicionando-o no canto do lábio. A verificação bucal é contraindicada em crianças, idosos, pacientes graves, inconscientes, portadores de doença mental, portadores de alterações orofaríngeas, após fumar e após ingestão de alimentos quentes ou gelados
- **Temperatura retal**: utiliza-se um termômetro especial, de maior calibre e bulbo arredondado. É utilizada em situações especiais.

Valores normais da temperatura corporal

Os valores normais para a temperatura corporal são os seguintes:
- **Temperatura axilar**: 35,5 a 37°C, em média de 36 a 36,5°C
- **Temperatura bucal**: 36 a 37,4°C
- **Temperatura retal**: 36 a 37,5°C (0,5°C maior que a axilar).

As alterações da temperatura corporal são:

- **Hipotermia**: valores abaixo dos normais
- **Febre**: valores acima dos normais
- **Hipertermia**: valores acima dos normais com presença de fatores ambientais (insolação, vestimentas inadequadas para a temperatura ambiental, atividade física extenuante).

Temperatura axilar

Os modelos de termômetro clínico mais usados são os de mercúrio e os digitais.

O termômetro digital tem um visor de cristal líquido no qual se lê a temperatura registrada. Alguns modelos têm sinal acústico e memória que armazena a última medição.

Técnica para medição da temperatura axilar

- Desinfectar o termômetro de mercúrio com algodão embebido em álcool
- Observar se a coluna de mercúrio está igual ou inferior a 35°C; fazer manobras para abaixar a coluna de mercúrio até este nível, se necessário
- Secar a região axilar do paciente, se necessário
- Colocar o bulbo do termômetro exatamente no oco axilar, posicionando seu braço sobre o peito
- Manter o termômetro por aproximadamente 5 min, aproveitando esse período para observar os outros sinais vitais
- Retirar o termômetro segurando pelo lado oposto ao bulbo
- Realizar a leitura da temperatura
- Por meio de manobras adequadas, abaixar novamente a coluna de mercúrio
- Os termômetros digitais dependem de bateria. São mais sensíveis, bastando a permanência de 1 min na região axilar.

Febre

Corresponde à temperatura corporal acima da faixa da normalidade. Tendo em vista a intensidade, a febre pode ser classificada como:

- **Febre leve ou febrícula**: até 37,5°C
- **Febre moderada**: 37,6 a 38,5°C
- **Febre alta ou elevada**: acima de 38,6°C

A intensidade da febre depende da causa e da capacidade de reação do organismo. Pacientes em mau estado geral, indivíduos em estado de choque, pessoas idosas e diabéticos podem não apresentar febre ou ter apenas febre leve, quando acometidos por processos infecciosos.

O registro da temperatura em uma tabela, dividida no mínimo em dias, subdivididos em 4 ou 6 horários, compõe o *gráfico* ou *quadro térmico*, elemento fundamental para se estabelecer o tipo de evolução da febre.

Unindo-se por uma linha os valores da temperatura fica inscrita a *curva térmica* do paciente, que permite uma visão evolutiva da temperatura.

Tipo de febre

- **Febre contínua**: a temperatura permanece sempre acima do normal com variações de até 1°C
  - *Causas*: pneumonia, endocardite infecciosa, erisipela, hepatite infecciosa, tuberculose, salmonelose, esquistossomose, lúpus eritematoso sistêmico, tromboflebite, arterite temporal, sarcoidose, lesões cerebrais, viroses
- **Febre irregular ou séptica**: registram-se picos muito altos intercalados por temperaturas baixas ou períodos de apirexia (ausência de febre)
  - *Causas*: septicemia, abscesso pulmonar, empiema vesicular, tuberculose, fase inicial da malária, infecções urinárias, lesões cerebrais, neoplasias malignas (linfomas, nefroma, carcinoma broncogênico e do fígado), osteomielite
- **Febre remitente**: há hipertermia diária com variações de mais de 1°C, porém sem períodos de apirexia
  - *Causas*: septicemia, pneumonia, tuberculose, abscesso pulmonar, abscesso hepático
- **Febre intermitente**: intercalam-se períodos de temperatura elevada com períodos de apirexia
  - *Causas*: malária, infecções urinárias, septicemia, linfomas
- **Febre recorrente ou ondulante**: temperatura elevada durante alguns dias interrompida por período de apirexia que dura dias ou semanas
  - *Causas*: linfomas, brucelose.

Hipotermia

Redução da temperatura retal para menos de 35°C. A temperatura axilar não é a adequada para se reconhecer hipotermia, porém, abaixo de 35,5°C, deve-se valorizar o achado, principalmente em idosos com processo infeccioso. À medida que a temperatura corporal diminui, todos os órgãos são afetados, com redução do fluxo sanguíneo cerebral e dos processos metabólicos. Ocorre mais frequentemente em crianças e idosos.

Além da baixa temperatura corporal, podem-se observar calafrios, confusão mental, taquicardia, delírio, hipotensão arterial, cianose, rigidez muscular, torpor e coma.

As causas de hipotermia abrangem imersão em água muito fria, desabrigados em épocas de inverno, distúrbios da termorregulação e hipertensão arterial.

OXIMETRIA DE PULSO

Tal como o esfigmomanômetro e o termômetro, o oxímetro de pulso é um aparelho simples que se tornou obrigatório na avaliação dos sinais vitais.

É um dispositivo eletrônico que mede indiretamente a quantidade de oxigênio no sangue do paciente, ou seja, informa sobre a saturação de O_2, dado útil na avaliação de um paciente grave.

Pode ser colocado no dedo ou no lobo da orelha, e o resultado aparece em poucos segundos na forma de saturação do oxigênio no sangue, juntamente com a frequência cardíaca. Taxas normais são da ordem de 95 a 100%.

Entre as causas de insaturação estão insuficiência respiratória, insuficiência cardíaca e hipotensão arterial.

NÍVEL DE CONSCIÊNCIA

A avaliação do nível de consciência é feita pela observação geral do paciente e suas reações às solicitações habituais, incluindo respostas a perguntas simples.

Na avaliação dos sinais vitais, não se utilizam métodos que demandem mais tempo, como a Escala de Glasgow e o Miniexame do Estado Mental (ver *Avaliação do nível de consciência* no Capítulo 20, *Exame Neurológico*).

De maneira simplificada, pode-se reconhecer uma das três condições:

▸ **Normal**: o paciente está alerta, atento ao que acontece a seu redor, responde às perguntas de modo coerente, reage aos estímulos de maneira apropriada
▸ **Consciência alterada**: a alteração pode ser de grau leve ou intenso (torpor, indiferença ao ambiente, ou só responde quando solicitado, confusão mental)
▸ **Inconsciente**: não toma conhecimento do que acontece a seu redor, não responde às perguntas, não reage aos estímulos, mesmo os dolorosos. Corresponde ao estado de coma (ver *Transtornos da consciência* no Capítulo 6, *Sinais e Sintomas*).

As alterações do nível de consciência podem ser atribuídas a diversas causas: lesões cerebrais (acidente vascular cerebral), tumor cerebral, meningite, traumatismo cranioencefálico, distúrbios metabólicos (hipoglicemia, cetoacidose diabética, insuficiência renal, intoxicações por medicamentos ou substâncias psicoativas).

> **Boxe — Uso de manequins para ensino/aprendizagem de sinais vitais**
>
> Manequins construídos com alta tecnologia e manipulados por um sofisticado sistema de computação eletrônica estão cada vez mais disponíveis e possibilitam a aquisição das habilidades necessárias para avaliação dos sinais vitais.
>
> Os manequins podem ser programados para apresentar diferentes alterações dos sinais vitais, reproduzindo as mais variadas situações clínicas.
>
> A grande vantagem dos manequins é a possibilidade de se repetirem os procedimentos incorretamente executados e/ou interpretados de modo equivocado, o que favorece o aprendizado do raciocínio clínico ao lado do domínio das habilidades (ver Capítulo 2, *Laboratório de Habilidades Clínicas*).

Roteiro pedagógico
para avaliação dos sinais vitais

Este roteiro está disponível para *download* em www.grupogen.com.br. Neste mesmo *site*, com o título *Habilidades clínicas*, encontram-se vídeos com as várias etapas do exame clínico.

Identificação do paciente:

Pulso radial

Ritmo: Frequência:

Pressão arterial

PA sistólica: PA diastólica:

Respiração

Ritmo: Frequência:

Temperatura corporal

Axilar: Bucal: Retal:

Nivel de consciência

Normal ( )   Alterada ( )   Inconsciente ( )

Dor

Ausente ( )   Presente ( )

Localização:

Intensidade:

Leve ( )   Moderada ( )   Intensa ( )

Oximetria de pulso

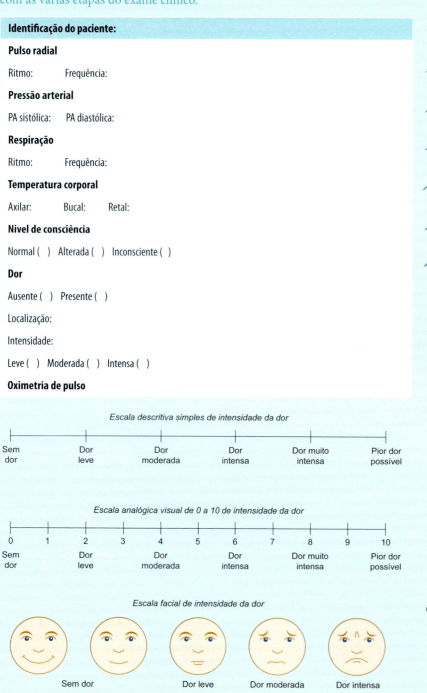

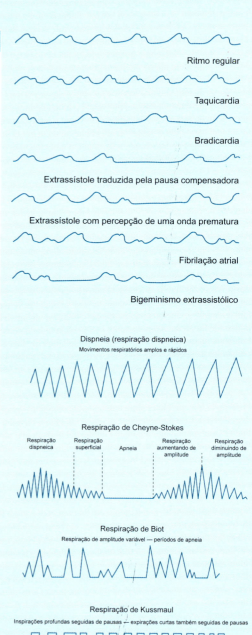

Bibliografia

AZULAY, R.D., AZULAY D.R. *Dermatologia*. 6ª ed., Rio de Janeiro: Guanabara Koogan, 2006.

BACELAR, R.C. *Linguagem Médica Popular no Brasil*. Rev. Roche, 1958 a 1960.

BALINT, E., NORELL, J.S. *Seis Minutos para o Paciente*. São Paulo: Manole, 1978.

BALINT, M. *The Doctor, His Patient and the Illness*. Pitman Paperbacks, 1968.

BEAUCHAMP, T.L., CHILDRESS, J.F. *Principles of Biomedical Ethics*, 4th ed. New York: Oxford University Press, 1994.

BENSAID, N. *A Consulta Médica. Importância da Relação Médico/Paciente*. Rio de Janeiro: Interciências, 1977.

BIRD, B. *La Conversación con los Pacientes*. Buenos Aires: Vital, 1961.

BLACKBURN, G.L., BISTRIAN, B.R. Nutritional and metabolic assessment of the hospitalized patient. *JPEN*, v. 1, n. 1, p. 11-22, 1977.

BOHADANA, A.B. *Acústica Pulmonar para o Clínico*, 1ª ed., São Paulo: Sarvier, 1989.

BONICA, J. *The Management of Pain*, 2ª ed., Philadelphia: Lea & Febiger, 1990.

BRANCO, R.F.G.R. *A Relação com o Paciente. Teoria, Ensino e Prática*. Rio de Janeiro: Guanabara Koogan, 2003.

BRIDGE, E. *Pedagogia Médica*. Washington: Opas, 1967.

CAPRA, F. *O Ponto de Mutação*. São Paulo: Cultrix, 1995.

CECIN, H.A., XIMENES, A.C. *Tratado Brasileiro de Reumatologia*. São Paulo: Atheneu, 2015.

CHARON, R. *Narrative Medicine: Honouring the Stories of Illness*. New York: Oxford University Press, 2006.

CHUMLEA, W.C., GUO, S., ROCHE, A.F., STEINBAUGH, M.L. Prediction of body weight for the nonambulatory elderly from anthropometry. *Journal of American Dietetic Association*, v. 88, p. 564-568, 1988.

CHUMLEA, W.C., ROCHE, A.F., STEINBAUGH, M.L. Estimating stature from knee height for persons 60 to 90 years age. *Journal of American Geriatric Society*, v. 33, n. 2, p. 116-120, 1985.

CHUMLEA, W.C. et al. Stature prediction equations or elderly non-Hispanic white, non-hispanic black, and mexican-american person developed from NHANES III data. Ohio: *Journal of American Dietetic Association*, v. 98, n. 2, p. 137-142, 1998.

CHUMLEA, W.C., GUO, S.S., STEINBAUGH, M.L. Prediciton of stature from knee height for black and white adults and children 53 with application to mobility impaired or handicapped persons. *Journal of the American Dietetic Association*, v. 94, n. 12, p. 1385-88, 1994.

COSTA, E.F.A. Avaliação Geriátrica Ampla (AGA). In Liberman, A., Freitas, E.V., Savioli Neto, F., Taddei, C.F.G. *Diagnóstico e Tratamento em Cardiologia Geriátrica*. São Paulo: Manole, 2005. pp. 59-74.

COSTA, E.F.A., GALERA, S.C., PORTO, C.C., ALMEIDA, J.C. et al. Semiologia do idoso. In Porto, C.C. *Semiologia Médica*, 6ª ed. Rio de Janeiro: Guanabara Koogan, 2010.

COSTA, E.F.A., PORTO, C.C., ALMEIDA, J.C. et al. Semiologia do Idoso. In Porto, C.C. *Semiologia Médica*, 7ª ed., Rio de Janeiro: Guanabara Koogan, 2014.

CRAIG, R.J. *Entrevista Clínica e Diagnóstica*. Porto Alegre: Artes Médicas, 1991.

DETSKY, A.S. et al. What is subjective global assessment of nutritional status? *JPEN. Journal of Parental and Enteral Nutrition*. v. 11, n. 1, p. 8-13, 1987.

DORLAND. *Medical Dictionary*. 25th ed. Philadelphia: Saunders, 1982.

FOLSTEINS, M.F. et al. "Mini-mental state". A pratical method for grading the cognitive state of patients for the clinician. *J. Psychiatry. Res.*, 1975; 12:189.

GARCEZ LEME, L.E., PEREIRA DA SILVA, P.S.C. O idoso e a família. In *Gerontologia*. São Paulo: Atheneu, 1996.

GARRISON, F.H. *Historia de la Medicina*. 4ª ed. Ciudad de Mexico: Interamericana, 1966

GASTEL, B. *Working With Your Older Patient: A Clinician's Handbook*. Department of Health and Human Services, National Institutes of Health, USA, 1994.

GAUDERER, E.C. *Os Direitos do Paciente*. Rio de Janeiro: Record, 1991.

GAY, P. *Freud. Uma Vida para Nosso Tempo*. São Paulo: Cia. de Letras, 1989.

GUIGOZ, Y., VELLAS, B., GARRY, P.J. Mini nutritional Assessment: a practical assessment tool for grading the nutritional state of elderly patients. *Facts, Research in Gerontology*. Supl. 2, p. 15-59, 1994.

HEYWARD, V.; STOLARCZYK, L.M. *Avaliação da Composição Corporal Aplicada*. São Paulo: Manole, 2000.

IBGE. Projeção da População do Brasil por Sexo e Idade. 1980-2050. Revisão 2008.

IBGE. Síntese de Indicadores Sociais. Uma Análise das Condições de Vida da População Brasileira, 2010.

JAMES, R. Nutritional support in alcoholic liver disease: a review. *Journal of Human Nutrition and Dietetics*, v. 2, p. 315-323, 1989.

JUNG, C.G. *Tipos Psicológicos*. Rio de Janeiro: Guanabara, 1987.

KAMIMURA, M.A., BAXMAN, A., SAMPAIO, L.R., CUPPARI, L. Avaliação nutricional. In: Cuppari L. *Guia de nutrição: nutrição clínica no adulto*. 2ª ed. São Paulo: Manole; 2006. p. 89-128.

KIEFER, M.M., CHONG, C.R.C. *Pocket Primary Care*. Amsterdam: Wolters Kluwer, 2014.

KINIRONS, M., ELLIS, H. *French's Index of Differential Diagnosis*. 15th ed. London: Hodder Arnold, 2011.

KÜBLER-ROSS, E. *Sobre a Morte e o Morrer*. São Paulo: Martins Fontes, 1987.

LANG, F., MARVEL, K., SANDERS, D. et al. Interviewing when family members are present. *Am. Fam. Physician*, 2002; 65:1351-1354.

LIPSCHITZ, D.A. Screening for nutritional status in the elderly. *Primary Care*, v. 21, n. 1, p. 55-67, 1994.

LONDRES, L.R. *Iátrica, a Arte Clínica*. Rio de Janeiro: Nova Fronteira, 1997.

LOWN, B. *A Arte Perdida de Curar*. São Paulo: Fundação Peirópolis, 1997.

MAFFESOLI, M. *Elogio da Razão Sensível*. Petrópolis: Vozes, 1998.

MAJOR, R.H. *The History of Medicine*. Springfield: Charles C. Thomas, 1954.

MALDONADO, M.T., CANELLA, P. *A Relação Médico-Paciente em Ginecologia e Obstetrícia*. Liv. Rio de Janeiro: Atheneu, 1981.

MALZACK, R., WALL, P.D. *Pain Mechanism: A New Theory Science*, 150: 36, 971-979, 1965.

MATERESE, L.E. *Nutrition support handbook*. Cleveland: The Cleveland Clinic Fundation, p. 45-62, 1997.

MELO-SOUZA, S.E. *Tratamento das Doenças Neurológicas*. 2ª ed., Rio de Janeiro: Guanabara Koogan, 2008.

MENDELL, L.M. Construction and constructing the gate theory of pain. *Pain*, 155: 2, 210-216, 2014.

MILLER, G.E. *Ensino e Aprendizagem nas Escolas Médicas*. São Paulo: Cia. Ed. Nacional – USP, 1967.

MIRANDA, C.F. *Construindo a Relação de Ajuda*. Ed. Crescer, 1995.

MIRANDA-SÁ Jr., L.S. *Compêndio de Psicopatologia & Semiologia Psiquiátrica*. Porto Alegre: Artmed, 2001.

MOORE, K. *Anatomia Orientada para o Clínico*, 3ª ed. Rio de Janeiro: Guanabara Koogan, 1994.

NOVA CRUZ, D.V. *A Potência das Narrativas no Ensino [e na Prática] da Clínica Médica*. Tese de doutorado, London: PPGE, UNIVALI, PDSE King's College, 2005.

ORNISH, D. *Salvando o Seu Coração*. Rio de Janeiro: Relume Dumará, 1993.

OSTERKAMP, L.K. Current Perspective on Assessment of Human Body Proportions of Relevance to Amptees. *J Am Diet Assoc*, v. 65, n. 2, p. 215-218, 1995.

PAGOTTO, V., SILVEIRA, E.A. Methods, diagnostics criteria, cutoof points, and prevalence of sarcopenia among older people. *The Scientific World Journal*, vol. 2014, Article ID 231312, 11 pages, 2014.

PERESTRELLO, D. *A Medicina da Pessoa*. Rio de Janeiro: Atheneu, 1974.

PINHEIRO, R. *Medicina Psicossomática. Uma Abordagem Clínica*. São Paulo: Fund. Editorial BYK, 1992.

PLAJA, A.O., COHEN, L.M., SAMORA, S. La comunicación entre el médico y el paciente en las consultas externas. *Educación Médica y Salud*, v. 3, n. 3, p. 217-257, 1969.

PORTO, C.C. *Cartas aos Estudantes de Medicina*. Rio de Janeiro: Guanabara Koogan, 2014.

PORTO, C.C. *Doenças do Coração. Prevenção e Tratamento*. 2ª edição. Rio de Janeiro: Guanabara Koogan, 2006.

PORTO, C.C. e PORTO, A.L. *Clínica Médica na Prática Diária*. Rio de Janeiro: Guanabara Koogan, 2006.

PORTO, C.C. *Semiologia Médica*. Rio de Janeiro: Guanabara Koogan, 7ª ed., 2014.

RABITO, E.I. et al. Weight and height prediction of immobilized patients. Campinas (SP). *Revista de Nutrição da PUCCAMP*, v. 19, n. 6, p. 655-661, 2006.

REMEN, R.N. *O Paciente como Ser Humano*. São Paulo: Summus Editorial, 1993.

RENQUIST, K. *Obesity classification*. Obesity sugery, v. 8, n. 4, p. 480, 1998.

REY, L. *Dicionário de Medicina e Saúde*. 2ª ed., Rio de Janeiro: Guanabara Koogan, 2003.

REZENDE, J.M. et al. *Guia para o Exame Clínico*. 6ª ed. Rev. e ampl. Goiânia. Ed. da UFG, Vieira, 2004.

REZENDE, J.M. *Linguagem Médica*. 4ª ed. Goiânia: Kelps, 2011.

RIOS, IC. Comunicação em medicina/Communication skills in medicine. *Rev. Med.* (São Paulo), 2012 jul.-set.; 91:3, 159-162.

ROGERS, C.R. *Terapia Centrada no Cliente*. São Paulo: Martins Fontes, 1992.

ROSA, H. A responsabilidade do estudante de medicina em um hospital de ensino. *Rev. Ass. Med. Bras.*, v. 16, n. 10, p. 371-374, 1970.

RUBENSTEIN, L.Z. e RUBENSTEIN, L.V. Multidimensional geriatric assessment. In Tallis, R.C., Fillit, H.M., Brocklehurst, J.C. *Brocklehurst's Textbook of Geriatric Medicine and Gerontology*. 5th ed., 1998, p. 210.

SAMPAIO, S.A.P. e RIVITTI, E.A. *Dermatologia*. Porto Alegre: Artes Médicas, 2007.

SAUNDERS, L. *Todo Paciente tem uma História para Contar*. Rio de janeiro: Zahar, 2010.

SLUZKI, C.E. A *Rede Social na Prática Sistêmica – Alternativas Terapêuticas*. São Paulo: Casa do Psicólogo, 1997.

SONTAG, S. *Doença como Metáfora. AIDS e suas Metáforas*. São Paulo: Cia da Letras, 2007.

SOUSA, P.R. de. *Os Sentidos dos Sintomas. Psicanálise e Gastroenterologia*. Campinas: Papirus Editora, 1992.

STEDMAN, T.L. *Dicionário Médico*. 27ª ed., Rio de Janeiro: Guanabara Koogan, 2003.

STEFANELLI, M.C. *Comunicação com Paciente. Teoria e Ensino*. 2ª ed., São Paulo: Robe Editorial, 1993.

TÄHKÄ, V. *Relacionamento Médico-Paciente*. Bebedouro: Ed. Artes Gráficas, 1988.

VANNUCCHI, H., UNAMUNO, M.R.D.L., MARCHINI, J.S. Avaliação do estado nutricional. *Medicina (Ribeirão Preto)*, v. 29, n. 1, p. 5-18, 1996.

VILELA FILHO, O. Dor: Anatomia funcional, classificação e fisiopatologia. *Neurocirurgia Contemporânea Brasileira*, 1996, 2(6).

VILELA FILHO, O. Dor: Aspectos clínicos e estratégia cirúrgica. *Neurocirurgia Contemporânea Brasileira*, 1997, 2(7).

WALL, P.D., MELZACK, R. *Textbook of Pain*. 2nd ed., Edinburgh: Churchill Livingstone, 1989.

WHO – World Health Organization. Obesity: preventing and managing the global epidemic. *WHO Technical Report Series*, Geneva, n. 894, 1998 (Technical Report Series, n. 894).

WHO – World Health Organization. Physical status: the use and interpretation of anthropometry. *Technical Report Series*, Geneva, 1995. 452 p.

WORDEN, J.W. *Terapia do Luto – Um Manual para o Profissional de Saúde Mental*. Porto Alegre: Artes Médicas, 1998.

Índice Alfabético

A

Abaixador de língua, 71
Abaulamentos, 377
Abdome, 49, 432
- atípico ou normal, 434
- ausculta do, 446
- avaliação da sonoridade do, 446
- em avental, 434
- em tábua, 143
- em ventre de batráquio, 434
- escavado, 435
- forma e volume do, 434
- globoso ou protuberante, 434
- inspeção do, 433
- movimentos, 435, 436
- - peristálticos visíveis, 436
- - pulsações, 436
- - respiratórios, 435
- palpação do, 436
- - *versus* ultrassonografia abdominal, 436
- parede abdominal, 49
- - abaulamentos ou retrações localizadas da, 435
- - cicatrizes da, 435
- - continuidade da, 439
- - defesa da, 439
- - hérnias da, 439
- - pulsações da, 439
- - relaxamento da, 440
- - resistência da, 438
- pendular ou ptótico, 434
- percussão do, 444
Abfrações, 355
Abordagem narrativa, 35
Abrasão, 355
Abscesso(s), 130, 289
- subfrênico, 112
Abuso
- físico, 219
- material, 219
- psíquico, 219
- sexual, 219
Aceitação, 208
Acidente vascular cerebral, 272
Acrocefalia, 340
Acrocianose, 281
Acromegalia, 170
Acuidade visual, 518
Adenoma hipofisário, 174
Adenomegalias, 48, 50, 160, 306, 312
Adenomiose, 472
Adiadococinesia, 513, 528

Adolescentes, comportamento, 209
Adrenarca precoce, 171
Afasia, 186
- amnéstica, 186
- de Broca, 186
- de condução, 186
- de Wernicke, 186
- global, 186
- motora ou verbal, 186
- receptiva ou sensorial, 186
- transcortical, 186
Afecções
- anexiais, 473
- arteriais, 123
- das mamas, 375
- dos linfáticos, 127
Afetividade, 52, 198
Afonia, 104, 229
Agitação psicomotora, 96, 207
Agnosia, 186
- tátil, 517
Agulha descartável e algodão, 72
Albinismo, 178, 282
Alcaptonúria, 178
Aldosterona, 174
Alergia, 53
Alexia, 186
Algiacusia, 101
Alimentação, 54
Alodinia, 82, 86, 87, 188
Alterações
- auditivas, 182
- da coloração da pele, 51, 128, 281, 285
- da cor da urina, 50, 150
- da fonação, 48, 103
- da marcha, 183
- da motilidade voluntária, 183
- da pele, 47
- da sensibilidade, 51, 128, 183, 188
- da temperatura da pele, 51, 128
- da voz, 48, 104
- das funções cerebrais superiores, 185
- das gnosias, 186
- das praxias, 186
- do apetite, 48, 128, 171
- do cheiro da urina, 50, 151
- do crescimento e do desenvolvimento, 168
- do desenvolvimento
- - físico, 50
- - sexual, 50
- do jato urinário, 147
- do olfato, 47, 102

- do pescoço, 47
- do peso, 47, 93, 171
- do sono, 49, 121
- - em idosos, 185
- do tórax, 48, 49
- do volume e do ritmo urinário, 50, 149
- dos fâneros, 47
- emocionais e psíquicas, 95
- endócrinas, 50
- - ovarianas, 175
- - testiculares, 175
- inflamatórias
- - do intestino delgado, 140
- - do peritônio, 140
- locais, 50
- menstruais, 155
- miccionais, 50, 147
- na percussão do tórax, 381
- tróficas, 51
- - das venopatias, 126
- - nas arteriopatias crônicas, 125
Altura, 230
- do joelho, 233
- normal, 249
- recumbente, 234
Alucinações, 96, 194
- auditivas, 195
- extracampinas, 195
- gustativas, 195
- hipnagógicas, 195
- olfatórias, 195
- táteis, 195
- visuais, 47, 98, 195
Alveolite, 130
Amaurose, 98, 182, 505, 518
Ambivalência, 196
Ambliopia, 98, 182, 505, 518
Amebíase, 273
Amenorreia, 155, 175
- primária, 175
- secundária, 175
Ametropias, 98
Amigdalite aguda, 357
Amnésia, 51, 182, 195
- de evocação, 195
- de fixação, 195
- lacunar, 195
Anabolizantes, 55
Anacusia, 182, 505
Analgesia, 183, 285
Anamnese, 19, 28, 34, 40, 41, 480
- alimentar, 54

- componentes da, 42
- do paciente idoso, 215
- elementos que interferem na, 31
- em pediatria, 56
- em psiquiatria, 56
- especial, 45
- objetivos da, 40
- treinamento da, 19
Anasarca, 122
Anemia(s), 256, 300
- e emagrecimento, 145
- falciforme, 161
- hemolíticas, 272
- intestino delgado, 142
Anestesia, 183, 188
Anfetaminas, 55
Angiites necrosantes, 492
Anisocoria, 342, 519
Anorexia, 128
- nervosa, 128, 171
Anorgasmia, 154
Anosmia, 102
Anoxia cerebral, 120
Ansiedade, 10, 11, 95, 198, 205
Antecedentes
- familiares, 53
- pessoais, 52
- - fisiológicos, 52
- - patológicos, 53
Anúria, 149
Ânus, 49, 142
Anuscópio, 72
Aorta, 392
- abdominal, 319
Aparelho
- auditivo, 100
- circulatório, 316
- de pressão, 538
- lacrimal, 97
Apêndice, 84
Apendicite, 84
Apetite, 128
Ápice cardíaco, 392
Apneia, 379, 539
Apoio, 35
Apraxia
- bucolinguofacial, 187
- construtiva, 187
- da marcha, 187
- de vestir, 187
- ideatória, 187
- ideomotora, 187
Aprendizado ao lado do leito (*clerkship*), 13
Aranhas vasculares, 286
Arco
- aórtico, 392
- reflexo, 513
Ardência, 47, 98
Arqueamento do osso, 163
Arreflexia, 514
Arritmias cardíacas, 401
- classificação das, 403
- sinusal, 316, 317, 404
Artéria(s), 51, 123
- braquiais, 319
- carotídeas, 318

- cubitais, 319
- femorais, 320
- ilíacas, 320
- pediosas, 320
- poplíteas, 320
- pulmonar, 392
- radial, 316
- subclávia, 318
- temporais, 318
- tibiais
- - anteriores, 320
- - posteriores, 321
Arteriosclerose, 316
Articulação(ões), 51, 163, 482
- temporomandibular (ATM), 129, 356, 483
Artralgia, 163, 164
- *versus* artrite, 486
Artrite, 164
- reumatoide, 488
Ascite, 445, 448, 450
- de grande volume, 445
- de médio volume, 446
- de pequeno volume, 446
- e cisto ovariano, 448
- volumosa, 254
Asma
- brônquica, 118, 254, 385
- cardíaca, 117, 118, 424
Assinergia, 528
Assoalho bucal, 129, 353
Astenia, 47, 49, 50, 92, 123, 159, 424
Astereognosia, 517
Asterix (*flapping*), 259
Astigmatismo, 98
Ataxia sensorial, 188
Atelectasia, 386
Atenção, 52, 193
- e cálculo, 525
Atetose, 259
Atitude(s)
- de cócoras (*squatting*), 255
- em decúbito, 255
- genupeitoral, 255
- involuntárias, 255
- na posição de pé, 273
- no leito, 254
- ortopneica, 254
- parkinsoniana, 255
- passiva, 255
- voluntárias, 254
Atividades
- físicas, 54
- instrumentais da vida diária, 220, 221
Ato(s)
- impulsivos, 199
- médico perfeito, 37
Atrição, 355
Átrio
- direito, 392
- esquerdo, 392
Atrito
- pericárdico, 418
- pleural, 384
Atrofia(s), 293
- da musculatura, 168
- de Sudeck, 87

- muscular, 51, 168
- tenar e hipotenar, 494
Ausculta, 69, 70
- ambiente de, 70
- áreas de, 397
- da voz, 384
- do abdome, 446
- do coração, afecções, 401, 419
- - ambiente de, 396
- - aplicação correta do receptor, 396
- - comunicação interatrial, 421
- - comunicação interventricular, 421
- - correta, 395
- - escolha correta do receptor, 396
- - estenose
- - - aórtica, 419
- - - mitral, 419
- - - pulmonar, 420
- - instrução adequada do paciente, 396
- - insuficiência
- - - aórtica, 420
- - - cardíaca, 421
- - - mitral, 419
- - - pulmonar, 420
- - - tricúspide, 420
- - - ventricular esquerda, 422
- - observações práticas para a, 401
- - persistência do canal arterial, 421
- - posição do paciente e do examinador, 396
- - treinamento da, em manequins, 396
- do tórax, 382
Ausências, 51, 182
Autofonia, 101
Automaticidade, 402
Automatismos, 51, 182
- ao comando, 199
Automedida da pressão arterial (AMPA), 330
Autonomia, 8
Autoscopia, 195
Avaliação
- antropométrica, 230
- clínica do fluxo sanguíneo na pele, 281
- da maturidade sexual, 251
- da qualidade de vida, 15
- da sensibilidade na área de distribuição da dor e adjacências, 86
- das condições emocionais, 192
- das extremidades superiores e inferiores, 493
- do consumo de alimentos, 248
- do estado
- - de hidratação, 229
- - geral, 228
- - mental, 187, 188, 526
- - nutricional, 242
- do nível de consciência, 228, 525
- dos movimentos das articulações, 482
- funcional do idoso, 217

B

Baço, 371
- palpação do, 442
Baixa estatura, 170
Balança antropométrica com haste milimetrada, 72
Balanite, 465
Balanopostite, 465

Índice Alfabético

Barganha, 208
Bartholinite, 471
Bases científicas da medicina, 8
Batimento(s)
- arteriais, 360
- cardíaco, 397
- venosos, 360
Batmotropismo, 402
Bebidas alcoólicas, 54
Beneficência, 8
Betaendorfina, 80
Bexiga
- extrofia da, 465
- neurogênica, 149, 183, 184
Biótipo, 274
Bloqueio(s)
- atrioventriculares, 406
- cardíaco, 317
- de ramo, 407
- do pensamento, 196
- ganglionar, 127
Boca seca, 131
Bócio, 172, 360
- difuso, 172
- multinodular tóxico, 172
- nodular, 172
Bolha, 289
Bolsa escrotal
- aumento da, 466
- edema da, 466
Boneca de pano (*floppy baby*), 168
Borborigmos, 446
Braço
- envergadura e semienvergadura do, 234
- hemiplégico, 494
Bradiarritmias, 403
Bradicardia, 316, 538
- sinusal, 404
Bradicinesia, 260
Bradipneia, 379, 539
Bradisfigmia, 316
Braquicefalia, 340
Briquismo, 185
Broncofonia, 384
Broncopneumonias, 386
Bronquiectasias, 385
Brônquios, 48, 105
Bronquite
- aguda, 385
- crônica, 385
Bronzeamento da pele, 282, 295
Brucelose, 272
Bruxismo, 185
Bulhas cardíacas, 399
- primeira bulha (B_1), 399, 412
- - alterações da, 411
- - desdobramento da, 412
- - intensidade da, 411
- - mascaramento da, 412
- - timbre e tom da, 412
- quarta bulha (B_4), 400
- - alterações da, 413
- segunda bulha (B_2), 400, 412
- - alterações da, 412
- - desdobramento da, 412
- - intensidade, 412

- terceira bulha (B_3), 400
- - alterações da, 413
- - taquicardia, 411
Bulimia, 128
- nervosa, 128
Bursas, 51, 166
Bursites, 491

C

Cabeça, 47, 340
Cabelo, 300
Cacosmia, 47, 102
Cãibras, 47, 51, 94, 168, 188
- em pessoas idosas, 94
- profissionais, 94
Calafrios, 47, 94
Calos, 496
Calosidades, 125, 496
Campo visual, 518
Canal anal, 446
Câncer
- da laringe, 358
- da mama, 375
- da tireoide, 361
- de ovário, 473
- de pele, 298
- de vulva, 470
- do endométrio, 472
- do pênis, 465
Cancro
- duro, 465
- mole, 465
- sifilítico, 465
Candidíase
- atrófica, 353
- vulvovaginal, 471
Cansaço, 92
Capacidade normal, 15
Capsulites, 491
Carcinoma
- basocelular da pele, 298
- broncogênico, 272
- espinocelular da pele, 299
- primitivo ou metastático do fígado, 272
Cardiopatia congênita cianótica, 255
Cardite, 487
Carótidas, 505
Carúncula sublingual, 353
Catecolaminas, 51, 175
Causalgia, 87, 188
Caverna pulmonar, 389
Cavidade(s)
- bucal, 48, 129
- oral, 104
- paranasais, 47, 101
- sinusais, 101
Ceco, palpação do, 443
Cefalalgia de origem cervical, 165
Cefaleia, 98, 505, 526
- associada a distúrbios oculares e sinusites, 181
- da hipertensão intracraniana, 180
- em salvas, 180
- pós-traumática, 180
- tipo tensão ou tensional, 180
Celulite subaguda ou crônica, 126
Cervicalgia, 165

Cervicite, 471
Chieira, 48, 49, 111, 118
Chlamydia trachomatis, 471, 473
Choque, 539
- anafilático, 539
- hipovolêmico, 539
- neurogênico, 539
- séptico, 539
Cianose, 49, 121, 124, 256, 281, 300
- central, 282
- do tipo
- - central, 121
- - misto, 122
- - periférico, 122, 425
- e oximetria de pulso, 122
- generalizada, 121, 281
- localizada, 281
- mista, 282
- periférica, 282
- por alteração da hemoglobina, 122, 282
- por distúrbios vasomotores, 122
Ciatalgia, 168
Cicatriz, 293
- umbilical, 435
Ciclo
- cardíaco, 397
- menstrual, 50
Cifose, 274
Cintura pélvica, 495
Circulação colateral, 261, 263
- superficial, 450
- tipo braquicefálica, 263
- tipo cava inferior, 263
- tipo cava superior, 263
- tipo porta, 263
Circunferência
- abdominal, 240
- da cintura, 235, 240
- da panturrilha, 240
Cirrose hepática, 267
Cirurgias, 53
Cisto(s)
- do cordão, 466
- ovariano, 473
- - sem alterações hormonais, 473
- sinoviais, 494
Claudicação intermitente, 124
Clerkship, 13
Climatério, 50, 157
Clique(s), 414
- sistólico, 414
Cloropsia, 47, 98
Coceira, 94
Coiloníquia, 301
Colagenoses, 492
Colecistite, 112
- aguda, 146
Coleções líquidas, 289
Cólica
- biliar, 146
- intestinal, 140
- renal, 152
Colo do útero, 469
- afecções do, 471
Cólon, 49, 142
- sigmoide, perfuração do, 454

- transverso, palpação do, 443
Coluna cervical, 505
Coluna lombossacra, 506
Coluna vertebral, 51, 164, 481, 483
Coma, 228
- classificação do estado de, 179
- de grau médio, 179
- *depassé*, 179
- leve, 179
- profundo, 179
Comportamento, 52
Compreensão, 35
Compulsões, 95, 197
Comunicação
- interatrial, 421
- interventricular, 421
Comunidades virtuais dos pacientes, 6
Concentração urinária, incapacidade, 149
Concretismo reificante, 196
Condições
- culturais, 55, 56
- emocionais, 198, 218
- nutricionais, 175
- socioeconômicas, 55
Condiloma acuminado, 465
Condutibilidade, 402
Confabulação, 195
Confronto, 34
Confusão mental, 96, 193, 228
Congestão passiva dos pulmões, 388
Conjuntivas, 342
Conjuntivite, 342
Consciência, 52, 193
- episódios de perda da, 504
Constipação intestinal, 144
Consultas
- a distância, 6
- virtuais, 6
Contração isovolumétrica, 398
Contratura
- de Dupuytren, 494
- de Volkmann, 494
Convergência pressórica, 424
Convulsões, 51, 181, 260, 505, 527
- clônicas, 182, 260
- tônicas, 182, 260
Coordenação, 512
Coração, 48, 112, 371
- ambiente de ausculta, 396
- aplicação correta do receptor, 396
- ausculta do, 401, 419
- base do, 392
- comunicação interatrial, 421
- comunicação interventricular, 421
- escolha correta do receptor, 396
- estenose
- - aórtica, 419
- - mitral, 419
- - pulmonar, 420
- instrução adequada do paciente, 396
- insuficiência
- - aórtica, 420
- - cardíaca, 421
- - mitral, 419
- - pulmonar, 420
- - tricúspide, 420
- - ventricular esquerda, 422

- observações práticas para a ausculta, 401
- persistência do canal arterial, 421
- posição do paciente e do examinador, 396
- ritmo e a frequência do, 394, 401
- treinamento da ausculta em manequins, 396
Coreia, 187, 258
- de Huntington, 259
- de Sydenham, 259, 487
Córion, 280
Cornagem, 48, 111
Córnea, 342
Corpo(s)
- do útero, 472
- estranhos, 358
- perineal, 468
Corrimento, 50, 157
- nasal, 47, 102
- uretral, 50, 153
Corticoides, uso prolongado de, 174
Cotovelos, 484
Couro cabeludo, 340
Crânio, 47
- em torre, 340
Crepitação, 164, 482
- articular, 51
Cretinismo, 250
Crianças, comportamento, 209
Criptorquidia, 466
Crise(s)
- hipertensiva grave, 120
- tônico-clônicas generalizadas, 182
Cristalino, 342
Cronotropismo, 402
Crosta, 293
Cuidadores, 214
Curva térmica, 540
Cushing iatrogênico, 174
Cutis
- *marmorata*, 124
- romboidal, 216

D

Débito cardíaco, 328 403
Decúbito
- dorsal, 30, 255
- lateral, 255
- - direito, 30
- - esquerdo, 30
- preferido no leito, 254
- ventral, 30, 255
Dedo(s)
- em baqueta de tambor, 494
- plexímetro, 67
Déficit de pulso, 538
Deformidades ósseas, 51, 163
Deglutição, 179
Delírio, 96, 197
Delirium tremens, 96
Demência, 96
Dentes, 129, 355
- cariados, 355
- de Hutchinson, 355
Deposição pigmentar, 287
Depressão, 95, 198, 206, 208, 377
- bipolar, 206
- unipolar, 206
Dermatite

- actínica crônica, 298
- berloque, 298
- de estase, 126
Dermato-heliose, 298
Dermatofibrose, 127
Dermatografismo, 283
Dermatomiosite, 492, 493
Derme, 280
Derrame(s)
- cavitários, 425
- pleural, 390
Desagregação do pensamento, 196
Descarga papilar, 159
Descarrilamento, 196
Desdobramento da personalidade, 194
Desejo sexual, 154
Desenho venoso, 261
Desenvolvimento
- físico, 248
- psicomotor e neural, 52
- sexual, 52
Desidratação, 176, 229
- hipertônica, 229
- hipotônica, 229
- isotônica, 229
- sinais e sintomas da, 230
Desmaio, 49, 119
- histérico, 121
Desnutrição, 175, 245
- e morbimortalidade, 247
- infantil, 248
Desorientação, 96
- espacial, 193
Despersonalização, 194
Desvio(s), 342
- da língua da linha mediana, 353
Diabetes
- melito, 176
- insípido
- - hipotalâmico, 171
- - nefrogênico, 171
Diadococinesia, 513
Diaforese, 94
Diafragma, 48, 111
Diagnóstico, 14
- anatômico, 14
- clínico, 14
- etiológico, 14
- funcional, 14
- sindrômico, 14
- tipos de, 14
Diapasão, 72
Diarreia, 49, 137
- alta, 138, 144
- associada à esteatorreia, 139
- baixa, 138, 144
- doenças pancreáticas, 147
- exsudativa, 137
- motora, 137
- osmótica, 137
- secretora, 137
Diástase, 439
- dos músculos retos anteriores, 433
Diástole, 399
Dificuldade para andar, 51, 168
Digitopressão, 64

Índice Alfabético

Dinorfina, 80
Diplegia, 183
Diplopia, 47, 99, 182, 505, 519
Disacusias, 100
Disartria, 186, 229, 528
Disbasia, 528
Discinesias, 260
- orofaciais, 260
Discoria, 519
Disdiadococinesia, 513, 528
Disenteria, 144
Disestesias, 188
Disfagia, 48, 49, 104, 105, 172, 505
- de causa neurológica, 183
- esofágica, 132
- orofaríngea, 132
Disfasia, 229, 505
Disfonia(s), 104, 186, 229, 505
Disfunção(ões)
- erétil, 154
- sexuais, 50, 154, 157
- temporomandibular (DTM), 131
Disgrafia, 186, 229, 528
Dislalia, 186, 229
Dislexia, 186, 229
Dislipidemias, 176
Dismenorreia, 155
- primária, 155, 472
- secundária, 155
Dismetria, 512, 528
Dispareunia, 156, 157
Dispepsia, 49, 141
- estômago, 136
- tipo dismotilidade, 136
- tipo refluxo, 136
- tipo úlcera, 136
Displasias, 375
Dispneia, 47, 48, 49, 103, 104, 110, 112, 172, 378, 422, 539
- aos esforços, 116
- - aos grandes, 110, 116
- - aos médios, 110, 116, 117
- - aos pequenos, 116, 117
- causas de, 110
- da insuficiência ventricular esquerda, 423
- de Biot, 117
- de Cheyne-Stokes, 117, 424
- de decúbito, 117, 423
- de esforço, 117, 423
- - da insuficiência ventricular esquerda, 117
- de Kussmaul, 117
- de repouso, 110
- no cardiopata, 116
- paroxística, 117, 423
- - noturna, 110, 117, 423
- periódica, 117, 378, 424, 539
- suspirosa, 117, 379
Disritmolalia, 186
Dissinergia, 528
Dissociação atrioventricular, 407
Distensão abdominal, 49, 141, 145
Distonia, 187, 260, 511
Distopias genitais, 472
Distrofia(s)
- musculares, 167
- simpática reflexa, 87

Distúrbio(s)
- auditivos, 51
- autonômicos, 527
- da acuidade auditiva, 47
- da audição, 100
- da comunicação, 185
- das funções cerebrais superiores, 51
- do desenvolvimento físico e sexual, 250
- do sono, 51
- dos movimentos oculares, 528
- esfincterianos, 51, 183, 505
- menstruais, 50
- miccionais, 50
- psíquicos, 527
- visuais, 51, 182
Disúria, 149
Diurese osmótica, 149
Diverticulite de Meckel, 140
Divisão da superfície corporal
- em regiões, 30
- para o exame clínico, 28
Doença(s)
- arterial coronariana, 425
- critérios de gravidade de uma, 217
- das perdas, 198
- de Addison, 174
- de Basedow-Graves, 172
- de Chagas aguda, 273
- de Crohn, 140
- de Ménière, 101
- de Parkinson, 255
- de Peyronie, 465
- de Plummer, 172
- degenerativa do sistema nervoso, 504
- desmielinizante, 504
- difusas do tecido conjuntivo, 492
- do coração, 112
- infecciosas e parasitárias, 272
- inflamatória pélvica aguda, 473
- mista do tecido conjuntivo, 492
- pulmonar, 391
- - obstrutiva crônica, 387
- - reumática, 487
- reumatoide, 488
- sofridas pelo paciente, 53
- vasculares encefálicas, 504
- venosas, 126
Dolicocefalia, 340
Dor, 47, 48, 49, 101, 104, 160
- abdominal, 143, 438
- - aguda e crônica, 135
- - difusa, 143
- - no quadrante
- - - inferior direito, 143
- - - inferior esquerdo, 143
- - - superior direito, 143
- - - superior esquerdo, 143
- - originada no intestino delgado, 139
- aguda, 88
- anatomia funcional da, 77
- articular, 163, 485
- aspecto
- - afetivo-motivacional da, 80
- - cognitivo-avaliativo, 80, 81
- calor e rubor, 284
- características semiológicas da, 85

- caráter da, 87
- cardíaca, 133
- central, 82
- classificação fisiopatológica da, 81
- - localização, 85
- como sinal vital, 538
- como sintoma padrão, 77
- condicionamento na, 81
- constante, 82, 87
- crônica, 88, 89
- da angina do peito, 114
- da cólica renal, 152
- da estase venosa, 126
- da insuficiência venosa, 126, 168
- da isquemia miocárdica, 113, 114
- da pleurite diafragmática, 111
- das afecções ósseas, 162
- das doenças arteriais, 124
- de cabeça e na face, 51, 180
- - e enxaqueca, 180
- de dente, 128
- de garganta, 48, 104
- de origem
- - aórtica, 114
- - central, 84
- - psicogênica, 115
- - tireoidiana, 172
- de ouvido, 100
- de repouso, 124
- do infarto agudo do miocárdio, 136
- e envelhecimento, 91
- e limitação dos movimentos, 167
- epigástrica, 135
- esofágica, 133
- espontânea, 84, 87
- evocada, 82, 84, 87
- fantasma, 87
- intensidade da, 81, 89
- intermitente, 82, 87
- irradiada, 84, 86, 168
- isquêmica, 124, 168
- lombar e no flanco, 151
- mantida pelo simpático, 87
- mediastínica, 106
- mista, 83
- musculoesquelética, 168
- na coluna vertebral, 165
- na face, 181
- na linfangite aguda, 127
- na língua, 131
- na região bucomaxilofacial, 130
- na vesícula, 145
- nas mamas, 158
- nas vias
- - biliares, 145
- - urinárias, 147, 151
- neuropática, 82, 89, 168, 188
- no fígado, 145
- no intestino delgado, 139
- no pneumotórax espontâneo, 106
- nociceptiva, 81, 89
- - características da, 84
- nos genitais femininos, 156
- nos órgãos genitais, 152
- nos rins, 147, 151
- ocular, 98
- - e cefaleia, 47
- parestesia, 505
- pélvica, 156
- pericárdica, 114

- perineal, 141, 143, 152
- por desaferentação, 82
- por lesão neural, 82
- precordial, 113, 115
- precordial, 77
- psicogênica, 83
- qualidade da, 87
- referida, 83, 86, 165
- relação com funções orgânicas, 89
- retroesternal, 113
- somática
- - profunda, 83
- - superficial, 83
- talâmica, 83
- testicular, 153
- tipos de, 83
- torácica, 105
- - com risco à vida, 106
- vesical, 152
- visceral, 83
- - verdadeira, 83
Dorsalgia, 166, 273
Drogas ilícitas, 55
Dromotropismo, 402

E

Ecocardiograma, 382
Ecolalia, 199
Ecopraxia, 199
Ectopia testicular, 466
Ectoscopia, 228
Ectrópio, 216
Eczema varicoso, 126
Edema, 49, 50, 51, 142, 263, 293
- agudo do pulmão, 117
- alérgico, 267
- cardíaco, 122
- causas de, 266
- consistência do, 265
- da bolsa escrotal, 466
- da desnutrição proteica, 267
- da flebite, 267
- da fome crônica, 267
- da insuficiência
- - renal crônica, 152
- - venosa crônica, 126
- - ventricular direita, 424
- da mão, 494
- da papila, 527
- da síndrome nefrótica, 152
- doloroso, 266
- dos membros inferiores, 495
- duro, 266
- e acúmulo de líquido intersticial, 128
- elástico, 266
- generalizado, 264
- indolor, 266
- inelástico, 266
- intensidade do, 264
- linfático, 127
- localizado, 264, 267
- medicamentoso, 267
- mole, 266
- nas doenças
- - arteriais isquêmicas, 126
- - renais, 152

- postural, 267
- pré-menstrual, 267
- renal, 266
- sensibilidade da pele circunjacente, 266
Egofonia, 385
Ejaculação
- ausência de, 154
- precoce, 154
- tardia, 154
Elasticidade, 284
- da parede dos grandes vasos, 328
Elefantíase, 466, 495
Eletrocardiograma, 382
Elevações edematosas, 288
Emagrecimento acentuado, 93
Emprostótono, 255
Encefalina, 80
Enchimento ventricular rápido, 398
Endocardite infecciosa, 272
Endometriose, 472
Enfisema
- pulmonar, 387, 388
- subcutâneo, 261
Enjoo, 183
Enoftalmia, 342
Enterorragia, 141, 145
Entidade clínica, 14
Entrevista, 28
- normas básicas da, 35
- técnicas da, 34
Enurese noturna, 185
Envelhecimento, 214
- bem-sucedido, 214, 217
- controle da temperatura e, 273
- malsucedido, 214
- marcha e, 275
- modificações decorrentes do, 216
- postura e, 274
- surdez e, 101
- usual, 214
Enxaqueca, 180, 504
Epiderme, 280
Epididimite, 466
Epífora, 98
Epilepsia, 504
Epispaia, 465
Epistaxe, 47, 103, 109
Equilíbrio
- dinâmico, 506
- e mobilidade, 218
- estático, 507
Equimoses, 287
Equipe de saúde, 9
Eritema, 294
- *marginatum*, 487
- palmar, 281
Eritrocianose, 124
Eritrose, 281
Erosão, 293, 355
Erros inatos do metabolismo proteico, 178
Eructação, 49, 134
Erupção polimorfa à luz, 298
Escabiose, 465
Escafocefalia, 340
Escala(s)

- analógica visual para avaliar a intensidade da dor, 88
- de Barthel, 220
- de coma de Glasgow, 179, 180, 229, 525
- de depressão geriátrica de Yessavage, 219
- de Lawton, 221
- de representação gráfica não numérica, 88
- para avaliar a intensidade de dor, 88
Escamas, 293
Escara, 293
Escavação, 389
Esclarecimento, 34
Esclerose, 293
- múltipla, 504
- sistêmica progressiva, 492
Esclerótica, 342
Escoliose, 274
Escotoma(s), 47, 99
Escroto agudo, 467
Esfigmomanômetro, 71, 329, 538
Esforço para urinar, 147
Esofagite aguda produzida por substâncias cáusticas, 133
Esôfago, 49, 132
- comprometimento do, 112
- quebranozes, 133
Espaço semilunar de Traube, 371
Espasmos musculares, 51, 168
Espasticidade, 257
Espéculo de Collins, 469
Espéculo vaginal, 72
Espessamento, 292
Espirros, 47, 102
- e alergia respiratória, 102
Esplenomegalia, 50, 160, 312, 443, 450
- associada a adenomegalias, 312
Espondilite anquilosante, 488
Espondiloartrose, 490
Esquistossomose, 273
Estado(s)
- confusional agudo, 96
- crepusculares, 193
- da parede arterial, 316
- de ânimo, 198
- de coma, 178
- de hidratação normal, 229
- de nutrição do paciente, 54
- intersexuais, 464
Estalido(s), 482
- articular, 164
- de abertura
- - mitral, 414
- - tricúspide, 414
- diastólicos, 414
- mesossistólicos, 414
- protossistólico
- - aórtico, 414
- - pulmonar, 414
Esteatorreia, 49, 138, 139
- doenças pancreáticas e, 147
Estenose
- aórtica, 120, 419
- da uretra, 465
- mitral, 419
- pulmonar, 420
Estereognosia, 517

Estereotipias, 200
Esternutação, 102
Esteroides sexuais, 51, 174
Estertores
- finos, 383, 424
- grossos, 383
Estetoscópio, 69, 71
- componentes do, 70
Estimulação elétrica
- da PVG-PAG, 80
- da substância cinzenta periventricular, 79
- do bulbo rostroventral, 79
- do sistema límbico, 81
Estômago, 49, 135
Estomatorragia, 109
Estrangúria, 152
Estrias, 293
Estridor, 48, 111, 384
Estupor, 199, 228
Eudiadococinesia, 513
Euforia, 198
Evolução, 88
Exame
- clínico, 4, 8
- - como base de uma medicina de excelência, 12
- - e internet, 6
- - e relação médico-paciente, 13
- - posições do paciente e do examinador para o, 28
- complementares, 4
- - evolução dos, 5
- da aorta, 425
- da cabeça, 340
- da cavidade bucal, 347
- da pele, 359
- da pupila, 519
- da região
- - anoperineal, 446
- - bucomaxilofacial, 343
- da tireoide, 360
- das artérias
- - carótidas, 361
- - carotídeas, 425
- das articulações, 482
- das mamas, 372, 374
- - alterações do parênquima mamário, 374
- - áreas de condensação, 374
- - contextura e consistência, 374
- - pele, 374
- - posição dos mamilos, 374
- - protuberâncias, 374
- - secreção, 374
- - sensibilidade, 374
- - tamanho, forma e simetria, 374
- das mucosas, 255
- das vísceras ocas, 299
- de Papanicolaou, 469
- do abdome no idoso, 448
- do baço, 312
- do coração, 392
- do líquido ascítico, 449
- do nariz, 343
- do tórax no idoso, 425
- dos lábios, 346
- dos linfonodos, 306, 362
- dos olhos e supercílios, 341

- dos pulmões, 376
- dos vasos do pescoço, 361
- especular, 469
- extrabucal, 343
- físico, 20, 36
- - ambiente adequado para o, 71
- - das extremidades e articulações, 480
- - do idoso, 217
- - do tórax, 370, 376
- - geral, 228
- - instrumentos e aparelhos necessários para o, 71
- - precauções ao realizar o, 62
- - treinamento da semiotécnica do, 20
- geral da face, 340
- ginecológico, 467, 468
- - inspeção estática, 468
- - inspeção dinâmica, 468
- intrabucal, 344
- neurológico, 504
- otorrinolaringológico, 356
- psíquico, 52, 192
- - do paciente idoso, 200
Excitabilidade, 402
Exoftalmia, 341
Exoftalmo maligno, 172
Expectoração, 48, 49, 108
- hemoptoica, 109, 119, 424
Extensibilidade, 511
Extrassistolia, 317, 405
Extremidades, 51
- inferiores, 495
- superiores, 493
Extrofia da bexiga, 465
Exulceração, 293

F

Face, 47
Fácies, 250
- acromegálica, 252
- adenoidiana, 251
- basedowiana, 252
- cérea, 251
- cushingoide, 252
- da paralisia facial periférica, 254
- de depressão, 254
- de Hutchinson, 254
- de lua cheia, 252
- de múmia, 254
- do deficiente mental, 254
- em máscara, 251
- esclerodérmica, 254
- etílica, 254
- hipocrática, 251
- leonina, 251
- miastênica, 254
- mixedematosa, 252
- mongoloide, 252
- normal ou atípica, 251
- parkinsoniana, 251
- pseudobulbar, 254
- renal, 251
Facilitação, 34
Fadiga, 92, 93, 378, 424
- orgânica, 93
- psicogênica, 93
Fala, 229

Famílias, 209
Fâneros, 47, 300
Faringe, 48, 104
Fasciculações, 187, 260
Fases de Korotkoff, 331
Fatores
- agravantes, 90
- atenuantes, 90
- de risco, 15
- desencadeantes, 90
Febre, 47, 50, 91, 160, 268, 540
- alta ou elevada, 269, 540
- características semiológicas da, 269
- causas de, 92, 272
- contínua, 269, 540
- de início súbito, 91
- de origem indeterminada, 92
- de origem obscura, 92
- de Pel-Ebstein, 160
- duração da, 269
- e antibióticos, 270
- e calafrios, 152
- e infecção, 92
- intermitente, 270, 540
- irregular, 269, 540
- leve ou febrícula, 269, 540
- moderada, 269, 540
- ondulante, 270, 540
- prolongada, 269
- recorrente, 270, 540
- remitente, 270, 540
- reumática, 161, 487
- séptica, 269, 540
- significado biológico da, 269
- sintomas subjetivos da, 269
- término da, 270
Fenda palpebral, 341
Fenilcetonúria, 178
Fenômeno
- da alternância, 424
- da dupla orientação, 194
- de Raynaud, 124, 283
Fibras nociceptivas, 78
Fibrilação
- atrial, 317, 407
- ventricular, 409
Fibroadenomas, 375
Fibromialgia, 491
Fibrose, 127
Fígado, 49, 145, 371
- palpação do, 440
Fimose, 464
Fissuras, 293
- nas comissuras labiais, 348
Fístula uretrocutânea, 465
Fita métrica, 71
Fitofotomelanose, 298
Flacidez, 257
Flatulência, 49, 141
Flegmasia
- *alba cerulea*, 267
- *alba dolens*, 267
Flutter
- atrial, 409
- ventricular, 409
Fluxo

- linfático, 123
- sanguíneo, direção do, 262
Fobias, 96, 197
Focomelia, 494
Folhetos pleurais, 371
Fome, 128
Força
- de contração do miocárdio, 412
- muscular, 217, 508
Formações sólidas, 288
Fórmula de Rabito, 234
Fotoalergia, 296, 298
Fotodermatoses, 294
Fotoenvelhecimento, 298
Fotofobia, 47, 99
Fotossensibilidade, 294
Fototoxicidade, 297
Fraqueza, 123, 159
- muscular, 51, 164, 167
Frêmito(s), 263, 323
- cardiovascular, 395
- catário, 395
- toracovocal, 380
Frênulo lingual, 353
Frequência
- do pulso, 538
- respiratória, 379, 539
Fricção com algodão, 64
Frigidez, 157
Função
- cognitiva, 218
- visuoespacial, 525
Fundo do estômago, 371
Fundoscopia, 518
Furocumarinas, 298

G

Gagueira, 186
Galactorreia, 159, 171
Gangrena, 125
- dos dedos, 496
- seca, 125
- úmida, 125
Gastroscópio semiflexível, 5
Gengivas, 129, 354
Gengivite, 355
Geofagia, 128
Gestação
- e nascimento, 52
- ectópica, 473
Gigantismo, 170, 249
- acromegálico, 250
- cerebral, 170
- infantil, 250
Ginecomastia, 159, 375
Glândulas
- de Bartholin, 468
- salivares, 129, 355
- - maiores da cavidade bucal, 129
Glaucoma agudo, 342
Glicocorticoides, 174
- diminuição da produção de, 174
Globo(s) ocular(es), 341, 519
Globus hystericus (globo histérico), 133
Glossalgia, 131
Glossite, 353

Glossodina, 131
Goma, 288
Gônadas, 51, 175
Gordura subcutânea, perda de, 247
Gota, 176, 490
Grandes vasos, 48
Grânulos de Fordyce, 347
Gravidez ectópica, 156

H

Habitação, 55
Hábito(s), 54
- de vida, 53
- grácil, 248
Halitose, 48, 104, 131
Hallux valgus, 496
Hematêmese, 49, 109, 134, 142
Hematocele do escroto, 466
Hematoma, 287
Hematúria, 150
- inicial, 150
- terminal, 150
Hemeralopia, 99
Hemianopsia, 182
Hemibalismo, 259
Hemicrania paroxística, 180
Hemiplegia, 183
Hemissecção transversa lateral da medula, 529
Hemocromatose, 176
- secundária, 177
Hemoglobinúria, 150
- paroxística noturna, 162
Hemoptise, 48, 49, 109, 119
Hemorragia(s), 50, 127
- de origem vaginal ou vulvar, 155
- digestiva, 49, 141, 452
- - inaparente, 452
- - leve, 452
- - maciça, 453
- - moderada, 452
- - originada no intestino delgado, 142
- na pele e nas mucosas, 160
- no intestino delgado, 141
- subconjuntival, 342
- uterina, 155
Hemospermia, 50, 153
Hepatomegalia, 50, 160, 441
- congestiva, 424
Hérnia inguinoescrotal, 466
Herpes
- genital, 465, 470
- simples labial, 346
Hesitação, 147
Hiato auscultatório, 331
Hidrocele, 466
Hidrossalpinge, 474
Hiperalgesia, 86, 87, 188
Hipercapnia, 391
Hiperdesenvolvimento, 249
Hiperelasticidade, 284
Hiperesplenismo, 443
Hiperestesia, 86, 183, 188, 285
Hiperidrose, 127
Hipermenorreia, 155
Hipermetropia, 98, 99

Hipermnésia, 195
Hipernefroma, 272
Hiperopia, 99
Hiperorexia, 128
Hiperosmia, 102
Hiperparatireoidismo, 173
- secundário, 173
Hiperpatia, 82, 86, 87
Hiperpigmentação, 126
Hipersensibilidade à luz, 99
Hipersonia, 184
Hipersonoridade pulmonar, 381
Hipertensão
- arterial, 174, 334, 335, 539
- - como fator de risco cardiovascular, 335
- - primária, 335
- - secundária, 335
- intracraniana, 525
- portal, 449
- - dinâmica, 449
Hipertermia, 91, 273, 540
- neurogênica, 272
Hipertimpanismo, 445
Hipertireoidismo, 172
Hipertonia, 511
Hipertonicidade, 257
Hipertricose, 301
Hipertrofia
- das panturrilhas, 495
- do nariz, 343
- e a dilatação das câmaras ventriculares, 395
Hiperventilação com alcalose respiratória, 121
Hipoacusia, 182, 505
Hipoalgesia, 285
Hipoanestesia, 183
Hipócrates, 4
Hipocratismo digital, 494
Hipodesenvolvimento, 249
Hipoelasticidade, 284
Hipoestesia, 86, 188, 517
Hipófise, 50, 168
Hipoglicemia, 121, 177
- funcional por jejum prolongado, 121
Hipogonadismo hipergonadotrófico, 171
Hipomania, 96
Hipomenorreia, 155
Hipoparatireoidismo, 173
Hipoplasia do esmalte, 355
Hipopotassemia, 174
Hiporreflexia, 514
Hiposmia, 102
Hipospadia, 465
Hipotálamo, 50, 81, 168
Hipotensão
- arterial, 336
- - com significado clínico, 336
- - e choque, 539
- ortostática, 336, 539
- pós-prandial, 336
- postural, 120, 336, 539
Hipotermia, 273, 540
- localizada ou segmentar, 284
Hipótese diagnóstica, 15
Hipotireoidismo, 170, 173
- congênito, 173

Índice Alfabético

- do adulto, 173
Hipotonia, 511
Hipotonicidade, 257
Hipovitaminoses, 176
Hipoxemia, 391
Hipoxia generalizada, 255
Hirsutismo, 174, 175, 301
História
- da doença atual, 44, 480
- natural, 14
- ocupacional, 54
Humor, 198
- depressivo, 198

I

Iantopsia, 47, 98
Icterícia, 49, 50, 146, 160, 256, 282, 300, 457
- classificação da, 458
- de origem hepática, 146
- doenças pancreáticas, 147
- hemolítica, 146
- obstrutiva, 146
Ictus cordis, 216 392, 393
- extensão do, 393
- intensidade do, 393
- mobilidade do, 394
Idade óssea, 169
Ideia(s) delirante(s), 197
- primária, 197
- secundária, 197
Identidade, perda de, 194
Identificação, 42
- do paciente, 480
Idosos
- acompanhantes dos, 214
- comportamento, 209
- incontinência urinária em, 148
- jovens, 214
- maus-tratos, 219
- medida da altura do, 233
- muito idosos, 214
- parâmetros da avaliação funcional do, 217
- velhos, 214
Íleo, 456
- espástico, 457
- paralítico, 456
Ilusões, 95, 194
Impactação fecal, 454
Impotência sexual, 154
Impressão geral, 192
Impulso doloroso, 81
Inapetência, 128
Incapacidade parcial ou total, 15
Incongruência afetiva, 199
Inconsciência, 193
Incontinência
- afetiva, 199
- urinária, 149
- - em pessoas idosas, 148
Índice de massa corporal, 235
Indiferença, 199
Infantilismo, 249, 464
- genital, 171
Infarto pulmonar, 106
Infecção(ões)
- da córnea, 342

- pelo papilomavírus humano (HPV), 471
- piogênicas, 272
Infertilidade, 154
- por causa feminina, 158
Infiltração, 292
Ingurgitamento das jugulares, 322, 360
Iniciação clínica do estudante de medicina, 8
Inotropismo, 402
Insônia, 121, 184
Inspeção, 62, 63, 511
- anal, 446
- do pescoço, 380
Instabilidade postural, 274
Insuficiência
- aórtica, 420
- cardíaca, 120, 254, 421
- mitral, 419
- pancreática, 147
- pulmonar, 420
- respiratória, 390
- - hipoxêmica ou alveolocapilar, 391
- - ventilatória, 391
- suprarrenal
- - aguda, 174
- - crônica, 174
- tricúspide, 420
- venosa de longa duração, 126
- ventricular
- - direita, 123, 424
- - esquerda, 422
Inteligência, 52, 196
- abstrata, 196
- mecânica, 196
- social, 196
Intensidade, 87
- da dor, 81, 89
Interceptação, 196
Interfalangianas, 484
Interrogatório sintomatológico, 45
Intestino delgado, 49, 137
Intolerância aos esforços, 49, 118, 424
Inventário medicamentoso, 215
Irite aguda, 342
Irradiação da dor, 86
Irritação do diafragma ou do nervo frênico, 84
Isocoria, 519
Isquemia
- intestinal, 140
- miocárdica, 114
Iteração de ideias, 196

J

Jactatio capitis nocturnus, 185
Jargonofasia, 186
Jato urinário, diminuição da força e
    do calibre do, 147
Joanete, 496
Joelho, 485
- valgo, 495
- varo, 495
Justiça, 8

K

Kwashiorkor, 248

L

Labilidade emocional, 199
Lábios, 129
Laboratório de habilidades (LH), 18
- como método de avaliação, 24
- de comunicação, 23
- infraestrutura para funcionamento do, 18
- objetivos do, 19
- vantagens do, 19
Lacrimejamento, 47, 98
Lactação, falta de, 171
Lanterna de bolso, 71
Laringe, 48, 104
Laringite, 357
Laringoscopia, 357
Lei de Courvoisier, 458
Lentigo solar, 298
Lesão(ões)
- bolhosas, 125
- cerebral, 272
- da língua, 353
- da medula, 272
- do assoalho bucal, 353
- não cariosas, 355
- penianas, 50
- ulceradas e vegetantes do pênis, 465
Leuconíquias, 301
Leucoplasia, 300
- bucal, 346
Leucorreias, 471
Levantamento em massa do precórdio, 394
Libido, 154
Limitação
- da abertura da boca, 131
- de movimento, 51
Linfangite, 310
Linfáticos, 51, 127
Linfedema, 127, 267
Linfomas poplíteos, 308
Linfonodos, 306, 310
- alteração da pele, 312
- axilares, 308
- coalescência, 312
- consistência, 312
- epitrocleanos, 308
- infraclaviculares, 308
- inguinais, 308
- localização, 310
- mobilidade, 312
- sensibilidade, 312
- tamanho ou volume, 310
Língua, 129, 351
- crenada, 353
- fissurada, 131, 352
- geográfica, 131, 352
- lisa, 351
- pilosa, 352
- saburrosa, 351
- seca, 351
- trêmula, 353
Linguagem, 229, 525
- dos órgãos, 77
Linha(s)
- alba, 347
- de Beau, 302
- torácicas, 371

Liomiossarcoma, 472
Lipotimia, 119
Liquenificação, 292
Livedo reticular, 124
Lobos pulmonares, 371
Lombalgia, 166, 255, 273
Lombociatalgia, 166
Lordose, 274
Lupa, 72
Lúpus eritematoso disseminado, 492, 493
Luto antecipatório, 210

M

Macicez, 381
Macrocefalia, 340
Macrocrania, 527
Macroglossia, 353
Mácula, 285
Magreza e desnutrição, 175
Mal
- asmático, 385
- perfurante plantar, 125, 496
Malacia, 128
Malária, 273
Mamas, 48, 158
Mancha(s), 285
- de Koplik, 348
- eritematosa ou hiperêmica, 286
- hemorrágicas, 286, 287
- na região bucomaxilofacial, 346
- pigmentares, 285
- vasculares, 285
Mania, 96
- de perseguição, 96
Manifestações
- carenciais, 142
- concomitantes, 91
- cutâneas, 50, 160
- - das doenças sistêmicas, 96
- de hiperfunção, 50
- de hipofunção, 50
- de insuficiência endócrina, 142
- por diminuição de glicocorticoides, 50
- por hiperprodução de glicocorticoides, 50
- sistêmicas, 51
Manobra
- costoclavicular, 321
- da descompressão súbita, 444
- da isquemia provocada, 321
- de Adson, 321
- de Allen, 321
- de Hega, 470
- de hiperabdução, 321
- de Osler e pseudo-hipertensão arterial, 316
- de Rivero-Carvallo, 418
- de Weibel, 470
- do rechaço, 444
Manômetro, 330
- de coluna de mercúrio, 330
- eletrônico, 330
- semiautomático, 330
Mão(s)
- acromegálica, 494
- com dedos em fuso, 494
- da tetania, 494
- em garra, 494

- frias e sudorentas, 494
- pendular, 494
- quentes e úmidas, 494
Mapa dermatomérico, 85
Marasmo, 248
Marcha(s), 168, 275, 506
- anormais, 275
- anserina, 275, 507
- cerebelar, 507
- claudicante, 275, 507
- de pequenos passos, 507
- do ébrio, 507
- do idoso, 507
- e envelhecimento, 275
- em tesoura ou espástica, 507
- escarvante, 507
- helicópode, 506
- - ceifante, 275, 506
- - hemiplégica, 275, 506
- parkinsoniana, 275, 507
- tabética, 507
- vestibular, 507
Martelo de reflexos, 72
Massa(s)
- abdominais, 458
- magra, perda de, 247
- pélvicas, 470
- - anexiais, 470
- - uterinas, 470
Mastalgia, 158
Mastite(s)
- aguda, 375
- crônicas, 375
Mau hálito, 131
Maus-tratos, 219
- em idosos, 219
Mediastino, 48, 111
Medicina, 7
- moderna, 4
- narrativa, 35
Médicos, 204
- padrão "frustrado", 204
- padrão "sem vocação", 205
- padrão agressivo, 204
- padrão autoritário, 204
- padrão inseguro, 204
- padrão otimista, 204
- padrão paternalista, 204
- padrão pessimista, 204
- padrão rotulador, 204
Mediosclerose de Mönckeberg, 316
Melanoma, 299
Melanose senil, 216
Melena, 141
Membro-fantasma, 194
Memória, 52, 195, 525
- da pessoa idosa, 196
- de evocação, 195
- de fixação, 195
- perda de, 96
- recente, 195
Menopausa, 50, 157
Menorragia, 155
Menstruação, 155
Mericismo, 134
Mesenquimopatias, 492
Mesodiástole, 401

Mesossístole, 401
Metabolismo, 175
Metacarpofalangianas, 484, 485
Método clínico, 4, 8
- aprendizado no, 37
- flexibilidade do, 6
- procedimentos básicos do, 29
Microcefalia, 340
Microcirculação, 51, 127
Microvarizes, 126
Midríase, 519
Mielopatia espondilótica cervical, 166
Mineralocorticoides, 51, 174
Mini Mental State Examination (MMSE), 187
Miniavaliação nutricional, 247
Miniexame do Estado Mental, 96, 525
Mioclonias, 187, 259
Mioglobinúria, 150
Miomas, 472
Miopia, 98, 99
Mioquinias, 187, 259
Miose, 519
Miosite, 491
Miotonia, 511
Mixedema, 267
Mobilidade, 284, 360
Modulação, 79
Monitoramento
- ambulatorial da pressão arterial (MAPA), 330
- residencial da pressão arterial (MRPA), 331
Morgagni, 4
Motilidade
- extrínseca, 519
- intrínseca, 519
Motricidade
- espontânea, 508
- voluntária, 508
Movimentação ocular, 343
Movimento(s)
- atetósicos, 259
- carfológicos, 494
- coreicos, 258
- da cabeça, 505
- em báscula, 394
- involuntários, 187, 258, 342
- passivos, 511
- rítmicos da cabeça, 185
Mucosa(s)
- coloração das, 256
- descoramento das, 256, 299
- hipercoradas, 256, 300
- jugal, 129, 347
- labial, 129, 346
- musculatura das, 256
- secas, 300
Murmúrio vesicular, 382, 383
Músculos, 51, 167
- da mastigação, 129, 355
- espásticos, 257

N

Nanismo, 249
- acondroplásico, 250
- do raquitismo, 250
- hipofisário, 250
- hipotálamo-hipofisário, 169
- por hipotireoidismo, 170
Não maleficência, 8

Nariz, 47, 101
- em sela, 343
Náuseas, 49, 183, 505
- afecções
- - do intestino grosso, 145
- - hepáticas, 146
- doenças pancreáticas, 147
- estômago e, 136
Negação, 208
Negativismo, 199
Negligência, 219
Negociação, 208
Neisseria gonorrhoeae, 471, 473
Neoplasia(s)
- do testículo, 466
- dos ossos, 487
Nervo(s)
- abducente (VI), 519
- acessório (XI), 524
- cranianos, 518
- facial (VII), 522
- frênico, comprometimento do, 112
- glossofaríngeo (IX), 524
- hipoglosso (XII), 524
- intermediário de Wrisberg, 522
- intermédio, 522
- oculomotor (III), 519
- olfatório (I), 518
- óptico (II), 518
- periféricos, 524
- recorrente, comprometimento do, 112
- trigêmeo (V), 521
- troclear (IV), 519
- vago (X), 78, 524
- vestibulococlear (VII), 522
Neuralgia
- do trigêmeo, 181, 521
- occipital, 86
Neuropatias periféricas, 530
Nictúria, 150
Nistagmo, 47, 99, 523
Nível de consciência, 228, 541
Nociceptina, 80
Nociceptores silenciosos, 78
Noctúria, 149, 150
Nodosidade(s), 288, 494
Nódulos, 48, 288
- de Bouchard, 494
- de Heberden, 494
- de Osler, 494
- mamários, 158, 375
- nos testículos, 50
Núcleos intralaminares do tálamo, 81

O

Obesidade, 93, 242
- abdominal, 245
- central, 245
- periférica, 245
Obnubilação, 193, 228
Obsessões, 95, 197
Obstipação intestinal, 49, 144, 456
Obstrução nasal, 47, 102
Oclusão intestinal, 456
Ocupações anteriores, 54
Odinofagia, 49, 133
Oftalmoscópio, 72
Olfato

- aumento do, 47, 102
- diminuição do, 47, 102
- recurso de diagnóstico, 71
Olho(s), 47, 96
- abertura dos, 179
- anatomia interna do, 97
- vermelho, 98
Oligomenorreia, 155
Oligúria, 149
Ombros, 483, 493
Onda(s)
- de pulso normal, 317
- peristálticas, 436
Onicogrifose, 216
Opioides endógenos, 80
Opistótono, 255
Órgãos genitais
- femininos, 50, 155, 467
- masculinos, 50, 152, 464
Orientação, 52, 193, 525
- psíquica, 194
- temporal, 193
Orofaringe, 129
Orofaringoscopia, 356
Orquite aguda, 466
Ortopneia, 110, 117, 254, 378, 539
Ortótono, 255
OSCE (*Objective Structured Clinical Examination*, exame clínico estruturado por estações), 24
Osmolaridade intra e extravascular, 123
Ossos, 51, 162, 481
Osteoartrite, 489
Osteoartrose, 489
Osteomalacia, 486
Osteomielite, 130, 487
Osteoporose, 216, 487
Otalgia, 100
Otite média aguda, 357
Otorragia, 47, 100
Otorreia, 47, 100
Otoscopia, 357
Otoscópio, 72
Ouvidos, 47, 100
Oximetria de pulso, 122, 541

P

Paciente(s), 205
- agitado, 207
- ansioso, 205
- com déficit de inteligência ou com retardo mental, 207
- deprimido, 206
- em estado grave, 208
- eufórico, 207
- *expert*, 6
- hipocondríaco, 207
- hostil, 206
- psicótico, 207
- que chora, 206
- que demonstra medo, 206
- surdo, 207
- terminal ou sem possibilidade terapêutica, 208
- verborreico, 206
Padrão tecnicista, 204
Palato
- duro, 129, 348

- mole, 129, 351
- muscular, 351
Palidez, 124, 281
- generalizada, 281
- localizada ou segmentar, 281
Palpação, 63, 64, 380
- bimanual combinada, 64
- da ATM, 343
- da musculatura da mastigação, 343
- da vesícula biliar, 441
- das massas musculares, 511
- do abdome, 436
- - profunda, 440
- - superficial, 437
- - *versus* ultrassonografia abdominal, 436
- do baço, 442
- do ceco, 443
- do cólon transverso, 443
- do fígado, 440
- do precórdio, 393
- do pulso axilar, 319
- do sigmoide, 444
- dos linfonodos poplíteos, 310
- dos rins, 444
Pálpebras, 341
Palpitações, 49, 115
- aos esforços físicos, 115
Pâncreas, 49, 147
Paniculite, 491
Panículo adiposo, 280
Pápulas, 288
Parada sinusal, 404
Parafasia, 186
Parafimose, 465
Paralisia, 183, 505
- *a frigore*, 522
- central ou supranuclear, 522
- da face, 522
- de nervos cranianos, 527
- diafragmática, 378
- espástica, 183, 497
- flácida, 183, 497
- histérica, 183
- incompleta, 183
- infranuclear ou periférica, 522
- orgânica, 183
- por lesão do nervo facial, 522
Paraplegia, 183
Paratireoides, 48, 50, 173
Parede
- abdominal, 49
- - abaulamentos, 435
- - cicatrizes da, 435
- - continuidade da, 439
- - defesa da, 439
- - hérnias da, 439
- - pulsações da, 439
- - relaxamento da, 440
- - resistência da, 438
- - retrações localizadas da, 435
- torácica, 48, 371
- - estrutura da, 380
Paresia, 183, 505
Parestesias, 183, 188
Parosmia, 48, 102
Participação crescente, 9

Passividade, 511
PBL (*problem based learning*), 18
Pé
- cavo, 495
- chato, 495
- diabético, 496
- plano, 495
- torto congênito, 496
Pectoriloquia afônica, 385
Pectus
- *carinatum*, 377
- *excavatum*, 376
Pelagra, 131, 299
Pele, 47, 280
- áspera, 283
- atrófica, 125, 283
- camada
- - basal da, 280
- - externa da, 280
- coloração da, 281
- continuidade da, 283
- de espessura normal, 283
- de temperatura normal, 266
- enrugada, 283
- espessura da, 283
- fria, 266
- frialdade da, 125
- hipertrófica ou espessa, 283
- integridade da, 283
- lisa ou fina, 283
- modificações da
- - cor da, 124
- - temperatura da, 125
- quente, 266
- seca, 283
- senil, 294
- sudorenta, 283
- textura da, 283
- umidade da, 283
Pelos, 301
Pênis, endurecimento plástica do, 465
Pensamento(s), 52, 196
- acelerado, 196
- demencial, 197
- depressivo, 196
- fantástico, 196
- incoerente, 197
- inibido, 196
- maníaco, 196
- oligofrênico, 197
- paralógico, 196
- perturbações do conteúdo do, 197
- prolixo, 197
- realista, 196
- sonorização do, 197
- subtraídos, 197
Perceptividade, 179
Percussão, 66
- com a borda da mão, 68
- da área precordial, 392
- digitodigital, 66
- direta, 66
- do abdome, 444
- do tórax, 381
- por piparote, 68
Perda

- ponderal involuntária, 93
- reparações teciduais, 293
Perfuração
- da vesícula biliar, 454
- de víscera oca em peritônio livre, 453
- do cólon sigmoide, 454
Perguntas, tipos de, 34
Perímetro cefálico, 241
- no primeiro ano de vida para crianças nascidas a termo, 242
Períneo, 468
Peritonite aguda, 455
- difusa, 455
- localizada, 455
Permeabilidade capilar, 123
Perseveração, 196, 186
Persistência do canal arterial, 421
Personalidade alternante, 194
Pesadelos, 184
Pescoço, 47, 358, 505
Peso
- ajustado, 235
- atual, 234
- aumento de, 93
- - rápido do, 93
- corporal, 234
- corrigido, 235
- de paciente acamado, 234
- estimado, 235
- ideal/desejável/teórico, 235
- perda de, 93
- - associada à ingestão alimentar, 93
- - causas de, 93
- - e envelhecimento, 94
- - fisiológica, 235
- - intestino delgado, 142
- seco, 235
- usual/habitual, 235
Pesquisa
- de flutuação, 64
- de macicez móvel, 446
- de vascolejo, 444
- dos semicírculos de Skoda, 446
Petéquias, 286
Pica, 128
Pielonefrite, 266
Pigarro, 48, 105
Pigmentação(ões)
- facultativa, 295
- imediata, 294
- intrínseca, 295
- melânicas, 347
Piossalpinge, 474
Pirogênios, 268
Pirose, 49
- esôfago, 133
- estômago, 136
Pituíta, 134
Plagiocefalia, 340
Platipneia, 110, 378
Pleuras, 48, 105
Pleurite(s), 106, 389
- diafragmática
- - central, 106
- - periférica, 106
Pleurostótono, 255

Plexímetro, 66
Plexor, 66
Pneumonias, 106
Pneumonites intersticiais, 106
Pneumotórax, 390
Polaciúria, 149
Polidactilia, 494
Polidipsia, 171
- psicogênica, 171
Polifagia, 128
- com obesidade, 171
Poliglobulia, 256
Polimenorreia, 155
Polimiosite, 492, 493
Pólipo
- cervical, 471
- endometrial, 472
Poliúria, 149, 171
Pomo-de-adão, 358
Ponto(s)
- apendicular, 438
- de McBurney, 438
- dolorosos na parede abdominal, 437
- esplênico, 438
- ureterais, 438
Porfiria(s), 177
- cutânea tardia, 299
Porfirinúria, 150
Posição(ões)
- de cócoras, 49, 123
- do paciente e do examinador para o exame clínico, 28
- em gatilho, 255
- ortostática, 30
Postura
- e envelhecimento, 274
- na posição de pé, 273
Praxia, 186
Pregas sublinguais, 353
Prepúcio exuberante, 464
Presbiacusia, 216
Presbiopia, 98, 99
Pré-síncope, 119
Pressão
- arterial, 328, 538
- - central, 332
- - determinação da, 331
- - diastólica, 331
- - em crianças, 332, 538
- - em gestantes, 332
- - equipamentos para aferir a, 329
- - erros mais comuns na medida da, 538
- - fatores determinantes da, 328
- - idosos, 332, 538
- - média, 332
- - métodos para aferir a, 331
- - regulação da, 329
- - sistólica, 331
- - valores normais da, 333, 538
- convergente, 333
- diferencial, 333
- divergente, 333
- hidrostática, 123
- intracraniana, 525
- oncótica, 123
Priapismo, 50, 153

Princípios
- bioéticos, 8
- do aprendizado da relação médico-paciente, 11
- para o aprendizado do método clínico, 37
Processo(s)
- ensino-aprendizagem da semiologia, 18
- patológicos anteriores, 86
Prognóstico, 14, 15
- imediato, 15
- reservado, 15
- tardio, 15
Prolapso genital, 472
Promoção à saúde, 45
Prosopoplegia, 522
Próstata, 467
Protodiástole, 401
Protoporfiria eritropoética, 299
Protossístole, 401
Prova(s)
- calcanhar-joelho, 512
- calórica e rotatória, 524
- de Brudzinski, 506
- de estiramento de raiz nervosa, 506
- de Kernig, 506
- de Lasègue, 506
- de Rinne, 523
- de Romberg, 507
- dos movimentos alternados, 513
- indicador-nariz, 512
Prurido(s), 47, 49, 50, 94, 100, 157
- anal, 95, 145
- facultativos, 95
- generalizado, 95
- localizado, 95
- nasal, 95
- nos olhos, 98
- obrigatórios, 95
- vulvar, 95
Pseudo-hematúria, 150
Pseudoatetose, 187, 259
Pseudodisfagia, 133
Pseudogota, 176
Pseudopuberdade precoce, 171
Psicomotricidade, 52, 199
Ptialismo, 49, 134
Ptose palpebral, 216
Pubarca precoce, 171
Puberdade
- atrasada, 171
- precoce, 170
- - verdadeira, 171
Pulmões, 48, 105, 370
- congestão passiva dos, 388
- expansibilidade dos, 379
- - das bases, 380
- - dos ápices, 380
Pulsação(ões)
- das artérias poplíteas, 320
- e turgência jugular, 48
- epigástricas, 394
- na fúrcula esternal, 394
- supraesternal, 394
Pulso(s)
- alternante, 318, 333, 424
- amplitude do, 317

- anacrótico, 318
- *bisferiens*, 318
- capilar, 322
- carotídeo, 323
- célere, 317
- déficit de, 316
- dicrótico, 318
- em martelo d'água, 317
- filiforme, 318
- frequência do, 316
- irregular, 538
- magnitude do, 317
- paradoxal, 318, 333
- pequeno ou *parvus*, 318
- periféricos, 318
- radial, 316
- regular, 538
- ritmo do, 316
- tensão ou dureza do, 317
- venoso, 322, 323
Punho-percussão, 68
Punhos, 484
Puntipressão, 64
Pupilas, 342, 519
Púrpuras
- plaquetárias, 160
- vasculares, 160
Pústula, 289

Q

Quadris, 485
Quadro térmico, 540
Qualidade da dor, 87
Queda dos pelos, 301
Queilite angular, 346, 348
Queimação, 47, 98
Queimadura solar, 297
Queixa principal, 44
Queloide, 293
Queratose, 292
- actínica, 298
- senil, 298
- solar, 298
Questionário Cage, 55

R

Raciocínio diagnóstico, 15, 76
Radiculopatia, 86
Rágades, 293
Raiva, 208
Raiz(es)
- coclear, 523
- motora, 521
- sensitivas, 521
- vestibular, 523
Raquitismo, 486, 497
Reafirmação, 35
Reatividade, 179
Reborda alveolar, 129, 353
Reflexo(s), 179, 513
- clônicos, 514
- corneopalpebral, 521
- cutaneoabdominais, 514
- cutaneoplantar, 513
- cutâneos, 513
- da acomodação, 519
- exteroceptivos, 513

- fotomotor
- - consensual, 519
- - direto, 519
- miotáticos fásicos, 514
- profundos, 514
- superficiais, 513
Refluxo
- anoperineal, 467
- bucomaxilofacial, 128, 129, 343
- gastresofágico, 108
- hepatojugular, 360, 424
Região(ões)
- da cabeça, 30
- da face, 30
- do abdome, 30, 432
- do dorso, 30
- do membro
- - inferior, 30
- - superior, 30
- do peito, 30
- do pescoço, 30
- perineal, 30
- supraclavicular, 505
- torácicas, 371
- - axilar, 372
- - clavicular, 371
- - esternal superior, 372
- - esternal inferior, 372
- - infra-axilar, 372
- - infraclavicular, 371
- - infraescapular, 372
- - infraespinhosa, 372
- - inframamária, 372
- - interescapulovertebral, 372
- - mamária, 372
- - supraclavicular, 371
- - supraescapular, 372
- - supraespinhosa, 372
- - supraesternal, 372
Regra de Courvoisier, 442
Regurgitação, 49, 134
- noturna, 134
Relação
- com o paciente e o cuidador, 214
- estudante de medicina-paciente, 10
- médico-paciente
- - aprendizado na, 11
- - nos casos terminais, 208
Relacionamento familiar, 56
Resistência periférica, 328
Respiração
- amplitude da, 379
- broncovesicular, 383
- brônquica, 382
- costal superior, 378
- de Biot, 379, 539
- de Cheyne-Stokes, 378, 539
- de Kussmaul, 379, 539
- dispneica, 378
- suspirosa, 379
- toracoabdominal, 378
Responsabilidade
- do estudante de medicina em um hospital de ensino, 9
- progressiva, 9
Resposta
- afetiva, ausência de, 199

- motora, 179
- verbal, 179
Ressonância
- skódica, 381
- vocal, 384
Retardo do desenvolvimento da fala, 229
Retenção
- de dados, 525
- urinária, 148
Reto, 49, 142, 446
Retração sistólica apical, 394
Reumatismos extra-articulares, 491
Revisão dos sistemas, 45
Rigidez, 257
- da nuca, 505
- muscular, 258
- pós-repouso, 51, 164, 166
Rinite catarral aguda, 357
Rinolalia, 103
Rinorreia, 102
Rinoscopia, 357
Rinoscópio, 72
Rins, 49, 147
- palpação dos, 444
Ritmo
- circadiano, 184
- de galope, 394, 410, 424
- - atrial, 411
- - de soma, 411
- - ventricular, 410
- do pulso, 538
- intestinal, mudança do, 144
- juncional, 404
- respiratório, 378, 539
- tríplices, 410
Rolha ceruminosa ou epitelial, 357
Ronco(s), 48, 104, 184, 384
Rosário raquítico, 377
Rouquidão, 104, 172
Rubor, 124
Ruído(s)
- da pericardite constritiva, 418
- de ejeção, 414
- venoso, 418
Rumor venoso, 418

S

Saburra lingual, 131
Salmonelose, 272
Sangramento
- anal, 49, 145
- nasal, 103
Sarcopenia, 168
Secreção, 47, 100
- auditiva, 100
- mamilar, 48, 159
- peniana, 465
Segmentos broncopulmonares, 105
Semimucosa labial, 346
Sensação
- de corpo estranho, 47, 98
- de olho seco, 47, 98
Sensibilidade
- abdominal, 437
- dolorosa, 285
- especial, 514

- objetiva, 514
- profunda, 517
- subjetiva, 514
- superficial, 517
- tátil, 285
- térmica, 285
Sensopercepção, 52, 194
Sentimento de existência, perda do, 194
Sexo, 480
Sialorreia, 49, 134
Sialose, 48, 49, 134
Sibilância, 111
Sibilos, 384
Sigmoide, palpação do, 444
Silêncio, 34
Simpático, comprometimento do, 112
Sinal(is), 14, 76
- com base em evidências estatísticas, 76
- da campainha, 166
- de Argyll-Robertson, 520, 521
- de Babinski, 513
- de Blumberg, 438, 444
- de Chvostek, 173
- de coçadura, 95
- de Courvoisier, 458
- de Cullen, 435
- de Gersuny, 444
- de Gray-Turner, 435
- de Jobert, 454
- de Kussmaul, 360
- de Murphy, 438
- de Romberg, 523
- de Rovsing, 438
- de Trousseau, 173
- de vascolejo, 444
- inflamatórios, 51
- patognomônico, 76
- vitais, manequins para ensino/aprendizagem de, 541
Síncope, 49, 119
- por disfunção neurocardiogênica, 120
- pósmicção, 120
- póstosse, 120
- psicogênica, 120
- vagal, 120
Síndrome(s), 14
- abdominais, 448
- brônquicas, 385
- cerebelar, 528
- complexa de dor regional (SCDR), 87
- coreica, 259, 487
- da fibromialgia, 168
- de apneia obstrutiva do sono, 103
- de ardência bucal, 131
- de astenia neurocirculatória, 115
- de Boerhaave, 133
- de Brown-Séquard, 529
- de Claude Bernard-Horner, 520, 521
- de compressão
- - de raiz cervical, 165
- - medular, 529
- de consolidação pulmonar, 386
- de Cruveillier-Baumgarten, 263
- de Cushing, 174
- de desidratação, 176, 230
- de fadiga crônica, 93

- de hipertensão intracraniana, 526
- de má absorção, 147, 451
- - tríade sintomática da, 452
- de Marfan, 170
- de obstrução intestinal, 456
- de oclusão, 456
- de privação materna, 250
- de radiculopatia cervical, 165
- de Sheehan, 171
- de Sotos, 170
- de Stokes-Adams, 120
- de Turner, 175
- de Waterhouse-Friderichsen, 174
- de Wolff-Parkinson-White, 407
- diarreica, 450
- disentérica, 450, 451
- dispéptica, 136
- do I neurônio motor, 527
- do II neurônio motor, 528
- do pânico, 95, 198
- do seio carotídeo, 120
- dos ovários policísticos, 473
- febril, 269
- hemiplégica, 528
- hipoglicêmica, 176
- ictérica, 457
- isquêmica, 321
- - aguda, 321, 322
- - crônica, 322
- meníngea, 529
- miofascial, 492
- nefrítica, 266
- nefrótica, 266
- piramidal, 527
- pleurais, 389
- pulmonares, 386
- radiculocordonal posterior, 529
Singulto, 112
Sintoma(s), 14, 76
- atípicos, 76
- cardiorrespiratórios, 161
- como linguagem dos órgãos, 77
- de compressão, 48
- dispépticos, 141
- esquema para análise de um, 45
- gastrintestinais, 161
- geniturinários, 162
- gerais, 47, 91
- neurológicos, 162
- osteoarticulares, 161
- típico, 76
Sintoma-guia, 44, 45
Sinusite
- aguda, 357
- crônica, 108
Sistema
- cardiovascular, 112
- digestivo, 128
- endócrino, 50, 168
- geniturinário, 49
- hemolinfopoético, 50, 159
- linfático, 306
- - grupo ganglionar
- - - da cabeça e do pescoço, 306
- - - do abdome, 306
- - - do tórax, 306

- - - dos membros inferiores, 306
- - - dos membros superiores, 306
- nervoso, 51
- - central, 178
- - periférico, 188
Sistematização
- da ausculta do coração, 401
- do interrogatório sintomatológico, 46
Sístole, 399
Sobrepeso, 93, 242
Soluço, 48, 49, 112, 134
Som(ns)
- anormal(is)
- - contínuos, 384
- - de origem pleural, 384
- - descontínuos, 383
- claro pulmonar, 69
- de Korotkoff, 331
- maciço, 67, 68
- obtidos à percussão, 68
- pleuropulmonares, 382
- pulmonar, 68
- submaciço, 68
- timpânico, 68, 69, 381, 444
- traqueal, 382
Somatoscopia, 228
Sonambulismo, 185
Sonilóquio, 184
Sonolência, 184, 228
Sonorização do pensamento, 197
Sopro(s), 263, 323, 414
- características semiológicas dos, 415
- com a fase da respiração, 417
- com a posição do paciente, 418
- com exercício físico, 418
- contínuo da persistência do canal arterial, 418
- diastólico(s), 416
- - das estenoses atrioventriculares, 416
- inocentes, 421
- intensidade de um, 417
- irradiação do, 417
- localização, 417
- sistodiastólicos ou contínuos, 416
- sistólicos, 415
- - de ejeção, 415
- - de regurgitação, 415, 416
- timbre e do tom, 417
Submacicez, 381
Sudorese, 47, 94
- noturna, 94
Sulcos de Harrison, 377
Suprarrenais, 50, 174
Surdez, 104
- e envelhecimento, 101

T

Tabaco, 54
Tamanho e forma do crânio, 340
Taquiarritmias, 120
- extrassinusais, 403
Taquicardia, 316, 424, 538
- 3ª bulha fisiológica, 411
- paroxística, 405
- sinusal, 403
Taquilalia, 186
Taquipneia, 379, 539

Taquisfigmia, 316
Tatuagens, 288
Tecido
- areolar, 280
- celular subcutâneo, 280
Telangiectasias venocapilares, 286
Telarca precoce, 171
Telediástole, 401
Telessístole, 401
Temperatura
- axilar, 268, 540
- bucal, 268, 540
- corporal, 268, 539
- da pele, 125, 283
- retal, 268, 540
Tendinites, 491
Tendões, 51, 166
Tenesmo vesical, 152
Tenossinovites, 491
Tensão pré-menstrual, 50, 155
Teoria do portão ou das comportas, 79
Terapêutica, 14, 15
Termômetro, 71
- clínico, 4
Terror noturno, 184
Teste
- de Collins, 469
- de Schiller, 469
- do ácido acético, 469
- do obturador, 438
- do psoas, 438
- ergométrico, 116
Tetania, 173, 260
Tíbia em sabre, 163, 495
Tinido (*tinnitus*), 183
Tipo(s)
- morfológico, 274
- respiratório, 377
Tiques, 259
- motores, 260
- vocais, 260
Tiragem, 48, 111, 379
Tireoide, 48, 50, 171
Tireoidite
- aguda, 360
- de Hashimoto, 360
- de Riedel, 360
- subaguda, 360
Tonicidade, 257
Tontura(s), 47, 101, 181
- com "sensação desagradável na cabeça", 181
- com sensação de desequilíbrio, 181
- com sensação de iminente desmaio, 181
- com sensação de rotação, 181
- e vertigem, 51, 101
Tônus muscular, 511
Toque
- anorretal, 446
- bimanual, 470
- retal, 446, 470
Tórax, 48
- ausculta da, 382
- cariniforme, 377
- chato, 376
- cifoescoliótico, 377
- cifótico, 377

- em barril, 376
- em sino, 377
- em tonel, 216, 376
- escoliótico, 377
- forma do, 376
- infundibuliforme, 376
- instável traumático, 377
- piriforme, 377
Torção do cordão espermático, 466
Torcicolo, 340
- e mão pêndula da paralisia radial, 255
Tornozelos, 485
Torpor, 193, 228
Torsade de pointes, 406
Tosse, 48, 49, 104, 105, 106
- associada a ingestão de água ou alimentos, 108
- bitonal, 107
- causas de, 107
- com estridor, 108
- com expectoração hemoptoica, 108
- com sibilo, 108
- crônica, 107
- - produtiva, 108
- e expectoração, 118
- improdutiva, 107
- matinal com expectoração escassa, 108
- metálica, 107
- noturna, 108
- produtiva, 107
- quintosa, 107, 108
- rouca, 107, 108
- seca
- - com dor em pontada em um hemitórax, 108
- - frequente, 108
- síncope, 107
Trabalho prático, 9
Transdução, 77
Transição craniovertebral, 506
Transiluminação da bolsa escrotal, 464
Transmissão, 78
Transtorno(s)
- da consciência, 178
- de ansiedade, 94
- de déficit de atenção e hiperatividade, 193
- do pânico, 115, 116
- do pensamento, 196
- do sono, 184
- obsessivo-compulsivo (TOC), 95
Traqueia, 48, 105
Traumatismo, 53
Tremor, 187, 258, 528
- de atitude, 258
- de repouso, 258
- discinético, 258
- intencional, 258
- postural, 258
- vibratório, 258
Trepopneia, 110, 378
Tricomoníase, 471
Trigeminalgia, 521
Trismo, 131
Tristeza, 95
Troficidade, 257
Tubérculos, 288
Tuberculose, 272
Tumefação(ões)

- localizadas, 496
- na região inguinal, 466
Tumor(es)
- benignos ou malignos das suprarrenais, 174
- cerebral, 504
- da linha média do tronco, 174
Tumorações dos órgãos genitais femininos, 156
Turgência, 322
- jugular, 322, 360, 424
Turgor, 284

U

Úlcera(s), 125, 293
- aftosas, 344
- - dolorosa, 353
- crônica dos membros inferiores, 495
- da insuficiência venosa grave, 126
- péptica perfurada, 454
Ulcerações/sangramento, 48, 293
Umidade, 300
- da pele, 283
- - aumentada, 283
- - normal, 283
- das mucosas, 256
Unha(s), 301
- de Lindsay, 302
- de Plummer, 172, 301, 302
- de Terry, 302
- distróficas, 301
- em "vidro de relógio", 302
- em colher, 301
Uretrite, 465
- gonocócica, 471
- não gonocócica, 471
Urgência, 149
Urina turva, 151
Urticária
- fictícia, 283
- solar, 298

V

Vagina, afecções da, 471
Vaginose bacteriana, 471
Varicocele, 466
Varizes, 495
- calibrosas, 126

- esofágicas, 450
- gástricas, 450
- médias, 126
Vasos e linfonodos, 48
Vegetações, 288
Veia(s), 51, 126
- cavas
- - compressão das, 112
- - superior, 392
- superficiais do abdome, 435
Velocidade
- de subida da pressão intraventricular, 411
- do crescimento, 169
Ventrículo
- direito, 392
- - dilatação do, 393
- esquerdo, 392
Vermelhidão, 47, 281
- generalizada, 281
- localizada, 281
- ocular, 98
- segmentar, 281
Verruga venérea, 465
Vertigem, 47, 101, 181, 505, 527
- de posição, 101
- postural paroxística benigna, 101
Vesícula(s), 145, 289
- biliar
- - palpação da, 441
- - perfuração da, 454
- seminais, 467
Véu palatino, 351
Vias
- biliares, 49, 145
- do grupo lateral, 78
- do grupo medial, 78
- respiratórias, comprometimento das, 112
- urinárias, 49, 147
Víbices, 287
Vícios de refração, 98
Vida conjugal, 56
Virilhas, 495
Virilismo, 174, 175, 464
Virilização, 301
Visão
- diminuição ou perda da, 47, 98
- dupla, percepção da, 99
- e dor, perda da, 99

- em duplicata, 519
- perda da, causas de, 99
Viscosidade sanguínea, 329
Vitamina
- A, 177
- B_1, 177
- B_2, 177
- B_3, 177
- B_5, 177
- B_6, 177
- B_7, 177
- B_9, 177
- B_{12}, 177
- C, 177
- D, 177
- E, 177
- K, 177
Vitropressão, 64
Volemia, 329
Vômica, 48, 109
Vômito(s), 49, 505, 526
- afecções
- - do intestino grosso, 145
- - hepáticas, 146
- com sangue, 134
- doenças pancreáticas, 147
- estômago e, 136
- fecaloide, 456
Vontade, 52, 199
- perda da, 199
Voz
- anasalada, 103
- ausculta da, 384
- cochichada, 384
- falada, 384
- sussurrada, 385
Vulva, afecções da, 470
Vulvovaginites, 471

X

Xantopsia, 47, 98
Xeroderma pigmentoso, 299
Xerostomia, 131

Z

Zumbido, 47, 101, 183, 505